AF468297

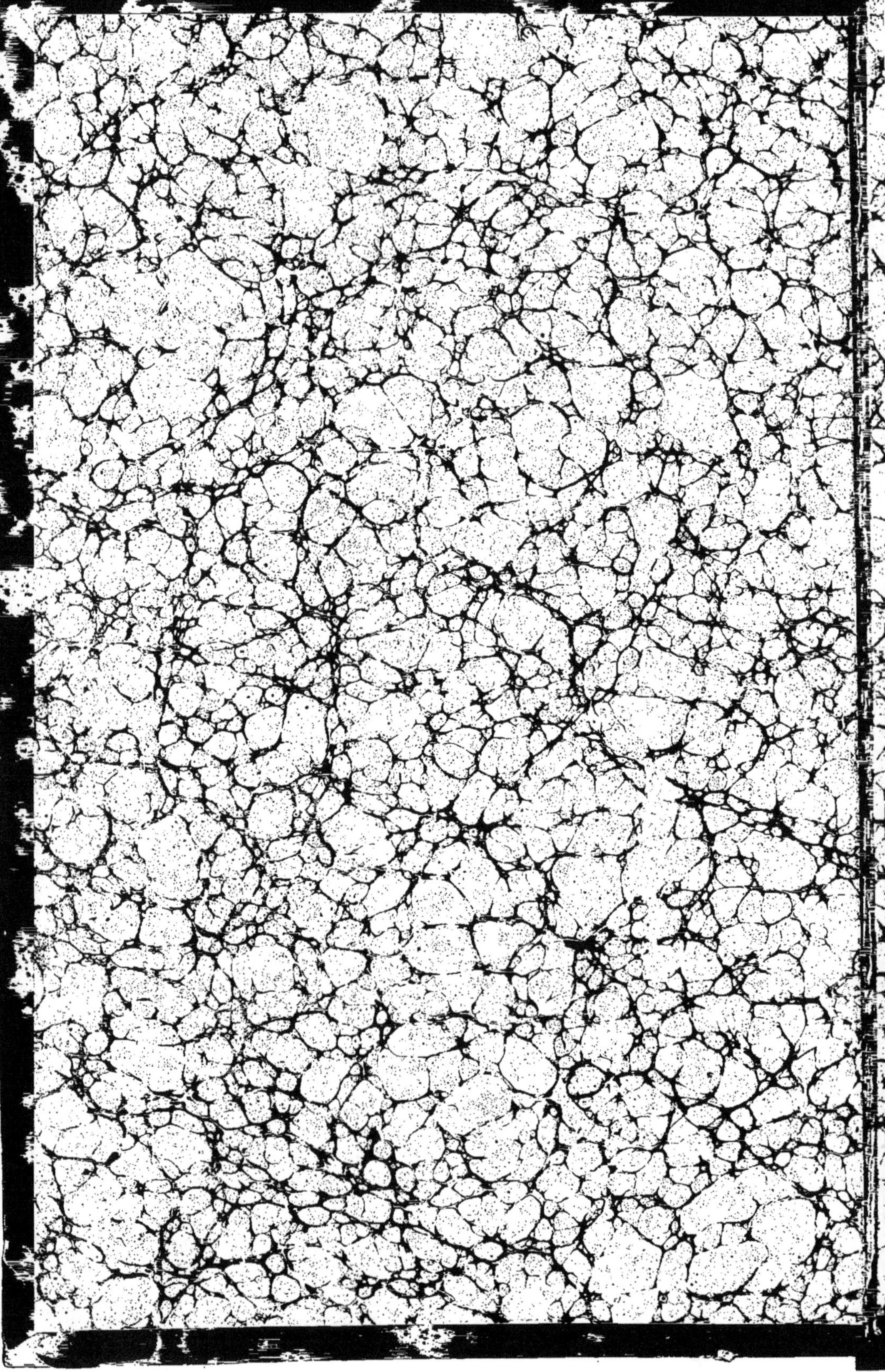

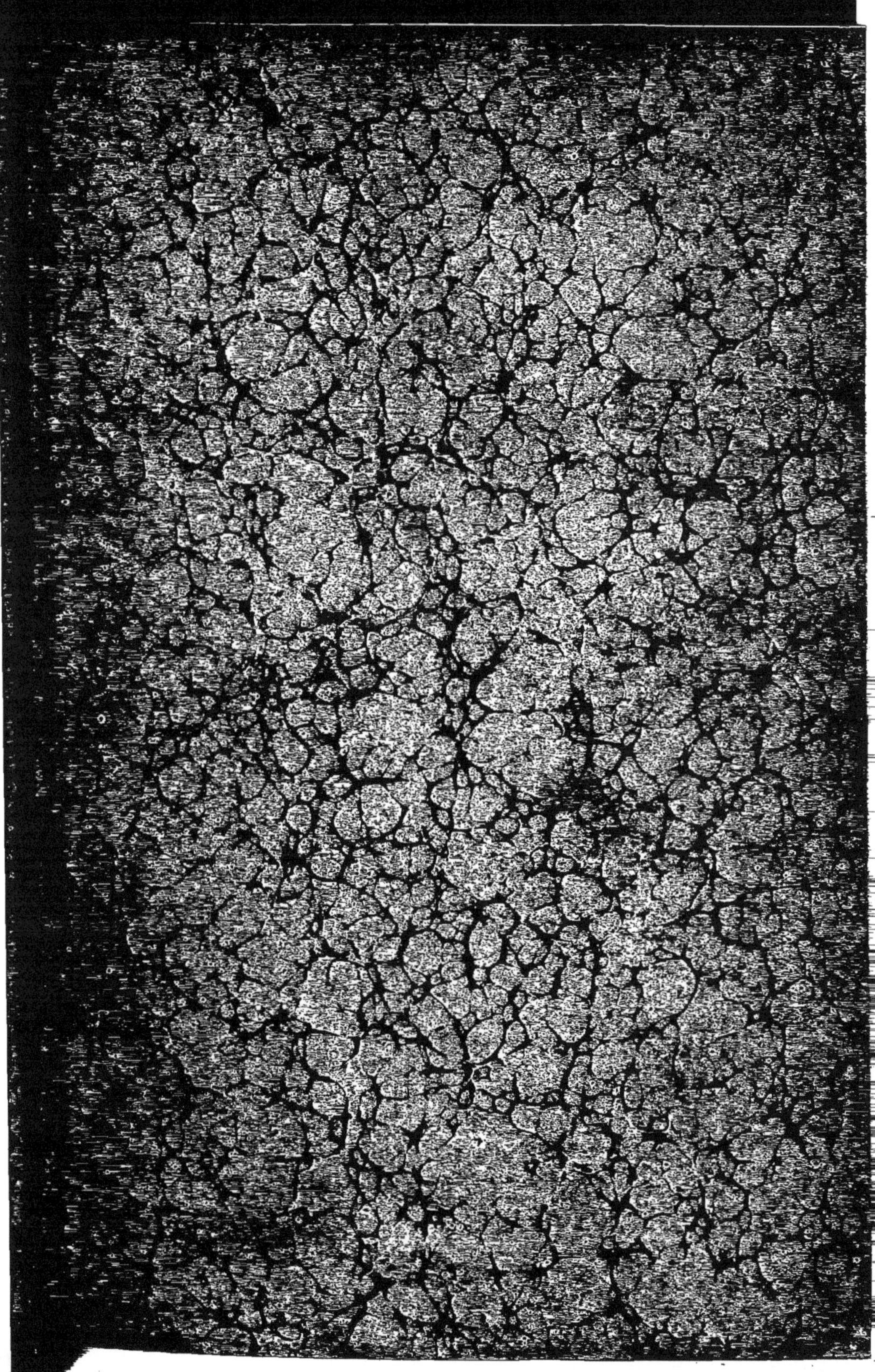

LEÇONS

SUR

LA PHYSIOLOGIE

ET

L'ANATOMIE COMPARÉE

DE L'HOMME ET DES ANIMAUX

PARIS. — IMPRIMERIE DE E. MARTINET, RUE MIGNON, 2.

LEÇONS

SUR

LA PHYSIOLOGIE

ET

L'ANATOMIE COMPARÉE

DE L'HOMME ET DES ANIMAUX

FAITES A LA FACULTÉ DES SCIENCES DE PARIS

PAR

H. MILNE EDWARDS

C[m].L.H.; C[m].R.; C.O.M.P.; C.L.N.; C.E.P.; C.C.

Doyen de la Faculté des sciences de Paris, Professeur honoraire au Muséum;
Membre de l'Institut (Académie des sciences);
des Sociétés royales de Londres et d'Édimbourg; des Académies de Stockholm,
de Saint-Pétersbourg, de Berlin, de Königsberg, de Copenhague, d'Amsterdam, de Bruxelles,
de Vienne, de Hongrie, de Bavière, de Turin, de Bologne et de Naples;
de la Société des Curieux de la nature de l'Allemagne;
de la Société hollandaise des sciences; de l'Académie Américaine;
De la Société des Naturalistes de Moscou;
des Sociétés des sciences d'Upsal, de Gœttingue, de Munich, de Götenbourg,
de Liége, de Somerset, de Montréal, de l'île Maurice; des Sociétés Linnéenne et Zoologique de Londres;
des Académies des sciences naturelles de Philadelphie et de San-Francisco;
du Lycéum de New-York;
des Sociétés Entomologiques de France et de Londres; des Sociétés Anthropologiques de Paris
et de Londres; des Sociétés Ethnologiques d'Angleterre et d'Amérique;
de l'Institut historique du Brésil;
De l'Académie de Médecine de Paris;
des Sociétés médico-chirurgicale de Londres, médicales d'Édimbourg, de Suède et de Bruges;
de la Société des Pharmaciens de l'Allemagne septentrionale;
Des Sociétés d'Agriculture de France, de New-York, d'Albany, etc.

TOME DOUZIÈME

FONCTIONS DE RELATION (suite)

Ouïe; — Vue; — Voix.

PARIS

G. MASSON, ÉDITEUR

LIBRAIRE DE L'ACADÉMIE DE MÉDECINE

BOULEVARD SAINT-GERMAIN, EN FACE DE L'ÉCOLE DE MÉDECINE

1876-1877

LEÇONS

SUR

LA PHYSIOLOGIE

ET

L'ANATOMIE COMPARÉE

DE L'HOMME ET DES ANIMAUX

CENT-NEUVIÈME LEÇON

DU SENS DE L'OUÏE. — Des sons et de leur mode de transmission. — De l'appareil auditif des Animaux vertébrés terrestres. — De l'oreille externe et de ses usages. — De l'oreille moyenne et de ses usages. — De l'oreille interne et de ses usages. — Appareil auditif des Poissons. — Organes de l'ouïe chez les Animaux invertébrés.

Considérations préliminaires.

§ 1. — Les vibrations ou mouvements oscillatoires de très-faible étendue, et qui se succèdent avec une certaine rapidité, n'exercent que peu ou point d'influence appréciable sur les organes doués seulement de la sensibilité ordinaire ou de l'un des genres de sensibilité spéciale dont l'étude a été le sujet des deux leçons précédentes; mais, lorsque ces mouvements agissent sur les branches terminales de certains nerfs appelés *nerfs acoustiques*, ils y déterminent des impressions d'une nature spéciale qui, transmises ensuite au siége de la perception sensitive, y font naître des sensations particulières dont l'importance est très-grande pour les fonctions de relation. Ces vibrations produisent des sons, et la faculté de sentir les sons constitue le *sens de l'ouïe*.

Le mouvement de va-et-vient développé dans les molécules du corps sonore se communique aux molécules des corps élastiques adjacents et se propage ainsi au loin. Pour déterminer la sensation auditive il faut que ce mouvement arrive au nerf acoustique avec un certain degré d'intensité, et cette intensité dépend, d'une part, de l'amplitude des vibrations initiales, d'autre part, de la manière dont ces vibrations sont transmises par le conducteur acoustique, c'est-à-dire par la série des molécules homogènes ou hétérogènes interposées entre le corps phonogène et le nerf en question. Or cet intermédiaire est toujours constitué, en partie, par les parois solides de l'appareil auditif, mais d'ordinaire il consiste aussi en un fluide au milieu duquel l'Animal ainsi que le corps producteur du son se trouvent plongés, et ce fluide est tantôt de l'eau, tantôt de l'air atmosphérique. Or la propagation des vibrations sonores ne se fait pas de la même manière dans ces deux milieux; toutes choses égales d'ailleurs, elle est d'autant plus rapide que le corps faisant fonction de conducteur est plus dense (1). Il en résulte que les conditions dans lesquelles l'ouïe s'effectue chez les Animaux terrestres et chez les Animaux aquatiques ne sont pas les mêmes, et que, chez les premiers, la finesse de ce sens est subordonnée à l'existence d'instruments récepteurs des sons, dont l'intervention serait superflue chez les seconds.

(1) L'expérience classique imaginée au commencement du siècle dernier par Hawksby, et répétée journellement dans les cours de physique pour démontrer le rôle de l'air dans la propagation des vibrations sonores (*a*), peut servir aussi pour mettre en évidence l'influence de la densité de ce fluide sur le degré d'intensité du son transmis par l'intermédiaire de celui-ci. En effet lorsqu'un timbre placé sous le récipient d'une machine pneumatique est en action, on entend le son s'affaiblir à mesure que l'on raréfie l'air dans l'intérieur de l'instrument.

(*a*) Hawksby, *Experiments touching the diminution of Sound in raryfyed air* (*Philos. Trans.*, 1705, t. XXIV, p. 1904).

C'est chez les Vertébrés pulmonés que, sous ce rapport comme sous beaucoup d'autres, l'appareil auditif est le mieux constitué, et afin d'en faciliter l'étude je ne prendrai en considération, pour le moment, ni les Poissons, ni les Invertébrés.

Appareil auditif des Vertébrés terrestres.

§2. — Chez les vertébrés supérieurs la sensibilité acoustique est une propriété des nerfs céphaliques de la huitième paire (1) et, ainsi que nous l'avons vu dans une leçon précédente (2), ces conducteurs naissent d'une paire de foyers de substance grise situés dans la profondeur de la moelle allongée, et ils se séparent de l'axe cérébro-spinal à quelque distance en avant de ce point, très-près de l'origine apparente des nerfs faciaux. Ils se portent ensuite en dehors, et ils vont se terminer dans des cavités à parois membraneuses remplies d'un liquide aqueux, et logées dans la profondeur de la portion latérale de la boîte crânienne appelée communément l'*os temporal*. Ces cavités et leurs dépendances, désignées collectivement sous le nom d'*oreille interne*, constituent la partie fondamentale de l'appareil auditif, et c'est dans leur intérieur que les vibrations sonores venant du dehors doivent arriver pour mettre en action le sens de l'ouïe. Elles peuvent y parvenir directement à travers la charpente osseuse de la tête, ainsi que cela a lieu lorsque les oscillations phonogènes sont développées dans une partie de cette charpente, par exemple lors du claquement des dents ou de l'application d'un diapason en action sur l'un quelconque des os soit du crâne, soit de la face (3); mais, lorsque le corps sonore est situé à distance et que les vibrations arrivent à l'appareil

(1) Les anciens anatomistes considéraient le nerf acoustique comme faisant partie du nerf facial, et ils le désignaient sous le nom de *portion molle de la septième paire*; dans la manière de compter adoptée alors, les nerfs de la huitième paire étaient les pneumogastriques.

(2) Voy. tome XI, p. 283 et suiv.

(3) Esser a fait beaucoup d'expériences sur la transmission directe des sons à travers les diverses par-

auditif par l'intermédiaire de l'air atmosphérique, elles n'ont pas assez de force pour ébranler de la sorte la charpente osseuse de la tête, et elles ne pénétreraient pas jusqu'au nerf acoustique si, entre l'oreille interne et le milieu ambiant, il n'y avait des parties plus faciles à mettre en état de vibration. Or des instruments de ce genre, plus ou moins perfectionnés, existent chez tous les Vertébrés terrestres, et lorsqu'ils sont le mieux constitués, ainsi que cela se voit chez les Mammifères, ils forment deux portions complémentaires de l'appareil auditif appelées l'*oreille moyenne* et l'*oreille externe*.

Chez l'Homme et les autres Mammifères l'appareil de l'ouïe se compose donc de trois parties distinctes : l'oreille interne, l'oreille moyenne et l'oreille externe, et ces parties diffèrent entre elles par leur mode d'origine aussi bien que par leur structure et leurs fonctions. L'oreille interne naît du système cérébro-spinal, elle en est une dépendance et elle ne communique pas au dehors; l'oreille moyenne est un appendice de la portion pharyngienne du canal digestif; par l'intermédiaire de celui-ci, elle communique avec l'extérieur, et elle est remplie par de l'air atmosphérique; enfin l'oreille externe est constituée par le système cutané et ses annexes.

Notions préliminaires sur les ondulations sonores.

§ 3. — Lorsqu'on veut se rendre compte du rôle physique de ces diverses parties complémentaires de l'appareil auditif, et comprendre la signification physiologique des modifications que chacune d'elles nous offre chez les diffé-

ties de la tête (*a*). On doit aussi à M. Wheatstone des observations intéressantes sur ce sujet. Il a constaté que le son perçu lors de l'application du manche d'un diapason sur le crâne ou sur les dents est plus intense que celui que cet instrument détermine lorsqu'en le faisant vibrer avec le même degré de puissance, on l'approche du méat auditif (*b*).

(*a*) Esser, *Mémoire sur les fonctions des diverses parties de l'organe auditif* (*Ann. des sciences nat.*, 1832, t. XXVI, p. 12 et suiv.).

(*b*) Wheatstone, *Experiments on Audition* (*Quarterly Journal of Science*, 1827, t. II, p. 67).

rents Mammifères, il est utile de prendre d'abord en considération les faits mis en évidence par quelques expériences d'acoustique très-faciles à exécuter.

Ainsi que je l'ai déjà dit, tout corps sonore qui produit un son est le siége d'oscillations ; à raison de l'élasticité dont il est doué, ses molécules, après avoir été déplacées dans un certain sens, reviennent en sens contraire et, par l'effet de la vitesse acquise pendant ce retour, elles dépassent le point qu'elles occupaient dans l'état de repos ; puis elles renouvellent ces mouvements de va-et-vient jusqu'à ce que la force motrice dont elles étaient animées se trouve dépensée. Les excursions alternatives effectuées de la sorte sont en général trop petites pour être visibles à l'œil, mais pour en démontrer l'existence il suffit souvent de saupoudrer avec du sable fin la surface du corps phonogène, car ses vibrations se transmettent aux molécules adjacentes et les grains de sable se trouvent ainsi lancés en l'air. L'intensité du son émis dépend de l'amplitude des vibrations, et plus celles-ci ont d'étendue, plus sera grande la distance à laquelle les grains de sable seront projetés. Les mouvements exécutés par ces corpuscules solides permettent donc non-seulement de constater l'existence des oscillations sonores, mais d'en apprécier la grandeur et, par ce moyen d'investigation, on démontre que les vibrations sonores exécutées par un corps élastique et transmises au loin par l'intermédiaire de l'air peuvent déterminer des vibrations analogues dans un corps solide sur lequel l'onde sonore vient frapper, pourvu que celui-ci offre une élasticité et une liberté de mouvement suffisantes. Ainsi en faisant résonner un timbre ou un disque métallique, et en l'approchant du corps dont on veut éprouver l'aptitude à transmettre les vibrations sonores, ou, en d'autres mots, l'aptitude à vibrer par influence, on voit les grains de sable qui sont répandus sur sa surface se mettre en mouvement si ce corps a la forme d'une lame suffisamment mince, tandis qu'ils restent en repos lorsque ce même corps est massif (1). En effet, dans ce dernier cas, le mouvement vibratoire sera réfléchi ou éteint, tandis que dans le premier cas il se propagera dans la substance du solide, et celui-ci deviendra un conducteur du son. On comprend donc que l'interposition de conducteurs de ce genre entre le nerf acoustique et le fluide ambiant sera pour les Animaux qui vivent dans l'air une circonstance propre à augmenter la puissance auditive de leur oreille. Or les parties constitutives de l'oreille externe et de l'oreille moyenne présentent les propriétés physiques nécessaires à l'accomplissement de ce rôle et, sans être indispensables à l'exercice du sens de l'ouïe qui réside dans l'oreille interne, elles sont pour celle-ci des auxiliaires d'une grande importance.

Oreille externe.

§ 4. — L'oreille externe n'est bien développée que dans ce groupe; elle consiste en un canal ouvert au dehors et allant aboutir à une cloison membraneuse appelée le *tympan* qui le sépare de l'oreille interne; mais chez presque tous les Animaux de ce groupe, l'entrée de ce tube appelé le *méat auditif* ou *conduit auditif externe* est garnie d'un prolongement lamelleux qui fait saillie au dehors et a reçu le nom de *pavillon de l'oreille*.

(1) On doit à Savart des expériences très-instructives sur la transmission des vibrations sonores de l'air aux corps solides, et sur l'influence que la conformation de ceux-ci exerce sur les qualités de ces corps comme conducteurs du son (*a*). Le même sujet, considéré dans ses rapports avec la physiologie, a été aussi l'objet de recherches expérimentales fort intéressantes dues à J. Müller (*b*); enfin M. Helmholtz, dans un travail de la plus haute importance pour l'acoustique, et plein de vues neuves sur le mécanisme de l'audition, en a traité d'une manière encore plus approfondie (*c*).

(*a*) Savart, *Recherches sur les usages de la membrane du tympan et de l'oreille externe* (*Journal de physiol. de Magendie*, 1824, t. IV, p. 183).

(*b*) I. Müller, *Manuel de Physiologie*, t. II, p. 381 et suiv.

(*c*) Helmholtz, *Théorie physiologique de la musique fondée sur l'étude des sensations auditives;* trad. par Guéroult, 1874.

Pavillon de l'oreille.

Chez la plupart des Mammifères cette expansion affecte la forme d'un cornet ou entonnoir tronqué obliquement en avant; mais chez quelques espèces, notamment chez l'Homme et chez l'Éléphant, elle s'aplatit dans toute sa portion périphérique et, au lieu de se dresser, elle s'étale latéralement. La peau qui la recouvre est fine et généralement sèche. Sa charpente est constituée par une lame fibro-cartilagineuse naissant du bord du conduit auditif (1). Le pavillon de l'oreille est pourvu aussi de muscles particuliers, et parfois il présente des prolongements accessoires qui en compliquent beaucoup la structure ; enfin sa portion profonde, en continuité directe avec le conduit auditif, est souvent bien distincte du reste, et forme une sorte de fosse vestibulaire appelée la *conque de l'oreille* (2).

(1) Chez beaucoup de Mammifères, les Solipèdes, par exemple, la charpente du pavillon de l'oreille est constituée par trois pièces fibro-cartilagineuses appelées le cartilage conchylien, le cartilage annulaire et le cartilage scutiforme. La première, en forme de cornet, constitue la partie principale de l'appareil; la seconde est située entre le bord interne de la précédente et le bord du conduit auditif; la troisième est située en avant de la base de la conque. Il résulte de cette disposition que la conque peut s'allonger et se raccourcir aussi bien que se dilater ou se rétrécir (*a*). Un mode de conformation analogue existe chez le Bœuf (*b*).

Chez l'Homme, une seule lame fibro-cartilagineuse tient lieu de ces diverses pièces, et ne se prolonge pas jusque dans le lobule de l'oreille. Des ligaments dont la disposition est assez complexe la relient aux bords du canal auditif externe.

Chez le Cochon d'Inde et le Castor, le cartilage auriculaire est en partie ossifié (*c*).

(2) Cette distinction entre la conque de l'oreille et la portion périphérique du pavillon est très-marquée chez l'Homme ; mais chez les quadrupèdes, où cet organe prend la forme d'un cornet, elle s'efface plus ou moins complétement, et alors on emploie indifféremment les mots pavillon et conque pour désigner l'ensemble de cette portion de l'oreille externe.

(*a*) Cuvier, *Leçons d'anat. comp.*, t. III, p. 552.
— Chauveau, *Anat. comp. des Animaux domestiques*, p. 769.

(*b*) Casserius, *De vocis auditusque organis historia anatomica*, pl. 5 et 6.

(*c*) Leuckart, *Ueber einen neuen eigenthümlichen Knochen des Meerschweinchen* (Treviranus, *Zeitschr. für Physiol.*, t. V, p. 167, pl. 8).
— Miram, *Ueber den eigenthümlichen Bau des Gehörorganes bei einigen Säugethieren aus der Ordnung der Nager* (*Bull. de la Soc. de nat. de Moscou*, 1840, p. 114).

Les anatomistes ont donné à chacune des saillies et des anfractuosités du pavillon de l'oreille humaine un nom particulier. Ils appellent *hélix* l'espèce d'ourlet qui, partant du milieu de la conque, borde toute la partie supérieure et postérieure de l'organe jusque dans le voisinage du *lobule* qui en occupe la partie inférieure; *anthélix*, une saillie analogue qui occupe le bord postérieur de la conque et se bifurque supérieurement; *tragus*, une saillie lobuliforme située sur le bord antérieur de la conque, au devant de l'entrée du conduit auriculaire; enfin *antitragus*, une saillie faisant face au tragus et située sur le bord postérieur de la conque (1). Chez quelques Mammifères le pavillon de l'oreille acquiert, au-dessus de l'antitragus, de très-grandes dimensions (2), et parfois même l'une des éminences dont je viens de parler se développe au point de constituer une sorte d'opercule foliacé et mobile qui peut, à la volonté de l'animal, se rabattre en manière de volet sur l'entrée du méat auditif et la boucher. Ce mode d'organisation est très-remarquable chez certaines Chauves-Souris où le tragus tantôt simple, d'autres fois fourchu, simule une conque accessoire et protége le conduit auditif contre l'entrée violente de l'air pendant le vol (3). D'autres fois c'est l'antitragus qui s'étend de la même façon et devient apte à fermer temporairement

(1) Pour plus de détails sur la conformation de l'oreille chez l'Homme, je renverrai aux ouvrages consacrés spécialement à l'anatomie descriptive du corps humain, notamment au livre de M. Sappey (*Op. cit.*, t. III, p. 782).

(2) Chez les Chauves-Souris du genre Oreillard, les pavillons sont énormes (*a*); ils sont réunis entre eux au-dessus de la tête et présentent une surface presque aussi étendue que celle du corps.

Chez les Éléphants, particulièrement l'Éléphant d'Afrique (*b*), les oreilles sont également très-grandes, mais leur forme aplatie et leur direction les rend peu propres à recueillir les sons.

(3) La forme du pavillon de l'oreille varie beaucoup chez les Chéiro-

(*a*) Voy. Buffon, *Quadrupèdes*, pl. 160, fig. 1 (Édit. de Verdière).

(*b*) Voy. l'*Atlas du* RÈGNE ANIMAL de Cuvier, *Mammif.*, pl. 76 fig. 1.

l'entrée de l'appareil auditif, par exemple chez la Musaraigne aquatique (1).

Le pavillon de l'oreille est aussi fort grand chez plusieurs Mammifères d'un naturel timide, qui sont bien organisés pour la course et qui, pour échapper aux dangers dont ils sont continuellement menacés, ont besoin d'être avertis de l'approche de leurs ennemis lorsque ceux-ci sont encore à distance : les Chevaux et les Gazelles par exemple, mais surtout les Lièvres, et l'utilité de cette particularité organique est facile à saisir lorsqu'on connaît les fonctions de cette partie de l'appareil auditif.

Fonctions du pavillon.

Chacun sait qu'un cornet élastique dont le sommet est appliqué à l'oreille, et dont l'ouverture évasée est dirigée du côté par lequel un son arrive à cet organe, augmente la sensibilité de celui-ci, et que souvent les vieillards emploient

ptères; parfois l'appareil obturateur qui garnit l'entrée du conduit auditif est constitué par la portion inférieure du bord externe du pavillon qui s'isole et devient lobiforme, ainsi que cela se voit chez beaucoup de Rhinolophiens (*a*); mais en général c'est le tragus ou oreillon qui constitue cette espèce d'opercule. Chez l'Oreilard il se développe énormément (*b*). Le plus souvent il est foliacé, pointu et simple (*c*); mais chez quelques espèces il se bifurque (*d*), ou devient lobulé (*e*). Pour plus de détails sur ce sujet, je renverrai aux figures qui accompagnent les nombreux mémoires de M. Peters et des autres zoologistes sur les Chéiroptères.

(1) Chez les Musaraignes aquatiques, le méat auditif est couvert de longs poils et son occlusion est produite non-seulement par le jeu de l'antitragus qui se rabat sur le bord interne de cette ouverture, mais aussi par les mouvements du tragus qui est susceptible de se reployer sur l'appendice précédent à la manière d'un second volet (*f*).

(*a*) Par exemple chez le *Rhinoliphus luctus ;* voy. Temminck, *Monographies de mammologie*, t. II, pl. 30.

(*b*) Voy. Temminck, *Op. cit.*, t. II, pl. 48, fig. 4.

(*c*) Par exemple chez le *Vespertilio murinus ;* voy. Temminck, *Loc. cit.*, pl. 48, fig. 3.

(*d*) Par exemple chez le Megaderme lyre ; voy. l'*Atlas du* RÈGNE ANIMAL, *Mammif.*, pl. 14, fig. 7.

(*e*) Par exemple chez le *Centurio flavigularis ;* voy. Lichtenstein et Peters, *Merkwürdige Säugethiere*, pl. 1, fig. 4 (*Acad. de Berlin*, 1854).

(*f*) Geoffroy Saint-Hilaire, *Mém. sur les glandes odorantes des Musaraignes* (*Mém. du Muséum*, t. I, p. 305, pl. 15, fig. 1 et 3, 1815).
— Carus, *Tab. anat. comp. illustr.*, pars. IX, pl. 10, fig. 10.

avec succès un instrument de ce genre pour remédier aux inconvénients d'une surdité commençante. En effet les ondes sonores qui s'engagent dans le cornet acoustique sont en partie réfléchies vers le fond de l'instrument et renforcent les vibrations qui s'y dirigent directement. On peut s'en assurer en expérimentant sur une membrane convenablement tendue, saupoudrée de sable fin et placée au sommet d'un cône tronqué formé par une feuille de carton enroulée obliquement ; un corps vibrant, dont l'influence cessera de mettre le sable en mouvement lorsqu'il est placé à une certaine distance de la membrane et qu'il se trouvera du côté opposé à la surface en rapport avec le cornet, pourra déterminer d'une manière violente la projection de cette poussière bien que placé à une distance beaucoup plus grande, à la condition d'être mis en face de l'ouverture évasée de l'appareil. La conque de l'oreille joue le même rôle que le cornet acoustique dont je viens de parler, et lorsque le pavillon est infundibuliforme il fonctionne tout entier de la même façon. Mais ce n'est pas seulement en réfléchissant ainsi les ondes sonores vers le tympan que le pavillon de l'oreille est utile dans le mécanisme de l'audition. Il entre lui-même en vibration sous l'influence des ondes sonores qui le frappent, et transmet ses vibrations aux parties solides de l'oreille moyenne auxquelles il est relié. En effet, lorsque dans l'expérience dont je viens de parler le cornet acoustique est simplement présenté devant la membrane tympaniforme, le mouvement des grains de sable déterminé par un son d'une certaine intensité est beaucoup moins grand que lorsqu'il y a continuité de substance entre les parois de l'entonnoir et les bords du disque servant de phonomètre (1).

Cela nous explique comment le pavillon de l'oreille peut

(1) Ce fait a été établi expérimentalement par Savart (*Op. cit. Journ. de physiologie de Magendie*, 1824, t. IV, p. 204).

être utile à l'audition lors même qu'au lieu d'affecter la forme d'un cornet il s'étale de façon à n'offrir qu'une surface plane ou faiblement contournée, qui est incapable de diriger vers le méat auditif les ondes sonores qu'elle répercute, disposition qui est réalisée au plus haut degré chez l'Éléphant, et qui existe aussi dans une grande partie du pavillon de l'oreille chez l'Homme, les Singes et quelques autres Mammifères.

L'intensité du mouvement vibratoire déterminé dans une lame élastique de ce genre dépend en partie de la direction suivant laquelle l'onde sonore y arrive, et pour que, sous ce rapport, le maximum d'effet soit produit, il faut que celle-ci la frappe normalement à sa surface. Lorsque le pavillon de l'oreille n'est pas susceptible de changer de direction autrement que par suite des mouvements généraux de la tête, il peut donc y avoir avantage à ce que diverses parties de sa surface aient des directions différentes (1), et cela nous explique l'usage des inégalités qui se font remarquer à la face externe du pavillon de l'oreille humaine (2). Mais la mobilité

(1) Schneider a constaté que le remplissage des anfractuosités du pavillon de l'oreille avec de la cire molle détermine un affaiblissement notable de la sensibilité auditive (*a*).

(2) Jadis quelques auteurs, notamment Boerhaave, avaient cru pouvoir établir mathématiquement que les saillies et les dépressions du pavillon de l'oreille humaine représentaient par leur ensemble une courbe parabolique, disposée de façon à envoyer parallèlement vers le tympan toutes les ondes sonores qui y tombaient; mais Savart a montré que cela n'est pas, et il a suggéré l'explication indiquée ci-dessus.

Voici en quels termes ce physicien s'exprime à ce sujet : « Cette assertion, qui pourrait paraître hasardée, acquiert néanmoins un grand degré de probabilité par une expérience fort simple, qu'on peut faire avec une feuille mince et rectangulaire de carton ayant environ 3 décimètres de longueur, sur 15 centimètres de largeur, de manière que, en la pliant en deux, elle forme comme deux lames carrées mobiles sur une charnière; l'une de ces lames est percée d'un

(*a*) Schneider, *Die Ohrmuschel und ihre Bedeutung beim Gehör*. Dissert. inaug. Marbourg, 1855.

Muscles moteurs.

de cet organe est une condition importante pour l'accomplissement de ses fonctions; il est très-utile que la partie évasée de ce cornet acoustique puisse être dirigée du côté par lequel le son y arrive, et effectivement chez tous les Animaux où il est le mieux organisé, des muscles nombreux venant des parties adjacentes de la tête ou du cou s'y insèrent et y impriment des mouvements variés. Chez le Cheval, par exemple, on y compte dix muscles bien distincts, et quelques-uns d'entre eux ont des dimensions considérables (1);

trou circulaire pour recevoir une membrane très-mince de 2 ou 3 centimètres de diamètre; lorsque les deux lames passent par un même plan horizontal si l'on approche de la membrane, et parallèlement à ses faces, un disque en vibration, elle entre en mouvement. Après avoir remarqué avec quel degré de force les grains de sable qu'on y a répandus sont entraînés à se mouvoir, si l'on approche le corps en vibration dans une direction telle que ses faces soient presque perpendiculaires au plan qui, étant prolongé, passerait par les faces de la membrane, on observe alors que le mouvement communiqué est beaucoup plus faible que dans le cas de parallélisme. Pour lui rendre toute sa force, il n'y a qu'à faire en sorte, en pliant la lame de carton, qu'une moitié de son étendue redevienne parallèle aux faces du corps qui communique le mouvement; car dans ce cas les mouvements des particules de l'air, se faisant dans une direction normale à une partie de la lame de carton, y produisent des vibrations qui se communiquent à la partie qui porte la membrane, et il devient impossible d'apercevoir une différence sensible dans le mouvement du sable lorsque le corps directement ébranlé est parallèle ou perpendiculaire à la direction de la membrane » (a).

(1) Les muscles de l'oreille (b) se divisent en muscles intrinsèques et en muscles extrinsèques, suivant qu'ils s'insèrent à diverses parties du pavillon par leurs deux extrémités, ou que l'une de celles-ci se fixe ailleurs sur un point plus ou moins éloigné. Chez le Cheval et l'Ane, les premiers sont : un muscle *zygomato-auriculaire* qui tire l'oreille en avant; un muscle *scuto-auriculaire externe*, qui peut être considéré comme une dépendance du précédent; trois muscles *cervico-auriculaires*, qui sont situés derrière l'oreille et qui la tirent en arrière et en bas ou y font exécuter un mouvement de rotation; un muscle *parotido-auriculaire* ou abducteur; un muscle *temporo-auriculaire interne* ou adducteur; un

(a) Savart, *Op. cit.* (*Journ. de physiologie de Magendie*, 1824, t. IV, p. 209).
(b) Voy. Casserius, *Op. cit.*, tract. 11, tab. v-vii.
— Hannover, *De cartilaginibus musculis nervis auri externæ*, 1839.
— Cuvier, *Leçons d'anat. comp.*, t. III, p 554.
— Schneider, *Op. cit.*

chez l'Homme, au contraire, cet appareil moteur est fort réduit (1).

Influence de la grandeur du pavillon

Plus le pavillon est grand, toutes choses étant égales d'ailleurs, plus il sera apte à recueillir pour ainsi dire les sons et à les transmettre aux parties profondes de l'appareil auditif ; mais, pour bien remplir ses fonctions, il faut aussi qu'il jouisse d'un certain degré de rigidité et qu'il se dresse librement en l'air, car lorsqu'il est flasque et qu'il retombe contre la partie adjacente de la tête, non-seulement il ne saurait agir à la façon d'un cornet acoustique, mais il est incapable de bien vibrer sous l'influence des ondes sonores. Or le pavillon de l'oreille réunit d'une manière plus ou moins parfaite toutes ces conditions chez les Mammifères chasseurs ou craintifs qui ont besoin de bien entendre les bruits propres à les avertir de l'approche de leur proie ou de leur ennemi ; mais chez les représentants des mêmes types zoologiques qui sont réduits depuis fort longtemps à l'état de domesticité, et qui d'ancienne date sont accoutumés à

muscle *scuto-auriculaire interne* qui la fait pivoter en dehors et en arrière, et un *muscle mastoïdo-auriculaire* qui est appliqué contre le côté interne du méat auditif et tend à en rétrécir l'entrée (*a*). Chez le Chat (*b*) les muscles aussi sont très-développés. Chez quelques Mammifères, tels que le Chien et le Lapin, il y a en outre un *muscle cervico-scutien* qui rapproche les deux oreilles en arrière (*c*).

Les muscles intrinsèques sont toujours fort petits, mais ils sont parfois très-nombreux et très-variés, chez le Chien, par exemple (*d*).

(1) Les muscles extrinsèques ne sont qu'au nombre de trois : savoir, un muscle auriculaire supérieur, un muscle auriculaire postérieur composé de deux ou trois faisceaux, et un muscle auriculaire antérieur. Les muscles intrinsèques consistent en quelques petits faisceaux dont les contractions déterminent de légers changements dans la forme ou la direction de diverses parties du pavillon (*e*).

(*a*) Voy. Chauveau, *Anat. comparée des Animaux domestiques*, p. 770, fig. 195 et 196.

(*b*) Straus Durckheim, *Anat. du Chat*, pl. 2 et 3.

(*c*) Cuvier, *Op. cit.*, t. III, p. 553. — Cuvier et Laurillard, *Myologie*, t. II, pl. 235, fig. 4.

(*d*) Voy. Sappey, *Anat. descriptive*, t. III, p. 788, fig. 693.

(*e*) Cuvier, *Op. cit.*

trouver dans l'Homme un protecteur et un pourvoyeur, il n'en est pas toujours de même, et souvent les oreilles, au lieu d'être dressées comme chez les Animaux sauvages, sont flasques et pendantes (1).

En résumé, le pavillon de l'oreille est donc un instrument d'acoustique propre à faciliter la propagation des ondes vibratoires de l'air, qui d'ordinaire est en quelque sorte le véhicule des sons, aux parties profondes de l'appareil auditif; mais son rôle n'a pas une grande importance et, chez l'Homme, son ablation n'affaiblit que peu le sens de l'ouïe (2).

Chez les Mammifères dont la vie est souterraine, le pavillon de l'oreille manque, ou n'existe qu'à un état rudimentaire, et on comprend facilement que, pour des Animaux placés dans les conditions où ces fouisseurs se trouvent, des appendices de ce genre seraient peu utiles. En effet le son se propage avec beaucoup plus de rapidité et d'intensité dans les solides que dans les gaz, et des vibrations qui sont trop faibles pour impressionner notre oreille lorsqu'elles y arrivent d'une certaine distance par l'intermédiaire de l'air, peuvent être distinctement entendues lorsqu'elles nous sont transmises par un conducteur solide mis en contact avec les parois du méat auditif. On peut s'en convaincre facilement

(1) Ainsi, chez le Loup, le Chacal et les autres représentants non domestiqués du genre Canis, les oreilles sont dressées, tandis que chez la plupart des Chiens elles sont pendantes. Il est aussi à noter que chez ces derniers une portion de l'appareil musculaire du pavillon fait défaut (*a*).

(2) La perte du pavillon de l'oreille paraît au contraire affaiblir très-notamment l'ouïe chez les Animaux où cet organe est grand et a la forme d'un cornet. Ainsi dans des expériences sur le Chat par Kerner, l'ablation du pavillon d'un côté détermina dans les allures de l'Animal des particularités qui semblaient indiquer un grand affaiblissement de ce sens du côté sur lequel l'opération avait été pratiquée (*b*).

(*a*) Cuvier, *Leçons d'anat. comp.*, t. III, p. 558.

(*b*) Autenreith et Kerner, *Beobachtungen über die Function einzelner Theile des Gehörs* (Reil's *Archiv für die Physiol.*, 1810, t. IX, p. 328).

en écoutant les battements d'une montre que l'on éloigne jusqu'à ce que le bruit de cet instrument cesse d'être appréciable, puis en appliquant contre l'entrée de l'oreille une règle en bois léger dont l'extrémité opposée est mise en contact avec la montre; aussitôt le tic-tac de celle-ci se fait entendre et continue à être sensible lors même qu'on augmente beaucoup la distance comprise entre l'organe auditif et le corps phonogène, dont les vibrations ne changent pas d'intensité. C'est la connaissance de faits de cet ordre qui a conduit les médecins à employer soit le stéthoscope (1), soit l'auscultation directe pour l'étude des faibles bruits qui sont produits dans l'intérieur de la poitrine par les mouvements respiratoires ou par les contractions du cœur, et qui échappent à l'observateur lorsque son oreille n'est pas mise ainsi en connexion avec le thorax du patient (2).

Comme exemples de Mammifères fouisseurs dépourvus d'oreille externe je citerai les Taupes et les Spalax (3). Ceux de ces Animaux chez lesquels les phénomènes de l'audition ont été étudiés paraissent entendre moins bien lorsqu'ils sont hors terre que lorsqu'ils sont enfouis dans le sol (4).

(1) Le stéthoscope est un cylindre en bois ou en ivoire préconisé par Laennec pour l'appréciation des bruits respiratoires et circulatoires.

(2) C'est pour la même raison que les trépidations imprimées à la terre par des décharges d'artillerie peuvent être entendues distinctement lorsqu'on applique l'oreille contre le sol à des distances où les vibrations sonores transmises par l'intermédiaire de l'atmosphère ne sont plus appréciables.

(3) L'oreille externe est plus ou moins rudimentaire chez quelques autres Rongeurs, désignés aussi sous le nom de Rats-Taupes, tels que les Siphnés et les Bathyergues. Un mode d'organisation analogue nous est offert par les Pangolins, les Chlamydophores et les Ornithorhynques.

(4) Cette différence a été remarquée chez la Taupe (*a*).

(*a*) Kerner et Autenrieth, *Op. cit.* (Reil's *Archiv*, t. IX, p. 329). — Esser, *Op. cit.* (*Ann. des sciences nat.*, 1re série, t. XXVI, p. 24).

J'ajouterai que les conditions dans lesquelles l'audition s'effectue au sein de l'eau ressemblent beaucoup à celles où se trouvent les Animaux à habitation souterraine, et il est aussi à noter que, chez les Mammifères aquatiques, l'oreille externe fait également défaut ou n'est que rudimentaire. Non-seulement les Cétacés (1) et les Siréniens, mais aussi les Morses et la plupart des espèces de la famille des Phoques nous offrent ce mode d'organisation (2).

Conduit auditif externe.

§ 5. — Le conduit auditif externe qui fait suite à la conque s'enfonce plus ou moins profondément dans la partie latérale de la tête et va aboutir à la cavité appelée *caisse du tympan*, mais sans y déboucher, car il en est séparé par une cloison membraneuse. Chez les Cétacés il est très-étroit, surtout dans sa partie externe, et ses parois ne sont constituées que par un prolongement de la peau accolée à un canal cartilagineux fort mince (3). Mais chez la plupart des autres Animaux de la même classe (4) il est logé en plus ou moins grande partie dans la profondeur de l'os temporal, portion du crâne qui résulte de la réunion de plusieurs

(1) Chez la Baleine franche, le méat auditif externe est même si petit, qu'on peut à peine y introduire un stylet (*a*). Cet orifice est aussi à peine visible chez les Dauphins.

(2) Chez les Otaries ou Phoques à oreilles, la conque ne fait pas complétement défaut, mais elle est rudimentaire (*b*).

(3) Chez le Marsouin (*c*), les Dauphins, ce conduit est long, flexueux, et membraneux, mais renforcé d'espace en espace par des plaques cartilagineuses irrégulières.

(4) La portion osseuse du conduit auditif externe manque chez les Singes d'Amérique, ainsi que chez le Hérisson et la plupart des Édentés. Elle est très-incomplète chez la plupart des Carnassiers et des Rongeurs (*d*). Elle est, au contraire, fort développée chez les Singes de l'Ancien Monde, les Blaireaux, les Loutres, les Castors, les Lièvres, les Solipèdes, les Pachydermes et les Ruminants.

(*a*) Eschricht and Reinhardt, *On the Greenland right Whale*, p. 62 (*Roy. Soc.*, 1866).

(*b*) Voy. Murie, *Anat. of the Sea-Lion* (*Proceed. Zool. Soc.*, t. VII, . 69, fig. 11 à 13).

(*c*) Owen, *Anatomy of the Vertebrates*, t. III, p. 233, fig. 168.

(*d*) Hagenbach, *Die Paukenhöhle der Säugethiere*, 1835.

pièces distinctes entre elles dans le jeune âge, ainsi que chez les Vertébrés inférieurs. Sa charpente solide est constituée par un prolongement du bord externe du cadre tympanique, os dont j'ai déjà eu l'occasion de parler dans une précédente leçon (1); mais la portion externe de cette charpente est cartilagineuse (2).

La peau qui tapisse l'enfoncement tubulaire, ainsi disposé, s'amincit de plus en plus en s'avançant vers l'oreille moyenne et se termine en cul-de-sac. Elle est garnie vers l'extérieur de poils roides qui s'opposent à l'entrée des corps étrangers, et elle est lubrifiée par une matière grasse de couleur jaunâtre appelée *cérumen* (3). Ce produit est sécrété par des glandules qui ressemblent beaucoup aux glandules sudoripares (4) et qui sont très-nombreuses. Chacune d'elles consiste en un tube étroit dont la portion profonde est pelotonnée sur elle-même de façon à constituer une sorte de glomérule, et dont la portion superficielle se dirige en ligne droite vers la surface de l'épiderme où elle débouche au

(1) Voy. t. X, p. 316.

(2) Chez la Taupe, la charpente solide de ce canal est constituée par une bande cartilagineuse enroulée en spirale (*a*). Chez l'Échidné, cette charpente cartilagineuse consiste en une série d'anneaux assez semblables à ceux de la trachée artère, mais réunis entre eux par une bandelette longitudinale (*b*).

(3) Cette substance, de couleur jaune et d'une saveur amère, se durcit progressivement au contact de l'air, et présente alors l'aspect de la cire. L'analyse chimique qui en a été faite par Berzelius n'offre que peu d'intérêt. Ce savant considère le cérumen comme étant une émulsion formée d'une graisse molle et d'albumine mêlée à une matière particulière, à un extrait jaune fort amer et soluble dans l'alcool, à une matière extractiforme soluble dans l'eau et à des lactates calcaires et alcalins. Il n'y a trouvé aucune trace de chlorures ni de phosphates solubles dans l'eau. Lorsque le cérumen est devenu dur, il n'en est pas moins assez facile à ramollir au moyen d'un mélange d'huile d'olive et d'essence de térébenthine (*c*).

(4) Voy. t. X, page 41.

(*a*) Hannover, *Op. cit.*
(*b*) Stannius, t. I, p. 444.
(*c*) Berzelius, *Traité de chimie*, trad. par Valerius, t. III, p. 720.

dehors entre les follicules pileux et les glandes sébacées ordinaires (1).

La forme, la longueur et la direction du conduit auditif externe varient un peu chez les divers Mammifères. En général ce tube se recourbe en avant et va se terminer à la partie externe de la caisse du tympan, mais parfois il se prolonge au-dessous de cette cavité et s'y dilate d'une manière remarquable (2).

Une cloison mince et élastique, appelée la *membrane du tympan*, en occupe le fond. Elle le sépare de l'oreille moyenne et elle ressemble à la peau d'un tambour. Nous reviendrons bientôt sur cet organe dont l'importance est considérable, et ici je me bornerai à ajouter que le conduit auriculaire a pour usage non-seulement de protéger la cloison membraneuse dont je viens de parler, mais de renforcer les vibrations que l'air y amène. En effet les vibrations développées dans le pavillon de l'oreille se propagent presque sans affaiblissement aux parois de ce tuyau élastique et, de même que les vibrations déterminées dans leur substance par les ondes sonores qui y arrivent directement du dehors, ces mouvements réagissent sur la colonne d'air circonscrite par ces parois, et s'ajoutant à celles dont cette colonne fluide

(1) Chez l'Homme, ces tubes constituent dans la portion cartilagineuse du conduit une couche presque continue; mais ils manquent dans la portion osseuse de ce canal acoustique. Pour plus de détails sur leur histoire anatomique, je renverrai aux ouvrages spéciaux (*a*).

(2) Ainsi, chez les Taupes, le conduit auditif est très-déprimé et s'élargit beaucoup horizontalement dans la partie profonde qui se trouve au-dessous de la caisse. La membrane du tympan en occupe la paroi supérieure.

Chez le Chinchilla, le conduit auditif se dilate tant, au-dessous de la caisse, qu'il semble y constituer une chambre analogue à cette dernière cavité.

Pour plus de détails sur la forme et la direction de ce conduit, je renverrai à l'ouvrage de Cuvier (*Anat. comp*. t. III, p. 346).

(*a*) Voy. Kölliker, *Op. cit.*, p. 189.
— Sappey, *Traité d'anat. descriptive*, t. III, p. 797, fig. 699.

est animée, augmentent leur force. Il se produit là un phénomène de résonnance, et les effets déterminés de la sorte sont d'autant plus grands que la surface vibrante en rapport avec la colonne d'air en question est plus étendue (1).

Oreille externe des Oiseaux etc.

§ 6. — L'oreille externe fait plus ou moins complétement défaut chez tous les Vertébrés ovipares. Quelques Oiseaux, notamment les Chouettes et les Hiboux, en offrent des vestiges (2), mais chez la plupart des Animaux de la même classe, la membrane du tympan est à fleur de tête et se montre complétement à découvert ou se cache seulement sous les plumes de la région temporale.

Chez les Reptiles et les Batraciens l'appareil de l'ouïe n'est pas mieux organisé sous ce rapport (3), et parfois même il est encore plus dégradé. Ainsi chez les Serpents, l'entrée des voies auditives n'est pas même visible à l'extérieur, et la

(1) Quelques physiologistes pensent que la petite colonne d'air contenue dans le canal auditif peut, par résonnance, déterminer aussi un renforcement du son (a) ; mais à raison de la brièveté de cette colonne un effet de ce genre ne peut se produire que sous l'influence de quelques notes très-aiguës. Dans les circonstances ordinaires il n'y a donc pas de phénomènes de cet ordre, mais Radeau a remarqué que les sons composés entre *mi*$_6$ et *sol*$_6$ sont renflés d'une manière exceptionnelle, et que cette résonnance doit tenir à ce que la colonne d'air en question vibre alors à l'unisson avec la note produite au dehors (b).

(2) Chez ces Oiseaux, le conduit auditif externe est représenté par une grande fosse qui est revêtue d'une peau nue et plissée (c). Cette cavité ressemble beaucoup à la conque de l'oreille humaine, mais elle ne fait pas saillie au dehors. Chez l'Effraie, son bord antérieur se prolonge en manière d'opercule. Enfin, des plumes effilées le recouvrent et sont disposées en cercle sur les côtés de la tête.

(3) Les Crocodiliens sont pourvus d'un cartilage conchylien rudimentaire (d).

(a) J. Müller, *Manuel de Physiologie*, t. II, p. 435.
(b) Radeau, *L'acoustique ou les phénomènes du son*, 1867, p. 244.
(c) Vicq d'Azyr, *Mém. sur la structure de l'organe de l'ouïe des Oiseaux. Œuvres*, t. IV, p. 338, pl. 1, fig. 3).
— Van Beneden, *Note sur l'oreille externe des Oiseaux de proie nocturnes* (*Mém. de la Soc. des sciences de Liége*, t. I, p. 121, fig. 1 et 2).
— Carus et Dalton, *Tab. anat. comp. illustr.*, pars. IX, pl. 5, fig. 1 et 2.
— Breschet, *Recherches sur l'organe de l'ouïe dans les Oiseaux* (*Ann. des sciences nat.*, 1836, 2e série, t. V, p. 26).
(d) Owen, *Anat. of Vertebrates*, t. I, p. 349, fig. 230.

peau qui la recouvre ne diffère en rien de celle des parties circonvoisines de la tête. Il en est de même chez quelques Batraciens inférieurs.

Oreille moyenne.

§ 7. — Le *tympan* ou OREILLE MOYENNE est constitué principalement par une cavité appelée *caisse* qui consiste en un prolongement ou diverticulum de l'arrière-bouche terminé en cul-de-sac, et allant se placer entre le fond du conduit auditif et les parties constitutives de l'oreille interne. Chez les Batraciens et la plupart des Reptiles cette cavité communique largement avec le pharynx, mais chez les Vertébrés à sang chaud son entrée se rétrécit et s'allonge beaucoup, tandis que sa portion profonde se dilate, et elle se trouve ainsi divisée en deux parties parfaitement distinctes dont l'une tubulaire et vestibulaire est désignée sous le nom de *trompe d'Eustache* (1), et l'autre profonde, élargie et anfractueuse, forme la *caisse du tympan*. L'air pénètre donc plus ou moins

(1) Chez l'Homme, ainsi que chez la plupart des autres Mammifères, l'entrée de la trompe d'Eustache est située à la partie postérieure de la paroi externe des fosses nasales, très-près des arrière-narines par lesquelles ces cavités communiquent avec le pharynx. Sa portion antérieure est membraneuse seulement et évasée en forme d'entonnoir, disposition qui lui a valu le nom de *pavillon*. La portion moyenne de ce canal est cartilagineuse, et sa portion profonde ou terminale est osseuse ; enfin son orifice tympanique se trouve à la partie antérieure et supérieure de la caisse (*a*). La membrane muqueuse qui en constitue la partie essentielle est très-riche en glandules, surtout dans sa portion antérieure.

Les principales différences qui se rencontrent dans la conformation de la trompe d'Eustache chez les Mammifères ordinaires consistent, soit en une dilatation de sa portion antérieure qui, au lieu d'être évasée, constitue une grande poche arrondie, ainsi que cela se voit chez le Cheval (*b*) et chez le Daman (*c*), soit en un état plus ou moins rudimentaire de sa portion osseuse, laquelle est par-

(*a*) Voy. les traités d'anatomie humaine, par ex. celui de Sappey, t. III, p. 819, fig. 709) — Mayer, *Studien über die Anat. des can. Eustachie*, 1866.

(*b*) Chauveau, *Anat. comp. des Animaux domestiques*, p. 767, fig. 130.

(*c*) Brandt, *Untersuch. über die Gattung des Klippschläfer* (*Mem. de l'Acad. de Saint-Pétersbourg*, 1869, 7e série, t. XIV, n° 2).

— George, *Monogr. anat. du Daman*, p. 171, pl. 25, fig. 55 (*Ann. des sciences nat.* 1875, 6e série, t. I, n° 5).

librement dans cette chambre auditive, bien que celle-ci soit complétement séparée du conduit auriculaire par la cloison dont j'ai déjà parlé sous le nom de *membrane du tympan*.

Dans la plus grande partie de leur étendue, les parois membraneuses de la caisse, devenues très-minces, adhèrent intimement aux os circonvoisins ou se confondent même

fois réduite à une simple fente ménagée entre la caisse et le rocher, par exemple chez les Chats, les Hyènes, les Chauves-Souris, les Écureuils, etc.

Chez le Babyrousse il existe une paire de grandes poches aérifères qui occupent à peu près la même place que les réservoirs constitués par l'élargissement de la portion membraneuse des trompes d'Eustache chez le Cheval, mais qui n'ont aucune connexion avec ces conduits, et débouchent séparément dans la partie postérieure des fosses nasales (*a*). On ne trouve rien de semblable ni chez les Pécaris ni chez les Cochons.

Chez les Cétacés (*b*) la trompe d'Eustache s'ouvre dans l'évent, et elle est garnie intérieurement de replis valvulaires.

Chez les Oiseaux les orifices des deux trompes sont très-rapprochés l'un de l'autre, ou même confondus sur la ligne médiane; ils sont pratiqués au palais un peu en arrière des narines postérieures.

Chez les Tortues la trompe d'Eustache est tubulaire et disposée à peu près comme chez les Oiseaux.

Chez les Crocodiles la communication entre le pharynx et la caisse présente des particularités remarquables. Les deux trompes s'ouvrent à la voûte palatine par un orifice commun et médian situé un peu en arrière des narines internes, et elles ne constituent d'abord qu'un seul canal, mais bientôt ce tube membraneux donne naissance à une paire de tubes qui se portent en divergeant vers les deux oreilles; après avoir fourni ces deux branches latérales il se bifurque de façon à constituer deux conduits superposés et médians comme le tronc dont ils partent; enfin chacune de ces branches se bifurque à son tour et forme ainsi une paire de conduits qui vont déboucher dans la caisse. Il y a donc de chaque côté trois canaux qui naissent d'un tronc médian et se rendent isolément à la caisse (*c*).

Ainsi que je l'ai déjà dit, les trompes d'Eustache sont représentées par deux longues fentes chez la plupart des Batraciens qui ne sont pas dépourvus de tympan, mais chez le Pipa ces conduits se réunissent pour déboucher au palais par un orifice commun médian et fort petit (*d*).

(*a*) W. Vrolik, *Rech. d'anat. comp. sur le Babyrousse*, p. 30, pl. 3, fig. 1 et 2.

(*b*) Par exemple chez le Marsouin; voy. Owen, *Anat. of the Vertebrates*, t. III, p. 223, fig. 168.

(*c*) Owen, *On the Communications between the Tympanum and the Palate in the Crocodilia. Gavials, Alligators and Crocodiles* (*Philos. Trans.*, 1850, p. 521, pl. 40, 41 et 42).

(*d*) Owen, *Anat. of the Vertebrates*, t. I p. 347.

avec le tissu de ceux-ci (1); mais sur quelques points elles ne se consolident pas de la sorte, et se trouvent comme tendues au devant de lacunes laissées dans la charpente constituée par les pièces osseuses dont je viens de faire mention, ouvertures qui sont comparables à des fenêtres bouchées par un rideau élastique. La membrane du tympan est une des cloisons flexibles résultant de cette disposition, et du côté opposé de la caisse, c'est-à-dire à sa paroi interne, on trouve deux autres cloisons analogues qui séparent l'oreille moyenne de l'oreille interne, et qui occupent des ouvertures appelées *fenêtre ovale* et *fenêtre ronde*.

Parois de la caisse.

§ 8. — Lorsqu'on veut se rendre bien compte du mode de constitution des parois osseuses de la caisse, il est bon de les étudier d'abord chez l'enfant nouveau-né. On voit alors que la membrane du tympan est comme sertie dans un cadre osseux étroit et incomplet, en forme d'anneau, qui est parfaitement indépendant des os circonvoisins, mais adhère au bord d'une fosse limitée en dessus par l'os squamosal (ou portion écailleuse du temporal), en arrière par l'os mastoïdien, et en dessous ainsi qu'en dedans par le rocher ou os pétreux, pièces dont il a été déjà question dans une leçon précédente (2). En se développant davantage, toutes ces parties se soudent entre elles plus ou moins rapidement, et d'une part le bord externe du cadre tympanique se prolonge de façon à donner naissance aux parois osseuses du conduit auditif externe, tandis que d'autre part la cavité de la caisse s'agrandit par la formation de cavernes celluleuses creusées dans l'os mastoïdien (3). Chez l'adulte toutes ces pièces osseuses sont con-

(1) La membrane qui tapisse ainsi la cavité de la caisse, et qui est en continuité de substance avec la tunique muqueuse de la trompe d'Eustache, est garnie d'une couche de tissu épithétique pavimenteux qui porte des cils vibratiles. Elle est complétement dépourvue de glandules.

(2) Voy. tome X, page 316.

(3) Les cellules mastoïdiennes qui en arrière font suite à la caisse pro-

fondues entre elles, et c'est de leur réunion que résulte la pièce crânienne en apparence simple que l'on appelle l'*os temporal*.

Chez quelques Mammifères cette consolidation des parois de la caisse du tympan n'a jamais lieu. Ainsi chez les Cétacés le cadre du tympan ne se soude pas à la boîte crânienne, et ne se prolonge pas extérieurement de façon à entourer le canal auditif. Il prend néanmoins un grand développement du côté interne, et il forme une sorte de boîte arrondie appelée *bulle tympanique* qui reste plus ou moins libre et qui fait saillie à la base de la région auriculaire (1).

Chez la plupart des Carnassiers et des Rongeurs la caisse fait saillie au dehors, à la base du crâne, et parfois même les protubérances arrondies constituées de la sorte prennent un développement énorme (2). D'autrefois les caisses, au lieu

prement dite sont souvent très-grandes; par exemple chez le Cheval (*a*).

(1) Ce mode d'organisation de l'oreille moyenne a été constaté chez les Baleines à ventre plissé et chez plusieurs autres Cétacés (*b*).

Chez la Baleine franche cet os est enchassé de façon à ne pas se détacher après la destruction des parties molles (*c*), et se soude parfois au mastoïdien sans être pour cette raison fixé d'une manière immobile à la boîte crânienne (*d*). Chez le Cachalot l'os de l'oreille ainsi constitué est très-petit (*e*). Chez les Dauphins la caisse se soude de bonne heure au rocher, mais l'os de l'oreille ainsi constitué n'est uni aux parties adjacentes du crâne que par des ligaments ou d'autres parties molles (*f*).

(2) Ces *bulles osseuses* sont très-grosses dans les genres Chien (*g*), et Chat (*h*), mais ne se montrent pas chez les Ours. Elles sont bien développées chez les Lémuriens, les Écureuils, les Marmottes, les Cavia (*i*) et les Agoutis (*j*), etc.; enfin elles sont remarquablement grandes chez les Chinchillas (*k*).

(*a*) Voy. Chauveau, *Anat. comp. des Animaux domestiques*, fig. 194.
(*b*) Hunter, *Op. cit.*, (*Philos. Trans.*, t. LXXVII, p. 387).
(*c*) Eschricht et Reinhardt, *Loc. cit.*, p. 913, pl. 5, fig. 4.
(*d*) Van Beneden et Gervais, *Ostéographie des Cétacés*, p. 9.
(*e*) Camper, *Observ. anat. sur la struct. inter. et le squelette de plusieurs Cétacés* (publiées par E. Cuvier, 1820).
— Owen, *Fossil Mammales*, p. 526.
— Flower, *Osteology of the Cachalot* (*Trans. Zool. Soc.*, t. VI, p. 321, 1868).
(*f*) Cuvier, *Ossements fossiles*, t. V, p. 284, pl. 23, fig. 33 à 36.
(*g*) Exemple : le Loup; voyez Blainville, *Ostéographie*, genre CANIS, pl. 6.
(*h*) Exemple : le Lion; voyez Blainville, *Op. cit.*, genre FELIS, pl. 5.
(*i*) Voyez Blainville, *Op. cit.*, t. IV.
(*j*) Brandt, *Unters. über den Nager* (*Mém. de l'Acad. de St-Pétersbourg*, t. VII, pl. 10).
(*k*) Bennett, *On the Chinchillidæ* (*Trans. Zool. Soc.*, t. I, pl. 7, fig. 1 et 2).

de rester séparées entre elles par l'os basilaire, se remontrent sur la ligne médiane (1), et en général cette partie de l'appareil auditif n'est pas saillante extérieurement.

La forme de la cavité circonscrite de la sorte est très-variable, et souvent sa paroi interne s'avance dans son intérieur en manière de *promontoire* (2), ou constitue même une cloison osseuse incomplète qui la partage en deux parties. Cette dernière disposition est particulièrement remarquable chez les Civettes, les Hyènes, les Chats et quelques autres Carnassiers (3). Chez d'autres Mammifères, la cavité de la caisse est simple, mais ses parois sont garnies d'une multitude de petites lamelles saillantes qui en se rencontrant circonscrivent des cellules ou sinus irréguliers (4).

(1) Ce mode de conformation se rencontre chez la Taupe, et il en résulte que la région basilaire du crâne est plane (*a*). La même disposition existe presque au même degré chez les Musaraignes.

(2) Chez l'Homme la caisse a presque la forme d'une moitié de sphère dont la section serait tournée en dehors et correspondrait à la membrane du tympan. Le promontoire est une saillie en dos d'âne située en face de cette membrane, et s'élevant obliquement d'avant en arrière. Chez l'adulte cette cavité communique avec des cellules creusées dans la portion mastoïdienne du temporal.

(3) Chez les Carnassiers désignés ci-dessus, une lame osseuse s'étend du bord postérieur et inférieur du tympan au promontoire, et divise ainsi la caisse en deux parties inégales qui ne communiquent entre elles que par un trou. Le compartiment antérieur contient les osselets et la fenêtre ovale ; le compartiment postérieur est beaucoup plus grand et loge en totalité ou en partie la fenêtre ronde.

Cette lame osseuse existe aussi chez les Chiens, mais elle y est beaucoup moins développée.

(4) Ce mode d'organisation est très-remarquable chez l'Éléphant, et se retrouve à un faible degré chez divers Rongeurs, tels que la Marmotte, le Porc-épic et le Cabiai.

Pour plus de détails sur la conformation de la caisse et du cadre tympanique, chez les différents Mammifères, je renverrai aux ouvrages spéciaux d'anatomie comparée, et plus particulièrement à un travail très-approfondi et accompagné de nombreuses figures que l'on doit à M. Hyrtl (*b*).

(*a*) Voy. Blainville, *Ostéographie*, t. I, pl. 5.

(*b*) Cuvier, *Leçons d'anat. comp.*, t. III, p. 516 et suiv.

— Hagenbach, *Die Pankenhöhle der Säugethiere*, 1835.

— Hyrtl, *Vergleichende anatomische Untersuchungen über das innere Gehörorgan der Menschen und der Säugethiere*, 1845.

§ 9. — Chez les Oiseaux les parois de la caisse sont moins bien consolidées. En avant cette fosse auditive est limitée par l'os carré ou os tympanique (1) ; en arrière elle est formée par un prolongement cristiforme de la région mastoïdienne, et elle communique avec trois sinus ou systèmes de cellules creusées dans l'épaisseur des os du crâne (2). Oreille moyenne des Oiseaux etc.

Chez quelques Reptiles la cavité de la caisse est au contraire complétement effacée, notamment chez les Serpents (3). Elle fait également défaut chez les Batraciens les plus inférieurs (4) et chez tous les Poissons.

(1) Voy. à ce sujet les observations de Hallmann, de Breschet et de Platner (*a*).

(2) Cette partie accessoire de l'appareil auditif est énormément développée chez les Oiseaux de proie nocturnes, où elle s'étend de façon à faire communiquer les deux caisses entre elles sur la ligne médiane de la tête. L'un de ces systèmes de cavités débouche par un orifice spécial à la partie supérieure de la caisse, et occupe l'occiput; un second s'ouvre à la partie postérieure et inférieure de la caisse, et s'étend entre les canaux semi-circulaires de l'oreille interne; le troisième a son entrée à la partie antérieure de la caisse, et occupe la base du crâne (*b*).

Ces cellules sont également très-développées chez les Engoulevents, mais elles sont en général très-réduites chez les autres Passereaux, ainsi que chez les Gallinacés, les Échassiers et les Palmipèdes. Elles ne s'étendent que très-peu dans les parois du crâne chez les Autruches, les Casoars, les Perroquets, et divers Oiseaux pélagiens, tels que les Frégates et les Fous.

(3) L'absence de la caisse du tympan et de la trompe d'Eustache chez les Serpents a été constatée par Étienne Louis Geoffroy (qu'il ne faut pas confondre avec Étienne Geoffroy Saint-Hilaire) chez la Vipère, la Couleuvre, l'Orvet et plusieurs ophidiens exotiques (*c*).

(4) Notamment chez les Protées, l'Axolotl (*d*), les Salamandres (*e*) et les Batraciens supérieurs, tels que les Crapauds et les Grenouilles, la

(*a*) Breschet, *Recherches sur l'organe de l'ouïe dans les Oiseaux* (*Ann. des sciences nat.*, 1836, 2e série, t. V, p. 26.

— Hallmann, *Die vergleichende Osteologie des Schläfenbeins*, 1837, pl. 1.

— Platner, *Bemerkungen über das Quadratbein und die Paukenhöhle der Vögel*, pl. 1, 1839.

(*b*) Vicq d'Azyr, *Op. cit.*, pl. 5, fig. 1, 2 et 6 (*Œuvres*, t. IV).

(*c*) Geoffroy, *Mémoire sur l'organe de l'ouïe des Reptiles* (*Mém. de l'Acad. des sc. Sav. étrangers*, t. II, p. 178 et suiv.)

(*d*) Windischman, *De penitiore auris in Amphibiis structura*, p. 5, pl. 1, fig. 1-3, 1831.

(*e*) Geoffroy, *loc. cit.*, p. 185, pl. 2.

— Windischman, *Op. cit.*, p. 7.

Membrane du tympan.

§ 10. — La membrane du tympan qui ferme la cavité de la caisse du côté externe et la sépare de l'atmosphère est une cloison mince et transparente constituée en grande partie par la coalescence d'une portion de la tunique propre de cette chambre vestibulaire avec la partie adjacente de la peau, dans l'espace circonscrit par le cadre tympanique. Une couche mince de substance élastique, en général fibreuse, unit entre eux les deux feuillets ainsi constitués, et le disque formé de la sorte est comme enchâssé dans une rainure du cadre qui l'entoure, de façon à ressembler beaucoup à la peau d'un tambour. Lorsque le conduit auditif fait défaut, cette cloison élastique est à découvert sur les côtés de la tête (1), mais lorsque l'oreille externe est bien développée, elle est logée très-profondément, et ne se montre pas au dehors.

Cette dernière disposition se rencontre chez tous les Mammifères, où le cul-de-sac cutané qui tapisse le conduit auriculaire s'enfonce très-loin dans la région temporale avant d'arriver en contact avec la paroi membraneuse de la caisse. Là elle devient très-délicate, mais elle y conserve une couche épidermique en continuité de substance avec l'épiderme de l'oreille externe. Le derme sous-jacent, renforcé par du tissu fibreux en continuité de subtance avec le périoste du cadre et disposé en majeure partie radiairement (2), constitue la

caisse est ordinairement en partie cartilagineuse ou membraneuse; mais, d'après Stannius, elle serait osseuse dans toute son étendue chez le Pipa et les Xénopes (*a*).

(1) Chez les Grenouilles la portion de la peau qui entre dans la composition de la membrane du tympan n'est pas mince et transparente comme d'ordinaire, mais se distingue des parties circonvoisines par un mode de coloration particulier; sa surface interne adhère à une petite plaque cartilagineuse (*b*).

Chez les Tortues elle est recouverte par une plaque squameuse peu différente de celles dont le reste de la tête est garnie.

(2) Les fibres de la couche moyenne du tympan sont en partie

(*a*) Stannius et Siebold, *Manuel d'anat. comp.*, t. II, p. 220.

(*b*) E.-L. Geoffroy, *Op. cit.* (*Mém. de l'Acad. des sciences, Sav. étrangers*, t. II, p. 171, pl. 1, fig. 12, etc.).

portion principale de la cloison tympanique ; il adhère à la portion correspondante de la tunique propre de la caisse (1), mais il s'en laisse facilement séparer, et il loge dans son épaisseur une branche du nerf facial, appelée, comme nous l'avons vu précédemment, *la corde du tympan* (2). Par son bord cette couche moyenne de la membrane tympanique adhère au cadre osseux qui l'entoure, et en général elle y est comme sertie dans une rainure. Elle y est bien tendue et elle donne à la cloison, dans la composition de laquelle elle entre, une grande élasticité ; chez les Tortues elle acquiert une consistance presque cartilagineuse (3). Enfin la membrane du tympan présente, quant à sa forme et sa direction, quelques variations : parfois elle est plane (4), mais d'ordinaire sa surface est légèrement conique, car sur un point elle est poussée en dehors ou tirée en dedans par un osselet fixé à sa face interne (5) ; tantôt elle est à peu près verti-

circulaires, mais la plupart sont radiaires et convergent vers le point d'insertion du manche du marteau. Home, en se fondant principalement sur l'apparence qu'elles présentent chez l'Éléphant, les a considérées comme étant formées par du tissu musculaire (*a*), et plus récemment M. Leydig a signalé la présence de fibres musculaires lisses dans la membrane tympanique de la Grenouille (*b*) ; mais la plupart des anatomistes considèrent ces faisceaux comme étant constitués par du tissu élastique seulement, et étant analogues aux fibres du périoste (*c*).

(1) Les cils vibratiles qui garnissent la tunique de la caisse dans le reste de son étendue font défaut à la face interne de la membrane du tympan (*d*).

(2) Voy. tome XI, page 243.

(3) Cette lame tympanique est très-grande et recouverte par la peau écailleuse comme les parties adjacentes de la tête.

(4) Chez la Taupe et les Musaraignes par exemple, parmi les Mammifères, et chez la Grenouille, etc.

(5) Chez presque tous les Mammifères, à l'exception des Insectivores dont il vient d'être question, la mem-

(*a*) Home, *Lectures on comp. Anat.*, t. III, p. 249, pl. 97-99.

(*b*) Leydig, *Traité d'histologie*, p. 304.

(*c*) Toynbee, *On the Structur of the membrana Tympanis in the human Ear* (*Philos. Trans.*, 1851, p. 159, pl. 3).

— Kölliker, *Éléments d'histologie*, p. 912.

(*d*) Kölliker, *Op. cit.*, p. 912.

cale (1), d'autres fois elle est plus ou moins inclinée et regarde en bas (2). Cette obliquité est fortement prononcée chez les Animaux dont l'ouïe est très-fine, et il est également à noter qu'elle est, en général, dirigée en avant ou en dehors chez les Mammifères, tandis que chez les Oiseaux elle est souvent dirigée un peu en arrière (3).

Osselets de l'ouïe.

§ 11. — La membrane du tympan s'appuie par sa face interne sur l'extrémité d'une sorte d'arc-boutant osseux qui traverse de part en part la cavité de la caisse, et pose par son extrémité interne sur la membrane de la fenêtre ovale. Quelquefois ce petit appareil de renforcement n'est constitué que par une seule pièce, en majeure partie styliforme, dont la base, élargie en forme de disque, adhère à cette dernière membrane, mais en général il se compose de quatre osselets réunis en chaîne, et désignés sous les noms de *marteau*, d'*enclume*, d'*os lenticulaire* et d'*étrier*. Le marteau en occupe l'extrémité externe et présente cinq parties en général bien distinctes : une tête arrondie qui s'articule avec la pièce suivante appelée *enclume;* un rétrécissement ou col placé sous la tête, et trois prolongements dont l'un est une apophyse grêle et styliforme, et dont le plus important est une branche robuste qui est désignée sous le nom de *manche*, et qui descend

brane du tympan a sa concavité dirigée en dehors, mais chez la Baleine sa surface externe est au contraire très-convexe (*a*). Chez les Oiseaux et la plupart des Sauriens elle fait également saillie au dehors.

(1) Par exemple chez les Singes, les Chats, les Chiens, les Lièvres, les Renards, etc.

(2) Chez la Taupe et les Musaraignes la membrane du tympan est presque horizontale, et se trouve comme je l'ai déjà dit à la face supérieure du conduit auditif. Elle est aussi très-oblique chez la Loutre, les Belettes et les Blaireaux. Chez l'Homme elle est médiocrement inclinée en bas et en avant (*b*).

(3) Chez la Chouette cette inclinaison est très-prononcée, tandis que chez les Perroquets, les Oies, etc., le tympan est presque vertical.

(*a*) Home, *Lectures on comp. Anat.*, t. III, p. 257, pl. 100 et 101.
(*b*) Voy. Sappey, *Op. cit.*, t. III, p. 803, fig. 702.

obliquement vers l'extérieur en se logeant dans l'épaisseur de la membrane tympanique. L'enclume est un osselet élargi dans la partie correspondant à la tête du marteau (1), et formant ensuite deux branches divergentes, dont l'une, grosse, courte et horizontale, va s'appuyer contre la paroi de la caisse, et dont l'autre, grêle et descendante, s'articule par son extrémité avec l'os lenticulaire qui, à son tour, est articulé avec l'étrier. Ce dernier osselet se compose d'un disque basilaire, ou *platine*, appliqué sur la fenêtre ovale, et de deux branches en forme de V qui naissent sur les bords opposés du disque et se réunissent entre elles par leur extrémité opposée pour constituer une petite tête articulaire reliée à l'os lenticulaire. La forme de ces os varie un peu chez les divers Mammifères, mais la plupart de ces particularités n'offrent pas assez d'importance pour que nous nous y arrêtions ici (2), et je me bornerai à en signaler une qui est remarquable à cause du passage qu'elle établit entre le mode de conformation ordinaire chez ces Animaux et celui des osselets de l'ouïe chez les Oiseaux. Chez les Monotrèmes et la plupart des Marsupiaux les deux branches de l'étrier ne sont représentées que par une apophyse grêle et styliforme qui naît vers le milieu de la face externe de la platine (3).

(1) Cette articulation est disposée de façon à rendre très-facile la pression exercée par le marteau sur l'enclume, mais à empêcher que le premier de ces osselets ne puisse tirer avec force sur le second, traction qui aurait pour effet de déplacer l'enclume et pourrait amener la rupture de la membrane de la fenêtre ovale. Lorsque la tête du marteau se porte en dehors, il se sépare de l'enclume et n'entraîne pas celle-ci (*a*).

(2) M. Hyrtl a publié sur ce sujet un travail comparatif très-approfondi et accompagné d'un grand nombre de figures qui, bien mieux que des descriptions, renseignent sur la conformation des osselets de l'ouïe dans une longue série d'espèces mammaliennes (*b*).

(3) Le manche du marteau s'allonge beaucoup chez la plupart des Carnassiers ; chez le Dauphin au contraire il n'existe pas.

Chez les Kangurous la tige de

(*a*) Helmholtz, *Op. cit.*, p. 168.

(*b*) Hyrtl, *Op. cit.* (voy. ci-dessus, p. 24).

§ 12. — Chez les Oiseaux la traverse tympanique n'est aussi que très-imparfaitement ossifiée, et les branches de l'étrier sont remplacées par un simple stylet appelé la *columelle* dont l'extrémité est liée à des cartilages tenant lieu de l'enclume et du marteau (1).

Chez les Reptiles les plus élevés en organisation, cette partie de l'appareil auditif est constituée à peu près comme chez les Oiseaux, et il est à noter que l'étrier est même la seule partie de l'oreille moyenne qui persiste chez les Serpents (2). Enfin chez les Batraciens inférieurs (3) la chaîne

l'étrier est au contraire courte, et sa base est traversée par une petite ouverture (*a*).

Chez les Mammifères aquatiques, tels que les Phoques, les Morses, les Siréniens et les Cétacés, l'étrier est plus massif que d'ordinaire. Chez ces derniers l'ouverture pratiquée entre ses branches est extrêmement petite.

(1) Les anatomistes, à l'exemple de Perrault, décrivent généralement la traverse tympanique des Oiseaux comme n'étant constituée que par un seul os appuyé sur la membrane de la fenêtre ovale et représentant l'étrier des Mammifères ; mais Breschet y a reconnu des parties qui correspondent au marteau et même à l'enclume, seulement elles ne s'ossifient pas (*b*).

Quelquefois la columelle est percée d'un petit trou à sa base, de façon à ressembler beaucoup à un étrier ordinaire dont la tête serait allongée en forme de stylet ; par exemple chez le petit Aigle tacheté (*c*).

(2) Ainsi que je l'ai déjà dit, il n'existe chez ces Animaux ni membrane tympanique, ni caisse ; mais la membrane de la fenêtre ovale est garnie d'un couvercle à manche analogue à l'étrier des autres Reptiles, et la columelle (ou manche styliforme) de cet osselet s'avance vers le dehors au milieu des muscles de la région temporale.

Chez les Tortues, où la cavité de la caisse est bien développée, la columelle est très-longue et s'étend de la platine qui recouvre la fenêtre ovale à la lame cartilagineuse qui garnit la membrane du tympan (*d*). Chez les Crocodiles et quelques autres Sauriens, la columelle est reliée à la membrane du tympan par une pièce qui représente le marteau réduit à l'état rudimentaire (*e*).

(3) Les Batraciens anoures sont

(*a*) Owen, t. III, p. 228, fig. 172.

(*b*) Breschet, *Op. cit.* (*Ann. des sciences nat.*, 2e série, t. V, p. 33, pl. 1, fig. 2 et 4).

(*c*) Carus et Dalton, *Tab. anat. comp. illustr.*, pars. IX, pl. 5, fig. 8.

(*d*) Par exemple chez la *Chelonia Mydas;* voy. Carus et Dalton, *Op. cit.*, pl. 4, fig. 15.

— Scarpa, *De auditu et olfactu*, pl. 5, fig. 12.

(*e*) Mayer, *Analecten für vergl. Anat.*, p. 88, pl. 7, fig. 13 et 14 (1835).

des osselets n'est représentée que par une plaque cartilagineuse dépourvue de columelle et appliquée sur la fenêtre ovale (1).

§ 13. — En résumé, nous voyons donc que la chaîne des osselets de l'ouïe, quand elle est bien développée comme cela a lieu chez les Mammifères et même chez les Oiseaux, constitue deux leviers articulés entre eux sous un angle plus ou moins ouvert, s'appuyant sur la paroi postérieure de la caisse par l'intermédiaire de l'étrier, et attachés par leurs extrémités d'une part à la membrane du tympan, d'autre part à la membrane de la fenêtre ovale située vis-à-vis de la première. Or les deux branches de cet appareil, constituées l'une par le manche du marteau, l'autre par l'étrier, sont susceptibles de se rapprocher ou de s'écarter suivant que l'angle sous lequel elles sont réunies devient plus ou moins ouvert, et afin de pouvoir exécuter des mouvements de ce genre elles sont pourvues de muscles spéciaux dont le nombre est ordinairement de quatre dans la classe des Mammifères, et dont trois se fixent au marteau, un à l'étrier (2). Chez les Oiseaux

au contraire pourvus de deux osselets, dont l'un est l'étrier, et l'autre tient lieu de l'enclume et du marteau (a).

(1) Ainsi chez l'Axolotl la fenêtre ovale est recouverte par un opercule cartilagineux comparable à la platine de l'étrier, mais la columelle n'est représentée que par un ligament (b).

(2) Chez l'Homme, la chaîne des osselets de l'ouïe est mise en mouvement par trois muscles dont le plus important, découvert par Eustache, s'insère à la partie inférieure du col du marteau, s'engage dans la portion osseuse de la trompe d'Eustache, et va prendre son point fixe de traction sur la portion cartilagineuse de ce conduit ainsi que sur les parties adjacentes de la boîte crânienne. Il est entouré d'une gaîne fibreuse, et à raison de sa position on l'appelle *muscle interne du marteau*. En se contractant, il imprime à cet os un mouvement de bascule, et pousse ainsi au dehors la membrane du tympan, à laquelle son manche est fixé.

Le second muscle du marteau est l'antagoniste du précédent, mais il n'est que rudimentaire et le rôle

(a) Exemple : le Cystignathe ocellé ou *Rana pachypus;* voy. Mayer, *Op. cit.*, pl. 7, fig. 12.

(b) Calori, *Sull' Anatomia dell' Axolotl, commentario*, p. 33, pl. 4, fig. 18, K ait des *Mémoires de l'Acad. des sciences de Bologne*, 1852).

il n'existe plus, dans cet appareil, qu'un seul muscle bien développé (le rétracteur du marteau), et chez les Reptiles ces organes moteurs sont rudimentaires ou manquent complétement (1).

Fonctions de la membrane du tympan.

§ 14. — L'oreille moyenne, de même que l'oreille externe, est une partie complémentaire de l'appareil auditif, propre à faciliter la propagation des ondes sonores de l'atmosphère aux parties profondes où se trouve logé le nerf de l'ouïe, et une de ses parties les plus importantes est la membrane du tympan. Les expériences de Savart, que j'ai déjà eu l'occasion de citer, mettent bien en évidence le rôle de cet organe. Ce physicien habile a constaté que toute membrane élastique, médiocrement tendue, ne vibre pas seulement avec facilité quand une onde sonore se propageant dans l'air vient la frapper, mais qu'elle facilite la production du mouvement vibratoire dans les corps solides plus ou moins massifs auxquels elle est attachée. Pour montrer que la membrane du tympan est susceptible de vibrer avec force sous l'influence d'un son y arrivant par l'intermédiaire de l'air, Savart la mit à découvert en enlevant une portion de

qu'il aurait à remplir est dévolu à un filament fibreux élastique.

Le troisième muscle s'attache à la tête de l'étrier, et se trouve logé dans un canal spécial pratiqué dans la partie adjacente du rocher. En se contractant, il tire l'étrier en arrière et, en le faisant basculer sur l'enclume, pousse la platine contre la fenêtre ovale.

Pour plus de détails sur les muscles des osselets tympaniques chez divers Mammifères, je renverrai à un travail spécial publié sur ce sujet par un anatomiste suisse (*a*).

(1) Ce muscle s'attache au corps du marteau ainsi qu'à la membrane du tympan par un tendon long et grêle qui sort de la caisse par un petit trou; il s'insère d'autre part aux parois du crâne, en arrière de l'oreille, et ainsi que je viens de le dire il a pour antagoniste un muscle rudimentaire et des fibres élastiques (*b*).

(*a*) Hagenbach, *Disquisitiones anatomicæ circa musculos auris internæ Hominis et Mammalium*, 1833, pl. 1-4.

(*b*) Breschet, *Op. cit.* (*Ann. des sciences nat.*, 2e série, t. V, p. 34, pl. 1, fig. 2, 6 et 8).

l'os temporal et y répandit des grains de sable ; après l'avoir laissé se sécher assez pour que ces corpuscules n'y adhérassent pas, il en approcha un disque métallique en vibration, et aussitôt il vit le sable s'agiter comme dans les expériences dont j'ai parlé précédemment (1). Mais pour rendre le phénomène facile à observer, il est préférable d'agir sur un tympan artificiel de grande dimension, appareil que chacun peut construire en collant une feuille de papier végétal sur un cadre, ou sur les bords d'un vase à large embouchure, par exemple un grand verre à pied.

La membrane du tympan est donc un instrument d'acoustique susceptible de faciliter le passage des vibrations sonores de l'air extérieur aux parties solides de l'appareil auditif. C'est un agent de perfectionnement dont l'importance est considérable ; mais elle n'est pas indispensable à l'exercice de l'ouïe, et non-seulement elle manque chez beaucoup d'Animaux qui ne sont pas privés de ce sens, mais elle peut être détruite chez l'Homme sans que son absence entraîne une surdité complète. Un bruit très-violent, notamment celui produit par les explosions de l'artillerie, en détermine souvent la rupture, et cet accident rend l'oreille dure sans lui faire perdre toute sensibilité auditive (2).

(1) Savart constata l'agitation des grains de sable en opérant ainsi sur une oreille humaine, mais il obtint des résultats plus nets soit en employant la tête d'un Mouton, Animal chez lequel la membrane du tympan est plus grande, soit à l'aide d'un tympan artificiel (*a*).

J. Müller a répété les expériences de Savart en les variant, et il est arrivé aux mêmes résultats (*b*)

(2) Dans certains cas de surdité, la perforation de la membrane du tympan a même diminué cette infirmité (*c*), et cela s'explique facilement si, par suite d'une induration, cette cloison avait perdu le degré d'élasticité nécessaire à l'accomplissement de ses fonctions de conducteur acoustique.

(*a*) Savart, *Op. cit.* (*Journal de Magendie*, t. IV, p. 204 et 210, pl. 1, fig. 30).

(*b*) J. Müller, *Manuel de Physiologie*, t. II, p. 417.

(*c*) Astley Cooper, *Observations on the effects that take place from the destruction of the membrania tympani of the Ear* (*Philos. Trans.*, 1800, p. 151, et 1801, p. 435).

En poursuivant ses recherches sur les vibrations des membranes sous l'influence des sons transmis par l'air, Savart trouva aussi que leur aptitude à osciller de la sorte varie avec leur degré de tension. En effet le son restant constant, le sable répandu à la surface de l'espèce de tympan artificiel employé dans les expériences dont je viens de parler s'agite de moins en moins fortement à mesure que la tension de cette membrane augmente.

Fonctions des osselets de l'ouïe.

Or le manche du marteau qui, dans l'intérieur de l'oreille, est appliqué contre la membrane du tympan, pousse celle-ci en dehors lorsque son muscle interne se contracte, et il la tend de plus en plus à mesure que la pression exercée ainsi augmente (1). Par conséquent cet osselet de l'ouïe doit remplir les fonctions de modérateur des sons, et pouvoir les assourdir en rendant le tympan moins apte à exécuter de grandes vibrations (2). Savart a fait remarquer aussi que les mouvements de bascule exécutés par le marteau ont également

(1) Les contractions du muscle tenseur du tympan ou muscle interne du marteau sont déterminées par les fibres que le nerf trijumeau fournit à la corde du tympan (*a*). En général, elles sont soumis à l'influence de la volonté et, en se produisant ainsi d'une manière brusque, elles déterminent dans l'oreille un petit bruit sec; mais, dans les circonstances ordinaires, aucun son de ce genre n'accompagne leur jeu, et par conséquent il est probable que leur contraction se fait alors d'une manière lente sous l'influence d'une action nerveuse réflexe provoquée par l'impression auditive.

Du reste, les mouvements volontaires dont je viens de parler ne paraissent avoir aucune relation avec la délicatesse de l'ouïe, car il m'est facile de les faire du côté gauche, tandis que cela m'est impossible du côté droit, et cependant, en mesurant la puissance auditive de mes deux oreilles par le procédé communément employé dans ce but (savoir la comparaison de la distance à laquelle le bruit d'une montre cesse d'être saisissable), je n'ai pu constater aucune différence entre le côté droit et le côté gauche.

(2) Bichat avait depuis longtemps attribué aux osselets de l'ouïe un rôle de ce genre (*b*), mais ce physiologiste, à l'exemple des physiciens de son temps, supposait que la sensibilité de l'ouïe augmentait lorsque la tension

(*a*) Voy. t. XI, p. 243.
(*b*) Bichat, *Traité d'anat. descript.*, t. II, p. 500.

pour effet de pousser contre la membrane de la fenêtre ovale l'extrémité opposée de la chaîne des osselets de l'ouïe, et que cette membrane en faisant saillie dans l'intérieur du vestibule devait, par l'intermédiaire du liquide labyrinthique, augmenter le degré de tension de la membrane de la fenêtre ronde (1); de sorte que, par suite des mouvements du marteau, toutes les cloisons membraneuses placées entre le siége du nerf auditif et l'extérieur deviennent à la fois tantôt plus,

de la membrane du tympan augmente, tandis que, d'après les expériences de Savart, l'effet produit est inverse (a). Des expériences analogues faites plus récemment par J. Müller montrent aussi qu'une petite membrane conduit moins bien le son lorsqu'elle est fortement tendue que lorsqu'elle l'est peu (b).

D'autres expériences que chacun peut facilement répéter sur soi-même prouvent que toute augmentation notable dans le degré de tension de la membrane du tympan diminue la sensibilité de l'ouïe. Ainsi, en exécutant des mouvements d'inspiration ou d'expiration après avoir fermé la bouche et avoir pincé le nez de façon à intercepter tout passage par l'une et l'autre de ces voies, on peut à volonté raréfier l'air contenu dans la trompe d'Eustache et dans la caisse ou y refouler l'air du pharynx, et rompre ainsi l'équilibre entre la pression atmosphérique agissant sur la face externe de la membrane du tympan, et la pression de l'air de la caisse sur la face interne de la même membrane. Dans le premier cas, cette cloison élastique est poussée en dedans et sa surface interne devient convexe; dans le second cas, elle devient concave, mais dans l'un et l'autre sa tension se trouve augmentée, et cette modification est toujours accompagnée d'une dureté plus ou moins grande de l'ouïe, principalement pour les sons graves (a).

(1) Savart a montré que le liquide remplissant l'oreille interne étant renfermé dans une cavité à parois rigides partout, excepté dans les points correspondant à la fenêtre ovale et à la fenêtre ronde, toute pression qui y est déterminée par les mouvements de la membrane de la fenêtre ovale doit se propager à la membrane de la fenêtre ronde en passant du vestibule dans la rampe correspondante du limaçon et de là par l'hélicotrème dans l'autre rampe dont l'extrémité est occupée par cette dernière cloison élastique. Lorsque l'étrier pousse la première en dedans, le liquide refoulé pousse la seconde en dehors et en augmente ainsi la tension (c).

L'exactitude de l'opinion de Savart à ce sujet a été démontrée expérimentalement par Politzer. Ce physicien,

(a) Savart, *Op. cit.* (*Journ. de Magendie*, t. IV, p. 204).
(b) J. Müller, *Manuel de physiologie*, t. II, p. 418.
(c) Savart, *Op. cit.* (*Journ. de physiologie*, 1824, t. IV, p. 214).

tantôt moins impressionnables. La chaîne des osselets de l'ouïe et ses annexes constituent donc un appareil protecteur de l'oreille interne, qui, sans en diminuer la sensibilité dans les circonstances ordinaires, est propre à amortir les sons violents dont l'action sur le nerf auditif pourrait être nuisible (1).

Cette série de pièces solides s'étendant de la membrane du tympan à la membrane de la fenêtre ovale doit servir également à transmettre à cette dernière lame les vibrations que les ondes sonores, engagées dans le conduit auditif externe, déterminent dans la première de ces cloisons élastiques. Elle doit remplir le même rôle que la petite colonnette placée dans l'intérieur de la caisse résonnante du violon et désignée par les luthiers sous le nom d'*âme*.

M. Helmholtz a fait remarquer que, à raison des différences de dimensions entre les deux membranes tympaniformes situées aux extrémités de la chaîne des osselets, l'appareil constitué par la réunion de ces parties effectue une transformation importante dans les mouvements oscillatoires transmis de l'extérieur au liquide logé dans l'oreille interne. Les mouvements communiqués à la membrane du tympan

ayant engagé dans la fenêtre ronde un tube capillaire très-fin, y a vu monter le liquide du labyrinthe toutes les fois que la pression exercée sur la membrane de la fenêtre ovale était augmentée par suite de la contraction du muscle moteur de la membrane du tympan (*a*).

(1) Cela nous explique pourquoi les sensations auditives qui, dans les circonstances ordinaires, ne produisent aucun effet désagréable, deviennent parfois douloureuses après que la membrane du tympan a été perforée, car cette lésion entraîne la cessation du jeu de l'appareil protecteur constitué par la chaîne des osselets de l'oreille. Sur le Chien, les effets produits de la sorte sont très-remarquables (*b*) et des phénomènes du même ordre ont été observés chez l'Homme (*c*).

(*a*) Politzer, *Rech. physiologiques expérimentales sur l'organe de l'ouïe* (*Comptes rendus de l'Acad. des sciences*, 1862, t. LI, p. 1206).

(*b*) Esser, *Mémoire sur les fonctions des diverses parties de l'organe auditif* (*Ann. des sciences nat.*, 1800, 1re série, t. XXVI, p. 21).

(*c*) Itard, *Traité des maladies de l'oreille*, t. I, obs. 101, 102, 103.

par l'air atmosphérique ont une grande amplitude mais une petite force, et ceux transmis à la membrane de la fenêtre ovale ont une petite amplitude mais une force plus grande; ils deviennent par conséquent plus propres à faire osciller le liquide en contact avec la face interne de cette dernière membrane (1).

Les osselets sont donc à plus d'un titre des organes de perfectionnement de l'ouïe, mais de même que la membrane du tympan, ils ne sont pas indispensables à l'exercice de l'appareil auditif. On a observé des cas pathologiques dans lesquels non-seulement le marteau mais aussi l'enclume avaient été détachés ou détruits sans que cette perte eût déterminé une surdité complète, et il est probable que la destruction de l'étrier n'aurait pas de suites notablement plus graves si la chute de cet osselet n'était accompagnée de la rupture de la membrane de la fenêtre ovale à laquelle il adhère, et si cette déchirure ne permettait l'écoulement du liquide contenu dans l'oreille interne (2).

Fonctions de la caisse, etc.

L'air dont la caisse du tympan est remplie joue aussi un rôle important dans la transmission des sons de l'extérieur jusque dans l'oreille interne. C'est principalement par l'intermédiaire de ce fluide élastique que les vibrations arrivent

(1) Chez l'Homme la surface de la membrane du tympan est quinze à vingt fois plus grande que celle de la membrane de la fenêtre ovale, et l'amplitude des courses du marteau est au moins neuf fois plus considérable que les déplacements de l'étrier. M. Helmholtz estime ces derniers mouvements à un dixième de millimètre (*a*).

(2) Dans une série d'expériences faites sur des Pigeons par Flourens, l'étrier, aussi bien que les autres osselets de l'oreille, a pu être enlevé sans déterminer la perte de l'ouïe; ce sens ne fut qu'affaibli par cette opération, et recouvra une partie de sa puissance lorsque l'étrier fut simplement replacé dans le cadre de la fenêtre ovale (*b*).

(*a*) Helmholtz, *Op. cit.*, p. 457.

(*b*) Flourens, *Recherches sur les conditions fondamentales de l'audition*, p. 40. — *Expériences sur le système nerveux*, 1824.

à la membrane de la fenêtre ronde et passent de là dans la rampe tympanique du limaçon, partie de l'appareil auditif dont j'aurai bientôt à parler (1).

La trompe d'Eustache a principalement pour fonction de permettre l'entrée de l'air dans la caisse du tympan et de maintenir ainsi l'équilibre entre le fluide élastique renfermé dans cette cavité et l'air extérieur en contact avec la face opposée de la membrane tympanique. Dans l'état de repos de l'appareil chez l'Homme et les autres Vertébrés à sang chaud, cette communication entre la caisse et l'arrière-bouche est interrompue par suite du rapprochement des parois de la portion terminale de la trompe, mais sous l'influence des muscles élévateurs du voile du palais, organes qui se contractent dans les mouvements de déglutition, elle devient libre. Chez les Vertébrés à sang froid la trompe n'est constituée que par une grande fente largement ouverte (2).

L'utilité de cette clôture plus complète de la caisse chez

(1) Voy. ci-dessus p. 20.

(2) L'occlusion de la trompe d'Eustache, qui accompagne souvent les inflammations du pharynx ainsi que les otites, détermine un affaiblissement notable de la sensibilité auditive, phénomène qui peut dépendre du défaut de renouvellement de l'air dans l'intérieur de la caisse du tympan, ainsi que de l'accumulation de liquides muqueux dans cette cavité. Mais c'est à tort que Esser a supposé que la libre communication de la caisse avec l'extérieur par l'intermédiaire de ce canal était une condition nécessaire pour le développement du mouvement vibratoire de l'air dans l'intérieur de l'oreille moyenne. Cette opinion a été réfutée par Longet (*a*).

Quelques auteurs ont pensé que les bruits reçus par l'oreille après l'occlusion du méat auditif externe arrivaient à la caisse par l'intermédiaire de l'air contenu dans la trompe (*b*); mais on a constaté que des personnes dont la trompe était oblitérée accidentellement continuaient à entendre leur propre voix et diverses expériences montrent que la propagation des sons du pharynx à l'oreille se fait alors par l'intermédiaire des os du crâne.

(*a*) Esser, *Op. cit.* (*Ann. des sciences nat.*, t. XXVI, p. 30).
— Longet, *Traité de physiologie*, t. XX, p. 21.

(*b*) Bressa, *Ueber den Hauptnutzen der Eustachischen Röhre* (Reil's *Archiv*, 1807, t. VIII, p. 67).

les Vertébrés supérieurs est facile à expliquer, lorsqu'on prend en considération les fonctions de l'oreille moyenne. Si la membrane du tympan n'existait pas, les vibrations de l'air extérieur se propageraient directement à travers la caisse, et mettraient en mouvement les membranes élastiques qui occupent la fenêtre ovale et la fenêtre ronde ; par conséquent elles parviendraient ainsi jusque dans l'intérieur du labyrinthe. La présence de la membrane du tympan n'est donc pas une condition nécessaire pour l'exercice de l'ouïe, et l'on conçoit que si les fenêtres labyrinthiques étaient situées à fleur de tête au lieu d'être placées dans l'intérieur de la caisse elles pourraient néanmoins remplir leurs fonctions ordinaires ; mais les membranes qui forment ces ouvertures seraient alors exposées sans cesse à des variations de température et d'humidité qui influeraient sur leurs propriétés acoustiques et feraient que des sons identiques pourraient déterminer dans l'oreille interne des impressions différentes. En effet, Savart a constaté que les figures correspondantes aux lignes nodales déterminées dans une membrane par l'influence d'un même son varient avec l'état physique de cette membrane (1), et par conséquent pour que l'oreille puisse reconnaître l'identité de deux sons il doit y avoir utilité à ce que les membranes de la fenêtre ovale et de la fenêtre ronde demeurent dans un état hygrométrique constant et aient une température fixe. Chez les Mammifères et les Oiseaux ces conditions sont remplies au moyen de la caisse où l'air, par suite de son passage lent à travers la trompe d'Eustache n'arrive qu'après avoir été saturé d'humidité et après s'être mis en équilibre de température avec le corps de l'Animal. La longueur et l'étroitesse de ce tube sont donc défavorables au maintien de l'état normal des membranes élastiques dont

(1) Voy. à ce sujet le mémoire de Savart, que j'ai déjà eu l'occasion de citer fort souvent (*Journ. de Magendie*, t. IV).

je viens de parler ; mais chez les Animaux à sang froid, la température de l'air de la caisse varie nécessairement avec celle de l'atmosphère, et parconséquent cette cavité peut sans inconvénient communiquer librement avec l'arrière-bouche, car l'air contenu dans celle-ci sera toujours chargé d'humidité.

En résumé donc l'interposition d'un certain volume d'air captif entre l'oreille interne et l'atmosphère est une condition de perfectionnement pour l'appareil auditif, et acquiert plus d'importance chez les Animaux à sang chaud que chez les Vertébrés à sang froid, parce que chez les premiers elle met les membranes de la fenêtre ovale et de la fenêtre ronde à l'abri des variations de température aussi bien qu'à l'abri des variations hygrométriques, et que la constance dans l'état physique de ces cloisons élastiques est favorable à la finesse de l'ouïe.

Oreille interne.

§ 15. — L'OREILLE INTERNE, désignée aussi sous le nom de *labyrinthe*, est la partie fondamentale de l'appareil auditif ; c'est en elle que vient se terminer le nerf acoustique et que les vibrations sonores doivent nécessairement arriver pour déterminer les impressions dont résultent la sensation du son. C'est elle aussi qui naît la première chez l'embryon en voie de formation, et elle ne manque chez aucun Vertébré proprement dit (1). Enfin elle est la seule partie de l'appareil de l'ouïe qui existe chez la plupart des Poissons, ainsi que chez quelques autres Vertébrés inférieurs, et elle consiste essentiellement en une ou plusieurs cavités remplies d'un liquide au sein duquel plongent les parties terminales du nerf auditif (2).

Lorsque l'oreille interne acquiert son développement

(1) L'Amphyoxus ou Branchiostome ne présente aucune trace d'organes auditifs, à moins que l'on ne considère comme telle la cavité située sous la région frontale et attribuée généralement au sens de l'odorat. Voy. tome XI, p. 476.

(2) Les anciens anatomistes pensaient que l'oreille interne était remplie d'air comme l'est l'oreille

complet, elle se compose de trois parties principales appelées le *vestibule*, le système des *canaux semi-circulaires* et le *limaçon*; mais elle peut être réduite à une seule de ces parties qui est le vestibule; enfin le limaçon est une portion complémentaire qui fait défaut chez les Vertébrés inférieurs.

§ 16. — Chez l'embryon de tout Animal vertébré proprement dit, l'appareil auditif se montre d'abord sous la forme d'une vésicule située de chaque côté de la moelle allongée, à une distance considérable en arrière des yeux dont elle se rapproche ultérieurement. Cette vésicule semble être une dépendance de l'encéphale, et y reste unie par un pédoncule dans lequel se constituera le nerf auditif (1). Cette vésicule,

moyenne ; mais en 1684 Valsalva constata que cette portion profonde de l'appareil auditif renferme un liquide aqueux (*a*), et ce fait contesté d'abord par quelques auteurs contemporains fut mis en pleine évidence par les recherches de Cotugno auquel la découverte en est souvent attribuée (*b*). On trouve dans l'un des mémoires de Breschet l'historique fort détaillé des travaux relatifs à ce liquide, dont il sera question de nouveau dans la suite de cette leçon (*c*); mais, ainsi que le fait remarquer M. Sappey, cet exposé est entaché de plusieurs erreurs graves (*d*).

(1) Cette formation est très-précoce; elle suit de fort près l'apparition de la vésicule oculaire (*e*). Ainsi chez les Mammifères et les Oiseaux elle a été constatée à une époque où l'embryon se trouve encore tout à fait dans le plan de la membrane blastodermique. On avait d'abord pensé que cette cavité naissait sous la forme d'un prolongement du tube cérébro-spinal, mais elle paraît se constituer dans la substance du blas-

(*a*) Valsalva, *Tractatus de aure humana*, 1704.

(*b*) Cotugno, *De aquæductibus auris humanæ internæ anatomica dissertatio*, 1761. (*Thesaurus dissertationum* de Sandifort, t. I).

(*c*) Breschet, *Études sur l'organe de l'ouïe et sur l'audition dans l'Homme et les Animaux vertébrés*, p. 29 et suiv.

(*d*) Sappey, *Op. cit.*, t. III, p. 859.

(*e*) Voy. les fig. données par la plupart des embryologistes, par ex. celles relatives :
— Au Chien, par Bischoff, *Entwickelungsgeschichte der Hunde-Eies*, pl. 7, fig. 37, 38, etc.
— Au Poulet, par Wagner, *Icones physiologicæ*, pl. 4, fig. 5 ; — par Reissner, *De auris internæ formatione. Embriologie des Salmonos, Dissert. inaug.* Dorpat, 1851, pl. 1, fig. 1, etc.
— A la Couleuvre, par Rathke, *Entwickelungsgeschichte der Natur*, pl. 1, fig. 1, etc.
— A la Truite, par C. Vogt, pl. 1, fig. 32 et suiv.
— Au Brochet, par Lereboullet, *Recherches d'embryologie comparée*, pl. 2, fig. 46, etc. (*Mém. de l'Acad. des sciences Sav. étr.* t. XVII).

remplie d'un liquide transparent (1), est d'abord simple et membraneuse ; chez quelques Poissons elle ne se modifie que peu, mais d'ordinaire elle se complique ; des concrétions solides, que l'on appelle les *otolites* ou *otoconies*, se forment dans son intérieur ; des prolongements en partent et constituent tantôt le système des canaux circulaires seulement ; d'autres fois ces mêmes canaux, plus une annexe tubulaire reployée sur elle-même, d'ordinaire contournée en spirale et désignée sous les noms de *cochlée* ou de *limaçon*, à raison de la forme qu'elle affecte chez les Mammifères ; enfin les parois de ce système sont tapissées intérieurement par une couche de tissu épithélique pavimenteux (2), et extérieurement elles se revêtent plus ou moins complétement d'une capsule qui concourt à la formation de la boîte crânienne. Cette enveloppe protectrice est d'abord cartilagineuse seulement, et elle conserve ce caractère chez les Poissons de l'ordre des

tème adjacent d'une manière indépendante, et se creuser ultérieurement d'une cavité close (*a*).

(1) Le liquide qui occupe l'intérieur du labyrinthe membraneux est appelé *vitrine auditive* (*b*), *périlymphe* (*c*) ou *liquide de Scarpa*, en l'honneur de l'anatomiste qui fut le premier à le bien distinguer du liquide de Cotugno au milieu duquel cet appareil baigne (*d*). Chez les Poissons osseux il est gélatineux ; chez les Mammifères et chez les Squales il est légèrement coloré, et il doit ce caractère à la présence d'une matière organique en majeure partie insoluble dans l'eau et non coagulable à 100° (*e*).

(2) Cet épithélium est garni de cils vibratiles chez les Poissons de l'ordre des Cyclostomes, mais on n'a aperçu aucune trace d'appendices de ce genre chez les autres Vertébrés. Les parois du labyrinthe membraneux sont particulièrement épaisses chez les Poissons, et elles sont constituées principalement par un réseau de tissu conjonctif contenant des cellules pigmentaires irrégulières et reposant sur une membrane hyaline très-mince. M. Leydig en a étudié avec soin la structure intime chez divers Poissons et Batraciens (*f*).

(*a*) Bischoff, *Traité du développement de l'Homme et des Mammifères* p. 236. — Lereboullet, *Op. cit.*, p. 113.
(*b*) Blainville, *Cours de physiologie*, t. I, p. 399.
(*c*) Breschet, *Op. cit.* p. 47.
(*d*) Scarpa, *Anatomicæ disquisitiones de auditu et olfactu*, p. 51, (1789).
(*e*) Barruel, voyez Breschet, *Op. cit.*, p. 54 et suiv.
(*f*) Leydig, *Traité d'histologie*, p. 305.

Sélaciens, ainsi que chez les Cyclostomes, mais chez les autres Vertébrés elle s'ossifie plus ou moins complétement, et cette transformation, qui commence même de très-bonne heure, donne ainsi naissance à la pièce crânienne appelée l'*os pétreux* ou le *rocher* (1). Le degré de développement auquel cette capsule arrive est d'ailleurs très-variable, et il en résulte des différences importantes dans la manière dont l'oreille interne est logée. Toujours elle se montre d'abord à la partie externe et inférieure de la vésicule auditive primordiale sous la forme d'une lamelle concave comparable à un verre de montre. Chez les Poissons osseux elle ne s'étend que fort peu, et n'enveloppe que très-incomplétement le labyrinthe membraneux, de façon que celui-ci reste à découvert dans la partie latérale de la grande boîte crânienne, ou ne se trouve logé que dans une fosse dépendant de celle-ci et communiquant largement avec elle (2) ; mais chez les Vertébrés supérieurs la capsule auditive se développe davantage, et elle constitue de chaque côté du crâne une chambre osseuse particulière, dans l'intérieur de laquelle le labyrinthe membraneux se trouve renfermé (3). La chambre ainsi constituée est appelée communé-

(1) Voy. tome X, p. 316.

(2) La loge ou *chambre labyrinthique* que contient l'oreille interne des Poissons est désignée par M. Owen sous le nom d'*otocrâne*. Elle est formée en partie par l'os pétreux, en partie par les os circonvoisins, savoir, le mastoïdien et les pièces occipitales. Un ligament vertical suspend le labyrinthe membraneux à la voûte du crâne (*a*), et souvent des prolongements cartilagineux fournis par les parois latérales de la fosse auditive s'engagent dans les anses constituées par les canaux semi-circulaires de façon à simuler des poulies (*b*). Quelquefois même ces canaux sont complétement enveloppés par la substance des os adjacents (*c*).

Chez les Chimères la fosse labyrinthique tend à s'isoler notablement de la cavité crânienne où se trouve l'encéphale.

(3) La chambre labyrinthique ne s'ossifie qu'incomplétement chez les Tortues ; la paroi du vestibule qui la sépare de la cavité crânienne reste en partie membraneuse.

(*a*) Exemple l'Esturgeon ; voy. Breschet, *Sur les organes de l'ouïe des Poissons*, pl. 3, fig. 1 et 2.

(*b*) Exemple le Turbot ; voy. Breschet, *Op. cit.*, pl. 7, fig. 1.

(*c*) Par exemple chez l'Alose ; voy. Breschet, p. 12, pl. 4, fig. 4.

ment le labyrinthe osseux (1); elle est tapissée par un périoste extrêmement mince, et elle se moule en quelque sorte sur le labyrinthe membraneux dont elle reste cependant séparée dans presque toute son étendue par une couche plus ou moins épaisse de sérosité (2). Par conséquent lorsque cette portion fondamentale de l'oreille interne se compose d'un vestibule, de canaux semi-circulaires et d'un limaçon, il y a aussi un vestibule osseux, des canaux semi-circulaires osseux et un limaçon osseux (3); mais les parois de ces cavités ne sont jamais complétement ossifiées et, sur certains points, elles laissent des ouvertures dont les unes donnent passage au nerf acoustique, et d'autres, occupées par des membranes élastiques comparables à la membrane du tympan, sont appelées les *fenêtres de l'oreille interne*. Enfin le rocher qui constitue les parois de cette chambre, en s'épaississant, acquiert à ses deux surfaces une grande densité, mais des cavités se creusent en même temps dans sa substance de façon à séparer de plus en plus sa table externe de sa table interne, et à isoler ainsi de la portion superficielle de cet os qui constitue le promontoire la portion intérieure qui constitue le labyrinthe osseux (4).

Il est également à noter que la chambre vestibulaire com-

(1) Ou cavité labyrinthique (Breschet).

(2) Le liquide dans lequel baigne le vestibule membraneux est l'humeur de Cotugno ou périlymphe, dont il a été déjà fait mention. Il est le même que le liquide céphalo-rachidien contenu dans la cavité crânienne. Chez les Poissons il est très-chargé de matières grasses, mais chez les Vertébrés supérieurs il est aqueux et transparent.

(3) Pendant fort longtemps le labyrinthe membraneux avait échappé presque complétement aux recherches des anatomistes qui le confondaient avec le périoste du labyrinthe osseux. Scarpa et Comparetti furent les premiers à nous faire connaître l'existence de cette partie fondamentale de l'oreille interne (*a*).

(4) Cet enfouissement du labyrinthe n'est qu'imparfait chez quelques Mammifères inférieurs. Ainsi

(*a*) Scarpa, *Anatomicæ disquisitiones de auditu et olfactu*, 1789, p. 44. — Comparetti, *Observationes anatomicæ de aure interna comparata*, 1789.

munique avec un canal osseux appelé l'*aqueduc du vestibule* qui va se terminer à la surface interne de la cavité crânienne, mais n'y débouche pas, son extrémité interne étant obstruée par des vaisseaux sanguins et par un repli de la dure-mère (1).

§ 17. — Pour terminer ce coup d'œil général sur les principaux caractères anatomiques de l'oreille interne, je dois ajouter que le vestibule membraneux se subdivise presque toujours en deux ou plusieurs portions dont l'une est appelée le *saccule*, une autre le *sinus* ou l'*utricule*; que les canaux semi-circulaires sont au nombre de trois; qu'ils communiquent avec le sinus par leurs deux extrémités; qu'à l'un des bouts ils offrent chacun une dilatation en forme d'ampoule et qu'ils affectent des directions différentes de façon à occuper à peu de chose près des plans correspondant aux trois dimensions de l'appareil dont ils font partie. En effet l'une de ces anses est couchée horizontalement, et les deux autres s'élèvent verticalement au-dessus du vestibule, mais en se dirigeant l'une longitudinalement, l'autre transversalement. Enfin le nerf acoustique envoie des branches dans chacun de ces canaux, aussi bien que dans le vestibule et dans le limaçon.

C'est dans la classe des Poissons que l'oreille interne est le plus facile à étudier anatomiquement, tant à raison de son

chez la Taupe les trois canaux semi-circulaires sont visibles à la base de la cavité du crâne, et y font même une saillie considérable en arrière de la caisse. Chez l'Homme une disposition analogue nous est offerte par le limaçon. Chez les Chauves-Souris les canaux semi-circulaires présentent aussi cette disposition.

(1) Ce conduit osseux naît à la paroi interne de la chambre vestibulaire, à l'extrémité d'une gouttière appelée la *fossette sucliforme*, et immédiatement au-dessus d'une excavation qui loge la partie correspondante du sinus médian, et qui est désignée sous le nom de *fossette hémisphérique* (a). L'aqueduc s'étend ensuite jusqu'à la face postérieure du rocher, où il se termine sous la forme d'une fente.

(a) Voy. Sappey, *Op. cit.*, t. III, p. 825, fig. 711.

isolement que de sa moindre complication ; mais les notions que nous pouvons obtenir en nous occupant de ces Animaux ne nous suffiraient pas pour la solution des questions physiologiques que nous aurons bientôt à aborder. Pour acquérir les connaissances dont nous aurons besoin, il faut examiner plus attentivement que nous ne l'avons fait jusqu'ici la structure de chacune des parties du labyrinthe, là où il atteint son plus haut degré de perfection. Or c'est chez les Mammifères qu'il présente ce caractère ; par conséquent c'est l'oreille interne de ces Animaux que nous prendrons principalement en considération maintenant.

Fenêtre ovale.

§ 18. — La *fenêtre ovale*, située comme nous l'avons vu précédemment au fond de la caisse du tympan où elle est recouverte par la platine de l'étrier, donne directement dans la chambre vestibulaire. La surface interne de la membrane qui occupe cette fenêtre est donc baignée par l'humeur de Cotugno, et c'est une couche mince de ce liquide qui la sépare du vestibule membraneux. Elle est très-élastique, et elle se compose d'une lame fibreuse fort mince recouverte du côté externe par du tissu épithélique pavimenteux (1).

Ainsi que son nom l'indique, cette fenêtre est de forme ovalaire chez l'Homme et les autres Mammifères, mais chez les Oiseaux elle est tantôt circulaire, et d'autres fois triangulaire.

La portion principale du vestibule membraneux est le *sinus médian* ou *alvæus communis* (2) qui occupe la partie supérieure de la chambre vestibulaire et fait face à la fenêtre ovale. Les canaux semi-circulaires débouchent dans cette poche qui est comparable à un carrefour, et qui surmonte le *saccule*.

Ce dernier organe occupe la partie la plus déclive de la

(1) La membrane de la fenêtre ovale, de même que la membrane de la fenêtre ronde, doit être considérée comme une portion non ossifiée de la capsule labyrinthique ; quoique très-mince elle renferme dans son épaisseur des vaisseaux sanguins et des nerfs.

(2) Appelée aussi l'*utricule*.

chambre vestibulaire, et chez les Vertébrés inférieurs elle n'est séparée du sinus que par un étranglement ; mais chez l'Homme sa cavité paraît être complétement fermée de ce côté (1). Inférieurement il communique avec le limaçon par un col étroit.

Le vestibule présente le même mode de conformation chez les Oiseaux. Il est seulement à noter que chez ces Animaux le saccule est réduit à un état presque rudimentaire, et communique avec le sinus commun (2).

Enfin chez quelques Poissons le sac prend de très-grandes dimensions, et donne naissance par son extrémité postérieure à une petite poche appendiculaire appelée *cysticule* (3). Parfois cet appareil présente quelques autres particularités, mais elles n'ont pas assez d'importance pour nous arrêter ici (4).

(1) Breschet pensait que chez l'Homme, de même que chez beaucoup d'autres Vertébrés, il existait une communication entre ces deux poches, mais M. Sappey, dont l'habileté en anatomie humaine est bien connue, affirme qu'elles ne communiquent pas entre elles (*a*).

(2) Breschet a donné de bonnes figures de l'oreille interne de l'Effraie (*Strix flammea*), mais la distinction qu'il établit entre l'utricule et le sinus médian n'est pas fondée (*b*).

(3) Cette annexe du vestibule est très-développée chez le Brochet (*c*), et a été considérée jadis comme étant particulière à ce Poisson, mais elle existe aussi chez la Baudroie (*d*), le Loup ou *Perca labrax* (*e*), le Thon, le Trigle grondin, etc. Quelques auteurs l'assimilent au limaçon ; mais, ainsi que l'a fait remarquer Breschet, elle ne renferme pas de nerf.

(4) Ainsi chez l'Alose les deux appareils auditifs sont reliés entre eux par des bandes transversales (ou commissures) dont l'une est une dépendance du sinus utriculaire et passe immé-

(*a*) Sappey, *Traité d'anat. descript.*, t. III, p. 841.

(*b*) Breschet, *Rech. anat. et physiol. sur l'organe de l'ouïe dans les Oiseaux* (*Ann. des sciences nat.*, 1836, 2me série, t. V, p. 40, pl. 2, fig. 5).

(*c*) Casserio, *De vocis audituque organis*, 1600.

— Geoffroy, *Dissert. sur l'organe de l'ouïe*, 1778.

— Camper, *Mém. sur l'organe de l'ouïe des Poissons* (*Mém. de l'Acad. des sciences Sav. étr.*, 1774, t. VI, p. 177).

— Comparetti, *Op. cit.*

— Huske, *Beiträge zur Physiol. und Naturgesch.*, 1824.

— Breschet, *Op. cit.*, p. 81, pl. 13, fig. 4.

— Scarpa, *De auditu et olfactu* p. 20.

(*d*) Breschet, *Rech. sur l'organe de l'ouïe des Poissons*, p. 45, pl. 16, fig. 1.

(*e*) Breschet, *Sur l'organe de l'ouïe de l'Homme et des Vertébrés*, pl. 1, fig. 1.

Otolites et otoconies.

§ 19. — Les concrétions solides contenues dans la vitrine auditive sont de nature calcaire, et elles occupent les parties les plus déclives de chacun des compartiments du vestibule; on les trouve par conséquent dans le sinus médian, dans le saccule et même dans le cysticule, là où cet appendice existe; mais dans l'état normal on n'en rencontre pas dans les autres parties du labyrinthe. Chez les Mammifères et les Poissons cartilagineux elles ne consistent qu'en corpuscules cristallins très-fins appelés *otoconies*, mais, chez les autres Vertébrés elles s'agrégent plus ou moins fortement entre elles, et chez presque tous les Poissons osseux (1) elles constituent des espèces de pierres d'un volume parfois assez considérable, et elles ont reçu le nom d'*otolites* (2). Chez les Poissons à vestibule biloculaire, les otolites sont au nombre de deux, mais chez les espèces qui sont pourvues d'un cysticule on en trouve trois. Leur forme et leur volume

diatement derrière le cervelet; l'autre s'étend d'un vestibule à l'autre, en passant entre la base de la cavité crânienne et l'encéphale, en arrière de l'infundibulum pituitaire. Mais ces brides ne sont ni l'une ni l'autre tubulaires (*a*).

(1) Elles manquent chez les Poissons lunes ou Orthagorisques (*b*).

(2) Les *otolites* ou pierres auditives des Poissons furent signalées à l'attention des naturalistes au commencement du XVIIe siècle par Casserius (*c*), Bromel, Klein et plusieurs autres anatomistes qui ont également décrit la forme générale de ces concrétions, et leur structure a été étudiée par Krüger (*d*). Les otoconies de l'oreille interne des Mammifères furent aperçues par Scarpa et Comparetti, mais ces auteurs n'ont ni l'un ni l'autre reconnu leur véritable nature, laquelle fut mise en évidence par Breschet (*e*).

(*a*) Breschet, *Rech. sur l'organe de l'ouïe des Poissons*, p. 19, pl. 4, fig. 4.

(*b*) Cuvier, *Anat. comp.*, t. III, p. 489.

(*c*) Casserius, *Pentesthæsæion, hoc est de quinque sensibus*, 1610.

(*d*) Bromel, *Catalogus generalis*, etc., 1698.

— Klein, *Missus historiæ piscium promovendæ*, 1740.

— Cuvier, *Leçons d'anat. comp.*, t. III, p. 488.

— Weber, *De aure et auditu*, p. 28.

— Geoffroy St.-Hilaire, *Sur la nature, la formation et les usages des pierres qu'on trouve dans les cellules auditives des Poissons* (*Mém. du Muséum*, 1824, t. XI, p. 241).

— Breschet, *Études sur l'organe de l'ouïe*, p. 57 et suiv., 1835.

— Krüger, *Dissert. de Otolithis*, Berlin, 1840.

(*e*) Scarpa, *De auditu et olfactu*, p. 45.

— Comparetti, *Obs. anat. de aura interna comparata*, p. 37, (1789).

— Breschet, *Op. cit.*, p. 69.

varient non-seulement suivant les espèces, mais parfois chez le même individu, et leur degré de dureté est en rapport avec la proportion plus ou moins considérable de carbonate de chaux qui entre dans leur composition (1). Leur substance, de même que celle des otoconies, est souvent nettement cristalline (2) ou stratifiée, et, par leur structure, elles ressemblent beaucoup aux concrétions pathologiques appelées *calculs urinaires*. Du reste, elles ont pour noyau ou pour base une ou plusieurs cellules membraneuses (3).

Chez l'Homme et chez les autres Mammifères, l'espèce de sable calcaire ainsi constitué forme de petits amas minces qui ressemblent à des taches blanchâtres et qui, de même que les otolites chez les Poissons, reposent sur les parties où se terminent les nerfs acoustiques. Chez les Oiseaux et les Reptiles ces concrétions sont peu développées.

Canaux semi-circulaires

§ 19. — Les *canaux semi-circulaires* sont disposés en forme d'anse de panier et débouchent dans le sinus médian par leurs deux bouts soit isolément, soit après s'être réunis pour former un tronc commun, ainsi que cela se voit pour deux d'entre eux à une de leurs extrémités. Chacun de ces canaux se renfle en forme d'ampoule vers l'un de ses bouts, et c'est dans ces parties élargies que se terminent les branches du nerf acoustique reçues par ces organes.

(1) Barruel a trouvé près de 72 centièmes de carbonate de chaux dans les otolites du Turbot; chez les Raies ces corps lui ont fourni 75 centièmes de carbonate calcaire associé à 25 centièmes de matières animales. Il n'y a découvert aucune trace de phosphate de chaux (*a*).

(2) Par exemple chez les Lamproies (*b*).

(3) Le résidu de matière organique que ces concrétions laissent après avoir été traitées par de l'acide acétique, est tantôt une cellule ronde avec un noyau intérieur ou des corpuscules fusiformes, d'autres fois une masse organique ayant les mêmes dimensions et les mêmes stratifications que les otolites sur lesquels on a opéré (*c*).

(*a*) Breschet, *Sur l'organe de l'ouïe des Poissons*, p. 54.
(*b*) Breschet, *Op. cit.* p. 4.
(*c*) Leydig, *Traité d'histologie*, p. 309, fig. 144 et 145.

C'est dans la classe des Poissons que les canaux semi-circulaires acquièrent les dimensions les plus considérables et chez presque tous ces Animaux, de même que chez tous les autres Vertébrés, ces organes sont au nombre de trois; mais chez les Cyclostomes ils se dégradent beaucoup, chez les Lamproies il n'y en a que deux, et chez les Myxines on n'en trouve qu'un seul (1).

Chez les Oiseaux les canaux semi-circulaires sont très-développés comparativement au vestibule, et deux d'entre eux, le canal externe et le canal postérieur, s'entre-croisent à angle droit vers le sommet de leur courbure de façon à se toucher et, dans ce point de rencontre, leurs parois osseuses se confondent (2). Souvent il y a aussi une anastomose de ce genre entre la portion subterminale du canal osseux antérieur et la partie correspondante du canal osseux externe.

Nerf auditif

§ 20. — Chez les Animaux vertébrés qui sont dépourvus de cochlée, le nerf auditif pénètre en entier dans l'intérieur des canaux semi-circulaires et du vestibule membraneux, et même chez ceux dont le labyrinthe se complète par le développement du limaçon, c'est toujours dans les cavités dont l'étude vient de nous occuper que ce nerf se distribue en majeure partie. Il y arrive par le canal auditif interne qui

(1) L'appareil auditif de ces derniers Poissons est rudimentaire; il ne consiste qu'en un tube annulaire, dont une portion représente le vestibule et l'autre partie un canal semi-circulaire (a). Le tout est logé dans une cavité de même forme creusée dans un cartilage capsulaire. Chez la grande Lamproie (*Petromyzon marinus*), il y a deux canaux semi-circulaires pourvus chacun d'une ampoule et un sinus médian ou vestibule arrondi qui est subdivisé intérieurement en trois parties (b). Des cils vibratiles garnissent l'intérieur de ces canaux (c).

(2) Cette disposition se voit très-bien chez l'Effraie (d).

(a) J. Müller, *Ueber den eigenthümlichen Bau des Gehörorganes bei den Cyclostomen*, pl. 1, fig. 11 (*Abhandlungen der Akad. der Wissenschaften zu Berlin*, 1837).

(b) J Müller, *Loc. cit.*, pl. 1, fig. 1 à 10.

(c) Ecker, *Flimmerbewegung im Gehörorgan von* Petromyzon marinus (Müller's *Archiv*, 1844, p. 520, pl. 16, fig. 112).

(d) Breschet, *Op. cit.* (*Ann. des sciences nat.*, 1836, 2me série, t. V, pl. 2, fig. 9 et 10.

est pratiqué dans l'épaisseur du rocher et qui se termine en cul-de-sac, mais présente à son extrémité externe une multitude de perforations microscopiques disposées comme les trous d'un crible et servant au passage des branches filiformes de ce nerf. Le tronc de celui-ci se divise d'abord en deux branches qui marchent parallèlement entre elles sans donner naissance à aucun ramuscule, et qui sont destinées l'une au vestibule et aux canaux semi-circulaires, l'autre au limaçon.

La branche vestibulaire, située en arrière de la branche cochléenne, se subdivise en trois rameaux qui pénètrent isolément dans la chambre labyrinthique en passant chacune par une lame criblée spéciale (1). L'un de ces rameaux, plus gros que les autres, se subdivise ensuite en trois ramuscules, de sorte qu'avant d'entrer dans le labyrinthe membraneux la branche vestibulaire constitue cinq nerfs distincts ayant chacun une destination spéciale; trois d'entre eux se rendent aux trois canaux semi-circulaires, et portent le nom de *nerfs ampullaires* parce que c'est dans les ampoules seulement qu'ils se distribuent; les deux autres appartiennent au vesti-

(1) Ces espaces, appelés *taches criblées* par plusieurs auteurs, occupent chacun le fond d'une petite fossette creusée à la face interne de la chambre vestibulaire et désignée dans les ouvrages d'anatomie humaine sous les noms de *fossette hémisphérique*, de *fossette semi-ovale* ou *elliptique* et de *fossette orbiculaire*. La première, observée au commencement du XIIIe siècle par Vieussens, qui l'appelait le *carrefour*, est située à la partie inférieure de la paroi interne de cette chambre et donne passage au nerf sacculaire (*a*); la seconde, signalée pour la première fois par Cassebohm, est traversée par deux des nerfs ampullaires; enfin la troisième, dont l'existence fut indiquée par le même auteur, est traversée par le nerf ampullaire postérieur (*b*). Ces orifices furent étudiés par Morgagni et par Albinus d'une manière plus complète qu'ils ne l'avaient été par les anatomistes que je viens de citer (*c*).

(*a*) Vieussens, *Traité nouveau de la structure de l'oreille*, p. 68, (1714).
(*b*) Cassebohm, *Tractatus quintus de aure humana*, 1735.
(*c*) Morgagni, *Epist. anat.* XII.
— Albinus, *Academicarum annotationum liber quartus*, 1758.

bule et sont appelés *nerf utriculaire* et *nerf sacculaire* parce que l'un se rend à l'utricule ou sinus médian, l'autre au saccule (1). Le mode de terminaison des uns et des autres est fort remarquable ; chacun d'eux ne se distribue que dans un espace très-peu étendu que j'appellerai un *champ auditif*, et, après y avoir formé un réseau anastomotique très-riche, se résout en fibres d'une ténuité extrême qui pénètrent dans le revêtement épithélique de la cavité du labyrinthe et paraissent le traverser pour aller constituer à sa surface libre une multitude de filaments comparables à des cils plus ou moins rigides qui plongent dans le liquide adjacent.

L'un des champs auditifs est situé dans le fond du saccule et, chez les Mammifères, y correspond à une tache blanchâtre constituée par la poussière otolitique, tandis que, chez les Vertébrés inférieurs, il est recouvert par une des concrétions pierreuses plus ou moins grosses dont j'ai déjà signalé l'existence. Un autre champ auditif se trouve dans le méat commun ou utricule et offre une disposition analogue. Enfin dans chacun des canaux semi-circulaires une partie analogue occupe un repli semi-lunaire de la membrane pariétale (ou *crête acoustique*) qui fait saillie dans la cavité de l'ampoule, et c'est dans l'épaisseur de ce repli que le nerf ampullaire s'épanouit. La pénétration des fibrilles terminales des nerfs vestibulaires dans l'épithélium qui revêt la face de ces parties de l'oreille interne, et les relations de ces fibrilles avec les filaments en forme de cils ou de verges microscopiques dont la surface libre de cet épithélium est garnie, ont été constatées d'abord chez les Poissons, mais les observations récentes de

(1) C'est le rameau antérieur et supérieur de la branche vestibulaire du nerf auditif qui se subdivise ainsi pour fournir : 1° le nerf utriculaire ; 2° le nerf ampullaire supérieur ; 3° le nerf ampullaire externe. Le rameau moyen de la même branche constitue le nerf sacculaire. Enfin le rameau postérieur se rend au canal semi-circulaire horizontal, et on le désigne sous le nom de nerf ampullaire postérieur.

plusieurs histologistes habiles tendent à établir que la même disposition existe chez les Mammifères et notamment chez l'Homme (1).

Limaçon.

§ 21. — La *cochlée* ou *limaçon* n'est bien développée que chez les Mammifères, Animaux où nous en ferons d'abord l'étude. C'est une annexe tubulaire du vestibule qui s'enroule plus ou moins sur lui-même, et qui présente le long de son bord concave une portion pédonculaire tantôt molle, tantôt ossifiée comme le reste de l'organe dont elle constitue l'axe d'enroulement ou *columelle*. Chez quelques Mammifères l'enroulement est à peine prononcé et le limaçon affecte la forme d'une crosse plutôt que celle de la coquille turbinée du

(1) Ce sont principalement les recherches de Reiche et de Schultze qui ont fait connaître le singulier mode des distribution des filets terminaux du nerf auditif dans l'intérieur du labyrinthe. Les premières ont été faites sur des Cyclostomes. M. Reiche y a vu les fibres très-fines de ce nerf pénétrer dans les replis membraneux qui font saillie dans la cavité de cet appareil, s'y diriger vers la surface libre de l'épithélium, et présenter pendant leur trajet dans cette couche de tissu utriculaire un renflement arrondi pourvu d'un noyau et d'un nucléole (*a*). Chacun de ces renflements est suivi d'un filament qui, parvenu à la surface de l'épithélium, se relie à une nouvelle cellule pyriforme dont l'extrémité opposée constitue un filament très-fin, libre dans la cavité de l'organe et comparable à un cil. Schultze a observé un mode d'organisation analogue chez les Poissons de l'ordre des Plagiostomes, et ce micrographe habile pense que les extrémités nerveuses les plus ténues sont unies aux cellules à filaments dont il vient d'être question (*b*). Il a observé aussi des baguettes microscopiques très-fines sur la surface libre des champs auditifs chez les Oiseaux, et M. Hasse pense que les fibres terminales des nerfs sont unies aux cellules qui portent ces prolongements, auxquels il applique le nom de *bâtonnets auditifs* (*c*).

L'existence des filaments terminaux des nerfs vestibulaires dans l'épaisseur de l'épithélium des champs auditifs et leurs connexions avec des prolongements filiformes ou bâtonnets comparables à des cils rigides ont été constatées aussi chez le Chien et le Chat par Schultze, et chez l'Homme par M. Kölliker (*d*). Les observations

(*a*) Reiche, *Ueber den feineren Bau des Gehörorgans bei Petromyzon* (Ecker's *Untersuchung zur Echtliozologie*, 1857).

(*b*) Max Schultze, *Ueber die Endigungsweise der Hörnerven im Labyrinth* (Müller's *Arch. für Anat.*, 1858, p. 343, pl. 14).

(*c*) Hasse, *Die Schnecke der Vögel* (*Zeitsch. f. wissensch. Zool.* 1867, t. XVII, p. 56).

(*d*) Kölliker, *Eléments d'histologie*, p. 919, (1868).

Mollusque dont il porte le nom; les Monotrèmes nous offrent ce mode de conformation qui se retrouve chez les Oiseaux et les Reptiles ; mais, chez les autres Mammifères, le tortillon cochléen est bien constitué et le nombre de tours de spire, rarement au-dessous de deux, s'élève parfois à cinq ainsi que cela se voit chez quelques Rongeurs (1). Chez l'Homme on y compte deux tours et demi. Tantôt ces tours de spire sont écartés entre eux, et alors la portion columellaire de l'organe reste à l'état mou (2), mais d'ordinaire ils se touchent et se soudent ensemble dans leurs points de contact. Lorsqu'ils sont peu nombreux ils occupent à peu près le même plan, mais à mesure que l'organe s'allonge l'enroulement devient de plus

de ces auteurs, ainsi que celles de M. Hasse et de quelques autres micrographes, tendent à faire penser que les fibres terminales du nerf sont en connexion intime avec les cellules à bâtonnets ou cellules auditives, et peut-être même en continuité directe avec ces prolongements; mais il règne encore beaucoup d'incertitude à cé sujet dont l'étude présente des difficultés très-considérables (*a*).

(1) Chez l'Agouti le limaçon forme cinq tours de spire (*b*).

(2) La disjonction des tours de spire est complète, ou presque complète chez quelques Cétacés (*c*), et la coalescence a lieu d'abord dans la partie terminale de l'organe, de façon que chez quelques Mammifères la partie initiale ou vestibulaire reste libre, tandis que la portion apicale du tortillon est soudée (*d*).

(*a*) Franz Schultze, *Zur Kenntniss der Endigungsweise des Hörnerven bei Fische und Amphibien* (Müller's *Arch. für Anat.*, 1862, p. 383, pl. 9).

— Deiters, *Ueber die innere Gehörorgane der Amphibien* (Müller's *Archiv*, 1862, p. 277, pl. 5—8).

— Hartmann, *Die Endigungsweis des Gehörnerven im Labyrinth der Knochenfische* (Müller's *Archiv*, 1862, p. 508, pl. 12 et 13).

— Lang, *Das Gehörorgan des Cyprinoiden* (*Zeitsch. für wissensch. Zool.*, 1863, t. XIII, p. 393, pl. 17).

— Voltolini, *Ueber die bisher verkannte Gestalt des hautigen Labyrinthes* (Virchow's *Archiv*, 1863, t. XXVIII).

— Odenius, *Ueber das Epithel der* Maculæ acusticæ *bei Menschen* (*Archiv für mikrosk. Anat.*, 1867, t. III, p. 115, pl. 5).

— Hesse, *Die Gehörorgane der Frösche* (*Zeitschr. für wissensch. Zool.*, 1868, t. XVIII, p. 359).

— Leydig, *Traité d'histologie*, p. 307, fig. 143).

(*b*) Hyrtl, *Op. cit.*, pl. 8, fig. 3.

(*c*) Par exemple chez le Narval; voy. Hyrtl, *Op. cit.*, pl. 9, fig. 5.

(*d*) Par exemple chez le Fourmilier; voy. Hyrtl, *Op. cit.*, pl. 8, fig. 10.

en plus conique et parfois le tortillon ainsi constitué s'élève beaucoup (1). D'ordinaire l'axe du limaçon central circonscrit par l'enroulement du tube cochléen, élargi à la base et très-rétréci au sommet, se remplit partiellement de tissu osseux et constitue ce que les anatomistes appellent le *noyau* du limaçon, mais toujours cet axe est creusé d'un canal en communication avec le canal auditif interne, qui contient la branche cochléenne du nerf acoustique et qui est percé d'une série de petits pertuis pour le passage des ramuscules terminaux de ce nerf (2).

Il est aussi à noter que la rampe tympanique communique avec un conduit pratiqué dans le rocher et appelé *aqueduc du limaçon*; mais ce nom est mal choisi, car le canal en question n'est pas accessible au liquide contenu dans le labyrinthe et il ne peut servir de déversoir (3).

Intérieurement le limaçon présente une structure fort complexe. On remarque d'abord que sa cavité est divisée longitudinalement en deux parties principales par une cloison

(1) La torsion est portée au plus haut degré chez le Dolichotc ou *Cavia patagonica* (a).

(2) Chez l'Homme, par exemple, la fossette centrale du limaçon est percée d'une multitude de trous presque microscopiques, qui occupent le fond d'une double série de petites fossettes contournée en spirale, et désignée par les anciens anatomistes sous le nom de *tractus spiralis foraminosus* (b) ; on l'appelle aussi la *fosse criblée spiroïde de la base du limaçon* (c).

(3) Ce canal, placé sous le conduit auditif interne, s'étend du bord postérieur et interne du rocher à la portion subterminale du limaçon, près de la fenêtre ronde. Cotugno le considérait comme servant au passage des liquides du limaçon dans la cavité crânienne et *vice versa* (d); mais Duverney le trouva occupé par des vaisseaux sanguins, (e) et aujourd'hui les anatomistes s'accordent à reconnaître qu'il est complétement obstrué, soit par ces vaisseaux, soit par un prolongement de la dure mère et que le nom d'*aqueduc* ne lui convient pas.

(a) Hyrtl, *Op. cit.*, pl. 8, fig. 6.

(b) Cotugno, *De aquæductibus auris humanæ internæ anatomica dissertatio*, 1761, (*col. hist.* de Sandiford, t. I).

(c) Sappey, *Op. cit.*, t. III, p. 832, fig. 725.

(d) Cotugno, *Op. cit.*

(e) Duverney, *Œuvres anatomiques*, t. I, p. 184.

en partie osseuse et en partie membraneuse, qui s'enroule en hélice comme le fait le tube où elle se trouve et qui s'arrête un peu avant d'arriver au sommet de l'organe. Il en résulte deux canaux appelés *rampes*, qui sont accolés l'un à l'autre et qui communiquent entre eux à leur sommet par un pertuis appelé l'*héliçotrème*. L'une de ces rampes débouche dans le vestibule membraneux, l'autre se rend à la fenêtre ronde de la caisse tympanique et s'y termine en un cul-de-sac dont le fond contribue à former la membrane obturatrice de ce pertuis. Il y a donc, marchant côte à côte, une *rampe vestibulaire* et une *rampe tympanique*. Elles sont tapissées d'une membrane en continuité de substance avec les parois du vestibule membraneux, et constituée par deux couches : l'une de tissu épithélique (1), l'autre fibreuse et adhérente aux parois osseuses du limaçon dans la plus grande partie de son étendue, de façon à ressembler à un périoste (2). Sur les deux surfaces de la lame osseuse spirale qui constitue la zone columellaire de la cloison, ces membranes vestibulaires sont très-rapprochées entre elles; mais, dans le voisinage du bord libre de cette lame osseuse, elles s'écartent l'une de l'autre de façon à laisser entre elles un espace qui longe la grande courbure du tube cochléen et qui a reçu les noms de *canal cochléaire* ou de *canal de Corti* en l'honneur d'un savant ita-

(1) L'épithélium qui tapisse partout la surface libre des cavités du limaçon est généralement pavimenteux et fort simple, mais dans quelques régions il présente des particularités de structure pour la description desquelles je renvoie aux ouvrages d'histologie (*a*).

(2) Les parois membraneuses des deux rampes sont en réalité constituées par un seul et même tube qui part du vestibule où son extrémité initiale est béante, et qui a une certaine distance de ce point se reploie brusquement sur lui-même pour revenir sur ses pas et aller rejoindre la fenêtre ronde où il se termine en cul-de-sac. Dans le point de rebroussement situé au sommet du limaçon il est fort rétréci et constitue l'orifice apical *hélicotrème* au moyen duquel les deux rampes communiquent entre elles.

(*a*) Kölliker, *Eléments d'histologie*, p. 934.

lien à qui l'on doit des travaux très-importants sur la structure de cette partie du labyrinthe (1). Il y a donc, dans l'intérieur du limaçon, non pas deux canaux seulement, comme le pensaient les anciens anatomistes, mais trois canaux principaux qui suivent la même direction et sont accolés l'un à l'autre : la rampe vestibulaire, la rampe tympanique et le canal de Corti que l'on pourrait aussi appeler la *rampe intermédiaire* (2). Ce dernier canal est séparé de la rampe labyrinthique par le feuillet de la zone membraneuse de la cloison qui fait directement suite à la lame spirale osseuse, et qui est appelé la *membrane basilaire* (3). L'autre feuillet de la même zone, celui dépendant de la rampe vestibulaire, a reçu le nom de *membrane de Reissner*, et en s'éloignant de la lame spirale osseuse dans le voisinage du bord de celui-ci, il forme avec lui un angle plus ou moins ouvert (4) et il résulte de cette disposition que la rampe vestibulaire est beaucoup moins large que la rampe tympanique et que la section de la rampe intermédiaire ou

(1) Les recherches de M. le marquis Alphonse Corti ont jeté beaucoup de lumière sur la structure interne du limaçon, et furent le point de départ d'un nombre considérable d'autres travaux du même ordre dont il sera question ci-après (*a*).

(2) Quelques anatomistes décrivent, comme un quatrième canal, un espace qui est compris entre la membrane de Corti, la membrane de Reissner et la lame vasculaire (*b*).

(3) La membrane basilaire (*c*), ou portion mince de la paroi tympanique du canal cochléen, est constituée en majeure partie de tissu fibreux. Elle est un prolongement de la lame osseuse spirale, et de même que la membrane de Corti et la membrane de Reissner, elle est fixée par son bord interne à une bande fibreuse triangulaire qui adhère à la paroi externe du limaçon osseux et porte le nom de *ligament spiral*.

(4) Cette cloison est très-mince et se dirige obliquement de la portion

(*a*) Corti, *Recherches sur l'organe de l'ouïe des Mammifères* (*Zeitschr. für wissensch. Zool.*, 1851, t. III).

(*b*) Lœwenberg, *Études sur les membranes et les canaux du limaçon* (*Gazette hebdomadaire de méd.*, 1844, p. 694). — *Lame spirale du limaçon, de l'oreille de l'Homme et des Mammifères* (*Journ. d'anat. de Robin*, 1866, t. V, p. 607, pl. 19, fig. 1).

— Sappey, *Traité d'anat. descriptive*, t. III, p. 848, fig. 728.

(*c*) Claudius, *Bemerk. über den Bau der hautigen Spirallusle der Schnecke* (*Zeitschr. für wissensch. Zool.*, 1856, t. VII).

canal de Corti, beaucoup plus étroite que l'une et l'autre des rampes principales, est à peu près triangulaire. Ce canal communique avec le saccule et, de même que les rampes principales, il contient de l'endolymphe; mais il se termine en cul-de-sac près du sommet (ou *dôme*) du limaçon; il est relié à la paroi osseuse du tube cochléen commun par une expansion fibreuse appelée *ligament spiral* (1) et il présente sur sa paroi basilaire un mode d'organisation très-remarquable.

Cette paroi constituée, comme je l'ai déjà dit, par la portion membraneuse de la cloison cochléenne, n'est pas conformée de la même manière dans toute sa largeur et, à raison de ces différences, on y distingue deux zones principales dites *zone dentelée* et *zone pectinée*. La première, située du côté de l'axe, se subdivise à son tour en deux bandelettes, l'une interne c'est-à-dire adjacente à la columelle et reposant sur la portion submarginale de la lame spirale osseuse, est appelée la *bandelette sillonnée* (2); l'autre externe ou périphérique est appelée la *bandelette dentelée*. Il est égale-

submarginale de la face supérieure de la lame spirale du limaçon vers la paroi externe de cet organe de façon à rétrécir beaucoup la rampe vestibulaire. Son existence, signalée d'abord par M. Reissner (*a*), puis révoquée en doute par d'autres anatomistes (*b*), a été bien démontrée par M. Lœwenberg (*c*).

(1) M. Bowman pense que cette expansion marginale externe de la cloison membraneuse du limaçon est musculaire, et il lui a donné le nom de *muscle de la cochlée* (*d*); mais les histologistes sont généralement d'accord pour la considérer comme étant de nature fibreuse seulement.

(2) La partie que l'on appelle aujourd'hui la *bandelette sillonnée* est celle désignée sous le nom de *zone chicoracée* par Scarpa, de *zone moyenne* par Breschet, de *zone cartilagineuse* par Krause, et de *zone mitransparente* par Hannover.

(*a*) Reissner, *Zur Kenntniss der Schnecke im Gehörorgane* (*Müller's Archiv*, 1854, p. 420).

(*b*) Claudius, *Op. cit.*

— Bœttcher, *Weitere Beiträge zur Anatomie der Schnecke* (*Archiv für pathol. Anat.*, 1859, t. XVII, p. 243).

— Deiters, *Beitr. zur Kenntniss der* lamina spiralis membranacœa *der Schnecke* (*Zeitsch. für wissensch. Zool.*, 1860, t. X, p. 1).

(*c*) Lœwenberg, *Etudes sur les membranes et les canaux du limaçon* (*Gaz. hebd. de méd.* 1864, p. 694).

(*d*) Todd et Bowman, *Physiological Anatomy*, t. II, p. 79.

ment à noter que la bandelette sillonnée, beaucoup plus épaisse que la bandelette dentelée, après avoir donné naissance à la membrane de Reissner, se continue extérieurement avec une lame mince appelée *membrane de Corti*, qui s'étend au-dessus de la bandelette dentelée de façon à laisser entre ces deux expansions un espace libre, et à subdiviser ainsi la rampe intermédiaire en deux canaux dont l'un, en rapport avec la membrane de Reissner, est de forme triangulaire, et l'autre, en rapport avec la membrane basilaire et beaucoup plus petit que le précédent, est à peu près quadrilatère et peut être désigné sous le nom de *canal de Corti* (1).

La surface supérieure de la bandelette sillonnée est garnie de tubérosités allongées transversalement, et son bord externe, qui s'avance en manière d'auvent au-dessus d'une gouttière longitudinale creusée dans le bord externe de cette bandelette, est crénelé de façon à former une série de dents couchées horizontalement et dirigées en dehors, que l'on appelle *dents auditives* ou *dents de la première série de Corti;* elles sont disposées avec beaucoup de régularité et leur nombre dépasse 2000 chez l'Homme. La bandelette dentelée qui fait suite à la lèvre inférieure de la gouttière spirale dont je viens de parler (2) et va rejoindre la zone pectinée, présente à sa surface une série de saillies allongées et cylindriformes que M. Corti désigne sous le nom de *dents apparentes*, et plus en dehors elle porte un appareil fort complexe et probablement d'une importance physiologique très-grande que l'on appelle communément l'*organe de Corti* ou *papille-spirale* (3). Il consiste essentiellement en une longue série d'ar-

(1) Voy. ci-dessus, page 57.

(2) Cette lèvre tympanique du sillon présente une série de trous qui lui ont valu le nom de *bandelette perforée* (a).

(3) M. Corti, à qui l'on doit la connaissance de cet appareil remarquable aperçu vaguement par Huschke, n'avait pu bien en distinguer tous les

(a) Kölliker, *Op. cit.*, p. 922.

cades microscopiques rangées parallèlement de manière à constituer une sorte de pont à claire-voie ou d'avenue à grillages verticaux. Chacune de ces petites arcades se compose de deux piliers élargis vers le bout, adhérant à la membrane basilaire par leur extrémité inférieure et réunis entre eux par leur extrémité opposée qui est reliée à la membrane réticulaire située au-dessus en manière de voile. On évalue à environ 3000 le nombre de ces jambages ou *fibres de Corti*, et chacun d'eux est libre dans une partie de sa longueur de façon à être comparables aux cordes d'une harpe (1). Il est également à noter que diverses parties de

détails de structure, et ses observations ont été complétées par celles de Deiters, de M. Hansen et de quelques autres anatomistes (*a*). M. Corti appele les prolongements dont il est ici question les *dents auditives de la seconde et de la troisième rangées;* d'autres anatomistes les désignent sous les noms de *bâtonnets auditifs* (*b*), de *fibres arquées* (*c*), *d'arcs de Corti*, de *piliers de Corti*, etc.

(1) Les piliers internes de l'appareil ou arcade de Corti s'insèrent par leur extrémité inférieure sur le commencement de la zone lisse de la membrane basilaire et ils constituent par leur réunion une sorte de plaque continue à ses deux bords, mais interrompue dans l'espace intermédiaire par une série de fentes parallèles extrêmement étroites. Les piliers externes, beaucoup plus grêles et moins serrés entre eux, si ce n'est à leurs deux extrémités, s'insèrent sur la zone lisse de la membrane basilaire près du bord de la zone striée. Leur extrémité supérieure (ou articulaire) élargie en forme de plaque et garnie d'un prolongement horizontal ou oblique en forme d'apophyse, s'ap-

(*a*) Huschke, *Lehr von den Eingeweiden und Sinnesorganen*, 1844.
— Corti, *Op. cit.* (*Zeitschr. für wissensch. Zool.*, t. III).
(*b*) Claudius, *Bemerkungen über den Bau der hautigen spiralluste der Schnecke* (*Zeitschr. für wissensch. Zool.*, 1856, t. VII, p. 154).
— Henle, *Eingeweidlehre*, p. 762, (1866).
(*c*) Hansen, *Op. cit.* (*Zeitsch. für wissensch. Zool.*, 1862, t. XIII, p. 481).
— Deiters, *Beiträge zur Kenntniss der* Lamina spiralis membranacea *der Schnecke* (*Zeitsch. für wissensch. Zool.*, 1860, t. X, p. 1).
— Hansen, *Zur Morphologie der Schnecke des Menchen und der Saugethiere* (*Zeitsch. für wissensch. Zool.*, 1863, t. XIII, p. 481, pl. 22—24.
— Lœwenberg, *La lame spirale du limaçon de l'oreille* (*Journ. d'anat de Robin*, 1868, t. V, p. 625).
— Goldstein, *Beiträge zum feineren Bau der Gehörschnecke* (*Arch. für mikrosk. Anat.*, 1872, t. VIII, p. 145).
— Noll, *Beiträge zur Kenntniss der Saugethierschnecke* (*Arch. für mikrosk. Anat.*, 1872, t. VIII, p. 200).
— Waldeyer, *Die Hörner und Schnecke*, (Stricker's *Handbuch der Lehre von den Geweben*, t. II, p. 915).

cet appareil, ainsi que la membrane de Corti (1) et la membrane réticulaire, sont garnies de prolongements filiformes ou cellules à bâtonnets analogues à celles dont j'ai déjà signalé la présence sur les champs auditifs du vestibule et des ampoules (2).

La zone pectinée de la cloison qui s'étend entre le bord externe de la zone dentée dont nous venons de nous occuper et le ligament spiral externe, est striée transversalement, mais ne présente rien d'important à noter.

§ 22. — Le ramuscule du nerf cochléen logé, comme je l'ai déjà dit, dans l'axe du limaçon(3) s'y contourne en spirale et y fournit une multitude de ramuscules qui traversent les trous nombreux de la lame criblée de la fossette basilaire

Nerfs cochléens.

plique sur la tête arrondie du pilier interne correspondant, l'embrasse et y est étroitement unie; des cellules particulières garnissent en dessus l'espèce de fourche renversée ainsi constituée, et sur la ligne de jonction des deux séries de piliers naît la lame extrêmement délicate dont il a déjà été question sous le nom de *membrane de Corti* ou de *lame reticulée*.

L'intérieur des arcades de Corti est occupé par de grandes cellules très-délicates et par des filaments qui paraissent être de nature nerveuse (*a*).

(1) La lame réticulée, appelée aussi *lamina velamentosa*, se compose principalement de deux rangées de parties appelées *phalanges* à raison de leur forme plus ou moins analogue à celle des os des doigts. Entre ces parties on aperçoit des ronds qui paraissent être des espaces vides laissés entre les mailles et l'espèce de réseau formé par les phalanges; mais je dois ajouter qu'il y a parmi les histologistes beaucoup de divergence d'opinion au sujet de la nature de ces parties dont l'étude présente de grandes difficultés. Cette lame n'est pas libre à son bord externe ainsi qu'on le supposait d'abord; elle s'appuie sur des cellules de diverses formes qui l'unissent à la membrane basilaire, et qui sont appelées *cellules de Corti*, *cellules de Deiters* et *cellules de Claudius*, d'après les auteurs qui ont été les premiers à y appeler l'attention des anatomistes.

(2) Pour plus de détails au sujet du mode de terminaison des nerfs cochléens dans l'appareil de Corti, je renvoie aux travaux de MM. Hansen, Deiters, Lœwenberg, Waldeyer, Schultze et autres cités précédemment (*b*).

(3) Voy. ci-dessus, page 55.

(*a*) Deiters, *Op. cit.* (*Zeitschr. für wissensch. Zool.*, t. X). — Lœwenberg, *Loc. cit.*, p. 642.
(*b*) Voy. ci-dessus, page 54 à 60.

et pénètrent ainsi entre les deux tables de la lame osseuse de la cloison spirale qui sépare entre elles les deux rampes, et qui est bordée extérieurement par le canal de Corti. Ils s'y étalent sur un seul plan enroulé en volute et ils y forment un plexus serré dont les mailles sont disposées presque parallèlement. Près du bord columellaire de cette lame osseuse ils donnent naissance à un renflement gangliforme qui est logé dans un canal particulier (1). Enfin, parvenus au bord opposé de cette portion de la cloison, les filaments terminaux, dont la finesse est extrême, pénètrent dans la lèvre tympanique de la bandelette sillonnée, s'engagent dans les espaces vides situés entre les piliers internes de l'organe de Corti et se répandent dans cet appareil qui constitue un des champs auditifs; mais on n'est pas encore bien fixé sur la manière dont ils s'y terminent.

Limaçon des Oiseaux et des Reptiles.

§ 23. — Chez les Oiseaux et chez les Reptiles le limaçon est bien caractérisé mais fort réduit et simplifié dans sa structure. Il consiste en un prolongement subconique de la chambre vestibulaire dont la cavité est divisée en deux canaux parallèles par une pièce cartilagineuse. Ces deux canaux représentent, l'une la rampe vestibulaire, l'autre la rampe tympanique et leurs connexions avec les autres parties de l'oreille interne et de l'oreille moyenne sont essentiellement les mêmes que chez les Mammifères (2). Ils communiquent aussi entre eux à l'extrémité apicale de l'organe, mais celui-ci est simplement

(1) Cet espace appelé le *canal spiral de Rosenthal* ou *canal ganglionnaire* a été étudié chez divers Mammifères par M. Victor ; sa position varie un peu (*a*).

Le ganglion qui y est logé a la forme d'une longue bandelette spirale dont partent les filets terminaux du nerf cochléen; ceux-ci sortent du canal par une série de trous.

(2) Chez les Oiseaux on remarque cependant une particularité importante dans le mode de terminaison de la rampe tympanique. Ce canal, au lieu

(*a*) Victor, *Ueber den* canalis ganglionaris *der Schnecke der Säugethiere und des Menschen* (*Zeitsch. für nat. Medizin*, 1865, 3me série, t. XXIII, p. 236).

courbe et ne s'enroule pas en spirale ; en sorte que, par sa forme générale, il ne ressemble plus à la coquille turbinée dont il porte le nom. Il est aussi à noter que, dans le point de jonction des deux rampes, la cavité du limaçon présente un renflement en forme d'ampoule qui a reçu le nom de *lagénule* (1). Le nerf cochléen se divise en deux faisceaux dont le principal envoie ses branches sur la surface de sa cloison, et dont le second se rend à la lagénule où la partie terminale se trouve en rapport avec un petit amas d'otoconies. Les arcades de Corti manquent (2).

Fonction de l'oreille interne.

§ 24. — On ne connaît que d'une manière très-incomplète le rôle des diverses parties de l'oreille interne dans le mécanisme de l'audition. Les vibrations déterminées dans les membranes tympaniformes de la fenêtre ovale et de la fenêtre ronde doivent nécessairement se propager très-facilement au liquide labyrinthique qui est en contact avec la face interne de ces cloisons élastiques, et arriver ainsi aux champs auditifs et aux autres parties soit du vestibule et des canaux semi-circulaires, soit du limaçon où sont situés les filets ter-

d'aller s'appliquer directement contre la membrane de la fenêtre ronde, en est séparé par une petite cavité spéciale qui a été désignée sous le nom de *tympan secondaire*, et qui est munie de deux fenêtres opposées l'une à l'autre. L'une de ces ouvertures donne dans la caisse et représente la fenêtre ronde des Mammifères ; l'autre, bouchée par une membrane comme la précédente, est en rapport avec la branche terminale du limaçon (*a*).

(1) Ce mode de conformation est très-bien caractérisé chez le Crocodile (*b*).

(2) Pour plus de détails sur la structure du limaçon des Oiseaux et sur les différentes parties de l'oreille interne des Batraciens, je renverrai aux travaux spéciaux, indiqués ci-dessous (*c*).

(*a*) Scarpa, *De structura fenestræ rotundæ auris et tympano secundaria anat. observ.*, 1772.

— Breschet, *Sur l'organe de l'ouïe dans les Oiseaux* (*Ann. des sciences nat.*, 2me série, t. V, p. 36).

(*b*) Windishmann, *De penitiori auris in amphibiis structura*, p. 37, pl. 1, fig. 13.

(*c*) Deiters, *Untersuchungen über die Schnecke der Vögel* (*Archiv für Anatomie*, 1860, p. 409).

— Hasse, *Die Schnecke der Vögel* (*Zeitsch. für wissensch. Zool.*, 1867, t. XVII, p. 56. — *Nachträge zur Anat. der Vögelschnecke* (*Loc. cit.*, p. 461). — *Die Gehörorgane der Frösche* (*Op. cit.*, 1868, t. XVIII, p. 359).

minaux du nerf acoustique. Là, diverses dispositions favorables à l'action des ondes sonores sur ces conducteurs des impressions sensitives se trouvent réunies. Ainsi la présence des otolites ou autres corpuscules solides libres dans le liquide labyrinthique, mais reposant sur ces parties sensibles, doit contribuer à y rendre les effets des oscillations du milieu ambiant plus forts, car chaque mouvement de va-et-vient imprimé à ces solides doit produire une secousse correspondante sur l'appareil nerveux sous-jacent. Ces corps doivent agir aussi à la façon des petits marteaux qui surmontent les cordes du piano, et qui en retombant sur elles y arrêtent les vibrations et empêchent les sons successifs de se mêler en se prolongeant trop. Enfin les cils rigides qui garnissent les champs auditifs du vestibule, ainsi que les crêtes auditives des ampoules, et qui plongent dans le même liquide, tandis que la base de chacun d'eux est en rapport avec les filets terminaux des nerfs de l'ouïe, sont autant d'instruments qui paraissent être parfaitement appropriés à la transmission des vibrations de ce liquide aux nerfs dont celles-ci sont les excitateurs. On conçoit donc que, par le jeu de ces parties, l'oreille puisse mesurer avec beaucoup de délicatesse les différences qui existent dans le degré d'intensité des sons, car plus cette intensité sera grande, plus la secousse imprimée aux nerfs sera forte.

Mais l'intensité n'est pas la seule qualité du son que l'oreille apprécie; celle-ci en distingue aussi le *ton* et le *timbre*. On sait depuis longtemps que la hauteur d'un son dépend du nombre de vibrations accomplies en une unité de temps, et les anciens physiologistes supposaient que l'oreille comptait instinctivement ces mouvements; de nos jours une hypothèse pareille ne pouvait satisfaire personne et, à la suite des découvertes anatomiques de M. Corti relatives à la structure du limaçon, M. Helmholtz a pu expliquer cette sensibilité musicale d'une manière plus plausible (1).

On a souvent remarqué que les corps élastiques susceptibles de vibrer sous l'influence d'une onde sonore transmise par l'air vibrent le plus fortement lorsque le son qui les frappe ainsi correspond à la note qui résulterait de leurs oscillations propres (2). On sait aussi que le nombre des vibrations déterminées par l'ébranlement d'une verge élastique ou de la corde d'un instrument de musique est en raison inverse de la longueur de ces corps. Par conséquent, si une série de ces verges ou de ces cordes propres à rendre autant de notes particulières vient à être frappée par la même série de sons musicaux arrivant successivement du dehors, chacune des touches de cette espèce de clavier acoustique parlera sous l'influence de celui de ces sons qui correspondra à la note résultante de son ébranlement direct. On conçoit donc que si un appareil de ce genre existait dans l'intérieur de l'oreille et si

(1) Déjà en 1838, Dugès avait conclu de ses observations, que probablement le vestibule servait à recueillir le *bruit* en général et à en mesurer l'intensité, tandis que le limaçon serait le principal organe appréciateur du *ton* et du *timbre* des sons (*a*). C'est aussi la conclusion à laquelle arrive M. Helmholtz.

(2) Ce phénomène s'explique de la manière suivante : lorsqu'un corps élastique entre en vibration sous l'influence d'un son extérieur, il prend le nombre de vibrations de celui-ci ; mais dès que le son excitateur cesse, il prend le nombre de vibrations qui lui est propre. Par conséquent, si les deux sons concordent, l'effet de chaque vibration extérieure nouvelle s'ajoute aux effets consécutifs des vibrations précédentes et en augmente la puissance, tandis que dans le cas de discordance ce renforcement n'a pas lieu, mais les vibrations hétérochroniques provenant de ces deux sources peuvent se contrarier et tendre à s'étouffer réciproquement. Pour plus de détails à ce sujet, je renverrai à l'important travail de M. Helmholtz, investigateur dont les récentes recherches ont exercé une grande influence sur les progrès de l'acoustique et de l'étude physiologique du sens de l'ouïe (*b*).

(*a*) Dugès, *Traité de Physiologie comparée*, t. I, p. 188 et 197.

(*b*) Helmholtz, *Théorie physiologique de la musique pour servir à l'histoire des sensations auditives*, traduite par Guéroult, 1874, p. 178 et suiv.; *Appendice*, p. 560 et suiv.

chacune des touches dont je viens de parler était en relation avec un filet nerveux particulier, les conducteurs sensitifs ainsi disposés seraient excités chacun à son tour et pourraient transmettre à l'encéphale autant d'impressions distinctes qu'il y aurait eu de notes produites. Or l'appareil de Corti, associé à la membrane basilaire du canal cochléen, réalise à peu près la disposition que je viens d'indiquer. Il est donc fort probable, comme l'a fait remarquer M. Helmholtz, que les vibrations transmises à la membrane basilaire par le liquide labyrinthique mettent en jeu les arcs de Corti susceptibles de vibrer à l'unisson avec elles; que chacun de ces arcs ébranle à son tour un filet spécial du nerf auditif et que l'excitation de ces filets donne lieu à autant de sensations spéciales.

La physique nous apprend que les différences de timbre ne dépendent ni de l'intensité, ni de la hauteur des sons simples, mais tiennent principalement au mode d'association de ceux-ci dans les sons complexes et, d'après ce que je viens d'exposer relativement au rôle spécial des fibres nerveuses de l'appareil de Corti dans l'audition des différentes notes, il paraît probable que les particularités de cet ordre deviennent sensibles pour l'oreille à raison de l'ébranlement simultané d'un nombre plus ou moins considérable de ces fibres par es sons harmoniques dont le son fondamental peut être accompagné.

En résumé, l'appréciation de l'intensité de l'onde sonore reçue par l'oreille interne dépend probablement de l'étendue des vibrations imprimées à toutes les parties terminales du nerf acoustique, soit dans le vestibule et les canaux semi-circulaires, soit dans le limaçon; mais, d'après la théorie de M. Helmholtz, les autres qualités des sons, savoir le ton et le timbre, ne deviendraient sensibles à l'ouïe qu'en raison de l'aptitude spéciale de chacune des parties constitutives de l'appareil de Corti à vibrer par influence sous l'action d'un nombre donné de vibrations, et de la diversité de sensations déterminées par les différentes fibres nerveuses servant de conducteurs entre ces parties et le foyer nerveux où leurs excitations sont perçues.

Il me paraît très-probable que l'excitabilité spéciale de chacun des conducteurs acoustiques en relation directe avec un filet nerveux particulier existe dans tout appareil auditif apte à l'appréciation des qualités musicales des sons, et que l'organe de Corti réalise au plus haut degré les conditions mécaniques nécessaires à l'exercice de cette faculté. Mais on ne saurait admettre que la distinction des tons et des timbres s'effectue uniquement par l'intermédiaire des instruments dont je viens de parler; car, ainsi que M. Helmholtz le reconnaît, les arcades de Corti manquent chez les Oiseaux, et cependant ces Animaux apprécient avec une grande délicatesse toutes les qualités des sons qui arrivent à leur oreille. Nous en avons journellement la preuve par la perfection avec laquelle quelques-uns d'entre eux, les Perroquets par exemple, imitent le timbre ainsi que les modulations des sons produits autour d'eux. J'incline donc à croire que la division du travail acoustique réalisé probablement par le clavier cochléen peut s'effectuer d'une manière analogue dans le vestibule ou dans les ampoules des canaux semi-circulaires.

Limite de la sensibilité auditive.

Il est aussi à présumer que les limites de la sensibilité auditive dépendent en partie de l'étendue de l'espèce de clavier acoustique constitué par les verges microscopiques ou autres filaments élastiques en connexion avec les fibres terminales des nerfs auditifs; on sait que les vibrations dont la rapidité n'atteint pas un certain degré ne donnent lieu à aucun son appréciable pour notre oreille; que l'on cesse d'entendre les vibrations dont le nombre en un temps donné dépasse une certaine limite et que l'acuité du ton croît avec le nombre de ces mouvements. Le son le plus grave que l'oreille humaine puisse saisir résulte d'environ seize vibrations par seconde, et en général cet organe cesse d'être impressionné par les vibrations dont le nombre, dans le même espace de temps, dépasse 36,000 (1). Du reste il existe à cet égard des différences individuelles fort considérables, et il y a lieu de croire que les limites de l'audibilité des vibrations dépendantes de leur rapidité varient chez les divers Animaux de telle sorte qu'un son trop aigu ou trop grave pour être saisi par notre oreille pourrait impressionner même très-vivement l'oreille de certains Animaux. Or, l'excitabilité de l'ouïe par les sons très-graves ou très-aigus tient probablement en partie de la longueur, de l'épaisseur et du degré de tension ou de rigidité des divers cils élastiques ou autres appendices en connexion avec les filaments terminaux du nerf acoustique, circonstances dont dépend l'aptitude de ces conducteurs à vibrer sous l'influence de telle ou telle note; mais les limites posées à cette faculté dépendent aussi de la disposition des parties intermédiaires entre le labyrinthe et l'atmosphère, notamment de la membrane du tympan qui, suivant son degré de tension, se laisse plus ou moins facilement ébranler soit par les sons très-graves, soit par les tons suraigus (2).

(1) Savart est parvenu à constater l'audition de sons encore plus aigus, notamment d'une note produite par 48,000 oscillations simples par seconde (*a*). La plupart des physiciens considéraient le son dû à 32 vibrations par seconde comme étant le plus grave que nous puissions entendre, mais Savart a trouvé que pour son oreille la limite inférieure était 15 ou 16 vibrations par seconde (*b*).

(2) Wollaston a fait plusieurs observations intéressantes à ce sujet. Ainsi il remarqua qu'en écoutant de la musique il continuait à entendre les notes aiguës et les notes du milieu de la gamme, mais n'entendait plus les notes graves lorsqu'en refoulant de l'air dans les caisses au moyen de mouvements de déglutition convenablement conduits, il augmentait beaucoup le degré de tension de la membrane du tympan (*c*).

(*a*) Savart, *Note sur la sensibilité de l'organe de l'ouïe* (*Ann. de chimie et de physique*, 1830, t. XLIV, p. 337).

(*b*) Savart, *Sur la limite de la perception des sons graves* (*Ann. de chimie et de physique*, 1831, t. XLVII, p. 69).

(*c*) Wollaston, *On sounds inaudible by certain Ears* (*Philos. Trans.*, 1820).

On ne peut former que des conjectures fort vagues au sujet des fonctions des canaux semi-circulaires. A raison de l'existence de ces organes non-seulement chez les Mammifères et les Oiseaux, mais dans tout l'embranchement des Vertébrés, et de la constance de leurs caractères anatomiques, on ne saurait mettre en doute leur importance physiologique. Quelques auteurs ont pensé qu'ils servaient à faire distinguer la direction des sons (1), et d'autres leur attribuent les sensations produites par la rotation (2) ; mais les hypothèses proposées à ce sujet ne reposent pas sur des bases suffisantes pour que nous nous y arrêtions ici. Fonctions des canaux semi-circulaires.

Du reste la destruction des canaux semi-circulaires n'entraîne pas nécessairement la perte de l'ouïe ; il résulte de cette mutilation une sensibilité morbide de l'oreille et d'autres accidents dont l'explication serait difficile à donner dans l'état actuel de nos connaissances (3).

(1) Cette opinion, fondée sur la direction à peu près constante des trois canaux semi-circulaires suivant des plans correspondants aux trois dimensions du corps, longueur, largeur et hauteur, fut soutenue par Autenrieth et Kerner, puis adoptée par Dugès et quelques autres physiologistes (*a*) ; mais J. Müller l'a combattue.

(2) Crum-Brown a publié récemment quelques observations à ce sujet (*b*).

(3) En opérant sur des Pigeons, Flourens a constaté que ni la rupture des canaux semi-circulaires, ni l'ouverture du vestibule ne détermine une surdité complète. Ce physiologiste a vu aussi que la destruction partielle de l'expansion nerveuse contenue dans cette portion de l'oreille interne laisse subsister une certaine sensibilité auditive, et que par suite de la section des canaux semi-circulaires les sons produisent des impressions douloureuses. Il a remarqué également que cette dernière vivisection détermine un trouble singulier dans les mouvements de l'Oiseau (*c*). Nous reviendrons sur les phénomènes déterminés par ces lésions, lorsque nous étudierons les mouvements provoqués par les actions nerveuses réflexes.

(*a*) Autenrieth et Kerner, *Op. cit.* (Reil's *Archiv.*)
— Dugès, *Physiologie comparée*, t. I, p. 189.

(*b*) C. Brown, *Note on the sense of rotation*, etc. (*Proceed. of the Royal Society of Edinb.*, 1874, t. VIII, p. 255 et 370).

(*c*) Flourens, *Rech. sur les conditions fondamentales de l'audition*, etc. (*Expér. sur le système nerveux*, 1825, p. 34).

Mécanisme de l'audition chez les Poissons.

§ 25. — Le mécanisme de l'audition est beaucoup plus simple chez les Poissons et chez les autres Animaux qui vivent sous l'eau, qu'il ne l'est chez les Vertébrés terrestres, et cela s'explique par deux circonstances. Le sens de l'ouïe paraît être en lui-même beaucoup moins parfait et la transmission des ondes sonores du milieu ambiant jusqu'au labyrinthe est beaucoup plus facile, que lorsque les vibrations doivent passer de l'air aux parties solides dans lesquelles les nerfs auditifs se trouvent logés.

La rapidité avec laquelle le son se propage est beaucoup plus grande dans l'eau que dans l'air ; au lieu de se mouvoir avec une vitesse d'environ 340 mètres par seconde, il progresse dans l'eau à raison de plus de 1400 mètres dans la même unité de temps, et les bruits produits dans le sein de ce liquide sont sensibles à de grandes distances. Ainsi Franklin a constaté que le choc de deux cailloux frappés l'un contre l'autre sous l'eau s'y faisait entendre à plus d'un demi-mille, et des expériences dues à M. Colladon prouvent que des vibrations sonores, trop faibles pour produire aucun effet appréciable sur la surface extérieure de notre crâne, lorsqu'elles y arrivent de l'air, peuvent impressionner fortement notre oreille lorsqu'elles se propagent dans l'eau et que la tête de l'observateur est complétement plongée dans ce liquide (1). On conçoit donc que chez les Poissons l'ouïe

(1) Ce physicien, en faisant des expériences sur la transmission du son dans l'eau du lac de Genève, remarqua que les vibrations se propagent difficilement de ce milieu à l'air, et que le son, en apparence très-faible lorsqu'il l'écoutait en appliquant seulement l'oreille sur la surface de l'eau, acquérait beaucoup d'intensité quand il plongeait complétement la tête dans le liquide.

Pour démontrer la différence entre la conductibilité des sons par l'eau et par l'air, J. Müller fit usage d'une expérience très-facile à répéter. Il remplit jusqu'au bord un vase quelconque de grandes dimensions, et il fit nager sur ce liquide une soucoupe, en ayant soin d'empêcher celle-ci de toucher les bords du vase, puis il produisait un son en faisant tomber sur la soucoupe un corps solide. Si l'on

puisse être très-développée, sans qu'il y ait entre le labyrinthe et le milieu ambiant aucun appareil acoustique propre à faciliter la transmission du son. En effet ces Animaux entendent bien, et cependant nous avons vu que chez la plupart d'entre eux l'appareil auditif ne se compose que d'un labyrinthe membraneux logé dans l'intérieur de la boîte crânienne. C'est donc directement à travers les parois osseuses ou cartilagineuses de cette cavité que les ondes sonores doivent passer, et d'ordinaire ces parties solides ne présentent dans leur disposition aucune particularité qui soit de nature à augmenter leur aptitude, à jouer le rôle de conducteurs acoustiques. Quelquefois cependant il en est autrement, et bien qu'on ne rencontre chez aucun Poisson des organes assimilables, soit à l'oreille externe, soit à l'oreille moyenne des Vertébrés, il existe chez quelques-uns de ces Animaux des parties accessoires du labyrinthe ou des annexes empruntées à d'autres appareils, qui sont aptes à favoriser la transmission des ondes sonores du milieu ambiant à l'oreille interne. Ainsi, chez certains Poissons, la vessie natatoire (1) devient un auxiliaire de l'appareil auditif. En effet, parfois ce réservoir aérifère est relié au vestibule membraneux, soit par une chaîne de petites pièces solides, soit par un prolongement tubulaire qui s'avance jusque sous la tête et s'y applique contre un pertuis de la boîte crânienne, occupé par une membrane dont la face interne touche au labyrinthe. Or, dans ce cas, les vibrations sonores qui viennent frapper la surface du corps doivent être transmises à l'oreille avec beaucoup

se bouche bien les oreilles avec du papier mâché on n'entend que faiblement, par l'intermédiaire de l'air, le son produit ; mais si l'on met l'oreille en communication avec l'eau au moyen d'une baguette, le bruit devient très-fort (*a*).

(1) Voyez tome II, p. 364.

(*a*) Sturm et Colladon, *Mém. sur la compression des liquides* (*Mém. de l'Acad. des sciences, Sav. étrang.*, t. V, p. 334).
— Müller, *Manuel de physiologie*, t. II, p. 403.

plus de force que si elles arrivaient seulement par les parois du crâne (1). Le premier des deux modes d'organisation que je viens de signaler existe chez la Carpe et la Loche (2);

(1) Comme preuve de l'utilité des dispositions acoustiques de ce genre, je citerai les effets obtenus par Colladon en employant, pour entendre les sons produits dans l'eau par une cloche, un appareil composé d'un tube dont l'extrémité inférieure plongeant dans le liquide était garnie d'une caisse métallique à minces parois, remplie d'air et dont l'extrémité supérieure s'appliquait à l'oreille de l'observateur. Cet instrument, dit l'auteur, augmente tellement la sensation du son, que le bruit d'une cloche entendu par son intermédiaire paraissait à 14,000 mètres aussi intense qu'il l'était à 200 mètres, lorsque la tête de l'observateur était simplement immergée (*a*). A ce sujet je rappellerai également une expérience faite par J. Müller. Ayant plongé dans l'eau la vessie natatoire d'un Gardon, et ayant à l'aide d'une baguette mis cet organe en communication avec les parois d'un vase contenant le liquide, il fit vibrer celle-ci au moyen d'un diapason; puis il plonga dans l'eau une tige servant de conducteur acoustique, dont l'extrémité émergée était appliquée contre son oreille préalablement bouchée. Or le son entendu de la sorte était beaucoup plus fort quand le conducteur se trouvait dans le voisinage de la vessie que lorsqu'il était placé dans toute autre partie du liquide également distante des parois du vase (*b*).

(2) Chez la Carpe, de chaque côté de la tête, la portion de la cavité crânienne qui loge l'appareil auditif communique par l'intermédiaire d'un orifice particulier avec un sinus médian logé dans l'os basi-occipital, et renfermant l'extrémité antérieure d'une chaîne de trois petits osselets dont l'extrémité opposée adhère à la partie antérieure de la vessie natatoire (*c*). Weber assimila ces pièces aux osselets tympaniques des Vertébrés supérieurs et les désigna sous les noms de marteau, d'enclume et d'étrier, mais ce rapprochement n'est pas fondé anatomiquement.

Chez les Siluroïdes il existe des relations analogues entre l'appareil auditif et la vessie natatoire, mais les osselets sont disposés de façon à pouvoir exercer sur celle-ci une pression variable (*d*).

Chez la Loche, où la vessie natatoire est très-réduite et se trouve renfermée dans une loge osseuse située sous la troisième vertèbre, il existe aussi une chaîne de petits osselets qui relie ce sac aérifère à l'appareil auditif (*e*).

(*a*) Sturm et Colladon, *Op. cit.* (*Mém. de l'Académie des sciences, Sav. étrang.*, t. V, p. 346).

(*b*) Müller, *Manuel de physiologie*, t. II, p. 409.

(*c*) Weber, *De aure et auditu*, p. 40, pl. 3, fig. 1 et 2.
— Breschet, *Op. cit.*, p. 88, pl. 13, fig. 1 et 2.
— Owen, *Anat. of Vertebrates*, t. I, p. 345, fig. 229.

(*d*) Reissner, *Ueber die Schwimmblase und den Gehörapparat der Siluroïden* (Müller's *Archiv*, 1859, p. 421, pl. 12).

(*e*) Weber, *Op. cit.*, pl. 6, fig. 47.

le second nous est offert par l'Alose et le Hareng (1).

Chez les Plagiostomes le labyrinthe est mis en connexion avec les téguments de la tête au moyen d'un prolongement tubulaire du vestibule. Ainsi, chez les Raies, le sinus commun donne naissance à un tube membraneux qui s'élève verticalement en passant à travers un orifice spécial, pratiqué dans les parois cartilagineuses de la boîte crânienne et qui va débou-

(1) Chez l'Alose les divisions terminales du prolongement tubulaire de la vessie natatoire, appelées par Breschet les *trompes cystiques*, s'écartent l'une de l'autre en s'avançant sous la base du crâne et y deviennent cartilagineuses, puis osseuses. Antérieurement, chacune d'elles se subdivise en deux branches qui se dirigent l'une en avant, l'autre en arrière, et qui présentent à leur extrémité un renflement globulaire (*a*). Le globe postérieur se loge dans l'espace circonscrit par le canal semi-circulaire externe ; l'autre fait saillie dans l'intérieur du crâne aussi bien qu'au dehors, et présente à sa partie supérieure un orifice sur lequel est appliqué le vestibule membraneux. Ce pertuis ressemble donc un peu à la fenêtre ovale de l'oreille chez les Vertébrés supérieurs, et l'anatomiste que je viens de citer considère la trompe cystique avec son renflement terminal comme étant analogue à la trompe d'Eustache et à la caisse du tympan des Vertébrés supérieurs.

La disposition de toutes ces parties est à peu près la même chez le Hareng (*b*).

Chez certains Sparoïdes, notamment les Boops et les Sargues, le mode d'organisation de ces parties est plus simple, mais il y a encore des relations établies entre l'appareil auditif et la vessie natatoire au moyen d'une paire de prolongements de ce sac, qui vont s'appliquer contre des orifices pratiqués dans les parois du crâne (*c*).

Chez les Caranx la vessie natatoire donne également naissance à un prolongement tubulaire qui s'avance sous la base du crâne et s'y divise en deux branches analogues aux trompes cystiques ; mais ces conduits s'ouvrent au dehors à la voûte de la chambre branchiale et y laissent échapper l'air contenu dans ce réservoir pneumatique (*d*).

La vessie natatoire du Myripristis est aussi en relation avec le labyrinthe par l'intermédiaire d'une portion membraneuse de la boîte crânienne (*e*).

(*a*) Breschet, *Rech. sur l'organe de l'ouïe des Poissons*, p. 13, pl. 4, fig. 1-5.

(*b*) Weber, *De aure et auditu*, p. 7, fig. 63, et pl. 8, fig. 64-67.
— Carus et Dalton, *Tab. anat. comp. illustr.*, pars IX, pl. 2, fig. 11-15.

(*c*) Weber, *Op. cit.*, pl. 7, fig. 62.

(*d*) A. Moreau, *Sur la vessie natatoire du* Caranx trachurus (*Comptes rendus de l'Acad. des sciences*, 1875, t. LXXX, p. 124).

(*e*) Cuvier, *Hist. nat. des Poissons*, t. III, p. 167.

cher au dehors sur la face supérieure de la tête, près de la ligne médiane et un peu en arrière des évents. La cavité du vestibule membraneux est mise ainsi en communication avec l'extérieur, tandis que chez tous les Vertébrés supérieurs elle est complétement séparée du fluide ambiant. La plupart des anatomistes qui ont parlé de ce tube ascendant l'assimilent au conduit auditif externe des Mammifères ; mais il est en réalité une dépendance de l'oreille interne, et chez les Squales, où il y a un canal analogue allant du vestibule cartilagineux à la peau, l'orifice externe que l'on compare au méat auditif manque (1).

(1) Cette communication entre l'oreille interne de la Raie et l'extérieur avait été entrevue par Geoffroy, et brièvement indiquée par Hunter (*a*) ; mais c'est à Monro que nous devons les premières preuves de son existence (*b*). Scarpa, Camper et quelques autres anatomistes crurent pouvoir la nier ; mais les recherches ultérieures de Weber, de Breschet et de plusieurs autres auteurs ne laissent à ce sujet aucune incertitude (*c*).

Le canal ascendant des Raiens se dilate et se recourbe en forme de crosse dans sa portion subterminale. Un petit muscle spécial s'y insère dans ce point et en se contractant le dilate. Son orifice extérieur est simple et extrêmement étroit chez la Raie bouclée et la Raie noire (*d*), mais chez la Raie aigle il s'ouvre au dehors par plusieurs trous (*e*). Il est aussi à noter que la chambre labyrinthique présente au-dessus une autre ouverture bouchée par une membrane et comparable à une fenêtre ovale.

Chez la Chimère arctique le vestibule membraneux communique aussi au-dessous par l'intermédiaire d'un canal ascendant (*f*).

Chez les Squales du genre Milandre une communication analogue est établie, non-seulement à l'aide de deux petits canaux allant du vestibule à la surface supérieure de la tête, mais aussi par l'intermédiaire d'un tube qui naît par deux racines venant l'une du vestibule, l'autre de l'ampoule du canal semi-circulaire postérieur, qui se dirige en avant et qui va déboucher dans l'évent (*g*).

Chez d'autres Squales, notamment

(*a*) Geoffroy, *Op. cit.*

— Hunter, *Account of the organ of Hearing in Fish* (*Phil. Trans.* 1782, t. LXXII, p. 382).

(*b*) Monro, *The Structure and physiology of Fishes*, p. 48, pl. 7, fig. 1-3.

(*c*) Weber, *De aure et auditu hominis et animalium*, p. 93, pl. 9, fig. 7.

— Breschet, *Sur l'organe de l'ouïe des Poissons*, p. 51 et suiv., pl. 9, 10 et 11 (*Mém. de l'Acad. des sciences, Sav. étrang.*, t. V).

(*d*) Weber, *Op. cit.*, pl. 9, fig. 76-79.

(*e*) Weber, *Op. cit.*, pl. 8, fig. 73.

(*f*) Breschet, *Op. cit.*, p. 71, pl. 12, fig. 5 à 8.

(*g*) Breschet, *Op. cit.*, p. 27, pl. 5, fig. 2.

En réalité, il n'existe chez les Poissons aucune partie qui puisse être assimilée, soit à l'oreille externe, soit à l'oreille complétement moyenne des Vertébrés supérieurs (1).

Ainsi que je l'ai déjà dit, les Poissons sont également dépourvus de la portion cochléenne de l'oreille interne, dont le rôle paraît être des plus importants chez les Vertébrés

chez le Carcharias, le canal ascendant est fermé à son extrémité supérieure par une membrane fenestrale située au fond d'une fossette à la face supérieure de la tête (*a*).

(1) Étienne Geoffroy Saint-Hilaire, guidé par des idées théoriques trop absolues relatives à l'unité de composition de la charpente osseuse chez tous les Animaux, a été conduit à penser que les pièces constitutives de l'opercule des Poissons (*b*) sont les analogues des osselets de l'ouïe des Vertébrés supérieurs (*c*) ; mais cette vue de l'esprit est en contradiction avec les faits fournis par l'embryologie. Effectivement, l'appareil operculaire tout entier naît d'un repli de la peau qui se constitue entre l'œil et le système hyoïdien, et qui en se développant se porte en arrière sans entrer en connexion avec l'appareil auditif (*d*), tandis que l'étrier, qui est la portion fondamentale de la chaîne tympanique et qui représente à lui seul cette chaîne chez divers Vertébrés inférieurs, procède de la région temporale et, en se développant, s'étend vers le système cutané. J'incline à penser cependant que l'idée de Geoffroy Saint-Hilaire n'est pas entièrement erronée, et que la portion extérieure de la chaîne des osselets de l'ouïe, notamment le marteau, pourrait être comparée au système operculaire des Poissons. En effet, cet osselet tire son origine de l'arc facial qui fournit les parties constitutives de la mâchoire inférieure (*e*), et il semble être pour l'oreille un emprunt physiologique plutôt qu'un élément propre. Dernièrement la question des homologies des osselets de l'ouïe et du cartilage de Meckel a été étudiée de nouveau par M. Peters et par M. Huxley ; mais ces auteurs sont partagés d'opinion à cet égard (*f*), et je n'insisterai pas davantage sur ce point, car l'examen en nécessiterait plus de temps que je ne pourrais en accorder dans ces leçons.

(*a*) Weber, *Op. cit.*, p. 103, pl. 10, fig. 87.

(*b*) Voyez tome II, p. 229 et tome X, p. 428.

(*c*) E. Geoffroy Saint.-Hilaire, *Philos. anatomique*, 1818, t. I, p. 15 et suiv.

(*d*) C. Vogt, *Embryologie des Salmonés*, p. 131 (*Hist. des Poissons d'eau douce*, par Agassiz).

(*e*) Magitot et Robin, *Mém. sur un organe transitoire de la vie fœtale, désigné sous le nom de* Cartilage de Meckel (*Ann. des sciences nat.*, 1862, série 4, t. XVIII, p. 213).

(*f*) Reters, *Ueber die Gehörknochenchen und Meckelschen Knörpel bei den Krokodilien (Monatsber. der Berliner Akad.*, 1868, p. 592).

— Huxley, *On the Representives of the Malleus and Inchus of the Mammalia in other Vertebrata (Proceed. of the Zool. Soc.*, 1869, p. 391).

dans l'appréciation des intervalles musicaux et du timbre des sons (1). Il serait par conséquent intéressant d'examiner si les Poissons sont sensibles au bruit seulement, ou si ces Animaux sont capables de distinguer les différences de ton et de timbre ; mais je ne connais aucun fait qui nous permette de trancher la question.

Organes auditifs des Mollusques.

§ 26. — Les Mollusques sont pourvus d'organes auditifs (2) qui ont beaucoup d'analogie avec ceux des Vertébrés les plus inférieurs, car ils consistent en une paire de sacs membraneux remplis d'un liquide aqueux contenant un otolithe, et ils sont en connexion, soit avec des nerfs spéciaux,

(1) Scarpa considéra comme représentant le limaçon le cysticule qui se trouve annexé au vestibule de divers Poissons, et j'incline à croire que le *lagenula* terminal du limaçon des Oiseaux et des Reptiles pourrait bien être morphologiquement représenté par cet appendice du labyrinthe dans le type ichthyologique, mais il n'y a rien dans la structure du cysticule qui ressemble à l'appareil de Corti.

(2) L'appareil auditif des Mollusques fut aperçu d'abord chez les *Céphalopodes*, il y a bientôt un siècle, par Hunter, et, vers la même époque, examiné plus attentivement par Scarpa chez les mêmes Animaux (*a*). En 1838 son existence chez les Gastéropodes fut signalée par Eydoux et Souleyet ainsi que par Laurent (*b*). Delle Chiaje revendiqua cette découverte (*c*) en arguant d'une figure publiée en 1825 (*d*) ; mais sa réclamation ne me paraît pas fondée. M. de Siebold fut le premier à constater l'existence des otocystes chez des Acéphales (*e*), et dans ces dernières années ces organes ont été l'objet d'observations très-nombreuses, dont les plus importantes seront citées ci-après.

(*a*) Hunter, *Observ. on certain parts of the Animal economy*, p. 76.
— Scarpa, *Disquis. de auditu et olfactu*, p. 5 (1789).

(*b*) Eydoux et Souleyet, *De l'existence d'organes auditifs dans quelques Ptéropodes et Gastéropodes* (*Ann. franç. et étrang. d'anat.*, 1838, t. II, p. 305 et t. III, pl. II).
— Laurent, *Rech. sur la signification d'un organe nouvellement découvert chez plusieurs Mollusques* (*Ann. franç. et étrang. d'anat.*, t. II, p. 342).

(*c*) Delle Chiaje, *Descrizione e notomia degli animali invertebrati della Sicilia citeriore*, t. II, p. 101.

(*d*) Delle Chiaje, *Memorie sulla storia e notomia degli Animali senza Vertebre del Regno di Napoli*, t. II, p. 216, pl. 15, fig. 4.

(*e*) Siebold, *Ueber ein räthselhaftes Organ bei einiger Bivalven* (Müller's *Archiv f. Anat.*, 1838, p. 49 et *Ann. des sciences nat.*, 2me série, t. X, p. 319). — *Ueber das Gehörorgan der Mollusken* (*Archiv f. Naturgeschichte*, 1841, t. I, p. 148) ; *Observ. sur l'organe auditif des Mollusques* (*Ann. des sciences nat.*, 2me série, t. XIX, p. 193, pl. 23).

soit avec le ganglion correspondant ; par conséquent ils ressemblent beaucoup au vestibule auditif des Poissons de l'ordre des Cyclostomes et ils doivent être considérés comme les représentants du labyrinthe, ou oreille interne des Vertébrés, réduit à sa plus grande simplicité (1).

Gastéropodes.

C'est dans la classe des Gastéropodes que cet appareil est le moins difficile à étudier, et que son histoire anatomique est le plus avancée. C'est par conséquent dans ce groupe que nous nous en occuperons d'abord. Le sac membraneux qui en constitue la partie principale est transparent, et laisse apercevoir dans son intérieur un otolithe, qui est sans cesse agité d'un mouvement de trépidation fort remarquable (2). Sa position varie beaucoup : tantôt il est suspendu au ganglion cérébroïde et se trouve dans la partie latérale de la région frontale (3) ; d'autres fois il est appliqué directement sur les ganglions postœsophagiens ou ganglions pé-

(1) Ainsi que M. Siebold l'a fait remarquer, la ressemblance est frappante entre le sac auditif des Mollusques et le labyrinthe en voie de développement chez le très-jeune embryon des Poissons ordinaires, l'embryon des Cyprins, par exemple.

(2) Ce mouvement fut signalé à l'attention des zoologistes en 1838 par Ponchet, chez l'embryon de la Lymnée (*a*), et par M. de Siebold chez le *Cyclas cornea* (*b*).

(3) Par exemple chez les Carinaires (*c*), les Firoles (*d*), les At-

(*a*) Ponchet, *Sur le développement de l'embryon des Limnées* (*Ann. des sciences nat.*, 1838, série 2, t. X, p. 64).

(*b*) Siebold, *Op. cit.* (Müller's *Archiv*, 1831, p. 51). — *Sur un organe énigmatique propre à quelques Bivalves* (*Ann. des sciences nat.*, série 2, t. X, p. 319).

(*c*) Krohn, *Fernerer Beitrag zur Kenntniss des Schneckenauges* (Müller's *Archiv*, 1839, p. 335). — *Ueber zwei eigenthümliche crystalle enthaltende Bläs'chen oder Kapseln an der Schlundringknoten mehrerer Gasteropoden und Pteropoden* (Froriep's *Notizen*, 1840, t. XIV, p. 310). — *Nachtr.* (*Op. cit.*, 1141, t. XVIII, p. 310).

— Krohn, *Ueber die Structur der Iris der Vögel und ihren Bewegungsmechanismus* (Müller's *Archiv*, 1137, p. 357).

— Milne Edwards, *Sur l'organisation de la Carinaire* (*Ann. des sciences nat.*, 1842, t. XVIII, pl. 11, fig. 1 et 3).

— Eydoux et Souleyet, *Voyage de la Bonite, Mollusques*, pl. 22, fig. 1 et 8.

— Huxley, *On the Morphology of cephalous Mollusca* (*Phil. Trans.*, 1853, pl. 2, fig. 7).

(*d*) Milne Edwards, *Note sur les organes auditifs des Firoles* (*Ann. des sciences nat.*, 1852, série 3, t. XVII, pl. 1, fig. 2).

— Leuckark, *Zoologische Unters.*, drittes Heft, 1854, pl. 1, fig. 2 et 3.

dieux (1), et chez quelques espèces il est placé dans le voisinage de ces derniers centres nerveux, mais sans y adhérer (2). Jusque dans ces derniers temps on avait pensé que les connexions des otocystes avec le système ganglionnaire variaient de la même façon, et que les nerfs acoustiques naissaient tantôt des ganglions cérébroïdes ou sus-œsophagiens, tantôt des ganglions sous-œsophagiens ou pédieux (3) ; mais les recherches récentes et approfondies de M. Lacaze-Duthiers sur ce sujet montrent qu'il n'en est pas ainsi. Chez tous les Gastéropodes marcheurs, de même que chez les Hétéropodes, les nerfs

lantes (*a*), les Éolidiens (*b*), les Doris (*c*), les Tritonies (*d*).

(1) Cette disposition est la plus commune, et en général les otocystes reposent directement sur les ganglions pédieux auxquels ils adhèrent, mais d'autres fois ils y sont suspendus par un court pédoncule. Le premier de ces modes d'organisation se rencontre chez les Pulmonés (*e*), et le second existe chez la Néritine fluviatile (*f*), la Patelle (*g*), l'Haliotide (*h*), les Pleurobranches (*i*), etc.

(2) M. Lacaze cite comme exemples de ce mode de conformation les otocystes des Paludines (*j*), des Cyclostomes, des Cabochons, des Natices, des Calyptrées, des Murex et des Pourpies, et il a donné des figures de la plupart de ces corps (*Arch. de zool. expérim.*, t. I).

Chez les Ptéropodes c'est aussi aux ganglions pédieux que les otocystes sont reliés (*k*).

(3) Cela ressort implicitement des descriptions de l'appareil auditif des

(*a*) Eydoux et Souleyet, *Op. cit.*, pl. 23, fig. 1-3.

(*b*) Quatrefages, *Mém. sur les Gastéropodes phlébenthérés* (*Ann. des sciences nat.*, 1844, série 3, t. I, p. 159, pl. 6, fig. 2, 3, etc.).

(*c*) Adler et Hancock, *A Monogr. of the British Nudibranchiate Mollusca*, t. I, pl. 2, fig. 13.

(*d*) Adler et Hancock, *Op. cit.*, t. II, pl. 1, fig. 12.

(*e*) Exemple, les Helix ; voy. Moquin-Tandon, *Hist. nat. des Mollusques terrestres et fluviatiles*, t. I, p. 132, pl. 15, fig. 23.

— Les Testacelles ; voyez Moquin-Tandon, *Op. cit.*; pl. 5, fig. 11.

(*f*) Claparède, *Anat. und Entwick. der Nertina fluviatilis* (Müller's *Arch. f. Anat.*, 1857, pl. 4, fig. 7).

— Lacaze-Duthiers, *Otocystes* (*Arch. de zool. expérim.*, 1872, t. I, p. 136, pl. 4, fig. 4).

(*g*) Lacaze, *Op. cit.*, t. I, p. 139, pl. 4, fig. 17.

(*h*) Lacaze-Duthiers, *Mém. sur le système nerveux de l'Haliotide* (*Ann. des sciences nat.*, série 4, t. XII, p. 270, pl. 10, fig. 1, pl. 4).

(*i*) Lacaze, *Anat. des Pleurobranches* (*Ann. des sciences nat.*, 1859, série 4, t. XI, p. 280, pl. 11, fig. 2 et pl. 12, fig. 3).

(*j*) Leydig, *Ueber* Paludina vivipara (*Zeitschr. f. wissensch. Zoologie*, 1850, t. II, pl. 13, fig. 49).

(*k*) Huxley, *Op. cit.*, p. 44.

qui se rendent aux otocystes naissent des ganglions cérébroïdes; seulement ils s'en détachent parfois isolément, tandis que d'autres fois ils sont d'abord accolés aux connectifs, qui unissent ces centres nerveux aux ganglions sous-œsophagiens, et dans ce cas ils semblent tirer leur origine de ces derniers organes (1). Suivant quelques auteurs, l'otocyste de certains Gastéropodes serait en communication avec un canal qui a été comparé au conduit auditif des Animaux supérieurs ; mais le prolongement pédonculaire dont ces naturalistes ont parlé n'est autre chose que le nerf acoustique dont la partie centrale, très-molle, donne facilement passage aux corpuscules otolithiques, lorsque l'organe est comprimé (2). La surface intérieure des otocystes est tapissée d'une couche de cellules qui

Gastéropodes héteropodes, comparés à celles des mêmes organes chez les Gastéropodes ordinaires, et a été nettement formulé par quelques auteurs (*a*).

(1) M. Lacaze-Duthiers a constaté ces connexions des nerfs auditifs avec les ganglions cérébroïdes ou sus-œsophagiens dans les genres Limax, Arion, Testacella, Clausilia, Zonites, Helix, Succinea, Physa, Neritina, Lymneus, Ancylus, Paludina, Cyclostoma, Pileopsis, Calyptræa, Natica, Nassa, Trochus, Murex, Cassidaria, Purpurea, Patella, Haliotis, Bullea ou Philina, Aplysia, et Lamellaria.

Par une dissection ordinaire il serait en général très-difficile, ou même impossible, de mettre en évidence les relations du nerf acoustique avec les ganglions cérébroïdes ; pour y parvenir, M. Lacaze conseille de colorer la préparation par immersion dans une dissolution ammoniacale de carmin, puis de la traiter par l'acide acétique et de la placer dans la glycérine (*op. cit.*, p. 118).

(2) M. Ad. Schmidt annonça, il y a une dizaine d'années, la découverte d'un conduit auditif s'ouvrant dans la cavité des otocystes et allant au dehors (*b*) ; cet appendice pédonculaire admet parfois dans son intérieur quelques corpuscules otolithiques, mais cette circonstance paraît être due à la disposition qui avait conduit Poli à considérer le système nerveux des Mollusques acéphales comme étant un appareil

(*a*) Huxley, *Op. cit.* (*Phil. Trans.*, 1853, p. 53).
— Gegenbauer, *Grundzüge der vergleichenden Anatomie*, p. 513.

(*b*) Ad. Schmidt, *Ueber das Gehörorgan der Mollusken* (*Zeitschr. f. die gesammten Naturwissenschaften*, 1856, t. VIII, p. 386).
— Leydig, *Zur Anat. und Physiol. der Lungenschnecken* (*Arch. f. mikrosk. Anat.*, 1865, t. I, p. 65).

portent, tantôt des cils vibratiles ordinaires, tantôt des prolongements flabelliformes, et c'est l'action de ces appendices qui imprime à l'otolithe le mouvement de tremblotement dont on le voit constamment animé chez l'Animal vivant (1). En général chaque vésicule auditive ne renferme qu'un seul otolithe, et ce corps de forme sphérique est constitué par du carbonate calcaire uni à une matière organique (2). Nous ne

vasculaire (*a*); en effet, les recherches récentes de M. Lacaze-Duthiers prouvent que le prétendu conduit auditif des Gastéropodes n'est autre chose que le nerf acoustique (*b*).

(1) Ces appendices sont particulièrement remarquables chez les Firoles, tant à raison de leurs dimensions que de leur mode d'action. Ainsi que je l'ai fait voir en 1845, la surface intérieure des otocystes de ces Mollusques est garnie d'un nombre considérable de lanières microscopiques contractiles qui convergent vers le centre de la vésicule auditive, et battent alternativement sur l'otolithe de façon à le maintenir en suspension au milieu du liquide où il baigne (*c*). M. Leydig, qui paraît ne pas avoir eu connaissance de mes observations à ce sujet, a décrit de nouveau cet appareil flagellant en 1851, et il le considère comme étant constitué par des faisceaux de cils vibratiles (*d*). Mais, ainsi que je l'avais indiqué précédemment, les mouvements exécutés par ces appendices ne ressemblent pas du tout à ceux réalisés par un paquet de cils vibratiles ordinaires, et sont comparables à l'espèce de flagellation opérée par les lanières locomotrices des Beroés.

La structure est à peu près la même chez les Carinaires ou Pterotrachées (*e*).

Chez d'autres Gastéropodes, tels que les Limaçons et les Clausilies, la surface libre de l'épithélium pariétal de ces cavités est garnie de cils vibratiles ordinaires (*f*).

(2) Souvent l'otolithe est parfaitement sphérique, et formé de couches concentriques (*g*).

Chez la Paludine vivipare l'otolithe est représenté par un groupe de

(*a*) Voyez tome XI, p. 211.

(*b*) Lacaze, *Otocystes* (*Arch. de zool. expérim.*, t. I, p. 138, pl. 5, fig. 21).

(*c*) Milne Edwards, *Observations sur la cause des mouvements des otolithes dans l'appareil auditif des Mollusques* (*l'Institut*, 1845, t. XIII, p. 43). — *Note sur les organes auditifs des Firoles* (*Ann. des sciences nat.*, 1852, série 3, t. XII, p. 146, pl. 1 A, fig. 1)

(*d*) Leydig, *Anatomische Bemerkungen über Carinaria, Firola und Amphicora* (*Zeitschr. f. wissensch. Zool.*, 1851, t. III, p. 325, pl. 9, fig. 4.

(*e*) Ranke, *Der Gehörvorgang und die Gehörorgane bei Pterotrachea* (*Zeitschr. für wissensch. Zool.*, 1875, t XXV, supplém., p. 77, pl. 5).

(*f*) Par exemple chez l'*Helix pomatia*; voyez Leydig, *Ueber das Gehörorgan der Gasteropoden* (*Arch. f. mikrosk. Anat.*, 1871, t. VII, pl. 19, fig. 4).

(*g*) Par exemple chez le *Cyclostome élégant*; voyez Claparède, *Op. cit.*, pl. 1, fig. 8. — La Paludina impura; voyez Leydig, *Ueber das Gehörorgan der Gasteropoden* (*Arch. f. mikrosk. Anat.*, 1871, t. VII, pl. 19 fig. 9).

savons rien de satisfaisant sur le mode de terminaison du nerf acoustique dans l'intérieur des otocystes (1).

§ 27.— Chez les Céphalopodes acétabulifères ou dibranchiaux les organes de l'ouïe sont disposés à peu près de la même manière, mais ils sont moins simples, et au lieu d'être à découvert dans la cavité viscérale, ils sont renfermés chacun dans une loge spéciale creusée dans la substance du cartilage céphalique à la partie postérieure de ce corps, sous l'œsophage et près de la ligne médiane (2). Sur divers points les parois de cette cavité, tapissées par la membrane otocystique, s'avancent en manière de promontoires ou de tubercules (3).

Organes auditifs des Céphalopodes.

corpuscules indépendants entre eux et de volume très-variable (*a*).

Chez la *Bulla aperta* adulte ils sont fusiformes, mais chez l'embryon ils sont sphériques (*b*).

(1) M. Leydig a fait récemment un étude attentive de la structure intime des otocystes chez plusieurs Gastéropodes pulmonés (*c*).

(2) La position et la conformation générale de ces organes ont été depuis longtemps indiquées et figurées par plusieurs auteurs (*d*), mais leur structure intérieure n'a été étudiée avec attention que dans ces derniers temps (*e*), et n'est encore que très-imparfaitement connue.

(3) Ces protubérances, dont l'existence avait été constatée depuis longtemps chez les Seiches (*f*), se retrouvent aussi chez les Poulpes ; MM. Owsjannikow et Kowalewsky, qui en ont donné de très-bonnes figures, les désignent sous le nom d'*ampoules* (*g*). Les dépressions intermédiaires ont été considérées par quelques auteurs

(*a*) Claparède, *Op. cit.* (*Arch. de* Müller, 1857, pl. 4, fig. 9).
— Leydig, *Loc. cit.*, pl. 9, fig. 8.
(*b*) Lacaze-Duthiers, *Mém. sur le Vermet* (*Ann. des sciences nat.*, 1856, série 4, t. VI, p. 374).
(*c*) Leydig, *Op. cit.* (*Arch. f. mikrosk. Anat.*, 1871, t. VII, p. 202).
(*d*) Scarpa, *Desq. de aure et olfactu*, pl. 4, fig. 7 et 11.
— Cuvier, *Mém. pour servir à l'histoire des Mollusques*, p. 41.
— Weber, *De aure et auditu*, pl. 2, fig. 1 et 2.
(*e*) Chéron, *Rech. pour servir à l'histoire des Céphalopodes dibranchiaux* (*Ann. des sciences nat.*, 1866, série 5, t. V, p. 94).
— Owsjannikow et Kowalewsky, *Ueber das Centralnervensystem und das Gehörorgan der Cephalopoden* (*Mém. de l'Acad. de St.-Pétersbourg*, 1867, série 7, t. XI, n° 2).
(*f*) Owsjannikow et Kowalewski, *Op. cit.* (*Mém. de St.-Pétersbourg*, série 7, t. XI, n° 3, pl. 4, fig. 2).
(*g*) Brandt et Ratzeburg, *Med. Zool.*, t. II, pl. 32, fig. 14.
— Owen, *On some new and rare Cephalopoda* (*Trans. of the Zool. Soc.*, t. II, p. 130, pl. 21, fig. 17).

Ailleurs on y aperçoit aussi deux espaces ciliés ou frangés dont l'un est étendu en forme de tapis, et l'autre, étroit et allongé, représente une sorte de bandelette ; le premier est situé sous l'otolithe (1) et ils paraissent correspondre aux terminaisons des nerfs acoustiques (2). Ces nerfs, ainsi que nous l'avons vu précédemment (3), ont leur origine apparente à la face inférieure des lobes moyens de la masse ganglionnaire sous-œsophagienne ; mais M. Lacaze-Duthiers assure que les fibres constitutrices de ces organes ont leur premier point de départ dans les ganglions cérébroïdes ou sus-œsophagiens, près de l'origine des nerfs optiques (4). Parvenus dans l'intérieur des cavités auditives, ces nerfs se ramifient beaucoup et leurs fibres terminales paraissent être en relation avec un système d'appendices ciliés qui occupent certaines régions des parois de l'otocyste et qui sont particulièrement en rapport avec l'otolithe (5).

comme des vestiges des canaux semi-circulaires et du limaçon du labyrinthe des Vertébrés (a), mais ce rapprochement ne me paraît pas fondé.

(1) Les otolithes présentent chez les divers Céphalopodes des variations considérables ; ainsi chez le Poulpes ils ont une forme allongée et aplatie ; chez les Élédons, au lieu d'être blancs comme d'ordinaire, ils sont colorés en rouge brun ; chez les Calmars ils sont parsemés de petites pointes et présentent une structure cristalline.

(2) Pour plus de détails à ce sujet et relatifs à la conformation des cellules qui revêtent les parois de la cavité auditive je renverrai au mémoire précité de MM. Owsjannikow et Kowalewsky, qui désignent le tapis velouté dont je viens de parler sous le nom de plaque auditive (*Gehörplatte*).

(3) Voy. t. XI, p. 226.

(4) M. Lacaze-Duthiers s'explique formellement à ce sujet, mais il n'a pas encore publié les faits anatomiques sur lesquels son opinion est fondée (*b*).

(5) M. Chéron, qui a étudié avec beaucoup de soin le mode de distribution des nerfs acoustiques des Céphalopodes, particulièrement chez l'Elédon, nous apprend qu'en arrivant dans la cavité auditive ces nerfs se divisent en deux branches, lesquelles décrivent chacune un demi-cercle et, en se rejoignant ensuite, forment un

(*a*) Siebold, *Manuel d'anat. comp.*, t. I, p. 375.
— Owen, *Comp. anat. of the invertebrate Animals*, p. 619 (1855).

(*b*) Lacaze-Duthiers, *Op. cit.* (*Arch. de zool. expérim.*, t I, p. 162).

Il est aussi à noter que la cavité auditive de ces Mollusques communique avec un tube à parois ciliées intérieurement, mais on ne connaît pas le mode de terminaison de cet appendice (1).

Il y a encore beaucoup d'incertitude au sujet des organes auditifs des Céphalopodes tétrabranchiaux (2).

Organes auditifs des Acéphales.

§ 28. — Les organes de l'ouïe des Mollusques acéphales ne diffèrent pas notablement de ceux des Gastéropodes. Ils consistent en une paire d'otocystes tapissés intérieurement d'une

anneau dont partent de chaque côté une multitude de ramuscules et que ceux-ci, en s'anastomosant entre eux, donnent naissance à une sorte de tunique pariétale, disposée en manière de poche. Cet auteur ajoute que dans la portion de cette poche qui correspond à l'otolithe on trouve un grand nombre de noyaux, et que beaucoup des fibres se terminent par des cellules flottantes adhérant aux parties sous-jacentes, mais libres dans le reste de leur étendue et formant sur certains points une couche veloutée. D'autres cellules que M. Chéron considère aussi comme étant de nature nerveuse, mais dont il n'a pu déterminer exactement la position portent chacune une touffe de cils (*a*). La couche veloutée, dont il vient d'être question, est probablement, ce que MM. Owsjannikow et Kowalewsky appelent la surface auditive (*b*).

(1) M. Kölliker découvrit ce tube cilié en étudiant le développement de l'embryon chez les Poulpes (*c*), et plus récemment l'existence en a été constatée non-seulement chez ces Mollusques à l'état parfait, mais aussi chez les Seiches (*d*).

(2) Valenciennes décrit comme étant un appareil auditif une paire de petites cavités creusées dans les cornes du cartilage céphalique du Nautile flambé; mais il n'y a pas trouvé d'otolithes (*e*), et cette détermination est très-douteuse. Chez le Nautile ombiliqué il y a de chaque côté du collier œsophagien, et logée dans une dépression du cartilage, une vésicule qui contient une matière crétacée pulpeuse et qui a été aussi considérée comme étant un appareil auditif (*f*).

(*a*) Chéron, *Rech. pour servir à l'hist. du système nerveux des Céphalopodes dibranchiaux* (*Ann. des sciences nat.*, 1866, série 4).

(*b*) Owsjannikow et Kowalewsky, *Op. cit.* (*Mém. de l'Acad. de St-Pétersbourg*, série 7, t. XI).

(*c*) Kölliker, *Entwickelungsgeschichte der Cephalopoden*, p. 103, pl. 5, fig. 60-62; pl. 6, fig. 63 (1841).

(*d*) Owsjannikow et Kowalewski, *Op. cit.*, p. 29, fig. 4.

(*e*) Valenciennes, *Nouvelles recherches sur le Nautile flambé* (*Arch. du Muséum*, 1840, t. II, p. 291, pl. 9, fig. 4).

(*f*) Owen, *Lectures on the Comp. Anat. of the Invertebrates Animals*, 1855, p. 585.

couche de cellules épithéliales garnies de cils vibratiles et contenant un liquide aqueux, au milieu duquel est tenu en suspension un groupe d'otolithes ou un otolithe simple (1). En général, ces vésicules auditives reposent directement sur les ganglions pédieux, mais quelquefois elles sont situées à l'extrémité d'une paire de nerfs qui naissent de ces centres nerveux. La première de ces dispositions se rencontre chez les Cyclades, les Dentales, etc. (2) ; la seconde chez les Cythérées, etc. (3).

Appareil auditif des Crustacés.

§ 29. — Le sens de l'ouïe est très-développé chez les Crustacés supérieurs. Les observations faites il y a un siècle par Minasi, et plus récemment par quelques autres naturalistes, ne peuvent laisser aucun doute à cet égard (4) ; mais on a beau-

(1) Ainsi que je l'ai dit précédemment, la découverte de ces vésicules est due à M. de Siebold, qui les a observées en 1838 chez la *Cyclas cornea* et plusieurs autres Mollusques acéphales, mais sans en avoir deviné la nature (*a*). Quelques années après il publia de nouvelles observations sur ces organes auxquels il attribua alors des fonctions acoustiques (*b*).

M. Leydig a trouvé que chez les Cyclades, les vésicules ont des parois très-épaisses, et constituées principalement par des cellules fort grandes dont la surface libre est garnie de cils vibratiles (*c*). Chez l'Anodonte ces cellules épithéliales sont étroites et cylindriques (*d*).

(2) M. Lacaze-Duthiers distingue dans les parois de l'otocyste, chez les Dentales, deux couches, dont l'une externe anologue au névrilème, l'autre composée de tissu nerveux. La cavité de cette vésicule est tapissée de cils vibratiles (*e*).

(3) Ces nerfs sont assez longs, et se dirigent vers le bord inférieur du pied ; c'est par conséquent dans le voisinage de cette partie que se trouvent les otocystes (*f*).

(4) Minasi cite à ce sujet les remarques des pêcheurs de la baie de Naples, où l'eau de la mer étant souvent parfaitement calme et d'une grande transparence, les allures des animaux marins sont faciles à observer. Il a fait aussi des expériences qui paraissent très-probantes.

(*a*) Siebold, *Op. cit.* (Müller's *Archiv*, 1838, p. 49). — *Sur un organe énigmatique propre à quelques Bivalves* (*Ann. des sciences nat.*, 1838, série 2, t. X, p. 319).

(*b*) Siebold, *Ueber das Gehörorgan der Mollusken* (*Arch. f. Naturgesch.*, 1841). — *Observation sur l'organe auditif des Mollusques* (*Ann. des sciences nat.*, série 2, t. XIX, p. 193).

(*c*) Leydig, *Ueber* Cyclas cornea (Müller's *Arch. f. Anat.*, 1855, p. 51, pl. 6 fig. 8).

(*d*) Leydig, *Traité d'histologie*, p. 316, fig. 150.

(*e*) Lacaze-Duthiers, *Histoire de l'organisation du Dentale*, (*Ann. des sciences nat.*, 1856, série 4, t. VI, p. 372, pl. 13, fig. 4 et 5).

(*f*) Duvernoy, *Mém. sur le système nerveux des Mollusques acéphales*, p. 126, pl. 12, fig. 3 (extr. des *Mém. de l'Acad. des sciences*, t. XXIV).

coup varié d'opinions relativement aux organes à l'aide desquels cette faculté s'exerce. L'auteur que je viens de citer, ayant découvert chez les Crabes, à la base des antennes externes, une paire de petites protubérances munies d'une membrane disposée à peu près comme le tympan de l'oreille des Vertébrés, y plaça le siége de l'ouïe (1), et les recherches anatomiques de Scarpa sur l'Écrevisse donnèrent un grand degré de probabilité à cette opinion (2).

D'autres particularités d'organisation que j'ai constatées en 1827 chez le Maïa Squinado parurent corroborer les vues de Scarpa (3), et jusqu'en ces derniers temps les zoologistes s'accordèrent à regarder les parties dont je viens de parler comme

(1) Minasi se contenta d'en indiquer la position à l'aide d'une figure grossière. (*Op. cit.*, fig. 4, B.)

(2) Scarpa constata que l'article basilaire des grandes antennes, ou antennes externes, présente à sa face inférieure une petite protubérance arrondie, percée d'une sorte de fenêtre circulaire qui est fermée par une membrane élastique comparable au tympan; que derrière cet opercule se trouve une cavité à parois membraneuses contenant un liquide aqueux; enfin qu'un nerf particulier né du ganglion céphalique se termine dans cette cavité (*a*).

(3) Chez les Brachyures l'ouverture circulaire du tubercule dit auditif est occupé, non par une membrane élastique comme chez la plupart des Macroures, mais par un petit disque calcaire mobile, et chez le Maïa Squinado, ce disque, sur lequel repose l'organe vésiculaire, est surmonté latéralement d'une apophyse lamelleuse dont le centre présente une sorte de fenêtre occupée par une membrane élastique. Cette membrane, dont la disposition rappelle celle du tympan, appuie contre une petite saillie marginale du cadre dans lequel est engagé le disque dont je viens de parler, et un petit faisceau musculaire étendu obliquement du sommet de l'apophyse à la partie adjacente du squelette tégumentaire, en se contractant et en faisant ainsi basculer ce prolongement en forme d'étrier, presse la membrane contre la saillie marginale, et en fait varier ainsi le degré de tension (*b*). Ce mécanisme rappelle celui au moyen duquel les osselets de l'ouïe font varier le degré de tension de la membrane de la fenêtre ovale chez les Vertébrés supérieurs, et ainsi que nous l'avons vu précédemment (*c*) ces variations jouent chez ces derniers Animaux un rôle important dans l'audition.

(*a*) Scarpa, *Disq. de auditu et olfactu*, p. 3, pl. 4, fig. 4 et 5.
(*b*) Milne Edwards, *Hist. nat. des Crustacés*, t. I, p. 124, pl. 12, fig. 18 et 11 bis.
(*c*) Voyez ci-dessus, page 34.

étant un appareil auditif. Mais aujourd'hui une opinion différente prévaut assez généralement. On pense que l'organe logé dans l'article basilaire des antennes externes est une glande (1), et que l'appareil auditif est constitué tantôt par le sinus creusé dans l'article basilaire des antennules ou antennes de la première paire et considéré par Rosenthal comme étant un organe olfactif (2), tantôt par une vésicule qui occupe la même position, mais qui, au lieu de s'ouvrir au dehors comme la cavité précédente, est close et renferme un corpuscule analogue aux otolithes; d'autres fois, enfin, il serait représenté par un sac ressemblant aussi à un otocyste, mais logé dans la nageoire caudale. Le sinus antennulaire est très-développé chez les Crabes et chez la plupart des autres Crustacés supérieurs; c'est une fosse à entrée étroite, formée par un prolongement intérieur de l'enveloppe épidermique chitineuse de l'antennule; il est garni de poils très-analogues aux poils tactiles dont j'ai parlé dans une précédente leçon, et il est en relation avec un faisceau de filaments nerveux fort remarquables. On y trouve des grains de sable qui paraissent être d'origine étrangère, et lors de la mue, l'animal s'en dépouille comme des autres parties du système tégumentaire (3). Les otocystes antennulaires n'ont été observés que chez un

(1) J'avais constaté que chez la Langouste le milieu de la membrane tympaniforme est occupé par une ouverture qui communique avec un organe en forme de coussin circulaire et de texture molle (*a*), et M. Farre a observé un orifice analogue, mais plus petit chez le Homard. Il pense que l'organe ainsi constitué est le siége de l'odorat, mais cette opinion ne me paraît reposer sur aucune base solide (*b*).

(2) Voy. tome XI, page 485.

(3) M. Farre, qui paraît ne pas avoir eu connaissance des observations de Rosenthal et d'autres naturalistes sur cet organe, en donna une description detaillée en 1843, et fut le premier à le considérer comme étant un appareil auditif (*c*). Son

(*a*) Milne Edwards, *Op. cit.*, t. I, p. 124.

(*b*) Farre, *On the Organ of Hearing in Crustacés* (*Phil. Trans.*, 1843, p. 233).

(*c*) Farre, *On the Organ of Hearing in Crustacés* (*Phil. Trans.*, 1843, p. 233, pl. 9).

petit nombre de Crustacés pélagiens, tels que les Leucifères et les Palémons. Ils consistent en une vésicule qui contient un corpuscule oscillant, analogue aux otolithes des Mollusques, et il reçoit des filets nerveux provenant des ganglions cérébroïdes (1). La vésicule caudale a été observée chez les Mysis; elle est logée dans la lame interne de la nageoire en éventail qui termine l'abdomen de ces Crustacés (2); elle présente à peu près les mêmes caractères anatomiques que l'otocyste antennulaire, et si elle est réellement un instrument auditif, elle nous fournirait un exemple remarquable de l'instabilité des relations anatomiques des organes des sens chez les Animaux inférieurs (3). Il est d'ailleurs à noter que

opinion fut corroborée par les recherches de plusieurs auteurs, parmi lesquels je dois citer en première ligne M. Hensen, à qui l'on doit un travail très-approfondi sur le même sujet (*a*).

(1) La découverte de ces vésicules, observées d'abord chez les Crustacés podophthalmaires dont se compose le genre Leucifère de Thompson, est due à Souleyet (*b*). M. Huxley les étudia plus attentivement et fut le premier à en donner une figure (*c*). Un mode d'organisation analogue a été constaté chez les Macroures du genre Sergeste par Kröyer et par M. Claus (*d*); ainsi que chez les Hippolytes par M. Huxley et par M. Leuckart (*e*).

Il est aussi à noter que ces vésicules paraissent manquer chez divers Décapodes tels que les Thyssanopodes et les Pandales.

(2) Les expériences de Savart sur la vibration des tiges élastiques dont une des extrémités est libre, sont favorables à cette hypothèse (*f*).

(3) M. Leuckart nous a fait connaître l'existence de cet organe si singulièrement placé. M. Hensen en étudia plus attentivement la struc-

(*a*) Hensen, *Studien über das Gehörorgan der Decapoden* (*Zeitschr. f. wissensch. Zool.*, 1863, t. XIII, p. 319, pl. 19-22).

(*b*) Souleyet, *Observ. anatomiques, physiologiques et zoologiques sur les Ptéropodes* (*Compte rendu de l'Acad. des sciences*, 1843, t. XVII, p. 665 note).

(*c*) Huxley, *Zoological Notes* (*Ann. of Nat. Hist.* 1851, série 2, t. VII, p. 384, pl. 14).

(*d*) Kröyer, *Forsogtil en monograpisk Fremstilling af Kræbsdyrslægten sergestes* (*Danske videnskulurnes selskales skrefter*, 4 *Række*, 1859, t. IV, p. 223, pl. 1, fig. 1 c, etc.).

— Claus, *Ueber einige Schizopoden. Die Larve von Sergestes und das Gehörorgan der Krebse* (*Zeitschr. f. wissensch. Zool.*, 1863, t. XIII, p. 437, pl. 17, fig. 14 et 15).

(*e*) Huxley, *Loc. cit.*

— Leuckart, *Ueber die Gehörwerkzeuge der Krebse* (*Arch. f. Naturgeschichte*, 1853. t. I, p. 255).

(*f*) Milne Edwards, *Hist. nat. des Crustacés*, t. 1, p. 126.

les grandes antennes considerées dans leur ensemble paraissent être disposées de façon à vibrer facilement sous l'influence des mouvements ondulatoires du liquide ambiant et sont peut-être aussi des organes d'audition.

Organes auditifs des Insectes.

§ 30. — Nous ne savons que peu de choses relativement à l'appareil de l'ouïe des Insectes. Des conjectures très-variées ont été formées à ce sujet et présentées aux physiologistes avec un degré de confiance qu'elles ne méritaient que peu (1);

ture et les rapports anatomiques (*a*); mais les observations de ce zoologiste jettent beaucoup d'incertitude sur les fonctions de cet otocyste caudal, car il a constaté que des Mysis, chez lesquels il en avait fait l'extirpation, continuaient à donner des signes de sensibilité auditive, et que des poils en connexion avec les nerfs vibraient successivement sous l'influence de telle ou telle note.

(1) Ainsi Comparetti a décrit dans la tête de divers Insectes des parties qui lui paraissaient constituer un appareil auditif comparable à celui des Vertébrés (*b*); mais les anatomistes qui ont cherché à vérifier ses observations ne les ont pas confirmées, et elles ne paraissent mériter aucune confiance (*c*). Treviranus a considéré comme étant l'organe de l'ouïe, une membrane tympaniforme qui, chez certains Lépidoptères occuperait de chaque côté du front un orifice situé près de la base de l'antenne (*d*); mais M. Burmeister a reconnu que ces espaces transparents sont des ocelles rudimentaires (*e*). Latreille a signalé l'existence d'ouvertures analogues dans une autre partie de la tête de quelques Insectes du même ordre, mais sans rien ajouter qui soit de nature à faire penser que l'ouïe y ait son siége (*f*). Enfin M. Johnston attribue des fonctions auditives à la capsule articulaire dans laquelle s'insèrent les antennes chez les Cousins (*g*).

Clarke a décrit un prétendu organe auditif dans l'intérieur de l'article basilaire des antennes d'un Carabe (*h*).

(*a*) Leuckart et Frey, *Beitr. zur Kenntniss wirbelloser Thiere*: p. 114, pl. 11, fig. 18 (1847).
— Hensen, *Op. cit.* (*Zeitschr für wissench. Zool.*, t. XIII, p. 319, pl. 19, fig. 5.

(*b*) Camparetti, *Obs. anat. de aure interna comparata*, p. 286 et suiv. (1789).

(*c*) Blainville, *De l'organisation des Animaux*, p. 566 (1822).

(*d*) Treviranus, *Resultate einiger Untersuchungen über den innern Bau der Insekten* (Wetterauer'schen *Gesellschaft's Annalen*, 1809, t. I, p. 169).
— Newport, *Art. Insecta* (Todd's *Cyclopedia of anat. and physiol.*, t. II, p. 892, fig. 273).

(*e*) Burmeister, *Op. cit* (*Handb. der Entomologie*, t. II, p. 469).

(*f*) Johnston, *Auditory apparatus of the Culex Mosquito* (*Quart. journ. of microsc. science*, 1855, t. III, p. 97).

(*g*) Latreille, *Leçon d'Entomologie*, p. 419.

(*h*) Clarke, *On the organ of Hearing in Insekts* (Charlesworth's *Mag. of Nat. Hist. new series*, 1838, t. II, p. 472).

aussi me bornerai-je à dire que chez un petit nombre d'Orthoptères on trouve, soit à la partie postérieure du thorax, soit dans la portion basilaire des pattes antérieures, de petits organes fort singuliers qui, à raison de leur structure, sont assez généralement considérés comme étant des instruments auditifs (1); mais que chez la plupart des Animaux de la même classe ce sont les antennes ou les poils dont ces appendices sont garnis

(1) Chez les Criquets on trouve à la partie postérieure de l'abdomen une paire de cavités qui ont été d'abord considérées comme étant des résonnateurs ou des instruments propres à renforcer les sons produits par les muscles (*a*), mais qui sont assez généralement regardés comme faisant partie d'un appareil auditif spécial. Cette opinion émise, avec doute par J. Muller, fut corroborée par les investigations de M. de Siebold et de M. Leydig (*b*), mais n'a été reçue qu'avec réserve par d'autres anatomistes (*c*).

L'appareil en question consiste en une cavité, en forme de tambour, située au-dessus de la base des pattes postérieures et recouverte par une portion mince et élastique du système tégumentaire, qui est tendue comme une membrane tympanique. Intérieurement cette cavité présente deux saillies, dont l'une a la forme d'un bouton triangulaire, et dont l'autre est comparable à un ardillon à deux branches divergentes. Un nerf particulier provenant du ganglion métathoracique se rend à cet appareil et s'y trouve près des saillies dont je viens de parler; là il se renfle en forme de ganglion et se termine par un groupe de prolongements filiformes comparables à des bâtonnets (*d*).

Chez les Sauterelles il existe dans la portion basilaire de la patte un appareil analogue. La trachée qui part de l'orifice respiratoire, situé entre le prothorax et le métathorax, et qui pénètre dans la patte correspondante s'y dilate de façon à constituer une grosse vessie pneumatique (*e*) en rapport d'une part avec une mem-

(*a*) De Geer, *Mém. pour servir à l'hist. des Insectes*, t. III, p. 4.1, pl. 23, fig. 2, etc. — Latreille, *De l'organe musical des Criquets et des Truxales* (*Mém. du musée d'hist. nat.*, 1822, t. VIII, p. 122).

(*b*) J. Müller, *Zur vergleichenden Physiologie des Gesichtsinnes. Aussicht zur Physiologie des Gehörsinnes*, p. 437 (1826).

— Siebold, *Ueber das Stemm- und Gehörorgan der Orthopteren* (*Archiv f. Naturgeschichte*, 1844, t. I, p. 52, pl. 1).

— Leydig, *Zum feinern Bau der Arthropoden* (Müller's *Archiv für Anat.*, 1855, p. 400).

(*c*) Owen, *Lectures on the comp. anat. and physiol. of the Invertebrate Animals*, p. 369 (1855).

(*d*) Leydig, *Op. cit.*, pl. 16, fig. 46 et 48. — *Traité d'histologie*, p. 320, fig. 152 et 153.

(*e*) Vessies aérostatiques de L. Dufour, *Rech. anat. et physiol. sur les Orthoptères* etc., p. 15.

qui paraissent servir à la perception des vibrations sonores (1).

Le rôle des poils qui garnissent latéralement les antennes plumeuses des Cousins dans le mécanisme de l'ouïe a été mis en évidence par des expériences dans lesquelles M. A.

brane tympaniforme, occupant un pertuis de la portion adjacente du squelette tégumentaire, d'autre part avec un nerf provenant du ganglion prothoracique. D'après M. de Siebold et M. Hensen, ce nerf y formerait une bande garnie d'une série de prolongements (*a*); mais d'après Lespès l'élargissement en question ne serait autre chose qu'un muscle auquel ledit nerf irait se distribuer (*b*). Quoi qu'il en soit à cet égard il me paraît fort douteux que ce soient là des organes auditifs.

(1) Les observations de plusieurs entomologistes sur les allures des insectes avaient conduit beaucoup d'auteurs à considérer d'une manière générale les antennes comme étant des instruments d'audition (*c*), et une expérience pratiquée par Lespès sur une Sauterelle semble prouver que l'amputation de ces appendices détermine la surdité (*d*).

Ce dernier naturaliste a cru pouvoir aller plus loin et préciser les parties qui dans l'antenne constituent les organes de l'ouïe. Dugès et Erickson avaient signalé dans le système tégumentaire de ces appendices une multitude de petits orifices (*e*), et Lespès annonça avoir découvert dans chacune de ces parties une membrane tympaniforme en rapport avec un otolithe auquel se rendrait un nerf (*f*); mais ce ne sont que des poils modifiés (*g*). Des parties du système tégumentaire offrant une disposition analogue se trouvent sur les balanciers des Diptères et la

(*a*) Siebold, *Op. cit*,. (*Mém. de l'Acad. des sciences. sav. étr.*, p. 7, 1841).
— Hensen, *Ueber das Gehörorgan von Locusta* (*Zeitschr. f. wissensch. Zool.*, 1866, t. XVI, p. 190, pl. 10),

(*b*) Lespès, *Mém. sur l'appareil auditif des Insectes* (*Ann. des sciences nat.*, 1858. série 4, t. IX, p. 227).

(*c*) Luizot et Ch. Rodier, *Dissert. sur l'usage des antennes dans les Insectes et sur l'organe de l'ouïe dans les mêmes Animaux*, in-4°, Besançon arr. VI.
— Straus Durckheim, *Considération sur l'anat. comp. des Animaux articulés*, p. 416.
— Dugès, *Physiologie comparée*, t. I, p. 157.
— Erichson, *De structura et usu antennarum in Insectis*, 1847.
— Burmeister, *Manuel of Entomology*, p. 296.

(*d*) Lespès, *Op. cit.* (*Ann. des sciences nat.*, série 4, t. IX, p. 229, pl. 1, fig. 1-6).

(*e*) Claparède, *Sur les prétendus organes auditifs des antennes, chez les Coléoptères lamellicornes et autres Insectes* (*Ann. des sciences nat.*, 1858, série 4, t. X, p. 136, pl.22).
— Claus, *Ueber die von* Lespès *als Gehörorgane bezeichneten Bildungen der Insekten* (*Arch. für Anat. und Physiol.*, 1859, p. 552).

(*f*) Hicks, *On a new organ in Insects* (*Proceed. of the Linn. Soc. Zool.*, 1857, t. I, p. 236, pl. 5).

(*g*) Leydig, *Ueber die Geruchs- und Gehörorgane der Krebse und Insekten* (*Archiv für Anat. und Physiol.*, 1860, p. 199, pl. 8).

Mayer étudia les effets des vibrations sonores sur ces baguettes élastiques placées sous le microscope.

Sous l'influence de certains sons quelques-uns de ces poils entrent en vibration tandis que d'autres restent en repos, et des sons dont le degré d'acuité varie agissent de la sorte sur des poils différents. Des phénomènes analogues ont été observés chez des Crustacés par M. Hensen, et il est fort probable que ces appendices filiformes, qui varient beaucoup en longueur et en diamètre, sont susceptibles de remplir dans l'audition des fonctions analogues à celles assignées aux filaments de Corti par M. Helmholtz (1).

§ 31. — L'ouïe est fort obscure chez les Vers et, chez la plupart de ces Animaux, on n'a découvert aucun organe qui

base des ailes chez divers Coléoptères, etc. (*a*). Quelques auteurs ont cru y trouver les caractères d'organes auditifs (*b*).

M. Landois a trouvé dans la lamelle terminale des antennes des Lucanes une vésicule analogue aux otocystes et il a constaté que les branches terminales du nerf qui pénètre dans cette lamelle se rendent à la base des poils où elles présentent chacune un renflement gangliforme (*c*).

(1) Les observations de M. Hensen furent faites sur les antennes des Mysis (*d*) et M. Alfred Mayer opéra sur les antennes de la Moustique mâle. Ce dernier physicien constata d'abord qu'en approchant de l'antenne un diapason qui rendait la note *ut 4*, certains poils vibraient énergiquement tandis que d'autres restaient en repos, il trouva aussi que des sons différents produisaient des effets analogues sur d'autres poils (*e*).

Ce sujet mériterait d'être étudié d'une manière plus approfondie.

(*a*) Bornsdorf, *Usus et differentiæ antennarum*.

(*b*) Straus-Durkheim, *Cound. gen. sur l'anat. comp. des Animaux articulés*. p. 416. — Newport, *On the use of the antennæ of Insekts* (*Trans. of the Entomol. Soc.*, 1838, t. II, p. 229).

— L. Dufour, *Quelques mots sur l'organe de l'odorat et sur celui de l'ouie dans les Insectes* (*Arch. de la soc. Linn. de Bordeaux*, 1850, t. XVI).

(*c*) Landois, *Das Gehörorgan des Hirschkäfers* (*Arch. für mikrosk. Anat.*, 1868, t. IV, p. 88, pl. 6).

(*d*) A. Mayer, *Researches in acoustic* (*London, Edinburgh and Dublin, Philosophical Magazine*, 1874, série 4, t. XLVIII, p. 377). — *Experiments on the supposed auditory apparatus of the Culex Musquito* (*Ann. of nat. hist.*, 1875, série 4, t. XV, p. 349).

— C. Johnson, *Auditory apparatus of the Culex mosquito* (*Quarterly Journ. of Microsc. Science*, 1855, t. III, p. 97).

(*e*) Hensen, *Op. cit.* (*Zeitschr. für wissensch. Zool.*, 1863, t. XIII, p. 398).

puisse être considéré comme étant le siége de ce sens ; mais quelques Annélides et certains Turbellariés en possèdent. Ainsi chez les Arénicoles, les Amphicores et les Fabicies, de même que chez quelques Eunices il existe une paire de capsules qui offrent les caractères ordinaires des otocystes (1).

Les vésicules, qui chez divers Turbellariés paraissent représenter l'appareil auditif, n'ont été que très-imparfaitement étudiées (2). On ne connaît aucun Nématoïde qui en soit pourvu ; mais chez quelques Rotateurs on aperçoit sur le principal ganglion nerveux un petit sac rempli de concré-

(1) C'est chez les Arénicoles que les capsules auditives furent aperçues pour la première fois, d'abord par Grube et par Stannius, puis par M. de Quatrefages (*a*). Ces organes sont placés de chaque côté de l'œsophage ; ils reçoivent un nerf et renferment plusieurs corpuscules analogues aux otolithes, qui sont en suspension dans un liquide aqueux et agités de mouvements de trépidation dus probablement à l'action de cils vibratiles.

Chez les Amphicores, les Amphiglènes et les Fabricies, les capsules auditives sont logées dans le premier ou le deuxième segment du corps et renferment un otolithe unique, de forme sphérique (*b*). D'après M. Mecznikow ces vésicules s'ouvriraient au dehors par un canal cilié (*c*).

Chez les Eunices les otocystes sont situés dans l'anneau buccal (*d*).

(2) L'existence de capsules renfermant des otolithes ou tout au moins des corpuscules offrant l'aspect ordinaire d'otolithes, a été signalée par plusieurs zoologistes chez divers Némertiens (*e*).

(*a*) Grube, *Zur Anat. und Physiol. des Kiemenwurmes*, p. 18, pl. 1, fig. 7.
— Stannius, *Bemerk. zur Anat. und Physiol. der* Arenicola piscatorum (Müller's *Arch. für Anat. und Physiol.*, 1840, p. 379, pl. 11, fig. 15).
— Quatrefages, *Études sur les types inférieurs de l'embranchement des Annelés* (*Ann. des sciences nat.*, série 3, t. XIII, p. 29, pl. 2, fig. 18).

(*b*) Quatrefages, *Loc. cit.*, pl. 2, fig. 29.
— Claparède, *Glanures zool. sur les Annélides*, p. 35 (*Extr. des mém. de la soc. de physique et d'hist. nat. de Genève*, t. XVII, 1864).

(*c*) Mecznikow, *Beitr. zur Kenntniss der Chætopoden* (*Zeitschr. für wissench. Zool.*, 1865, t. XV, p. 331, pl. 24, fig. 8).

(*d*) Quatrefages, *Note sur l'organe auditif de la morphyse sanguine* (*Ann. des sciences nat.*, série 5, t. XI, p. 345, pl. 7, fig. 16).

(*e*) Græf, *Beobacht. über Radiäten und Würmer*, p. 53. (*Denkschrift der schweitzer naturforsch. Gesellschaft*, 1860, t. XVII).
— Keferstein, *Untersuch. über die niedere Seethiere* (*Zeitschr. für wissensch. Zool.*, 1863, t. XII, p. 85, pl. 5, fig. 8 et 9).
— Claparède, *Beobacht. über Anat und Entwickelungschichte wirbelloser Thiere*, p. 22 (1863).

tions calcaires, qui pourrait bien être un organe de ce genre.

Enfin certains petits appareils, qui ressemblent beaucoup à des otocystes, existent chez divers Animaux radiaires, notamment chez les Synaptes (1) et chez les Médusaires ; chez ces derniers Zoophytes ils occupent le bord de l'ombrelle, et sont en relation avec des parties qui semblent être de nature nerveuse (2), mais on ne sait encore rien de positif concernant leur rôle physiologique.

(1) Chez les Synaptes on a signalé l'existence de vésicules qui ressemblent beaucoup à des otocystes et qui se trouvent à l'origine des cordons nerveux rayonnants (*a*).

(2) Ces vésicules transparentes sont souvent en nombre très-considérable (*b*), et contiennent tantôt un ou plusieurs corpuscules arrondis, qui ressemblent beaucoup aux otolithes des Mollusques, d'autres fois des cristaux (*c*). Ces corpuscules solides sont quelquefois libres et animés d'un mouvement de tremblotement comme dans les otocystes des Animaux plus élevés en organisation (*d*), mais chez d'autres espèces, ils sont immobiles (*e*) et contenus dans un prolongement des parois de la vésicule (*f*) ; enfin chez les Médusaires, dont M. Gegenbauer a formé le genre *Euope*, ils paraissent être portés à l'extrémité de poils rigides (*g*).

Quelques zoologistes considèrent la vésicule polaire des Béroïdiens comme étant un appareil auditif (*h*) ; mais, ainsi que nous le verrons dans une prochaine leçon, elle paraît être plutôt un organe oculiforme.

(*a*) Baur, *Beitr. zur Naturgeschichte der* Synapta digitata.

(*b*) Par exemple chez les *Équorées* ; voyez Milne Edwards, *Obs. sur la structure et les fonctions de quelques Zoophytes* (*Ann. des sciences nat.*, 1842, série 2, t. XVI, pl. 1, fig. 1).

(*c*) Notamment chez la Carylidée Marsupiale.

(*d*) Par exemple chez les Océanies, *où la surface interne des vésicules auditives est garnie de cils vibratiles* — Kölliker, *Ueber die Randkörper der Quallen* (Froreip's *neue Notizen*, 1843, t. XXV, p. 81) et chez diverses espèces du genre *Thoumantius;* voyez : Forbes, *Monogr. of the British noked. Eyed medusæ Thoumantius*, voyez (*Royal Soc.*, 1848).

(*e*) Par exemple chez les Géryonies ; voy. Will, *Horæ Tergestinæ*, p. 72 (1844). — Frey et Leuckart, *Beitr. zur Kenntniss wirbelloser Thiere*, p. 39 (1847).

(*f*) Gegenbauer, *Bemerk. über die Randkörper der Medusen* (Müller's *Arch. für Anat. und Physiol.*, 1856, p. 230, pl. 9, fig. 13).
— Gegenbauer, *Op. cit.* (Müller's *Arch.*, 1856, pl. 9, fig. 3, etc.).

(*g*) Hensen, *Op. cit.* (*Zeitschr. für wissensch. Zool.*, 1863, t. XIII, p. 358).

(*h*) Will, *Op. cit.*, p. 45.
— Hensen, *Op. cit.*

CENT DIXIÈME LEÇON.

Impressions sensoriales déterminées par la lumière ; Photesthésie simple et vision. — Étude anatomique des yeux et de leurs dépendances chez les Animaux vertébrés. — Organes protecteurs de l'œil ; orbite ; appareil palpébral ; appareil lacrymal, etc. — Organes moteurs de l'œil. — Structure du globe oculaire. — Sclérotique ; Cornée transparente. — Iris. — Mouvements de la pupille. — Choroïde ; Peigne et ligament falciforme. — Cristallin. — Corps vitré. — Rétine. — Nerf optique. — Développement de l'œil.

Photesthésie.

§ 1. L'action de la lumière détermine chez la plupart des êtres animés une sensation particulière qui permet à ceux-ci d'en reconnaître la présence. Chez les Animaux les plus inférieurs, le *sens de la vue* ne consiste que dans la faculté de distinguer la lumière de l'obscurité ; mais lorsqu'il se perfectionne, il devient la source d'impressions variées, à l'aide desquelles les êtres animés acquièrent la connaissance de la forme, de la grandeur, de la couleur des objets dont ils sont entourés. Dans le premier cas, toutes les parties de la surface qui est frappée par les rayons lumineux et qui est sensible à leur influence transmettent aux centres nerveux correspondants des excitations similaires ; la vision est amorphe ; mais, dans le second cas, ces rayons sont reçus préalablement par un appareil d'optique qui les répartit sur la surface visuelle, conformément à la position des points dont ils sont partis, et les excitations produites par chacun d'eux sur les différents points de cette surface sont transmises séparément à l'organe percepteur, de telle sorte que l'ensemble des impressions partielles reçues simultanément par celui-ci est subordonné aux propriétés physiques de l'objet dont ces rayons arrivaient, et fournit à l'être animé une *image* de ce corps.

Chacun de nous peut facilement se former une idée de ce que doit être la photesthésie simple des Animaux les plus inférieurs ; pour cela, il suffit de fermer les yeux et d'observer la sensation que l'on éprouve alors en passant de l'obscurité à la lumière. On sent la lumière, mais on ne voit aucun objet extérieur; on peut reconnaître la position de la source lumineuse de façon à se diriger vers elle ou à s'en éloigner; parfois, on peut même distinguer confusément si cette lumière est blanche ou colorée et en apprécier l'intensité, mais elle ne fait naître ni dans notre œil ni dans notre esprit aucune image.

Il est probable que les choses se passent à peu près de la même manière chez divers Animaux qui sont dépourvus d'yeux et qui cependant sont évidemment sensibles à l'action de la lumière. Des preuves de ce genre de sensibilité spéciale, chez les Hydres ou Polypes à bras, nous sont fournies par les observations de Tremblay. Ayant remarqué que ces Animaux recherchent les lieux éclairés, Tremblay plaça le vase contenant un certain nombre de Polypes dans un manchon opaque, sur le côté duquel il avait pratiqué une ouverture étroite en forme de chevron, et il vit ces petits êtres se diriger vers l'espèce de fenêtre ainsi constituée et s'y grouper le long de la ligne brisée tracée par la lumière qui passait par le chevron; lorsqu'il déplaçait cette ligne brillante, les Polypes la suivaient lentement, et lorsqu'il renversait le manchon de façon à diriger, tantôt en bas, tantôt en haut, la pointe du chevron représenté par la fenêtre, la forme du groupe constitué par les Polypes changeait d'une manière correspondante (1). Or on ne connaît chez les Hydres aucun organe spécial qui puisse être assimilé à un œil.

Certains phénomènes, qui indiquent d'une manière diffé-

(1) Tremblay s'est assuré que les Polypes à bras ne se rassemblent pas en groupes, lorsqu'ils sont placés dans l'obscurité, et en variant ses expériences il a acquis la conviction que ce n'est ni la chaleur ni le voisinage de l'air qui les porte à se rapprocher des parties éclairées du vase où ils vivent emprisonnés (*a*).

(*a*) Tremblay, *Mémoires pour servir à l'histoire d'un genre de Polypes*, t. I, p. 137 et suiv. (1744).

rente, mais non moins claire, l'aptitude à éprouver des sensations sous l'influence des rayons lumineux, ont été constatés chez d'autres Zoophytes (1), de même que chez des larves de certains Insectes diptères dépourvus d'yeux. Ainsi les Asticots aiment l'obscurité, et la lumière, même celle de la lune, les met en fuite. M. G. Pouchet a fait récemment des expériences très-probantes sur cette espèce de photophobie normale qui implique l'existence de la faculté de sentir le contact des rayons lumineux (2) ; mais il semble y avoir une grande différence entre la sensation déterminée de la sorte et la sensation spéciale résultant de l'exercice du sens de la vision. On peut s'en assurer par l'observation de certains phénomènes pathologiques qui se manifestent parfois en nous-mêmes sous l'influence de la lumière et qui ne ressemblent en rien aux sensations qui dépendent de la vision. Ainsi, dans divers états morbides de l'œil, l'action de la lumière sur cet organe cause des douleurs vives, quoique le sens de la vue puisse être complétement éteint chez les malades en proie à ces affections, et l'iris se contracte sous l'influence de cet agent physique, lors même que le nerf optique a été coupé. Or cette opération, comme nous le verrons bientôt, détermine la cécité complète. Il est aussi à noter que, chez quelques Animaux, cette impression-

(1) Ainsi les Vérétilles ne présentent aucun vestige d'organes oculiformes, mais elles se contractent lorsque la lumière les frappe (*a*).

(2) M. G. Pouchet désigne sous le nom d'*Actinesthésie*, la faculté que possèdent diverses larves de Diptères non-seulement de percevoir les radiations lumineuses, mais d'apprécier la direction suivant laquelle celles-ci viennent les frapper, bien qu'à cette période de leur vie ces Animaux n'aient ni yeux, ni aucun autre organe extérieur susceptible de fonctionner d'une manière analogue. Cet auteur a constaté aussi des phénomènes du même ordre chez les Balanes, qui à l'état adulte sont privées d'yeux (*b*).

(*a*) Rapp, *Untersuch. über den Bau einiger Polypen des Mitteländischen Meeres* (*Novea acta Acad. nat. Curios.*, t. XIV, p. 643).

(*b*) G. Pouchet, *De l'influence de la lumière sur les larves de Diptères privées d'organes extérieurs de la vision* (*Revue et magazin de Zool.*, série 2, t. XXIII, p. 110 et suiv., 1871).

nabilité de l'iris par les rayons lumineux persiste pendant longtemps dans l'œil séparé du reste de l'organisme (1).

J'ajouterai que des expériences faites très-récemment sur les Caméléons par M. Paul Bert prouvent que les chromatophores logés dans la peau de ces Animaux sont excitables par l'action directe de la lumière, aussi bien que par l'action nerveuse réflexe provoquée par l'influence de cet agent sur les yeux (2).

(1) La photophobie accompagne l'inflammation de l'iris et devient très-intense dans les cas d'ulcération de la cornée transparente. Elle se manifeste aussi dans certaines affections nerveuses, et chez les personnes qui sont restées pendant fort longtemps dans l'obcurité. M. Castorani a constaté expérimentalement que les phénomènes caractéristiques de cette sensibilité à l'action des rayons lumineux continuent à se manifester après la section des nerfs optiques, mais cessent quand les nerfs trijumeaux ont été divisés (*a*). Des expériences dues à M. Claude Bernard montrent aussi que les impressions douloureuses déterminées par la lumière sont reçues par les nerfs ciliaires (*b*).

M. Brown-Séquard a fait sur ce sujet des expériences très-intéressantes, sur lesquelles je reviendrai lorsque je parlerai des mouvements de l'iris (*c*).

(2) Ainsi que j'ai eu l'occasion de le dire précédemment (*d*), j'avais trouvé, en 1834, que les changements de couleur du Caméléon sont dus à l'action d'une multitude de petits sacs chromatophoriens qui tantôt refoulent leur contenu au-dessous de la couche pigmentaire superficielle, d'autres fois la poussent vers la surface extérieure de la peau et l'y étalent même (*e*). M. Brucke avait constaté ensuite que ces mouvements sont soumis à l'influence des nerfs cutanés (*f*) ; enfin M. P. Bert a fait voir : 1° que les chromatophores de ces Reptiles sont commandés par deux ordres de nerfs, dont les uns les font cheminer de la profondeur du derme à sa surface, tandis que les autres produisent l'effet inverse ; 2° que ces nerfs ont la plus grande analogie avec les nerfs vaso-constricteurs ; 3° que chaque hémisphère du cerveau commande par l'intermédiaire des centres réflexes aux nerfs colora-

(*a*) Castorani, *Mém. sur la photophobie* (*Comptes rendus de l'Acad. des sciences*, 1856, t. XXXXIII, p. 581).

(*b*) Cl. Bernard, *Leçons sur la physiol. et la pathol. du système nerveux*, t. II, p. 90 (1858).

(*c*) Brown-Séquard, *Rech. expériment. sur l'influence excitative de la lumière*, etc., *de l'iris* (*Journ. de physiologie*, 1859, t. II, p. 281).

(*d*) Tome XI, p. 64.

(*e*) Milne Edwards, *Note sur le changement de couleur du Caméléon* (*Ann. des sciences nat.*, 1834, série 2, t. I, p. 42).

(*f*) Brücke, *Op. cit.* (*Sitzungsber. der Wiener Akad.*, 1851).

Localisation du sens de la vue.

§ 2. Chez les Êtres animés les plus inférieurs, tels que les Hydres, l'aptitude à être impressionné par les rayons lumineux ne paraît pas être localisée, et elle ne peut être la source que de sensations très-vagues; mais chez presque tous les autres Animaux cette propriété physiologique appartient en propre à une portion très-limitée du système nerveux, et celle-ci est en connexion avec un appareil d'optique plus ou moins comparable à l'instrument désigné par les physiciens sous le nom de *chambre noire*. Cet appareil, à la fois récepteur et impressionnable, est l'*œil*. Parfois il est d'une structure très-simple, mais d'ordinaire il est, au contraire, fort complexe, et alors il peut être disposé d'après deux types dont l'un est réalisé chez les Vertébrés, ainsi que chez divers Mollusques et quelques Animaux inférieurs, et dont l'autre est particulier aux Insectes et à d'autres Articulés.

C'est dans l'embranchement des Vertébrés que l'histoire, tant anatomique que physiologique, de cet appareil est le mieux connue et offre le plus d'intérêt. Pour le moment, nous laisserons donc de côté l'étude des instruments de la vision chez les Mollusques, les Annelés et les Zoophytes.

Yeux des Vertébrés.

§ 3. Chez tous les Vertébrés proprement dits, le sens de la vue s'exerce à l'aide d'une paire de globes oculaires, dont l'intérieur est accessible aux rayons lumineux (1) ; jamais il n'y

teurs des deux côtés du corps, mais principalement aux constricteurs de son côté et aux dilatateurs du côté opposé ; 4° que dans l'état régulier des choses chaque hémisphère entre en jeu sous l'influence des excitations venant par l'œil du côté opposé ; 5° que les rayons lumineux appartenant à la région bleu-violet du spectre agissent directement sur les chromatophores et y déterminent des mouvements vers la surface de la peau (*a*).

(1) Ainsi que nous le verrons plus en détail dans une autre partie de cette leçon, les yeux et leurs parties annexes sont réduits à un état plus ou moins rudimentaire chez les Poissons de l'ordre des Cyclostomes et chez un petit nombre d'autres Poissons, notamment chez l'*Amblyop-*

(*a*) P. Bert, *Sur le mécanisme et les causes des changements de couleur chez le Caméléon* (*Comptes rendus de l'Acad. des sciences*, 1875, t. LXXXI, p. 938).

a plus de deux yeux (1), et jamais dans l'état normal de l'organisme il n'y en a moins (2) ; toujours aussi ces organes sont reliés à l'encéphale par les nerfs de la seconde paire (3), et ils sont placés à la partie supérieure de la face ; presque toujours ils sont garnis de muscles moteurs et ils sont entourés de parties protectrices. Il est aussi de règle presque constante qu'ils sont disposés symétriquement à droite et à gauche de la ligne médiane ; mais chez quelques Poissons, par suite d'une déformation singulière de la face, ils se trouvent l'un et l'autre du même côté de la tête. Cette anomalie se rencontre chez les Turbots, les Soles et les autres Poissons

sis speléus qui vit au milieu d'une obscurité profonde, dans certaines cavernes de l'Amérique septentrionale.

(1) Dans quelques cas tératologiques, l'atrophie de la région nasale donne lieu au rapprochement et même à la fusion des deux yeux ; alors il peut y avoir un œil unique situé sur la ligne médiane, mais les Vertébrés atteints de cyclopie périssent presque toujours peu de temps après la naissance (*a*), tandis que chez certains Crustacés un mode d'organisation analogue est au contraire normal.

Chez les Poissons, où les cas de monstruosités doubles ne sont pas très-rares, la soudure de deux têtes peut amener l'existence de trois yeux, dont les deux latéraux simples et le médian primitivement double, mais devenant unique par fusion. Lereboullet a publié des observations intéressantes sur le mode de production de ces monstres (*b*).

(2) Si l'opinion émise récemment par M. Leuckart relativement à la nature des taches pigmentaires de la peau de certains Poissons est fondée, il y aurait au contraire chez le *Chauliodus Sloani* et les *Stomias* plusieurs centaines d'*yeux accessoires* répandus sur la tête, l'appareil operculaire et le ventre. Cet auteur se fonde sur la structure des taches en question qui sont constituées par de petits cylindres enveloppés dans du pigment et contenant dans leur moitié externe un corps sphérique refringent, très-semblable à un cristallin, et plus en arrière une sorte de corps vitré ; mais on n'y a rien trouvé qui puisse être considéré comme l'analogue d'une rétine (*c*).

(3) Voyez tome XI, page 240.

(*a*) Isid. Geoffroy St-Hilaire, *Histoire des anomalies de l'organisation*, t. II, p. 375 et suiv.

(*b*) Lereboullet, *Rech. sur les monstruosités du Brochet* (*Ann. des sciences nat.*, 1863, série 4, t. XX, p. 197).

(*c*) Leuckart, *Ueber Muthmassliche* (*Bericht über die Versammlung der deutschen Naturforscher und Aerzte*, 1865, p. 153).

qui nagent sur le flanc et qui, en raison de cette particularité, ont reçu le nom de *Pleuronectes* (1). Dans la très-grande majorité des cas, ils sont dirigés latéralement, mais quelquefois ils regardent en avant, ainsi que cela a lieu chez l'Homme, les Singes et les Lémuriens (2), ou en haut, comme chez les Poissons du genre Uranoscope (3), et, ainsi que nous le verrons bientôt, ces différences influent notablement sur la manière dont la vue s'exerce.

Orbites. § 4. Le globe de l'œil, qui forme avec le nerf optique la partie essentielle de l'appareil de la vision, est logé dans une cavité plus ou moins profonde appelée *fosse orbitaire*. J'ai déjà eu l'occasion de faire mention de cette cavité en parlant de la charpente solide de la tête (4); le fond en est constitué par la portion de la boîte crânienne qui entoure l'orifice par lequel sort le nerf optique, et ses parois sont complétées en dessus, sur les côtés et en bas, soit par l'os frontal et les os de la face, soit par des expansions aponévrotiques, dont la

(1) Chez les Turbots, les deux yeux sont en général situés du côté gauche, tandis que chez les Fletans, les Plies et les Soles, ils sont ordinairement tournés à droite ; mais le sens de la déviation n'est pas constant. Du reste cette déviation n'est pas primordiale et elle s'opère parfois très-tardivement. M. Steenstrup a publié sur ce sujet des observations très-intéressantes (*a*).

(2) Le Tarsier est, de tous les Mammifères, celui dont les yeux sont le plus rapprochés de la ligne médiane de la face, et à mesure que l'on descend aux groupes inférieurs de la même classe, notamment aux Rongeurs, aux Ongulés et aux Cétacés, on voit ces organes se porter de plus en plus loin en arrière sur les côtés de la tête. Chez les Poissons Plagiostomes du genre Marteau (ou *Zygœna*), les yeux sont placés à l'extrémité d'une paire de gros prolongements latéraux de la tête (*b*).

(3) Une espèce de ce genre habite nos côtes (*c*). Les yeux sont situés également sur le dessus de la tête chez la plupart des Poissons de la famille des Raies.

(4) Voyez tome X, pages 328, 376, 397, 429, etc.

(*a*) Steenstrup, *Observ. sur le développement des Pleuronectes* (*Ann. des sciences nat.*, 1861, série 5, t. II, p. 253).

(*b*) Voyez l'*Atlas du Règne animal* de Cuvier, *Poissons*, pl. 117, fig. 1.

(*c*) *L'Urinoscopus Scaber*. Voyez l'*Atlas du Règne animal, Poissons*, pl. 17, fig. 1.

plus importante la sépare de la fosse temporale (1). L'orbite est largement ouverte en avant (ou en dehors, suivant la direction de cette fosse) et son entrée est souvent entourée d'un cadre solide de forme circulaire constitué en dessus par l'os frontal, et dans le reste de son étendue, soit par l'os maxillaire supérieur et l'os jugal ou malaire, soit par une série de plaques osseuses sous-cutanées (2).

Chez les Poissons de l'ordre des Sélaciens ou Plagiostomes, l'œil est attaché à l'extrémité d'une tige cartilagineuse qui est jointe au fond de l'orbite par une articulation mobile (3) ; mais chez les autres Vertébrés ce globe, logé dans une sorte de bourse, tantôt aponévrotique, tantôt formée seulement de tissu conjonctif membraniforme, ne repose que sur un coussin de tissu graisseux. L'*aponévrose orbitaire*, ainsi disposée, a des connexions intimes avec les muscles moteurs de l'œil, et j'aurai à y revenir en parlant de ces organes (4).

Parfois le bord supérieur de l'orbite fait au dehors une sail-

(1) Ces cloisons membraniformes ne sont pas constituées seulement de tissu conjonctif condensé et de fibres aponévrotiques ; on y aperçoit souvent beaucoup de fibres musculaires lisses, qui y forment parfois des faisceaux ou des expansions très-remarquables (*a*).

(2) Chez les Poissons les *os sous-orbitaires* sont souvent très-développés et constituent une chaîne continue qui s'étend plus ou moins bas sur la région jugale (*b*).

(3) La découverte de ce mode d'organisation singulier est due à Perrault, anatomiste du XVIIe siècle (*c*).

(4) Cette *gaîne oculaire* dont Tenon fut le premier à constater l'existence (*d*), et dont la portion principale est désignée parfois sous les noms de *capsule de Tenon* ou de *tunique vaginale du bulbe oculaire*, est composée en partie de fibres musculaires lisses et fournit diverses expansions, de façon à offrir une disposition fort complexe.

(*a*) H. Müller, *Ueber einen glatten Muskeln in der Augenhöhle* (*Zeitschr. für wissensch. Zool.*, 1858, t. VII, p. 541).
— Sappey, *Rech. sur quelques muscles lisses annexés à l'appareil de la vision* (*Comptes rendus de l'Acad. des sciences nat.*, 1867, t. LXV, p. 675. — *Traité d'anatomie*, t. III, p. 677).

(*b*) Voyez tome X, p. 429.

(*c*) Perrault, *Essais de physique*, t. III, p. 40 (1680).

(*d*) Tenon, *Mém. et observ. sur l'anatomie*, p. 103 (1806).

lie plus ou moins forte qui forme la base du *sourcil* et protég l'œil en dessus. Chez l'Homme et chez quelques Singes la peau qui recouvre cette partie est pourvue d'un muscle moteur spinal et garnie de poils qui augmentent son utilité comme organe protecteur (1).

Paupières et glandes lacryalmes.

§ 5. Chez quelques Vertébrés, qui sont plus ou moins complétement aveugles, les yeux sont cachés sous la peau et la portion du système cutané qui les recouvre ne présente dans sa structure rien de particulier (2) ; mais, d'ordinaire, elle s'amincit beaucoup et devient complétement diaphane, ou se confond avec la cornée transparente qui semble être alors tout à fait extérieure. Chez les Serpents et chez presque tous les Poissons, ces organes sont constamment visibles au dehors (3);

(1) Le muscle sourcilier adhère à la face interne du derme et ses fibres, disposées transversalement à la partie inférieure du front, déterminent le froncement des sourcils.

Les mouvements d'élévation du sourcil sont dus à la contraction d'un autre muscle sous-cutané, dont les fibres remontent vers le dessus du crâne.

(2) Par exemple chez le Protée anguiforme qui habite les eaux souterraines de la caverne d'Adelsberg, les Myxines ou Gastrobranches, Poissons de l'ordre des Cyclostomes. Un mode d'organisation analogue existe chez les Zemmis ou Rats-Taupes qui vivent constamment dans l'obscurité au fond de terriers, et se rencontre d'une manière presque aussi complète chez certaines Taupes (*a*).

(3) Chez quelques Poissons la peau forme autour de l'œil un petit renflement circulaire qui peut être considéré comme étant une paupière rudimentaire, et d'après Cuvier cet anneau serait même pourvu d'un muscle sphincter chez l'*Orthagoriscus mola* (*b*) ; mais M. Leydig n'a pu y découvrir aucune trace de tissu musculaire (*c*).

Nous verrons bientôt que chez quelques Squales ce repli annulaire est plus développé et que chez plusieurs de ces Animaux il existe en outre une paupière interne ou membrane clignotante.

Il est aussi à noter que certains Poissons, notamment les Anguilles, obvient aux inconvénients qui pourraient résulter de l'action trop intense de la lumière, en tournant l'œil vers le bas de façon à abriter la pupille derrière la partie non transparente des téguments qui recouvrent cet organe (*d*).

(*a*) *Talpa cæca*. Savi, *Mem. scientifice*, 1828.

(*b*) Cuvier, *Leçons d'anat. comp.*, t. III, p. 455.

(*c*) Leydig, *Traité d'histologie*, p. 280.

(*d*) A. Prévost, *Rech. sur le système nerveux de la tête du Congre*, p. 43 (*Extrait des Mém. de la société d'hist. nat. de Genève*, 1846).

mais chez la plupart des Vertébrés terrestres ils sont protégés par des voiles mobiles qui sont formés par des replis du système tégumentaire et qui sont susceptibles, soit de les recouvrir, soit de les laisser à découvert, suivant les besoins de l'Animal. Ces replis constituent les *paupières* et ils servent non-seulement à arrêter temporairement le passage des rayons lumineux, mais aussi à préserver l'œil des effets fâcheux de l'évaporation qui a lieu dans toutes les parties de l'économie en contact avec l'air atmosphérique, et qui pourrait occasionner des troubles fonctionnels dans cet organe délicat. C'est aussi principalement pour empêcher la dessiccation de la partie superficielle de celui-ci que chez les Vertébrés terrestres l'appareil protecteur de l'œil se complète par l'adjonction de glandes aptes à sécréter un liquide aqueux destiné à lubréfier sans cesse cette surface.

Ces glandes et leurs dépendances constituent l'appareil lacrymal et, de même que les paupières, elles manquent chez les Poissons qui, étant toujours plongés dans l'eau, n'ont pas besoin d'avoir leurs yeux protégés contre les effets de l'évaporation.

Appareil palpébral des Oiseaux.

Les Oiseaux, à raison de la température élevée de leur corps et des grandes hauteurs auxquelles ils atteignent souvent, sont de tous les Animaux ceux où l'évaporation est susceptible de devenir le plus active, et ce sont aussi les Animaux où les deux espèces d'organes protecteurs dont je viens de parler, l'appareil palpébral et l'appareil lacrymal, sont le plus perfectionnés. Sous ce rapport, la plupart des Mammifères viennent en seconde ligne, et il est à noter que chez les Cétacés, dont la vie est complétement aquatique, l'appareil palpébral aussi bien que les glandes lacrymales proprement dites sont rudimentaires.

Les paupières des Oiseaux sont au nombre de trois. Deux de ces voiles mobiles, que l'on peut appeler les paupières ordinaires ou paupières externes, sont disposés verticalement et se meuvent de bas en haut; le troisième, qui est souvent désigné sous le nom de *membrane clignotante*, est placé derrière les précédents du côté interne et se meut horizontalement.

De même que chez les autres Vertébrés, les paupières externes sont constituées par la peau et leur surface interne est tapissée par la portion correspondante de la *membrane conjonctive*, tunique préoculaire spéciale, dont nous aurons bientôt à nous occuper. Ces voiles sont réunis l'un à l'autre par leurs extrémités et, dans l'espace intermédiaire, ils sont séparés entre eux par une fenêtre transversale, dont les bords opposés se rencontrent lorsque l'appareil se ferme, mais sont susceptibles de s'écarter plus ou moins pour laisser le chemin libre aux rayons lumineux. En général, la paupière supérieure des Oiseaux ne s'abaisse que peu (1), mais la paupière inférieure est susceptible de s'en écarter beaucoup et de cacher à elle seule la presque totalité du globe de l'œil lorsqu'elle se relève; cette paupière renferme, comme la précédente, une expansion fibreuse venant des parois de l'orbite, et elle est, en outre, renforcée intérieurement par une lame cartilagineuse. Dans l'état de repos, elle se tient relevée, mais elle est pourvue d'un muscle abaisseur spécial qui, en se contractant, la fait descendre, et il est à noter que ses mouvements sont subordonnés à l'action du système nerveux grand sympathique (2).

(1) Chez les Chouettes et les Engoulevents les mouvements de la paupière supérieure sont au contraire plus étendus que ceux de la paupière inférieure (*a*).

L'abaissement de la paupière supérieure, de même que l'ascension de la paupière inférieure, est déterminé par l'action d'un muscle orbiculaire. Le premier de ces voiles est pourvu aussi d'un petit muscle relevateur qui s'étend de son angle interne à la voûte de la fosse orbitaire.

(2) Pourfaur du Petit remarqua

(*a*) Petit, *Descript. anat. de l'œil de l'espèce de Hibou appelée* Ulula (*Mém. de l'Acad. des sciences*, 1736, p. 129).

La troisième paupière des Oiseaux (ou *membrane nictitante*) est constituée principalement par un repli de la membrane conjonctive qui naît derrière l'angle nasal des paupières ordinaires et qui est disposé de façon à pouvoir s'étendre jusqu'à la commissure externe de ces organes, en glissant au-devant du globe de l'œil comme le ferait un rideau de fenêtre. Elle ne contient pas de fibres charnues dans son épaisseur et se rétracte en vertu de l'électricité de son tissu ; mais un petit système musculaire, dont la disposition est assez complexe, s'insère à la partie inférieure de son bord libre, la tire en dehors et l'étend (1).

que chez les Chiens sur lesquels il avait divisé dans la région cervicale le cordon sympathique (ou nerf intercostal, comme on l'appelait alors) la paupière latérale restait étendue sur une grande partie de la cornée transparente, ainsi que cela a lieu après la mort (*a*).

(1) Cet appareil tenseur, dont Perrault fut le premier à faire bien connaître le mécanisme (*b*), se compose de deux faisceaux charnus et de leurs annexes, savoir : 1° le *muscle carré de la membrane nictitante*, qui s'insère à la partie supérieure du globe de l'œil, et se porte en arrière pour se terminer sur une gaîne aponévrotique, embrassant la partie antérieure du nerf optique ; 2° le *muscle pyramidal de la membrane nictitante*, qui vient de la partie inférieure du globe oculaire et parvient derrière celui-ci, où il donne naissance à un tendon grêle qui passe dans l'espèce de poulie formée par le canal aponévrotique dont je viens de parler, et redescend ensuite vers l'angle inférieur de la troisième paupière, où il se fixe. La traction déterminée par le raccourcissement du muscle pyramidal est renvoyée ainsi en sens inverse sur la membrane nictitante par l'espèce de poulie située à l'extrémité postérieure du muscle carré et maintenue en place par la contraction de cet organe.

Petit a donné de très-bonnes figures des muscles de la membrane nictitante de la Chouette des bois (*c*). Hunter a mieux fait connaître cette partie de l'appareil de la vue chez l'Autruche (*d*).

(*a*) Petit, *Mém. dans lequel il est démontré que les nerfs intercostaux fournissent des rameaux qui portent les esprits dans les yeux* (*Mém. de l'Acad. des sciences*, 1727, p. 12).

(*b*) Perrault, *Mém. pour servir à l'hist. nat. des Animaux*, 2e partie, p. 169 et suiv., pl. 57, fig. P., Q., R. (*Mém. de l'Acad. des sciences nat.*, 1732, t. III).

(*c*) Petit, *Op. cit.* (*Mém. de l'Acad. des sciences*, 1836, pl. 5, fig. 4 et 5).

(*d*) Hunter, *Descript. and Illust. Catalogue of the physiol. Series of Comp. Anat. contents in the Museum of the R. College of Surgeons*, vol. 3, part. 1, pl. 42, fig. 4-7). — Voyez aussi les mêmes parties chez le Coq (Carus et Dalton, *Tab. anat. comp. illustr.*, pars IX, tab. 5, fig. 18).

En général, elle est assez transparente pour n'opposer que peu d'obstacle au passage de la lumière. Mais chez quelques espèces elle est opaline et constitue alors un écran, au moyen duquel l'oiseau peut parfois fixer le soleil sans être ébloui par l'éclat de cet astre.

Paupières des Mammifères.

§ 6. Chez les Mammifères, la paupière interne n'est jamais assez développée pour pouvoir recouvrir complétement le devant de l'œil; elle n'est presque jamais pourvue d'un muscle extenseur (1) ; souvent elle n'est représentée que par un repli rudimentaire de la conjonction situé à l'angle interne de l'appareil palpébral, ainsi que cela se voit chez l'homme (2), et parfois on n'en aperçoit aucun vestige (3). C'est chez les Ongulés, les Édentés et quelques Rongeurs qu'elle est le plus développée, et chez quelques-uns de ces Animaux, ainsi que chez le Chien, elle loge dans son épaisseur une lame fibro-cartilagineuse appelée l'*onglet*, par exemple chez le Cheval, où ce voile sert à nettoyer la surface antérieure de l'œil en la balayant (4).

Chez presque tous les Mammifères, les paupières externes sont au contraire bien développées et pourvues de muscles

(1) Chez l'Éléphant la membrane clignotante est pourvue de deux petits muscles, dont l'un est extenseur, l'autre rétracteur (*a*).

(2) Ce rudiment de la troisième paupière constitue chez l'Homme le *pli semi-lunaire* qui se montre entre la caroncule lacrymale et le globe de l'œil, lorsque ce dernier organe est tourné en dedans, mais qui s'efface presque complétement quand la pupille est dirigée en dehors.

(3) Notamment chez les Cétacés.

(4) Ce mouvement est déterminé par la pression exercée contre la base de la membrane clignotante par le tissu graisseux sous-jacent, lorsque le globe de l'œil est tiré en arrière par l'action de ses muscles propres (*b*). La structure de la paupière interne a été étudiée d'une manière spéciale par Blumenthal, qui en a donné de bonnes figures (*c*).

(*a*) Perrault, *Op. cit.*, 3e partie, p. 137 (*Mém. de l'Acad. des sciences*, t. III). — Camper, *Descript. anat. d'un Eléphant mâle*, p. 43, pl. 10, fig. 3.

(*b*) Lecocq, *Traité de l'extérieur du Cheval*.

(*c*) Blumenthal, *Dissert. de externis oculorum integumentis, inprimis de membranâ nictitante quorumdam animalium*, Berlin, 1812.

propres qui les rendent très-mobiles (1). Leur occlusion est déterminée par la contraction d'un muscle orbiculaire qui est commun à ces deux organes et qui est disposé de façon à jouer les rôles d'un sphincter (2). C'est la paupière supérieure qui est la plus grande et qui s'abaisse pour rejoindre son congénère ou s'élève pour laisser le devant de l'œil à découvert, et, à cet effet, elle est pourvue d'un muscle élévateur qui s'étale dans son épaisseur et va se fixer supérieurement au fond de l'orbite (3). Chez l'homme, ainsi que chez beaucoup d'autres Animaux de la même classe, il n'y a que ces deux muscles palpébraux, dont l'un est associé à un petit faisceau de fibres non striées. Mais chez quelques espèces le panicule sous-cutané de la face s'étend dans l'épaisseur des deux paupières et constitue pour la paupière inférieure un muscle abaisseur (4).

(1) Chez les Cétacés les paupières sont presque immobiles, et ne laissent entre elles qu'une ouverture arrondie qu'entoure un muscle orbiculaire. Le muscle antagoniste de ce sphincter est disposé en forme d'entonnoir chez les Dauphins (*a*). Chez les Siréniens il y a en outre une petite paupière interne (*b*).

(2) Du côté interne le muscle orbiculaire est fixé à la portion nasale du bord de l'orbite par un tendon disposé transversalement (*c*).

(3) Un faisceau particulier du muscle orbiculaire, situé près du bord des paupières et séparé du reste de ce muscle par les follicules des cils, constitue ce que quelques anatomistes ont appelé le *muscle ciliaire* (*d*), mais aujourd'hui ce nom est généralement employé dans une autre acception et appliqué à la partie de l'œil appelée jadis le ligament ciliaire.

(4) Par exemple chez le Rhinocéros (*e*). Il y a aussi, dans l'épaisseur des paupières en connexion avec le muscle orbiculaire et avec les car-

(*a*) Stanius et Siebold, *Manuel*, t. II, p. 438.

(*b*) Owen, *On the Anat. of the Dugong* (*Proceed. Zool. Soc.*, 1838).

(*c*) Voyez au sujet de ce muscle :

— Sappey, *Op. cit.*

— Arlt, *Ueber den Rengmuskel der Augenleider* (*Arch. für Ophthalm.*, 1863, t. IX).

— Lesshalft, *Ueber den* musculus orbicularis orbitæ *und seinen Einfluss auf den Mechanismus der Thranenabsonderungen* (*Archiv für Anat. und Physiol.*, 1868, p. 265).

(*d*) Riolan, *Enchiridium anatomicum*, 1648.

(*e*) Owen, *On the Anatomy of the Indian Rhinoceros* (*Trans. of the Zool. Soc.*, t. IV, p. 55).

Derrière le muscle orbiculaire se trouve une expansion fibreuse provenant des parois de la fosse orbitaire et se continuant extérieurement avec une lame de consistance cartilagineuse, qui s'étend le long du bord libre de chaque paupière et donne à ces voiles cutanés beaucoup de solidité (1). Ce bord est garni de cils (2), dans la capsule radiculaire ou follicule de chacun desquels débouche un petit paquet de glandules sébacées (3).

D'autres glandes de même ordre, mais beaucoup plus développées, sont logées également dans l'épaisseur de chaque paupière et débouchent directement au dehors sur la partie postérieure du bord libre de ces voiles. Elles ont

tilages tarses, une couche de fibres musculaires lisses qui a été décrite par M. H. Müller, sous le nom de *muscle palpébral* (a).

(1) On les désigne sous le nom de *cartilages tarses ;* mais elles ne sont pas formées par du tissu cartilagineux, et consistent en tissu connectif rigide (b) ; celle qui est logée dans l'épaisseur de la paupière supérieure est beaucoup plus grande que son congénère et se trouve en rapport avec le muscle élévateur par sa face interne ou oculaire.

Les expansions fibreuses qui relient ces parois de la fosse orbitaire sont appelées les *ligaments larges des paupières* (c).

Chez l'Ornithorhynque une lame d'apparence cartilagineuse relie la paupière supérieure à la voûte orbitaire (d).

(2) Les cils ainsi que le reste du système pileux manquent chez les Cétacés. Les Didelphes sont également dépourvus de cils (e).

(3) Ces *glandes ciliaires* se composent chacune d'un nombre plus ou moins considérable de petits sacs ampuliformes groupés autour de l'extrémité initiale d'un canal excréteur, qui débouche près de l'extrémité libre du follicule pilifère. C'est le produit morbide de ces glandules qui constitue les petites concrétions de matière grasse appelée *chassie* (f). Il existe aussi sous la peau des paupières des glandes sudoripares d'une forme particulière (g).

(a) H. Müller, *Ueber einen glatten Muskeln in der Augenhöhle* (*Zeitschr. für wissensch. Zool.*, 1858, t. IX, p. 541).
(b) Leydig, *Traité d'histologie*, p. 260.
(c) Winslow, *Exposition anatomique*, t. IV, 1732.
(d) Meckel, *De Ornithorynchi paradoxa descriptio anatomica*, p. 39.
(e) Owen, *Anat. of Vertebrate*, t. III, p. 261.
(f) Sappey, *Anat. descript.*, t. III, p. 686.
(g) Moll, *Bijdr. tot de anat. der Oogleden* (*Dissert. inaug.*, Utrecht, 1857).

reçu le nom de *glandes de Meibomius* (1). Elles manquent chez les Cétacés, les Oiseaux et les Vertébrés inférieurs (2).

Enfin, à la commissure interne des paupières se trouve une petite masse rougeâtre constituée principalement par des follicules sébacés analogues aux glandules ciliaires et désignée sous le nom de *caroncule lacrymale* (3). Dans le voisinage de ces corps, on aperçoit aussi sur le bord libre de chaque paupière un orifice appelé *point lacrymal*, et servant,

(1) Ces glandes étaient connues de Ch. Étienne et de quelques autres anatomistes du XVIe siècle, mais furent décrites pour la première fois d'une manière exacte par l'auteur dont elles portent le nom (*a*). Elles sont disposées avec beaucoup de régularité près de la face interne des paupières, et consistent chacune en un long canal cylindrique, aux deux côtés duquel sont appendues des ampoules réunies en grappes. Chez l'Homme on en compte 25 à 30 à la paupière supérieure et un peu moins à la paupière inférieure. Pouvant être facilement injectées au mercure (*b*), elles ont été bien représentées par plusieurs anatomistes (*c*), mais je renverrai de préférence aux figures que M. Sappey en a données. Leur disposition est à peu près la même chez la plupart des autres Mammifères (*d*) ; mais chez quelques-uns de ces Animaux elles sont plus développées et offrent des lobes et lobules bien caractérisés (*e*).

(2) M. Leydig n'a pu en découvrir aucune trace chez ces Animaux, si ce n'est peut-être chez la Chevêche commune où il a cru en apercevoir quelques vestiges (*f*).

(3) Les glandules de la caroncule lacrymale, de même que les glandules ciliaires des paupières, sont en connexion avec des follicules pilifères ; mais ce dernier organe, ainsi que les poils qui en naissent, sont rudimentaires. Chez l'Homme on compte 2 à 12 de ces petites glandes en grappe qui s'ouvrent au dehors par autant d'orifices indépendants (*g*).

(*a*) Meïbomius, *Epistola de vasis palpebrarum novis*, 1665.

(*b*) Sappey, *Rech. sur les glandes des paupières et de la pituitaire* (*Mém. de la société de biologie*, 1853, t. V, p. 13, fig. 3 et 5). — *Anat. descript.*, t. III, p. 684, fig. 638 et 641.

(*c*) Weber, *Beobacht. über die Structur einiger Conglomeraten und einfachen Drüsen* (Meckel's *Arch. für Anat.*, 1827, p. 285).

— Merkel, *Mikros. Anat. Augenlieder* (Græfe, und Saemisch, *Handbuch der Augenheilkunde*, t. I, p. 66).

(*d*) Par exemple chez le *Chien*. Voyez J. Müller, *De Glandularum secernentium structura penitiore*, pl. 4, fig. 1.

(*e*) Zeiss, *Anat. Untersuch. über die meïbomischen Drüsen der Menschen und der Thiere* (Ammon's *Zeitschr. der Ophthalmologie*, t. IV).

(*f*) Leydig, *Traité d'histologie*, p. 279.

(*g*) Sappey, *Op. cit.* (*Soc. de Biol.*, 1853, t. V. — *Traité d'anat.*, t. III, fig. 640).

comme nous le verrons bientôt, à conduire les larmes dans les fosses nasales (1).

Les paupières ne se développent que tardivement; chez les très-jeunes embryons, les yeux ne sont voilés par aucun prolongement tégumentaire ; mais lorsque les deux replis de la peau qui constituent ces opercules se sont allongés de façon à se rencontrer, ils ne tardent pas à s'unir plus ou moins rapidement entre eux, de façon à fermer complétement l'appareil visuel (2), et chez divers Mammifères cette occlusion dure pendant quelque temps après la naissance. Ainsi, les Carnassiers naissent les yeux fermés et ne les ouvrent qu'au bout de plusieurs jours (3).

(1) Pour plus de détails sur la structure des paupières de l'Homme, je renverrai aux ouvrages suivants (*a*).

(2) Dans l'espèce humaine les yeux sont à découvert jusqu'au commencement du troisième mois de la vie intra-utérine (*b*), et c'est seulement dans le cours de la dixième semaine que les replis cutanés destinés à les former commencent à se montrer : d'abord l'inférieur, puis le supérieur. Vers la fin du troisième mois ou le commencement du quatrième mois les paupières recouvrent complétement l'œil et adhèrent entre elles par leur bord, mais sans se confondre.

(3) Les Chats naissent les yeux fermés et ne commencent à voir que le neuvième jour ; chez les Chiens l'occlusion des paupières dure un peu plus longtemps, et il paraît que l'Ours n'ouvre ses yeux que trois ou quatre semaines après la naissance. Le Rat n'ouvre les yeux qu'au bout de vingt-deux jours ou davantage. Les Lapins naissent aveugles et ne commencent à voir que le neuvième ou le dixième jour, mais le Lièvre naît les yeux ouverts. Enfin pour les Sarigues l'ouverture des paupières a lieu encore plus tardivement ; ainsi l'Opossum a les yeux fermés pendant les six ou sept premières semaines de son séjour dans la poche mammaire.

(*a*) Rosenmüller, *Partium externarum oculi humani, imprimis organorum lacrymalium descriptio anatomica* (Nomber's *Illustrata*, 1810).

— Elbe, *Ueber den Bau und die Krankheiten der Blindehaut des Auges*, 1828.

— J.-A. Moll, *Bijdragen tot de anat. en physiol. der Oogleden*. 1857.

— Albini, *Beitr. zur Anat. des Augenleides (Zeitschr. der Gesellsch. der Aerzte zu Wien*, 1857, p. 32).

— Boll, *Die Thränendrüse* (Stricker, *Handbuch der Lehre von den Geweben*, t. II, p. 1142, 1872).

— Sappey, *Traité d'anat. descriptive*, t. III.

(*b*) Bischoff, *Traité du développement de l'Homme, etc.*, p 237.

— Ammon, *Histoire du développement de l'œil humain*, p. 132, pl. 1, fig. 6 et 7.

§ 7. L'appareil palpébral des Reptiles, à l'exception des Serpents et des Geckos (1), ne présente que peu de particularités importantes à noter ici. Chez les Crocodiliens et les Cheloniens (2), il y a une membrane nictitante très-bien organisée (3), et chez les premiers la paupière supérieure est renforcée par une pièce osseuse.

Appareil palpébral des Reptiles et des Batraciens.

Chez la plupart des Batraciens anoures, l'appareil palpébral est constitué de la manière ordinaire (4), mais chez les Urodèles, les Cécilies et les Pérennibranches, il se simplifie de plus en plus, et, ainsi que je l'ai déjà dit, il manque complétement chez quelques-uns de ces animaux.

Enfin, chez quelques Poissons, les yeux, au lieu d'être complétement à découvert comme cela a lieu chez la plupart de ces Animaux, sont pourvus d'une paupière analogue à la membrane clignotante dont je viens de parler. Cette excep-

(1) J. Müller a constaté que chez les Geckos, aussi bien que chez les Amphisbènes et les Serpents proprement dits, l'appareil palpébral est représenté par un voile cutané unique et immobile (*a*).

(2) Par exemple chez les Tortues (*b*).

(3) La paupière interne des Crocodiles est transparente et assez grande pour recouvrir en totalité le devant de l'œil ; elle est mise en mouvement par un gros muscle qui contourne le globe oculaire (*c*).

Chez les Lézards les paupières extérieures sont constituées par un voile circulaire tendu au-devant de l'orbite, percé d'une fente horizontale et muni d'un sphincter ainsi que de deux muscles antagonistes de celui-ci, savoir : un élévateur de la paupière supérieure et un abaisseur de la paupière inférieure. Il y a aussi une petite paupière interne, mais celle-ci n'a pas de muscle propre.

(4) Chez la Grenouille il y a trois paupières, dont la principale est la membrane nictitante, mais cette dernière, au lieu d'être latérale comme d'ordinaire, est inférieure.

Chez le Pipa les paupières manquent.

Chez les Tritons la paupière supérieure est représentée par un repli transversal de la peau.

(*a*) J. Müller, *Ueber eine merkwürdige Eigenthümlichkeit im Bau des Auges und Thränenwerkzeuges bei den Gekothieren* (Ammon's *Zeitschr.*, t. I, p. 169).

(*b*) Hunter, *Catal. of the Museum Coll. of Surgeons*, t. III, pl. 42, fig. 3.

(*c*) Albers, *Bemerk. über den Bau der Augen* (*Mem. de l'Acad. de Munich*, 1809, t. I, pl. II, fig. 3).

tion à la règle ordinaire nous est présentée par un groupe naturel de la famille des Squales, comprenant les Requins, les Marteaux, les Émissoles et les Milandres (1).

Conjonctive

§ 8. Le voile palpébral, qu'il soit fendu et mobile comme chez les Vertébrés terrestres ordinaires, ou clos, immobile et comparable à un verre de montre plutôt qu'à un rideau, ainsi que cela se voit chez les Serpents, est toujours tapissé intérieurement par la membrane conjonctive qui se prolonge sur la partie antérieure du globe de l'œil et y adhère. Chez les Serpents, cette membrane constitue donc un sac clos en avant aussi bien qu'en arrière, tandis que chez les Animaux à paupières mobiles elle affecte la forme d'une bourse dont le fond serait accolé au globe oculaire et dont l'ouverture correspondrait à la fente palpébrale. Dans l'un et l'autre cas, elle présente donc deux portions bien distinctes : une portion palpébrale ou antérieure, dont la surface libre est concave et dirigée en arrière, et une portion oculaire ou postérieure, dont la surface libre est convexe, dirigée en avant et appliquée contre la précédente; mais ces deux portions sont en continuité entre elles dans leur partie périphérique.

La conjonctive appartient, comme la tunique pituitaire, à

(1) Ce voile oculaire dont l'existence avait été signalée par Rondelet et par Perrault, mais dont la structure a été mieux étudiée par J. Müller (*a*), n'est pas transparent et varie sous le rapport de sa position et de son étendue. Chez les Requins (genre *Carcharias*) il recouvre presque complétement l'œil, dont il occupe l'angle antérieur, et il est pourvu d'un muscle rétracteur fort remarquable (*b*). Chez les Milandres la paupière clignotante est placée horizontalement à la partie inférieure de l'œil et ne recouvre celui-ci qu'en partie (*c*).

(*a*) Rondelet, *Hist. entière des Poissons*, t. XIII, p. 295.
— Perrault, *Essais de physique*, t. III, p. 40 (1680).
— J. Müller, *Untersuch. über die Eingeweide der Fische*, 1845, p. 12, pl. 5, fig. 1 et 2 (*Mém. de l'Acad. de Berlin* pour 1842).
(*b*) Müller, *Loc. cit.*, pl. 5, fig. 2.
(*c*) Müller, *Loc. cit.*, pl. 5, fig. 1.

la classe des membranes muqueuses, mais elle est très-mince et fort délicate. Elle se compose de deux couches dont l'une est superficielle et fournie par un épithélium stratifié, l'autre profonde, constituée par du tissu connectif et comparable au derme (1). On y trouve aussi des papilles analogues à celles de la peau, mais d'une extrême petitesse, et des glandules en grappes (2). De nombreux vaisseaux sanguins s'y

(1) On doit à M. J. Cloquet la connaissance de ce fait anatomique remarquable. La conjonctive des Serpents est même plus grande que celle de la plupart des Animaux ; elle recouvre presque en totalité la moitié antérieure du globe oculaire (*a*).

La conjonctive palpébrale est unie très-entièrement aux cartilages tarses, mais le tissu connectif au moyen duquel cette membrane est reliée aux parties sous-jacentes devient de plus en plus lâche en s'approchant du point où elle se repliait sur le globe de l'œil pour constituer la conjonctive oculaire ; celle-ci est transparente et extrêmement mince, et faiblement unie à la sclérotique ; elle adhère au contraire très-fortement au bord de la cornée, et en passant devant cette dernière partie elle perd sa couche fibreuse ou dermique et n'est constituée que par sa couche épithélique.

(2) Chez l'Homme ces glandes sont situées principalement dans le voisinage de la ligne de rebroussement de la conjonctive, qui après avoir tapissé la face interne des paupières se replie sur le globe oculaire. Elles sont petites et arrondies; vues au microscope, elles se montrent composées d'ampoules réunies en grappe autour d'un canal excréteur. Leur nombre varie beaucoup suivant les individus ; quelquefois on n'en aperçoit qu'une douzaine, tandis que d'autres fois il y en a 30 ou 40.

La conformation de ces glandules varie chez les divers Mammifères (*b*);

(*a*) Cloquet. *Mém. sur l'existence et la disposition des voies lacrymales dans les Serpents* (*Mém. du Muséum d'hist. nat.*, 1821, t. VII, p. 62, pl. 2, fig. 9).

— Sappey, *Rech. sur les glandes des paupières* (*Mém. de la Soc. de biologie*, 1853, t. V, p. 21, fig. 4). — *Traité d'anat.*, t. III, p. 681.

— Meisner, *Bemerkungen* (*Zeitschr. für rat. Med.*, 1859, série 3, t. V, p. 129).

— Manz, *Ueber neue eigenthümliche Drüsen am Cornealrande und über den Bau des Limbus conjonctivæ* (*Zeitschr. für rat. Med.*, 1859, t. V, p. 122).

— Krause, *Ueber die Drüsen der Conjonctiva* (*Zeitschr. für rat. Med.*, 1854, série 2, t. IV, p. 337).

— Krause, *Anat. Untersuchung* (*Zeitschr. für rat. Med.*, 1861, t. V, p. 122).

— Kleinschmid, *Ueber die Drüsen der Conjonctiva* (*Archiv für Ophthal.*, 1863, t. IX, p. 145).

— Ciaccio, *Minuta strutura della conjonctiva* (*Mem. dell' Acad. delle scienze dell' Instituto di Bologna*, 1874, série 3, t. IV).

(*b*) Stromeyer, *Beitr. zur Lehre der granulosen Augenkrankheit* (*Deutsche Klinik*, 1859, p. 15).

distribuent, et elle reçoit des branches nerveuses qui proviennent principalement des trijumeaux et qui y donnent une grande sensibilité (1). Ces nerfs, très-fins et difficiles à apercevoir sans le secours de certains réactifs, tels que l'acide osmique qui les noircit, accompagnent par petits faisceaux les vaisseaux sanguins et donnent naissance à une multitude de ramifications latérales qui en s'anastomosant entre elles forment un réseau à larges mailles. Dans la plus grande partie de la conjonctive ces filaments nerveux restent simples, mais dans certaines régions ils sont en connexion soit avec les corpuscules de Krause dont j'ai eu l'occasion de signaler l'existence dans une précédente lecon (2), soit avec des corpuscules d'une structure un peu différente que l'on désigne sous le nom de *renflements interépithéliaux* (3).

ainsi chez le Veau on trouve près de la cornée des glandes en glomérules qui sont fort semblables aux glandes sudoripares, et chez le Porc, ainsi que le Cheval, le Mouton, etc., des glandules utriculaires simples.

Enfin on a signalé dans la conjonctive de beaucoup de Mammifères d'autres glandules appelées follicules de Bruch et rappelant par leur forme les glandes de Payer, logées dans la membrane muqueuse de l'intestin (*a*).

(1) Les filets nerveux de la conjonctive sont fournis par les branches ophthalmiques et sous-orbitaires des nerfs trijumeaux; ceux de la conjonctive oculaire proviennent des nerfs ciliaires et traversent la sclérotique.

(2) Voy. t. X, p. 11 et t. XI, p. 420.

(3) Le mode de terminaison des nerfs dans la conjonctive a donné lieu depuis dix ans à beaucoup de discussions parmi les histologistes (*b*),

(*a*) Bruch, *Anat. Beschreibung des Augapfels*, 1847.
— Krause, *Op. cit.*
— Stromeyer, *Granulosen Augenkrank. (Loc. cit.)*
— Kölliker, *Éléments d'histologie*, p. 904.

(*b*) Krause, *Ueber die Nervenendigung in der Conjonctiva tarci (Arch. für Ophthalm.*, 1866, t. XII, p. 296). — *On the termination of the Nerves in the Conjonctiva (Journ. of anat. and physiol.*, 1867, n° 2, p. 446).
— J. Arnold, *Ueber die Endigung der Nerven in der Bindehaut des Augapfels und die Krause'schen Endknoben* (Virchow's *Arch. für pathol. Anat.*, 1862, t. XXIV, p. 23, pl. 4). — *Die Endigung der Nerven in der Conjonctiva (Op. cit.*, 1863, t. XXVI, p. 306).
— Mauchle, *Die Nervenendigungen in der Conjonctiva bulbi* (Virchow's *Arch. für pathol. Anat.*, t. XXXXI, 1867, p. 149).
— Ciaccio, *(Mem. dell' Acad. delle scienze dell'l'Inst. di Bologna*, 1874, t. IV).
— Poncet, *Rech. critiques et histologiques sur la terminaison des nerfs dans la conjonctive (Arch. de physiol.*, 1875, série 2, t. II, p. 545).

Appareil lacrymal.

§ 9. — La surface de la conjonctive, ainsi que je l'ai déjà dit, est constamment lubréfiée par les *larmes*, liquide aqueux secrété soit en totalité par les glandes lacrymales proprement dites, soit en partie par ces organes et en partie par des glandes accessoires appelées *glandes de Harder*, et cette humeur se déverse ensuite par l'intermédiaire de canaux particuliers dans les fosses nasales ou dans la bouche (1).

Ces glandes peuvent être regardées comme des dépendances de la conjonctive, ou plutôt celle-ci peut être considérée comme étant un réservoir lacrymal situé sur le trajet de leur conduit excréteur et produit par une dilatation de ce dernier.

Les glandes lacrymales proprement dites sont les seuls organes sécrétoires de cet ordre qui existent chez l'Homme et chez les Singes. Elles y sont placées en partie dans la fosse orbitaire, sous la voûte de cette cavité et au-dessus du globe de l'œil, du côté externe, en partie dans l'épaisseur de la

et les divergences d'opinion qui se sont manifestées à ce sujet paraissent dépendre en grande partie de ce que chaque auteur a tiré des conclusions trop générales des faits particuliers qu'ils avaient observés. Ainsi les corpuscules découverts par M. Krause, mais dont l'existence avait été niée par M. J. Arnold, se trouvent en grand nombre dans le voisinage de la cornée transparente ainsi que dans les autres parties de la conjonctive où se rendent les branches du nerf lacrymal, mais paraissent faire complétement défaut dans les autres parties de cette membrane muqueuse. Les publications récentes de M. Ciaccio et de M. Poncet ont jeté beaucoup de lumière sur ces questions délicates dont la solution me semble être encore incomplète. J'ajouterai que d'après quelques expériences faites récemment par M. Poncet à l'instigation de M. Ranvier, c'est surtout dans les parties de la conjonctive occupée par les corpuscules de Krause que la sensibilité de cette membrane est exquise.

(1) Chez les Pythons et la plupart des autres Serpents non venimeux, les voies lacrymales, au lieu de déboucher dans les fosses nasales comme d'ordinaire, se rendent à la bouche (*a*).

(*a*) Cloquet, *Mém. sur les voies lacrymales des Serpents*, p. 15. (*Extr. des mém. du Muséum d'hist. nat.*, t. VII).
— Owen, *Anatomy of the Vertebrates*, t. I, p. 338.

portion adjacente de la paupière supérieure. Leur portion orbitaire est conglomérée, tandis que leur portion palpébrale est étendue en une couche mince; mais leur structure est essentiellement la même dans ces deux parties; elles consistent en une multitude de petits *acini* groupés autour des branches de plusieurs canaux excréteurs, de façon à constituer des grappes ou des lobules (1). Plusieurs de ces canaux viennent de la portion orbitaire de la glande; d'autres naissent de la portion palpébrale, mais les uns et les autres vont aboutir à la surface de la conjonctive, près de l'angle de réflexion de cette membrane, au devant de la partie supérieure et externe du globe oculaire, où ils constituent une série de petites ouvertures (2). Chez d'autres Mammifères, les glandes lacrymales sont beaucoup plus développées que chez

(1) Ces utricules laissent entre eux un système de lacunes en relation avec les vaisseaux lymphatiques (*a*).

(2) Chez l'Homme ces petits orifices, dont la découverte est due à Stenon (*b*), sont difficiles à apercevoir, et les anciens anatomistes ont beaucoup discuté au sujet de leur nombre. Monro parvint à les mettre bien en évidence au moyen d'injections au mercure (*c*), procédé qui a été suivi par beaucoup d'autres anatomistes (*d*). De nos jours la disposition de ces canaux excréteurs a été étudiée avec encore plus de soin par plusieurs auteurs, parmi lesquels je citerai principalement M. Sappey (*e*); celui-ci a montré qu'il y a de trois à cinq canaux principaux qui viennent de la portion orbitaire de la glande et deux ou trois canaux accessoires qui viennent exclusivement de la portion palpébrale de cet organe. Il en a donné d'excellentes figures.

(*a*) Giannuzzi, voy. Stricker, *Handb. der Lehre von den Geweben*, t. I, p. 1164 et suiv.

(*b*) Stenon, *Observationes anatomicæ quibus varia oris, oculorum et nasium vasa describuntur*, 1662.

(*c*) Monro (Secundus), *Observ. anat. and physiol.*, 1758.

(*d*) Gosselin, *Rech. sur la glande lacrymale* (*Arch. gén. de méd.*, 1843, série 4, t. III, p. 262).

— Tillaux, *Note sur la structure de la glande lacrymale chez l'Homme et chez quelques Vertébrés* (*Gazette méd.*, 1860, p. 254).

(*e*) Sappey, *Op. cit.* (*Mém. de la Soc. de biologie*, 1853, t. V). — *Anat. Descript.*, t. III, p. 692.

— Maier, *Ueber den Bau der Thrönenorgane*, 1859.

— Béraud, *Notes sur les glandes lacrymales* (*Gaz. méd.*, 1859, p. 827).

— Foltz, *Rech. d'anat. et de physiol. expériment. sur les voies lacrymales* (*Journ. de physiol.*, 1862, t. V, p. 227).

l'Homme (1), et leurs canaux évacuateurs sont parfois réunis en deux troncs ou même en un seul. Chez les Cétacés, au contraire, elles sont rudimentaires (2).

Le liquide aqueux, sécrété par les glandes dont je viens de parler (3), et versé à la partie supérieure et externe de la conjonctive par leurs canaux excréteurs, s'étale sur la surface de cette membrane, et lorsque la production en devient très-abondante il se déverse sur les joues en passant par la fente palpébrale. Mais dans les circonstances ordinaires il se dirige presque en totalité vers l'angle interne de l'œil, où son écoulement est effectué par les orifices dont j'ai déjà signalé l'existence sous les points lacrymaux. Lorsque les yeux sont ouverts, le clignement des paupières facilite la distribution des larmes sur toute l'étendue de la conjonctive ainsi que leur passage vers les points lacrymaux, et lorsque les paupières sont closes, ces voiles laissent entre leurs bords et la partie adjacente du globe oculaire un espace libre dirigé transversalement et allant aboutir à l'angle interne de l'œil. (4). Or c'est

(1) Ainsi chez le Lapin et le Lièvre, non-seulement la glande lacrymale recouvre presque tout le globe de l'œil, mais le dépasse du côté du nez et s'étend en arrière et en bas jusque sous l'arcade zygomatique (*a*).

(2) Les glandes lacrymales ne manquent pas complétement dans cet ordre de Mammifères aquatiques, ainsi qu'on le supposait jadis, mais elles sont peu développées et contenues en entier sous l'épaisseur des paupières. Chez les Marsouins et les Dauphins elles y forment un anneau complet (*b*), et elles présentent une disposition analogue chez le Narval (*c*).

(3) Les larmes contiennent de 98 à 99 centièmes d'eau, des traces d'albumine et quelques millièmes de matières salines, principalement du chlorure de sodium (*d*). En sortant de la glande elles ne contiennent pas de mucus.

(4) En effet les paupières sont taillées un peu obliquement, de façon

(*a*) Cuvier, *Leçons d'anatomie comparée*, t. III, p. 457, (2e édit.).
(*b*) Rapp, *Die Cetaceen*, p. 93.
(*c*) Stanius et Siebold, *Manuel d'anatomie comparée*, t. II, p. 439.
(*d*) Frurichs, *Thränensecretion* (Wagner's *Handwörterbuch*, t. III, p. 618).
— Arlt, *Ueber den Thränenschlauch* (*Archiv für Ophthalm.*, t. I, p. 137, 1855).

précisément là que se trouvent les points lacrymaux destinés à livrer passage à ce liquide (1).

Quelquefois ces orifices sont représentés par une fente unique (2), mais d'ordinaire ils consistent en un pore circulaire situé au sommet d'une petite éminence, à la partie interne du bord libre de chacune des paupières externes, à peu de distance de la caroncule lacrymale. Deux petits canaux appelés les *conduits lacrymaux* naissent de cette ouverture, se dirigent vers le nez et bientôt se réunissent pour former un tronc commun. Celui-ci va déboucher dans le *sac lacrymal*, réservoir qui est appliqué contre le bord interne de l'orbite et qui se prolonge inférieurement en forme de tube pour s'engager dans le canal nasal et aller s'ouvrir dans les fosses nasales, à la partie inférieure et antérieure du méat inférieur (3).

Les glandes et les voies lacrymales dont je viens de parler

à ne se rencontrer que par le bord extérieur de leur surface terminale, et lors de leur clôture un espace triangulaire compris entre la portion interne de cette surface et la conjonctive oculaire reste libre pour le passage des larmes.

(1) Par exemple chez le Lièvre (*a*) et le Lapin (*b*).

(2) Le sac lacrymal est un conduit cylindrique et terminé en cul-de-sac supérieurement, qui descend presque verticalement le long d'une dépression creusée à la partie interne du cadre orbitaire ; puis se retourne pour passer dans le canal nasal ménagé entre la branche montante de l'os maxillaire supérieur, l'os unguis et le cornet inférieur du nez. Le conduit ainsi constitué est revêtu d'une tunique fibreuse et tapissé d'une membrane muqueuse qui se continue avec la pituitaire et qui est garnie comme elle d'un épithélium vibratile. L'épithélium qui reçoit intérieurement les petits conduits lacrymaux est pavimenteux comme celui de la conjonctive.

(3) La disposition de ce conduit chez l'Homme a été très-bien décrite et figurée par M. Sappey à l'ouvrage classique duquel je renverrai pour plus de détails à ce sujet (*c*).

(*a*) Bertin, *Mém. sur le sac lacrymal ou nosus de plusieurs espèces d'Animaux* (*Mém. de l'Acad. des sciences*, 1766, p. 294).

(*b*) Cuvier, *Leçons d'anat. comp.*, t. III, p. 458.

(*c*) Sappey, *Op. cit.*, t. III, p. 703, fig. 647 et 648.

offrent à peu de chose près la même disposition chez les Oiseaux et les Reptiles, si ce n'est que chez quelques-uns de ces derniers Animaux la conjonctive, au lieu de s'ouvrir directement au-dehors, entre les paupières, constitue un sac fermé de tous côtés, excepté dans le point où naît le canal lacrymal au moyen duquel les larmes sont versées dans les fosses nasales (1). Il est aussi à noter que chez les Serpents non venimeux ce canal se dilate en un grand sinus qui communique directement avec la bouche (2).

§ 10.— La glande de Harder (3) existe aussi chez la plupart Glande de Harder.

(1) La glande lacrymale des Serpents est au moins aussi volumineuse que le globe de l'œil, et souvent elle se prolonge beaucoup en arrière de l'orbite sous le muscle temporal antérieur. Chez la Couleuvre elle est fort grande (*a*), mais elle est généralement moins développée chez les Serpents venimeux (*b*). Chez la Tortue franche elle est très grande et son canal évacuateur est simple (*c*).

(2) Ce sinus ou sac intermaxillaire est situé de chaque côté de la tête entre les branches maxillaires et palatines de la mâchoire supérieure; les parois sont très-minces et en avant il communique avec celui du côté opposé ; en arrière il se prolonge entre la peau et les muscles, et se termine en cul-de-sac; enfin à sa partie inférieure il communique avec la bouche par un orifice étroit. Chez certains Serpents venimeux la bouche communique directement avec un réservoir analogue, mais ce sac ne paraît avoir aucune communication vers le canal lacrymal (*d*).

Je rappelerai ici que les cavités qui chez les Cerfs et quelques autres Ruminants se trouvent en avant de la caroncule lacrymale, et qui sont désignées sous le nom de *larmiers*, n'ont aucune relation avec l'appareil lacrymal (*e*).

(3) Harder, anatomiste suisse et élève de Duverney, découvrit cette glande en 1693 (*f*).

(*a*) Cloquet, *Op. cit. (Mém. du Muséum*, t. VII).

(*b*) Duverney, *Mém. sur les caractères tirés de l'anatomie pour distinguer les Serpents venimeux des Serpents non venimeux* (*Ann. des sciences nat.*, 1832, t. XXVI, p. 139 et suiv., pl. 6, fig. 6; pl. 14, fig. 3, etc.). — *Fragments d'anat. sur l'organe des Serpents* (*Ann. des sciences nat.*, t. XXX, p. 26, pl. 4).

(*c*) Albers, *Bemerk. über den Bau der Augen bei verschiedenen Thiere*, pl. 2, fig. 3, (*Mém. de l'Acad. de Munich*, 1809, t. I).

(*d*) Cloquet, *Op. cit.*, p. 14 (*Mém. du Muséum*, t. VII).

(*e*) Voy. tome X, p. 45.

— Jacob, *On the infraorbitol caviies in Deer and Antilopes called* Larmiers (*Brit. Associat.*, 1835, p. 208).

(*f*) Harder, *Glandula nova lacrymalis una cuns dactu excretorio in Ericiis et in Damis ab Hardero descripta*

des Vertébrés terrestres, mais elle est une dépendance de la paupière interne et elle fait défaut là où cet organe manque, notamment chez l'Homme, les Singes, les Chéiroptères et les Cétacés. Elle est placée, comme la membrane nictitante, à l'angle interne de l'œil (1) et son volume est parfois considérable. En général elle présente les caractères communs aux glandes racémeuses (2); mais chez quelques Reptiles, ainsi que chez les Grenouilles, elle est constituée d'après un type différent et se compose de cæcums sécréteurs groupés autour de canaux excréteurs plus ou moins rameux (3). Chez les Oiseaux, cette glande est plus volumineuse que la glande lacrymale proprement dite. Les liquides sécrétés par ces deux glandes diffèrent notablement. Les larmes fournies par les glandes lacrymales proprement dites contiennent à peine quelques traces de matières organiques; elles sont composées d'eau tenant en dissolution un peu de chlorure de sodium et probablement un carbonate alcalin, car elles rougissent faiblement le papier de curcurma. L'humeur produite par les glandes de Harder est au contraire un mucus plus ou moins épais.

Muscles moteurs de l'œil.

§ 11. — Les muscles moteurs de l'œil sont fixés par leur extrémité postérieure au fond de l'orbite et s'unissent par leur extrémité opposée au pourtour du globe oculaire, de sorte qu'en se contractant chacun d'eux tire cet organe de son côté, en le faisant toucher sur l'espèce de coussin grais-

(1) Chez le Cheval par exemple (*a*).

(2) J. Müller a très-bien fait connaître le mode d'organisation de ces glandes chez la Tortue-Midas (*b*).

(3) La glande de Harder présente ce mode d'organisation chez les Mammifères (*c*), et chez les Oiseaux (*d*).

(*a*) Voy. Gurlt, *Anat. des Pferdes*, pl. 70, fig. et 4.

(*b*) J. Müller, *De Glandutarum secernentium struct.*, tab. 5, fig. 4.

(*c*) Par exemple le *Lièvre;* voy. J. Müller, *De Glandutarum secernentium structura penitiori*, p. 51, pl. 5, fig. 7.

(*d*) Müller, *Op. cit.*, pl. 5, fig. 6.

seux ou gélatineux sur lequel il repose (1). Chez l'Homme, ainsi que chez les Oiseaux et les Poissons, ils sont au nombre de six, dont quatre muscles droits et deux muscles obliques; mais chez la plupart des Mammifères (2) et des Reptiles cet appareil moteur se complique davantage ; un muscle en forme d'entonnoir et appelé *muscle coanoïde* ou *muscle suspenseur de l'œil* vient du fond de l'orbite, embrasse le globe de l'œil et parfois se divise en deux (3) ou en quatre parties, de façon que le nombre total des muscles droits peut s'élever à huit (4). Ces organes en se contractant ne déplacent pas le globe oculaire, mais y impriment des mouvements de rotation; le muscle droit qui s'attache à sa partie supérieure, et qui est appelé le *muscle élévateur de l'œil*, le fait tourner de façon à diriger l'axe visuel vers le haut; il a pour antagoniste le *muscle droit inférieur*, et le *muscle droit externe* ainsi que le *muscle droit interne* agissent chacun d'une manière analogue, mais dans le sens horizontal (5). Le muscle coanoïde, lorsqu'il est divisé en faisceaux indépendants, peut agir de la même manière que les muscles droits, mais lorsqu'il est indivis il ne sert qu'à tirer le globe de l'œil vers le fond de l'orbite et à y donner de la fixité. Les muscles obliques (6) sont disposés

(1) Ou sur l'extrémité de la tige cartilagineuse qui lui sert de support chez les Raies et les Squales, ainsi que nous l'avons vu précédemment.

(2) Chez les Singes le muscle est rudimentaire.

(3) Notamment chez le Rhinocéros.

(4) Chez les Cétacés, les quatre muscles suspenseurs ainsi constitués sont plus gros que les muscles droits. Ils sont assez distinctifs chez le Cheval, et encore mieux caractérisés chez la plupart des Carnassiers.

(5) Tous ces muscles se fixent postérieurement sur des aponévroses qui entourent le trou par lequel le nerf optique pénètre dans l'orbite, et ils vont s'insérer sur les quatre points cardinaux du globe oculaire, un peu en avant du grand cercle transversal et vertical de cette sphère.

(6) D'excellentes figures de ces muscles se trouvent dans l'ouvrage classique de M. Sappey (t. II, p. 111, fig. 240 et 241), et récemment M. Merkel en a fait une étude très-approfondie (*a*).

(*a*) Merkel, ARTICLE, *Augenmuskeln* (Græfe et Sæmisch, *Handb. der gesammten Augenheilkunde*, t. n° 1, p. 50, 1874).

de façon à faire pivoter l'œil autour de son axe antéro-postérieur. L'un d'eux, le gros *muscle grand oblique*, présente à cet effet une particularité intéressante à noter; de même que les muscles droits, il a son point fixe au fond de l'orbite, mais parvenu près de l'angle interne le bord supérieur de cette fosse son tendon passe sur une petite arcade fibro-cartilagineuse faisant office de poulie de renvoi, puis se dirige en dehors et va s'insérer sur la partie supérieure et externe du globe oculaire (1). Enfin le *muscle petit oblique* est placé transversalement sous l'œil, et se fixe d'une part à la portion interne du plancher de l'orbite, d'autre part à la portion externe du globe oculaire.

Les nerfs qui se rendent à cet appareil oculo-moteur y appartiennent en propre; ce sont les nerfs crâniens de la 3e, de la 4e et de la 6e paire (2). Les nerfs de la troisième paire, appelés aussi *nerfs oculo-moteurs communs* se distribuent aux muscles élévateurs de la paupière supérieure, droit supérieur, droit interne, droit inférieur et petit oblique. Ils se détachent des pédoncules cérébraux dans le voisinage des tubercules mamellaires, mais leurs racines naissent d'un petit amas sur le côté de l'aqueduc de Sylvius, très-près des tubercules quadrijumeaux avec lesquels celles-là ont des connexions (3). Ils se dirigent en avant, s'engagent dans l'épaisseur des parois du sinus caverneux de la dure-mère et sortent de la boîte crânienne par la fente sphénoïdale pour pénétrer dans l'orbite en traversant le tendon du muscle

(1) Chez les Oiseaux, les Reptiles et les Poissons, le muscle grand oblique ne passe pas dans une poulie de renvoi, mais s'insère à la partie antérieure de la fosse orbitaire (*b*). La poulie du muscle grand oblique manque aussi chez les Cétacés.

(2) Voy. tome XI, p. 240.

(3) Voy. t. XI, p. 284.

(*b*) Par exemple chez les *Truites*; voy. Agassiz et Vogt, *Anat. des Salmones*, pl. M, fig. 9 et 10.

droit externe ; enfin ils s'anastomosent avec des filets fournis par les rameaux carotidiens du grand sympathique et avec un filet venant de la branche ophthalmique du nerf trifacial (1). Le nerf de la quatrième paire ou *nerf pathétique* se rend au muscle grand oblique et provient comme le précédent du voisinage de l'aqueduc de Sylvius, bien qu'il se détache de l'encéphale sur le côté externe des pédicules cérébraux. Enfin le nerf de la sixième paire est affecté essentiellement au muscle droit externe, mais il fournit aussi une branche au muscle coanoïde chez les Mammifères où celui-ci existe ; son origine apparente est située à la partie antérieure du bulbe rachidien, près de la protubérance annulaire, mais il naît en réalité de la substance grise qui tapisse le fond du quatrième ventricule ; de même que le nerf pathétique, il reçoit des filets anastomotiques du nerf ophthalmique, et en outre il est en connexion avec le grand sympathique.

§ 12. — La gaîne albuginée dont j'ai déjà eu l'occasion de signaler l'existence (2), et dont le développement est considérable chez l'Homme et les autres Vertébrés supérieurs, fournit des gaînes à la plupart des muscles dont je viens de parler (3), et constitue autour du globe oculaire un système de cloisons membraniformes et de tuniques accessoires dont la disposition est fort complexe (4). Sa portion centrale, appelée la *capsule de Tenon*, enveloppe directement le globe de

(1) Voy. t XI, p. 241.

(2) Voy. ci-dessus, page 107.

(3) Savoir les quatre muscles droits et le petit oblique. Le muscle grand oblique n'en est plus revêtu.

(4) Ainsi que je l'ai dit précédemment, Tenon fut le premier à appeler l'attention des anatomistes sur ce système d'expansions albuginées (*a*). Des études nouvelles ont été faites sur ces parties protectrices de l'œil par

(*a*) Tenon, *Mém. et observ. sur l'anatomie*, 1806.
— Bonnet, *Traité des sections tendineuses*, 1841, p. 11 et suiv.
— Hélie, *Rech. sur les muscles de l'œil et l'aponévrose orbitaire*, 1841, p. 18.

l'œil, auquel elle n'adhère que faiblement, et en arrière elle s'unit à la gaîne aponévrotique qui entoure le nerf optique et qui est constituée par un prolongement de la dure-mère ; elle s'avance jusqu'auprès du bord de la cornée transparente et elle est assez solidement fixée au tissu adipeux circonvoisin par sa surface extérieure qui se continue avec les gaînes musculaires dont je viens de parler (1) ; enfin celles-ci envoient à leur tour vers les parois de l'orbite d'autres expansions membraniformes qui sont en partie aponévrotiques, en partie formées par des fibres musculaires lisses (2).

§ 13. — Dans les mouvements ordinaires du globe de l'œil chez l'Homme, ainsi que chez la plupart des autres Ver-

plusieurs auteurs (*a*), et récemment M. Sappey en donne une description fort claire (*b*).

(1) C'est par suite de l'existence de ces connexions entre la capsule de Tenon et les muscles moteurs de l'œil, qu'à la suite de l'extirpation de ce dernier organe il est possible de placer dans l'orbite un œil artificiel dont les mouvements suivent ceux de l'œil du côté opposé.

(2) L'un des muscles à fibres non striées qui dépendent de cet appareil aponévrotique naît de l'expansion fournie par la gaîne du muscle droit interne et a été désignée sous le nom de *muscle orbitaire interne ;* un second, le *muscle orbitaire externe*, est fixé d'une part à la gaîne fibreuse du muscle droit externe, d'autre part à la paroi externe de l'orbite. D'autres fibres musculaires lisses s'attachent à l'expansion fournie par la gaîne du muscle petit oblique et s'y trouvent en connexion avec les faisceaux charnus de même nature qui se trouvent dans la fente sphéno-maxillaire (*c*). Le muscle orbito-palpébral dont il a été question précédemment fait aussi partie de ce système qui constitue autour du globe de l'œil une espèce de manchon dont l'ac-

(*a*) Bentz, *Ueber die Orbitalhaüt bei den Haussäugethieren* (Müller's *Archiv für Anatomie*, 1841, p. 196).
— Huschke, *Traité de splanchnologie et des organes des sens*, p. 370 (*Encyclopédie anatomique*, t. V).
— Pappenheim, *Die specielle Gewebelehre des Auges*, 1842, p. 49.
— Lenoe, *Des opérations qui se pratiquent sur les muscles de l'œil*, 1850.
— Chauveau, *Anat. des Animaux domestiques*, p. 753.
— H. Müller, *Op. cit.* (*Zeitschr. für wissensch. Zool.*, 1858, t. IX, p. 541).
— Harting, *Ueber die membrana orbitalis der Söngethiere und über glatten Muskeln in der Augenhöhle* (*Zeitschr. für rat. Med.*, 1865, t. XXIV).
(*b*) Sappey, *Traité d'anat. descript.*, t. II, p. 113 et suiv., (1868).
(*c*) Turner, *Upon a non striped Muscle connected with the orbital periostium of Man and Mammalia* (*Natural history Review*, 1862, t. II, p. 106).

tébrés, l'ensemble de cet organe n'est pas déplacé (1), mais il tourne sur lui-même de façon que la ligne visuelle passant par le centre de la cornée pour aboutir au milieu de la rétine change de direction. Ce n'est pas sur sa surface postérieure qu'il pivote ainsi (2), mais sur le point de rencontre des droites passant par les points d'insertion des divers muscles dont je viens de parler. Dans ces dernières années toutes les particularités relatives aux mouvements de l'œil humain ont été étudiées avec beaucoup de soin, mais en ce moment le temps me manquerait pour entrer dans des détails à ce sujet, et pour indiquer les différences qui se remarquent à cet égard entre l'Homme ou les Animaux dont les deux yeux sont dirigés en avant, et les Vertébrés dont les yeux sont dirigés latéralement, de façon à ne pouvoir embrasser à la fois un même champ visuel. Dans une prochaine leçon j'aurai à revenir sur ce sujet, et ici je me bornerai à ajouter que chez quelques Animaux dont les deux yeux, au lieu de se diriger simultanément vers un même point comme

tion tend à projeter cet organe en avant. Cet effet est très-marqué lorsqu'on électrise l'extrémité supérieure de la portion cervicale du grand sympathique (a).

(1) Ce déplacement est au contraire fort considérable chez quelques Animaux, notamment chez la Grenouille, où le globe de l'œil, ordinairement fort proéminent, peut s'enfoncer à fleur de tête.

(2) Les Poissons cartilagineux dont l'œil est articulé à l'extrémité d'une tige solide (b) font exception à cette règle; et jusque dans ces derniers temps plusieurs physiologistes ont considéré les mouvements de l'œil humain comme s'effectuant d'une manière analogue; mais Hunter les a mieux connus, et les recherches faites récemment à ce sujet établissent que le *centre de rotation* est situé près du centre de figure de cet organe, et que l'axe de rotation est la ligne qui passe par ce centre et le point d'insertion du muscle en action. Pour plus de détails sur ces mouvements et relativement au rôle

(a) H. Müller, *Op. cit.* (*Zeitschr. für wissensch. Zool.*, 1858 t. IX, p. 541). — J. L. Prévost et Jalyet, *Note sur le rôle physiologique de la gaîne fibro-musculaire de l'orbite* (*Compte rendu de l'Acad. des sciences*, 1867, t. LXXX, p. 849).

(b) Voy. ci-dessus p. 124.

chez nous, ils ont des mouvements complétement indépendants, chez les Caméliens notamment (1).

§ 14 — L'œil présente quant à sa structure et ses fonctions les mêmes caractères essentiels chez tous les Animaux Vertébrés. C'est une sphère creuse, disposée de manière à permettre l'arrivée des rayons lumineux dans son intérieur, jusqu'à sa paroi postérieure où se trouve une expansion nerveuse nommée *rétine*, et à modifier la marche de ces rayons de façon à les concentrer sur la surface de cette membrane sensitive, dont les impressions sont ensuite transmises à l'encéphale par l'intermédiaire des nerfs de la deuxième paire ou *nerfs optiques* qui pénètrent dans cet organe par sa partie postérieure. Les parois de

spécial de chacun des muscles de l'œil, je renverrai aux travaux indiqués ci-dessous (*a*).

(1) Chez ces Reptiles, dont une espèce est commune en Algérie, non-seulement il y a divergence dans les mouvements des deux yeux, mais l'un de ces organes peut rester immobile pendant que l'autre tourne dans diverses directions (*b*).

(*a*) Hunter, *Des usages des muscles obliques de l'œilo Œuvres*, t. IV, p. 357).
— J. Müller, *Vergleichung des Gesichtsinnes*, p. 255, (1826).
— Tourtual, *Bericht* (Müller's *Archiv*, p. 9). — *Beobachtung an einem Auge mit einer seltenen Deformitöt der Pupille* (Müller's *Archiv*, 1846, p. 346).
— Hueck, *De la rotation de l'œil sur son axe (Arch. gén. de méd.*, 1841, t. XI, p. 439).
— Schokalsky, *De l'influence des muscles obliques de l'œil* (*Ann. de la Soc. de méd. de Gand.*, série 2, t. IV). — *L'Expérience*, 1840. t. VI, p. 282.
— Ruete, *Lehrbuch der Ophthalm.*, p. 14. — *Das Ophthalmotrop*, 1846. — *Ein neues Ophthalmotrop*, 1857.
— Fick, *Neue Versuche über die Augenstellungen* (Moleschott's *Untersuchungen*, 1858, t. X, p. 195).
— Donders, *Beitr. zur Lehre von der Bewegung des menschlichen Auges* (*Holländische Beitr. zu den anat. und physiol. Wissenchaften*, 1846, t. I, p. 105). — *Ueber* Huck's *vermintliche Axendrehung des Auges*, (*Op. cit.* t. I, p. 384).
— Donders et Doijer, *Die Lage des Drehpunkies des Auges* (*Archiv für die holländische Beitr. zur Natur- und Heilkunde.* 1864, t. III, p. 560).
— Wundt, *Ueber die Bewegung der Augen* (*Archiv für Ophthalmologie*, 1862, . VIII, p. 1).
— Giraud-Teulon, *Dioptrique physiologique* (*Ann. d'oculistique* 1864, t. LI, p. 171. — *Contrib. à la physiol. de la vision*, *Op. cit.*, 1868, t. LIX, p. 104).
— Mayer, *Des mouvements du globe oculaire chez l'Homme et les Animaux* (*Journ. d anatomie de* Robin, 1864, t. I, p. 213).
— Helmholtz, *Optique physiologique*, p. 593 et suiv.
(*b*) Perrault, *Mém. pour servir à l'histoire des Animaux*, t. I, p. 45.

l'œil sont constituées en majeure partie par une tunique opaque et fort résistante qui a reçu le nom de *sclérotique*, mais sur le devant elles sont formées par une lame translucide appelée *cornée transparente*, et derrière celle-ci se trouve un espace occupé par un liquide aqueux et divisé en deux parties par une cloison nommée *iris* dont le centre est perforé. Derrière cette ouverture, qui est la *pupille*, se trouve une lentille biconvexe, le *cristallin*, et l'espace compris entre ce dernier organe et la rétine est occupé par une substance transparente, de consistance gélatineuse, appelée le *corps vitré*. Enfin derrière la rétine et appliquée contre la face correspondante de la sclérotique se trouve une tunique vasculaire ordinairement chargée d'un pigment noir et appelée la *choroïde*.

Les yeux sont en général plus gros chez les Animaux nocturnes que chez les espèces voisines qui cherchent leur nourriture pendant le jour ; mais chez les Animaux qui vivent toujours dans les ténèbres ces organes sont souvent réduits à un état rudimentaire. Ainsi chez les Taupes ils sont plus ou moins complétement atrophiés (1).

La forme des yeux varie un peu et les différences que

(1) Aristote a fait mention de la cécité des Taupes et de l'état rudimentaire de leurs yeux (*a*); mais d'autres naturalistes ont constaté que la Taupe commune n'est pas complétement aveugle (*b*), et la divergence d'opinion qui règne à ce sujet paraît dépendre de l'existence de deux espèces ou races distinctes, dont l'une serait privée de la vue et n'aurait point d'ouverture palpébrale, tandis que chez l'autre cette ouverture ne manque pas et la vue est assez distincte pour permettre à l'animal d'éviter les obstacles qui se trouvent sur sa route (*c*). La première de ces espèces ou variétés locules habite l'Italie, et a été décrite et étudiée avec soin par Savi, qui l'a désignée sous le nom de *Talpa cœca* (*d*) ;

(*a*) Aristote, *Hist. des Animaux*, trad. de Comess, t. I, p. 27.
(*b*) Gesner, *De quadrupedis viviparis*, p. 1056, (1551).
— Seger, *Anatomica Talpæ* (*Ephem. nat. curios. dec.*, obs. 130, 1642).
— Buffon, *Hist. des Quadrupèdes*, t. VIII, p. 80).
(*c*) Geoffroy St-Hilaire, *Cours de l'histoire nat. des Mammifères*, série 16, (1829).
(*d*) Savi, *Mem. scient.*, *decade prima*, p. 29, (1828).

l'on remarque à cet égard sont d'ordinaire en rapport avec les conditions dans lesquelles la vue s'exerce ; chez les Mammifères terrestres ils sont à peu près sphériques, mais chez les Cétacés et chez la plupart des Poissons ils sont plus ou moins aplatis, tandis que chez les Oiseaux au contraire leur diamètre antéro-postérieur s'allonge beaucoup (1).

Sclérotique. § 15. — Ces différences de forme dépendent principalement du mode d'organisation de la *sclérotique*, qui tantôt est flexible et à peu près de même épaisseur dans toute son étendue (2), d'autrefois rendue rigide en totalité ou en partie par le développement de tissus solides dans son épaisseur. Vers le milieu de sa partie postérieure elle est percée pour livrer

la seconde est la Taupe commune de la France et de l'Europe septentrionale, que les zoologistes appelent *Talpa europæa* (a). Il est d'ailleurs à noter que chez ce dernier Animal, l'appareil de la vue est bien constitué au moment de la naissance, et subit ensuite une atrophie progressive (b).

(1) Pour plus de détails sur la forme générale de l'œil chez divers Vertébrés, je renverrai aux ouvrages cités ci-dessous (c).

(2) En général, la sclérotique est plus épaisse à sa partie postérieure que partout ailleurs, et s'amincit de plus en plus jusque vers sa partie moyenne, où elle est renforcée de nouveau par l'adjonction de fibres élastiques provenant des muscles moteurs de l'œil. Chez l'Homme cette tunique fibreuse a environ 1 millimètre d'épaisseur dans le voisinage du nerf optique et seulement 6/10 de millimètre près de la cornée.

Chez d'autres Mammifères cette différence est beaucoup plus grande, particulièrement chez les Cétacés. Ainsi dans l'œil de la Baleine elle est d'une épaisseur énorme postérieurement et dans sa partie moyenne, tandis qu'en avant elle devient très-mince (d).

(a) Ciaccio, *Osserv. intorno alla membr. del Descemet, con una descrizione anat. dell' occhio della Talpa europea* (*Mem. dell' Acad. de Bologna*, 1874, t. IV, fig. 21).

(b) Lee, *Organs of vision in the Mole* (*Proceed. of the Royal Society*, 1870, t. XVIII, p. 322).

(c) Cuvier, *Leçons d'anat. comparée*, t. III, p. 389 et suiv.

— Teale, *On the form of the eyeball and the relative position of the entrance of the optic nerve in different Animals.*

— D. W. Sœmmering, *De oculorum hominis animalium que sectione horizontali comment.*, 1818.

(d) Hunter, *Sur les Baleines* (*Œuvres*, t. IV, p. 487).

— Mayer, *Anat. Untersuchungen über das Auge der Cetaceen*, pl. 1, (1852).

passage au nerf optique (1), et elle est unie à la gaîne aponévrotique, fournie à celui-ci par la dure-mère (2). En avant elle encadre la cornée transparente. Elle est opaque et d'un blanc plus ou moins pur (3). La plupart des vaisseaux qui y pénètrent la traversent de part en part et elle ne reçoit que peu de sang (4). Chez les Mammifères terrestres, quoique très-résistante, elle est mince et composée principalement de bandelettes de tissu conjonctif, entre-croisées et disposées sur plusieurs plans, très-fortement unies entre elles (5). On y

(1) Le point par lequel le nerf optique entre dans l'œil varie un peu chez les divers Mammifères ; il correspond à peu près à l'extrémité postérieure de l'axe de ce globe chez le Lynx, l'Éléphant, le Castor et le Phoque ; il est situé un peu en dedans chez le Cheval, le Porc-Épic, etc., et se trouve à environ deux lignes de cet axe chez l'Homme et les Singes, tandis qu'il est placé en dehors chez le Loup, la Marmotte, le Chamois, etc. Chez les Oiseaux et les Reptiles, il est situé aussi un peu en dehors de l'axe ; chez les Poissons sa position varie un peu.

(2) La plupart des anatomistes considèrent la sclérotique comme étant une expansion de la gaîne fibreuse du nerf optique et étant par conséquent une dépendance de la dure-mère. Mais les recherches de M. Sappey tendent à établir qu'elle en est distincte et que la portion intra-orbitaire de la gaîne optique, avec laquelle elle est en continuité, provient seulement des bords du trou optique (*a*).

Jusque dans ces derniers temps on n'avait aperçu aucun filet nerveux dans la substance de la sclérotique (*b*), mais quelques auteurs assurent y en avoir trouvé chez le Lapin (*c*).

(3) L'opacité de la sclérotique n'est pas toujours complète, et dans l'espèce humaine, par exemple, elle paraît souvent un peu bleuâtre, parce que chez les individus où elle est très-mince elle laisse apercevoir incomplétement, à travers sa substance, les parties colorées dont sa face interne est tapissée.

(4) Sur la ligne postérieure du bord antérieur de la sclérotique, au point de jonction de cette tunique avec la cornée, se trouve une sorte de gouttière annulaire qui contient des veines et qui est communément désignée sous le nom de *canal de Schlemm*.

(5) Ces bandelettes fibreuses suivent deux directions principales ;

(*a*) Sappey, *Traité d'anatomie*, t. III, p. 716.

(*b*) Erdl, *Disquis. anat. de oculo ; de membr. sclerotica*, 1839.
— Leydig, *Op. cit.*, p. 262.

(*c*) Rahn, *Ueber die Nerven der Cornea* (*Mittheilungen der naturforschenden Gesellschaft in Zürich*, t. II, p. 88, 1850).
— Bochdaler, *Ueber die Nerven der Sclerotica* (*Prager's Vierteljarschr.*, 1849, t. IV, p. 119).

trouve aussi une multitude de fibres élastiques et des corpuscules de tissu conjonctif réunis en un réseau très-fin. Les muscles moteurs de l'œil s'y insèrent à l'aide des fibres tendineuses qui se prolongent dans sa substance. D'ordinaire elle ne constitue qu'un seul feuillet (1), mais parfois ses parties superficielles sont séparées de ses parties profondes par une couche intermédiaire d'une nature différente. Ainsi chez les Cétacés on trouve dans son épaisseur une substance spongieuse de couleur brunâtre, formant une couche considérable (2),

les unes se portent en rayonnant du pourtour de l'entrée du nerf optique vers la cornée, les autres sont disposées transversalement (*a*). Elles sont à peu près parallèles à la surface du globe oculaire.

(1) Quelques anatomistes du siècle dernier pensaient que la sclérotique de l'œil humain était composée de deux lames superposées (*b*), et théoriquement cela serait admissible, puisque chez quelques Mammifères il se forme, soit accidentellement (*c*), soit normalement (*d*), dans l'épaisseur de cette membrane une lamelle particulière, et que chez presque tous les Vertébrés appartenant à d'autres classes l'interposition d'une lame cartilagineuse entre les deux feuillets fibreux de la sclérotique est constante. Mais chez l'Homme, ainsi que chez la plupart des autres Mammifères, cette tunique oculaire est en réalité indivisible (*e*).

(2) La couche aponévrotique interne de la sclérotique de la Baleine (*f*) est excessivement épaisse, particulièrement en arrière, et se compose d'un feutrage de fibres tendineuses. La couche externe a la même structure et offre aussi beaucoup d'épaisseur sur le pourtour du globe oculaire, mais ne se prolonge pas en arrière. Le tissu intermédiaire de couleur brunâtre est plus mou et contient un réseau vasculaire fort remarquable ; postérieurement il se prolonge autour du nerf optique où il forme une couche excessivement épaisse. Chez le Marsouin la sclérotique, quoique assez mince, présente une structure analogue.

(*a*) Lecat, *Traité des sensations*, t. II, p. 375.
— Haller, *Elem. physiologiæ*, t. V, p. 357.
— Zinn, *Descriptio anatomica oculi humani.*, p. 12 (1755).

(*b*) Valentin, *Feinere Anatomie der Sinnesorgane der Menschen und der Wirbelthiere* (*Repertorium*, 1837, t. I, p. 301).

(*c*) Notamment chez l'Ane. Voyez Chauveau, *Anat. comp. des Animaux domestiques*, p. 747.

(*d*) Par exemple chez les Monotrêmes.

(*e*) Sappey, *Op. cit.*, t. III, p. 715.

(*f*) D. W. Sœmmering, *De oculorum hominis animaliumque sectione horizontali commentatio*, tab. 2.
— Mayer, *Op. cit.*, pl. 1.
— Carus et Dalton, *Tab. anat. comp. illustr.*, pars IX; pl. 6, fig. 1.

et chez les Monotrèmes elle renferme une lame cartilagineuse (1).

Ce dernier mode d'organisation se prononce plus fortement chez les Oiseaux. La sclérotique de ces Animaux se compose de deux expansions membraniformes de tissu conjonctif condensé, entre lesquelles est une lame cartilagineuse (2), et son revêtement extérieur s'ossifie en partie de façon à donner naissance à une ou deux séries de pièces solides disposées annulairement (3). Le cercle osseux antérieur est le plus grand et le plus constant ; il se compose d'une vingtaine de plaques minces qui chevauchent un peu les unes sur les autres et qui sont ordinairement plates, mais parfois se recourbent en avant de manière à former par leur réunion une sorte de tube conique, tronqué au bout pour recouvrir la cornée transparente. Cette disposition est très-marquée chez les Hiboux et donne à l'œil de ces Oiseaux une forme singulière (4). Un second anneau osseux se développe quelquefois à la partie postérieure de la sclérotique, autour de l'ouverture par laquelle le nerf optique pénètre dans l'œil (5)

(1) Ce cartilage, dont l'existence a été constatée d'abord chez l'Ornithorhynque (*a*), se trouve aussi chez l'Echidné, où la lame extérieure de la sclérotique n'offre les caractères d'une membrane fibreuse que dans le voisinage de la cornée (*b*).

(2) La coque cartilagineuse, qui constitue la partie principale de la sclérotique des Oiseaux, est formée d'un tissu hyalin, renfermant des cellules rondes dont le contenu est granuleux, même à l'état frais (*c*).

(3) On doit à un anatomiste français du dix-septième siècle, Jean Mery, la constatation de ce mode d'organisation (*d*).

(4) Cet anneau osseux a été très-bien représenté par Petit, chez le moyen Duc à huppe courte ou *Otus brachyotus* (*e*).

(5) Ce passage n'est pas disposé

(*a*) Meckel, *Ornythorhynchi paradoxi, descriptio anatomica*, p. 39.

(*b*) Leydig, *Traité d'histologie*, p. 262.

(*c*) Leydig, *Loc. cit.*

(*d*) Mery, *Sur le cercle osseux autour de la cornée de l'œil de l'Aigle, etc.* (*Acad. des sciences*, 1666, t. II. p. 15).

(*e*) Petit, *Descript. anat. de l'œil de l'espèce de Hibou appelée* Ulula (*Mém. de l'Acad. des sciences*, 1736, p. 5, fig. 8).

et se distingue de la précédente par ses caractères histologiques (1). C'est principalement à l'existence de l'anneau osseux antérieur que l'œil des Oiseaux doit la longueur considérable de son diamètre antéro-postérieur (2).

Chez les Tortues (3), les Crocodiles (4), les Lézards et la plupart des autres Sauriens, la sclérotique est également cartilagineuse et garnie antérieurement d'un cercle de plaques osseuses (5) ; chez les Batraciens elle est presque toujours cartilagineuse (6). Enfin chez quelques Poissons elle est

comme chez les Mammifères; il est constitué par un long canal dirigé obliquement. L'anneau osseux postérieur de la sclérotique a été observé chez le Faisan (*a*).

(1) Les pièces constitutrices de l'anneau antérieur ne renferment pas de canaux médullaires et paraissent être dues à l'ossification de la couche conjonctive de la sclérotique ; tandis que les plaques de l'anneau postérieur sont traversées par des espaces médullaires anastomosés entre eux et paraissent résulter de l'ossification de la lame cartilagineuse de la sclérotique (*b*).

(2) On trouve dans les *Leçons* de Cuvier des mesures relatives aux dimensions des différentes parties de l'œil des Oiseaux (*c*).

(3) Par exemple chez la Tortue d'Europe (*d*).

(4) D'après M. Owen le cercle osseux de la sclérotique ne se développerait pas chez les Crocodiles (*e*); mais Sœmmering fils en a constaté l'existence chez le *C. sclerops* et le *C. Lucius* (*f*).

(5) Ce cercle de pièces osseuses est développé au plus haut degré chez l'Ichthyosaure, grand Reptile pélagien, dont les restes se trouvent à l'état fossile dans les terrains de l'époque jurassique (*g*).

(6) M. Leydig a constaté l'existence d'un cartilage hyalin dans la sclérotique de la plupart des Batraciens. Chez le Protée cette tunique est cartilagineuse dans son segment postérieur seulement, et fibreuse dans sa partie antérieure (*h*). Récemment M. Helfreich a publié des observations sur les caractères histologiques de ce cartilage chez la Grenouille (*i*).

(*a*) Gemminger, *Ueber eine Knochenplatte im hintern Sklerotikalsegment des Auges einiger Vögel* (*Zeitschr. für wissensch. Zool.*, t. IV, p. 215).

(*b*) Leydig, *Histologie*, p. 263.

(*c*) Cuvier, *Anat. comparée*, t. III, p. 391.

(*d*) Owen, *Anat. of Vertebrates*, t. I, p. 340.

(*e*) D. W. Sœmmering, *Op. cit.*, p. 59.

(*f*) Bojanus, *Anat. Testudinis europeæ*, tab.

(*g*) Cuvier, *Ossements fossiles*, t. V, pl. 32, fig. 6.

(*h*) Leydig, *Anatomisch-histologische Untersuchungen über Fische und Reptilien*, p. 95. — *Traité d'histologie*, p. 263.

(*i*) Helfreich, *Ueber die Nerven der Conjonctiva und der Sclera*. Würzburg, 1870.

fibreuse souvent (1), mais le plus ordinairement elle est entièrement cartilagineuse (2) ou en partie cartilagineuse et en partie osseuse (3); parfois même elle paraît être ossifiée dans toute son étendue (4).

§ 16. — La *cornée transparente* qui occupe la partie antérieure du globe oculaire, et est en continuité de substance avec la sclérotique ou cornée opaque (5), complète, avec

Cornée transparente.

(1) Chez les Lamproies.

(2) Chez les Plagiostomes, ainsi que chez l'*Orthogariscus*.

(3) Chez la plupart des Poissons osseux, la majeure partie de la sclérotique est cartilagineuse et constitue un anneau excavé en dedans et dont le fond est complété par du tissu fibreux, de façon à représenter une sorte de vase circulaire, à ventre renflé et à large ouverture. D'ordinaire aussi, deux pièces osseuses se développent dans l'épaisseur de sa partie antérieure et tendent à se rencontrer, de façon à constituer un anneau comparable au cercle antérieur de la sclérotique des Oiseaux (*a*). Chez le Thon (*b*) et chez quelques Esturgeons, la sclérotique est remarquablement épaisse et l'ossification de son tissu conjonctif donne lieu à la formation d'un anneau complet (*c*); mais cette particularité ne se rencontre pas chez tous ces Poissons (*d*).

(4) Cuvier a trouvé la sclérotique complétement ossifiée chez l'Espadon (*e*), mais M. Leydig a rencontré dans cette partie de l'œil la structure ordinaire chez les Poissons osseux (*f*), et il est à présumer que cette différence dépendait de l'âge des individus observés par les deux auteurs.

Pour plus de détails sur la structure de la sclérotique des Poissons, je renverrai à un travail spécial de M. Langhans, qui a fait récemment des recherches très-nombreuses et très-approfondies sur ce sujet (*g*).

(5) La plupart des anatomistes décrivent la cornée transparente comme étant enchâssée dans une sorte de cadre circulaire, constitué par le bord d'une ouverture pratiquée à la partie antérieure de la sclérotique ; mais il n'y a en réalité aucune discontinuité de substance entre ces deux parties des parois du globe oculaire : l'une fait suite à l'autre, seulement leurs caractères physiques changent

(*a*) Par exemple chez les Truites ; voyez Agassiz et Vogt, *Anatomie der Salmonen*, p. 88, pl. M, fig. 13 et 14.

(*b*) Massalien, *Dissert. inaug. systens descriptionem oculorum Scomberi Thymn's*, etc., fig. 1. Berlin, 1875.

(*c*) Rosenthal, *Zergliederung des Fischauges* (Reil's *Archiv für Physiol.*, 1811, t. VIII, p. 395, pl. 7, fig. 3-5).

(*d*) Leydig, *Untersuch. über Fische und Reptilen*, p. 8.

(*e*) Cuvier, *Hist. nat. des Poissons*, t. I, p. 453.

(*f*) Leydig, *Op. cit.*, p. 263.

(*g*) Laughans, *Untersuch. über die Sclerotica der Fische* (*Zeitschr. für wissensch. Zool.*, 1865, t. XV, p. 243).

celle-ci, l'espèce de capsule contenant la rétine et les autres parties essentielles de l'œil. Ainsi que son nom l'indique, elle est complétement translucide (1), et c'est uniquement par son intermédiaire que les rayons lumineux pénètrent dans l'intérieur de l'appareil visuel.

La cornée transparente est fort résistante et d'une texture

brusquement, de façon qu'il y a entre elles une ligne de démarcation nettement tracée. Il est aussi à noter que souvent la portion opaque de la coque cornéenne commune s'avance plus dans sa partie superficielle que dans sa partie profonde ou présente la disposition inverse. Parfois même cette sorte d'empiétement se prononce plus fortement près des deux surfaces que dans l'épaisseur de la sclérotique, de façon que celle-ci paraît creusée d'une rainure circulaire pour encastrer la cornée transparente. Cette dernière disposition existe chez le Lièvre, le Phoque, l'Aigle, etc., mais chez la plupart des Mammifères (notamment chez l'Homme, le Bœuf, etc.), ainsi que chez les Reptiles, c'est le bord externe de la sclérotique seulement, qui chevauche sur la cornée transparente. Comme exemple du prolongement de cette dernière partie au devant du bord interne de la sclérotique, on cite les Poissons cartilagineux du genre Milandre (*a*). Chez quelques Animaux, des fibres blanches de la sclérotique s'avancent plus ou moins loin dans la substance de la cornée transparente sans changer de caractère ; par exemple chez la Baleine et même chez le Rhinocéros.

Enfin chez un Poisson de Surinam appelé *Anableps*, deux prolongements opaques de ce genre s'avancent peu à peu et finissent par se rencontrer, de façon à diviser la cornée transparente en deux portions bien distinctes, disposition qui a fait croire à l'existence de quatre yeux chez cet Animal (*b*). La bande ligamenteuse ainsi formée s'étend intérieurement vers l'iris et la pupille, devient également double par le rapprochement de deux prolongements des bords de cette ouverture ; mais l'œil est en réalité simple comme chez tous les autres Vertébrés (*c*).

(1) Cette transparence n'est complète que dans les circonstances ordinaires et lorsque beaucoup de lumière est concentrée sur un point de la cornée ; celui-ci paraît trouble, car dans ce cas ses éléments histologiques réfléchissent assez de rayons pour être aperçus (*d*).

(*a*) Cuvier, *Leçons d'anat. comp.*, t. III, p. 408.

(*b*) Stedman, *Narrative of a five years Expedition against the revolted negroes of Surinam*, t. I, p. 142.

(*c*) Lacépède, *Mém. sur l'organe de la vue du Poisson appelé* Cobite anableps (*Mém. de l'Institut des sciences nat. et physiol.*, t. II, p. 372, an VII).

— E. Home, *Supplement to the Lectures on comparative Anatomy*, t. V, p. 250, pl. 38, fig. 1-5 (1828).

— Cuvier, *Leçons d'anat. comp.*, t. III, p. 409.

(*d*) Helmholtz, *Optique physiologique*, p. 6.

très-dense ; elle se compose de trois parties, dont une fondamentale et moyenne, une interne ou profonde, et une externe ou superficielle.

Cette dernière est constituée par la portion correspondante de la conjonctive oculaire, qui, en général, est extrêmement mince et très-adhérente à la couche fondamentale (1). Elle est formée principalement par une couche de tissu épidermique stratifié (2), mais au-dessus de ce revêtement se trouve une lame amorphe analogue à la couche basilaire des membranes muqueuses (3).

La couche fondamentale de la cornée transparente, que l'on peut appeler la *cornée proprement dite*, est beaucoup plus épaisse que la couche superficielle, et elle est constituée par une variété particulière de tissu connectif (4) ; à première

(1) Chez les Anguilles au contraire, elle n'y est unie que d'une manière lâche, et chez les Serpents elle s'en détache avec le reste de l'épiderme lors de la mue.

(2) Les cellules de la couche profonde de cet épithélium sont allongées et disposées perpendiculairement à la surface de la cornée ; celles des couches moyennes sont plus ou moins arrondies ; enfin celles des couches superficielles sont aplaties et lamelliformes. Ces cellules ont un gros noyau contenant des nucléoles (*a*). L'espèce d'épiderme ainsi constitué se trouble rapidement après la mort.

(3) Cette couche, appelée la *lame élastique antérieure* de la cornée par Bowman et désignée par quelques auteurs sous le nom de *membrane de Bowman* (*b*), est en apparence homogène, et elle envoie une multitude de prolongements fibriformes dans la substance de la couche fondamentale de la cornée.

(4) La substance constitutive de la cornée transparente présente des caractères chimiques particuliers. Par l'ébullition dans l'eau elle donne, non de la gélatine, comme les parties formées par du tissu connectif ordinaire,

(*a*) Bowman and Todd, *Physiological Anatomy*, t. II, p. 20, fig. 111.
— Cleland, *On the epithelium of the Cornea in the Ox* (*Journ. of Anat. and Physiol.*, 1868, n° 2, p. 361).
— H. Müller, *Untersuch. über die Glashaut der Augen* (*Arch. für Ophthalm.*, t. II, p. 48).
— Krause, *Ueber die vordere Epithelie der Cornea* (*Arch. für Anat. und Physiol.*, 1870, p. 232).
— Kölliker, *Éléments d'histologie*, p. 836.
— Rollet, *Ueber die Hornhaut* (Stricker's *Handbuch*, t. I, p. 1092, fig. 377, 1872).

(*b*) Henle, *Handbuch der Eingeweidelehre*, p. 592 (1866).

vue elle semble être feuilletée, mais en réalité elle ne se compose pas de lames superposées (1), et a pour trame un réseau de fibres, dont toutes les parties sont intimement liées entre elles et dont les mailles renferment des corpuscules ou cellules radiculées, ainsi que des corpuscules amœboïdes. Les fibres constituent d'une part des bandelettes disposées parallèlement à la surface de l'œil, superposées sur un grand nombre de plans et très-serrées entre elles; d'autre part, des traverses qui partent à angle droit de ces faisceaux et les relient entre eux (2). Les *corpuscules cornéens*

mais de la chondrine (*a*) ou du moins une matière très-analogue à la chondrine proprement dite, bien qu'elle en diffère par la manière dont elle se comporte en présence de certains réactifs (*b*).

(1) La plupart des anciens anatomistes considéraient la cornée transparente comme étant composée de lamelles superposées, dont le nombre serait de quatre d'après Vésale, de sept d'après Leuwenhoeck, de dix d'après Huschke et de quatorze d'après Reissel (*c*), mais ces divisions sont artificielles. Aujourd'hui la structure lamellaire de la cornée est encore admise par His (*d*) ; mais les histologistes s'accordent généralement à repousser cette manière de voir (*e*).

(2) Les fibres de la cornée transparente avaient été aperçues par Leuwenhoeck, ainsi que par beaucoup de micrographes modernes (*f*), mais leur mode d'arrangement n'a été bien observé que dans ces derniers

(*a*) J. Müller, *Ueber die Structur und die chemischen Eigenschaften der thierischen Bestandtheile der Knorpel und Knochen* (Poggendorff's *Annalen*, 1836, t. XXXVIII, p. 313).

(*b*) His, *Ueber die Einw. der Salpet Sylberoxydes auf die Hornhaut* (*Schweitz. Zeitschr. für Heilkunde*, t. II, p. 1).

— Kühne, *Physiologische Chimie*, p. 386.

— Bruns, *Medicinische chemische Untersuchung*, 1867, t. II, p. 263.

— Schweigger-Siedel, *Ueber die Grundsubstanz und die Zellen der Hornhaut des Auges* (*Sitzungsber. der sach'schen Gesellsch. der Wissenschaften*, 1869, p. 356).

(*c*) Huschke, *Traité de splanchnologie et des organes des sens*, p. 619.

(*d*) His, *Beitr. zur normalen und pathol. Histologie der Hornhaut* (*Würzburg Verhandlungen*, 1854, t. IV, p. 90).

(*e*) Kölliker, *Éléments d'histologie*, p. 846.

— Classen, *Ueber die Histologie der Hornhaut* (*Rostock*, 1858).

— Rollet, *Ueber das Gefëng der* Substantia propria corneæ (*Sitzungsber. der Wiener Akad.*, 1858, t. XXVIII, p. 516, fig. 1-4). — *Ueber die Hornhaut* (Stricker's *Handb. der Lehre von dem Geweben*, t. II, p. 1106).

— Engelmann, *Ueber die Hornhaut des Auges, etc.*, p. 1 (1869).

— Schweigger-Siedel, *Ueber die Grundsubstanz und die Zellen der Hornhaut des Auges* (*Sitzungsber. der sachsischen Gesellsch. der Wissenschaft*, 1869, p. 307).

(*f*) Voyez à ce sujet Mandl, *Anatomie microscopique*, t. I, p. 362.

sont disposés par couches superposées, mais s'anastomosent aussi entre eux dans tous les sens par l'intermédiaire des prolongements radiciformes dont ils sont pourvus et constituent ainsi au milieu de la trame dont je viens de parler un réseau spécial; mais ils ne paraissent pas être des cellules proprement dites, car on n'y aperçoit aucune trace de membrane pariétale (1); on a aperçu aussi dans la substance

temps (*a*). Un des moyens employés avec le plus de succès pour mettre en évidence ces fibres consiste à soumettre la cornée à l'action d'une solution de permanganate de potasse, ou d'alun et de sel commun, réactifs qui déterminent la destruction des substances circonvoisines avant d'attaquer ces filaments élastiques (*b*). Il est aussi à noter que ces fibres se résolvent en faisceaux de fibrilles d'une ténuité extrême.

(1) L'attention des histologistes a été appelée d'abord sur ces corpuscules par les observations de Toynbee et de M. Virchow (*c*). Ils ont été étudiés avec beaucoup de soin par plusieurs auteurs (*d*), et on est parvenu à en constater l'existence sur des préparations fraîches, sans faire usage d'aucun réactif chimique; mais pour en bien démontrer la disposition, il est avantageux de soumettre les pièces à l'action du chlorure d'or ou de l'azotate d'argent. Ils sont aplatis et pourvus d'un noyau; enfin ils donnent naissance à de nombreux prolongements filiformes, simples ou branchus, qui les réunissent entre eux, de façon à constituer des mailles, généralement à peu près quadrilatères. Du reste il y a encore beaucoup d'incertitude relativement à leurs caractères histologiques, et je dois ajouter que les observations faites par M. Wilckens sur le développement de la cornée n'ont pas été favorables à l'opinion généra-

(*a*) Bowman and Todd, *Physiological anatomy*, t. II, p. 19, 1856.
— Bowman, *Lect. on the parts concerned in the operat. in the Eye*, etc., p. 11.
— Strube, *Der normale Bau der Hornhaut*, etc. (*Dissert. inaug. Würzburg*, 1851.
— Rollet, *Op. cit.* (Stricker's *Handb.*, t. I, p. 1106).
— Kölliker, *Micros. anat.*, 1852. — *Éléments d'histologie*, p. 835.
(*b*) Rollet, *Op. cit.* (Stricker's *Handb.*, t. I, p. 1108).
(*c*) Toynbee *Researches tending to proceed the non-vascularity and the peculiar uniform mode of organisation and nutrition of certain Animal Tissus, articular cartilage and the cartilage of different classes of fibro-cartilage, the cornea*, etc. (*Phil. Trans.*, 1841, p. 179).
— Virchow, *Pathologie cellulaire*, trad. par Picard, p. 254, fig. 101.
(*d*) Strube, *Op. cit.*
— His, *Beitr. zur normalen und pathol. Histologie der Cornea*, 1856.
— Recklinghausen, *Ueber Eiter- und Bindegewebskörperchen* (Virchow's *Archiv für pathol. Anatomie*, t. XXVIII).
— Engelmann, *Ueber die Hornhaut des Auges*, 1867.
— Cohenheim, *Ueber die Endigung der sensib. Nerven in der Hornhaut* (Virchow's *Archiv*, 1867, t. XXXVIII, p. 343).

propre de la cornée d'autres corpuscules, qui, au lieu d'être immobiles comme les précédents, changent souvent de place ainsi que de forme et ressemblent beaucoup aux globules blancs du sang, de la lymphe et du pus ; mais il me semble fort douteux qu'ils appartiennent réellement au tissu de cette partie du bulbe oculaire (1). Enfin les corpuscules radiculés dont je viens de parler occupent un système de lacunes qui peut être mis en évidence au moyen d'injections, et la disposition de ces cavités varie un peu chez les divers Animaux (2).

La portion profonde de la cornée transparente est appelée communément *membrane de Descemet et membrane de De-*

lement professée sur la structure de cette partie du globe oculaire (*a*).

(1) Ces corpuscules erratiques sont faciles à apercevoir dans la cornée de la Grenouille et ont été observés aussi chez divers Mammifères (*b*) ; leur nombre augmente beaucoup dans les cas d'inflammation de la cornée et on les rencontre également dans le liquide dont la chambre antérieure de l'œil est remplie. Il est aussi à noter qu'en plaçant des fragments de la cornée dans les réservoirs lymphatiques chez des Grenouilles vivantes, on a constaté la pénétration de corpuscules amœboïdes analogues dans le tissu cornéen (*c*). On peut aussi se demander si les corpuscules en question ne proviendraient pas du protoplasme contenu dans les cavités occupées par les corpuscules cornéens radiaires, cavités qui ne sont en réalité que des lacunes lymphatiques.

(2) Les injections du système lacunaire par ponction déterminent des ruptures dans les parties les moins résistantes du tissu de la cornée, et donnent ainsi naissance aux cavités décrites par Bowman sous le nom de *tubes cornéens* (*d*). Récemment elles

(*a*) Wilckens, *Ueber die Entwickelung der Hornhaut der Wirbelthiere* (*Zeitschr. für rat. med.*, série 3, t. XI, p. 167).

(*b*) Recklinghausen, *Op. cit.* (Virchow's *Arch. für path. Anat.*, t. XXVIII, p. 157).
— Engelmann, *Op. cit.*
— Langhans, *Das Gewebe der Hornhaut im normalen und pathol. Zustande* (*Zeitschr. für rat. med.*, série 3. t. XII, p. 22).
— Hoffmann, *Die Eiterbildung in der Cornea* (Virchow's *Arch. für pathol. Anat.*, série 3, t. XIII, p. 204).
— Kühne, *Untersuchung über das Protoplasma*, 1864, p. 125.
— Rollet, *Op. cit.* (Stricke's *Handb.*, t. II, p. 1098 et suiv.).

(*c*) Recklinghausen, *Loc. cit.*, p. 183.

(*d*) Bowman, *Lectures on the parts concerned in the operations on the Eye*, p. 12 et suiv. (1849).

mours (1). Elle n'adhère que d'une manière lâche à la cornée proprement dite et elle limite en avant la chambre antérieure de l'œil, où elle est en contact avec l'humeur aqueuse, circonstance qui a valu à cette tunique un troisième nom : celui de *membrane de l'humeur aqueuse*. Sa surface libre est occupée par un épithélium à cellules polygonales (2), et elle est constituée principalement par une couche de tissu, très-élastique et d'un aspect vitreux (3) ; vers sa circonférence elle

ont été l'objet de plusieurs publications (*a*).

(1) Cette membrane fut aperçue d'abord par un oculiste anglais, nommé Duddel (*b*), mais elle ne fixa l'attention des anatomistes qu'à la suite des recherches dont elle fut l'objet de la part de Descemet et de Demours, vers le milieu du siècle dernier, et des discussions qui s'élevèrent entre ces deux auteurs, relativement à la priorité de leurs observations (*c*).

(2) Chez l'Homme, cette couche épithélique est simple, très-mince et fort semblable à celle des membranes séreuses (*d*).

(3) Bowman appelle cette couche la lame élastique postérieure de la cornée. Jusqu'ici les histologistes l'avaient considérée comme étant amorphe, mais M. Ciaccio y a constaté une structure fibreuse (*e*).

(*a*) Boddärt, *Zur Histologie der Cornea* (*Centralblatt für die med. Wissenschaft*, 1871, n° 22).
— Recklinghausen, *Op. cit.*, p. 355.
— His, *Op. cit.* (*Schweitzerische Zeitschr. für Heilkunde*, t. II). — *Beitr. zur Histologie der Cornea*.
— Höyer, *Beitr. zur Histologie* (*Archiv für Anat. und Physiol.*, 1865, p. 214).
— Leber, *Ueber die Lymphwege der Hornhaut* (*Monatsbl. für Augenheilkunde*, 1866).
C.-E. Müller, *Histol. Untersuch. über die Cornea* (Virchow's *Archiv*, 1867, t. XXXXI, p. 110).
— Schweiger-Siedel, *Op. cit.*, p. 316.
— Lightbody, *Obs. on the comparative microscopic Anatomy of the Cornea of the Vertebrates* (*Journ. of anat. and physiol.*, 1867, t. I, p. 16).
— Rollet, *Ueber die Contractilitt der Hornhautkörperchen und der Hornhauthöhlen* (*Centralbl.*, 1871, n° 13). — *Ueber die Hornhaut* (Stricker's *Handbuhc*, t. I, p. 1098 et suiv.).
— Waldeyer, *Microsc. Anatomie der Cornea* (Græfe et Sälmich *Handb. der Augenheilkunde*, t. I, p. 177 et suiv., 1874).
(*b*) Duddel, *Treatise on the diseases of the horny coal in the Eye*, 1729, *Supplement*, 1736.
(*c*) Descemet, *An sola lens crystallina cataracta sedes?* 1758. — *Obs. sur la choroïde* (*Mém. des sav. étr.*, 1760, t. V. — Réponse aux réflexions de M. Demours (*Journ. de Medecin.*, 1770, t. XXIII, p. 40; 1771, p. 229).
— Desmours, *Lettre à* M. Petit, 1767.
(*d*) Bowman and Todd, *Physiol. anat.*, t. II, p. 21, fig. 111 B.
(*e*) Ciaccio, *Osservazioni interno allo membrana di Descemet e al suo endotelio* (*Mem dell' Acad. delle scienze dell' Instituto di Bologna*, 1875, série 3, t. I).

contient un réseau de fibres élastiques (1) qui s'épaississent de plus en plus et se rendent en partie au bord de l'iris, en partie au ligament ciliaire et au bord d'un sinus circulaire dont j'aurai bientôt à parler (2).

La cornée est peu sensible, mais des filets nerveux fournis par les nerfs ciliaires et provenant du ganglion ophthalmique s'y répandent et présentent une disposition remarquable. Ils se réduisent bientôt à leur cylindre-axe, de façon à devenir complétement hyalins, et ils y forment un réseau à larges mailles, dont partent des fibres qui pénètrent dans la conjonctive cornéenne et arrivent même jusqu'à la surface libre de son revêtement épithélique (3).

(1) Ce système de fibres a été remarqué d'abord par Reichert, puis étudié plus attentivement par Bowman (*a*).

(2) Ce sinus veineux a été désigné sous le nom de *canal de Schlemm*.

(3) Ces nerfs, observés d'abord par Schlemm, puis étudiés plus attentivement par M. Hoyer, M. Cohenheim et plusieurs autres histologistes (*b*), sont faciles à voir sur le pourtour de la cornée, mais ils deviennent ensuite tellement grêles et transparents que leur présence ne peut être bien démontrée que par le moyen de divers reactifs, tels que l'acide acétique et le chlorure d'or. Ils se ramifient beaucoup, et forment à la partie externe de la cornée proprement dite un réseau continu très-riche, dont partent çà et là des ramuscules qui traversent en ligne droite la couche antérieure et forment à la surface de celle-ci un nouveau réseau, dont partent d'autres branches centrifuges. Ces derniers pénètrent dans l'épithélium externe de la cornée et s'y terminent par des extrémités libres à la surface de ce revêtement utriculaire. D'après quelques auteurs il y aurait aussi des filets nerveux terminaux en continuité avec les cellules cornéennes (*c*) : mais cela est, pour le moins, fort douteux (*d*).

(*a*) Bowman and Todd, *Op. cit.*, t. II, p. 18.

(*b*) Schlemm, *Auge* (*Berliner encyclop. med. Wörterbuch*, t. IV, p. 22).

— Bochdasch (*Isis*, 1838, p. 587).

— Hoyer, *Ueber den Austritt von Nervenfasern in das Epithel der Hornhaut* (*Archiv für Anat. und Physiol.*, 1866, p. 180).

— Cohenheim, *Ueber die Endigung der sensib. Nerven in der Hornhaut* (Virchow's *Archiv für pathol. Anat.*, 1867, t. XXXVIII, p. 343).

— Sämisch. *Beitr. zur normal. und pathol. Anat. des Auges*, 1862.

— His, *Beitr. zur normal. und pathol. Anat. des Cornea*, 1856.

— Engelmann, *Ueber die Hornhaut des Auges*, 1867.

— Ciaccio, *Op. cit.* (*Quarterly Journ. of micros. science*, 1863.

(*c*) Kühne, *Untersuch. über das Protoplasma*, p. 132.

(*d*) Kölliker, *Éléments d'histologie*, p. 851.

Pendant la vie intra-utérine la couche conjonctivale de la cornée est pourvue d'un réseau de vaisseaux sanguins; mais lorsque cette partie du globe oculaire acquiert le mode d'organisation qui le rend propre à l'accomplissement de ses fonctions dans la vision, ces vaisseaux en disparaissent complétement ou presque complétement (1), et la nutrition ne s'y opère que par l'intermédiaire du plasma. Quelques anatomistes pensent que la cornée est parcourue par des vaisseaux lymphatiques, mais les cavités décrites sous ce nom ne sont probablement que les espèces de canaux lacunaires dont j'ai parlé précédemment (3).

(1) J. Müller a constaté que chez l'embryon ce réseau vasculaire est très-riche et s'étend jusque dans le voisinage du centre de la cornée (*a*), mais vers la fin de la vie fœtale il s'atrophie plus ou moins complétement. Chez l'enfant il est bien caractérisé (*b*), mais chez l'Homme il n'en reste que des capillaires très-fins, qui forment des anses près du bord de la cornée et y constituent un cercle appelé l'*anneau conjonctival* (*c*); cependant dans l'état inflammatoire ils peuvent s'agrandir au point de s'étendre sur la presque totalité de la cornée. Chez divers Mammifères ces vaisseaux sanguins persistent davantage, et l'anneau sanguifère dont je viens de parler est plus prononcé (*d*). Chez les Poissons ces vaisseaux sont encore plus développés (*e*), et ils forment parfois tout autour de la cornée une série d'anses allongées, dont la disposition est fort remarquable (*f*).

(2) Les espaces perméables aux liquides, que quelques auteurs ont désignés sous le nom de *vaisseaux lymphatiques* de la cornée transparente (*g*), ne sont probablement que des lacunes périnerveuses ou des portions du réseau d'espaces plasmifères dont j'ai déjà parlé ci-dessus (*h*). M. Sappey déclare n'avoir pu découvrir aucune trace de vaisseau de cet ordre (*i*).

(*a*) Voyez Henle, *De membrana pupillari aliisque oculi membranis pellucentibus* (*Dissert. inaug. Bonn*, 1832).

(*b*) Rollet, *Op. cit.* (Stricker's *Handb.*, fig. 387, p. 1126).

(*c*) Voyez Kölliker, *Éléments d'histologie*, p. 839.

(*d*) Par exemple chez le Mouton; voyez Cossius, *Ueber die Ernähr. der Hornhaut*, 1852.

(*e*) Par exemple chez le *Cobitis fossilis*; voyez Leydig, *Traité d'histologie*, p. 264, fig. 126.

(*f*) Par exemple chez l'*Orthagorisius mola*; voyez Leydig, *Op., cit.* p. 265, fig. 127.

(*g*) Kölliker, *Élements d'histologie*, p. 840.

(*h*) Voy. ci-dessus, p. 138.

(*i*) Sappey, *Traité d'anat. descript.*, t. III, p. 722.

Dans la vieillesse, le pourtour de la cornée transparente s'obscurcit par suite d'un dépôt de matières grasses dans son épaisseur, et il en résulte un anneau blanchâtre, appelé le *cercle sénile;* mais cette modification, tout en réduisant ce que l'on pourrait appeler la fenêtre oculaire, ne s'étend pas assez pour influer notablement sur la vision, et c'est seulement dans certains états pathologiques que la cornée s'oppose au passage des rayons lumineux.

§ 17. — La forme de la cornée transparente varie notablement chez les divers Vertébrés, et elle est en rapport avec les conditions biologiques dans lesquelles ces Animaux vivent. Chez les espèces dont la vue s'exerce habituellement dans l'air, la cornée est plus ou moins fortement bombée, tandis que chez les espèces aquatiques elle ne présente le plus souvent qu'une faible courbure, et l'utilité de ces différences dans son mode de conformation s'explique facilement, lorsqu'on tient compte du rôle que cette cloison transparente est susceptible de jouer dans un milieu liquide ou dans un milieu gazeux, sujet dont nous aurons à nous occuper dans une prochaine leçon.

Tunique vasculaire.

§ 18. — A l'intérieur du globe creux constitué par la cornée opaque et la cornée transparente, se trouve une seconde tunique oculaire, généralement très-vasculaire et riche en pigment, dont l'ensemble a reçu le nom d'*uvée*, parce que les anciens anatomistes la comparaient à une baie de raisin (1). Elle se compose de deux parties principales, dont l'une, la *choroïde*, est en rapport avec la sclérotique, et l'autre, appelée *iris*, correspond à la cornée transparente, dont elle est séparée par l'espace libre dont j'ai déjà eu l'occasion de faire

(1) Beaucoup d'auteurs n'emploient pas le nom d'*uvée* dans son acception primitive, et ne l'appliquent qu'à l'iris ou à la couche postérieure de ce dernier organe qui est chargée de pigment noir.

mention sous le nom de chambre antérieure de l'œil. A une certaine époque de la période embryonnaire elle affecte la forme d'un sac fermé de toutes parts, si ce n'est dans le point traversé par le nerf optique et contenant la rétine, ainsi que le corps vitré et le cristallin ; mais par les progrès du travail organogénique elle se perfore à sa partie antérieure (1), et représente alors une sorte de bourse arrondie dont l'ouverture dirigée en avant constitue la *pupille* ou *prunelle* de l'œil.

Iris.

L'*iris* est donc une cloison membraneuse, placée transver-

(1) On désigne sous le nom de *membrane pupillaire* la portion de cet appareil qui, chez le fœtus, tapisse la face antérieure de l'iris et s'étend sur la partie de cette cloison qui doit constituer la pupille. Cette membrane fut signalée pour la première fois par Wachendorf, puis étudiée plus attentivement par Haller, Albinus et plusieurs autres anatomistes (*a*).

Dans le principe, de même que cette dernière tunique elle dérive de l'espèce de bourse qui, chez l'embryon, s'étend de la cornée au cristallin et qui constitue la partie désignée par M. Henle sous le nom de *membrane capsulo-pupillaire* (*b*).

Mon frère, William Edwards, a distingué dans la membrane pupillaire deux lames, dont l'une postérieure, en continuité avec l'uvée, l'autre antérieure, faisant partie de la membrane de l'humeur aqueuse, et il considéra cette dernière comme formant chez le fœtus un sac sans ouverture, analogue aux poches séreuses, et dont la membrane de Descemet constitue le feuillet antérieur (*c*).

La membrane pupillaire est résorbée vers la fin de la vie intra-utérine, et ce sont des lanières de sa substance qui constituent les franges observées parfois sur le bord pupillaire de l'iris chez l'enfant nouveau-né (*d*).

(*a*) Wachendorff, *Commemor. litter. Norimb.*, t. 1, 1740.
— Haller, *De membrana pupillari observationes*, 1742 (*Opus anat.*, p. 339).
— Albinus, *Annotationum anatomicarum*, pl. 1, p. 33, pl. 1, fig. 14.
— Wrisberg, *De membrana fœtus pupillari (Comm. Gött.*, 1772, t. II, p. 104).
— J. Cloquet, *Mém. sur la membrane pupillaire et sur la formation du petit cercle artériel de l'iris* (*Journ. de médecine*, 1818, t. II, p. 301).
— Henle, *De membrana pupillari aliisque oculi membranis pellucentibus observationes anatomicæ* (*Dissert. inaug. Bonn*, 1832).
— Reich, *De membrana pupillari (Dissert. inaug. Berlin*, 1835).
— Lieberkühn, *Ueber das Auge des Wirbelthierembryon*, 1872, p. 39.
— Manz, *Entwickelungsgeschichte des menschlichen Auges* (*Handb. der gesammten Augenheilkunde von* Græfe und Sæmisch, t. II, p. 14).
(*b*) Henle. *Op. cit.*
(*c*) W. Edwards, *Mém. sur quelques points de l'anat. de l'œil* (*Bull. de la Soc. philomatique de Paris*, 1814, p. 21).
(*d*) Ammon, *Hist. du développement de l'œil humain*, pl. 9, fig. 8 et 9.

salement derrière la cornée transparente limitant en arrière la chambre antérieure de l'œil, et percée au centre pour livrer passage à la lumière. Il ressemble à ces diaphragmes annulaires dont les opticiens se servent pour régler la quantité de lumière qui doit entrer dans un microscope ou une lunette, et il remplit dans l'appareil de la vue une fonction analogue. Sa forme est celle d'un disque et il est libre partout, excepté le long de son bord périphérique où il est fixé à la sclérotique, près de la ligne de jonction de celle-ci avec la cornée transparente. Chez la plupart des Vertébrés, il est même doué du pouvoir de contracter ou de dilater la pupille suivant les besoins du moment, et à cet effet il est pourvu de fibres musculaires. Son mode de coloration est très-remarquable et lui a valu le nom sous lequel on le désigne généralement depuis le commencement du siècle dernier (1). Cette coloration est due principalement à deux couches de pigment, situées l'une à sa face postérieure, l'autre à sa face antérieure. La première est presque toujours noire ou d'un brun noirâtre très-foncé (2). La seconde varie beaucoup, suivant les espèces et même suivant les individus, chez l'Homme ainsi que chez les Animaux domestiques. Dans la classe des Mammifères, elle est ordinairement fauve, brune, ou noirâtre ; et lorsque les yeux sont bleus ou gris, leur

(1) Ruysch, Petit et les autres anatomistes du XVIIe siècle, l'appelaient *uvée* et le nom d'iris fut ensuite appliqué à la partie antérieure de la cloison en question ; enfin de nos jours on comprend sous ce dernier nom la totalité de ce diaphragme oculaire.

(2) Ce pigment noir est contenu dans des cellules qui sont en général hexagonales et qui forment à la face postérieure de l'iris une couche continue (*a*). Chez les Vertébrés supérieurs elles ne diffèrent pas de celles de la choroïde.

Chez les Poissons les cellules mélaniennes de la face postérieure de l'iris, au lieu d'être arrondies comme dans la choroïde, sont parfois étoilées et à branches ramifiées (*b*).

(*a*) Kölliker, *Éléments d'histologie*, p. 854, fig. 466.
(*b*) Agassiz et Vogt, *Anat. des Salmones*, p. 94.

couleur dépend de l'absence du pigment dans la partie antérieure de l'iris et de la teinte produite par le pigment noir de la couche profonde, vu par transparence à travers la substance de l'organe (1). Chez les Oiseaux, la face antérieure de l'iris est parfois d'un jaune vif ou d'un beau rouge (2). Chez les Poissons, elle est souvent argentée (3).

La trame qui renferme ces cellules pigmentaires et qui constitue la partie fondamentale de l'iris est formée de fibres lamineuses de tissu conjonctif, et loge dans son épaisseur beau-

(1) La couleur de la face antérieure de l'iris de l'Homme et des autres Mammifères, dépend de la proportion des granules de matière pigmentaire d'un brun noirâtre et d'un jaune fauve qui s'y trouvent associés et qui cachent plus ou moins complétement la teinte bleue due au pigment noir de l'uvée, vue par transparence à travers la substance de l'organe. Lorsque la matière jaune est en petite quantité et se trouve seule, sa couleur en s'associant au bleu dont je viens de parler, donne à l'iris une teinte verdâtre et lorsqu'elle est mélangée au pigment brun, il en résulte une teinte fauve ; enfin le pigment brun paraît presque noir lorsqu'il est seul et en grande abondance. En général, il y a une relation étroite entre la couleur de l'iris et celle du système tégumentaire. Les cellules qui renferment ces matières colorantes sont en général arrondies, mais parfois elles sont étoilées et donnent naissance à des prolongements branchus.

(2) La couleur jaune est due à des grains de pigment ; la teinte rouge dépend d'une matière grasse formant des gouttelettes (*a*).

(3) L'éclat argentin de l'iris est dû à des lamelles cristallines d'une petitesse extrême (*b*), qui sont semblables à celles dont j'ai signalé la présence dans la vessie natatoire ainsi que dans la peau de beaucoup de Poissons (t. X, p. 70). La couleur jaune et la couleur violette de l'iris des Poissons, dépend de la présence d'huiles liquides, qui en se mêlant à la matière argentine en diverses proportions, produisent des teintes variées dont l'éclat métallique est remarquable (*c*).

(*a*) Leydig, *Traité d'histologie*, p. 271.

(*b*) Drummond, *On certain appearences observed in the dissertion of the Eyes of Fishes* (*Trans. of the royal Soc. of Edinburgh*, 1915. t. VII, p. 377).

— Ehrenberg, *Zusatz über normale Krystallbildung in lebenden Thierkörper* (Poggendorff's *Ann. der Physick*, 1833, t. XXVIII, p. 468).

(*c*) Agassiz et Vogt, *Anat. des Salmones*, p. 95.

— Leydig, *Beitr. zur mikroskopischen Anatomie und Entwickelung der Rochen und Haie*, p. 21.

coup de vaisseaux sanguins (1) et des fibres musculaires, dont les unes sont disposées circulairement, tandis que les autres vont en rayonnant de la grande circonférence de l'organe vers la pupille (2). Les premières forment un sphincter autour de cette ouverture et par leur contraction elles en déterminent le reserrement. Les autres dilatent la pupille. Chez les Mammifères ces fibres musculaires sont lisses, et leur action, en rapport avec le degré d'excitation que la lumière détermine sur la rétine, est indépendante de la volonté; mais chez les Oiseaux elles sont striées (3), et chez quelques-uns de

(1) Les artères de l'iris sont très-fines et très-nombreuses; elles proviennent en partie des artères ciliaires longues, en partie des artères ciliaires courtes, dont il sera bientôt question. Par les anastomoses de leurs branches elles forment près de la grande circonférence de l'iris un premier réseau annulaire (appelé *le grand cercle artériel de l'iris*), puis elles se dirigent radiairement vers la pupille et près du bord de cette ouverture; elles constituent un second réseau annulaire à mailles très-fines, appelé *le petit cercle artériel de l'iris* (*a*). Les veines de l'iris se rendent aux veines des procès ciliaires.

Les artérioles de la membrane pupillaire proviennent de l'artère capsulaire, qui à son tour naît de l'artère centrale de la rétine.

(2) L'existence de ces fibres musculaires lisses disposées radiairement, a été mise hors de doute par les observations de M. Kölliker, sur l'œil du Lapin (*b*), ainsi que par celles de M. Dogel sur le Cheval, le Chien, le Veau, etc., où ils sont disposés par faisceaux (*c*); chez l'Homme elles paraissent former une couche continue (*d*). Leur existence a été cependant révoquée en doute par d'autres micrographes (*e*).

(3) Quelques anatomistes nient l'existence de fibres musculaires radiaires dans l'œil des Oiseaux (*f*);

(*a*) Voyez les *Traités d'anatomie humaine*, par exemple celui de M. Sappey, t. III, p. 746, fig. 675.

(*b*) Kölliker, *Traité d'histologie*, p. 855, fig. 677.

(*c*) Dogel, *Ueber den* Musculus dilatator Pupillæ *bei Säugethieren, Menschen und Vögeln* (*Archiv für mikrosk. Anat.*, 1870, t. VI, p. 89, pl. 7).

(*d*) Maunoir, *Mém. sur l'organisation de l'Iris*, p. 7, (1812).

Iwanoff, *Tunica vasculosa* (Stricker's *Handb. der Lehre von den Geweben*, t. I, 1045). — *Mikrosk. Anat.* (*Handb. der Augenheilkunde*, t. I. p. 282).

— Hüttenbrenner, *Untersuchung über die Binnenmuskel des Auges* (*Sitzungsber. der wiener Akad.*, 1868, t. LVII, 1, p. 515).

— Merkel, *Die Musculatur der menschlichen Iris*, 1873.

(*e*) Grünhagen, *Zur Irisbewegung* (*Medic. Centralbl.*, 1863, nº 7).

(*f*) Rouget, *Note sur les mouvements de l'iris* (*Notice sur les travaux du docteur* Ch. Rouget, 1860, p. 11).

ces Animaux, les Perroquets notamment, les mouvements de l'iris paraissent être volontaires (1). Chez les Poissons au contraire, ce diaphragme oculaire est en général peu mobile et ne se contracte qu'avec une grande lenteur. Lorsque la pupille est dilatée, elle est généralement ronde, et chez beaucoup d'animaux ainsi que chez l'Homme (2) elle conserve cette forme, quel que soit son degré de contraction ; mais chez d'autres espèces elle devient oblongue ou même linéaire en se resserrant, et alors son grand diamètre est tantôt vertical (chez les Chats, les Crocodiles et les Requins par exemple), d'autres fois transversal comme a lieu chez le Cheval, le Dromadaire, le Bœuf et les autres Ruminants, Animaux chez lesquels son bord supérieur est alors festonné. Enfin chez les Geckos la pupille est toujours rhomboïdale, et chez quelques Poissons ses bords sont garnis de lobes ou de lanières dont la disposition est fort remarquable ; ainsi chez l'Anableps elle se trouve divisée en deux, par la rencontre d'une paire de ces prolongements (3), et chez les Raies (4), des

mais M. Kölliker les a vues très-nettement et a constaté qu'elles sont striées (*a*).

(1) Par exemple les Singes, l'Éléphant parmi les Mammifères, chez les Oiseaux, chez beaucoup de Reptiles, tels que les Tortues, les Lézards et les Caméléons et chez la plupart des Poissons.

(2) Home a donné de très-bonnes figures de la pupille chez le Bœuf (*b*).

(3) Chacune des portions de la pupille ainsi délimitée, correspond à l'une des divisions de la cornée dont il a été question ci-dessus (p. 88). Cela a fait attribuer aux Anableps des yeux à pupilles doubles, mais en réalité ces ouvertures sont toujours uniques (*c*).

(4) Chez les Raies cet opercule pupillaire est constitué par plusieurs lanières étroites, qui sont disposées en rayons, de façon à représenter une palmette (*d*). Dans l'état ordinaire elles sont relevées derrière la portion supérieure de l'iris, mais sous l'influence d'une

(*a*) Kölliker, *Traité d'histologie*, t. II, p. 643. — *Mikrosk. Anat.*, p. 662. — H. Müller, *Ueber einen ringförmigen Muskel am Ciliarkörper etc.*, p. 28 (*Archiv für Ophthalmologie*, t. III).

(*b*) Home, *Lectures on comp. Anat.*, t. IV, pl. 88, fig. 1-6.

(*c*) Monro, *The structur and physiology of Fishes*, p. 59, pl. 7, fig. 3.

(*d*) Delle Chiaje, *Observ. anat. sur l'occhio humano*, p. 11, pl. 7, fig. 10 (1833).

appendices marginaux de ce genre sont susceptibles de se reployer derrière son bord supérieur ou de se rabattre en façon de volets, et de fermer tout passage à la lumière.

Nerfs de l'Iris. Les nerfs de l'iris sont des branches des nerfs ciliaires qui à leur tour proviennent du ganglion ophthalmique (1), et celui-ci est pourvu de trois racines qui le relient d'une part au plexus caverneux du grand sympathique, d'autre part au nerf de la troisième paire ou nerf moteur oculaire commun, et en troisième lieu à la branche ophthalmique du nerf trijumeau (2). Or chacune de ces parties du système nerveux exerce sur les propriétés physiologiques de l'iris une influence particulière, et leur mode d'action sur cet organe mérite d'être le sujet d'une étude attentive.

Le mécanisme à l'aide duquel ces mouvements se pro-

pression exercée sur le dessus de l'œil elles se développent et ferment la pupille. Le même mode d'organisation existe chez les Torpilles (*a*), les Pleuronectes et les Uronoscopes.

(1) Voyez tome X, page 349.

(2) Ce petit ganglion est annexé au nerf ophthalmique et se trouve sur le côté du nerf optique, à peu de distance du sommet de l'orbite; il fournit par sa partie antérieure deux faisceaux de nerfs ciliaires qui se dirigent en avant, entre les artères du même nom, et pénètrent dans le globe de l'œil près de l'entrée de du nerf optique. Ils s'y logent entre la sclérotique et la choroïde, et parvenus près du muscle ciliaire ils se divisent chacun en deux ou trois rameaux qui s'anastomosent avec leurs congenères et constituent ainsi un plexus annulaire dont partent des des filets de deux ordres, savoir : 1° des branches externes qui traversent la sclérotique pour aller se distribuer à la conjoncture et à la cornée; 2° des branches profondes qui se ramifèrent en partie dans le muscle ciliaire (*b*), en partie dans l'iris. Pour plus de détails au sujet de la disposition du ganglion ophthalmique et des nerfs ciliaires chez l'Homme, je renverrai aux ouvrages récents d'anatomie descriptive (*c*). Ces parties ont été étudiées et figurées avec soin chez divers Mammifères et Oiseaux par Muck (*d*).

(*a*) Delle Chiaje, *Op. cit.*, p. 11.

(*b*) Voyez ci-après, p. 160.

(*c*) Sappey, *Traité d'anatomie*, t. III, p. 276, fig. 502, 503, 504.

(*d*) F Muck, *Descriptio anatomica de ganglio ophthalmico et nervis ciliaribus animalium*, 1815.

duisent, a été pendant fort longtemps difficile à expliquer d'une manière satisfaisante. Quelques physiologistes les ont attribués en totalité ou en partie à des phénomènes de turgescence vasculaire, analogues à ceux que nous offrent les tissus érectiles, mais aujourd'hui, il est bien démontré que les changements effectués dans les dimensions de la pupille sont dus principalement, sinon uniquement, à la contraction des fibres musculaires dont l'iris est pourvu ; ce sont les fibres annulaires, qui en se raccourcissant déterminent le resserrement de cet orifice, et les fibres radiaires qui en opèrent l'agrandissement (1).

(1) Ainsi que je l'ai dit précédemment, l'iris est pourvu d'un grand nombre de vaisseaux sanguins, qui y constituent un réseau très-riche et Fabricius d'Aquapendente pensait que le rétrécissement de la pupille pouvait dépendre de la réplétion de ce système vasculaire et être assimilée aux phénomènes de turgescence offerts par les tissus erectiles (*a*). Plusieurs anatomistes modernes ont adopté une opinion plus ou moins analogue (*b*), et elle était corroborée par des expériences de Grimelli qui, en injectant les artères de l'iris sur des cadavres d'enfants, détermina artificiellement un resserrement de la pupille (*c*); mais cette explication n'était pas en accord avec le caractère des mouvements en question (*d*), et d'autres auteurs attribuèrent tous ces phénomènes à la contraction de fibres musculaires, avant même que l'existence de ces fibres dans l'épaisseur de l'iris eût été bien démontrée (*e*) ; aujourd'hui il ne peut y avoir aucune incertitude à cet égard, car le caractère musculaire des fibres de l'iris est indubitable (*f*), et non-seulement les mouvements de cet organe peuvent être provoqués par l'excitation soit galva-

(*a*) Fabricius, *De oculo (Opera omnia*, p. 229).

(*b*) Mery, *Des mouvements de l'Iris* (*Mém. de l'Acad. des sciences*, 1704, p. 261).

— Weikrecht, *Sur la dilatation et la contraction de la pupille (Mém. de l'Acad. de Saint-Pétersbourg*, t. XIII).

— Rouget, *Note sur la structure vasculaire de l'iris* (*Comptes rendus de la société de Biologie*, 1855, série 2, t. II, p. 140).

— Lethby, *On the structure and mouvements of the Iris (Ophthalmic Hospital Reports*, 1859, t. II, p. 18).

(*c*) Grimelli, *Mém. de la medicina contemporanea*, 1840.

(*d*) P. Bérard, *Œil* (*Dict. de médecine*, t. XXI, p. 337).

(*e*) La Hire, *Dissert. sur les accidents de la vue* (*Mém. de l'Acad. des sciences* 1666, t. IX).

— Winslow, *Sur l'Iris (Mém. de l'Acad. des sciences*, 1721).

— Maunoir, *Mém. sur l'organisation de l'iris*, 1812.

(*f*) Valentin, *Feinere Anat. der Sinnesorgane* (*Repertorium*, 1837, t. II, p. 247).

— Krohn, *Ueber die Structur der Iris der Vögel* (Müller's *Archiv*, 1837, p. 380).

Ainsi que chacun peut facilement le constater, la pupille se dilate dans l'obcurité et se resserre sous l'influence d'une lumière vive. Chez quelques Animaux, ces phénomènes peuvent être déterminés directement par l'action des rayons lumineux sur l'iris (1), mais d'ordinaire, ils sont la conséquence d'une action réflexe provoquée par les impressions que la lumière produit sur la rétine, et c'est par l'intermédiaire du ganglion ophthalmique que les relations sympathiques s'établissent entre ces deux parties de l'appareil de la vue.

En effet, lorsque le nerf optique a été coupé, ou que la rétine, par toute autre cause est devenue insensible à l'action de la lumière, l'iris cesse de se mouvoir et la pupille reste dilatée, mais c'est d'une manière indirecte que ces relations s'établissent, et les contractions du muscle sphincter de la pupille sont dans la dépendance immédiate de certaines parties éloignées du système nerveux central, tandis que d'autres

nique, soit mécanique des nerfs qui s'y rendent (*a*), mais ces mouvements s'effectuent dans des circonstances où toute turgescence vasculaire ne saurait se produire ; par exemple dans des yeux extraits de l'orbite, et ne conservant aucune relation avec le système circulatoire (*b*). Mais pour se rendre bien compte de tous les phénomènes observés, il paraît nécessaire d'admettre que l'élasticité du tissu fondamental de l'iris joue aussi un certain rôle dans la production soit de la dilatation de la pupille, soit du resserrement de cet orifice.

(1) M. Brown-Sequard a constaté expérimentalement que chez l'Anguille et la Grenouille, les mouvements de la pupille ne sont pas déterminés seulement par l'action de la lumière sur la rétine, mais sont provoqués aussi d'une manière directe par l'action de cet agent physique sur l'iris lui-même, et qu'ils se manifestent de la sorte pendant très-longtemps après que le globe de l'œil a été extrait de l'orbite et complétement dépouillé des parties nerveuses circonvoisines. Il a constaté la même excitabilité, mais a un moindre degré, chez les autres Batraciens, et chez divers Poissons (*c*).

(*a*) Nysten, *Durée de l'excitabilité des organes contractiles de l'Homme, après la décapitation* (*Rech. de physiol. et de chimie pathol.*, 1811, p. 319).

(*b*) Brown-Séquard, *Rech. expérimentales sur l'influence excitatrice de la lumière, du froid et de la chaleur sur l'iris* (*Journ. de physiologie*, 1859, t. II, p. 281.

(*c*) Brown-Séquard, *Op. cit.* (*Journ. de physiologie*, 1859, t. II, p. 284).

parties de ce même système président à l'action des fibres, dont la contraction fait dilater cette ouverture.

On doit à un médecin français du siècle dernier, Pourfour du Petit, la découverte de certaines relations fort remarquables entre l'état de l'œil et l'action physiologique du système nerveux grand sympathique, et parmi les phénomènes qui se manifestent dans cet organe à la suite de la section du cordon interganglionnaire dont le nerf pneumogastrique est accompagné dans la région cervicale, il nota une contraction permanente de la pupille (1).

Plus récemment on a constaté aussi que l'excitation galvanique du bout céphalique du nerf coupé de la sorte, détermine la dilatation de la pupille (2), et d'autres expériences

(1) Petit s'attacha principalement à établir expérimentalement que la portion cervicale du grand sympathique (ou nerf intercostal), étend son influence sur les yeux, et insista surtout sur les effets produits par la section de cette portion du système ganglionnaire sur les paupières, et l'état général du globe oculaire ; mais il remarqua aussi qu'à la suite de cette opération, la pupille est en général, fort contractée. Dans un cas cependant, il trouva que la pupille était au contraire dilatée après la section. Ses expériences furent faites sur des chiens (*a*), et la contraction de la pupille qu'il signale fut observée ultérieurement par beaucoup d'autres physiologistes (*b*).

(2) Ce fait a été constaté en 1845 par un physiologiste italien (*c*), et le même effet est produit sur la pupille lorsqu'on galvanise soit le ganglion cervical supérieur, soit le ganglion cervical inférieur, mais n'a pas lieu lorsqu'on excite de la même manière le ganglion suivant, (c'est-à-dire le premier ganglion thoracique), ni les parties du système sympathique situées en arrière de ce dernier centre nerveux (*d*).

(*a*) Petit, *Op. cit.* (*Mém. de l'Acad. des sciences*, 1727, p. 9).

(*b*) Molinelli, *De ligatis sutisque octavi paris* (*Comment. Instit. Bonon*, 1755, t. III).
— Dupuy, *Observ. et expériences sur l'enlèvement des ganglions gutturaux, des nerfs trisplanchniques sur des Chevaux* (*Journ. de médecine de* Corvisart et Leroux, 1816. t. XXXVII, p. 340).
— Reid, *On the effects of lésion of the trunk of the ganglionic system of Nerves in the neck upon the Eyeball and its appendiges* (*Edinb. med. and surgical Journ.*, 1839, t. LII, p. 36).
— Longet, *Traité de physiologie*, t. III, p. 608.

(*c*) Biffi, *Intorno all' influenza che hanno scell'ochio i due nervi Gransimpatic vagi* (*Annali universali de medicina*, 1846, t. XVIII, p. 630).

(*d*) Budge et Waller, *Rech. sur le système nerveux* (*Comptes rendus de l'Acad. des sciences*, 1851, t. XXXIII, p. 372).

montrent que l'action excito-motrice, transmise à l'iris par la portion cervicale du sympathique a pour point de départ la portion de la moelle épinière, qui est comprise entre la première vertèbre cervicale et la sixième vertèbre dorsale inclusivement, et qui a été désignée sous le nom de *région cilio-spinale* (1).

Des effets très-différents résultent de la section des nerfs de la troisième paire ou nerfs moteurs oculaires communs, dont une des branches se rend au ganglion ophthalmique et, par l'intermédiaire de celui-ci se trouve en connexion avec les nerfs ciliaires. Cette opération, qui peut être pratiquée dans l'intérieur du crâne sur un Animal vivant est suivie d'une dilatation de la pupille (2); enfin l'excitation méca-

(1) La découverte de ce fait intéressant appartient à Budge et Waller. Ces physiologistes trouvèrent que le maximum de l'effet produit sur l'iris par la galvanisation de la moelle épinière est réalisé lorsqu'on agit sur celle-ci au niveau de l'articulation de la dernière vertèbre dorsale avec la vertèbre suivante, et que les parties adjacentes du cordon rachidien cessent d'agir de la sorte sur la pupille lorsqu'elles ont été séparées de cette portion très-restreinte de l'axe cérébro-spinal. Il y a donc là un foyer de puissance excito-motrice dont l'influence détermine la dilation de la pupille et la voie par laquelle son action arrive à l'œil est la portion cervicale du système sympathique, car lorsque celle-ci a été coupée, la galvanisation de la région cérébro-spinale ne détermine aucune contraction dans l'iris. Budge et Waller appelaient *centre cilio-spinal* ce foyer spinal d'innervation, et ils font remarquer que les mouvements de l'iris provoqués par son action se produisent avec beaucoup de lenteur (*a*).

Des expériences plus récentes, dues à M. Chauveau, de Lyon, tendent à établir que le foyer excitateur des mouvements de l'iris dont je viens de parler, est un centre d'actions réflexes localisé dans les cordons médullaires postérieurs de la région cilio-spinale sur la moelle épinière (*b*).

Il est aussi à noter que l'action réflexe excito-motrice exercée sur l'iris par l'intermédiaire du système sympathique est indépendante de l'action des nerfs vaso-moteurs (*c*).

(2) En faisant, il y a un demi-siè-

(*a*) Budge et Waller, *Op. cit.* (*Comptes rendus de l'Acad. des sciences*, 1851, t. XXXIII, p. 373)

(*b*) Chauveau, *Détermination du mode d'action de la moelle épinière dans la production des mouvements de l'iris* (*Journ. de physiologie*, 1861, t. IV, p. 378).

(*c*) Cl. Bernard, *Rech. expérim. sur les nerfs vasculaires et calorifiques du grand sympathique* (*Journ. de physiol.*, 1862, t. V, p. 411 et suiv.).

canique du nerf de la troisième paire provoque le resserrement de cette ouverture. Il y a donc antagonisme entre les effets produits, soit par la section, soit par l'excitation du nerf moteur oculaire commun et du centre cilio-spinal ou des conducteurs qui font communiquer ce foyer excito-moteur avec les nerfs de l'iris, par l'intermédiaire de la portion cervicale du grand sympathique et le ganglion ophthalmique. On en peut conclure que les filaments nerveux, fournis aux fibres musculaires de l'iris ont des origines différentes, bien qu'ils sortent tous du ganglion ophthalmique et qu'ils se trouvent confondus en apparence dans les nerfs ciliaires; que ceux dont proviennent les nerfs de la troisième paire se rendent aux fibres circulaires de l'iris, en sorte que la section de ce nerf entraîne une paralysie plus ou moins complète de ce sphincter et laisse l'organe sous l'influence exclusive des fibres musculaires, dont la direction est radiaire et dont la contraction tend à dilater la pupille; enfin que ce dernier système de fibres musculaires est placé sous l'empire des filaments nerveux fournis au ganglion ophthalmique par la racine au moyen de laquelle cet organe est relié au centre cilio-spinal par l'intermédiaire de la portion cervicale du grand sympathique et du plexus caverneux, disposition anatomique qui expliquerait l'inaction des fibres radiaires et la contraction permanente de la pupille, après la section de ce système de conducteurs sur un point quelconque de leur longueur (1); mais cela ne suffit pas à l'ex-

cle, des expériences sur des Pigeons, Herbert Mayo constata ce fait, ainsi que la cessation des mouvements de l'iris après la section du nerf optique. Il trouva aussi qu'en pinçant le tronc du nerf moteur oculaire commun, sur un animal récemment tué, on peut déterminer le resserrement de la pupille (*a*).

(1) Ainsi, lorsqu'on irrite mécaniquement la branche ophthalmique du nerf trijumeau, on voit la pupille

(*a*) Mayo, *On the cerebral nerves with reference to sensation and voluntary motion* (*Anat. and physiol. commentaries*, 1823, n° 2, p. 4).

plication de tous les faits observés ; il reste encore beaucoup d'incertitude sur plusieurs points de la théorie des mouvements de l'iris (1) ; et je dois ajouter qu'aujourd'hui encore les physiologistes sont très-partagés d'opinion, au sujet du mécanisme des mouvements dont dépend la dilatation de la pupille.

Choroïde. § 19. — La *choroïde* (2), au lieu d'être comme l'iris libre

se contracter (*a*), fait qui s'expliquerait en admettant que les impressions transmises au ganglion de Gasser par les filets sensitifs de ce nerf y exercent une action réflexe sur le plexus caverneux par l'intermédiaire de filets anastomotiques; mais on a constaté aussi que la même contraction se manifeste après la section intracranienne du nerf trijumeau (*b*).

(1) Plusieurs auteurs, tout en admettant que le resserrement de la pupille dépend de l'action de fibres musculaires disposées en manière de sphincter, attribuent le mouvement contraire, c'est-à-dire la dilatation de cette ouverture à l'élasticité des tissus de l'iris (*c*). La dilatation serait donc l'état de repos; mais cela s'accorderait mal avec l'agrandissement excessif de la pupille qui est déterminé par la belladone, et qui se manifeste même après que le muscle sphincter semble avoir été paralysé par la section du nerf de la troisième paire (*d*). Sous l'influence de ce narcotique, l'iris peut se contracter au point de ne constituer autour de la pupille qu'un anneau linéaire.

(2) Ainsi nommée parcequ'on la considéra (mais à tort) comme étant assez semblable au chorion de la peau.

(*a*) Budge et Waller, *Observ. sur la partie inter-crânienne du nerf sympathique*, etc. (*Comptes rendus de l'Acad. des sciences*, 1851, t. XXXIII, p. 419).

(*b*) Magendie, *Expér. sur les fonctions de la cinquième paire de nerfs* (*Journal de Physiologie*, 1824, t. IV, p. 307).

— Longet, *Traité de Physiologie*, t. III, p. 448, (1869).

— Hirschmann, *Zur Lehre von der durch Arzneimittel gervogerufenen Myasis u. Mydriasis* (*Archiv für Anat. und Physiol.*, 1863, p. 309).

— Oehl, *Della influenza che il quintopajo cerebrali dispiega sulla pupilla*, 1863.

(*c*) Hall, *On the structure and mode of action of the Iris* (*Edinb. med. and surg. Journal*, 1844, t. LXII, p. 95),

— Lethby, *On the structure and mouvements of the Iris* (*Ophthalm. Hospital Reports*, 1859-60, t. II, p. 18).

— Barrel de Pontès, *Des nerfs vaso-moteurs et des mouvements de l'iris* (*Thèse de la Fac. de Méd. de Paris*, 1864, n° 132, p. 69).

— Ragow, *Ueber die Wirkung des extractes der Calabarbohne und des Nicotin auf die Iris* (*Zeitschr. für rat. Med.*. 1867, t. XXIX, p. 1).

— Grünhagen, *Ueber das Verhalten der* sphincter pupillæ *der Säugethiere gegen Atropin* (*Zeitscrh. für rat. Med.*, 1867, t. XXIX, p. 275).

(*d*) Ruiter, *Dissert. inaug. de actione Atropæ Belladonæ in iridem*, *Utrecht*, 1853.

— Harley, *On the physiological action of Atropine in dilating the pupil* (*Edinb. med. Journal*, 1856).

au sein d'un liquide, est unie dans toute son étendue à la face interne de la sclérotique par l'intermédiaire d'une couche de tissu conjonctif très-lâche. En arrière elle est perforée pour le passage du nerf optique et adhère fortement au névrilemme de celui-ci ; en avant elle présente une zone épaisse, appelé le *corps ciliaire* (1), et elle se continue directement avec l'iris. En général, elle est fortement chargée d'un pigment noirâtre, qui absorbe les rayons lumineux après leur passage à travers la rétine, et en les empêchant ainsi d'être réfléchis sur d'autres parties de la face interne du globe oculaire contribue à la netteté des images produites par ceux-ci. Le pigment choroïdien remplit donc les mêmes fonctions que l'enduit noir dont les opticiens revêtent l'intérieur des microscopes, des télescopes et des chambre obscures.

La choroïde se compose de trois couches concentriques, La couche externe formée principalement de tissu conjonctif est très-développée chez les Poissons où elle présente d'ordinaire un aspect argentin, dû à la présence d'une multitude de cristaux aciculaires microscopiques, de même nature que la substance dont j'ai déjà eu l'occasion de signaler la présence dans l'iris de ces animaux (2). Chez l'Homme, elle est colorée en brun noirâtre par du pigment renfermé dans des

(1) Voyez ci-après, p. 160.

(2) Les ichthyologistes désignent cette partie de la choroïde sous le nom de *membrane argentine* ; quelquefois elle paraît comme dorée, et d'ordinaire elle est dépourvue de pigment dans une partie de son étendue (*a*).

Il est aussi a noter que chez certains Poissons il existe entre cette lame pigmentaire externe de la choroïde et la face interne de la sclérotique une couche plus ou moins épaisse de tissu conjonctif chargé de matières grasses. Cette couche intermédiaire est très-développée chez le Maigre, et chez la Perche elle forme autour du globe de l'œil plusieurs lobes ; chez la Morue elle fait défaut (*b*).

(*a*) Par exemple chez les Truites ; voy Agassiz et Vogt, *Anat. des Salmones*, p. 92.
(*b*) Cuvier, *Hist. nat. des Poissons*. t. 1, p. 454.

cellules étoilées, dont les branches se réunissent souvent de façon à former une trame (1).

La seconde couche de la choroïde en est la partie fondamentale. Elle est essentiellement vasculaire. Les veines en occupent la partie la plus superficielle et recouvrent les artères, qui sont les branches des artères ciliaires (2); enfin les

(1) Cette couche qui reste souvent en partie adhérente à la face interne de la sclérotique lorsqu'on dépouille l'œil de cette dernière tunique, a été désignée sous les noms de *lamina fusea* et de *supra-choroïdea*.

(2) Les veines forment à la surface externe de cette portion fondamentale de la choroïde une couche parfaitement distincte des parties adjacentes, et y présentent une disposition fort remarquable. Leurs branches radiculaires grosses et extrêmement nombreuses forment quatre ou cinq groupes en convergeant vers autant de points centraux d'où partent les troncs efférents; elles semblent tourbillonner autour de ces points de réunion, et ont été désignées par quelques anatomistes sous le nom de *vasa verticosa*. Frédéric Ruyrch a très-bien observé leur mode de distribution (*a*), mais, de même que les autres anatomistes de son époque, il les considérait comme étant des artères, erreur que Haller rectifia (*b*).

Les artères choroïdiennes sont grêles et beaucoup moins nombreuses que les veines dont je viens de parler; elles sont cachées par elles et se trouvent comme perdues au milieu des ramuscules qui venant de la couche capillaire, vont constituer les *vasa verticosa*. Elles sont fournies par les artères ciliaires. Celles-ci sont des branches de l'artère ophthalmique qui naît de la carotide interne dans l'intérieur de la boite crânienne, et accompagne le nerf optique à son entrée dans l'orbite, où elle donne naissance aux diverses rameaux destinés au globe de l'œil, ainsi qu'aux diverses parties de l'appareil protecteur de cet organe. Les artères ciliaires forment deux groupes principaux; les unes sont longues, les autres courtes. Ces dernières, d'abord au nombre de deux se divisent bientôt en huit ou dix branches qui entourent le nerf optique, penètrent avec lui dans le globe de l'œil et vont se distribuer dans la choroïde en s'avançant jusqu'au procès ciliaires. Les artères ciliaires longues provienent soit directement de l'artère ophthalmique, soit en partie de ses principales branches. Elles traversent obliquement la sclérotique et se dirigent en avant entre cette tunique et la choroïde, pour gagner le cercle ciliaire où elles s'amostomosent entre elles au moyen de branches disposées en forme d'arcades, et consti-

(*a*) Ruysch, *Opera omnia*, t. I, épist. XIII, p. 12.
— Habenstreit, *De vasis sanguiferis oculi*, 1742.
— Zinn, *De vasis subtilioribus oculi*, etc., 1753.

(*b*) Haller, *Iconum anatomicarum*, fasc. VIII, 1756, p. 47.

capillaires qui relient entre eux ces deux ordres de vaisseaux, forment à sa partie interne un réseau uniforme et à mailles très-serrées, qui a été souvent décrit comme une tunique particulière, sous le nom de *membrane ruyschienne* (1) ou de *membrane chorio-capillaire* (2). Des fibres musculaires lisses accompagnent les principaux vaisseaux, particulièrement les artères, et il y a aussi dans cette portion vasculaire de la choroïde des cellules pigmentaires; mais la plus grande partie de la matière noire, qui donne à l'ensemble de cette tunique oculaire l'aspect qui lui est particulier se trouve dans sa couche interne.

Cette dernière couche, que quelques auteurs regardent

tuent ainsi les deux anneaux vasculaires concentriques appelés le *grand cercle artériel de l'iris*, et le *petit cercle artériel de l'iris*, plexus vasculaire dont il a été question précédemment (page 146).

De bonnes figures des vaisseaux sanguins de la choroïde ont été données par plusieurs anatomistes tels que ceux auxquels je renvoie ici (*a*). Celles publiées par M. Leber, sont particulièrement remarquables (*b*).

Ce sont probablement des troncs vasculaires unis a une portion du tissu adjacent qui ont été décrits comme constituant chez le Rhinocéros quatre rubans d'apparence musculaire entre la sclérotique et la choroïde (*c*).

(1) Henry Ruysch désigna ainsi la couche composée des artères proprement dites que son père avait connues, et du réseau capillaire adjacent (*d*). Mais d'autres anatomistes ont appliqué ce nom, tantôt à l'ensemble de la couche vasculaire de la choroïde, tantôt à la couche pigmentaire interne, et à la portion adjacente de la rétine (*e*).

(2) Eschricht, dans un travail spécial sur les yeux des Phoques, désigna ainsi la couche vasculaire interne de la choroïde (*f*).

(*a*) Sœmmering, *Ueber das feinste Gefessnetz der Anderhaut im Augapfel* (*Mém. de l'Acad. de Munich*, 1821, t. VII).
— Berres, *Mikroskopische Gebilde*, pl. 11, fig. 1.
— Sappey, *Traité d'anat. descript.*, t. III, p. 733, fig. 666 à 668.
(*b*) Leber, *Anat. Untersuch. über die Blutgefässe des menschlichen Auges* (*Denkschriften der Wiener Akad.*, 1865, t. XXIV, p. 335, pl. 1—4).
(*c*) Thomas, *Anat. descript. of a male Rhinoceros* (*Phil. Trans.*, 1801, p. 145, pl. 10, fig. 1-3).
(*d*) H. Ruysch, Epist. XIII, p. 13.
(*e*) Voyez Frenzel, *Die Dreihaut des menschl. Auges* (Ammon's *Zeitschr.*, 1830, t. I, p. 17).
(*f*) Eschricht, *Beobacht. von dem Seehundsauge* (Müller's *Archiv*, 1838, p. 575).

comme appartenant à la rétine plutôt qu'à la choroïde, consiste en une lame munie de tissu épithélique pavimenteux. Les cellules qui la constituent sont aplaties, assez régulièrement hexagonales et disposées de façon à simuler une mosaïque. Elles sont généralement remplies d'un pigment granuleux noir ou brun noirâtre, qui fait défaut chez les individus albinos. Chez l'Homme et les Singes toute la face interne de la choroïde est chargée de ce pigment, mais chez la plupart des autres Mammifères, la matière noire manque sur une partie plus ou moins grande de cette tunique où des teintes très-brillantes se font remarquer.

Tapis. On donne le nom de *tapis* ou de miroir à la portion de la choroïde qui est colorée de la sorte, et qui possède un éclat métallique. Les cellules épithéliales y sont très-minces, transparentes et laissent arriver les rayons lumineux sur le réseau de fibres conjonctives sous-jacentes qui les réfléchisent et les décomposent, de façon à produire des phénomènes d'irisation très-remarquables (1).

(1) Le tapis est situé principalement à la partie postéro-externe de la choroïde ; mais chez quelques Animaux il entoure complétement l'entrée du nerf optique (*a*). Il est d'un jaune doré pâle chez le Chat, le Lion, l'Ours etc. ; d'un blanc pur, bordé de bleu chez le Chien, le Loup et le Blaireau ; d'un bleu argenté changeant au violet chez le Cheval, le Cerf, le Bouc, etc. ; d'un vert doré pâle ou bleuâtre, chez le Mouton ; enfin d'un beau vert doré changeant en bleu céleste chez le Bœuf. La structure de cette tache brillante a été étudiée par Eschricht, Budge et quelques autres anatomistes (*b*) ; quant à ses usages on ne sait rien de satisfaisant ; elle réfléchit en avant les rayons de lumière qui y tombent

(*a*) Desmoulins et Magendie, *Anat. du système nerveux des Animaux Vertébrés*, t. I, p. 345.

— Hassenstein, *Commentatio de luce ex quorumdam animalium oculis producente atque de tapete lucedo*, 1836.

(*b*) Eschricht, *Beobacht. an dem Seehundsauge* (Müller's *Archiv für Anat.*, 1838, p. 582 et suiv.).

— E. Brücke, *Anat. Untersuch. über die sogenannten leuchtenden Augen bei den Werbelthieren* (Müller's *Archiv.*, 1845, p. 394).

— Leydig, *Traité d'histologie*, p. 266.

Dans la portion de la choroïde dont j'ai parlé précédemment sous le nom de corps ciliaire, la couche pigmentaire de cette tunique complexe présente un grand nombre de plis disposés radiairement, et constituant par leur ensemble une sorte de couronne fort remarquable (1). Ces plis, de forme pyramidale, sont appelés les *procès ciliaires* (2), et chacun d'eux loge dans son épaisseur un gros plexus nerveux claviforme. Le bord arrondi de l'anneau ainsi constitué, s'a-

et peut-être ceux-ci servent-ils a exciter des mouvements dans l'iris.

L'apparence phosphorescente que les yeux des Chats et de quelques autres Animaux présentent dans les lieux faiblement éclairés, dépend de la manière dont le tapis réfléchit les rayons lumineux venant du dehors.

Chez la plupart des Poissons la choroïde est noire; mais chez les Plagiostomes la couche interne de cette tunique est dépourvue de pigment et présente un éclat métallique dû à la membrane argentine adjacente.

Chez le Crocodile tout le fond de l'œil est également d'un blanc argenté.

(1) On désigne sous le nom de bord festonné (*ora serrata*) la ligne de démarcation entre la zone ciliaire ainsi caractérisée et la partie suivante de la choroïde.

(2) Chez l'Homme on compte de 60 à 70 de ces plis radiaires; leur gros bout est dirigé en avant, et ils sont serrés les uns contre les autres. Les veines qui en occupent l'intérieur sont très-flexeuses et constituent des anses réunies entre elles par de nombreuses anastomoses. Les branches qui en partent postérieuremeot sont disposées parallèlement, et se continuent en arrière avec les *vasa verticosa* (voyez ci-dessus page 156). La largeur de la zone ciliaire varie beaucoup chez les divers Animaux (*a*); ainsi ce cercle radié est fort étroit chez le Chamois et la plupart des autres Ruminants, tandis qu'il est très-large et infundibuliforme chez les Carnassiers. Il est remaquablement grand chez le Lynx ou il dépasse en arrière le plan transversal correspondant à la face postérieure du cristallin mais on ne peut établir aucune règle genérale à cette égard; car il est fort grand chez le Cheval et ne se prolonge que peu en arrière chez l'Éléphant.

Les plis radiaires de cette zône sont très-fines et peu saillants chez les Oiseaux. Il en est de même chez les Tortues; mais chez les Crocodiles les procès (*b*) ciliaires sont, au contraire, très-prononcés. On les retrouve chez quelques Poissons de l'ordre des Plagtosiomes tels que le Milandre (*c*) le Marteau (*d*) et le Leiche (ou *Scymnus*) mais en général ils font défaut chez les Animaux de cette classe.

(*a*) D. W. Sœmmering, *De oculi sectione horizontali*, pl. 2.
(*b*) Bojanus, *Anatome Testudinis*, pl. 26, fig. 139.
(*c*) Cuvier, *Leçons d'anat. comp.*, t. III, p. 416.
(*d*) Leydig, *Traité d'histologie*, p. 268.

vance un peu entre la face postérieure de l'iris et la capsule du cristallin (1) où il encadre l'espace appelé *chambre postérieure* de l'œil et occupé par l'humeur aqueuse (2).

Anneau ciliaire.

§ 20. — L'espace annulaire compris entre les procès ciliaires, la grande circonférence de l'iris, le bord de la cornée transparente et la partie adjacente de la sclérotique, est occupé principalement par un tissu grisâtre, d'apparence fibreuse, que l'on appelait jadis le *ligament ciliaire*, mais qui a dû changer de nom lorsqu'on en eut constaté la nature véritable, car il est composé essentiellement de fibres musculaires lisses. Le petit appareil moteur ainsi constitué, est remarquablement développé chez les Oiseaux, où il s'étend de la face intérieure de la sclérotique à la cornée aussi bien qu'à l'anneau ciliaire (3). Chez les Mammifères il est moins complexe, mais son rôle n'est pas moins important, car ainsi que nous le verrons bientôt, il détermine dans l'intérieur de l'œil les changements qui rendent cet organe apte à bien remplir ses fonctions, malgré les variations dans la distance des objets sur lesquels la vue s'exerce. Il est composé de

(1) Ce bord est légèrement dentelé chez l'Homme, mais chez quelques Mammifères tels que le Bœuf, le Cheval, le Rhinocéros, etc., il devient frangé.

(2) Cette chambre post-iridienne communique librement avec la chambre antérieure par l'intermédiaire de la pupille, et elle est très-étroite d'avant en arrière, car la face postérieure de l'iris est appliquée presque directement contre la face interne de la capsule du cristallin.

(3) Ce muscle étendu entre la cornée transparente et le cercle osseux de la sclérotique chez les Oiseaux, a été observé d'abord chez l'Aigle et l'Autruche par Crompton; puis chez le Casoar, par M. Brucke (*a*). M. Lee en a fait récemment, chez le Hibou, une étude plus attentive, et en a donné de bonnes figures (*b*).

(*a*) P. Crampton, *The description of an organ by which the Eyes of Birds are accomodated to the different distances of objects* (Thompson's *Ann. of Phil.*, 1813 t. I, p. 170, fig.

— E. Brücke, *Ueber den* Musculus Cramptonianus *und den spannmuskel der Choroidea* (Müller's *Archiv für Anat.*, 1846, p. 370).

(*b*) R. J. Lee, *Observ. on the ciliary muscle in Fish, Birds and Quadrupedes* (*Journ. of Anat. and Physiol.*, 1868, N. S., nº 3, p. 12).

deux couches de fibres charnues : l'une antérieure, l'autre profonde ; les fibres de la première sont dirigées radiairement et s'étendent du bord de la cornée et de la paroi interne d'un petit sinus appelé communément le canal de Schlemm (1) à la portion ciliaire de la choroïde ; celles de la couche postérieure sont disposées circulairement et prennent leurs insertions sur les procès ciliaires. On les désigne sous le nom général de *muscle ciliaire* ou de muscle tenseur de la choroïde (2).

(1) On appelle *canaux* de Hovius, *de Fontana* ou *canal de Schlemm* de petits cercles vasculaires décrits par les anatomistes dont ils portent les noms (*a*) et qui sont logés dans la zone ciliaire le long de la ligne de jonction de l'iris avec la sclérotique et la choroïde ; mais les auteurs les plus récents sont en désaccord relativement à la nature de ces conduits (*b*). Suivant les uns ils seraient formés par un sinus veineux ou par un lacis de petites veines ; mais d'autres les rapportent au système lymphatique.

(2) Le caractère musculaire du prétendu ligament ciliaire avait été depuis longtemps indiqué par un anatomiste écossais nommé Porterfield (*c*) ; mais d'autres auteurs considéraient cet anneau comme étant constitué par un plexus nerveux (*d*), tandis que la plupart des anatomistes l'assimilaient au tissu élastique (*e*), et ce fut seulement vers 1846 que sa nature musculaire fut bien démontrée. A cette époque, E. Brucke et Bowman

(*a*) Hovius, *De circulari humorum motu in oculis*, 1716, pl. 5, fig. 1.
— Fontana, *Traité du venin de la Vipère, etc. et description d'un nouveau canal, de l'œil*, t. II, p. 267, pl. 7, fig. 9, (1781).
— Schlemm, ART. *Bulbus oculi* (Rust's *Handb. der Chirurgie*, t. III, p. 335, 1830).
(*b*) Brucke, *Anat. Beschreibung des menschlichen Augapfels*, p. 52.
— Pelechin, *Ueber den sogen. Canal von* Fontana *oder* Schlemm *(Archiv für Ophthalm.*, t. XIII, p. 423).
— Rouget, *Note sur la structure de l'œil (Compte rendu de la Soc. de biologie* 1856, t. III, p. 117).
— Sappey, *Traité d'anatomie*, t. III, p. 716.
— Iwanoff et Rollet, *Bemerkungen zur Anatomie des Insonghe∫tung und des* Annulus ciliaris *(Archiv für Ophthalmologie*, 1869, t. XV, p. 17).
— Leber, *Die Blutgefasse des Auges* (Stricker's *Handb. der Lehre von den Geweben*, t. I, p. 1058).
— Schwalbe, *Untersuch. über die Lymphbohnen des Auges (Archiv für mikrosk. Anatomie*, 1876, t. VI.
— L. Calori, *Dei resultamenti ottenutiin mettando i canali de* Fontana *e di* Petit *e la camera anteriore dell' occhio umanoe dei Mammiferi domestici (Mem. dell Accad. delle science dell' Istituto di Bologna*, 1874, série 3, t. V).
(*c*) Porterfield, *Treatise on the Eye*, 1759.
(*d*) Sœmmering, *Icones oculi humani*, p. 57.
(*e*) Winslow, (*Mém. de l'Acad. des sciences*, 1721.
— Meckel, *Anat. descriptive*, t. III, p. 226.
— Huschke, *Traité de splanchnologie et des organes des sens*, p. 632.

Chez l'Homme ce muscle constitue une bandelette annulaire large de 6 à 7 millimètres et d'une teinte grisâtre, qui entoure l'iris (1) Il n'est en rapport direct ni avec le cristallin, ni avec la zone de Zinn, mais, ainsi que nous le verrons dans une prochaine leçon, il peut agir sur cette lentille par l'intermédiaire des procès ciliaires auxquels il adhère. Chez la plupart des mammifères il est beaucoup moins développé

en découvrirent les fibres musculaires radiaires (a), et plus récemment M. Rouget et M. H. Müller en firent connaître les fibres annulaires (b). Chez les Oiseaux, M. Rouget y trouva des fibres musculaires striées (c). Il est aussi à noter que les nerfs ciliaires y forment, un plexus très-serré et y présentent un certain nombre de ganglions microscopiques (d).

Ce muscle tenseur de la choroïde existe aussi chez les Reptiles; mais il paraît manquer chez les Batraciens et les Poissons (e).

(1) Le bord antérieur ou interne de cet anneau musculaire, peut être considéré comme en étant le tendon et correspond au canal de Schlemm, son bord expostérieur est situé au niveau de l'*ora serrata* (*f*) et adhère à la choroïde dont il paraît être une continuation. La conformation du muscle ciliaire varie un peu suivant les espèces (*g*) et même les individus; certaines particularités sont en rapport avec les conditions d'organisations dont dépendent, la myopie, le presbytisme ou la vue normale (*h*). Nous aurons à revenir sur ce sujet dans une prochaine leçon.

(*a*) E. Brücke, *Op. cit.* (Müller's *Archiv.*, 1846, p.
— Bowman, *Op. cit.* (*Brit. Assoc.*, 1847, p. 91).— *Phys. Anat.*, t. II, p. 27.
— Clay Wallace, *On myopia (Boston, Medical and Surgical Journal*, 1844) *Ann. d'oculistique*, 1848,, t. XIX, p. 230.

(*b*) H. Müller, *Wirkung des Ciliarmuskels* (*Verhandl. der physih-medic. Gesellsch. zu Würzburg*, 1865, t. II, p. — *Ueber einen ringförmigen Musäel am Ciliarkörper des Menschen und über das Mechanisme der Accommodation* (*Arch. für Ophthalmologie*, 1867, t. III, p. 1).
— C. von Recken, *Ontleidungen onderzæk van den Tæstel voor accomodate van het oog* (*Physiol. Laborat. da Utrechtsche Hoogeschool*, t. III, p. 249).
— Iwanoff, *Mikrosk. Anatomie des Uvealtractus* (Graefe *und* Sæmisch *Handb. der Augenheilkunde*, t. I, p. 270).

(*c*) Rouget, *Rech. anat. et physiol. sur les appareils érectiles. Appareil de l'adaption de l'œil chez les Oiseaux, les principaux Mammifères et l'Homme* (*Comptes rendus de l'Acad. des sciences*, 19 mai 1856, t. XXXXII, p. 938).

(*d*) H. Müller, *Op. cit.*

(*e*) Leydig, *Traité d'histologie*, p. 270
— Lee, *Op. cit.* (*Journal of anatomy and physiol.*, 1868, série 2, n° 3, p. 16).

(*f*) Voy. ci-dessus, page 359.

(*g*) Flemming, *Uber den Ciliarmuskel der Haussaugethieren* (*Arch. f. Mikros. anat.*, 1868, t. IV, p. 352).

(*h*) Voy. Warlomont, art. MUSCLE CILIAIRE du *Dictionnaire encyclopéd. des Scien. médic.*, série 1, t. XVII, p. 268, fig. 3, 4 et 5.

que dans l'espèce humaine et chez quelques Animaux de cette classe il est même rudimentaire ; le Lapin par exemple (1).

Peigne.

§ 18. — Chez les Vertébrés ovipares, la partie postérieure de la choroïde semble donner naissance à un autre organe, qui est très-comparable au corps ciliaire et qui est désigné sous le nom de *peigne* chez les Oiseaux et les Reptiles, mais qui constitue chez les Poissons l'appendice appelé *ligament falciforme*.

Le peigne ou éventail des Oiseaux est un prolongement lamelliforme rhomboïdal, qui se détache du fond de l'œil au point d'immergence du nerf optique et s'avance verticalement, en manière de coin, plus ou moins loin dans le corps vitré, vers la face postérieure du cristallin à laquelle il s'attache même chez quelques espèces (2). Il est enduit de pigment

(1) Chez le Chat et le Chien les fibres circulaires du muscle ciliaire paraissent manquer complétement tandis que les fibres radiaires sont bien développées (*a*).

(2) Le peigne ou éventail, appelé aussi *marsupium*, et observé pour la première fois par Perrault chez l'Autruche, n'est pas disposé en manière de bourse comme cet anatomiste le supposait (*b*), mais constitue au sein du corps vitré une cloison partielle ou écran vertical inséré obliquement sur un prolongement intérieur de la tunique albuginée de l'œil correspondant à l'ouverture par laquelle celle-ci livre passage au nerf optique. Les naturalistes sont fort partagés d'opinion au sujet de la nature de cet organe, les uns l'ont considéré comme étant essentiellement musculaire (*c*), d'autres pensaient qu'il était une dépendance du nerf optique ; mais, ainsi que le soutenait Haller et beaucoup d'autres anatomistes, il est en réalité constitué presque uniquement par des vaisseaux sanguins, réunis par du tissu conjonctif et compris entre deux couches d'épithélium (*d*). Les vaisseaux sanguins qui s'y distribuent proviennent d'une branche particulière de l'artère ophthalmique analogue à l'artère centrale de la rétine chez l'Homme. Ils se divisent en

(*a*) Nuel, d'après Worlomont, *Op. cit.*, p. 275.

(*b*) Perrault, *Mém. pour servir à l'hist. des Animaux*, 2me partie, p. 154, pl. 54, fig. M. (*Acad. des scien.*, 1632.)

(*c*) Buffon, *Discours sur la nature des Oiseaux*, p. 175.

— Home *Croonian lecture* (*Phil. Trans.*, 1796).

(*d*) Haller, *Elem. physiologiæ*, t. V, p. 391

— Huschke, *Comment. de pectinis in oculo avium potestate anat. et physiol.*, 1827

— Owen, ART. AVES (Todd's *Cyclop. of anat. and physiology*).

— Mihalkovics, *Untersuch. über den Kamm des Vogelauges* (*Archiv für mikrosk. Anatomie*, 1873, t. IX, p. 591).

comme la choroïde et il est reployé sur lui-même, de façon à présenter un nombre très-variable de plis parallèles (1). Sa substance est composée principalement d'un lacis de vaisseaux sanguins et il paraît ne pas contenir de fibres musculaires. On n'en connaît pas bien les usages, mais il paraît probable qu'il remplit des fonctions multiples : qu'à raison de sa grande vascularité il est à la fois un instrument puissant d'absorption et de transsudation qui concourt à régler la proportion d'eau contenue dans le corps vitré circonvoisin et que, par suite de variations de sa position par rapport à la pupille qui résultent des mouvements du globe de l'œil, il fait office d'écran pour empêcher la rétine de recevoir les rayons lumineux dont les directions sont différentes, circonstance que

une série de branches parallèles, et forment des arborisations d'une grande élégance (*a*).

L'angle antérieur du peigne est fixé à la face postérieure de la capsule du cristallin chez quelques Oiseaux, tels que l'Ara (*b*) et l'Oie (*c*), mais en général il ne s'avance pas aussi loin dans le corps vitré ; chez les Oiseaux de proie, cet organe est même très-court (*d*).

Pour plus de détails sur la conformation, la structure intime et les rapports anatomiques du peigne chez les divers Oiseaux, je renverrai à un travail spécial de M. Beauregard présenté ces jours-ci comme thèse à la Faculté des sciences de Paris (*e*), et destiné à paraître très-prochainement dans les *Annales des sciences naturelles*, série 6, t. IV.

(1) On en compte (*f*) :

4 chez les Casoar,
7 chez l'Autruche, le Grand-Duc l'Ara, etc.,
11 chez le Faucon et le Cygne,
12 chez l'Oie, le Gypaète, etc.,
13 chez les Canards, la Héron, etc.,
15 chez la Cigogne, la Perdrix, etc.,
16 chez le Paon et l'Épervier,
17 chez la Grue,
18 chez le Coq,
20 chez le Faisan,
22 chez le Dindon,
25 chez le Mainate,
28 chez la Litorne ou *Turdus pilaris*.

(*a*) Par exemple chez l'Oie ; voyez Ev. Home, *Lectures on the comparative Anat.* t. IV, pl 90, fig. 1 et 2.

(*b*) D. W. Sœmmering, *De oculorum sectione horizontali Comment.* pl 3.

(*c*) Home, *Op. cit.*, t. IV, pl. 3, fig. 5 et 6.

(*d*) Par exemple chez l'Aigle et chez le Grand-Duc ; voyez Sœmmering, *Op. cit.*, pl. 3.

(*e*) Beauregard, *Rech. sur les plexus vasculaires de la chambre postérieure de l'œil des Vertébrés*, *Ann. des sciences nat.*, (1876, série 6, t, IV).

(*f*) D. W. Sœmmering, *Op. cit.*, p. 54.

nous apprécierons dans une prochaine leçon lorsque nous étudierons la physiologie de la vue (1).

Il est à noter que le peigne manque chez les Apteryx (2).

(1) Quelques expériences incomplètes avaient été considérées par Home comme démontrant que le peigne détermine, par ses mouvements d'allongement ou de raccourcissement, des déplacements du cristallin propres à l'accommodation de l'œil pour la vision distincte à des distances variables (*a*) mais on a constaté qu'il ne renferme pas de fibres musculaires (*b*) et qu'il n'est jamais le siége de contractions, même lorsqu'on l'excite par le galvanisme (*c*). M. Owen pensa que le peigne suivant l'état de turgescence ou de déplétion de ses vaisseaux sanguins pouvait agir mécaniquement sur le cristallin, soit d'une manière directe, soit par l'intermédiaire de l'humeur vitrée (*d*) ; enfin Petit considéra ce prolongement flabelliforme comme étant un écran protecteur de la rétine (*e*) et les observations faites récemment à l'aide de l'ophthalmoscope viennent à l'appui de cette opinion. Lorsqu'on examine ainsi le fond de l'œil d'un Oiseau vivant on peut croire au premier abord que le peigne y exécute des mouvements rapides et variées (*f*) ; cependant ces mouvements sont apparents seulement, sa position par rapport aux parties circonvoisines ne varie pas, mais à raison de la disposition des muscles moteurs de l'œil, les mouvements de ce globe déterminent à sa portion postérieure des déplacements plus considérables qu'à la partie antérieure et font varier ainsi les rapports entre le peigne et la ligne droite qui passe par le centre de la cornée et par la pupille, de sorte que suivant la direction de l'axe visuel cet écran s'interpose entre la rétine et les rayons lumineux qui arrivent dans telle ou telle direction, tout en laissant le chemin libre pour les rayons venant d'un autre point (*g*). Quant au rôle probable du peigne dans ce que l'on appelle la nutrition de l'œil, nous ne pouvons former que des conjectures (*h*).

(2) M. Owen a constaté ce fait dans

(*a*) Evrard Home, *Lecture on the muscular motion in the Eyes of Birds (Phil. Trans.*, 1795).

(*b*) Bauer, Voyez Home, *Croonian lecture (Phil. Trans.*, 1822, p. 76).

(*c*) Beauregard, *Op. cit.*, p. 133 *(Ann. des sciences nat.*, 1876, série 6, t. IV).

— Bert (*Gazette médicale*, 21 avril 1875).

(*d*) Owen, *Op. cit.* (Todd's *Cyclopedie*, t. I, p. 305).

(*e*) Petit, *Descript. anatomique de l'œil du Coq d'Inde* (*Mém. de l'Acad. des scien.*, 1735, p. 147).

— Huschke, *Op. cit.*

(*f*) Fieuzal, *Sur le peigne des Oiseaux* (*Gaz. hebdom. de méd.*, 1875, t. XIII, p. 552).

— Bert (*Progrès médical*, 20 février 1875).

— Beauregard (*Gazette hebdomadaire de médecine*, 27 avril 1875).

(*g*) Beauregard, *Recherches sur les plexus vasculaires (Ann. des sciences nat.*, 1876, série 6, t. IV, ARTICLE 1, p. 126 et suiv.).

(*h*) Mihalkovics, *Op. cit. (Art. für mikrosk. Anatomie*, 1874, t. IX,

— Leukart, ART. *Organologie des Auges* (Graefe und Sæmisch *Handbuch der gesammten Augenheilkunde*, t. II, n° 1, p. 224).

— Beauregard, *Op. cit.*, p. 144.

Chez beaucoup de Reptiles il existe aussi au fond de l'œil un prolongement vasculaire qui s'avance au milieu du corps vitré et qui est l'analogue du peigne des Oiseaux, mais il est moins développé que cet organe et ne présente que peu ou point de plicatures (1).

Chez les Batraciens supérieurs le peigne parait être représenté par un réseau de vaisseaux sanguins qui plonge dans le corps vitré, mais qui ne naît pas de la même manière que les vaisseaux du peigne proprement dit (2).

Ligament falciforme.

Chez la plupart des Poissons, il existe entre le fond de l'œil et le cristallin un prolongement analogue, appelé à raison de sa configuration le *ligament falciforme*, mais qui loge

son important travail sur l'Apteryx austral (*a*). Je ne connais pas d'autre exception à la règle commune.

(1) La plupart des Sauriens ordinaires sont pourvus d'un peigne. Ainsi on en a constaté l'existence chez les Varans (*b*), les Iguanes (*c*) les Lézards (*d*) le Caméléon (*e*) et le Trachysaure (*f*); mais chez les Crocodiliens il paraît manquer complétement ou n'être représenté que par une saillie rudimentaire en forme de disque (*g*) Le peigne manque aussi ou n'est que rudimentaire chez les Serpents (*h*), mais il est bien reconnaissable chez les Tortues (*i*).

(2) C'est en observant au moyen de l'ophthalmoscope l'intérieur de l'œil de la Grenouille que ce réseau hyaloïdien a été aperçu d'abord par M. Cuignet, puis par M. Berlin et par M. Beauregard (*j*).

(*a*) Owen, *The anat. of the southern Apteryx* (*Trans. of the zool. Society*, t. II, p. 293).

(*b*) D. W. Sœmmering, *De oculorum sect. Comment.*, pl. 3.

(*c*) D. W. Sœmmering, *Op. cit.*

— Gegenbauer, *Anatomie comparée*, p. 721.

(*d*) Leydig, *Traité d'histologie*, p. 268.

— Beauregard, *Op. cit.*, p. 76, pl. 4, fig. 30 et 31.

(*e*) H. Müller, *Zur Anat. und Physiol. des Auges*, 1872.

— Beauregard, *Op. cit.*, p. 73, pl. 4, fig. 20.

(*f*) Manz, *Misbildung des menschlichen Auges* (*Handb. der gesammten Augenheilkunde von* Graefe und Sæmisch, t. I, p. 98).

(*g*) D. W. Sœmmering, *Op. cit.*, p. 59).

(*h*) Notamment chez le Boa constrictor : Huschke, *On the Retina of Amphibia and Reptiles* (*Journ. of anat. and physiol.*, 1866).

— Chez la Vipère et la Couleuvre ; Beauregard, *Op. cit.*, p. 83, pl. 4, fig. 34 et 35.

(*i*) D. W. Sœmmering, *Op. cit.* p. 57.

— Beauregard, *Op. cit.*, p. 78, pl. 4, fig. 32 et 33.

(*j*) Berlin, *Ueber Nervendurchschneidung* (*Zehendes Monatsblatt*, t. IX, p. 278).

— Beauregard, *Op. cit.*, p. 86, pl. 4, fig. 3.

dans son épaisseur un tronc nerveux et consiste en un repli étroit de la couche interne de la choroïde. A son extrémité antérieure il s'élargit en forme de cloche et là il contient des filaments que M. Leydig considère comme étant des fibres musculaires lisses (1).

Enfin chez les Poissons l'appareil choroïdien présente un autre genre de complication. Entre sa couche vasculaire et sa membrane argentine, on trouve un bourrelet en forme de

Glande cho-roïdienne.

(1) Le repli falciforme existe chez la plupart des Poissons (*a*), et lorsqu'il manque, ainsi que cela a lieu chez les Anguilles et les Congres, il est remplacé par un réseau de vaisseaux hyaloïdiens (*b*). Il naît le long du sillon traversé par le nerf optique, passe à travers la rétine, et s'enfonce au milieu du corps vitré, pour aller gagner la capsule du cristallin en décrivant une courbe concentrique à celle de la rétine. Il est composé, comme la choroïde, de tissu conjonctif contenant beaucoup de petits vaisseaux sanguins et en général une grande quantité de cellules pigmenaires, étoilées et ramifiées (*c*). Chez les Poissons osseux, la portion élargie qui l'unit à la capsule du cristallin, et qui a été désignée sous le nom de cloche (*d*), renferme beaucoup de fibres qui ont l'apparence de fibres musculaires lisses ainsi que M. Leydig s'en est assuré chez l'*Orthagoriscus mola*, et plusieurs autres espèces (*e*), mais qui n'en offrent pas tous les caractères (*f*).

Chez quelques Poissons il existe en face de l'extrémité antérieure du ligament falciforme, un autre prolongement membraneux qui s'étend de la capsule du cristallin aux parois du globe oculaire ; par exemple, chez le Thon, le Flétau (*g*), la Morue (*h*) et le Congre (*i*).

Agassiz et M. Vogt considèrent le ligament falciforme comme étant un reste de fente choroïdale ou *colobome* qui existe chez l'embryon, ainsi que nous le verrons bientôt.

(*a*) Par exemple chez le Thon ; voyez Jurine, *Mém. sur quelques particularités de l'œil du Thon etc.* (*Mém. de la soc. de physiq. de Genève*, 1821, t. I, p. 1. pl. 1, fig. 1-3).
— Le Brochet ; voyez D. W. Sœmmering, *Op. cit.*, pl. 3.
— La Perche ; voyez Cuvier, *Hist. des Poissons*, t. I, pl. 7, fig. 8.
(*b*) Krause, *Membrana fenestrala der Retina*.
— Beauregard, *Op. cit.*, p. 109,
(*c*) Agassiz et Vogt, *Anat. des Salmones*, p. 94.
(*d*) Haller, *Opera minora*, t. III, p. 250.
(*e*) Leydig, *Traité d'histologie*, p. 268, fig. 129 et 130.
(*f*) Beauregard, *loc. cit.*, p. 116.
(*g*) W. Clay Wallace *Discovery of a muscle in the Eye of Fishes* (Sillimann's, *American Journ. of Sciences* 1834, t. XXVI. p. 394).
(*h*) Cuvier, *Leçons d'anat. comp.*, t. III, p. 436.
(*i*) Dalrymple, *Some account of a peculiar structure in the Eyes of Fishes* (Charlesworth's *Magazine of nat. hist.*, 1838, t. II, p. 139, fig. 16).

fer à cheval ou diversement contourné qui entoure plus ou moins complétement le nerf optique, et qui a reçu le nom de *glande choroïdienne*, bien qu'il ne présente aucun des caractères des organes sécréteurs. Il est constitué par un plexus de vaisseaux sanguins, et il communique avec la pseudo-branchie (1) ou *rete mirabile*, dont j'ai signalé précédemment l'existence dans la cavité respiratoire de beaucoup de Poissons (2).

Cristallin § 19. — Le *cristallin* est une lentille transparente et biconvexe, qui est située immédiatement derrière la pupille et en avant du corps vitré, où elle est enchâssée au moyen d'un cadre annulaire, appelé la *zone de Zinn* et maintenue en place par les procès ciliaires, dont le bord interne déborde sur sa face antérieure. Une capsule membraneuse très-mince à laquelle ces parties sont solidement attachées, renferme cet organe, mais sans y adhérer (3). Cette capsule, parvenue au terme de

(1) Voy. tome II, p. 237.

(2) La coexistence de ces deux appareils vasculaires n'est pas constante; ainsi la glande choroïdienne manque chez les Plagiostomes, l'Esturgeon, et le Lepidosiren, qui sont cependant pourvus de pseudo-branchies; tandis qu'au contraire, elle existe malgré l'absence de pseudo-branchies dans les genres *Erythrinus* et *Otéoglossum* (*a*). Chez les Anguilles, les Silures, les Pimelodes, les Synodontes et les Loches, ni l'un ni l'autre de ces organes n'existent.

(3) Le cristallin s'échappe très-facilement de sa capsule, lorsque celle-ci a été ouverte, et sur le cadavre elle en est même séparée par une couche mince d'un liquide appelé l'*humeur de Morgagni*, mais M. Sappey a montré que ce fluide n'existe pas chez le vivant, et résulte, soit d'une infiltration cadavérique, soit de l'altération de la partie superficielle de la lentille (*b*).

La capsule cristalline est constituée par une substance homogène et très-élastique ; à l'intérieur, elle est tapissée d'une couche de cellules épithéliques de forme polygonale (*c*).

(*a*) I. Müller, *Vergleich. Anat. der Myxinoïden der Gefässystem*, p. 82 et suivantes (1841).

— Albers, *Ueber den Bau der Augen verschiedener Thiere* (*Denkschr. der München. Akad. der Wissenschaft*, 1808, p. 81).

— Erdl, *Desquisitiones de piscium glandula choroïdeali* (*Dissert. inaug. Münich*, 1839).

(*b*) Sappey, *Traité d'anat. descriptive*, t. III, p. 768

(*c*) Becker, *Untersuch. uber den Bau der Lense* (*Arch. für Ophthalmologie*, 1863, t. IX, n° 2, p. 1).

son développement paraît être complétement dépourvue de vaisseaux sanguins, mais chez l'embryon, des branches artérielles s'y distribuent (1), et elle doit être considérée comme étant l'organe producteur du cristallin, car celui-ci se forme dans son intérieur à la manière des tissus épithéliques, et lorsqu'il en a été extrait il peut être régénéré, pourvu que l'espèce de sac dont il vient d'être question ait conservé son activité physiologique (2).

Il existe chez les divers Vertébrés des différences fort considérables dans le degré de courbure des surfaces du cristallin, et ainsi que Cuvier l'a fait remarquer, la convexité de cette lentille est en général d'autant plus grande que la cornée transparente est moins bombée (3). Parfois le cristallin est à peu près sphérique, chez la Couleuvre par exemple, et son diamètre antéro-postérieur égale presque son diamètre transversal chez la plupart des Poissons ; mais

(1) L'artère, qui chez l'Homme et les autres Mammifères se rend à la capsule cristalline, est une branche de l'artère centrale de la rétine qui traverse directement le corps vitré, et qui est l'analogue de l'artère du peigne chez les Oiseaux (*a*).

(2) La régénération du cristallin a été constatée expérimentalement chez divers Mammifères (*b*), et elle ne paraît pas être impossible chez l'Homme (*c*) ; mais chez celui-ci ce phénomène est extrêmement rare. Des expériences dues à Mayer tendent à établir que ce travail physiologique est effectué par la portion intérieure de la capsule (*d*), mais il y a lieu de croire que dans l'état normal cette localisation n'existe pas.

(3) Cuvier a réuni sous forme de tableau les grandeurs relatives des deux dimensions du cristallin d'un nombre considérable d'Animaux déduites en partie de ses observations personnelles, en partie des mesures prises par Petit et par Sœmmering (*e*).

(*a*) Voy. ci-dessus p. 163.

(*b*) Cocteau et Leroy d'Etiolles, *Expér. relatives à la reproduction du cristallin* (*Journ. de Physiol. de Magendie*, 1837, *t.* VII, p. 30).

(*c*) D. W. Sœmmering, *Obs. sur les changements qui surviennent dans l'œil après l'opération de la cataracte*, 1831.

(*d*) Mayer, (*Journ. de* Graefe et Walther, 1832 et 1833).

(*e*) Petit, *Différentes manieres de connaître la grandeur des chambres de l'humeur aqueuse dans les yeux de l'homme* (*Mém. de l'Acad. des Sciences*. 1728, p. 298).
— D. W. Sœmmering, *De oculorum sectione commentatea*.
— Cuvier, *Leçons d'anat. comp.*, t. III, p. 294 (1845).

chez les Mammifères ainsi que chez les Oiseaux, sa convexité est beaucoup moindre, si ce n'est dans le très-jeune âge (1). Chez l'Homme et les Singes son axe est environ la moitié plus court que son grand diamètre, et il est à noter que les espèces qui vivent dans l'eau ont généralement le cristallin plus convexe que les espèces terrestres appartenant à la même classe, et que chez les unes et les autres cette convexité paraît être plus grande chez les espèces à habitudes nocturnes que chez celles qui cherchent leur nourriture au grand jour. Ainsi la Loutre, qui est à la fois un Animal aquatique et nocturne, a un cristallin sphérique ; chez la Chauve-Souris Oreillard et chez le Porc-épic, qui ne quittent guère leurs retraites qu'à l'approche de la nuit, les deux dimensions de cet organe sont dans le rapport de 5 à 6 ; tandis que chez le Cheval, le Bœuf et l'Éléphant, l'axe de cette lentille ne représente que les 2/3, les 7/8 ou les 4/7 de son diamètre équatorial. Enfin dans l'immense majorité des cas, la surface postérieure du cristallin est plus convexe que sa surface antérieure.

Le cristallin se développe progressivement du centre à la circonférence par couches concentriques, et sa substance comme celle des autres produits épithéliques est d'abord très-molle, mais elle se durcit de plus en plus avec le temps, aussi sa consistance croît-elle de la superficie vers le centre de l'organe, et chez beaucoup d'animaux, notamment les Poissons la différence se prononce si fortement que sa portion centrale constitue un noyau distinct de sa portion corticale (2). Cette solidification croissante est accompagnée de

(1) Dans l'espèce humaine le cristallin est globulaire chez le fœtus, mais pendant l'enfance sa croissance est beaucoup plus rapide dans la direction du plan équatorial que dans la direction de l'axe.

(2) Chez l'Homme le cristallin est plus mou que chez la plupart des autres Vertébrés, et sa densité augmente graduellement de la superficie au centre, de sorte que dans l'état normal il n'y a aucune ligne de dé-

modifications dans les propriétés optiques et dans les caractères chimiques de la matière albuminoïde dont sa substance se compose (1). Elle y détermine aussi une sorte de strati-

marcation entre sa portion nucléolaire et sa portion corticale; aussi les distinctions établies par Krause et quelques autres anatomistes entre ses diverses couches sont-elles arbitraires (*a*), mais dans quelques cas pathologiques il n'en est pas de même, et la portion centrale de cette lentille constitue parfois un noyau bien caractérisé.

Il est aussi à noter que dans l'espèce humaine la solidité de la portion centrale du cristallin augmente avec l'âge, et que sa couleur se modifie peu à peu. Dans la jeunesse elle est complétement incolore, mais dans la vieillesse elle devient de plus en plus jaunâtre.

Chez les Poissons le changement de consistance entre la portion corticale du cristallin et sa portion centrale est d'ordinaire brusque, et souvent le noyau en devient tellement dur qu'on ne peut le couper que très-difficilement.

(1) Brewster a constaté des différences considérables dans la manière dont les parties superficielles et profondes du cristallin transmettent la lumière polarisée (*b*), et l'étude chimique de cet organe faite par MM. Fremy et Valenciennes, a conduit ces auteurs à considérer la substance albuminoïde des couches corticales, comme n'étant jamais semblable à celle de la portion nucléolaire. Ils appelent *métalbumine* la substance protéique qui se trouve dans les couches corticales du cristallin chez les Vertébrés terrestres, et qui étant dissoute dans l'eau ne se coagule pas à la température de l'ébullition. La matière albuminoïde qui se trouve dans la partie nucléolaire du cristallin des mêmes Animaux ressemble davantage à l'albumine ordinaire (*c*), mais la plupart des chimistes l'en distinguent et la désignent sous le nom de *cristalline* (*d*).

Chez les Poissons les différences chimiques entre les parties superficielles et les parties profondes du cristallin sont plus grandes; les premières sont formées essentiellement d'albumine soluble dans l'eau et coagulable, tandis que la seconde est constituée par une substance albuminoïde insoluble dans l'eau et conservant sa translucidité, malgré la coction. MM. Fremy et Valencienne désignent cette matière sous le nom de *phaconine*.

Les propriétés chimiques des matières constitutives du cristallin ont été étudiées aussi par d'autres auteurs, mais elles ne sont encore

(*a*) Sappey, *Traité d'anat. descript.*, t. III, p. 772.

(*b*) Brewster, *On the structure of the crystaliné lens in Fishes and Quadrupedes as ascertained by its action on polarised light* (*Phil. Trans.*, 1816, p. 311). — *On the anatomical and optical structure of the crystalline lens* (*Phil. Trans.*, 1833, p. 331).

(*c*) Fremy et Valencienne, *Recherches sur la nature du cristallin dans la série des Animaux* (*Comptes rendus de l'Acad. des sciences*, 1857, t. XXXXIV).

(*d*) Voy: Robin et Verdeil, *Traité de chimie anatomique*, t. III, p. 300,

fication qui se manifeste sous l'influence de la coction et de divers agents chimiques (1).

Chez l'embryon le cristallin ne consiste d'abord qu'en un agrégat de cellules épithéliales (2), et chez quelques Animaux où les yeux sont rudimentaires il conserve à peu de chose près ce mode d'organisation (3), mais chez tous les autres Vertébrés ces éléments anatomiques se modifient bientôt

que très-imparfaitement connues (*a*).

Berzelius a trouvé dans la substance du cristallin de l'Homme

Eau	58,0
Substances protéiques	35,9
Substances extractives	3,7
Matières organiques insolubles	2,4(*b*)

On a signalé aussi dans le tissu de cet organe des matières grasses en proportion assez considérable (*c*).

(1) Par l'immersion prolongée dans l'alcool, le cristallin de l'œil humain se fend non-seulement en plusieurs lames concentriques, mais en segments, ce qui indique des plans de moindre adhérence entre les couches superposées et entre les divisions méridiennes de la lentille. Les ruptures produites de la sorte ont été figurées par plusieurs anatomistes (*d*).

(2) Schwan a constaté le caractère cellulaire de la substance du cristallin chez le Poulet, jusqu'au sixième jour de l'incubation (*e*), et d'autres observateurs ont vu ces mêmes éléments histologiques en voie de se transformer en fibres chez un fœtus humain (*f*).

Chez les Poissons ces cellules primordiales du cristallin sont fort grandes (*g*).

(3) Ainsi chez la Taupe la substance du cristallin est composée uniquement de cellules dont partent des prolongements filiformes (*h*); un

(*a*) Mensonides, *Onderzockingen over de glasachtige vliezen in Pog* (*Neederlandsch Lancet*, 1848-49, série 2, t. IV, p. 694 et 709).

— Rueling, *Bestimmung des Schwefels in den Bestandtheil der Pflanzen und Thierorganismus* (*Ann. der Ch. und Pharm.* 1846, t. 58, p. 313).

— Strahl, *Das chemische material der Linsenkapsel* (*Arch. für physiol. Heilkunde*, 1852, p. 332).

— Vintschgau, *Osserv. chimiche sulle reazioni per le qualo la cristallina si dovrebbe distinguere dall albumina* (*Sitzungsber. der Wiener Acad.* 1857, t. XXIV, p. 483).

— Lohmeyer, *Op. cit.* (*Zeitschr. für rat. med.*, N.F., t. V, p. 56).

(*b*) Berzelius, *Traité de chimie*, t. III, p. 115 (édit. de 1839).

(*c*) Husson, *Untersuch. über Fettbildung in Potteinstoffen, besonders in Kristallinsen* (*Göttinger Nachrichten*). 1853, p. 57).

(*d*) Sœmmering, *Icones oculi humani.*

— Robinski, *Zur Anat. Physiol. und Pathol. des Augenlinse* (*Arch. für Anat und Physiol.* 1872, p. 178.

(*e*) Schwan, *op. cit.*, p, 99.

— Werneck, *Uber der Wasserhaut und das dinsen septem* (*Zeitschr. f. Ophthalm.*, 1835, t. IV ; — 1837, t. V).

(*f*) Frey, *Traité d'histologie*, p. 333, fig. 258.

(*g*) Agassiz et Vogt, *Embryologie des Salmones*, p. 77.

(*h*) Leydig, *Kleinere Mittheilungen zur thierischen Gewebethiere* (Müller's *Archiv*, 1854, p. 346). — *Traité d'histologie*, p. 274, fig. 132.

très-profondément et le cristallin acquiert une structure fibreuse dont le caractère est même fort remarquable (1).

En effet, ses fibres extrêmement fines, paraissent être tubulaires (2), mais elles sont très-aplaties et elles décrivent des courbes en se dirigeant de l'un des pôles de la lentille vers le pôle opposé. Souvent elles sont denticulées sur les bords et s'engrènent mutuellement à l'aide de ces saillies d'une petitesse extrême (3). Leur nombre est très-considérable (4)

mode d'organisation analogue paraît exister chez le Poisson rouge des cavernes du Kentucky, appelé l'*Amblyopsis spelæus* (*a*).

(1) La structure fibreuse du cristallin a été aperçue par Leeuwenhoek et par quelques autres micrographes (*b*), mais ce sont les observations de Brewster qui ont le plus contribué à nous la faire bien connaître (*c*).

(2) Jusque dans ces derniers temps les anatomistes considéraient les fibres du cristallin comme étant des bandes solides ; mais leur structure tubulaire paraît bien démontrée aujourd'hui ; elles renferment une substance visqueuse, qui s'en échappe sous la forme de gouttelettes transparentes, lorsqu'on dilacère le tissu de l'organe. Dans la partie nucléolaire leur cavité s'oblitère (*d*). Quelquefois on aperçoit sur les parois de ces tubes des stries parallèles.

(3) Ces denticulations marginales sont plus prononcées chez les Poissons (*e*) que chez les Vertébrés supérieurs. On n'en aperçoit que de faibles traces chez l'Homme (*f*).

(4) Brewster en estime le nombre a environ 5 millions dans le cristallin de la Morue (*g*). Leur section est hexagonale et leur surface, la plus large est parallèle à la surface de la lentille. Chez l'Homme elles ont de 5,5 à 11 millièmes de millimètre de large sur 2 à 4 millièmes de millimètre d'épaisseur (*h*).

(*a*) Wyman, *On the Eye and organ of hearing in the blind Fish of the Mammoth cave* (*Proceed. of the Boston Nat. hist. soc.*, 1854, t. V, p. 395).

(*b*) Leuwenhoek, *De formatione humoris cristallini in variis animalibus. Arcana naturæ dilecta*, p. 66, fig. 2-6, (1722).

— Sattig, *Lentis crystallinæ structura fibrosa* (*Dissert. inaug. Hale*, 1794).

(*c*) Brewster, *On the anatomical and optical structure of the lens of Animals, particularly that of the cod* (*Phil. Trans.*, 1833, p. 329, pl. 8). — *On the anat. and optical structure of the cristalline lenses of Animals* (*Phil. Trans.*, 1836, p. 33, pl. 4, 5 et 6).

(*d*) Kölliker, *Histologie*, p. 893.

(*e*) Par exemple chez la Martre ; voy. Brewster, *Op. cit.*

(*f*) Kölliker, *Op. cit.* p. 895.

— Sappey, *Op. cit.*, t. III, p. 775, fig. 688.

(*g*) Brewster, *Op. cit.* (*Phil. Trans.*, 1833, p. 329).

(*h*) Kölliker, *Éléments d'histologie*, p. 393, fig. 495.

et, suivant les espèces, elles présentent dans leur mode de groupement quelques différences.

Dans les cristallins conformés d'après le type le plus simple, type qui est réalisé chez les Oiseaux, chez beaucoup de Poissons, chez quelques Reptiles et chez l'Ornithorhynque parmi les Mammifères, les fibres convergent toutes vers les deux pôles de la lentille, de façon à ressembler aux lignes méridiennes que les géographes tracent sur la sphère terrestre (1).

D'autres fois ces lignes tout en étant disposées à peu près de la même manière, vont aboutir aux deux côtés d'une cloison axillaire qui se montre à chaque pôle, sous la forme d'une ligne transversale coupant à angle droit la direction de son congénère du pôle opposé ; par conséquent toutes les fibres à l'exception de celles qui partent de l'extrémité de ces lignes polaires, ne sont pas seulement arquées, elle se contournent aussi latéralement. Ce mode d'organisation s'observe chez le Saumon, la Truite, la Carpe, la Tanche, le Congre, la Perche, l'Esturgeon, les Squales, la Raie et plusieurs autres Poissons, ainsi que chez l'Alligator, le Marsouin, le Dauphin, le Lièvre et le Lapin.

Dans un troisième type, la structure du cristallin est moins simple ; les cloisons polaires représentent chacune une étoile à trois branches, dont les rayons correspondent au milieu des espaces interradiaires de la surface opposée de l'organe, comme si le système cloisonnaire dont elles dépendent, avait subi au milieu de l'organe, une torsion de 60°. Ce mode

(1) Brewster a donné une liste assez longue de Poissons et d'Oiseaux chez lesquels il a constaté ce mode d'arrangement des fibres du cristallin (*a*), mais malheureusement dans cette partie de son travail comme dans les parties suivantes, la détermination zoologique des espèces sur lesquelles portent ses observations, laisse beaucoup à désirer.

(*a*) Brewster, *Op. cit.* (*Phil. Trans.*, 1833, p. 330).

d'arrangement est prédominant dans la classe des Mammifères (1).

Chez un petit nombre de ces derniers Animaux, notamment la Baleine, le Phoque et l'Ours, la cloison radiaire à laquelle les fibres vont aboutir au centre de l'une et l'autre surface du cristallin est à quatre branches (2).

Une complication encore plus grande dans la disposition des fibres arquées du cristallin nous est offerte par les yeux de divers Animaux, où les branches des cloisons polaires, au lieu de rester toujours simples se bifurquent à une certaine distance de l'axe (3), et parfois même les cloisons secondaires ainsi constituées se bifurquent à leur tour, de façon que le nombre des groupes de fibres convergentes peut devenir très-considérable. Une variété de ce dernier mode de conformation existe chez l'Homme (4).

(1) Brewster l'a observé chez les Singes, les Makis, le Coati, le Lion, le Tigre, le Puma, le Chat, le Chien, le Renard, la Loutre, l'Ichneumon, le Cheval, le Bœuf, le Mouton, la Chèvre, plusieurs espèces des genres Cerf et Antilope, le Lama, le Rat, l'Écureuil, le Capybara, le Chinchilla, l'Opossum, etc. Il en a constaté aussi l'existence chez un Poisson d'espèce indéterminée (*a*).

(2) Chez les Baleines et les Phoques ce mode d'arrangement n'est pas constant, car dans quelques cas les branches sont réunies par paires aux deux extrémités d'une ligne polaire transversale.

(3) Brewster a trouvé chez le *Phoca barbata* et chez les Baleines d'espèce indéterminées le système cloisonnaire représenté par une ligne polaire, dont chaque extrémité se divise en deux branches divergentes (*b*).

Une disposition analogue se rencontre chez le Chien (*c*).

Chez l'Éléphant le système primitif est à trois branches, mais chacune de celles-ci se bifurque, de sorte que le nombre des cloisons secondaires s'élève à six sur chacune des faces du cristallin (*d*).

(4) Chez le fœtus il existe à chaque pôle du cristallin humain une étoile à trois branches, mais par les progrès du développement de cet organe les branches cloisonnaires dépendantes de la face postérieure se bifur-

(*a*) Brewster, *Op. cit.* (*Phil. Trans.*, 1836, p. 41).

(*b*) Brewster, *Op. cit.* (*Phil. Trans.*, 1836, pl. 6, fig. 3 et 4).

(*c*) Hannover, *Einige Beobacht. über den Bau der Linse bei Saugethieren und den Menschen* (Müller's *Archiv*, 1845, p. 478).

(*d*) Brewster, *Loc. cit.*, pl. 6, fig. 5 et 6.

Enfin il est aussi des Animaux chez lesquels les fibres, au lieu d'être disposées symétriquement sur les deux surfaces du cristallin, partent d'un point central à la face postérieure de cet organe et aboutissent à une cloison linéaire sur la surface opposée. Brewster a constaté ce mode d'arrangement chez les Tortues et chez plusieurs Poissons (1).

Les cloisons dont je viens de parler, sont constituées par une couche mince de substance homogène ou finement granulée. D'autres particularités ont été signalées dans la structure intime du cristallin par quelques auteurs, mais elles ne sont pas assez bien démontrées pour que nous ayons à nous en occuper ici (2).

Le cristallin, ainsi que je l'ai déjà dit, est, de même que sa

quent très-promptement, puis les quatre branches ainsi constituées et les trois branches de la face antérieure se bifurquent à leur tour, ainsi que les deux branches ascendantes de la face antérieure; enfin les six branches secondaires de chaque surface se divisent successivement de la même manière, et il en résulte 10, 12 et même 14 rayons.

Les fibres naissent de chaque côté de ces cloisons à peu près comme les barbes d'une plume et s'avancent d'autant plus près du pôle opposé qu'elles naissent plus loin du pôle auquel appartient la cloison dont elles partent. Il en résulte des dessins très-complexes que quelques anatomistes ont appelés les tourbillons de la lentille (*vortices lentis*). Les extrémités de ces fibres sont souvent assez régulièrement hexaédriques et M. Kölliker pense que les traces laissées par elles sur la face interne de la capsule cristalline produisent les figures attribuées à la présence d'un épithélium par quelques auteurs (*a*). Quant aux espaces interfibrillaires dont Becker a fait mention (*b*), ils paraissent être produits artificiellement (*c*).

(1) Le cristallin de la Torpille présente une structure analogue; les fibres aboutissent à une cloison circulaire sur la face postérieure de l'organe, et à une cloison linéaire sur la surface antérieure (*d*).

(2) Par exemple les systèmes de lignes concentriques, décrits par

(*a*) Finkbuner, *Vergleichende Untersuchung der Structur des Glaskörpers bei den Wirbelthieren* (*Zeitschr. für wissensch. Zool.*, 1855, t. VI, p. 330).
— Nunnely, *On the form. density and structure of the crystalline lens* (*Quarterly Journ. of microsc. soc.*, 1858, t. VI, p. 142).
— Robin, *Anat. pathol. de la cataracte* (*Archiv. d'Ophthalm.*, t. V).

(*b*) Becker, *op. cit.* (*Archiv für Ophthalmologie*, 1863, t. IX, p. 1).

(*c*) Kölliker, *Eléments d'Histologie*, p. 896.

(*d*) Leydig, *Traité d'histologie*, p. 277, fig 134.

capsule, d'une translucidité parfaite. Sa densité n'est pas très-considérable (1), mais son pouvoir réfringent est beaucoup plus grand que celui de l'humeur aqueuse (2) ; par conséquent, à raison de la convexité de ses surfaces, il fait converger les rayons lumineux qui le traversent et les réunit en un point situé à une certaine distance derrière sa face postérieure, et appelé son *foyer principal*. La théorie de ce phénomène nous est donnée par la physique, et elle est si généralement connue qu'il me semble inutile d'en présenter ici la démonstration. Je rappellerai seulement que la déviation imprimée de la sorte à la marche de ses rayons est d'autant plus grande que la convexité de cette lentille est plus forte, et que la distance à laquelle son foyer se trouve placé diminue par conséquent dans la même proportion. Lorsqu'on veut se rendre exactement compte de la marche des rayons lumineux dans l'intérieur de l'œil il est donc nécessaire de

Thomas et étudiés ensuite par Czermak (*a*).

(1) La pesanteur spécifique du cristallin paraît avoir été évaluée trop haut par les anciens anatomistes. M. Nunnely en a fait la détermination avec soin chez divers Animaux (la capsule comprise), et il a trouvé que chez les Mammifères elle variait entre 1,086 et 1,130, tandis que chez les Poissons les termes extrêmes étaient 1,152 et 1,217. Le nombre de sujets de l'espèce humaine sur lesquels portent ses observations est trop petit pour que l'on puisse en tirer aucune conclusion générale relativement à l'influence des sexes, mais il est à noter que les deux cristallins de femme dont il détermina la densité ne lui donnèrent que 1,09, tandis que chez l'Homme il trouve toujours 1,13 (*b*).

(2) Krause évalue l'indice de réfraction du cristallin humain à 1,4071 pour les couches superficielles, à 1,4319 pour les couches moyennes, et à 1,4564 pour les couches centrales.

D'après le même auteur l'indice de réfraction de l'eau est de 1,3349 (*c*).

(*a*) Thomas, *Bidrage zur Kenntniss der Structur der Kristallinse in den Augen der Wirbelthiere* (*Prager Vierteljahrschr.*, 1854, t. 41).

— Czermak, *Ueber das Wesen der von* Dr Thomas *auf Linsenschliffen entdeckten Curvensysteme* (*Zeitschr. für wissensch. Zool.*, 1856, t. VII, p. 185, pl. 11).

(*b*) Nunnely, *Op. cit.* (*Quart. Journ. of Microsc. Science*, 1858, t. VI, p. 142).

(*c*) Krause, *Die Brechungsindices der durchsichtigen Medien des menschlichen Auges*, p. 28 et suiv., 1855.

bien connaître le degré de courbure des deux surfaces du cristallin, et la détermination en a été faite chez l'Homme par plusieurs physiciens (1).

Corps vitré.

§ 20. — Derrière le cristallin se trouve le *corps vitré*, substance de consistance gélatineuse qui ressemble beaucoup au blanc de l'œuf et qui occupe à peu près les deux tiers postérieurs de la cavité du globe oculaire. Il se compose de deux parties: d'un liquide visqueux, appelé l'humeur vitrée, et d'une membrane qui renferme ce liquide, et qui a reçu le nom de *membrane hyaloïde*, parce que, à raison de sa transparence, on l'a comparée à du verre (2). Cette tunique est tellement mince que quelques anatomistes ont révoqué en doute son existence, mais elle offre assez de résistance pour supporter le poids du liquide emprisonné dans son intérieur, et la cavité qu'elle circonscrit paraît être incomplétement divisée en cellules par des prolongements cloisonnaires d'une délicatesse extrême qui naissent de sa surface interne, mais dont le mode d'arrangement n'a pu être constaté d'une manière satisfaisante. Plusieurs histologistes attribuent au corps vitré une disposition stratifiée et y décrivent des cellules de diverses formes (3). Mais lorsqu'on pique la tunique hyaloïde,

(1) Chossat a déterminé la forme des deux surfaces courbes du cristallin chez le Bœuf et il a constaté qu'elles sont toutes deux des ellipsoïdes des révolutions engendrées autour d'un axe qui va d'avant en arrière et que la postérieure est plus convexe que l'antérieure (*a*).

(2) Diverses considérations basées principalement sur des cas pathologiques tendent à faire penser que cette membrane appartient à la rétine dont elle constituerait la couche limitante (*b*).

(3) Les anatomistes ont eu recours à divers artifices pour juger de la forme des cavités intérieures ou cellules du corps vitré, mais les résultats auxquels ils sont parvenus ne m'inspirent que peu de confiance. Ainsi Demours a employé la congélation de l'œil, et, d'après la forme

(*a*) Chossat, *Mémoire relatif à la courbure des milieux de l'œil dans différents animaux* (*Journ. de physiologie*, 1819, t. 88, p. 320).

(*b*) Iwanoff, *Beitr. zur normal und patholog Anatomie des Audes* (*Archiv für Ophthalm.*, t. XV, p. 51). — Art. GLASKÖRPER (Stricker's *Handb.*, t. I, p. 1072).

tout le liquide intérieur s'en écoule peu à peu, ce qui doit faire supposer que les compartiments qui paraissent s'y trouver communiquent librement entre eux, et il est à noter que très-probablement ces divisions manquent totalement chez

des glaçons trouvés dans le corps vitré, il pensa que celui-ci devait être divisé en cellules pyramidales et ses expériences furent répétées par plusieurs de ses contemporains qui en tirèrent les mêmes conclusions (*a*); mais lorsqu'on fait fondre les glaçons ainsi obtenus, on voit qu'ils renferment les débris de membranes et que par conséquent ils ne sont pas moulés sur les parois des cavités limitées par les cloisons intercellulaires (*b*). M. Brucke en soumettant le corps vitré à l'action d'une dissolution d'acétate de plomb y observa des couches concentriques emboîtées les unes dans les autres (*c*); mais Bowman a montré que ce mode de division est une conséquence mécanique de l'action du réactif mis en usage, et ne correspond à aucune particularité de structure, car on peut la déterminer sur un fragment quelconque du corps vitré aussi bien que sur son ensemble (*d*), et les couches concentriques observées par Pappenheim dans des corps vitrés durcis par l'action du carbonate de potasse (*e*) paraissent être aussi des productions artificielles; j'en dirai autant des petits tubes disposés par couches concentriques dont M. Giraldès a admis l'existence (*f*). Hannover, en traitant le corps vitré de l'œil humain par l'acide chromique, a cru y reconnaître une multitude de cloisons centripètes et ses observations à ce sujet ont été corroborées par celles de M. Finkbeine (*g*); mais à l'état frais on ne trouve rien de semblable, et M. Kölliker n'attribue que peu de valeur à l'apparence produite de la sorte (*h*). Bowman a trouvé que chez l'enfant nouveau-né le corps vitré contient un réseau très-serré de fibres munies de corpuscules nucléiformes à leurs points de jonction (*i*), et des observations plus récentes faites par M. Virchow sur un jeune embryon de Cochon et

(*a*) Desmours, *Sur la structure cellulaire du corps vitré* (*Mémoires de l'Acad. des sciences*, 1741, p. 60).

(*b*) Sappey, *Traité d'anat. descript.*, t. III, p. 762.

(*c*) Brücke, *Ueber den innern Bau des Glaskörpers* (Müller's *Archiv*, 1843, p. 345). — *Nachtragliche Bemerkungen* (*Op. cit.*, 1845, p. 130).

(*d*) Bowman, *Lectures on the parts concerned in the operations on the Eye*, p. 104 (1849).

(*e*) Pappenheim, *Die specielle Gewebelehre des Auges*, p. 182 (1836).

(*f*) Giraldès, *Études anat. sur l'organisation de l'œil*, 1836.

(*g*) Hannover, *Entdeckung des Baues des Glaskörpers* (Müller's *Archiv*, 1845, p. 467, pl. 14, fig. 1).

— Finckbeiner, *Vergleichende Untersuchung über die Structur des Glaskörpers* *Zeitschr. fur wissensch. Zool.* (1855, t. VI, p. 330).

(*h*) Kölliker, *Éléments d'histologie*, p. 897.

(*i*) Bowman, *Lectures on the parts connected in the operations on the eye*, p. 97 fig. 7 et p. 100 (1849).

quelques Vertébrés inférieurs (1). Chez l'embryon la membrane hyaloïde est très-vasculaire et elle conserve plus ou moins le

celles de quelques autres anatomistes ont conduit à des résultats analogues, en sorte que ce dernier auteur considère le corps vitré parvenu à son entier développement comme étant un tissu muqueux réduit à sa portion intercellulaire (*a*). Enfin M. Kölliker ne voit dans le corps vitré qu'une substance fondamentale homogène contenant quelques cellules (*b*). J'ajouterai que les observations de M. Doncan tendent à faire penser que le corps hyaloïde est divisé en plusieurs compartiments et que d'après M. Smith il serait stratifié dans sa portion périphérique tandis que dans sa portion centrale il présenterait une disposition radiaire (*c*). M. Stilling au contraire a aperçu dans cette dernière portion une série de stries concentriques, dont le nombre variait entre 6 et 12 (*d*); mais on doit se demander si toutes ces apparences ne seraient pas dues à l'emploi des réactifs dont ces auteurs ont fait usage dans leurs investigations. Enfin M. Iwanoff décrit dans les couches périphériques du corps vitré des cellules à grand noyau dont les unes sont arrondies, d'autres transformées ou étalées, tandis que dans la portion centrale il n'a trouvé que des noyaux ou des cellules fripées. Cet auteur décrit aussi les grandes cellules susmentionnées comme contenant une ou plusieurs vésicules et comme étant contractiles ; et il pense qu'elles sont susceptibles de se déplacer (*e*). M. Virchow fut un des premiers à signaler l'existence de ces cellules chez un embryon de Cochon (*f*), et elles ont été étudiées aussi par d'autres histologistes, mais ces auteurs ne s'accordent pas entre eux sur plusieurs points de l'histoire anatomique de ces organes (*g*).

(1) D'après Delle Chiaje le corps vitré serait monocellulaire chez la Grenouille.

(*a*) Virchow, *Notiz über den Glasskörper*. (*Archiv für pathol. Anat.*, t. IV, p. 468, et t. V, p. 278. — *Verhand. der Würzburg. physiol. med. Gesellschaft*, t. II, p. 317.) — Klebs, *Zur normalen und pathol. Anat. des Auges* (*Archiv für pathol. Anat.*, 1860, t. XIX, p. 333).

(*b*) Doncan, *De Bouw van het Glasachting Ligchaam onderzocht* (*Nederlandsche, Lancet*, 1854, série 3, t. III, p. 725).

(*c*) Smith, *Structur of the adult human Vitreous Humour*, *Lancet* (1868, t. II, p. 376).

(*d*) Stilling, *Eine Studie über den Bau des Glaskörpers* (*Archiv für Ophthalm*, 1869, t. XV).

(*e*) Iwanoff, *Glaskörper* (Stricker's *Handb. der Lehre von Geweben*, t. I, p. 1076).

(*f*) Virchow, *Loc. cit.*

(*g*) Kölliker, *Eléments d'histologie*, p. 897 (1868).

— O. Weber, *Ueber den Glaskörper* (*Archiv für Pathol. Anat.* 1860, t. XIX).

— Ciaccio, *Beobacht. über den innern, Bau des Glaskörpers in Auge* (Moleschotts *untersuch. zur Naturlehre*, 1870, t. X).

— Coccius, *Ueber das Gewebe des Glaskörpers*, 1860.

— Ritter, *Zur Histologie des Auges* (*Archiv für Ophthalm.*, 1865, t. XI).

— Schwalbe, *Der Glaskörper* (Graefe *und* Saemisch *Handwörterbuch der Augenheilkunde*, t. I, p. 457).

même caractère chez les Batraciens et les Poissons, mais chez l'Homme ainsi que chez les autres Vertébrés supérieurs les vaisseaux sanguins en disparaissent par les progrès du développement (1).

Dans la plus grande partie de son étendue la surface extérieure du corps vitré est en contact avec la rétine qui le sépare de la choroïde; mais sur le devant il est en rapport direct avec la face postérieure de la capsule du cristallin, et y adhère même très-fortement. Dans le voisinage du bord de cette lentille la membrane hyaloïde semble se diviser en deux lames, dont la postérieure passe derrière cet organe, et dont l'antérieure appliquée contre le cercle ciliaire se prolonge un peu sur la face antérieure du cristallin, et concourt à y consti-

(1) Chez le fœtus humain, l'artère centrale de la rétine se rend à la capsule du cristallin en traversant un canal formé par un prolongement de la membrane hyaloïde (*a*), et chemin faisant distribue à celle-ci beaucoup de ramuscules qui présentent une disposition rétiforme ; mais tous ces vaisseaux s'atrophient et disparaissent avant la naissance. M. Hyrtl les a retrouvés chez les Grenouilles et le Crapaud ainsi que chez les Serpents (*b*).

Le canal hyaloïdien qui loge ces vaisseaux est analogue au pli falciforme des Poissons (*c*). Il est bien caractérisé chez l'embryon où M. Cloquet en constata l'existence en 1818 (*d*) ; mais chez l'Homme adulte il est difficile d'en apercevoir des traces ; une dépression infundibuliforme des corps hyaloïdes situés en face l'entrée du nerf optique et appelée l'*Arco* par Martegiani est un reste de sa portion initiale (*e*) chez le Bœuf ainsi que chez d'autres Mammifères, il se transforme en une corde solide (*f*) et Hannover ne l'a jamais trouvé ouvert chez l'Homme (*g*). mais Stilling assure qu'en réalité il y est perméable aussi bien que chez les autres Mammifères (*h*).

(*a*) Ammon, *Hist. du développement de l'œil*, p. 71.
(*b*) Hyrtl (*Œsterreich. Jahrbücher*, 1835, t. XV, p. 279).
(*c*) Voy. ci-dessus. p. 169
(*d*) Cloquet, *Mémoire sur la Membrane pupillaire*, etc. 1518.
(*e*) Martegiani, *Nuovæ observationes de Oculo humano*. 1814.
— Sœmmering, *Ueber die Area Martegiani*, (*Salzburger Med.-Chir. Zeitung*, 1833).
(*f*) Finkbeimer, *Vergleichende Untersuch. der Structur des Glaskörpers bei den Wirbelthieren* (*Zeitschr. für wissensch. Zool.*, 1855, t. VI, p. 332).
(*g*) Hannover, *Entdeckung des Baues des Glaskörpers* (Müller's *Archiv für Anatomie*, 1845, p. 471).
(*h*) Stilling, *Eine Studie über den Bau des Glaskörpers* (*Archiv für Ophthalmologie*, 1869, t. XV).

tuer l'espèce de cadre annulaire, appelé la *zone de Zinn* (1). Cette bande circulaire est plissée radiairement comme une collerette, et elle constitue la paroi postérieure de la portion périphérique de la chambre postérieure de l'œil. Elle sert à fixer solidement le cristallin dans le plan vertical qu'il doit occuper derrière la pupille, et entre sa face postérieure et la partie adjacente de la membrane hyaloïde proprement dite, elle laisse tout autour du bord de cette lentille un espace libre qui constitue une lacune circulaire, appelée le *canal de Petit* ou *canal goudronné* (2). Son bord externe est festonné et se continue avec la choroïde ainsi qu'avec la portion correspondante de la rétine (3).

Le corps vitré ne présente dans sa composition chimique aucune particularité importante à signaler ici. Il contient

(1) La zone de Zinn, ainsi nommée en l'honneur d'un anatomiste du siècle dernier qui s'est beaucoup occupé de la structure de l'œil (*a*), fut considérée par cet investigateur comme étant constituée par une membrane indépendante de la tunique hyaloïde, et cette manière de voir est adoptée aujourd'hui encore par quelques auteurs (*b*), car tout en s'unissant à celle-ci près du bord du cristallin elle se prolonge entre elle et la face postérieure de la capsule sans s'y confondre avec la partie adjacente de la lame hyaloïdienne, et à sa périphérie elle s'avance notablement entre la rétine et la choroïde. Mais d'autres histologistes s'accordent à la regarder comme étant une dépendance du corps vitré (*c*).

(2) L'existence de ce canal circulaire entourant le bord du cristallin fut signalée pour la première fois par Pourfour du Petit en 1726 (*d*). Les recherches dont il a été récemment l'objet tendent à établir qu'il appartient ainsi que le canal de Schlemm ou de Fontana au système lymphatique (*e*).

(3) On désigne souvent cette portion sous le nom d'*ora serrata*.

(*a*) Zinn, *Descriptio anatomica oculi humani iconibus illustrata*, 1755.

(*b*) Sappey, *Traité d'Anatomie descriptive*, t. III, p. 762.
— Kölliker, *Op. cit.*, p. 899.

(*c*) Iwanoff, *Loc. cit.*

(*d*) Petit, *Mémoire sur plusieurs découvertes faites dans les yeux de l'Homme, des Animaux à quatre pieds, des Oiseaux et des Poissons* (*Mém. de l'Acad. des Sciences* 1726, p. 80).

(*e*) Schwalbe, *Die Lymphbahnen des Auges* (Stricker's *Handbuch*, p. 1063).
— Calori, *De resultamenti obtenuti intando i canali di Fontana e di Petit* (*Mem. dell' Acad. delle Scienze dell' Instituto di Bologna*, 1875, série 3, t. V).

plus de 98 centièmes d'eau associée aux sels dont les liquides séreux sont d'ordinaire chargés, et à un peu de matière organique. Ses parties membraneuses ne constituent qu'environ 1/500 de son poids (1). Cependant il ne se régénère pas comme le fait l'humeur aqueuse. Il est aussi à noter que son pouvoir réfringent est moindre que celui du cristallin, mais supérieur à celui de l'humeur aqueuse (2).

§ 21. — La lumière, après avoir traversé le corps vitré, rencontre la *rétine* qui est la partie la plus importante du globe de l'œil et celle dont la structure est la plus compliquée. Elle tapisse toute la face intérieure de la choroïde jusqu'au bord festonné de la zone de Zinn, et postérieurement elle se relie au nerf optique dont elle semble être une expansion terminale. Elle constitue par conséquent la troisième tunique de l'œil, et elle affecte la forme d'un segment de sphère, dont la concavité est tournée vers la pupille et enchâsse le corps vitré. Elle est mince (3) et transparente et en général blanchâtre, mais chez l'Homme ainsi que chez les Singes on y remarque dans le point correspondant à

Rétine

(1) Une analyse faite plus récemment a donné (*a*) :

Eau	986,400
Albuminate de soude, etc.	1,360
Matières grasses	0,016
Matières extractives	3,206
Chlorure de sodium	7,757
Chlorure de potassium	0,605
Sulfate de potasse	0,148
Phosphate de chaux	0,101
Phosphate de magnésie	0,032
Phosphate de fer	0,026
Chaux	0,133
Membranes	0,210

On a rencontré aussi dans l'humeur vitrée des traces d'urée (*b*).

(2) Brewster et Gordon assignent à l'humeur vitrée un pouvoir réfringent de 1,3394, celui de l'eau étant de 1,3350 (*c*).

(3) Les dimensions en épaisseur et en longueur des différentes parties de la rétine humaine ont été examinées avec soin par plusieurs anatomistes, notamment MM. Krause, Weber,

(*a*) Lohmeyer, *Beitr. zur Histol. und Aetiolog. der erworbsden Linsenstane* (*Zeitschr. für rat. med.*, 1854, t. V, p. 56).

(*b*) Milon, (*Comptes rendus de l'Acad. des sciences*, 1848, t. XXVI, p. 121). — Wœhler, *Bestätigung der Gegenwart von Hernstoff in der Glasflüssigkeit des Auges* (Liebig's *Annalen*, 1848, t. XXXXVI, p. 128.)

(*c*) Brewster et Gordon, *Experiments on the structure and refractive power of the, coats and humours of the eye* (*Edinburgh Philos, Journal*. 1819, t. I, p. 43).

l'axe de l'œil une tache jaune (1), et dont le milieu est occupé par une petite dépression appelée *fovea centralis*, de forme ovalaire, avec son grand axe dirigé transversalement (2).

La substance constitutive de la rétine est très-molle et s'altère rapidement après la mort ; aussi l'étude de sa structure intime présente des difficultés considérables ; mais depuis quelques années plusieurs histologistes s'en sont occupés avec succès, et sont arrivés ainsi à des résultats fort importants.

La trame générale de cette tunique nerveuse est formée par un réseau de tissu conjonctif qui à sa face hyaloïdienne

Brücke, Kölliker et Vintschagau (*a*). M. Helmholtz a présenté d'une manière comparative les mesures données par ces auteurs (*b*).

(1) Appelée à raison de sa couleur la *Macula lutea*.

(2) Dans la partie occupée par la tache jaune, la rétine s'amincit tellement, que le centre de la fossette centrale paraît au premier abord perforé et a été décrit sous le nom de *trou central de la rétine* (*c*). La coloration de cette tache en jaune d'or dépend de substances disséminées dans l'épaisseur de la rétine. L'apparence de perforation dont je viens de parler ne se rencontre pas chez les autres Mammifères, mais Knox assure l'avoir observée chez des Lézards (*d*). M. H. Müller a trouvé la *fovea centralis* ainsi que la *macula lutea* chez le Caméléon et chez divers Oiseaux (*e*) ; enfin Gulliver en a signalé l'existence chez quelques Poissons (*f*).

(*a*) Michaelis, *Ueber die Retina, besonders über die Macula lutea un das foramen centrale* (*Acta Acad. Nat. Curios.*, t. 19, part. 2, pl. 35-39).

— Krause, *Handbuch der menschl. Anat.*, 1842, t. 1, p. 335.

— E. H. Weber, *Ueber den Raumsinn, und die Empfindungskreise in der Haut und im Auge* (*Sitzber der Sachs. Gesellsch. der Wissensch.* 1852, p. 149).

— Brücke, *Anat. Beschr. des menschl. Auges*, 1847, p. 23.

— Vintschgau, *Reccerche sulla struclura microscopica de la Retina* (*Sitzungsber. der Wiener Akademie*, 1851, t. XI, p. 943).

— Kölliker, *Éléments d'histologie*, p. 862.

(*b*) Helmholtz, *Optique physiologique*, p. 32.

(*c*) Sœmmering, *Observ. foraminis, centralis retinæ humanæ* (*Commentationes soc. Gottingen*, 1795, t. XIII).

(*d*) Knox, *An account of the foramen centrale of the Retina as seen in the Eyes of certain Reptiles* (*Mém. of the Wernerian Society*, 1823, t. V, p. 1).

(*e*) H. Müller, *Ueber das ausgedehnte Vorkommen einer der gelben Fleck der Retina entsprechenden Stelle bei Thieren* (*Würzburg. Naturw. Zeitsch*, 1861, t. II, p. 139). — *On the existence and arrangement of the Fovea centralis Retinæ in the eyes of animals* (*British association*, 1861, *Proced.* p. 171).

(*f*) Gulliver, *Foramen centrale in the Eye of the Fish* (*Quart. Journ. of microsc. science*, 1869, n° 1, p. 72).

donne naissance à une lame d'apparence homogène, appelée *membrane limitante interne* et qui occupe toute son épaisseur; mais il y a, mêlés à ces brides d'une ténuité extrême, d'autres éléments anatomiques de nature nerveuse dont les caractères ainsi que le mode d'arrangement varient et y font distinguer quatre couches principales ainsi que plusieurs autres couches d'une importance secondaire (1).

Bâtonnets et cônes de la rétine.

La première de ces couches, la plus périphérique, c'est-à-dire celle qui est en contact avec la choroïde, fut appelée jadis la *membrane de Jacob* (2), mais aujourd'hui on la désigne généralement sous le nom de *couche à bâtonnets*, à raison de la forme de ses éléments histologiques.

En effet elle est constituée essentiellement par une multitude de corpuscules allongés que l'on a comparés á des petits

(1) Les anciens anatomistes considéraient la rétine comme étant constituée par une seule couche, et ce ne fut que vers le milieu du siècle dernier qu'Albinus y distingua nettement deux couches, l'une nerveuse, l'autre celluleuse (*a*). Aujourd'hui les histologistes y décrivent dix couches différentes en y comprenant la couche pigmentaire externe que l'on considère communément comme appartenant à la choroïde (*b*). Ces couches sont, en comptant d'avant en arrière, c'est-à-dire de la circonférance du globe oculaire vers le corps vitré :

La couche pigmentaire (que la plupart des Anatomistes considèrent comme appartenant à la Choroïde);
la couche des bâtonnets et des cônes;
la membrane limitante externe;
la couche granulaire externe;
la couche granulaire moyenne ou inter-granuleuse;
la couche granulaire interne ou couche moléculaire;
la couche ganglionnaire;
la couche des fibres optiques;
la membrane limitante interne.

(2) En honneur de l'anatomiste anglais, qui fut le premier à la distinguer des autres parties de la rétine, mais qui la considère à tort comme étant une membrane indépendante de cette tunique (*c*).

(*a*) Albinus, *Academicarum annotationum* liber. II, cap. XI, p. 40 (1755).

(*b*) Max Schultze, *Die Retina* (Stricker's *Handbuch der Lehre von den Geweben*, t. I, p. 978, fig. 344).

— Morano, *Die Pigmentsgeschichte der Retina* (*Archiv für mikroskopische Anatomie*, 1872, t. VIII, p. 81, pl. 4).

(*c*) Jacob, *An account of a membrane in the Eye new first described* (*Phil. Trans.*, 1819, p. 300).

bâtons(1), mais qui diffèrent entre eux par leur forme, les uns étant cylindriques et de même grosseur dans toute leur longueur, les autres étant renflés vers leur extrémité antérieure ; les derniers sont appelés les *cônes rétiniens*, tandis que le nom de *bâtonnet* est souvent réservé à la variété cylindrique ; mais il me paraît peu probable qu'il y ait entre eux des différences essentielles, car il est des Animaux chez lesquels la rétine ne présente que des cônes, tandis que chez d'autres on n'y trouve que des bâtonnets cylindriques (2), et tous ces organites se terminent de la même manière à leur extrémité antérieure où ils traversent la membrane limitante externe et chacun d'eux se continue avec un filament très-grêle, qui s'enfonce dans la couche adjacente et qui a reçu le nom de *fibre de Müller*. Ces bâtonnets et ces cônes sont disposés avec une grande régularité, côte à côte, et dirigés normalement à la surface postérieure de la rétine où ils figurent

(1) La structure interne de cette couche de la rétine fut entrevue par Leeuwenhoek, mais ce fut un anatomiste danois, dont j'ai déjà eu l'occasion de citer les travaux, Hannover, qui nous en fit connaître les principaux caractères, et donna aux organites dont il est ici question les noms de bâtonnets et de cônes (*a*). Plus récemment, l'étude histologique de la rétine a été faite avec beaucoup de soin par plusieurs observateurs parmi lesquels je citerai en première ligne M. Henri Müller de Würzburg (*b*), à qui l'on doit la connaissance des moyens de distinguer entre elles les fibres nerveuses et les filaments de tissu conjonctif de cette tunique à l'aide de diverses réactions chimiques. Plus récemment, Max Schultze a beaucoup contribué à l'avancement de nos connaissances à ce sujet (*c*).

(2) Ainsi chez les Raies et les Squales on ne trouve que des bâtonnets cylindriques ; les cônes parais-

(*a*) Hannover, *Uber die Netzhaut* (*Archives de* Müller, 1840, p. 320). — *Rech. microsc. sur le système nerveux*, p. 37 et suiv. (1844).

(*b*) H. Müller, *Anatomisch-physiologische Untersuchungen über die Retina bei Menschen und Wirbelthieren* (*Zeitschr. für wissensch. Zool.*, t. VIII, p. 1, pl. 1, fig. 8).

(*c*) Max Schultze, *Observationes de Retinæ structura penitiori*. 1859. — *Zur Anat. und Physiol. der Retina* (*Arch. für microsc. Anat.*, 1866, t. I, p. 165, pl. 8-15). — *Ueber Stäbchen und Zapfen der Retina*, (*Op. cit.* 1867, t. III, p. 215, pl. 13). — *Die Retina* (Stricker's *Handbuch*, t. I, p. 354). — Une analyse des travaux des auteurs sur ce sujet a été publiée dans le *Journal d'Anatomie* de M. Robin, 1868, t. V, p. 113.

une sorte de mosaïque d'une extrême délicatesse (1). Chez l'Homme, le diamètre des bâtonnets cylindriques n'atteint pas deux millièmes de millimètre (2); mais chez les Vertébrés inférieurs ces organites sont en général moins fins (3). Leur substance est transparente (4) et réfracte fortement la lumière; elle est ordinairement incolore, mais chez les Oiseaux, les Reptiles, les Batraciens et les Poissons ils

sent manquer aussi chez les Esturgeons (*a*). Chez les Chauves-Souris, le Hérisson, la Souris et plusieurs autres Rongeurs il n'y a aussi que des bâtonnets cylindriques (*b*), tandis que chez les Lamproies et chez l'Orvet ce sont les bâtonnets proprement dits qui paraissent faire défaut et les cônes qui se montrent seuls (*c*). Enfin chez les Mammifères supérieurs dans la portion de la rétine occupée par la tache jaune il n'y a que des cônes, mais ceux-ci ressemblent beaucoup à des bâtonnets (*d*).

(1) Vue par sa face antérieure, la couche à bâtonnets de l'œil humain présente un dessin un peu différent, car alors on voit de distance en distance, au milieu de la mosaïque à petits compartiments constituée par les bâtonnets cylindriques, des compartiments beaucoup plus grands formés par la portion dilatée des cônes (*e*).

Chez les Poissons les cônes sont réunis deux à deux et entourés d'un cercle de bâtonnets cylindriques, de façon à présenter des dessins beaucoup plus compliqués (*f*).

(2) Leur longueur est en général de 40 à 50 millièmes de millimètre, mais ils sont un peu plus courts dans le voisinage du bord festonné de la rétine (*g*).

(3) L'Orthagoriscus fait exception à cette règle. C'est chez la Salamandre que les bâtonnets sont les plus gros (*h*).

M. Bidder a trouvé que le diamètre transversal des bâtonnets estimé en cent-millièmes de ligne était d'environ :

16 à 71 chez le Veau, le Chat, le Chien et le Lapin ;
154 à 219 chez la Poule ;
274 chez le Brochet ;
153 à 338 chez la Grenouille (*i*).

(4) Les cônes sont plus transparents que les bâtonnets cylindriques.

(*a*) Leydig, *Beiträge zur mikroskopischen Anatomie und Entwickellungsgeschichte der Rochen und Haie* 1852. — *Traité d'histologie*, p. 273.
(*b*) Schultze, *Zur Anat. und Physiologie der Retina* (*Archiv für mikroskopische Anatomie*, 1866, t. II, p. 198).
(*c*) Leydig, *Traité d'histologie*, p. 223.
(*d*) Kölliker, *Éléments d'histologie*, p. 876.
(*e*) Voyez Kölliker, *Op. cit.*, p. 868, fig. 478.
(*f*) Par exemple chez le Brochet et chez le Carlet; voyez Hannover, *Op. cit.*, pl. 4, fig. 55 et 56.
(*g*) Kölliker. *Op. cit.*, p. 863.
— Schultze, *Die Retina* (Stricker's *Handbuch*, t. I, p. 1029).
(*h*) Leydig, *Traité d'histologie*, p. 273.
(*i*) Bidder, *Zur Anat. der Retina* (Müller's *Archiv für Anat.*, 1839, p. 376)

sont souvent mêlés à des gouttelettes graisseuses de couleur jaune ou rougeâtre (1). Chacun d'eux paraît être composé de deux portions distinctes, ou articles, réunies bout à bout (2). Il est aussi à noter que ces organites microscopiques s'altèrent avec une très-grande facilité ; l'eau les déforme promptement, et par l'action de divers réactifs chimiques ils se modifient, de façon à faire penser que leur structure intime n'est pas aussi simple qu'on pouvait le supposer au premier abord et que leur portion antérieure est composée de lamelles ou disques superposés (3).

Les cônes rétiniens sont plus courts que les bâtonnets; la

(1) Ces gouttelettes huileuses sont les unes jaunes, les autres violacées chez la Grenouille (*a*) ; chez les Lézards elles sont d'un jaune d'or, et chez l'Orvet elles sont incolores (*b*) ; chez la Grenouille les bâtonnets sont eux-mêmes d'une teinte rosée.

(2) Parfois les cônes, de même que les bâtonnets cylindriques, présentent une ligne transversale très-fine qui les divise en deux portions (*c*), et les propriétés optiques des deux parties ainsi délimitées sont différentes (*d*). Le tronçon antérieur est plus réfringent que le tronçon postérieur, particulièrement dans les cônes.

(3) Ainsi chez la Grenouille la partie qui occupe l'axe se distingue de la partie périphérique qui constitue une sorte de gaîne (*e*), et une disposition analogue paraît exister aussi chez les Oiseaux et les Mammifères (*f*). L'existence de ce filament central a été cependant révoquée en doute par d'autres observateurs (*g*).

Chez plusieurs Mammifères, ainsi

(*a*) Hannover, *Op. cit.*, p. 46, pl. 5, fig. 68 et 69.

(*b*) Leydig, *Histologie*, p. 273.

(*c*) H. Müller, *Op. cit.* (*Zeitschr. für wissensch. Zool.*, t. VIII, pl. 1, fig. 2).

— Braun, *Notiz zur Anatomie und Bedeutung der Stabchenscheicht der Netzhaut* (*Sitzungsber. der Wiener Akademie*, 1860, t. L, p. 42, pl. 15).

— Krause, *Ueber den Bau der Retinastabchen* (*Göttinger Nachr.*, 1861, n° 2).

(*d*) Schultze, *Die Retina* (Stricker's *Handbuch*, t. I).

(*e*) Ritter, *Ueber den Bau der Stäbchen und ausseren Endigungen der Radialfasern an der Netzhaut des Frosches* (*Archiv für Ophthalm.*, 1859, t. V, p. 161, pl. 4).

— Manz, *Ueber den Bau der Retina des Frosches* (*Zeitschr. für rat. med.*, 1860, t. X, p. 301).

— Hensen, *Ueber das Sehen in der Fovea centralis* (Virchow's *Archiv*, t. XXXIX, p. 475).

— Schiess, *Beitr. zur Anat. der Retinastabchen* (*Zeitschr. fur rat. Med.*, 1863, t. 18).

— Leydig, *Traité d'histologie*, p. 272.

— Steinlin, *Ueber Zepfen und Stabchen der Retina* (*Archiv für mikrosk. Anat.*, 1868, t. IV, p. 10).

(*f*) Max Schultze, *Op. cit.* (Stricker's *Handb.* t. I, p. 1012).

(*g*) Krause, *Die Membrane fenestrata der Retina*, 1868, p. 23.

différence est parfois du simple au double et en général ils sont beaucoup plus gros que ces derniers (1) ; leur tronçon externe est acuminé et leur tronçon antérieur ou interne est renflé. Enfin le nombre relatif des cônes et des bâtonnets varie beaucoup chez les divers Mammifères ainsi que chez les autres vertébrés (2).

que chez la Grenouille, des stries transversales ont été observées dans les cônes ainsi que dans les bâtonnets (*a*), et la division de ces corps en lamelles superposées qui est déterminée par divers agents semble indiquer une stratification intérieure (*b*). Enfin on y aperçoit souvent des stries longitudinales particulièrement chez les Batraciens et les Poissons (*c*), mais ces lignes sont superficielles ; chez l'Homme cependant on est parvenu à s'assurer qu'elles correspondent à des fibrilles d'une ténuité extrême (*d*).

(1) Notamment dans l'espèce humaine, où leur diamètre varie de 6 et 7 millièmes de millimètre. Chez le Cochon les cônes sont encore plus gros (*e*). Chez les Oiseaux ils sont au contraire grêles et ressemblent beaucoup aux bâtonnets, mais s'en distinguent par l'existence d'un corpuscule sphéroïdal, très-refingent, probablement de nature grasse et en général coloré en jaune ou en rouge qui se trouve dans le tronçon antérieur, près du point de jonction de celui-ci avec le tronçon externe (*f*). Les gouttelettes graisseuses dont il a été question précédemment chez les Reptiles et les Batraciens (page 188) paraissent être les analogues de ces sphéroïdes. Chez les Poissons, ils font défaut.

(2) Chez les Oiseaux les cônes sont plus nombreux que chez les Mammifères ; mais chez les Rapaces nocturnes ces organites sont en proportion beaucoup moindre que chez les espèces diurnes (*g*). Chez le Rat (*h*), la Souris, la Marmotte et le Cochon d'Inde ils sont peu nombreux et rudimentaires tandis que chez le Lapin ils sont bien développés ; ils sont grêles chez le Chat et, ainsi que je l'ai déjà dit, ils manquent chez les Chauves-souris.

(*a*) Max Schultze, *Op. cit.* (*Arch. für mikroskop. Anat.*, t. III, p. 228).
— Zenker, *Theorie der Farben-Perception* (*Archiv. für mikroskop. Anatomie*, t. III, p. 248).
— Kölliker, *Traité d'histologie*, p. 869.

(*b*) Hannover, *Rech. microsc.*, pl. 4, fig. 52 et pl. 5, fig. 60 et 65.
— Max Schultze, *op. cit.* (Stricker's *Hanb.*. t. I, 999).
— Virchow. (*Zeitschr. für wissensch. Zool.*, t. IV, p. 238).

(*c*) Hensen, *Op. cit.* (*Arch. für Pathol. Anatomie*, 1867, t. XXXIX, pl. 12.

(*d*) Schultze, *Ueber die Nervendigung in der Netzhaut des Auges* (*Arch. für Mikr. Anatomie*, 1869, t. V, p. 379, pl. 22).

(*e*) Schultze, *Op. cit.* (Stricker's *Handb.*, t. I, p. 997, fig. 352).

(*f*) Schultze, *Loc. cit.*, fig. 358.

(*g*) Schultze, *Anatomie der Retina* (*Arch. für mikrosk. Anatomie*, t, II, pl. 9, fig. 10 et 11).

(*h*) Schultze, *Loc. cit.*, pl. 14, fig. 7.

Chez le Protée, qui vit dans les ténèbres au fond des cavernes d'Adelsberg, et chez la Taupe qui est presque aveugle, la couche des bâtonnets rétiniens manque plus ou moins complétement (1).

Il y a tout lieu de penser que les bâtonnets, ainsi que les cônes sont de nature nerveuse, et les anatomistes s'accordent assez généralement sur ce point ; cependant les connexions de ces organites avec les parties terminales du nerf optique ne sont pas complétement démontrées (2).

Couche cho-oïdienne.

La couche pigmentaire qui sépare la couche des bâtonnets et des cônes de la choroïde, et qui est communément rangée parmi les parties constitutrices de cette dernière tunique (3), adhère très-fortement à la surface externe de la rétine proprement dite et envoie dans la partie adjacente de celles-ci une multitude de petits prolongements filiformes qui s'engagent entre les bâtonnets de façon que la portion périphérique de ces organites se trouve comme empâtée dans le pigment dit choroïdien (4).

Membrane limitante externe.

La membrane de Jacob ou couche basilaire à bâtonnets, dont l'étude vient de nous occuper, est séparée de la couche de substance granuleuse par une couche très-mince de sub-

(1) En général, ils y sont remplacés par des noyaux et une substance granulée (*a*).

(2) Quelques histologistes considèrent ces organites rétiniens comme étant constitués par de la substance conjonctive et ne dépendant pas du nerf optique. Ils arguent principalement de ce que ces bâtonnets et les cônes ne s'altèrent pas comme les filets nerveux à la suite de l'atrophie du nerf optique (*b*).

(3) Voyez ci-dessus page 158.

(4) Il est aussi à noter que chez l'embryon la couche pigmentaire tire son origine de la vésicule primitive provenant de l'encéphale et donnant naissance à la rétine proprement

(*a*) Leydig, *Traité d'histologie*, p. 272.

(*b*) Krause, *Membrana fenestrata*, p. 642.

— Manz, *Das Auge der hirnlosen Missgeburten* (*Archiv für pathol. Anatomie* 1871, t. V.

— Landott, *Beiträge zur Anatomie der Retina von Frosch, Salamander und Triton* (*Arch. für mikrosk. Anatomie*, 1871, t. VII, p. 84).

stance conjonctive qui a reçu le nom de *membrane limitante externe*, mais qui n'est pas isolable (1).

Couches granuleuses de la rétine.

La portion granuleuse de la rétine ne présente pas la même structure dans toute son épaisseur et on peut distinguer quatre portions superposées. La première de ces couches (2), en relation directe avec les bâtonnets, se compose principalement des fibres de Müller et d'une multitude de corpuscules globulaires auxquels ces fibres se rendent (3). Chacun de ces grains donne à son tour naissance à un filament opposé au précédent, de façon à présenter une disposition bipolaire. Les filaments efférents ainsi produits sont pâles et très-fins ; ils se dirigent en ligne droite vers la couche intergranuleuse,

dite (*a*). Les auteurs les plus récents s'accordent à la considérer comme appartenant à cette tunique nerveuse et non à la choroïde ou tunique vasculaire (*b*).

Les granules pigmentaires contenues dans les cellules épithéliales dont cette couche se compose sont de forme ellipsoïdale et bacilloïde (*c*) ; elles sont mêlées à des cristaux d'une petitesse extrême qui ne sont visibles que lorsque le tissu placé sous le microscope est parfaitement frais (*d*).

(1) Cette couche se dessine nettement sur la tranche d'une coupe de la rétine, mais elle ne semble être qu'une expansion de la portion adjacente du tissu spongiforme qui constitue la trame des couches granuleuses. Elle est perforée pour laisser passage à l'extrémité basilaire des cônes et des bâtonnets (*e*).

(2) Dite *couche granuleuse interne*.

(3) Chacune de ces fibres (*f*) se rend à un des corpuscules que l'on appelle *grains de bâtonnets* et *grains de cônes* suivant qu'ils se trouvent reliés de la sorte aux bâtonnets cylindriques ou aux cônes, et ces granulations sont autant de cellules pourvues chacune d'un noyau constitué par une substance claire et brillante qui contient à son tour un nucléole.

(*a*) Kölliker, *Entwickellungsgeschichte der Wirbelthiere*, p. 228 (1861).
— Babuchin, *Beitrage zur Entwickellungsgesch. des Auges, besonders dea Retina* (*Würzburger Naturw Zeitschr.*, 1863, t. IV, p. 71).

(*b*) Max Schultze, *Op. cit.* (*Archiv für mikroskop. Anatomie*, t. II, pl. 14, fig. 9).— *Die Retina* (Stricker's *Handb.*, t. I, p. 1014).
— Schwalbe, *Mikrosk. Anat. die Retina* (Græef et Sæemlich, *Handb. der Augenheilkunde*, t. I, p. 359).

(*c*) Rosow, *Uber das körnige Augenpigment* (Graef's *Archiv für Ophthalmologie*, 1863, t. IX, p. 65).

(*d*) Frisch, *Gestalten des Choroidalpigments* (*Sitzungsber. der Wiener Akademie*. 1868, *t.* LVIII, 2, p. 316).

(*e*) Schultze, *Op. cit.* (Stricker's *Handb.*, t. I, p. 1018).

(*f*) Voy. ci-dessus, page 186.

sans se diviser, et paraissent y former un empâtement ou y pénétrer et s'y diviser en plusieurs fibrilles (1). Dans le voisinage de la *macula lutea* elles deviennent de plus en plus obliques et sous la *fovea centralis* leur direction est presque parallèle à la surface de la rétine (2). La couche intergranulaire beaucoup plus mince que la précédente (3) est également d'apparence granuleuse et constituée par un réseau très-serré de fibres dont les mailles logent des cellules polygonales à prolongements multiples, mais ni ces cellules ni ces filaments ne paraissent être de nature nerveuse ; et les fibres nerveuses que quelques histologistes y ont aperçues sont beaucoup plus fines (4).

La troisième couche granuleuse, appelée communément

(1) Ces fibres, particulièrement celles des bâtonnets, sont très-altérables et deviennent souvent variqueuses ; quelques histologistes attribuent à une modification cadavérique l'empâtement pyriforme qui a été observé dans leur point de rencontre avec la couche intergranulaire. Chez divers Mammifères, ainsi que chez les Oiseaux, les Batraciens et les Poissons, elles pénètrent dans cette couche après s'être subdivisées.

(2) Chez l'Homme son épaisseur est d'environ 1 centième de millimètre.

(3) A raison de quelques légères différences dans l'obliquité de ces fibres et de quelques autres caractères de la couche granuleuse externe dans le voisinage de la tache jaune on a pu distinguer dans celles-ci deux strates secondaires (*a*).

(4) Il règne encore beaucoup d'incertitude relativement à la nature des éléments histogéniques de cette partie de la rétine et les auteurs qui en ont fait une étude spéciale sont en désaccord entre eux sur plusieurs points essentiels de son histoire (*b*).

(*a*) Bergmann, *Ueber die Netzhaut des Auges* (*Zeitschr. für rat. med.*, 1857, t. II, p. 83, pl. 1).
— Merkel, *Ueber die Macula lutea*, 1870.

(*b*) Michælis, *Ueber die Retina besonders über die macula lutea und das foramen centrale* (*Nova acta Acad. nat., curios.*, 1842, t. XIX, 2e partie, p. 1, pl. 25-29).
— Remak, *Zur mikrosk. Anat. der Retina* (Müller's *Archiv*, 1839, p. 165. — (*Comptes rendus de l'Académie des sciences*, 1853).
— F. Pacini, *Nuovi ricerche microscopische sulla tissitura intima della Retina* (*Nuovi annali delle science naturali de Bologne*, 1845).
— Goodsir. (*Edinb. med. Journal*, 1855, p. 377).
— H. Müller, *Op. cit.* (*Zeitschr. für wissensch. Zool.*, 1857, t. VIII, p. 6).
— Kölliker, *Éléments d'histologie*, p. 870.
— Mantz, *Op. cit.* (*Zeitschr. für rat. Med.*, 1856, t. XXVIII, p. 237).
— Merkel, *Op. cit.* (*Zeitschr. für rat. Med.*, 1869, t. XXXIV, p. 49)

la *couche granuleuse interne* contient, outre les fibres de la trame de soutènement des cellules bipolaires à gros noyaux, dont les prolongements filiformes se dirigent, l'une vers la couche intergranulaire, l'autre vers la couche dite moléculaire. Ces organites ressemblent beaucoup aux cellules de la couche externe qui recouvrent les fibres de Müller et elles sont probablement comme celles-ci de nature nerveuse.

La dernière portion de la couche granuleuse a été appelée la *couche moléculaire*, elle est en partie fibreuse, en partie finement granulée. Elle paraît ne pas renfermer des éléments cellulaires, mais sa structure intime n'est que très-imparfaitement connue. Elle est juxtaposée à une autre couche rétinienne qui, au contraire, contient beaucoup de ces cellules et qui a été appelée *couche ganglionnaire* ou *couche de substance cérébrale grise*, à cause de la ressemblance qui existe entre ses éléments anatomiques et ceux des couches corticales du cerveau (1). On y voit effectivement un très-grand nombre de grosses cellules nerveuses multipolaires contenant chacune un gros noyau ainsi qu'une substance finement granulée, et donnant naissance à des branches rameuses dont un certain nombre s'anastomosent entre elles, de façon à former un réseau irrégulier (2). On trouve aussi dans cette couche une substance grise finement granulée, et il est à noter que sa

(1) Cette couche de cellules nerveuses observée en 1837 par M. Valentin, et en 1840 par Hannover (*a*), a été étudiée très-attentivement par M. H. Müller, Max Schultze et plusieurs autres histologistes (*b*).

(2) Ces anastomoses ont été observées dans la rétine de l'Éléphant (*c*).

(*a*) Valentin, *Feinere Anat. der Sinnesorgane* (*Repertorium*, 1837, p. 251).
— Hannover, *Rech. microsc. sur le système nerveux*, p. 42 et suiv.
— Bowman, *Lectures on the Eye*, p. 80.

(*b*) H. Müller, *Op. cit.* (*Zeitschr. für. wissensch. Zool.*, t. VIII, p. 1).
— Corti, *Beitr. zur Anat. der Retina* (Müller's *Archiv*. 1850, p. 273).
— Max Schultze, *Die Retina* (Stricker's *Handb.*, t. I, p. 984)
— Schwalbe, *Die Retina* (Græfe et Saemisch, *Handb. der Augenheilkunde*, 1874, t. I, p. 379).

(*c*) Corti, *Histologische Unters. angestellt an einem Elephanten* (*Zeitschr. für wissensch. Zoologie*, 1854, t. V, p. 90).

plus grande épaisseur correspond à la tache jaune ; vers la périphérie de la rétine, désignée communément sous le nom d'*ora serrata*, elle s'amincit de plus en plus.

Couche névro-fibreuse. Enfin entre cette couche à cellules ganglionnaires et la membrane limitante qui est appliquée contre le corps vitré se trouve une dernière couche dite *névro-fibreuse* ou *optique*, qui est constituée essentiellement par l'épanouissement de la portion terminale des fibres élémentaires ou tubes du nerf optique. Ces fibres rayonnent dans tous les sens autour du point par lequel ce nerf pénètre dans le globe oculaire (1), et elles ne sont pourvues ni de névrilème, ni de substance médullaire bien caractérisée (2) ; elles paraissent être des fibres axiles seulement et elles sont réunies en faisceaux, dont les uns marchent parallèlement vers le bord antérieur de la rétine, tandis que d'autres s'anastomosent promptement entre elles. Elles ne s'étendent pas sur l'espace correspondant à la tache jaune, et il est très-probable que finalement toutes vont s'anastomoser avec les cellules nerveuses de la couche rétinienne précédente.

Jusqu'ici on n'a pu démontrer d'une manière complète les connexions de toutes ces parties avec les bâtonnets qui occupent la surface opposée de la rétine, mais il y a lieu de penser que ces relations sont établies sans interruption par l'intermédiaire des fibres de Müller, des globules ou cellules qui sont comme suspendus à ces filaments, et des fibres

(1) Voyez ci-dessus, page 129.

(2) Chez quelques Animaux on en aperçoit des traces, par exemple chez le Lièvre et le Lapin (*a*), ainsi que chez divers Poissons (*b*). Exceptionnellement on en a trouvé chez l'Homme (*c*).

(*a*) Bowman, *Lectures on the parts concerned in the operations on the eye and on the structure of the Retina*, 1849, p. 81.
— H. Müller, *Anatomisch-Physiol. Untersuchungen über der Retina bei Menschen und Wirbelthieren* (*Zeitschr. für wissensch. Zool.*, 1857, t. VIII, p. 64).

(*b*) Leydig, *Beitr. zur mikroskop. Anatomie und Entwickellung der Rochen und Haie*, p. 24.

(*c*) H. Schmidt, *Markhaltige Nervenfasern in der Netzhaut* (*Zehender's Klin. Monatsblat*, 1874, n° 261).

nerveuses des couches granulaires aux cellules ganglionnaires, puis de celles-ci aux fibres élémentaires du nerf optique par l'intermédiaire des fibrilles de la couche optique (1).

Membrane limitante interne.

La *membrane limitante interne* qui recouvre la couche optique et la sépare du corps vitré est une expansion de la substance constitutive de la trame de soutènement qui s'étend dans toute l'épaisseur de la rétine et loge dans ses interstices les divers éléments nerveux ou autres qui en forment la partie la plus importante.

Outre cette trame de tissu spongieux qui à certains égards diffère du tissu connectif ordinaire (2), ses dépendances (3) et les divers éléments nerveux que nous venons de

(1) A cet égard tous les anatomistes sont d'accord, quant aux résultats généraux, mais ils diffèrent d'opinion sur beaucoup de détails dont l'importance me semble secondaire. Pour faciliter l'intelligence de leurs vues, relativement à la manière dont les diverses parties constitutives de la rétine sont reliées entre elles, ils ont donné des figures théoriques qui sont fort utiles pour fixer les idées. Mais il ne faut pas oublier que ces figures schématiques représentent, non pas ce que leur auteur a vu, mais sa manière d'interpréter les dispositions plus ou moins significatives qu'il a aperçues (*a*).

(2) M. Schwalbe a constaté que les fibrilles de ce tissu spongieux sont rapidement attaquées par une solution d'hypermanganate de potasse et qu'elles ne se dissolvent pas dans l'eau bouillante (*b*).

(3) Les fibres qui sont disposées à la façon des filaments du tissu conjonctif de soutien présentent dans les couches externes ou périphériques de la rétine une disposition très-remarquable (*c*) ; elles y constituent des faisceaux qui sont rangés en séries régulières et sont dirigés normalement à la membrane limitante. Elles y forment un système de trabécules comparable à la trame conjonctive de l'axe cérébro-spinal désignée sous le nom de *névroglie ;* par leur extré-

(*a*) Kölliker, *Op. cit.*, p. 863, fig. 473).
— Schultze, *Die Retina* (Stricker's *Handb.*, t. I, p. 979, fig. 344).
— Schwalbe, *Op. cit.* (Græfe et Sæmisch, *Handb.*, t. I, p. 358, fig. 13).
— Sappey, *Traité d'anat. descript.*, t. III, p. 754, fig. 679.

(*b*) Schwalbe, *Op. cit.* (Græfe et Sæmisch, *Handb. der Augenheilkunde*, t. I),

(*c*) Kölliker, *Éléments d'histologie*, p. 884, fig. 487 et suiv.
— Schultze, *Die Retina* (Stricker's *Handb.*, p. 1066, fig. 366).
— Schwalbe, *Loc. cit.*, p. 363, fig. 15.
— Krause, *Die Membranea fenestrata*, 1868.
— Merkel, *Op. cit.* (*Zeitschr. für rat. Med.*, 1869).
— Schlenske, *Ueber die membrana limitans* (*Archiv für pathol. Anat.*, 1863, t. XXVIII, p. 428).

passer en revue, la rétine contient beaucoup de vaisseaux sanguins.

Vaisseaux de la rétine.

L'artère centrale de la rétine, dont j'ai déjà eu l'occasion de signaler l'existence (1), s'y divise en deux branches principales, l'une ascendante, l'autre descendante et y fournit, chez l'Homme et les autres Mammifères, de nombreuses branches (2) qui s'anastomosent entre elles et envoient des ramuscules jusque dans la couche granuleuse, mais aucun de ces vaisseaux ne pénètre dans la couche des bâtonnets. Chaque artériole est accompagnée de deux veines (3).

Tache jaune.

Dans la portion de la rétine de l'œil humain qui est occupée par la *macula lutea* il y a une matière d'un jaune intense mais complétement transparente interposée entre les éléments histologiques de la rétine, excepté dans la couche bacillaire et la couche granulaire externe (4). Il est aussi à noter que dans

mité opposée elles paraissent se relier à des sphérules de la couche granulée et il est fort difficile de les y distinguer des fibrilles de nature nerveuse. A leur extrémité interne ces trabécules columnaires s'étalent en manière de gerbes et se confondent avec la membrane limitante correspondante. Pour plus de renseignements sur les opinions relatives à la structure de cette trame de soutien et à d'autres points de l'histoire histologique de la rétine, je renverrai aux publications spéciales déjà citées et à quelques autres mémoires indiqués ci-dessous.

(1) Voyez ci-dessus, page 169.

(2) D'après M. Hyrtl il n'en serait pas de même chez les Vertébrés ovipares dont la rétine serait privée de vaisseaux sanguins (*a*).

(3) Au sujet des vaisseaux sanguins et des canaux lymphatiques de cette tunique oculaire il convient de consulter aussi les écrits indiqués ci-dessous (*b*).

(4) Cette matière n'est pas granulée ; elle est soluble dans l'eau ainsi

(*a*) Hyrtl, *Ueber anangische (gefasslose) Netzhaut* (*Sitzungsber. der Wiener Akad.*, 1861, t. LIII, 2e partie, p. 207).

(*b*) H. Müller, *Notitz über die Netzhautgefässe bei Menschen und Thieren* (*Würzburg. Naturwissenschr. Zeitschrift*, t. II, p. 64).

— Hulke, *Note on the bloodvessel-system in the Retina of the Hedgehog* (*Monthly microsc. journal*, 1869).

— His, *Perivasculares canal-system* (*Zeitschr. für wissenschaft. Zoologie*, 1865, t. XV, p. 127). — *Lymphgefese der Retina* (*Verhandlungen der Naturgesellsch. zu Basel*, t. IV, p. 256).

— Schwalbe, *Ueber die Lymphbahnen des Auges* (*Arch. f. mikrosk. Anat.*, 1870, t. VI, p. 55).

cette partie centrale de la rétine les diverses parties constitutives de cette tunique ne sont pas associées dans les mêmes proportions que dans les portions circonvoisines de celle-ci. Les éléments nerveux y sont plus abondants comparativement à la trame spongieuse; les fibres optiques n'y forment pas une couche continue; les cellules ganglionnaires bipolaires y sont particulièrement nombreuses et quelques-unes des fibres nerveuses de la couche granulaire interne y affectent une direction oblique aussi bien que celles de la couche granuleuse externe. Dans la fossette qui occupe le centre de cette tache (1) toutes les couches rétiniennes, à l'exception de celle constituée par les cônes, se réduisent presque à rien, et, ainsi que nous l'avons vu précédemment, les bâtonnets proprement dits y font défaut dans la couche bacillaire. Enfin les cônes y deviennent plus abondants et plus grêles que partout ailleurs (2).

que dans l'alcool et elle intercepte en grande partie les rayons bleus et violets (*a*). La teinte jaune ainsi produite est très-intense vers le milieu de la tache et se perd graduellement vers la circonférence. Son intensité est moindre dans les yeux bruns que dans les yeux bleus

(1) La *fovea centralis*, voy. ci-dessus page 184.

(2) Au bord de la tache jaune le diamètre des cônes est de 4 à 5 millièmes de millimètre tandis que dans la *fovea centralis* le diamètre de ces organites n'est que de 3 μ. dans leur portion interne et de 4 μ vers la pointe de leur portion externe; au fond de cette dépression leur longueur est d'environ 100 μ. Leur mode d'arrangement dans la tache jaune est remarquablement régulier; ils y forment des lignes courbes qui convergent vers le centre de la fossette (*b*).

Les couches granuleuses deviennent extrêmement minces derrière la *fovea centralis* et dans cette partie la rétine est formée presque uniquement par la couche bacillaire. Max Schultze a étudié avec beaucoup de soin la structure de cette partie (*c*).

(*a*) Maxwell, *On the theory of compoun colones* (*Phil. Ann.*, 1860, p. 77).
— Preyer, *Ueber Anomalen Farbenempfindung* (Pfluger's *Arch. für Physiol.*, 1868, t. I, p. 299).
— Schultze, *Uber den gelben Fleche der Retina* (*Verhandlungen der Naturhistorischen Nerven der Preussischen Reinlande*, 1866, t. 23, *Sitzungsbericht*, p. 49).
(*b*) Schultze, *Op. cit.* (Stricker's *Handb.* t. I, p. 1023).
— Welcher, *Untersuch. der Retinazapfen* (*Zeitsch. für ration. med.*, 1863, t. XX, p. 176).
(*c*) Schultze, *Op. cit.*, p. 1022, fig. 361.

Enfin dans le voisinage de l'*ora serrata*, ou bord festonné de la zone de Zinn (1), les parties nerveuses de la rétine cessent d'exister (2) ; mais la trame spongieuse de cette tunique se continue dans cette zone et en constitue la partie fondamentale.

Papille de la rétine.

Ainsi que je l'ai déjà dit, les fibres nerveuses de la couche optique de la rétine convergent toutes vers un point central qui est situé un peu en dehors de la tache jaune et qui est désigné communément sous le nom de *papille de la rétine*, bien qu'il ne fasse pas saillie et qu'il soit en réalité cupuliforme. Là ces filaments qui sont analogues aux cylindres d'axe des fibres élémentaires des nerfs ordinaires se recourbent brusquement en arrière et se disposent en faisceau autour de l'artère centrale de la rétine. Elles traversent ensuite la choroïde et s'engagent dans les pertuis de la lame criblée de la sclérotique pour sortir ensuite du globe oculaire et devenir les éléments essentiels du nerf optique (3). La rétine ne pré-

(1) Voy. ci-dessus page 182.

(2) Dans cette portion subterminale de la rétine les bâtonnets et les cônes se raccourcissent, les cellules ganglionnaires et les filaments nerveux deviennent rares et les couches granulées s'amincissent beaucoup, tandis qu'au contraire la lame spongieuse prend plus d'importance (*a*).

(3) La structure interne de la partie terminale du nerf optique et de la portion adjacente de la rétine chez l'Homme a été très-bien figurée par plusieurs histologistes (*b*) et a été récemment l'objet de recherches très-approfondies auxquelles je renverrai pour plus de détails (*c*).

(*a*) H. Müller, *Op. cit.* (*Zeitscr. f. wissensch. Zoologie*, t. VIII).
— Schwalbe, *Op. cit.* (*Arch. für mikrosk. Anat.*, t. VI, p. 326).
— Manfredi, *Sulla struktura della parte cigliari della Retina* (*Gaz. med. Ital.-Lombardo*, 1870, série 6, t. III).
— Schultze, *Op. cit.* (Stricker's *Handb.*, t. I, p. 1026).
— Kölliker, *Histologie*, p. 885.

(*b*) Ecker, *Icones physiologica*, pl. 19 (1854).
— Kölliker, *Éléments d'histologie*, p. 872, fig. 481.

(*c*) Michel, *Beitrage zur Kenntniss der Entstehung der sogenannten Stauungspapille* (*Arch. f. Aeilkunde*, 1872).
— Schwalbe, *Mikrosk. Anatomie der Sehnerven der Netzhaut und des Glaskörpers* (Græfe et Sœmisch, *Handb. der Augenheilkunde*, t. I, p. 328 *et suiv.*).
— Nicati, *Recherches sur le mode de distribution des fibres nerveuses dans les nerfs optiques et dans la Rétine* (*Arch. de physiologie*, 1875, série 2, t. II, p. 521, pl. 22).

sente dans ce point ni couche granuleuse, ni cônes, ni bâtonnets et les fibres nerveuses efférentes y sont encore transparentes comme dans les autres parties de cette tunique oculaire; mais elles ne tardent pas à y acquérir un névrilème bien caractérisé et un revêtement médullaire qui leur donnent des contours foncés et une certaine opacité.

La forme de la pupille et la disposition des fibres nerveuses rétiniennes à leur entrée dans le nerf optique sont les mêmes chez l'Homme et les autres Mammifères dont l'œil a été étudié sous ce rapport; mais il en est autrement chez les Oiseaux, les Batraciens et les Poissons. Chez tous les Vertébrés ovipares la papille, au lieu d'être circulaire, est de forme allongée et les fibres s'y entre-croisent par faisceaux (1).

En résumé la rétine peut être considérée comme étant constituée essentiellement par une gerbe de filaments nerveux issus du nerf optique, s'étalant et s'entre-croisant à la surface postérieure du corps vitré, puis, rebroussant chemin pour s'enfoncer dans une trame de tissu spongieux et s'y diriger vers les portions postérieures et latérales de la surface du globe de l'œil pour y donner naissance aux bâtonnets, dont la surface terminale est en rapport avec la choroïde.

§ 22. — Les nerfs optiques appartiennent uniquement à la rétine et s'étendent de la face postérieure de cette tunique

Nerf optique.

(1) Cet entre-croisement des fibres nerveuses à leur point d'entrée dans l'œil à été constaté d'abord chez le Sucet (*Petromyzon Planer*) où il paraît s'effectuer suivant la direction verticale aussi bien que dans le sens horizontal (*a*). Chez la Perche et la Tanche, ainsi que chez les Batraciens et les Oiseaux les fibres de droite se portent à gauche et *vice versa*. Suivant M. Schwalbe cet entre-croisement ne serait que partiel (*b*), mais M. Nicati assure qu'il est complet (*c*). Chez les Mammifères, les fibres suivent un trajet direct et ne s'entre-croisent pas.

(*a*) Langerhans, *Untersuchungen über Petromyzon Planerii* p. 63 (1873).
(*b*) Schwalbe, *Op. cit.* (Græfe et Sœmisch, *Handb. der Augenheilkunde*, t. I, p. 349).
(*c*) Nicati, *Op. cit.* (*Arch. de physiol.*, 1875, série 2, t. II, p. 521, pl. 22).

oculaire à la partie moyenne et inférieure de l'encéphale. Leur portion périphérique est logée dans le fond de l'orbite et leur portion postérieure est placée dans l'intérieur de la boîte crânienne, sous le cerveau (1). Le diamètre de ces nerfs est généralement en rapport avec la grosseur des yeux, et lorsque ceux-ci sont atrophiés, ils manquent plus ou moins complétement. Leurs caractères principaux sont les mêmes chez tous les Vertébrés, mais ils présentent dans leur structure intérieure, leurs relations mutuelles et leurs connexions avec l'encéphale, des différences considérables, chez les Poissons osseux, comparés aux Animaux dont l'appareil visuel est plus perfectionné.

Chez l'Homme et les autres Mammifères le nerf optique est un cordon cylindrique composé d'un faisceau de filaments juxtaposés sous une enveloppe élastique très-épaisse (2), et logés dans un système de cloisons qui naissent de la face interne de la tunique précédente, et se réunissent de façon à limiter une foule de canaux longitudinaux parallèles. Mais chez les Poissons osseux il en est autrement. Ainsi chez le Cycloptère lumph les faisceaux de filaments n'adhèrent que peu ou point entre eux, et chez les Clupes, les Scomberoïdes et un grand nombre d'autres espèces, ils constituent une sorte de ruban reployé longitudinalement sur lui-même, de façon à former une série de plis parallèles et serrés les uns

(1) Chez les Mammifères supérieurs le nerf optique sort du crâne par une ouverture spéciale, le trou optique ; mais chez les Marsupiaux il passe par une fente dépendante du trou déchiré antérieur (*a*).

(2) La portion intra-orbitaire du nerf optique est pourvue de deux enveloppes, dont l'externe très-épaisse, fort résistante et formée de tissu fibreux lamellaire, s'attache d'une part à la sclérotique, d'autre part aux bords du trou orbitaire. L'enveloppe interne, formée par le névrilème, accompagne le nerf dans l'intérieur de la boîte crânienne et se continue avec la première. Par sa face interne cette dernière tunique

(*a*) Owen, *Anat. of Vertebrates*, t. III, p. 149.

contre les autres (1). La structure intérieure du nerf optique est lamellaire aussi chez les Oiseaux, mais la disposition des bandes longitudinales n'est pas la même que chez les Poissons dont je viens de parler ; ces lames sont adhérentes par un de leurs bords et se ne laissent pas déplisser, de façon à représenter un ruban simple (2).

Les Poissons osseux diffèrent aussi des autres Vertébrés par le mode de croisement des nerfs optiques l'un sur l'autre. Le nerf qui naît du côté droit de l'encéphale se rend à l'œil gauche, et celui du côté gauche va à l'œil droit, mais sans qu'il y ait enchevêtrement de leurs fibres constitutives, ni même union intime de ces deux conducteurs l'un avec l'autre; leurs gaînes restent distinctes et n'adhèrent entre elles que par l'intermédiaire de brides de tissu conjonctif (3). Chez les Poissons cartilagineux et chez les autres Vertébrés, il y a

donne naissance à des prolongements lamelleux longitudinaux qui se rejoignent entre eux de façon à constituer le système de cloisons dont il est question ci-dessus.

(1) Desmoulins a signalé le mode d'organisation indiqué ci-dessus chez le Lumph, où les filaments du nerf optique sont visibles à travers la gaîne commune du nerf (*a*). Le même anatomiste a fait connaître ce mode de plissement longitudinal qui existe dans l'intérieur du nerf optique chez la plupart des Poissons osseux. Il a constaté qu'après avoir ouvert la gaîne fibreuse du nerf optique on peut déplisser celui-ci, de façon à lui donner l'apparence d'une lame membraniforme très-mince (*b*), et que cette opération est particulièrement facile dans la portion intercrânienne de cet organe.

(2) Ces lames parallèles sont très-développées chez l'Aigle (*c*), et le Marabout (*d*).

(3) L'indépendance des deux nerfs optiques est également complète chez les Esturgeons et chez plusieurs Poissons osseux ; le croisement de ces cordons a lieu après leur sortie de la boîte crânienne (*e*). D'ordinaire c'est le nerf venant du lobe optique droit qui passe sur son congénère (*f*) ; d'autres fois il passe au-

(*a*) Magendie et Desmoulins, *Anat. du système nerveux*, t. I, p. 329, pl. 8, fig. 2.

(*b*) Par exemple chez la Vive (*Trachinus draco*) ; voyez Desmoulins et Magendie, *Op. cit.*, t. I, pl. 9, fig. 4.

(*c*) Mayne, *Optic nerve* (Todd's *Cyclop. of Anat. and Physiol.*, t. III, p. 776, fig. 426).

(*d*) Desmoulins, *Op. cit.*, t. I, pl. 9, fig. 6 (*Coupe transversale du nerf*).

(*e*) Par exemple chez le Congre.

(*f*) Par exemple chez la Merluche ; voyez Mayne, art. *Optic nerve* (Todd's *Cyclop. of Anat. and Physiol.*, t. III, p. 764, fig. 407).

union intime des deux nerfs optiques, qui, avant de sortir du crâne, représentent un X, et dans leur point de jonction, appelé le *chiasma*, il y a entre eux un échange de fibres. Chez l'Homme et les autres Mammifères, les relations établies de la sorte entre les deux moitiés de l'appareil conducteur ainsi constitué sont même très-complexes; arrivées au chiasma les fibres de chacun de ces nerfs se divisent en trois groupes: les unes continuent leur route vers l'œil du même côté, tandis que d'autres s'entre-croisent avec leurs congénères et se rendent à l'œil du côté opposé ; enfin les fibres du troisième groupe constituent une véritable commissure et se reploient en anse pour relier entre eux les deux cordons. Chaque nerf optique dans sa portion périphérique se compose donc de fibres provenant des deux moitiés de l'encéphale, circonstance très-importante à noter pour l'intelligence de certains phénomènes de la vision (1).

Il y a aussi entre les Poissons et les Vertébrés supérieurs

dessous (*a*), et quelquefois ces différences se rencontrent chez des individus appartenant à la même espèce, par exemple chez la Morue (*b*).

Chez le Hareng l'un des nerfs est traversé par l'autre.

D'après Desmoulins les nerfs optiques ne se croisent pas chez le Cycloptère lumph (*c*) ; mais ces Poissons ne présentent à cet égard aucune exception à la règle générale (*d*).

(1) Depuis le temps de Galien jusqu'à nos jours les anatomistes ont été fort partagés d'opinion, au sujet des relations mutuelles des deux nerfs optiques dans l'intérieur du chiasma chez l'Homme ; les uns admettaient que le nerf dont l'origine est à droite se rendait tout entier à l'œil gauche et *vice versa* (*e*); d'autres supposaient que l'entre-croisement n'était qu'apparent et que les deux nerfs étaient simplement rapprochés

(*a*) Par exemple chez le Fletan (*Loc. cit.*, fig. 409).

(*b*) Owen, *Anat. of Vertebrates*, t. I, p. 300.

(*c*) Magendie et Desmoulins, *Op. cit.*, t. I, p. 335.

(*d*) Wendt, *Dissert. de nervorum opticorum chiasmate*, Rostoch, 1838.

(*e*) Petit (*Mém. de l'Acad. des sciences*, 1726, p. 69).

— Sœmmering, *De basi encephali et originibus nervorum cranio-egredientium* (Ludwig, *Scriptores nevrologici selecti*, t. II, p. 46).

— Edel, *Observ. anat. ex anat. compar.* (Ludwig, *Script. nevrol.*, 1788, t. III, p. 153).

— Nöthig, *De decussatione nervorum opticorum*, 1786 (Ludwig, *Script. nevr.*, t. I, p. 127).

des différences considérables, quant aux connexions des nerfs optiques avec l'encéphale. Toujours ces nerfs sont reliés principalement aux lobes optiques ou lobes quadrijumeaux [1]; chez les Poissons ils semblent même, au premier abord, n'être que des prolongements de la partie antéro-inférieure de ces lobes mésocéphaliques, mais ils ont aussi des relations avec d'autres parties de l'encéphale, notamment

entre eux (*a*). Enfin quelques observateurs du XVIIIe siècle pensaient que l'entre-croisement était réel mais partiel (*b*), et cette interprétation des faits complétée par Caldini, qui a observé des fibres commissurales indépendantes de celles qui se rendent aux yeux (*c*) est aujourd'hui généralement admise. Elle est en accord avec le résultats fournis par l'examen de fibres nerveuses et représentées à l'aide de figures schématiques dans un grand nombre de publications moderne (*d*); mais la structure intime du chiasma est en réalité plus complexe qu'on ne la supposait d'abord et on y distingue deux faisceaux de fibres commissurales. Pour plus de détails à ce sujet je renverrai aux publications spéciales dont il a été l'objet depuis quelques années; ici je me bornerai à ajouter que le mode d'organisation indiqué ci-dessus comme existant chez l'Homme, s'accorde, comme nous le verrons, avec les faits physiologiques et pathologiques. En effet, la désorganisation, soit de l'œil, soit de l'un des tubercules quadrijumeaux, d'un côté, est ordinairement suivie de l'atrophie partielle du conducteur nerveux qui unit entre eux ces deux organes; or, cette atrophie se manifeste non-seulement dans la portion périphérique du nerf optique appartenant à l'œil affecté, mais aussi dans la portion basilaire (c'est-à-dire dans la portion située entre le chiasma et

[1] Voyez tome XI, page 295.

(*a*) Galien, *De usu partium*, lib. X, cap. XII.
— Vésale, *De humani corporis fabrica*, lib. IV, cap. IV (1543).
— Zinn, *Descrip. ocul. hum.*, 1755, p. 190.
— Vicq d'Azyr *Œuvres*, t. VI, p. 103 (1805).

(*b*) Michælis, *Ueber die Durchkreuzung der Sehennerven* (Graffe's *Magazin zur Naturgeschichte des Menschen*, t. II, p. 191).
— Wenzel, *De penitiori structura cerebri*, p. 109.

(*c*) Caldani (*Mem. della soc. italiana*, t. XII, part. 2, p 2)8.

(*d*) Bowman and Todd, *Physiological Anat.*, t. II, p. 38, fig. 126.
— Mayne, *Op. cit.* (Todd's *Cyclop.*, t. III, p. 770, fig. 419).

(*e*) J. Müller, *Zur Vergl. Physiol. des Geschichtssinnes*, 1826, p. 83.
— Arnold, *Anatomie*.
— Hannover, *Das Auge, über den Bau des Chiasma Opticum*, 1852.
— Schamen, *Disquisitiones microscopicæ de chiasmatis optici textura dess. inaug.* Dorpat, 1854.
— Biediodski, *Ueber das Chiasma nervorum opticorum des Menschen und der Thiere* (*Sitzungsber. der Wiener Akademie*, 1860, t. XXXXII, p. 86).
— Michel, *Ueber den Bau des Chiasma, der Nervorum opticorum*. (*Arch. f. Ophth.*, 1873, t. XIX).

avec les lobes inférieurs ou hypoariens (1), et lorsque l'un des yeux est moins développé que l'autre, ainsi que cela a lieu d'ordinaire chez les Pleuronectes, non-seulement le nerf optique et le lobe optique du côté correspondant sont plus petits que leurs congénères, mais la même inégalité se manifeste entre les deux lobes inférieurs (2).

Chez les Mammifères, les principales racines du nerf optique proviennent aussi des tubercules quadrijumeaux qui sont les analogues des lobes optiques (3), mais elles restent adhérentes à la base de l'encéphale dans une étendue fort considérable et ne s'en détachent qu'après avoir côtoyé l'extrémité postérieure des couches optiques, puis avoir contourné les pédoncules cérébraux et être arrivées au devant du

l'encéphale) qui se trouve atteinte tantôt du côté opposé, tantôt du même côté et parfois des deux côtés à la fois, suivant que l'altération porte sur la totalité des fibres constitutives de la portion terminale, sur les fibres directes seulement, ou bien sur les fibres entre-croisées (*a*). La disposition de ces fibres n'est pas la même chez tous les Mammifères ; ainsi chez le Lapin l'entre-croisement peut être complet (*b*).

(1) Voyez tome XI, page 307.

(2) Cette corrélation entre le volume de l'œil et celui du lobe optique et de l'hypoaria est très-évidente chez le Flétan (*c*).

Chez divers Poissons osseux quelques-unes des fibres radiculaires du nerf optique paraissent s'étendre jusqu'au cervelet (*d*).

(3) Beaucoup d'anciens anatomistes considéraient les nerfs optiques de l'Homme et des autres Vertébrés supérieurs comme naissant des couches optiques (*e*), et la même opinion a été émise par quelques auteurs modernes (*f*) ; mais déjà vers la fin du XVIIe siècle des fibres appartenant à ces nerfs avaient été suivies jusque

(*a*) Longet, *Anat et physiol. du système nerveux*, t II, p. 67 et suiv.
— Mayne, *Loc. cit.*, p 770.

(*b*) Gudden, *Ueber die Kreuzung der Fasern im Chiasma Nervorum opticum* (*Arch. für Ophthalm.*, 1874, t. XX, p. 249).
— Brown-Sequard, *Rech. sur les communications de la Rétine avec l'encéphale* (*Arch. de physiol.*, 1871, t. IV, p. 261).
— Mandelslamm, *Ueber Sinnervenkreuzungen und Hemiopie* (*Med. Central*, 1873, n° 22).

(*c*) Mayne, *Op. cit.* (Todd's *Cyclop.*, t. III, p. 764, fig. 409, B).

(*d*) Owen, *Op. cit.*, t. I, p. 299.

(*e*) Galien, *De usu partium*, lib. XVI, cap. III.
— Varole, *De nervis opticis epist.*, 1591.
— Haller, *Elementa physiologica*, t IV, p. 206.

(*f*) Cruveilhier, *Anat. descriptive*, t. IV, p. 887 (1836).

corps cendré où se trouve le chiasma. La bandelette blanche qui décrit cette courbe se bifurque près de son extrémité postérieure et chacune de ses branches reçoit des fibres venant du corps genouillé (1) à côté duquel elle passe, puis se rapproche de son congénère et va gagner la substance grise qui occupe l'intérieur des tubercules quadrijumeaux (2). Elles sont constituées, comme la bandelette optique dont elles dépendent, par de la substance blanche; mais, à la partie antérieure du chiasma, les nerfs optiques reçoivent des fibres provenant d'une autre source et constituent ce que les anatomistes appellent la *racine grise* de ces cordons (3).

dans les tubercules quadrijumeaux(*a*), et de nos jours on admet généralement qu'ils proviennent de ces derniers lobes (*b*). La plupart des auteurs les plus récents pensent même que les *corps genouillés* qui sont situés à la partie postérieure des couches optiques n'appartiennent pas à cette partie de l'encéphale et doivent être considérés comme des ganglions dépendants des racines blanches des nerfs optiques (*c*). Quoi qu'il en soit de cette dernière opinion, il est évident que les principales connexions des nerfs optiques sont avec les lobes du même nom comme chez les Vertébrés inférieurs et que les couches optiques proprement dites n'exercent sur eux aucune influence appréciable.

(1) Voyez tome XI, page 306.

(2) On les appelle, à raison de leur position, *racine blanche interne* et *racine blanche externe*; cette dernière est la plus forte et se rend aux *testes*.

(3) La racine grise des nerfs optiques signalée par Vicq d'Azyr, vers la fin du siècle dernier (*d*), et décrite avec précision par Foville, provient d'une lame de substance grise qui s'étend sur la portion adjacente de la face interne des couches optiques et se montre au fond du troisième ventricule (*e*).

Quelques anatomistes pensaient ja-

(*a*) Ridley, *Anat. of the brain*, p. 196 (1695).
(*b*) Winslow, *Expos. d'anat. de la structure du corps humain*, t. IV, p. 122, (1777).
— Gall, *Anat. et physiol. du système nerveux*, t. I, p. 81 (1810).
— Tiedmann, *Anat. du cerveau*, p. 191.
— Serres, *Anat. comp. du cerveau*, t. I, p. 318.
— Meckel, *Anat. descript.*
(*c*) Luys, *Traité iconographique du système nerveux*, p. 164 (1866).
— Sappey, *Anat. descript.*, t. III, p. 252 (1871).
(*d*) Vicq d'Azyr, *Traité d'anat.*, p. 72, pl. 21.
(*e*) Foville, *Traité complet de l'anat.*, etc., *du système nerveux cérébro-spinal*, 1844, t. I, p. 512, pl. 18., fig. 2.

Développement de l'œil.

§ 23. — Les yeux se constituent de très-bonne heure (1) ; ainsi, chez l'embryon du Poulet, on en aperçoit des vestiges au commencement de la seconde journée d'incubation, et ils grandissent fort rapidement (2). Ils se montrent d'abord sous la forme d'une paire de protubérances (3) situées latéralement vers la partie moyenne de la portion encéphalique du système

dis que les nerfs optiques reçoivent aussi des fibres des pédoncules cérébraux ou du *tuber cinereum* (a), ou même de la bandelette semi-circulaire, située dans la partie inférieure des ventricules latéraux (b), mais ces connexions sont pour le moins très-douteuses.

(1) L'état actuel de nos connaissances relatives au développement de l'œil chez l'Homme et les autres Vertébrés supérieurs a été exposé récemment avec beaucoup de détail par M. Manz, dans un article du *Dictionnaire d'ophthalmologie*, de Graefe et Saemisch (t. II, p. 1-57, 1875).

(2) Velpeau assure avoir reconnu l'existence des yeux chez des embryons humains dont la longueur ne dépassait pas quatre lignes (c) ; mais suivant Ammon l'apparition de ces organes serait moins hâtive, et on en apercevrait à peine des traces chez des embryons de 3 à 4 semaines (d).

(3) La plupart des embryologistes s'accordent à considérer les deux yeux comme naissant séparément (e), mais suivant Huschke ils résulteraient de la bifurcation d'une protubérance médiane qui primitivement serait simple, et on a cru trouver là une explication satisfaisante des cas tératologiques dans lesquels le fœtus n'est pourvu que d'un œil unique et médian (f) ; mais d'après les observations de Lereboullet sur le mode de développement des monstres doubles dans la classe des Poissons (g), il paraît probable que la cyclopie dépend de la soudure de deux bulbes oculaires s'effectuant de très-bonne heure chez l'embryon.

(a) Santorino, *Opere posthumo*, p. 33.
— Sœmmering, *Op. cit.*, p. 63.
— Gall et Surtzheim, *Anat. et phys. du syst. nerv.*, t. I, p. 81.
(b) Mathei, *Tentamen physiol. anat. de nervis*, § 10 (1758)).
(c) Velpeau, *Embryologie ou ovologie humaine*, p. 81.
(d) Ammon, *Op. cit.*, p. 13.
(e) Bær, *Entwickellungsgesch.*, et l'article, *Développement du Poulet*, dans Burdach, *Physiol.*, t. III, p. 215 et suiv.
— Bischoff, *Traité du développement de l'Homme et des Mammifères*, p. 219.
— Ammon, *Développement de l'œil*, p. 12.
— Remak, *Untersuch. über die Entwickelung der Wirbelthiere*, p. 17.
— Vogt, *Embryologie des Salmones* (Agassiz, *Poissons d'eau douce*, 1842).
(f) Huschke, *Ueber die Entwickelung des Auges* (Meckel's *Archiv für Anat. und Physiol.*, 1832, p. 1).
(g) Lereboullet, *Rech. sur les monstruosités du Brochet* (*Ann. des sciences nat.*, 1864, série 4, t. XX, p. 177).

cérébro-spinal (1). Bientôt chacun de ces espèces de bourgeons devient vésiculaire et en s'allongeant se rétrécit à sa base, de façon à être pédonculé. Le bulbe oculaire ainsi produit s'enfonce en même temps dans la partie latérale du tubercule céphalique et celui-ci, en se développant pour constituer la face, l'encadre. Le pédoncule devient le nerf optique, et la portion vésiculaire devient la partie principale du bulbe oculaire, car elle donne naissance à la sclérotique, à la choroïde, à la rétine et à l'iris; mais la portion antérieure du globe de l'œil provient d'une autre source : elle est un produit du système dermique (2). En effet, la vésicule oculaire primitive, en se développant, s'infléchit sur elle-même, de façon à devenir cupuliforme (3), et la fossette qui se creuse ainsi à sa partie antérieure, et qui est désignée

(1) Chez les Poissons ces protubérances oculaires naissent de la cellule céphalique moyenne où se formeront plus tard les lobes optiques (*a*); mais chez les Oiseaux et les Mammifères elles paraissent se former sur les côtés de la partie postérieure du premier compartiment céphalique, c'est-à-dire de la division de cette région où se développent les couches optiques ainsi que le cerveau proprement dit (*b*). Il me paraît cependant fort probable que cette différence est plus apparente que réelle, et que chez tous ces Animaux ces tubercules oculaires procèdent du mésocéphale, seulement chez les uns ils se porteraient directement en dehors, tandis que chez les autres ils se dirigeraient d'abord en avant, de façon à flanquer la portion adjacente du prosencéphale et à se confondre avec elle.

(2) Cette diversité d'origine fournit une explication facile des cas tératologiques dans lesquels on a trouvé des rudiments d'yeux ou même des globes oculaires pourvus d'un cristallin et d'un corps vitré, bien que n'ayant ni rétine ni nerf optique (*c*).

(3) Chez le Poulet cette transformation de la vésicule oculaire primitive en une sorte de coupe à doubles parois s'effectue pendant la deuxième journée de l'incubation. La lame postérieure ne se modifie que peu, mais la lame antérieure s'épaissit rapidement et, vers le cinquième jour, on y aperçoit une multitude de cellules fusiformes qui vont concourir à la formation de la rétine.

(*a*) Agassiz et Vogt, *Embryologie des Salmones*, p. 56 et 72, pl. 5, fig. 129.
— Lereboullet, *Rech. d'embryol. comp. sur le développement du Brochet*, etc., p. 75.
(*b*) Voyez tome XI, p. 242.
(*c*) Malacarne, cité par Meckel, *Manuel d'anatomie*, t. III, p. 262.
— Klinkasch, cité par Burdach, *Physiologie*, t. III, p. 435.

sous le nom de vésicule oculaire secondaire, reçoit une protubérance centripète du système dermoïde qui prend la forme d'une bourse, puis donne naissance à une vésicule transparente dans l'intérieur de laquelle le cristallin se constitue (1).

Il y a donc sous ce rapport une analogie remarquable entre l'appareil de la vue et l'appareil de l'audition, dont la portion interne naît autour de la vésicule primaire en connexion directe avec l'encéphale, et destinée à former le vestibule, tandis que l'oreille moyenne est une extension de la portion du système tégumentaire pharyngien (2).

Cette cupule oculaire, en grandissant, embrasse de plus en plus complétement le cristallin, ainsi que l'espace compris entre sa face concave et ce dernier organe, mais cette extension s'effectue surtout en dessus et latéralement, de façon que dans la partie inférieure de l'œil les bords de la fossette ainsi constituée se rencontrent seulement et laissent entre eux un espace libre qui ne tarde pas à devenir linéaire et a reçu le nom de fente rétinienne ou de *coloboma*.

(1) Ce mode de développement du cristallin entrevu par Huschke et par Ammon a été fort bien représenté par M. Remak chez le Poulet (*a*). M. Vogt a constaté que, chez la Palée, la bourse dermoïde qui s'enfonce dans la fossette de la face intérieure du bulbe oculaire, met deux ou trois jours à se fermer; son entrée est alors recouverte par une lame épithélique (*b*). Le même mode de formation a été observé chez le Brochet par Lereboullet (*c*) et plus récemment chez la Forelle par M. Schenk, qui a fait sur ce sujet des études très-approfondies. Rathke a constaté un mode de développement analogue chez la Couleuvre (*d*).

(2) Cette ressemblance a été signalée par plusieurs auteurs (*e*).

(*a*) Huschke, *Ueber die erste Entwickellung des Auges* (Meckel's *Archiv*, 1832, p. 3 et suiv.).
— Ammon, *Bildung des Voyelanges* (*Zeitschr. f. Ophthalmologie*, 1833, t. III, p. 341). — *Hist. du dévelop. de l'œil*, p. 46.
(*b*) Remak, *Entwick. der Wirbelthiere*, 1835, p. 34, pl. 5, fig. 58—60.
— Lieberkühn, *Ueber das Auge der Wirbelthiere Embryo*, pl. 1 et 2 (*Schriften der Gesellschaft zur Beförderung der gesammten Naturwissenschaften zu Marburg*, t. X, 1872).
(*c*) Vogt, *Embryologie des Salmones*, p. 76 (Agassiz, *Poisson d'eau douce*).
(*d*) Lereboullet, *Op. cit.*, p. 86.
— Schenk, *Op. cit.*, *Sitzungsbericht der Wiener Akademie*, 1867, t. LV, p. 450, pl. 1 et 2.
— Rathke, *Entwickelungsgeschichte der Natter*, p. 136, pl. 6, fig. 25.
(*e*) Vogt, *Loc. cit.*, p. 75.
— G. Gray, *On the development of the Retina and optic nerve and of the membranous Labyrinthe and auditory nerve* (*Phil. Trans.*, 1850, p. 189).

La rétine se constitue aux dépens du blastème qu'occupe la face antérieure de l'hémisphère de la vésicule oculaire primordiale, renversée en dedans comme je viens de le dire, et elle s'étend progressivement du centre de cette sorte de cupule vers la circonférence (1). On y distingue de très-bonne heure la couche limitante externe, deux couches granuleuses, ainsi que les cellules ganglionnaires. Les bâtonnets et les cônes se développent plus lentement et proviennent de cellules situées à la surface postérieure de la couche limitante externe.

Le feuillet externe ou postérieur de la cupule rétinienne donne naissance à la couche pigmentée qui sépare les bâtonnets de la choroïde et qui semble appartenir à celle-ci autant qu'à la rétine. Chez le Poulet le pigment commence à s'y montrer dès le cinquième jour.

La choroïde ne se caractérise que plus tardivement. Elle

(1) Ce feuillet, d'abord homogène, se montre stratifié dès le septième jour de l'incubation du Poulet, et les couches granuleuses ainsi que la couche bacillaire y apparaissent bientôt après, mais la rapidité avec laquelle cette dernière se développe varie beaucoup chez les divers Animaux. Chez l'Enfant et chez le Veau, de même que chez le Poulet, les bâtonnets et les cônes sont bien constitués au moment de la naissance; mais chez les Mammifères, qui à ce moment ne jouissent pas encore du sens de la vue, notamment chez les Chats et les Lapins, le développement de ces organites est plus tardif (a).

Chez le Poulet les bâtonnets sont d'abord plus gros que les cônes, mais, peu après l'éclosion, ces derniers deviennent beaucoup plus larges que les bâtonnets, dont ils se distinguent d'ailleurs dès l'origine.

Chez la Grenouille à l'état de Têtard, ces organites rétiniens sont beaucoup plus volumineux que chez les Vertébrés supérieurs, et cette circonstance a permis de constater qu'ils naissent de granulations appartenant au feuillet antérieur de la vésicule cupuliforme (b). Il en est de même chez les Poissons (c).

(a) Max Schultze, *Op. cit.* (*Archiv f. mikrosk. Anat.*, t. II, p. 246 et t. III, p. 373 et suiv.).

(b) Kölliker, *Entwickelungsgeschichte der Wirbelthieren*, p. 388.

— Babuchin, *Beitrage zur Entwickelungsgeschichte der Retina* (*Wurzberger Naturwissensch. Zeitschr.* 1863, t. IV, p. 71).

(c) Schenk, *Zur Entwickelungsgeschichte des Auges der Fische* (*Sitzungsber. der Wiener Akademie*, 1867, t. LV, 2e art, p. 480).

se développe autour de la face postérieure de la cupule primitive, et sa couche vasculaire ainsi que sa trame de tissu conjonctif en sont indépendantes. Dans l'état normal elle ne présente pas de fente comme cette tunique nerveuse (1), et chez les Oiseaux le blastème qui est destiné à la produire traverse le coloboma rétinien pour s'enfoncer dans le corps vitré et y constituer le peigne (2). On voit, il est vrai, dans cet endroit une ligne incolore, mais cette apparence tient à l'absence de pigment dans les tissus sous-jacents et non à une solution de continuité dans la tunique choroïdienne, si ce n'est dans des cas tératologiques (3).

(1) Jusque dans ces derniers temps la plupart des anatomistes s'accordent à considérer le coloboma comme appartenant à la choroïde; mais depuis près d'un demi-siècle M. de Baer soutenait que cette tunique oculaire n'est pas fendue (*a*). Aujourd'hui son opinion à cet égard est corroborée par de nombreuses observations : on sait que la fente rétinienne existe avant que la choroïde ne se soit développée et que, dans l'état normal, elle n'intéresse pas les parties essentielles de celle-ci (*b*).

(2) Dans les embryons très-jeunes cette fente rétinienne existe chez les Mammifères aussi bien que chez les Oiseaux et les autres Vertébrés; elle s'étend même jusqu'au pédoncule où se formera le nerf optique et elle y livre passage aux vaisseaux centraux; mais elle ne tarde pas à se fermer d'arrière en avant (*c*). Dans l'espèce humaine la soudure de ses bords s'achève d'ordinaire dans la septième semaine (*d*), lorsque les tuniques externes du globe oculaire sont encore molles et mal définies; chez les Oiseaux, au contraire, le coloboma persiste en partie et livre passage aux vaisseaux du peigne. Les Reptiles, les Batraciens et les Poissons sont, à cet égard, intermédiaires aux Mammifères et aux Oiseaux (*e*).

(3) Un cas de ce genre a été constaté par Ammon en 1831, et depuis lors on a cité plusieurs exemples de difformités de ce genre; parfois des fentes analogues se rencontrent dans le corps vitré, dans le cristallin et dans l'iris, et, pour expliquer ces faits, Walther avait supposé que l'œil

(*a*) Baer, *Entwickelungsgesch. der Thiere*, t. I, p. 77, et suiv. (1828).

(*b*) Schöler, *De oculi evolutione in embryone Gallinæ*, 1848.

— Kolliker, *Op. cit.*

— Müller, *Notiz über die Netzhausgefösse von Embryonen* (*Würzburg. naturwissensch. Zeitschr.*, t. II, p. 222).

(*c*) Bischoff, *Traité du développement de l'homme*, p. 225.

(*d*) Beauregard, *Rech. sur les réseaux vasculaires de la chambre postérieure de l'œil des Vertébrés* (*Ann. des sciences nat.*, 1876, série 6, t. IV).

(*e*) Voy. ci-dessus, p. 166.

Le corps vitré se constitue à l'aide du blastème interposé entre la vésicule cristalline et la vésicule oculaire primordiale, et semble se développer à la façon des poches séreuses. Il est d'abord aplati et chevauche sur la ligne où se formera, soit l'artère centrale de la rétine et ses veines satellites (1), soit le peigne ou le repli falciforme, de façon à représenter un croissant ou un fer à cheval, dont le sinus devient le canal hyaloïdien (2).

Le cristallin naît de cellules qui se développent à la partie antérieure de la capsule qui s'enfonce, comme je l'ai déjà dit, dans la cupule ou vésicule secondaire du globe oculaire. Chacune de ces cellules s'allonge beaucoup et se transforme ainsi en un tube filiforme qui devient une des fibres constitutives de cette lentille (3).

se compose primitivement de deux moitiés latérales, hypothèse qui a disparu promptement en présence des faits fournis par l'embryologie (*a*); mais qu'il y ait une fente primordiale comme dans la rétine ou qu'il n'en existe jamais, ces monstruosités semblent indiquer que toutes ces parties du globe oculaire tendent à se différencier par convolution autour de l'axe représenté ultérieurement par l'artère centrale de la rétine et ses dépendances, de sorte que ces arrêts de développement ont pour effet de leur enlever leur caractère annulaire.

Pour plus de renseignements au sujet des fentes anormales de l'œil, je renverrai à un article très-étendu que M. Manz a publié récemment (*b*).

(1) Voyez ci-dessus, page 169.

(2) Le mode de développement du corps vitré a été étudié par Hushke, H. Müller, Virchow, Kölliker, Lieberkühn et plusieurs autres histologistes, mais ces auteurs ne s'accordent pas bien entre eux et leurs observations me paraissent laisser beaucoup à désirer (*c*).

(3) Ce mode de développement des fibres du cristallin annoncé par

(*a*) Bischoff, *Traité du développement*, etc., p. 225.

(*b*) Manz, *Die Missbildungen des menschlichen Auges* (Græfe et Sæmisch, *Handb. der Augenheilkunde*, t. II, p. 58 et suiv., 1875).

(*c*) Huschke, *Op. cit.* (*Arch. f. phys.*, 1832, p. 16. *Zeitschr. f. Ophthal.*, 1835, p. 275).
— Kolliker, *Entwickelungsgesch. der höhern Thiere*, p. 279 et suiv.
— Virchow, *Notiz über den Glaskörper des Menschen* (*Arch. f. patholog. Anat.*, 1862, t. IV, p. 408).
— Stilling, *Eine Studie uber den Bau des Glaskörpers* (*Archiv f. Ophthalm.*, t. XV).
— Lieberkühn, *Ueber den fœtalen Glaskörper* (*Sitzungsber. der Morburger Gesellschaft zur Beforderung der Naturwissenschaften*, 1871, n° 1). — *Ueber das Auge des Wirbelthierembyo*, 1872, p. 19.

L'iris paraît être d'abord un simple prolongement de la choroïde qui s'applique sur le devant de la capsule cristalline, ainsi que contre la face interne de la cornée, et qui s'éloigne ensuite de l'un et l'autre de ces organes, de façon à laisser libres les espaces occupés par l'humeur aqueuse et constituer d'une part la chambre antérieure, d'autre part la chambre postérieure de l'œil.

La sclérotique apparaît plus tardivement et enveloppe peu à peu le globe oculaire de haut en bas, de façon à laisser pendant quelque temps un hiatus correspondant au coloboma de la choroïde. Postérieurement elle se continue avec la gaîne fibreuse du nerf optique, de même qu'elle se confond, en avant, avec la cornée qui se constitue aux dépens du blastème dermoïde dont nous avons vu naître la bourse cristalline. Dans l'espèce humaine elle est encore très-mince à l'époque de la naissance.

L'iris se développe beaucoup plus tard que la choroïde (1) et paraît tirer son origine en partie du blastème dont cette dernière tunique prend naissance, en partie du blastème

M. H. Meyer, à raison de la disposition des noyaux (*a*), a été très-bien observé par MM. Sernoff et Babuchin chez les Lapins (*b*). J'ajouterai que M. Julius Arnold a publié récemment un travail spécial sur le développement du cristallin et de la capsule cristalline (*c*).

Ainsi que j'ai déjà eu occasion de le dire, le cristallin, après avoir été extrait de l'œil, peut y être régénéré (voyez ci-dessus, page 169).

(1) C'est le cristallin, qui, entouré par la choroïde, simule une pupille et un iris dans l'œil des jeunes embryons.

(*a*) H. Meyer, *Beitrag zu die Streitrage uber die Entstehung der Linsenfasern* (Müller's *Arch. f. Anat.*, 1851, p. 202).

(*b*) Sernoff, *Ueber den mikrosk. Beu der Linse* (*Dissert. inaug.*, 1867).

— Babuchin, *Die Linsei*, (Stricker's *Handbuch der Lehre von den Geweben*, t. I, p. 1082, fig. 372).

— Becker, *Untersuch. uber den Bau der Linse* (*Archiv f. Ophthalm.*, 1863, IX, t. p. 1).

— Babuchin, *Ueber die gefasshaltige Kapsel der fœtale Linse*.

(*c*) Julius Arnold, *Entwickelung. der Linse*, Graefe et Sæmisch, *Handbuch der Augenhbilkunde*, t. II, p. 309. — *Entwickelung. der Linsenkapsel und ihre Admea* (*Op. cit.*, p. 318).

dermogène dont la cornée et la poche capsulo-cristalline semblent être une dépendance (1).

(1) La membrane capsulo-cristalline, qui chez l'embryon s'étend de la cornée au cristallin, est un produit des parois de l'espèce de bourse dont il vient d'être question, et la membrane pupillaire paraît être due à l'étranglement de la portion moyenne lors du développement de l'iris (*a*).

(*a*) Remak, *Op. cit.*
— Kölliker, *Entwickelungsgeschichte des Menschen und der höheren Thiere*, p. 281 et suiv. (1861).
— Henle, *De membrana pupillari aliisque oculi membranis pellucentibus observationes anatomicæ*, 1832.

CENT ONZIÈME LEÇON.

Des organes de la vue chez les Animaux invertébrés. — Dégradation de l'appareil visuel chez les Animaux qui vivent dans l'obscurité. — Yeux des Mollusques. — Yeux des Animaux articulés. — Yeux des Vers et des Zoophytes.

Variabilité des organes de la vue chez les Invertébrés.

§ 1. — Le sens de la vue existe chez la plupart des Animaux invertébrés, aussi bien que chez les Animaux supérieurs ; mais les organes à l'aide desquels cette faculté s'exerce sont loin d'offrir, sous le rapport de leur position, de leur mode de structure et de leurs relations avec les centres nerveux, la fixité que nous avons rencontrée chez les Vertébrés. Leur existence même est moins constante, non-seulement chez les représentants inférieurs de chacun des principaux types zoologiques constitués par les Invertébrés ; mais aussi chez les espèces appartenant à un même groupe naturel et chez le même individu à différentes périodes de sa vie ; tantôt les yeux ne se développent que tardivement, et parfois ils disparaissent lorsque l'Animal, en devenant parasite, cesse d'en avoir besoin.

Animaux aveugles.

En étudiant le sens de la vue chez les Vertébrés, j'ai eu l'occasion de citer quelques exemples de relations fort remarquables entre l'existence ou l'absence plus ou moins complète de cette faculté et les conditions physiques dans lesquelles ces Animaux vivent. Dans le sous-embranchement des Animaux articulés ces relations se marquent davantage et se manifestent souvent aux différentes périodes de la vie chez le même individu, aussi bien que d'espèce à espèce dans une même famille naturelle. Ainsi les Insectes, quant à leur manière de vivre dans le jeune âge, se divisent en deux groupes : les uns, à l'état de larve aussi bien qu'à l'état parfait, se déplacent pour chercher leur nourriture et sont habituellement exposés à l'action de la lumière ; d'autres au contraire, pendant la même période de leur existence, restent sédentaires soit dans l'intérieur de quelque corps organisé dont ils dévorent la substance, soit dans des nids clos et bien approvisionnés où l'obscurité est profonde. Or, les premiers en naissant sont pourvus d'yeux bien développés, tandis que presque toujours les autres sont d'abord aveugles et n'acquièrent des organes de vision qu'en arrivant à l'état parfait. Les larves d'Hyménoptères (1), de Diptères (2) et de Coléoptères apodes (3) appartiennent presque toutes à cette dernière catégorie; elles vivent à l'abri de l'action de la lumière et elles sont dépourvues d'yeux (4). Mais, parvenues à l'état adulte, leurs habitudes changent ainsi que leur mode d'organisation.

(1) Notamment les larves des Ténébrionides, des Lamellicornes, des Histérides et des Elatérides.

(2) Quelques auteurs pensent que les larves d'Abeilles faisaient exception à cette règle et possédaient une paire d'yeux rudimentaires (*a*), mais les deux petits tubercules que l'on avait considérés comme des organes oculiformes correspondent aux antennes en voie de développement (*b*). Les larves des Tenthrédines ou fausses chenilles ont des yeux.

(3) Les larves des Culicides et autres Diptères du même groupe sont pourvues d'yeux.

(4) Les Rhipiptères femelles ainsi que les larves de ces Insectes parasites qui vivent dans l'intérieur des nids de divers Hyménoptères sont aveugles.

M. Fabre, qui a publié des observations très-intéressantes sur les mœurs des Sitaris, signale au sujet des yeux de ces Insectes quelques faits dont nous devons tenir également compte ici. Les larves des Sitaris naissent d'œufs qui sont déposés à l'entrée du nid des Anthophores ou Abeilles maçonnes, au fond duquel ils doivent être transportés par ces insectes. Ces larves ont alors besoin de voir pour s'accrocher aux poils de l'Anthophore qui doit leur servir de monture, et effectivement elles sont pourvues d'ocelles; mais dès quelles sont logées au fond du nid de l'Anthophore et que ce nid a été fermé, elles se trouvent dans une obscurité complète et alors leurs yeux paraissent s'atrophier, car M. Fabre n'a pu en apercevoir aucune trace (*c*). Lorsque la Sitaris achève ses métamorphoses, elle est au contraire destinée à vivre dans le monde extérieur, et à cet effet elle est de nouveau

(*a*) Swammerdam, *Biblia naturæ*, t. II, p. 404, pl. 23, fig. 14.
— J. Müller, *Manuel de physiologie*, t. II, p. 304.

(*b*) Westwood, *Introduction to Entomology*, t. II, p. 25.

(*c*) Fabre, *Mém. sur l'hypermétamorphose des Méloïdes* (*Ann. des sciences nat.*, 1856, série 4, t. VII, p. 334).

On connaît aussi dans chacune des grandes classes d'Animaux articulés certaines espèces qui, à raison de leur mode d'habitation, se trouvent constamment à l'abri de l'action de la lumière et qui sont plus ou moins complétement aveugles. Telles sont divers Insectes et Crustacés qui vivent au fond de cavernes très-profondes ; et chez plusieurs de ces Animaux, non-seulement il n'y a tout au plus que des vestiges d'yeux impropres à l'exercice du sens de la vue, mais absence complète de nerfs optiques. Ce dernier fait a été constaté chez divers Insectes par l'un de nos jeunes naturalistes, enlevé trop tôt à la science, M. Lespès de Marseille (1) ; et dans les cavernes du Kentucky dont j'ai déjà parlé comme étant habitées par des Poissons aveugles (2), ainsi que dans les cavernes de la Carniole, où vivent les Protées, il y a des Mollusques, des Crustacés et des Arachnides aussi bien que des Insectes qui offrent la même particularité (3). Parmi les Insectes il y a également

pourvue d'yeux. Il est probable que l'atrophie temporaire de ces organes n'est qu'apparente, et qu'il y a seulement opacité de l'enveloppe tégumentaire; mais la cécité n'en serait pas moins intéressante à noter.

(1) Ce zoologiste a constaté l'absence complète des nerfs optiques ainsi que des yeux, chez un petit Coléoptère de la famille des Carabiques qui habite une caverne des Pyrénées, aux environs de Bagnères-de-Bigorre, et qui a reçu le nom d'*Aphænops Leschenaulti;* chez le *Pholeuon Querilhaci* de la grotte de L'Herm, aux environs de Foix; chez l'*Adelops pyrenæus* et chez quelques autres petits Coléoptères terricoles (*a*).

(2) Voyez ci-dessus, page 99.

(3) Un entomologiste danois, M. Schiode, a publié des recherches fort intéressantes sur les Animaux articulés aveugles qui habitent les parties les plus reculées des cavernes d'Adelsberg en Carniole (*b*): savoir un Carabique, l'*Anophthalmus Schmidtii* (*c*), trois Silphiens désignés sous les noms de *Bathyscia byssina*, de *B. montana*, et de *Stagobius troglodytes*, un Aranéide voisin des Dysdères, le *Stalita Tænaria*, un Obisien, le *Blothrus spæleus*, un

(*a*) Lespès, *Rech. anat. sur quelques Coléoptères aveugles* (*Ann. des sciences nat.*, 1868, série 5, t. IX, p. 63, pl. 1).

(*b*) Schiode. *Specimen faunæ subterraneæ*.— Traduit en anglais par Wallich (*Trans. of the entomological Society of London*, 1850, n. s., t. I, p. 134).

(*c*) Sturm, *Anophthalmus* (*Neue Gattung aus der Familie der Caraben*, 1844).

des espèces qui vivent dans l'intérieur des nids de Fourmis où l'obscurité est complète et qui sont privées d'yeux (1). Enfin le

Crustacé amphipode de la famille des Gammarides, le *Niphargus stygius*, et un Porcellionide, appelé d'abord *Pherusa alba*, puis *Titanethes albus*. Plus récemment d'autres Insectes aveugles ont été trouvés dans des cavernes adjacentes (*a*). Plusieurs très-petites espèces de Gastéropodes de la famille des Héliciens et fort voisines des Pupes et des Vertigos habitent les cavernes de la Carniole; on les avait d'abord considérés comme appartenant au genre *Carychium* (*b*) groupe dans lequel les organes de la vue sont bien développés, mais d'après les caractères tirés de la conformation de la coquille, M. Bourguignat avait été conduit à les en distinguer sous le nom générique de *Zospeum*, et ce malacologiste a pensé aussi que ces Animaux devaient être aveugles (*c*), opinion qui a été pleinement confirmée par les observations de M. Ullepitsch (*d*). Une autre espèce du même genre a été trouvée dans une caverne en Espagne (*e*).

L'immense caverne du Kentucky appelée *Mammouth cave* renferme un lac souterrain où vivent non-seulement les Poissons aveugles dont j'ai déjà fait mention, mais aussi une Écrevisse dont les yeux sont rudimentaires (*f*). On trouve également dans ces cavernes divers Insectes, notamment l'*Adelops hirtus*, petit Coléoptère fort voisin des *Choleva*, un Anophthalme fort voisin de l'espèce européenne, et deux Arachnides (*g*).

(1) De petits Coléoptères du genre *Claviger* dont une espèce est commune en Europe (*h*), et dont d'autres espèces ou variétés locales se trouvent jusque dans le Caucase, habitent dans l'intérieur des nids de Fourmis où ils vivent dans une profonde obscurité; or ils sont privés de nerfs optiques ainsi que d'yeux (*i*).

Dans l'Amérique septentrionale nos Clavigères sont représentés par l'*Adranes cæcus* dont les mœurs sont analogues (*j*).

(*a*) Notamment le *Leptodirus angustatus* et le *L. sericeus*, le *Troglorhynchus* ou *Glyptomicus cavicola* (H. Müller's *Verhandl. der wiener zool. bot. Versammlung*, t. IV, p. 62).

(*b*) *Carychium Speleum*, Trauenfeld, *Reise nach Dalmatien* (*Verhandlungen der Zoologie-Botanik Vereins in Wien*, 1854, t. IV, p. 62).

(*c*) Bourguignat, *Aménités malacologiques* t. II, p. 1, et *Revue de zoologie*, 1856, p. 499.

(*d*) Pfeiffer, *Ueber die bisher zur Gattung Carychium* (*Malakol. Blatter*, 1861, p. 1).

(*e*) Le *Zoopeum Shaufussi*.

(*f*) Thompson, *On the Blind-Fish, Cray-Fish and Insects from Mammoth cave* (*Ann. of nat. hist.*, 1844, t. XIII, p. 112).

(*g*) Tellkempf, *Ueber den blinden Fisch der Mammuthhöhle in Kentucky, mit Bemerkungen über einige andere in dieser Höhlz lebende Thiere* (Müller's *Archiv*, 1844, p. 381). — *Beschreibung einiger neuer in der Mammuthhöhle in Kentucky aufgefundere Gattung von Gliederthieren* (*Archiv für Naturgeschichte*, 1844, p. 318).

(*h*) Le *Claviger testaceus*.

(*i*) Lespès, *Op. cit.* (*Ann. des sciences nat.*, 1868, série 5, t. IX, p. 67, pl. 1, fig. 1).

(*j*) Lecomte, *On the Pselafidoe of the United States* (*Boston journ. of nat. hist.*, t. VI, p. 61).

sens de la vue fait non moins complétement défaut chez certains Insectes qui, sans mener une vie souterraine, se tiennent d'ordinaire dans des endroits obscurs (1) et cette faculté manque également chez divers Crustacés qui sont dans les grandes profondeurs de la mer où la lumière ne pénètre pas d'une manière notable (2). Les naturalistes se sont demandé si la cécité était chez ces Animaux une conséquence de l'absence des excitations produites par l'action de la lumière sur l'organisme et constituait un caractère secondaire transmissible par hérédité et s'accentuant de plus en plus de génération en génération, ou si le

(1) Ainsi l'*Anillus cæcus* habite sous des pierres recouvertes par des débris de matière végétale (*a*). Il en est à peu près de même de plusieurs espèces ou races locales du genre *Ptilium* (*b*), du *Leptinus testaceus* et des Adelops (*c*).

(2) Différents degrés d'atrophie de l'appareil oculaire ont été constatés chez des Crustacés macroures qui vivent à l'obscurité, soit qu'ils habitent à de très-grandes profondeurs, soit qu'ils se tiennent enfouis dans le sable à des profondeurs moindres. Ainsi chez le *Calocaris Mac Andreæ*, Décapode fouisseur de la famille des Callianassides trouvé à une profondeur considérable près des côtes de l'Irlande, les pédoncules oculifères sont bien constitués mais ne présentent ni cornée transparente ni pigment, et par conséquent les yeux, s'ils existent, ne peuvent servir à la vision (*d*); chez le *Nephrops Stewarti* qui vit enfoui dans les dépôts boueux des mers de l'Inde près des îles Andaman, les yeux sont également rudimentaires (*e*), et chez d'autres Macroures trouvées à des profondeurs encore plus grandes par les naturalistes embarqués à bord du *Challenger* (par exemple à 2000 mètres) non-seulement les yeux, mais aussi les appendices qui d'ordinaire portent ces organes font défaut, notamment chez l'*Astacus Zaleucus* (*f*), le *Deidamia leptodactyla* et le *D. crucifer* découverts par M. Wyville Thompson (*g*).

(*a*) Jacquelin-Duval, *De Bembidiis Europæis* (*Ann. de la Soc. entomol.*, 1852, série 2, t. X, p. 222).

(*b*) Gillmeister, *Ins. Suec.*, t. IV, p. 292.

(*c*) Ludw. Müller, *Adelops khivenhulleri* (*Verhand. Zool.-Bot. Vereins*, 1852, t. I, p. 131).

(*d*) Exemple : l'*Adelops pyrenæus* ; voy. Lespès, *loc. cit.*, p. 69, pl. 1, fig. 2.

(*e*) Th. Bell, *Hist. of the British Stalk-Eyed Crustacea*, p. 231.

(*f*) Wood Masson (*Journ. of the Asiatic Soc. of Bengal*, 1873, t. II). — Alphonse Milne-Edwards (*Ann. des sciences nat.*, 1875, série 6, t. XIX, n° 7).

(*g*) Voyez le journal *la Nature*, 1873, t. I, p. 220 et t. II, p. 334, fig. 2 et 3.

manque d'yeux était une disposition providentielle destinée à retenir les animaux en question dans les lieux appropriés à leur existence. Je ne pourrais, sans m'écarter du but de ces leçons, discuter ici cette question ; mais je dois ajouter que la première de ces hypothèses me paraît la plus probable (1).

Position des yeux.

§ 2. — Les yeux des Animaux invertébrés sont situés d'ordinaire à la partie antérieure et supérieure de la tête, comme chez les Vertébrés, et reliés au cerveau par les nerfs optiques ; mais parfois ils sont placés ailleurs et se rattachent à d'autres centres nerveux : par exemple chez quelques Mollusques et chez certains Vers. Leur structure offre aussi beaucoup moins de fixité que dans l'embranchement des Vertébrés et varie non-seulement par suite d'une simplification croissante, mais aussi à raison de différences considérables dans le plan d'après lequel ils sont construits.

Le mode d'organisation de ces appareils peut être rapporté à cinq types principaux. On rencontre parfois des formes qui établissent à certains égards des passages entre ces types, et il n'est pas possible de tracer d'une manière absolue les limites des groupes constitués par les dérivés de chacun d'eux. Mais il importe de mettre en évidence leurs caractères dominants, et, afin d'éviter les circonlocutions, il est même utile de les désigner sous des noms particuliers.

Classification des yeux.

J'appellerai *yeux lentifères* les yeux dans la constitution

(1) Quelques-uns de ces Insectes aveugles ne diffèrent qu'à peine d'espèces dont la conformation est normale, et me paraissent devoir être considérés comme des races locales plutôt que comme des espèces particulières. Chez d'autres la cécité n'est pas constante et parfois même l'atrophie des organes visuels ne porte que sur un côté, par exemple chez le *Machærites mariæ*, petit Psélaphien qui habite la caverne de Villefranche, dans le département des Pyrénées-Orientales (a).

(a) Lespès, *Loc. cit.*, p. 64.

desquels une lentille biconvexe, bien caractérisée et indépendante de la rétine, joue un rôle important, ainsi que cela a lieu chez les Animaux vertébrés.

J'appellerai *yeux rétiniens* les yeux dans lesquels la rétine prend un très-grand développement et se met directement en contact avec le système tégumentaire.

Les yeux ainsi constitués peuvent être *internes* ou *externes*. Dans le premier cas ils sont indépendants du système tégumentaire qui les recouvre, sans leur fournir aucune partie constitutive et sans offrir dans les points correspondant à ces organes aucune particularité de structure en rapport avec leurs fonctions.

Les *yeux rétiniens externes* sont au contraire en connexion intime avec la portion adjacente du système tégumentaire ; celui-ci entre dans leur composition et leur fournit une espèce de couvercle diaphane, comparable à un verre de montre et analogue à la cornée transparente des yeux lentifères du Vertébré.

Tantôt la cornée transparente est indivise et commune à la totalité de l'appareil rétinien qu'elle recouvre ; mais d'autres fois elle est fractionnée de façon à constituer pour chacune des divisions de cet appareil une cornéule particulière. Dans le premier cas on désigne d'ordinaire ces organes sous le nom d'*yeux lisses*, et dans le second cas ils portent le nom d'*yeux réticulés* ou d'*yeux à facettes*.

Le plus ordinairement les yeux réticulés ne se composent que d'un assemblage de bâtonnets retiniens pourvus chacun d'une cornéule. Mais d'autres fois on trouve à la face interne de cette dernière lame tégumentaire des indices plus ou moins distincts de l'existence d'une lentille accessoire, et on pourrait désigner sous le nom d'*yeux à réseau lenticulé* les organes conformés de la sorte.

Enfin on peut appeler *yeux pigmentaires* des taches oculiformes constituées par des portions du système tégumentaire en rapport avec le système nerveux et contenant en abondance une matière colorante analogue de pigment rétinien, mais ne présentant aucune des autres particularités de structure caractéristique des yeux rétiniens.

Beaucoup de naturalistes considèrent comme étant des instruments visuels du même ordre certaines taches plus ou moins oculiformes sans connexion apparente avec un système nerveux ; mais on ne connaît aucun fait physiologique qui puisse être invoqué en faveur de cette opinion, et par conséquent, dans l'état actuel de la science, on ne peut rien affirmer à ce sujet.

Dans l'embranchement des Mollusques les yeux sont presque toujours lentifères et jamais réticulés. Dans l'embranchement des Annelés ils sont parfois lentifères, mais en général ils sont rétiniens seulement, et quant aux yeux réticulés on ne les rencontre que chez les Animaux articulés. Je ne connais aucun exemple de l'existence ni d'yeux lentifères ni d'yeux réticulés chez les Zoophytes ; quelques-uns de ces Animaux ont des yeux rétiniens sous-cutanés, mais d'ordinaire on ne leur trouve que des yeux pigmentés ou des taches oculiformes d'un caractère problématique.

Je ne m'étendrai pas davantage sur ces notions générales, et pour entrer plus avant dans les études qui font l'objet de cette leçon, j'examinerai successivement, dans chacun des principaux groupes naturels formés par les Animaux invertébrés, la constitution de l'appareil visuel considéré dans son ensemble ainsi que sous le rapport de la structure intime de ses parties essentielles. Je m'occuperai d'abord des Mollusques parce que c'est chez eux que les yeux ressemblent le plus à ceux des Animaux vertébrés, mais c'est sur le mode d'organisation des yeux des Insectes et des Crustacés que j'insisterai principalement.

Yeux des Mollusques céphalopodes.

§ 3. — C'est chez les Céphalopodes dibranchiaux que l'appareil de la vision est le plus perfectionné. Il existe sur les côtés de la tête de ces Mollusques une paire de globes oculaires fort gros qui sont dirigés latéralement et logés dans des fosses orbitaires à parois en partie cartilagineuses, en partie fibreuses (1). A en juger par leur aspect et leur conformation générale, ils ne différeraient que fort peu des yeux des Vertébrés; mais lorsqu'on examine leur structure intérieure on trouve dans chacune de leurs parties constitutives des particularités considérables, et pour bien saisir les homologies de ces parties il est bon de les comparer à celles de l'œil d'un Serpent dont le développement ne serait pas achevé et il importe de ne pas confondre les enveloppes accessoires avec la portion essentielle de l'appareil.

Ainsi que nous l'avons vu dans une précédente leçon (2), le nerf optique, après avoir pénétré dans la fosse orbitaire, présente un gros ganglion situé derrière le bulbe oculaire. De même que ce bulbe et certains organes d'apparence glandulaire, ce ganglion est logé dans une sorte de bourse fibreuse qui est comparable à l'aponévrose orbitaire des Vertébrés (3),

(1) Cuvier a très-bien décrit et figuré la conformation générale de l'œil chez le Poulpe (*a*). Blainville, Krohn et quelques autres anatomistes firent ensuite une étude plus attentive de cet organe chez divers Céphalopodes (*b*); enfin dans ces dernières années, M. Hensen en a fait l'objet de recherches très-approfondies (*c*).

Le développement de l'œil de ces mollusques a été étudié par M. Kölliker (*d*).

(2) Voyez tome XI, page 228.

(3) Voyez ci-dessus, page 101.

Cette ouverture, dont le bord est libre et tranchant, constitue la partie

(*a*) Cuvier, *Mém. sur les Céphalopodes et leur anat.*, p. 37, pl. 3, fig. 7 (*Mémoires pour servir à l'histoire et à l'anatomie des Mollusques*, 1817).

(*b*) Blainville, *De l'organisation des Animaux*, t. I, p. 441.

— D. W. Sœmmering, *De oculorum sectione horizontali* (*Comment.*, p. 76, part. 3, 1818.

— Krohn, *Beitrage zur Kenntniss des Auges der Cephalopoden* (*Nova Acta Acad. nat. Curios.*, 1800, t. XVII, p. 339, pl. 26). — *Nachtragliche Beobacht. über den Bau des Auges der Cephalopoden* (*op. cit.*, t. XIX, p. 43).

(*c*) Hensen, *Ueber das Auge einiger Cephalopoden* (*Zeitsch. f. wissensch. Zool.*, 1865, t. XV, p. 155, pl. 12 à 21).

(*d*) Kölliker, *Entwickelungsgeschichte der Cephalopoden*, p. 99 et suiv. (1844).

mais qui joue un rôle plus important dans la constitution de l'appareil dont elle fait partie et qui peut être désigné sous le nom de *capsule oculaire*. Le globe de l'œil a pour paroi principale une sorte de coupe de consistance cartilagineuse, qui est largement ouverte en avant (1) et qui doit être considérée comme une sclérotique. La cavité circonscrite par cette dernière tunique est occupée en majeure partie par un corps vitré et elle loge le cristallin qui est fort gros. Cette lentille fait saillie à travers une ouverture arrondie qui a été décrite sous le nom de pupille et qui est pratiquée dans un cadre annulaire qui simule un iris, mais qui est constitué par le bord antérieur de la capsule oculaire; enfin elle est séparée de l'extérieur par un espace rempli d'eau qui ressemble beaucoup à la chambre antérieure de l'œil des Vertébrés et par une lame diaphane tenant lieu de la cornée transparente. Mais ces ressemblances de forme ne coïncident pas toutes avec des homologies organiques. Ainsi la cloison préoculaire, qui joue le rôle d'une cornée transparente, n'est pas une partie des tuniques propres du globe oculaire et doit être assimilée à la portion diaphane de la peau qui chez les Serpents couvre le devant de l'œil et simule une cornée tout en étant parfaitement distincte de la cornée véritable placée derrière elle. Effectivement la prétendue cornée transparente des Céphalopodes n'est pas en continuité de substance avec la sclérotique, elle en est complétement indépendante, et par sa circonférence elle se relie aux parois de la fosse orbitaire. De plus elle est perforée à la façon de l'appareil palpébral des Vertébrés supérieurs, et l'eau dans laquelle l'Animal vit baigné pénètre aussi dans l'espace situé entre

communément appelée la pupille de ces mollusques (*a*).

(1) Chez les Calmars, l'orifice palpébral ainsi constitué est ovalaire et dirigé verticalement.

(*a*) Blainville, *Op. cit*., p. 441.

elle et le globe oculaire. Chez les Calmars le pertuis qui livre passage à ce liquide est même assez grand et situé à peu de distance de l'axe visuel; chez les Poulpes il est plus petit; enfin chez les Seiches il est fort réduit et se trouve relégué près du bord antérieur de cette tunique dermique que l'on peut appeler une fausse cornée. Une membrane très-mince, que Cuvier compare avec raison à la conjonctive de l'œil des Vertébrés, tapisse la face interne de ce couvercle et se prolonge fort loin entre les parois de la fosse orbitaire et la capsule oculaire, puis revient sur elle-même en recouvrant la face externe de cette capsule, se replie sur le bord circulaire du pertuis pupilliforme, garnit la surface interne de la portion submarginale de la capsule et va se fixer au pourtour du cristallin où elle s'unit à la partie adjacente de la sclérotique. La cavité circonscrite de la sorte est considérée par quelques anatomistes comme étant l'homologue de la chambre antérieure de l'œil des Vertébrés, et on appelle souvent humeur aqueuse l'eau qui y est contenue; mais, ainsi que Cuvier l'a fait remarquer il y a plus d'un demi-siècle, il n'y a chez les Céphalopodes aucune cavité oculaire qui mérite le nom de chambre antérieure, et la poche située en avant du cristallin n'est constituée en réalité que par une poche séreuse analogue à la conjonctive. Néanmoins la différence de structure de la portion antérieure du globe oculaire chez ces Mollusques et chez les Vertébrés paraît être moins grande que ne le supposait cet anatomiste illustre, et pour saisir les ressemblances il suffit de comparer l'œil des premiers avec celui d'un jeune embryon de Vertébré. En effet, nous avons vu dans la dernière leçon (1) que le cristallin naît dans l'épaisseur d'une lame dépendante du système dermique destinée à former aussi la cornée et s'unissant par sa périphérie avec la sclérotique.

(1) Voy. ci-dessus, p. 207.

Chez ces Animaux c'est ultérieurement que la séparation s'établit entre la cornée et le cristallin, que celui-ci s'éloigne de la cornée et que la cavité destinée à former tant la chambre antérieure que la chambre postérieure se constitue. Or la structure permanente de cette portion dermique du globe oculaire chez les Céphalopodes semble être à certains égards la représentation fidèle de l'état transitoire de l'œil chez l'embryon du Vertébré. Effectivement la lentille des Céphalopodes, quoique simple en apparence, se compose de deux portions très-distinctes, et ces deux hémisphères, dont l'un est antérieur et l'autre postérieur, sont séparés entre eux par une lame membraniforme extrêmement ténue, qui à sa périphérie se rattache au cadre cilio-sclérotical (1). La portion postérieure, plus volumineuse que la portion antérieure et d'une structure un peu différente, renferme un noyau globulaire (2) et paraît représenter le cristallin; tandis que la portion antérieure serait l'homologue de la cornée. Par suite d'une sorte d'arrêt de développement, il y aurait donc ici soudure et confusion de deux parties qui chez les Vertébrés naissent dans la même couche blastémique et sont d'abord contiguës mais se séparent ensuite pour laisser libre l'espace

(1) Cette division de la lentille oculaire a été très-bien observée chez la Seiche par Blainville, qui considère l'anneau ciliaire comme se prolongeant en matière de cloison mince entre les deux hémisphères, et cet anatomiste perspicace se demandait si la portion antérieure de l'organe ainsi constitué ne serait pas l'analogue de la cornée transparente (*a*), opinion qui a été fortement corroborée par les recherches récentes de M. Hensen.

(2) Les couches concentriques qui entourent le noyau s'arrêtent à la cloison équatoriale et ne correspondent pas avec celles, beaucoup plus nombreuses, qui se montrent dans l'hémisphère antérieur de la lentille (*b*). D'après les observations de M. Hoffmann, des fibres nerveuses se rendraient à cet appareil (*c*).

(*a*) Blainville, *De l'organisation des Animaux*, t. I, p. 443 (1822).
(*b*) Hensen, *Op. cit.* (*Zeitschr. f. wess. Zool.*, t. XV, pl. 14, fig. 22).
(*c*) Hoffmann, *Uber die Pars ciliaris retinæ und das Corpus epitheliale lentis des Cephalopoden-Auges* (Selenka *Arch. f. Zool.*, 1872, t. I, p. 187).

occupé par la chambre antérieure, l'iris et la chambre postérieure de l'humeur aqueuse. La membrane de l'humeur aqueuse ainsi que l'iris manqueraient par conséquent chez les Céphalopodes ou ne seraient représentés à l'état de vestiges que par la cloison équatoriale de la lentille. Enfin l'espèce de cadre qui entoure le cristallin et qui se relie à la sclérotique par sa periphérie est l'homologue du cercle ciliaire et renferme dans son épaisseur une couche de fibres musculaires (1); à sa face postérieure on remarque une zone de plis radiaires analogues aux procès ciliaires.

L'humeur vitrée est renfermée dans une poche hyaloïde très-résistante; sa disposition est semblable à celle de son homologue chez les Vertébrés, mais on ne rencontre dans son intérieur rien qui ressemble au repli falciforme des Poissons, ou au peigne des Oiseaux.

La sclérotique est revêtue sur ses deux surfaces d'une couche de pigment argentin et, à sa partie postérieure, elle est percée d'un grand nombre de petits trous qui livrent passage aux filaments du nerf optique. Ceux-ci s'entre-croisent d'une manière très-remarquable avant de s'engager dans ces pertuis, et, parvenus dans l'intérieur du globe oculaire, ils s'y étalent pour donner naissance à la rétine dont la face antérieure, en contact avec le corps vitré, est couverte d'un pigment noirâtre très-abondant (2). La structure intime de la rétine est très-complexe et on y distingue une couche de

(1) La découverte de ce muscle ciliaire dans l'œil des Céphalopodes est due à M. Langer de Vienne *(a)*. M. H. Müller l'a également étudié *(b)*.

(2) Le ganglion optique dont ces filaments naissent est très-gros, et se trouve sur le trajet de la portion extra-cranienne du nerf optique qui provient de la partie latérale du cerveau *(c)*.

L'entre-croissement des faisceaux de fibres nerveuses qui se rendent à la

(a) Langer, *Ueber einen Binnen-Muskel des Cephalopoden-Auges* (*Sitzungsber. der Wiener Acad.*, 1850, t. V, p. 324).

(b) H. Müller, *Bericht* (*Zeitschr. für wissensch. Zool.*, 1853, t. IV, p. 344).

(c) Voy. t. XI, p. 228.

bâtonnets assez comparables à ceux de la rétine des Vertébrés (1).

Dans l'espace post-oculaire qui loge le ganglion optique, on trouve un organe lobulé et mou, d'apparence glandulaire, dont la nature n'est pas bien connue (2). Enfin les yeux de ces Mollusques, quoique peu mobiles, sont pourvus de muscles qui s'étendent de la capsule à la face externe de la sclérotique (3).

§ 4. — Chez les Nautiles les yeux sont moins développés que chez les Céphalopodes dibranchiaux et, au lieu d'être logés dans une fosse orbitaire, ils sont portés chacun à l'extrémité d'un pédicule de façon à être libres et saillants sur les côtés de la tête. On y trouve une sclérotique constituée à peu près comme celle des autres Animaux de la même classe ; mais jusqu'ici on n'a pu y constater l'existence d'un cristallin (4).

sclérotique a été signalé par Delle Chiaje, Dugès, et plusieurs autres anatomistes (*a*).

(1) Ce mode d'organisation a été observé vers la même époque par Wharton Jones et par Dugès (*b*).

Pour plus de détails sur la structure de la rétine, je renverrai aux recherches histologiques de M. Hensen, dont il a été question ci-dessus.

(2) Il paraît tenir lieu du coussin graisseux sur lequel repose l'œil des Vertébrés (*c*).

(3) Ces muscles sont au nombre de quatre, dont trois sont droits et un oblique (*d*).

(4) Dans le petit nombre d'exemplaires de Nautiles que les anatomistes ont eu l'occasion d'examiner, les yeux étaient vides (*e*) ou remplis seulement d'une matière gélatineuse (*f*) ; mais on n'en peut pas conclure que le

(*a*) Delle Chiaje, *Memorie sulla Storia e Anatomia*, t. IV, p. 106 (1829). — *Osservazioni anatomiche sull' ochio*, pl. 9, fig. 9.

— Dugès, *Traité de Physiol. comp.*, t. I, p. 316 (1838).

— Giraldès, *Disposition croisée des fibres de la rétine chez le* Sepia (l'*Institut*, 1845, t. XIII, p. 280).

(*b*) Dugès, *Traité de physiol. comparée*, t. I, p. 317.

(*c*) Par exemple chez le Poulpe ; voy. Cuvier, *Op. cit.*, p. 40, pl. 2, fig. 3, et pl. 3, fig. 7.

— La Seiche ; voy. Owen, *Anat. of Invertebrate Animals*, p. 620, fig. 224.

(*d*) Owen, *Op. cit.*, p. 621.

(*e*) Owen, *On the anat. of the Pearly Nautilus.— Mém. sur l'anatom. du Nautile* (p. 139, pl. 3, fig. 4). — *Ann. des sciences natur.*, 1832. t. XXVIII.

— Valenciennes, *Nouvelles recherches sur le Nautile* (*Arch. du Muséum*, t. II, p. 289).

— Hensen, *Op. cit.*, (*Zeitschr. für wissensch. Zool.*, t. XV, p. 203).

(*f*) Macdonald, *On the anat. of* Nautilus umbilicatus (*Phil. trans.*, 1855, p. 278).

Yeux des Gastéropodes.

§ 5. — Les GASTÉROPODES possèdent presque tous le sens de la vue (1), d'ordinaire ils sont pourvus d'une paire d'yeux (2) et ces organes sont situés dans la région frontale, soit plus ou moins près de la base d'une paire de tentacules, soit à l'extrémité de ces appendices rétractiles (3). Lorsqu'il existe

cristallin fait défaut dans ces organes et il est même fort probable qu'il existe. Les bâtonnets de la rétine de ces mollusques ont été étudiés par M. Hoffmann (*a*).

(1) L'existence du sens de la vue chez les Limaçons a été révoquée en doute par quelques auteurs (*b*), mais les expériences faites à ce sujet par Leuchs, Steifensand, J. Muller et Lespès prouvent qu'à une distance de quelques centimètres ces animaux voient les obstacles placés devant eux (*c*). La Paludine vivipare paraît avoir la vue un peu moins courte.

(2) Les Oscabrions, qui diffèrent beaucoup des Gastéropodes ordinaires, paraissent être dépourvus d'yeux.

M. Gegenbauer ajoute que les Vermets et les Dentales font également exception à la règle commune (*d*); mais pour les Vermets il y a erreur: ces Gastéropodes ont des yeux situés comme d'ordinaire (*e*) et quant aux Dentales, qui effectivement sont dépourvus d'organes de ce genre, bien qu'ils ne soient pas insensibles à l'action de la lumière (*f*), on ne peut les considérer comme faisant partie de ce groupe zoologique.

Chez les Doris les yeux sont à peine visibles au dehors, mais ils sont en réalité aussi bien développés que chez les autres Gastéropodes (*g*).

(3) Ces tentacules sont tubulaires; la cavité qui en occupe l'axe communique librement avec la grande chambre abdominale qui fait fonction de réservoir pour le sang veineux, et j'ai constaté que leur érection est déterminée par l'afflux de ce liquide dans leur intérieur. Effectivement, pour la produire il suffit d'injecter un liquide dans la cavité abdominale. La rétraction des tentacules est due à la contraction des fibres musculaires sous-

(*a*) Hoffmann, *Ueber die Stabchen in der Retina des Nautilus* (Selenka *Niederland. Archiv f. Zoologie*, 1872, t. 1, p. 180).

(*b*) Pline, *Hist. nat.*, lib. IX, cap. XXXII.

— Gaspard, *Mém. physiologique sur le Colimaçon* (*Journ.* de Magendie, 1822, t. II, p. 340).

(*c*) Leuchs, *Vollständige Naturgesch. der Schkerschnecke*, 1820.

— Steifensand, *Dissert. inaug. de evolutione visûs organi in inferioribus Animalium classibus*, 1824, p. 24.

J. Müller, *Op. cit.* (*Ann. des scienc. nat.*, 1831, t. 22, p. 16).

— Lespès, *Op. cit.* (*Journ. de Conchyliologie*, 1851, t. II, p. 315).

(*d*) Gegenbauer, *Manuel d'anat. comp.*, p. 484.

(*e*) Quoy et Gaymard, *Voyage de l'Astrolabe. Mollusques*, pl. 63, fig. 19.

— Lacaze-Duthiers, *Mém. sur l'anatomie et l'embryologie des Vermets* (*Ann. des sciences nat.*, 1860, série 4, t. XIII, p. 251, pl. 6, fig. 3, pl. 8, fig. 2 à 8 et pl. 9).

(*f*) Lacaze-Duthiers, *Mém. sur le Dentale* (*Ann. des scienc. natur.*, 1856, série 4, t. VI, p. 371 et t. VIII, p. 25).

(*g*) Alder et Hancock, *British nudibranchiate Mollusca* (*G. Doris*, pl. 2, fig. 14).

deux paires de tentacules frontaux, ce sont ceux de la paire supérieure qui d'ordinaire portent les yeux, ainsi que cela se voit chez les Limaçons et les autres Héliciens (1). Chez la plupart des Prosobranches ils sont vers le tiers ou le quart inférieur des tentacules (2), chez la plupart des Opisthobranches ils sont placés à fleur de tête (3).

Le bulbe oculaire du Colimaçon et de la plupart des autres Gastéropodes n'a pas une structure aussi complexe que l'œil des Céphalopodes. On y trouve cependant les représentants de presque toutes les parties les plus importantes de l'œil des Animaux supérieurs (4); ainsi on y aperçoit non-

cutanées qui sont disposées longitudinalement dans leur intérieur et s'étendent postérieurement aux parties adjacentes des parois de la cavité viscérale.

(1) La portion terminale du tentacule oculifère est renflée en forme de bouton, et ce n'est pas tout à fait à son extrémité, mais un peu de côté que l'œil est placé.

Dans le genre Vertigo les yeux sont également situés au sommet des tentacules, bien que ceux-ci ne soient qu'au nombre de deux.

(2) Chez plusieurs de ces Mollusques la portion basilaire des tentacules se bifurque et l'œil se trouve à l'extrémité de la petite branche, ainsi que cela se voit chez les Strombes (*a*).

(3) Ainsi les yeux sont sessiles chez les Aplysies (*b*), les Pleurobranches (*c*), les Calides (*d*), etc.

(4) La première description anatomique de l'œil des Gastéropodes a été faite par Swammerdam d'après le Colimaçon et donne une idée générale assez juste de la structure de cet organe, bien que l'on y rencontre plusieurs erreurs graves (*e*). Plusieurs anatomistes ont repris successivement cette étude avec plus ou moins de succès soit chez le même Mollusque, soit chez d'autres espèces de la même classe (*f*), et peu à peu on est ar-

(*a*) Quoy et Gaymard, *Voyage de l'Astrolabe. Mollusques*, pl. 50, fig. 6, etc.

(*b*) Cuvier, *Mém. sur le genre Aplysie*, p. 8, pl. 1, fig. 1 (*loc. cit.*).

(*c*) Lacaze-Duthiers, *Anat. du Pleurobranche* (*Ann. des scienc. nat.*, 1859, série 4, t. II, p. 278, pl. 11, fig. 1).

(*d*) Alder et Hancock, *Op. cit.*, t. III, pl. 23, fig. 1, etc.

(*e*) Swammerdam, *Biblia naturæ*, t. I, p. 105 et suiv., pl. 4, fig. 8.

(*f*) Spallanzani, *Resulti di esperience sopra la reproduzione della testa nelle Lumachi terrestri* (*Mém. della Soc. italiana* (*de Verona*), t. I., p. 583).

— Stiebel, *Ueber das Augeder Schnecken* (Meckel's *Archiv*, 1819, p. 206, pl. 5).

— Blainville, *Sur le* Voluta cymbium (*De l'organisation des Animaux*, t. I, p. 445, 1822).

— Haschke, *Beitr. zur Physiol. und Naturgesch.*, p. 58, pl. 3, fig. 8.

— J. Müller, *Ueber den Bau der Augen bei Murex Tritonis* (*Meckel's Arch.*, 1829, p. 208, pl. 6, fig. 4 à 8). — *Mém. sur la structure des yeux chez quelques Mollusques Gastéropodes*, etc. (*Ann. des sciences natur.*, 1831, t. XXII, p. 1, pl. 3).

seulement une cornée distincte de la couche cutanée adjacente, une sclérotique, un cristallin, un corps vitré, une couche pigmentaire et une rétine, mais on a pu constater dans cette tunique nerveuse une couche de bâtonnets analogues à ceux de la rétine des Vertébrés (1). Cependant la vue est faible chez ces Mollusques et ils paraissent même ne distinguer les objets que lorsque ceux-ci sont très-peu éloignés de leurs yeux (2). Chez beaucoup de ces Gastéropodes le nerf optique, au premier abord, semble être une branche du nerf tentaculaire (3) ; mais tout en étant accolé au tronc de celui-ci et en étant accompagné de quelques filaments que ce dernier

rivé ainsi à connaître la disposition générale des parties principales de cet organe, ainsi qu'on peut le voir dans un travail spécial de Lespès sur les yeux des Héliciens (*a*) ; mais c'est dans ces dernières années seulement que leur stucture intime a été l'objet de recherches approfondies et, à ce sujet, je citerai principalement les publications dues à M. Babuchen dont les mémoires, ayant spécialement pour objet les Limaces et les Colimaçons, sont accompagnés d'excellentes figures (*b*).

(1) M. Hensen a donné des figures de ces bâtonnets coniques (*c*).

(2) Lespès a trouvé que lorsque la lumière est faible les Colimaçons voient les gros objets à une distance d'environ 6 centimètres, mais que la portée de leur vue demande 4 ou 5 millimètres lorsque la lumière est très-vive. Le Cyclostome élégant est moins myope, il aperçoit les objets à environ 2 décimètres, et chez la Paludine vivipare la vue paraît être un peu plus longue ; chez les Limnées elle est au contraire plus basse (*d*).

(3) Voy. t. X, p. 432.

(*a*) Lespès, *Recherches sur l'œil des Mollusques Gastéropodes terrestres et fluviatiles* (*Journ. de Conchyliologie*, 1851, t. II, p. 315).

(*b*) Babuchen, *Ueber den Bau der Netzhaut einiger Lungenschnecken* (*Sitzungsb. der Akademie in Wien*, 1865, t. LII, p. 1).

— Keferstein, *Ueber den feinen Bau der Augen der Lungenschnecken* (*Nachrichten von der K. Gesellschaft der Wissensch. zu Göttingen*, 1864, p. 237).

— Hensen, *Op. cit.* (*Zeitschr f. wissensch. Zool.*, 1865, t XV, p. 217 et suiv.). — *Ueber den Bau des Schneckenauges und über die Entwickellung der Augentheile in dem Thierreiche* (*Arch. f. mikrosk. Anatomie*, 1866, t. II, p. 399, pl. 21).

— Leydig, *Zur Anat. und Physiol. der Lungenschnecken* (*Arch. f. mikros. Anat.* 1865, t. 1, p. 54).

— Hugenin, *Ueber das Auge von Helix pomatia* (*Zeitschr. f. wissensch. Zool.*, 1872, t. XXII, p. 108, pl. 10).

— Flemming, *Zur Anat. der Landschnecken-Fuller und zur Nevrologie der Mollesken* (*Zeitschr. f. wissensch. Zool.*, 1872, t, XXII, p. 365, pl. 31).

(*c*) Hensen, *Op. cit.* (*Zeitsch. f. wissensch. Zool.*, t. XV, pl. 21).

(*d*) Lespès, *Op. cit.* (*Journ. de Conchyliologie*, t. II, p. 315 et suiv.).

envoie aux membranes de l'œil, il en reste distinct dans toute sa longueur et il va s'insérer à côté du nerf acoustique, sur la portion latérale du cerveau désignée par M. de Lacaze-Duthiers sous le nom de *lobule de la sensibilité spéciale* (1). Chez d'autres espèces, les Physes par exemple, les nerfs optiques et tentaculaires sont séparés entre eux dès leur origine ; enfin chez les Éolidiens le premier est tellement court que l'œil paraît être posé directement sur le cerveau (2).

Chez les Hétéropodes l'appareil oculaire est plus perfectionné (3); il est logé dans une capsule particulière à parois diaphanes, dont la partie antérieure constitue une sorte de cornée extérieure ; il est pourvu de muscles spéciaux qui se portent des parois de cette capsule à la face externe du bulbe, et le nerf optique, avant d'y pénétrer, présente un gros renflement ganglionnaire analogue au ganglion optique des Céphalopodes. Le bulbe oculaire, ainsi que sa capsule, est allongé et un peu étranglé à sa partie moyenne en forme de clepsydre. On y distingue une portion antérieure qui est con-

(1) En étudiant les nerfs de l'Haliotide de M. Lacaze-Duthiers a constaté l'existence des filets qui se détachent du nerf optique pour se distribuer aux enveloppes de l'œil. Il a trouvé la même disposition chez les Limnées, les Planorbes, etc., mais il a reconnu récemment que ces filets ne sont pas en réalité des branches du nerf optique; celui-ci reste indivis dans toute sa longueur et les filets en question proviennent du nerf tentaculaire ; ils sont simplement accolés au nerf optique (*a*). Chez ces Mollusques ce nerf conserve donc son individualité d'une manière non moins complète que chez les Animaux supérieurs.

(2) Chez les Physes le nerf optique est très-long (*b*), tandis que chez l'Éolide de Cuvier il ne se distingue pas du ganglion sous-jacent (*c*).

(3) M. Krohn fut le premier à étudier attentivement la structure intérieure de ces organes ; ses recherches portèrent sur les Carinaires (*d*).

(*a*) Lacaze-Duthiers, *Mém. sur le système nerv. de l'Haliotide* (*Ann. des scienc. nat.*, 4ᵉ série, t. XII, p. 247, pl. 10, fig. 2). — *Du système nerv. des Mollusques gastéropodes pulmonés aquatiques* (*Arch. de Zool. expérim.*, 1872, t. I, p. 447, pl. 17, fig. 2).

(*b*) Lacaze, *Op. cit.* (*Arch. de Zool. expérim.*, t. I, p. 472, pl. 19, fig. 1).

(*c*) Souleyet, *Voyage de la Bonite. Mollus.*, pl. 24 A, fig. 15.

(*d*) Krohn, *Fernere Beitrage zur Kenntniss des Schneckenauges* (Muller's *Archiv*, 1839, p. 332, pl. 10, fig. 6-8).

vexe et simule une cornée proprement dite, un cristallin sphérique, une couche pigmentaire analogue à la choroïde, une rétine et une sclérotique (1).

Ptéropodes et Acéphales

§ 6. — Les Ptéropodes (2) et les Mollusques acéphales sont pour la plupart privés d'yeux ; mais parmi ces derniers Animaux il en est quelques-uns chez lesquels il en existe en nombre considérable. En effet les corps globulaires, brillants et colorés, qui garnissent le bord du manteau des Pectens et des Spondyles présentent tous les caractères d'organes de ce genre (3) ; chacun d'eux est pourvu d'une lame translucide

(1) M. Huxley, à qui l'on doit de très-bonnes observations sur les yeux des Ptéropodes, considère cette lame convexe externe de l'œil comme étant une véritable cornée transparente (*a*). Mais d'après les observations que j'ai eu l'occasion de faire sur l'organisation des Firoles, je ne puis partager son opinion à cet égard, car la tunique en question, au lieu de s'arrêter au bord antérieur de la sclérotique, s'étend sur toute la surface postérieure de la lentille et me paraît être en réalité une capsule cristalline. Il n'y a aucune trace d'iris, en sorte que toute la portion antérieure du globe oculaire qui contient l'humeur aqueuse chez les Vertébrés manquerait chez les Firoles. Le cristallin présente, comme chez les Animaux supérieurs, un noyau, des couches concentriques et des lignes rayonnantes. La couche choroïdienne est très-développée et la rétine, située derrière une humeur vitrée, m'a semblé fort épaisse à sa partie postérieure.

Pour plus de détails sur l'anatomie de l'œil des Hétéropodes et particulièrement la structure intime de la rétine de ces Mollusques, je renverrai aux publications récentes indiquées ci-dessous (*b*).

(2) D'après Souleyet et Eydoux les organes de la vision manqueraient chez tous les Ptéropodes (*c*) ; mais dans ce groupe zoologique quelques animaux paraissent avoir des yeux rudimentaires ; notamment les Clios.

(3) Ces petits globes, suspendus chacun à l'extrémité d'un pédoncule cylindrique ou parmi des tentacules qui garnissent le bord des Pecten et des Spondyles, avaient été remarqués

(*a*) Huxley, *On the Morphology of the cephalous Mollusca as illustrated by the Anatomy of certains Heteropoda and Pteropoda* (*Phil. Trans.*, 1853, p. 35, pl. 3, fig. 8).

(*b*) Gegenbauer, *Untersuchungen über Pteropoden und Heteropoden.*

— Leuckart, *Zoologische Untersuchungen*, t. III, p. 27.

— Keferstein, *Untersuchungen über niedere Seethiere*, p. 133, pl. 7, fig. 10-14 (*Zeitschr. f. wissensch. Zool.*, 1862, t. 12).

— Hensen, *Op. cit.* (*Zeitschr. f. wissensch. Zool.*, 1865, t. XV, p. 211 et suiv.).

(*c*) Eydoux et Souleyet, *Voyage de la Bonite. Zool.* t. II, p. 57.

comparable à la cornée transparente, d'un cristallin, d'une choroïde et d'un nerf; mais celui-ci, au lieu de naître du cerveau comme les nerfs optiques ordinaires, provient du ganglion postérieur (1).

Quelques Mollusques acéphales qui, à l'état adulte, ne pré-

par plusieurs zoologistes (*a*), et Lamarck les avait appelés des tubercules oculiformes; leurs caractères physiologiques avaient été même annoncés par Garner (*b*); mais M. Grube et M. Krohn furent les premiers à en faire attentivement une étude anatomique (*c*); plus récemment leur structure intime a été l'objet de nouvelles recherches (*d*).

(1) Ces ganglions donnent naissance à plusieurs nerfs divergents qui s'avançaient vers le bord libre des manteaux où ils s'unissent à un tronc *circumpalléal*, lequel offre de distance en distance de petits ganglions et fournit un nombre considérable de petites branches dont les unes se rendent aux tentacules marginaux, et les autres entrent dans les pédoncules oculaires (*e*).

Ces derniers filaments, qui constituent autant de nerfs optiques, présentent une disposition singulière. Chacun d'eux se divise en deux branches dont l'une pénètre directement dans le fond du globe oculaire, tandis que l'autre s'avance latéralement jusque vers le tiers antérieur de cet organe et y plonge pour se rendre à l'anneau dont le cristallin est entouré (*f*).

J'incline à penser que les taches colorées placées de distance en distance sur le bord du manteau de l'*Avicula tarentina* sont dues à la présence d'organes analogues aux yeux des Pectens.

(*a*) Poli, *Testacea utriusque Siciliæ*, t. II, pl. 22, fig. 1 et 4 (*Spondyle*) et pl. 25, fig. 1, 14 et 15 (*Pecten*).

(*b*) Garner, *On the nervous system of Molluscous Animals* (*Trans. of the Linn. soc.*, 1837, t. XVII, p. 488). — *On the anat. of the Lamellibranchiate conchilif.* (*Trans. Zool. soc.*, t. II, pl. 19, fig. 1 et 3).

(*c*) Grube, *Ueber Augen bei Muscheln* (Müller's *Arch. f. Anat.*, 1840, p. 24, pl. 3, fig. 1-3).

— Krohn, *Ueber Augenahnliche Organe bei Pecten und Spondylus* (Müller's *Arch.*, 1840, p. 381, pl. 11, fig. 16).

(*d*) Will, *Ueber die Augen der Bivalven und Ascidien* (Frorep's *neue Notizen*, 1844, t. XXIX, p. 81).

— Delle Chiaje, *Miscellanea Anatomico-Pathologica*, t. II, pl. 70, fig. 16.

— Keferstein, *Untersuch. über Nieden Seethiere*, § IX, *über den Bau des Auges von Pecten* (*Zeitschr. f. wissensch. Zool.*, 1863, t. XII, p. 133, pl. 7, fig. 10-14).

— Hensen, *Op. cit.* (*Zeitschr. f. wissensch. Zool.*, t. XV, p. 220, pl. 21, fig. 94 à 98).

(*e*) Duvernoy, *Mémoire sur le système nerveux des Mollusques acéphales*, p. 73, pl. 2, fig. 3 (*Mém. de l'Acad. des sciences*, t. 24).

— Blanchard, *Organisat. du Règne animal* (*Mollusques acéphal.*, pl. 30).

(*f*) Keferstein, *Op. cit.* (*Zeitschr. f. wissensch. Zoologie*, 1863, t. XII, p. 133, pl. 7, fig. 10-12).

sentent aucune trace d'yeux, sont pourvus de points oculiformes pendant qu'ils sont à l'état de larves; mais on ne sait rien de positif sur les fonctions de ces taches colorées (1).

Yeux des Tuniciers.

§ 7. — Les Molluscoïdes nageurs sont pourvus d'un œil unique et médian qui repose presque directement sur le ganglion nerveux situé au-dessus de l'extrémité antéro-supérieure de la bande branchiale (2); mais chez les espèces sédentaires, telles que les Ascidies, cet organe manque ou n'est représenté que par une tache pigmentaire dont le rôle physiologique est encore fort incertain.

Yeux des Animaux articulés.

§ 8. — Dans le groupe naturel des Arthropodaires ou Animaux articulés proprement dits, le mode d'organisation de l'appareil visuel varie beaucoup et la structure des yeux est souvent très-différente de tout ce que l'on rencontre dans les autres divisions du Règne animal. Sous ce rapport, les Insectes et les Crustacés supérieurs sont particulièrement remar-

(1) Ainsi M. Löven a trouvé une paire de petits organes oculiformes chez la larve de la Moule, mais on n'en aperçoit aucune trace chez l'animal à l'état parfait (*a*).

L'existence d'une paire d'yeux chez une larve de Brachiopode a été signalée par M. F. Müller, mais on ne sait rien concervant la structure de ces organes (*b*). M. de Lacaze-Duthiers a vu aussi des points oculiformes chez les Thécidies à l'état de larve (*c*).

Des points colorés situés autour de l'orifice du tube respirateur des Solens (*d*), des Mésodermes (*e*) et de quelques autres Acéphales ressemblent beaucoup à des yeux, mais on n'en connaît pas la structure intérieure.

(2) Chez les Biphores (ou Salpa) l'œil est de forme sphérique et porté au sommet d'un pédoncule court et gros qui naît du ganglion nerveux (*f*).

(*a*) Deshayes, *Expéd. scient. en Algérie* (*Mollusques*, pl. 139, fig. 5).
Löven, *Bidrag till Kannedomen om utweckligen of Mollusca acephala lamellibranchiata* (*Vettenscaps-Akademiens Handlengar för ör*, 1847, p. 339, pl. 14).

(*b*) Lacaze-Duthiers, *Hist. de la Thécidie* (*Ann. des sciences nat.*, 1861, t. XV, p. 325).

(*c*) Fritz Müller, *Beschreibung einer Brachiopodenlarve* (*Arch. f. Anatomie*, 1860, p. 72, pl. I, B, fig. 1).

(*d*) Deshayes, *Expéd. scient. en Algérie* (*Mollus.*, pl. 18 B, fig. 1).

(*e*) Deshayes, *Op. cit.*, pl. 39, fig. 10.

(*f*) Milne Edwards, *Atlas du Règne animal de Cuvier* (*Mollusques*, pl. 121, fig. 2 *b*). — Leuckart, *Zoologische Untersuchungen*, t. II, p. 24, pl. 5, fig. 10.

quables et se ressemblent beaucoup. Ils sont en général pourvus d'yeux à réseau et, ainsi que je l'ai déjà dit, les yeux de ce genre sont constitués principalement par des parties comparables à celles dont se composent la rétine et ses annexes chez les Vertébrés, mais qui prennent ici un développement plus considérable et se compliquent davantage. La cornée y est représentée par une portion du système tégumentaire modifiée d'une manière particulière, et la lentille, qui joue un si grand rôle dans la composition de l'œil chez les Animaux supérieurs, fait défaut ou n'est représentée que par un corpuscule plus ou moins rudimentaire annexé à la cornée et ne pouvant avoir dans le mécanisme de la vision que peu d'importance. C'est à raison de ce mode de structure que j'ai appelé ces organes des *yeux rétiniens*.

Dans la classe des Insectes les yeux sont toujours essentiellement rétiniens, mais ils ne sont pas toujours réticulés; souvent ils sont pourvus d'une cornée lisse. Dans ce dernier cas ils sont monoloculaires et on les désigne communément sous les noms de *stemmates* ou *d'ocelles* (1). Les yeux à réseau sont au contraire divisés intérieurement en une multitude de petites loges allongées placées côte à côte, et chacun de ces compartiments peut être considéré comme constituant un oculite ou œil élémentaire distinct. Ces yeux multiloculaires méritent donc le nom d'*yeux composés* que les entomologistes leur donnent, par opposition au nom d'*yeux simples* appliqué aux stemmates. Mais la ligne de démarcation entre les deux types organiques dont je viens de faire mention est loin d'être aussi nette qu'on le supposait jadis, et il existe entre les représentants bien caractérisés de ces types une multitude de

(1) Il est à noter que les entomologistes appliquent le nom d'*ocelles* non-seulement aux stemmates ou petits yeux lisses, mais aussi à des taches en forme d'œil qui se trouvent sur les ailes de certains Lépidoptères et qui n'ont rien de commun avec le sens de la vue.

formes intermédiaires qui établissent le passage de l'un à l'autre. Ainsi les stemmates qui paraissent simple au premier abord sont parfois des agrégants de petits appareils visuels analogues à ceux qui composent les yeux à réseau, mais trop peu développés pour être faciles à distinguer.

Yeux des Arachnides.

§ 9. — Dans la classe des ARACHNIDES les yeux ont, à peu de chose près, la même structure intérieure que ceux des Mollusques gastéropodes; ils sont simples (1) et lentifères, comme ceux-ci, mais leur portion tégumentaire se différencie davantage des parties circonvoisines du système cutané et ils sont presque toujours en nombre plus considérable. En général on compte quatre paires de ces organes ; chez quelques Scorpions il y en a jusqu'à six paires ; mais chez d'autres espèces appartenant à la même famille zoologique, ainsi que chez quelques Arachnides, il n'y en a que trois paires (2), et certaines espèces de ce groupe naturel n'en possèdent pas

(1) Chez les Acariens du genre *Penthaleus* les yeux sont réunis en un groupe impair et serrés les uns contre les autres de façon à présenter l'aspect d'un œil réticulé, unique et médian, qui serait pourvu de 6 ou 8 facettes analogues aux compartiments des yeux composés des Insectes et des Crustacés (*a*).

(2) Les yeux sont en nombre très-variable chez les Scorpionides; deux de ces organes d'une grandeur considérable sont placés sur le vertex, près de la ligne médiane et, de chaque côté, près du bord du céphalothorax, on en trouve plusieurs dont les dimensions sont fort réduites (*b*). Ainsi chez les espèces dont Ehrenberg a formé le genre *Andoctronus* (*c*) il y a en tout douze yeux, et on en compte 10 chez les Scorpionides du genre *Centrure*, 8 chez les *Buthus*, enfin 6 seulement chez les Scorpions proprement dits.

Les yeux sont au nombre de quatre paires chez la plupart des Aranéides et chez les Phrynes; mais il n'en existe que trois paires chez les Aranéides des genres Dysdère, Segestrie, Scyntode et Upiote, ainsi que chez les Galéodes ou Solpuges.

(*a*) Desjardins, *Premier Mémoire sur les Acariens* (*Ann. des sciences nat.*, 1845, série 3, t. III, p. 19).

(*b*) Ehrenberg, *Symbolæ physicæ; anim. evertebrat*, 1, pl. 9.

(*c*) Ou *Obesium troglodytes*, Sturm.

autant (1) ; enfin chez les Acariens inférieurs les yeux font complétement défaut (2).

Les yeux de tous ces Animaux sont placés sur la partie antérieure du bouclier céphalothoracique et leur mode de groupement varie beaucoup de genre à genre (3) et paraît être en rapport avec certaines particularités dans les mœurs de ces Animaux (4).

(1) Il y a deux paires d'yeux chez le Chélifère cancroïde et beaucoup d'autres espèces du même genre.

Chez quelques Acariens, notamment chez les Oribates, on a trouvé sur la ligne médiane un œil unique qui résulte de la fusion d'une paire de ces organes.

(2) Les yeux manquent chez les Acariens dont on a formé les genres Gamase, Troglodyte et Sarcopte.

Ainsi que je l'ai déjà dit, ces organes font également défaut chez le *Blothrus spelus* (*a*) et le *Stalita tæniara* de Schiodte qui habitent au fond de certaines cavernes de la Carniole (*b*).

On n'aperçoit aucune trace d'yeux chez les Gamasides ; cependant ces Acariens paraissent distinguer la lumière de l'obscurité.

L. Dufour considérait les Tétraniques comme étant également privés d'yeux, mais M. Donnadieu a constaté que ces Acariens en possèdent une paire et que la structure de ces organes est fort semblable à celle des yeux de Thrombidion décrits par M. Pagenstecher (*c*).

(3) Le mode de groupement de ces organes fournit des caractères dont les entomologistes font grand usage pour la classification des Aranéides (*d*).

(4) Ainsi Dugès a fait remarquer que chez les Aranéides qui vivent dans des tubes ou dans des retraites sombres et n'en sortent que quand une proie est à leur portée, les Mygales (*e*), les Atypes, les Filistates, les Clohos, les Segestries et les Dysdères par exemple, les yeux sont groupés plus ou moins serrés sur le milieu du front ; que chez les espèces qui se tiennent soit dans un petit tube attaché à une longue toile placée en plein air, soit dans des cellules exposées au grand jour, les yeux sont écartés et étalés sur le devant de la tête (exemple : les Tetragnathes (*f*), les Micrommates, les Clibions aériennes, etc.) ; que chez celles qui se tiennent habituellement au milieu d'une toile libre ou qui la parcourent

(*a*) Voy. ci-dessus, p. 216.
(*b*) Megnien, *Monogr. de la famille des Gamasides* (*Journ. d'Anat.*, 1876, p. 319).
(*c*) Donnadieu, *Rech. pour servir à l'histoire des Tétraniques*, 1875, p. 68.
— Pagenstecher, *Beitrage zur Anatomie der Milben*, 1860.
(*d*) Walckener, *Tableau des Aranéides*, 1805. — *Hist. nat. des Aptères*, 1837.
(*e*) Exemple : la Mygale maçonne. Voy. l'*Atlas du Règne animal, Arachnides*, pl. 2, fig. 1 et 3.
(*f*) Voy. l'*Atlas du Règne animal, Arachnides*, pl. 10, fig. 10 et 5 *c*.

La structure intérieure de ces organes est plus complexe que celle des yeux des Gastéropodes (1). La cornée y est représentée par une portion transparente du système tégumentaire qui, tout en paraissant enchâssée dans une ouverture pratiquée dans le bouclier céphalique, est en continuité de substance avec cette partie du squelette épidermique et consiste essentiellement, comme celui-ci, en une lame de chitine. Elle est mince, lisse et très-bombée; par sa face interne elle est intimement unie à un gros cristallin dont la forme est presque sphérique (2), et cette lentille est à son tour engagée dans une sub-

fréquemment, les yeux sont portés sur des tubercules plus ou moins saillants (par exemple les Epeires (*a*) et les Théridions et surtout les Thomises; enfin que chez la plupart des Aranéides errantes, telles que les Saltiques (*b*), les Eresses et les Lycoses, les yeux sont bien plus écartés et rejetés en partie fort loin en arrière (*c*).

(1) Les premières observations sur la structure intérieure de l'œil des Arachnides sont dues à D. W. Sœmmerring qui constata chez la Mygale aviculaire une lentille subglobulaire, recouverte directement par une cornée transparente et fort bombée; puis une cavité remplie d'une matière molle, un nerf optique et une enveloppe pigmentaire (*d*). Quelques années plus tard J. Müller étudia l'anatomie de ces organes chez le Scorpion (*e*), et tout en commettant quelques inexactitudes signalées ultérieurement par M. Brants et par M. Blanchard, il en donna une description qui est en général exacte (*f*) Plus récemment M. Leydig a jeté de nouvelles lumières sur ce sujet (*g*).

(2) C'est probablement à raison de cette union intime que Gaede a cru à la non-existence d'un cristallin chez la Mygale (*h*).

(*a*) Voy. l'*Atlas du Règne animal, Arachnides*, pl. 11, fig. 2 *a*, etc.

(*b*) Voy. le même ouvrage, pl. 14, fig. 4 *b*.

(*c*) Dugès, *Observations sur les Aranéides* (*Ann. des scienc. nat.*, 1836, série 2, t. VI, p. 176).

(*d*) D. W. Sœmmerring, *De oculorum sectione horizontali comment.*, p. 74, pl. 3 (1818).

(*e*) J. Müller, *Zur vergleichenden Physiologie des Gesichtssinnes*, 1826, p. 316 et suiv., pl. 7, fig. 8-11. — *Sur les yeux et la vision des Insectes, des Arachnides et des Crustacés* (*Ann. des scienc. nat.*, 1829, série 1, t. XVII, p. 234, pl. 12, fig. 1-3).

(*f*) Brants, *Bijdrage tot de Kennis van de einvoudige Oogen der gelede Diernen* (*Tijdschrift ovor naturstijke Geschiedenes*, 1837, t. IV, p. 135, pl. 1). — *Observ. sur les yeux simples des Animaux articulés* (*Ann. des scienc, nat.* 1838, série 2, t. IX, p. 308).

— Blanchard, *De l'organis. du Règne animal, Arachnides*, p. 58, pl. 4, fig. 1, 2.

(*g*) Leydig, *Zum feinern Bau der Arthropodien* (Müller's *Archiv f. Anatomie*, 1855, p. 432, pl. 16). — *Traité d'histologie*, p. 292, fig. 137). — *Tafeln zur vergleichenden Anat. zum Nervensystem und der Sinnesorganen der Würmer und Gliederfüssler*, pl. 8, fig. 2 (1864).

(*h*) Gaede, *Beiträge zur Anatomie der Insekten* (*Nova acta Acad. nat. curios*, 1828, t. XI, p. 323).

stance hyaline qui jusqu'en ces derniers temps a été considérée comme analogue au corps vitré de l'œil des Animaux supérieurs, mais qui fait en réalité partie de l'appareil rétinien. En effet le microscope y fait découvrir des corps réfringents comparables aux bâtonnets de la rétine des Vertébrés et analogues aux cônes réfringents qui jouent un rôle des plus remarquables dans la constitution des yeux rétiniens à facettes multiples des Insectes et des Crustacés (1). La couche suivante de la rétine est constituée par des cellules nerveuses et des fibres qui la relient à une expansion terminale du nerf optique (2). Enfin le globe oculaire ainsi formé est revêtu d'une couche de tissu pigmentaire qui constitue une tunique choroïdienne et s'avance même un peu sur la lentille de façon à représenter une sorte d'iris. Cette choroïde loge dans son épaisseur des fibres musculaires (3), et lorsque les yeux sont très-serrés les uns contre les autres elle peut être commune à tout le groupe ainsi formé. Enfin dans certains cas le pigment dont elle est imprégnée, au lieu d'être uniformément noirâtre, présente partiellement un éclat métallique de façon à constituer un revêtement brillant comparable au tapis de la rétine des Vertébrés.

(1) Brants fut le premier à signaler l'existence de ces cônes chez les Scorpions et les Mygales (*a*); J. Müller chercha à réfuter l'opinion de cet anatomiste hollandais, mais ses observations à ce sujet ont été confirmées en ce qu'elles ont d'essentiel par les recherches plus approfondies de M. Leydig sur les Saltiques (*b*).

(2) Chez la Mygale les fibres musculaires contenues dans ce diaphragme annulaire sont disposées circulairement, et il y a en outre de petits faisceaux de même nature qui se portent de la tunique choroïdienne aux parties adjacentes de la face interne de la boîte céphalique (*c*).

(3) Cette disposition nous est offerte par les deux yeux principaux des Scorpions qui sont rapprochés de la ligne médiane du front, ainsi que par le groupe des trois petits yeux qui est situé de chaque côté de la région cephalique de ces Animaux.

(*b*) Leydig, *Traité d'histologie*, p. 292.
(*a*) Brants, *Op. cit.* (*Ann. des scienc. nat.*, série 2, t. IX, p. 313).
(*c*) Blanchard, *Op. cit.*, p. 54 et 55.

Yeux des Myriapodes.

§ 10. — Chez les MYRIAPODES qui pour la plupart vivent sous terre ou dans des endroits obscurs, les organes de la vision font souvent complétement défaut ou sont réduits à un état rudimentaire (1). Chez les espèces qui sont pourvues d'yeux ces organes sont toujours simples et ressemblent beaucoup aux yeux des Arachnides (2). Mais leur nombre est souvent plus élevé que chez ces derniers Animaux et parfois il varie avec l'âge, leur développement ayant lieu successivement à mesure que les mues s'effectuent (3). Chez les Lithobiens du genre *Henicops*, les Platydesmes et les Scolopendrites, il n'y en a qu'une paire ; on en compte trois paires chez les Poligonies, quatre paires chez les Scolopendres, huit paires chez les Glomeris et davantage chez les Iules, les Lithobies, etc. Il est aussi à noter que le mode de groupement de ces organes varie suivant les

(1) Les Chilopodes de la famille des Géophiles sont dépourvus d'yeux ou n'ont qu'une paire de ces organes cachés sous la peau. Il en est de même pour diverses espèces de Scolopendres dont on a formé les genres *Cryptops* et *Scolopocryptops*. Chez les Polydesmes où ces organes manquent également, il n'y a même aucun vestige ni des nerfs optiques ni des lobules correspondants du ganglion céphalique (*a*).

(2) On y aperçoit une cornée tégumentaire, un cristallin, une choroïde dont le pigment est généralement noir, et un nerf optique. Lorsque les yeux sont bien développés les nerfs optiques sont disposés en faisceau et proviennent d'un ganglion ou lobule spécial situé de chaque côté du cerveau (*b*).

(3) M. Gervais a constaté ce fait chez les Iules et les Lithobies (*c*). Newport observa également l'accroissement du nombre des yeux chez ces derniers Myriapodes (*d*). En sortant de l'œuf, les Lithobies n'ont qu'une seule paire d'ocelles ; à la mue suivante deux autres paires d'ocelles se montrent et à chaque mue successive le nombre en augmente jusqu'à ce que l'animal soit arrivé à l'état adulte, et alors on en compte de 14 à 30 paires, suivant les espèces.

(*a*) Newport, *On the structure of Myriapoda* (*Phil. trans.*, 1843, p. 253, pl. 11, fig. 6).

(*b*) Gervais, *Études pour servir à l'hist. des Myriapodes* (*Ann. des scienc. naturelles*, 1837, série 2, t. VII, p. 57, pl. 4 B, fig. 1, *d*, et 1 *f*, fig 3 *b* et 3 *c*).

(*c*) Newport, *Monogr. of the class Myriapoda* (*Trans. of the Linn. soc.*, 1844, t. XIX, p. 300).

(*d*) Par exemple chez les Iules ; voy. Newport, *On the structur, development, etc. of the Nervoussystem in Myriapoda*, etc. (*Phil. trans.*, 1843, p. 245, pl. 11, fig. 2).

res (1) et que chez les Scutigères (ou *Crematia*) ils sont tellement serrés entre eux que le groupe ainsi constitué ressemble à un œil composé (2).

Yeux des Insectes et des Crustacés.

§ 11.— Dans la classe des INSECTES et dans celle des CRUSTACÉS la lentille cristalline manque d'ordinaire ou ne se développe que peu, tandis que la portion rétinienne des yeux prend au contraire un développement beaucoup plus considérable que chez les Arachnides et se perfectionne par l'isolement croissant de ses parties constituantes. La couche choroïdienne, au lieu d'entourer seulement l'ensemble de l'appareil sensitif désigné sous le nom général de rétine, peut s'étendre autour de chacun des bâtonnets dont cette partie de l'œil se compose, de façon à la subdiviser en autant de compartiments distincts qui acquièrent chacun une cornée particulière et forment ainsi une multitude d'ocellites ou de petits yeux semblables entre eux, mais ayant leur individualité et constituant par leur assemblage les organes visuels auxquels on donne le nom d'*yeux à facettes*, d'*yeux à réseau* ou d'*yeux composés*. Presque toujours dans ces deux classes d'Animaux les yeux sont essentiellement rétiniens ; mais l'espèce de fractionnement dont je viens de parler ne s'étend pas toujours à la portion superficielle de l'appareil visuel et celui-ci est recouvert par une cornée

(1) Ainsi ils sont disposés en un groupe irrégulier chez les Lithobies (*a*), tandis que chez les Iules ils forment par leur réunion en lignes transversales superposées un groupe triangulaire (*b*).

(2) L. Dufour, qui a fait connaître la conformation exceptionnelle des yeux des Scutigères, considère ces organes comme étant réellement des yeux à réseau (*c*).

Chez les Glomeris, ces organes présentent des particularités de structure qui ne me semblent pas avoir été expliquées d'une manière satisfaisante (*d*).

(*a*) L. Dufour, *Rech. anat. sur le Lithobius forficatus et le Scutigera lineata* (*Ann. des scienc. nat.* 1824, série 1, t. II, p. 93, pl. 8, fig. 4A).

(*b*) Treviranus, *Vermischte Schriften*, t. II, pl. 7, fig. 10.

(*c*) Gervais, *Op. cit.* (*Ann. des scienc. nat.*, série 2, t. VII, pl. 4 A, fig. 3).

(*d*) Leydig, *Tafeln zur vergleichenden Anatomie*, pl. 7, fig. 3 et 5.

transparente commune dont la surface est lisse. Les *stemmates* ou ocelles présentent souvent ce mode d'organisation. Mais parfois ils sont pourvus d'une lentille hypodermique et ressemblent aux yeux des Anachnides (1). Enfin dans d'autres cas le revêtement tégumentaire de l'œil ne se différencie pas des parties circonvoisines du système cutané et cesse de faire partie intégrante de l'œil ; par conséquent la cornée transparente fait défaut et l'œil est sous-cutané et indépendant du système tégumentaire. Ce sont les organes disposés de la sorte que j'ai désignés précédemment sous le nom d'*yeux internes* (2) et que nous rencontrerons chez quelques Crustacés. Chez d'autres animaux de la même classe ainsi que chez les Insectes il existe des yeux rétiniens a cornée lisse ou yeux simples ; enfin tous les Crustacés supérieurs ainsi que les Insectes à l'état parfait sont pourvus d'yeux à réseau ou yeux composés.

Parfois des yeux simples ou stemmates et des yeux à facettes coexistent chez le même Animal ; cela se voit chez les Cyames et les Apus dans la classe des Crustacés, chez les Limules et chez beaucoup d'Insectes adultes, notamment chez les Lépidoptères, les Hyménoptères et la plupart des Diptères (3) ; mais chez d'autres Insectes parvenus à l'état parfait, de même que chez les Crustacés supérieurs, il n'y a que des yeux à fa-

(1) Ce mode d'organisation des stemmates a été constaté par M. Leydig chez l'Abeille (*a*) et chez quelques autres Insectes.

(2) Voy. ci-dessus, p. 220.

(3) Les Insectes qui à l'état parfait possèdent à la fois des yeux à facettes et des stemmates, sont :

Dans l'ordre des Coléoptères, les Paussus, les Omaliens et les Onthophages.

Tous les Orthoptères, à l'exception des Forficuliens.

La plupart des Hémiptères, les Libellules, les Éphémères, les Phryganes, les Raphidies, les Panorpes, les Semblis, les Osmyles, les Termites. Presque tous les Diptères.

(*a*) Leydig, *Tafeln*, fig. 3.

cettes (1). Enfin ces deux organes n'existent que très-rarement chez les Insectes à l'état de larve (2) et, d'ordinaire pendant cette période de la vie, les Animaux de cette classe sont pourvus de stemmates.

Yeux réticulés.

§ 12. — Les yeux à réseau, yeux à facettes ou yeux composés, dont l'étude nous occupera d'abord, sont d'une structure fort complexe et difficile à bien observer (3). Ils sont en gé-

(1) Les Insectes suivant, parvenus à l'état parfait, sont dépourvus de stemmates et possèdent des yeux à réseau. Presque tous les Coléoptères. Les Labidoures ou Forficules, les Hémérobes, les Fourmis-lions et les Analèphes, dans l'ordre des Névroptères; les Hydrocorides parmi les Hémiptères; les Cousins et les Tipulaires, parmi les Diptères.

(2) Les Cousins à l'état de larve n'ont pas de stemmates et sont pourvus d'yeux à facettes.

(3) Les premières recherches anatomiques sur la structure des yeux des Insectes sont dues à Swammerdam et furent faites sur la Mouche commune (a). Vers le commencement du siècle actuel, Marcel de Serres publia sur le même sujet un mémoire spécial qui laissait beaucoup à désirer (b). En 1826 J. Müller en fit une étude plus approfondie (c), et, vers la même époque, Dugès et Straus-Durkheim s'en occupèrent également (d). Enfin, dans ces derniers temps (e), nos connaissances relatives à la nature des parties constitutives de ces or-

(a) Swammerdam, *Biblia naturæ*, t. II, p. 20.

(b) Marcel de Serres, *Mém. sur les yeux composés et les yeux simples des Insectes*. Montpellier, 1813.

(c) J. Müller, *Zur vergleichenden Physiologie des Gesichtssinnes*. 1826. — *Sur les yeux et la vision des Insectes, etc.* (*Ann. des scienc. nat.* 1829 t. XVII, p. 365. trad. de l'ouvrage allemand déjà cité).

(d) Dugès, *Observ. sur la structure de l'œil composé des Insectes* (*Ann. des scienc. nat.* 1830, t. XX, p. 341).

— Straus, *Anat. comp. des Animaux articulés*, p. 411.

(e) Will, *Beitr. zur Anatomie der zusammengesetzten Augen*. 1840. — *Ueber einen eigentümlichen Bewegungs-Apparat in den facitterten Insektenaugen* (*Müller's Archiv f. Anatomie*. 1843, p. 349.

— Gottsche, *Beitr. zur Anat. und Physiol. der Augen der Fliegen und Krebse* (*Müller's Archiv*. 1852. p. 463. pl. 11, fig. 3-5).

— Leydig, *Zum feineren Bau der Arthropoden* (*Müller's Archiv f. Anat.* 1855, pl. 406 et suiv., pl. 17). — *Die Augen der Gliederthiere : neue Untersuchungen zur Kenntniss dieses Organs*. 1864. — *Tafeln zur vergleichenden Anat. Erstes Heft. Zum Nervensystem und Sinnesorganen der Würmer und Gliederfüssler*. 1864.

— Claparède, *Zur Morphologie die zusammengesetzten Augen bei den Arthropoden* (*Zeitschr., f. wissensch. Zool.* 1860, t.X, p. 191, pl. 12, 13 et 14).

— Schultze, *Untersuch. über die zusammengesetzten Augen der Krebse und Insekten*. 1868.

— Max Schulze, *Untersuchungen, über die zusammengesetzten Augen der Krebse und Insekten*. 1868.

— Grenocker, *Zur Morphologie und Physiologie der facetteren Arthropoden Auges* (*Götting. Nachr.* 1874, n° 26, p. 645).

néral très-développés et ils sont situés sur les côtés de la tête. Chez les Insectes ils sont toujours immobiles et presque toujours sessiles c'est-à-dire dépourvus de pédoncule (1). Mais chez les Crustacés supérieurs, tels que les Crabes, les Écrevisses et les Squilles, ils sont portés à l'extrémité d'une paire d'appendices frontaux qui sont très-mobiles et pourvus de muscles spéciaux destinés à en faire varier la direction ; disposition qui a valu à ces Animaux le nom de *Podophthalmaires* (2).

En général ces yeux sont très-bombés et arrondis ou ova-

ganes et à leurs caractères histologiques ont fait beaucoup de progrès, grâce aux recherches de Leydig, de Claparède et de plusieurs autres naturalistes.

(1) Chez quelques Diptères, notamment les *Achias* et les *Diopsis*, les yeux sont placés à l'extrémité d'une paire de prolongements de la boîte crânienne, qui simulent des cornes (*a*). Chez les Trigiondiles, parmi les Coléoptères, et chez les Rhipiptères, les yeux sont faiblement pédonculés (*b*).

(2) Les tiges oculifères des Crustacés podophthalmes, tels que les Crabes, les Écrevisses, les Langoustes et les Squilles, sont des appendices du premier anneau céphalique et sont des homologues des membres qui constituent les antennes, les appendices buccaux, les pattes, etc. (*c*). A raison de leur apparition un peu tardive chez l'embryon, quelques anatomistes n'admettent pas ce rapprochement ; cependant il est justifié non seulement par des considérations morphologiques, mais aussi par certains cas tératologiques dans lesquels on a trouvé l'un de ces pédoncules transformé en un appendice multiarticulé analogue aux antennes (*d*).

L'œil occupe en général l'extrémité libre du pédoncule mobile qui le porte, mais chez quelques Décapodes, notamment certains Ocypodes, cette tige se prolonge beaucoup au delà en forme de corne (*e*). Il est aussi à noter que parfois ces pédoncules deviennent extrêmement longs ; par exemple chez les Portuniens du genre Podophthalme (*f*) et chez les Macropthalmes (*g*).

Presque toujours le pédoncule ocu-

(*a*) Exemple : le *Diopsis subfasciata* ; voy. l'*Atlas du Règne animal* de Cuvier, *Insect*. pl. 180, fig. 6).

(*b*) Exemple : le *Stylops Dalii* ; voy. l'*Atlas du Règne animal*. *Insect*. pl. 159, fig. 2.

(*c*) Voy. t. X, p. 200 et suiv.

(*d*) Alph. Milne Edw., *Sur un cas de transformation du pédoncule oculaire en une antenne, observée chez une Langouste* (*Comptes rendus de l'Acad. des sciences*, 1864, t. LIX, p. 710).

(*e*) Exemple : l'Ocypode cératophthalme ; voy. l *Atlas du règne anim. du Cuvier*, *Crustacés*, pl. 17, fig. 1 et 1*a*.

(*f*) Voy. le même ouvrage pl. 9, fig. 1 et 1*a*.

(*g*) Voy. le même ouvrage, pl. 16, fig. 2 e, 2*a*.

laires ; mais parfois ils contournent le point d'insertion des antennes de façon à devenir réniformes et, chez quelques Insectes l'espèce d'échancrure déterminée de la sorte sur l'un de leurs bords se prolonge de façon à les diviser en deux portions complétement distinctes, de sorte que l'animal, au lieu d'avoir comme d'ordinaire une seule paire d'yeux, en a deux paires ; mais cette particularité organique n'a que peu d'importance (1). Il est aussi à noter que chez quelques Insectes les deux yeux réticulés se rencontrent sur la ligne médiane et s'y confondent plus ou moins complétement (2).

La cornée transparente qui occupe la surface de ces yeux et qui est en continuité de substance avec les parties circonvoisines du squelette tégumentaire est divisée en une multitude de petits yeux dont la forme est en général celle d'un hexagone régulier. Chez quelques Crustacés, tels que les Écrevisses, les cornéules ainsi délimitées sont quadrilatères (3),

lifère est susceptible de se dresser ou de se reployer en arrière, de façon à se loger dans une cavité creusée dans le bord de la portion frontale de la carapace et constituant une sorte d'orbite. Cette fosse est formée par un prolongement du bord frontal de la carapace qui chevauche sur l'anneau ophthalmique et rejoint en dessous la portion sternale du second anneau céphalique ou anneau antennulaire (a). Les mouvements exécutés par les tiges oculifères sont déterminés par de petits muscles spéciaux qui sont logés dans leur portion basilaire et qui prennent leur point d'insertion fixe sur la portion sternale de l'anneau ophthalmique ou céphalique antérieur. Ces muscles reçoivent une paire de nerfs qui naissent du cerveau près des nerfs optiques et qui sont désignés sous le nom de *nerfs moto-oculaires*.

(1) Les yeux sont divisés de la sorte chez quelques Coléoptères, tels que les Gyrins et les Longicornes du genre Tétraops ; chez les Ascalaphes parmi les Névroptères, et chez les Alcyrodes parmi les Hémiptères.

(2) Chez le *Rhina barbirostris* les yeux sont confluents en dessus et très-rapprochés entre eux en dessous, de façon qu'ils forment autour de la tête un anneau presque complet.

(3) Les facettes de la cornée sont également quadrilatères chez quelques autres Décapodes macroures (b);

(a) Milne Edwards, *Observations sur le système tégumentaire des Crustacés décapodes*) *Ann. des sciences nat.* 1851, t. XVI, p. 253 et suiv., pl. 8).

(b) Bedloo, *De oculis et visu variorum animalium observationes*, pl. 4 fig. 3 (1715). — Milne Edwards, *Hist nat. des Crustacés*, t. I, p. 12 fig. 3.

mais chez les Crabes et la plupart des Macroures ainsi que chez les Insectes elles sont hexagonales (1). Chez quelques Crustacés on aperçoit au centre de chaque cornéule un petit renflement lenticulaire qui est comparable au cristallin de l'œil des Animaux supérieurs, mais qui n'est pas séparé de la lame cornéenne correspondante (2), et chez quelques Crabes on trouve à la face interne de cette même lame une lentille qui en occupe toute la largeur et qui peut en être facilement séparée (3). Chez d'autres Animaux de la même classe la cornéule et la lentille sous-jacente sont encore reconnaissables, mais unies entre elles de façon à ne pouvoir être isolées. Enfin il est aussi des Crustacés chez lesquels les lenticules biconvexes à bords circulaires sont accolées à la face interne d'une cornée commune qui n'est pas réticulée (4). Chez les Insectes les cornéules ne présentent pas cette structure complexe bien

notamment chez les Scyllares, les Galathées et les Penées.

D'après quelques entomologistes, certains Insectes auraient aussi des yeux à facettes carrées, notamment le *Calliphora vomitoria* (a), mais M. Künckel a constaté que cette opinion repose sur des erreurs d'observation et que chez ces Animaux les facettes sont hexagonales (b).

(1) Parmi les Crustacés dont les cornéules sont hexagonales, je citerai tous les Brachyures, les Macroures appartenant aux genres Pagure, Gébie, et Callianasse, enfin les Squilles.

(2) J'ai constaté ce mode d'organisation chez les Callianasses (c).

(3) J'ai observé chez le Cancer maculé une cornée à divisions hexagonales recouvrant une couche constituée par la réunion de lentilles à bords circulaires, presque aussi larges que les facettes cornéennes, et pouvant être facilement séparées de celles-ci (d).

(4) Chez un petit Crustacé edriophthalme de la famille des Gammarides (l'Amphitoe de Prevost), j'ai trouvé ces deux couches bien distinctes l'une de l'autre (e) et Dugès croit avoir rencontré une disposition analogue chez les Libellules (f).

(a) Lowne, *Anat. and Physiol. of the Blowfly*. 1870.

(b) Künckel d'Herculais, *Rech. sur l'organisation et le développement des Volucelles Insectes, diptères de la famille des Syrphides*, p. 93.

(c) Milne Edwards, *Op. cit.*, t, I, pl. 12, fig. 5.

(d) Milne Edwards, *Op. cit.*, t. I, p. 120, pl. 12, fig. 6 et 6 *b*.

(e) Milne Edwards, *Loc. cit.*

(f) Dugès, *Observ. sur la struct. de l'œil composé des Insectes (Ann. des scien. nat.*, 1830, t. XX, p. 344).

que leur épaisseur soit en général fort considérable; et chacune de ces facettes oculaires dont la surface est bombée (1) paraît représenter une cornéule proprement dite associée soit à une lenticule intimement unie à sa surface interne, soit à un groupe de corspuscules hypodermiques qui me semblent devoir être considérés comme les analogues des parties constitutives du cristallin en voie de développement chez les animaux supérieurs (2).

Le nombre de ces cornéules simples ou complexes est extrêmement considérable; il s'élève en général à plusieurs milliers; chez les Libellules on l'évalue à environ 12,000 et chez les Coléoptères du genre Mordelle on le porte à plus de 25 000 (3). Par leurs bords ces facettes se rencontrent (4) et correspon-

(1) Müller a constaté que la forme lenticulaire biconvexe des cornéules est très-prononcée chez les Hyménoptères et les Lépidoptères (*a*).

(2) Ces corpuscules sous-cornéens décrits pour la première fois par Claparède et désignés par ce naturaliste habile sous le nom de *cellules de Semper* (*b*) sont ordinairement au nombre de quatre ou de huit, et se trouvent à la place occupée par la lentille cristalline dans les stemmates lentifères. Ils sont très distincts dans les yeux de la Volucelle en voie de développement (*c*).

(3) On évalue le nombre des facettes oculaires ou cornéules, à :

50 chez les Fourmis;
1000 chez la Crevette des ruisseaux;
1300 chez le Sphynx du Liseron;
4600 chez la Mouche commune;
6236 chez le Bombyx du mûrier;
11 300 chez le Cossus du saule;
12 746 chez les Libellules,
17 355 chez le Papillon;
24 058 chez les Mordelles.

Mais ces chiffres, que l'on trouve reproduits dans la plupart des traités d'entomologie (*d*), ne m'inspirent pas une confiance absolue.

(4) Chez divers Insectes, notamment chez certains Diptères (*e*) et chez les Abeilles, les sillons intercornéens sont garnis de quelques poils très-fins et raides qui ont été comparés aux sourcils et aux cils des paupières chez les Animaux supérieurs (*f*).

(*a*) J. Müller *Op. cit.* (*Ann. des scienc. nat.*, 1829, t. VII, p. 369).

(*b*) Claparède, *Op. cit* (*Zeitschr. für wissensch. Zool.*, t. X, p. 193, pl. 12, fig. 1, 4, et 5, pl. 13 et pl. A 14).

(*c*) Künckel, *Op. cit.*, pl. 11, fig, 12 à 19 (1876).

(*d*) Schelver, *Versuch einer Naturgesch. der Sinneswerkzeuge bei den Insekten und Würmern*, p. 66. Gollengen, 1798.

(*e*) Swammerdam, *Biblia naturæ*, t. II, pl. 20, fig. 3.

(*f*) Blanchard, *Métamorphoses des Insectes*, p. 77.

dent intérieurement à des cloisons formées principalement de tissu pigmentifère et comparables à des choroïdes qui s'enfoncent plus ou moins profondément et divisent l'appareil visuel en autant de petites loges tubuliformes dans chacune desquelles se trouve un prolongement filiforme du nerf optique terminé par un corpuscule conique d'apparence hyaloïde (1). La base de ces corps réfringents est convexe et en rapport plus ou moins direct avec la face intérieure de la cornéule correspondante. Leur sommet, dirigé en dedans, se continue avec la portion filiforme du nerf optique dont je viens de parler, et, suivant que leur forme est plus ou moins ramassée, la ligne de démarcation entre ces deux parties se marque nettement ou s'efface. Enfin la portion basilaire de ce filament est en connexion avec une ou plusieurs cellules ganglionnaires qui, à leur tour sont reliées au tronc du nerf optique et le tout, entouré de sa gaîne choroïdienne dont la structure est plus ou moine complète, constitue un ocellite rétinien comparable aux bâtonnets et aux cônes de la rétine des Ver-

(2) Ces cônes, d'apparence cristalline, n'avaient pas échappé aux investigations de Swammerdam sur la structure des yeux des Mouches et des Pagures (*a*). Vers la fin du siècle dernier, André en signala l'existence chez les Limules (*b*) et Cavolini les observa chez l'Écrevisse (*c*); mais Marcel de Serres n'en fit aucune mention dans son ouvrage sur la structure des yeux des Insectes (*d*) et ce furent principalement les recherches publiées par J. Müller vers 1828 qui y appelèrent l'attention des anatomiste (*e*). Jusque dans ces dernier temps on s'accordait assez généralement à assimiler ces corps réfringents au cristallin des Animaux supérieurs (*f*).

(*a*) Swammerdam, *Biblia naturæ*, t. I, p. 206, pl. 11.

(*b*) André, *A microscopical description of the eyes of the Monoculus polyphemus* (*Phil. trans.* 1782, p. 440, pl. 16).

(*c*) Cavolini, *Memorie sulla generazione dei Pesci e dei Granchi*,

(*d*) Marcel de Serres, *Mém. sur les yeux composés et les yeux lisses des Insectes*. 1813.

(*e*) J. Müller, *Op. cit.* (*Ann. des sciences nat.* 1829, t. VXII, p. 371 et suiv.).

(*f*) Milne Edwards, *Hist. nat. des Crustacés*, t. I, p.

— Burmeister, *Handb. der Entomologie*, t. I, § 194.

— Owen, *Lectures on the comp. anat. of invertebrate animals*, p. 371, 1855.

— Max Schultze, *Untersuchung über die zusammengesetzten Augen der Krebse und Insekten*. 1868.

tébrés, mais dirigé en sens inverse, c'est-à-dire s'avançant vers la cornée au lieu de suivre une marche récurrente et de se terminer près de la sclérotique comme le font les bâtonnets des yeux des Animaux supérieurs. Les anatomistes ont beaucoup varié d'opinion relativement à la nature de ces corps réfringents; les uns les considèrent comme n'étant autre chose que la portion terminale du filament nerveux; d'autres pensent que ce sont des organes spéciaux en connexion avec ce filament, mais plus ou moins analogue soit au corps vitré de l'œil des Animaux supérieurs, soit au cristallin. La vérité paraît être entre ces deux interprétations. Effectivement ces organites ont une structure moins simple qu'on ne suppose généralement et on y trouve des parties qui n'ont aucun représentant connu dans la rétine des Vertébrés. Dans un très-grand nombre de cas il a été possible de constater que chaque cône refringent contient quatre corps pyriformes réunis en faisceau (1) et les recherches récentes de M. Künckel sur le développement des yeux chez les Insectes diptères du genre Volucelle tendent à établir que l'axe de ce groupe est occupé par un filament nerveux faisant suite à celui contenu dans la portion pédonculaire ou bacilloïde de l'ocellite. Ce cylindre central, et non la totalité du cône réfringent, serait donc probablement l'homologue du tronçon

(1) Cette divison des cônes refringents est très visible chez les Crustacés supérieurs (*a*) ainsi que chez divers Insectes à l'état parfait (*b*). Mais elle est encore plus manifeste dans les yeux en voie de développement lorsque la matière pigmentaire n'a pas encore revêtu d'une couche opaque la surface des ocellites (*c*).

(*a*) Par exemple chez l'Écrevisse; voy. Leydig, *Zum feineren Bau der Arthropeden* (*Arch. für Anatomie*, 1855, pl. 17, fig. 32).
— *Carcinus mœnas*, voy. Max Schultze, *Op. cit.* pl. 1, fig. 1.
(*b*) Leydig, *Op. cit.* (*Arch. für Anat.* 1855, pl. 17, fig. 35).
(*c*) Claparède, *Op. cit.* (*Zeitschr. für wissensch. Zool.*, 1860, t. X, pl. 13, fig. 9 et 9*a*).
— Künckel, *Op. cit.* pl. XI, fig. 15.

postérieur des bâtonnets et des cônes rétiniens des Vertébrés et la portion pédonculaire de l'ocellite à laquelle plusieurs auteurs appliquent spécialement le nom de bâtonnet serait assimilable au tronçon basilaire ou antérieur des bâtonnets chez les Animaux supérieurs (1). Il est également à noter que dans certaines circonstances des stries transversales se montrent dans cette portion pédonculaire de l'ocellite, disposition qui se fait remarquer aussi dans les bâtonnets rétiniens des Vertébrés (2) et qui semble indiquer dans l'axe nerveux de cette partie de l'appareil visuel une alternance de couches dissimilaires, ou peut-être même une structure feuilletée (3). Les micrographes sont parvenus à distinguer aussi parfois, dans l'intérieur de l'espèce de gaîne choroïdienne qui loge le bâtonnet, divers groupes de cellules (4), ainsi que des fibres longitudinales auxquelles plusieurs

(1) Dans les descriptions anatomiques des yeux réticulés des Insectes et des Crustacés on a donné parfois aux mots cônes et bâtonnets des acceptions différentes de celles généralement adoptées lorsqu'on parle de la rétine des Animaux supérieurs et il peut en résulter quelque confusion. En effet, nous avons vu précédemment que les bâtonnets et les cônes de la rétine chez l'Homme et les autres Vertébrés sont des organites du même ordre qui sont placés côte à côte et qui ne paraissent différer entre eux que par quelques particularités de forme (*a*), tandis que les parties désignées de la même manière par les auteurs sus-mentionnés font suite l'une à l'autre et ressemblent aux deux tronçons dont se compose chaque cône ainsi que chaque bâtonnet chez le Vertébré (*b*).

(2) Voyez ci-dessus page 188.

(3) Ces striations sont particulièrement marquées chez les Crustacés de l'ordre des Décapodes (*c*). Chez les Insectes elles sont extrêmement fines et nombreuses (*d*).

(4) Ainsi, chez l'Écrevisse, on remarque, vers la base de chaque bâ-

(*a*) Voy. ci-dessus, p. 186.

(*b*) Voy. ci-dessus, p. 188.

(*c*) Par exemple, chez le *Carcinus mænas*, voy. Max Schultze, *Op. cit.* pl. 1, fig. 1 — Chez les Galathés, voy. J. Chatin, *Études anatomiques et histologiques sur les yeux des Crustacés et des Vers* (*L'Institut*, 1876, n° 170 p. 125).

(*d*) Par exemple chez les Dytisques, voy. Max Schultze, *Op. cit.* pl. 2, fig. 1. — Voyez aussi à ce sujet Max Schultze, *Ueber die enthigung der Sinnerven im Auge der Gliederthiere* (*Archiv f. mikrosk. Anat.*, t. III, p. 404).

auteurs attribuent une nature musculaire, mais cela paraît fort douteux (1). Le pigment qui garnit cette gaîne est généralement d'un brun noirâtre, mais d'autres fois il est d'un rouge intense, violet, d'un beau vert ou jaunâtre, et quelquefois il constitue dans le même œil des zones polychromes; du reste ce sont là des particularités sur lesquelles nous ne pouvons nous arrêter ici (2).

J'ajouterai que des trachées disposées parallèlement aux bâtonnets se trouvent entre ces organites et se terminent en cul-de-sac sous les lignes de conjonction des cornéules (3).

Enfin le filament nerveux qui occupe l'axe de chacun de ces espèces de bâtonnets naît d'un renflement gangliforme du nerf optique et celui-ci se rend à la partie latérale du cerveau ou centre nerveux sus-œsophagien (4).

tonnet, un renflement fusiforme contenant plusieurs séries de cellules arrondies (*a*).

(1) Souvent le pigment choroïdien s'avance un peu sur les bords de la base des cônes transparents, de façon à constituer entre celle-ci et la cornéule correspondante un petit cadre annulaire que quelques auteurs comparent à l'iris des Animaux supérieurs.

Il est aussi à noter que parfois on distingue, sous la cornéule, une matière molle que Will a décrite sous le nom de corps vitré (*b*), mais cette détermination ne paraît pas admissible.

(2) M. Landois, et plusieurs autres observateurs (*c*) ont fait connaître l'existence de cette couche ou tunique réputée musculaire, et ils y attribuaient des fonctions importantes dans le mécanisme de l'adaptation des yeux; mais il résulte des recherches récentes de M. Künckel et de M. J. Chatin que cette disposition ne semble pas être due à existence de fibres musculaires, (*d*) car en présence des réactifs dont l'action décèle d'ordinaire le tissu musculaire, ces parties se comportent d'une façon différente.

(3) La disposition de ces trachéules en cul-de-sac a été très-bien représentée par M. Leydig (*e*), chez les Syrphes et par M. Künckel chez la Volucelle (*f*).

(4) Le mode de faciculation de la

(*a*) Leydig, *Op. cit. (Arch. für Anat.* 1855, pl. 17, fig. 30).
(*b*) Will, *Beitr. zur Anat. der zusammengesetzten Augen*, 1840.
(*c*) Landois, *Op. cit.* (*Zeitschr für wissench. Zool.*, 1866 t. XVI.
(*d*) Künckel, *Op. cit.*
— J. Chatin, *De l'interprétation des stries du bâtonnet optique chez les Crustacés* (Journ. *L'Institut*, 1876, N.S. t. IV, p. 189).
(*e*) Leydig, *Op. cit.* (*Arch. für Anat.* 1855, pl. 17, fig. 59).
(*f*) Künckel, *Op. cit.* pl. XI, fig. 19.

§ 13. — Les stemmates qui précèdent les yeux réticulés chez la plupart des Insectes en voie de développement et qui accompagnent ces organes chez beaucoup de ces Animaux à l'état parfait ont été regardés jusqu'en ces derniers temps comme étant toujours des yeux simples, analogues soit aux yeux des Arachnides, soit à l'un des ocellites des yeux à réseau ; mais on a pu constater récemment que parfois leur structure est moins simple et ne diffère de celle de ces derniers organes que par l'absence de facettes cornéennes nettement caractérisées et par l'exiguïté des bâtonnets rétiniens dont le nombre est toujours très-petit.

Ainsi les yeux réputés simples des chenilles, ou Lépidoptères à l'état de larve, ne paraissent l'être que lorsqu'on les examine à l'aide d'une loupe dont le pouvoir amplifiant est très-faible; leur cornée n'est même pas complétement lisse ; on peut y distinguer trois cornéules superposées à autant de corps réfringents qui à leur tour sont en rapport avec un groupe de bâtonnets, analogues à ceux des yeux à facettes (1).

Les différentes parties constitutives de l'ocellite que je viens de passer en revue varient beaucoup quant à leur développe-

position du nerf optique sur laquelle repose l'appareil rétinien est fort complexe et varie beaucoup suivant les espèces (*a*).

(1) M. Landois, à qui l'on doit des recherches très-approfondies sur la structure de ces organes, chez les Vanesses, les désigne sous le nom d'*ocelles composés*. Ils sont au nombre de six de chaque côté de la tête et disposés en cercle à quelque distance les uns des autres. Chacun d'eux est pourvu de trois cornéules très-convexes, soudées entre elles par deux de leurs bords; les lentilles cristallines placées au-dessous sont indépendantes les unes des autres et recouvrent un faisceau de trois bâtonnets dont le sommet est pyriforme et contient un corpuscule réfringent, de forme arrondie. Enfin ces bâtonnets sont enveloppés de cellules empâtées dans une sorte de gangue albuminoïde et entourés d'une gaîne commune constituée par des fibres réputées musculaires et une membrane pariétale (*b*).

(*a*) Voyez Leydig, *Tafeln zur vergleich. Anat.*, pl. 8, 9 et 10.

(*b*) Landois, *Die Raupenaugen* (*Zeitschr. f. wissensch. Zool.* 1866, t. XVI, p. 27, pl. 2).

ment relatif chez les diverses espèces de Crustacés et d'Insectes et il en résulte une diversité très-grande dans l'aspect des sections longitudinales que l'anatomiste est obligé de faire pour étudier la structure de ces organes. Pour s'en former une idée il suffit de comparer entre elles les belles figures qui en ont été données par M. Leydig et par quelques autres micrographes (1); mais nos connaissances à ce sujet sont loin d'être satisfaisantes, et pour y faire de nouveaux progrès il serait très-utile d'étudier attentivement chez beaucoup d'Animaux articulés le mode de développement des yeux, ainsi que vient de le faire M. Künckel chez les Diptères du genre Volucelle.

Les *stemmates proprement dits* sont au contraire des yeux lentifères très-semblables à ceux des Arachnides (2). Leur cornée, parfaitement indivise, recouvre un gros cristallin presque sphérique et au-dessous de cette lentille se trouve un appareil rétinien composé d'un nombre considérable de bâtonnets pourvus chacun d'une gaîne pigmentaire (3).

Les stemmates des Insectes sont en général au nombre de deux ou de trois, mais parfois on en compte davantage et dans ce cas les groupes qu'ils constituent établissent en quelque sorte le passage entre les yeux simples et les yeux composés (4); d'ordinaire ils sont placés sur la région frontale ou

(1) Voyez les indications bibliographiques données dans les notes précédentes.

(2) Voyez ci-dessus, page 236.

(3) La structure interne de ces ocelles n'était que très-imparfaitement connue jusqu'en ces derniers temps, mais a été étudiée avec beaucoup de soin par M. Leydig chez l'Abeille et quelques autres Insectes. Les figures que cet auteur a données des parties constitutives de l'ocelle de l'Abeille sont remarquablement belles (*a*).

(4) Cette dualité des nerfs optiques de l'ocelle impaire et médian des Insectes a été constaté par M. Leydig chez l'Abeille et chez la Fourmi rousse (*b*).

(*a*) Leydig, *Tafeln zur vergleichender Anat.*, pl. 9, fig. 3

(*b*) Leydig, *Op. cit.*, pl. 8, fig. 3 et 4.

sur le vertex, et ne diffèrent pas notablement entre eux ; mais l'ocelle médian résulte évidemment de la coalescence d'une paire de ces organes, car il reçoit deux nerfs optiques provenant l'un du lobe droit du cerveau, l'autre du lobe gauche (1).

§ 14. — Chez les Crustacés du groupe des EDRIOPHTHALMES les yeux présentent souvent un mode d'organisation intermédiaire à ceux que nous venons d'étudier. En général la cornée n'est pas réticulée, mais présente une apparence réticulaire par suite de l'existence d'un grand nombre de petites lentilles soudées à sa face interne de façon à simuler des facettes tout en ne se rencontrant pas par leurs bords et conservant la forme circulaire. D'autrefois la cornée est réticulée et derrière chacune des cornéules, on trouve deux petites lentilles superposées à un groupe de petits bâtonnets engagés dans une couche de pigment (2). En général il n'y a qu'une

(1) Il n'existe qu'un seul stemmate chez les Hyménoptères du genre Larra, ainsi que chez les larves des Téléphores et des Tentrèdes.

Il y a une paire de stemmates chez les *Paussus* les *Onthophages* les *Omalium*, parmi les Coléoptères, le Grillon domestique parmi les Orthoptères, les Termites parmi les Névroptères, et la plupart des Punaises, parmi les Hémiptères. Ces organes sont au nombre de trois chez la plupart des Orthoptères, tels que les Mantes, les Locustes et les Criquets.

On en compte quatre chez les larves des Cicindèles et des Staphylins ; cinq chez les Chrysomélides du genre Timarcha ; six chez les larves des Carabes et de la plupart des Lépidoptères. Enfin chez les Rhipiptères mâles qui sont pourvus d'ailes, il y a, de chaque côté de la tête, un groupe de cinquante à soixante stemmates (*a*). Ils font défaut chez les Forficules, les Blattes, etc.

(2) J'ai constaté ce mode d'organisation chez des Idotées (*b*).

(3) Chez les Cloportides il y a des cornéules hexagonales bien distinctes (*c*) et la structure indiquée ci-dessus a été constatée chez l'*Oniscus murarius* (*d*).

(*a*) Templeton, *Description of a new Strepsipterous Insect*. (*Trans. of the Entomol. soc.*, 1841, t. III, p. 54, pl. 4).

(*b*) Milne Edwards, *Hist. nat. des Crustacés*, t. I, p. 119, pl. 12, fig. 4.

(*c*) Lereboullet, *Mém. sur les Cloportides*, pl. 10, fig. 182 (*Mém. de la Soc. d'hist nat. de Strasbourg*, t. IV).

(*d*) Leydig, *Tafeln zur vergl. Anat.*, pl. 6, fig. 8.

seule paire d'yeux, mais parfois ces organes sont divisés de façon à paraître doubles (1) et chez quelques-uns de ces Animaux il y a, indépendamment des yeux ordinaires, un œil frontal dont la structure est différente (2).

Les yeux sont constitués d'une manière analogue chez beaucoup d'autres Crustacés inférieurs tout en offrant, suivant les genres, diverses particularités sur lesquelles il ne me paraît pas nécessaire d'insister ici (3). J'ajouterai seulement que

(1) Chez un petit Amphipode de la famille des Gammariens, désigné sous le nom d'*Ampelisca Gaimardii*, il y a, de chaque côté de la tête, deux petits yeux dont les bâtonnets naissent d'une base pigmentifère commune (*a*). Mais la structure de ces organes n'est pas connue d'une manière satisfaisante.

(2) Chez la Phronime sédentaire il y a, de chaque côté de la tête, un gros œil qui présente le mode de conformation ordinaire dans l'ordre des Amphipodes, et, près du front, un autre organe analogue dont les bâtonnets sont claviformes, extrêmement allongés dans leur portion terminale et garnis de pigment dans leur portion basilaire seulement. Il est aussi à noter que les nerfs optiques correspondants à ces deux sortes d'yeux naissent de parties différentes du cerveau (*b*).

(3) Ainsi chez les Sapphirines il existe une paire d'yeux simples dont la structure est fort remarquable. Chacun de ces organes présente à sa partie antérieure une lentille biconvexe unie à la cornée et très-éloignée du cône réfringent dont la base est enchâssée, comme d'ordinaire, dans du pigment choroïdien. La chambre intermédiaire est occupée par une substance hyaline et quelques fibres présumées musculaires. Il y a aussi sur la ligne médiane un œil impair rudimentaire (*c*).

Chez les Branchipes et les Artémies, une paire d'yeux, dont le volume est considérable, est portée à l'extrémité d'un pédoncule cylindroide et chacun de ces organes se compose d'une cornée lisse recouvrant une multitude de cônes réfringents engagés dans la portion pigmentifère de l'appareil rétinien (*d*). Il y

(*a*) Spence Bate and Westwood, *Hist. of the British Sessile-Eyed Crustacea*, t. 1, p. 128.

(*b*) Pagenstecher, *Phronima sedentaria* (*Arch. f. Naturgesch.* 1861, p. 29, pl. 1, fig. 1-4, pl. 2, fig. 1-6).

(*c*) Gegenbauer, *Ueber die Organisation, von Phyllosoma und Sapphirina* (Müller's *Archiv f. Anatomie*. 1858, pl. 5, fig. 1-4).

(*d*) Jurine, *Hist. des Monocles*, p. 204, pl. 22, fig. 1, 2.

— Joly, *Hist. d'un petit Crustacé, l'Artemia Salina* (*Ann. des Scienc. nat.*, 1840, série 2, t. XIII p. 243, pl. 7, fig. 13 et 14).

— Leydig, *Ueber Artemia Salina und Branchipus Stagnalis* (*Zeitschr. f. wissenschaftliche Zool.*, 1851, t. III, p. 295, pl. 8, fig. 4 et 9).

chez la plupart de ces Animaux ces organes se simplifient beaucoup et que souvent ils se réunissent entre eux sur la ligne médiane du front de façon à constituer un œil impaire (1).

Yeux rétiniens internes.

§ 15. — Comme exemple des yeux rétiniens internes je citerai l'œil des Daphnies qui affecte la forme d'un globe noirâtre, garni d'un nombre considérable de points brillants et situé sur la ligne médiane de la tête. Le système tégumentaire qui recouvre cet appareil visuel, est transparent comme sur le reste du corps et ne présente aucune particularité de structure dans la portion correspondante à cet organe qui en est complétement indépendant. Il n'y a donc pas de cornée, ni de cristallin proprement dit; mais l'œil présente d'ailleurs une structure fort complexe: il est pourvu d'une tunique membraneuse et il est mis en mouvement par des muscles bien caractérisés; enfin les cônes hyalins dont la base arrondie fait saillie à la surface de la masse choroïdienne brillent comme autant de petites perles (2).

Yeux des Annélides.

§ 16. — Dans la classe des Annélides la position des yeux est très-variable. En général ils occupent les côtés de la tête et reposent directement sur le cerveau (3), mais les Polyophthal-

a aussi, sur la ligne médiane du front, un œil simple qui existe seul chez les larves (*a*).

(1) Les entomologistes désignaient jadis sous le nom de *Monocles* une multitude de petits Crustacés de la division des Entomostracés, dont l'appareil visuel est situé sur la ligne médiane de la région frontale et semble, au premier abord, ne consister qu'en un œil unique. Mais lorsqu'on examine cet organe au moyen du microscope ou même d'une forte loupe, on y distingue, en général, une paire d'yeux intimement unis entre eux, et parfois leur conjonction ne s'opère qu'à la suite des premières mues.

(2) Straus-Durkheim, qui a donné en 1819 une bonne anatomie des Daphnies, a compté une vingtaine de ces cônes réfringents; il les considérait comme étant autant de cristallins (*b*), mais à l'époque où il publiait ses recherches on ne connaissait pas les bâtonnets rétiniens dont ces cônes sont les représentants.

(3) Chez la plupart des Annélides

(*a*) Joly, *Loc. cit.*, pl 7, fig. 4, etc.

(*b*) Straus Durkheim, *Mém. sur les Daphnia* (*Mém. du Muséum d'hist. nat.* t. V, pl. 29, fig. 6).

mes en ont aussi une paire sur chacun des anneaux du corps (1); chez les Tubicoles désignés par Ehrenberg sous le nom d'*Amphicora*, il existe des yeux à l'extrémité caudale du corps aussi bien qu'à la tête (2); enfin, chez quelques Sabelliens, des organes de ce genre sont portés par les cirrhes branchiaux ou appendices penniformes dont l'extrémité antérieure du corps est garnie (3).

Il y a aussi dans cette classe d'Animaux des différences

errantes il y a, sur la partie supérieure de la tête, deux paires d'yeux qui affectent la forme de taches circulaires (*a*), et d'ordinaire ceux de la paire postérieure sont moins développés que les autres; quelquefois ils s'insèrent sur des lobules spéciaux du cerveau (*b*).

(1) M. de Quatrefages a désigné sous ce nom des Annélides errantes qui ont sur le dessus de la tête trois yeux, dont un médian et deux latéraux. De chaque côté du corps ils présentent aussi, d'anneau en anneau, un petit œil fortement pigmenté, renfermant un cristallin et recevant un nerf qui est fourni par le ganglion correspondant de la chaîne sous-intestinale (*c*). Les yeux céphaliques reposent directement sur les ganglions sus-œsophagiens (*d*).

(2) Ehrenberg a appelé *Amphicora Sabella* (*e*) une petite Sabelline qui doit prendre place dans le genre *Fabricia* de Blanville, qui marche à reculons et qui est pourvue d'une paire d'yeux à chaque extrémité du corps. D'autres espèces de la même famille, dont on a formé les genres *Oria*, *Amphiglena*, etc., présentent aussi cette particularité remarquable (*f*).

(3) Chez les Sabelliens dont M. Kölliker a formé le genre *Branchioma* (*g*), groupe désigné aussi sous le nom de *Dasychone* (*h*), chacun des appendices céphaliques dont la réunion constitue la couronne infundibuliforme qui tient lieu de branchies porte, près de son extrémité libre, un œil pyriforme très-bien caractérisé.

(*a*) Par exemple chez les *Néréides;* voyez Savigny, *Egypte; Annélides*, pl. 2, fig. 3. — Les Syllis, *Loc. cit.*, pl. 2, fig. 3.

(*b*) Par exemple chez les Néréides; Quatrefages (*Mém. sur le système nerv. des Annélides* (*Ann. des Scienc. nat.* 1850, série 3, t. XIV, pl. 6, fig. 1).

(*c*) Quatrefages, *Mém. sur la famille des Podophthalmiens* (*Ann. des sciences nat.* 1850, série 3, t. XIII, p. 22, pl. 2, fig. 1, 11 et 12).

(*d*) Claparède, *Glanures zoologiques*, p. 17.

(*e*) Ehrenberg, *Amphicora Sabella* (*Mittheilungen der Gesellschaft. Naturforsch. Freunde zu Berlin*, 1836, p. 4).

(*f*) Quatrefages, *Hist. nat. des Annélides*, t. II, p. 461, etc.

(*g*) Kölliker, *Ueber Kopfkiemer mit Augen an den Kiemen* (*Zeitschr. f. wissensch. Zool.*, t. IX, p. 536).

(*h*) Sars, *Norges Annelider* (*Vidensk. selsk. Forhandl.* 1861).

très-considérables dans la structure des yeux. Chez les Alciopes ces organes sont extrêmement développés. Ils forment de chaque côté de la tête un gros globe revêtu d'une tunique comparable à une sclérotique et contenant une lentille cristalline à peu près sphérique, derrière laquelle est située un appareil rétinien (1).

Chez les Sabelliens dont il a été question précédemment les yeux sont rétiniens et il en est de même chez les *Sagitta*, Animaux que les zoologistes rangent dans la même classe que les précédents, mais dont les affinités naturelles ne sont pas encore suffisamment déterminées (2).

(1) Les Alciopes sont des Annélides pélagiens (*a*). Krohn et M. de Quatrefages ont étudié la structure de leurs yeux chez une espèce diaphane de la Méditerranée, que ce dernier auteur a désignée sous le nom de *Torrea vitrea* (*b*). Il y distingue : 1° une partie amincie de la peau faisant fonction de cornée transparente ; 2° un cristallin sphérique accolé à la face interne de cette espèce de cornée ; 3° une choroïde d'un rouge brun, laissant ouverte en avant une fenêtre, comparable à un iris ; 4° une humeur vitrée et une rétine composée de filaments (ou bâtonnets) disposés perpendiculairement au plan de la membrane. Plus récemment de nouvelles observations ont été faites sur la structure de ces organes par M. Leydig et par Claparède, mais elles n'ajoutent que peu aux faits anatomiques constatés par M. de Quatrefages (*c*).

(2) Chacun de ces organes, recouvert par une portion translucide de la peau, qui tient lieu de cornée transparente, est pourvu d'un nombre considérable de cônes plus ou moins enchâssés dans une masse de pigment (*d*); chez le *Branchioma vigilans* ils sont extrêmement nombreux (*e*), mais chez le *B. Bombyx* (*f*) il n'y en a d'ordinaire que quatre dans chaque œil (*g*). Le nerf qui parcourt le cirrhe

(*a*) Audouin et Milne Edwards, *Classification des Annélides* (*Ann. des sciences nat.* 1833, t. XXIX, pl. 15, fig. 6 et 7).

(*b*) Krohn, *Bemerkung über die Alciopen* (*Archiv für Naturgeschicte*, 1845, p. 179). — Quatrefages, *Mémoire sur les Organes des sens des Annélides* (*Ann. des scienc. nat.* 1850, série 3, t. XIII, p. 34, pl. 2, fig. 16).

(*c*) Leydig, *Traité d'histologie*, p. 296, fig. 138.
— Claparède, *Annélides du Golfe de Naples*, p. 255, pl. 32, fig. 12.

(*d*) Par exemple chez le *Branchioma Köllikeri;* Claparède, *les Annélides chétopodes du Golfe de Naples*, p. 423, pl. 22, fig. 4 et 4 A.

(*e*) Claparède, *Op. cit.*, *Supplément*, p. 138, pl. 14, fig. 3 B.

(*f*) Appelé d'abord *Amphitrite Bombyx* (Dalyell, *The powers of the Creator*, t. II, pl. 31, etc.), puis *Dasychone Bombyx* Sars.

(*g*) J. Chatin, *Op. cit.* (*L'Institut*, 1876, n° 170, p. 126).

Chez les Térébelles à l'état de larve il existe une paire d'yeux bien caractérisés, mais, par les progrès du développement, ces organes se résolvent en une multitude de petits points pigmentés dont le caractère est problématique (1).

Chez les Hirudinées l'appareil de la vue est représenté par un nombre souvent considérable de points oculaires dont la structure paraît être fort simple (2).

Chez la Sangsue médicinale on en compte cinq paires et ils sont disposés en série de chaque côté de l'extrémité orale du corps (1); mais chez les Piscicoles on en trouve aussi à la face dorsale de la ventouse anale (3).

branchial dans toute sa longueur y envoie un filet (*a*). Quant aux taches colorées qui sont situées sur les segments du corps de ces Annélides et qu'au prime abord on pourrait prendre pour des yeux, ce sont, d'après M. J. Chatin, de simples glandules hypodermiques entourées de cellules pigmentées (*b*).

(1) Il existe dans les yeux des Sagitta un nombre considérable de cônes cristallins disposés radiairement (*c*).

(2) J'ai constaté ces transformations chez les larves de la Térébelle nébuleuse (*d*).

(3) Les zoologistes ont été pendant longtemps en désaccord au sujet de la nature de ces points oculiformes; mais diverses observations semblent mettre hors de doute l'existence du sens de la vue chez les Sangsues (*e*), et aujourd'hui on admet généralement que les organes en question sont des yeux rudimentaires. Ils sont au nombre de dix chez les *Autostomes* et les *Hæmopsis*, aussi bien que dans le genre *Sanguisuga;* six plus gros que les autres et disposés en arc sont placés sur le premier segment céphalique, et deux sur chacun des anneaux suivants (*f*). Chez les *Nephelis* et les *Trochetes* on n'en trouve que huit (*g*); enfin chez les Glossophonies ou Clepsines on n'en aperçoit que deux ou trois paires, quelquefois même une seule paire (*h*).

M. Leydig a constaté que chacun de ces organes est constitué par

(*a*) Quatrefages, *Hist. nat. des Annélides*, t. II, p. 93.

(*b*) Chatin, *Loc. cit.*

(*c*) Wilms, *Observ. de Sagitta, Dissert. inaug.* Berlin, 1846, fig. 6 et 7.
— Keferstein, *Untersuch. über Niedere Seethiere* (*Zeitschr. f. wissensch. Zool.*, 1862, t. XII, pl. XI, fig. 27).

(*d*) Milne Edwards, *Observ. sur le développement des Annélides* (*Ann. des sciences nat.* 1845, série 3, t. III, pl. 5, fig. 12 et suiv., pl. 6 et 7).

(*e*) Moquin-Tandon, *Monographie des Hirudinées*, p. 83 (1846).

(*f*) Voy. Moquin-Tandon, *Op. cit.*

(*g*) Voy. Moquin-Tandon, *Op. cit.*, pl. 3, fig. 15.

(*h*) Exemple, chez la *Hirudo stopialis* ou *Clepsine bioculata*.

Yeux des Rotateurs, etc.

§ 17. — Chez les ROTATEURS il existe d'ordinaire sur la région frontale des points oculiformes qui paraissent être des organes de vision (1). Leur nombre varie (2).

§ 18. — Dans la classe des TURBELLARIÉS l'appareil de la vue est représenté tantôt par des yeux bien caractérisés, tantôt par des taches oculiformes, mais la structure de ces parties n'offre aucune particularité qui doive nous arrêter ici (3).

Yeux des Zoophytes.

§ 19. — Plusieurs Animaux radiaires sont pourvus d'organes qui paraissent être des instruments visuels. Ainsi chez les Étoiles de mer il existe à l'extrémité de chaque rayon une tache

une dépression cupuliforme de la peau, revêtue de pigment et dont le fond est garni de cellules transparentes entre lesquelles est placé un filet nerveux qui se termine par une élévation papilliforme ; enfin le tout est revêtu d'une enveloppe pigmentaire. Les nerfs qui se distribuent à ces yeux rudimentaires envoient aussi des branches à une multitude d'autres organites cyathiformes qui ressemblent beaucoup aux précédents, mais qui sont dépourvus de pigment. Il est aussi à noter que les cellules réfringentes dont je viens de parler ressemblent beaucoup aux cellules primordiales du cône réfringent de l'œil rétinien composé des Insectes (*a*).

(1) Ces points oculiformes ont été aperçus par O.-F. Müller (*b*), mais ce sont surtout les observations de M. Ehrenberg qui y ont appelé l'attention des naturalistes (*c*).

(2) Il existe une paire de ces points colorés en rouge chez les Rotifères, les Philodines, etc. Ils sont représentés par un point impair et médian chez les Brachions, les Notommates, les Dinocharis, etc. Chez les Squamelles il y en a deux paires.

(3) Chez les Planaires, on remarque, à la partie antérieure de la face dorsale du corps, un grand nombre de petites taches punctiformes qui ressemblent beaucoup aux yeux des Sangsues. M. de Baer et Dugès n'admettaient pas que ce fussent des yeux proprement dits (*d*). Mais les recherches anatomiques de M. de Quatrefages sur ces organes chez les *Tricelis* et les *Polycelis* ne laissent à

(*a*) Leydig, *Die Augen und neue Sinnesorgane bei Eigel* (*Archiv f. Anatomie und Physiologie*. 1861, p. 588). — *Tafeln zur vergl. Anat.*, pl. 2, fig. 5 ; pl. 3, fig. 1, 2, et 3.

— Ehrenberg, *Infusionsthiere*, pl. 59, etc.

(*b*) Otto F. Müller, *Vermium*, t. I, p. 107 (1773).

(*c*) Ehrenberg, *Organes des Infusoires* (*Ann. des sciences nat.* 1834, série 2, t. I, p. 207).

(*d*) Baer, *Beitr. zur Kenntniss der niedern Thiere* (*Nova acta Acad. nat. Curios.* 1837, t. XIII).

— Dugès, *Rech. sur l'organis. des Planaires* (*Ann. des sciences nat.* 1828, t. XV, p. 148).

rouge qui présente tous les caractères d'un œil rétinien (1).

Les Siponcles sont pourvus de points oculiformes lorsqu'ils sont à l'état de larves errantes, mais lorsqu'ils sont à l'état adulte et qu'ils deviennent sédentaires, on ne leur trouve aucune trace de ces organes (2).

La plupart des Médusaires présentent près du bord de l'ombrelle des points oculiformes qui sont souvent chargés de pigment et semblent être des yeux, mais il existe encore beaucoup d'incertitude au sujet de la nature de ces organes (3).

mon avis aucun doute à cet égard; car ce savant y a constaté l'existence de cristallins (*a*).

Chez les Némertiens il existe aussi dans la région frontale un grand nombre de points oculiformes qui souvent paraissent être des taches pigmentaires seulement, mais parfois présentent des caractères anatomiques analogues à ceux dont je viens de parler (*b*).

(1) Ces organes sont situés sur un coussinet à l'extrémité du sillon ambulacraire de chacun des rayons et consistent en un nombre considérable de cônes vitreux, à base convexe, dont le sommet est enfoncé dans une masse pigmentaire (*c*).

(2) Ces points oculiformes, au nombre de deux paires, reposent directement sur le ganglion nerveux céphalique (*d*).

M. Keferstein a signalé l'existence de taches oculiformes chez les Borlasies.

(3) La disposition de ces organes oculiformes varie et caractérise deux grandes divisions du groupe des Médusaires : les *Gymophthalmes*, chez lesquels ils se montrent à découvert sur le bord de l'ombrelle, et les *Steganophthalmes*, où ils sont protégés par des replis plus ou moins complexes de ce même bord (*e*). Ehrenberg fut le premier à les considérer comme des yeux (*f*), et son

(*a*) Quatrefages, *Mémoire sur quelques Planaires marines* (*Ann. des sciences nat* 1845, série 3, t. IV, p. 178, pl. 19 et 20).

— Voy. aussi Leydig, *Tafeln zur vergl. Anat.*, pl. 1, fig. 2.

(*b*) Quatrefages, *Mém. sur la famille des Nemertiens* (*Ann. des scienc. nat.* 1846, série 3, t. VI, p. 282, pl. 14, fig. 1 et 2).

(*c*) Haeckel, *Ueber die Augen und Nerven der Seesterne* (*Zeitschr. f. wissensch. Zool.* 1860, t. X, p. 183, pl. 11).

(*d*) Max Müller, *Ueber eine den Sipunculiden verwande Wurmlarve* (Müller's *Arch f. Anat. und Physiol.* 1850, p. 439, pl. 11, fig. 4 et 10).

— Krohn, *Ueber Larve des Sipunculus nudus* (Müller's *Archiv.* 1851, p. 368, pl. 16, fig. 3).

— Kiferstein et Ehlers, *Zoologische Beiträge*, pl. 8, fig. 7.

(*e*) Forbes, *Monograph of the Britisch naked-eyed Medusæ* (*Roy. Soc.* 1858).

(*f*) Ehrenberg, *Sur l'organisation des Acalèphes*, etc. (*Ann. des sciences nat.* 1835, série 2, t. IV, p. 299). — Müller's *Arch.*, 1834. — *Mém. de l'Académie de Berlin* pour 1835, pl. 4 et 5.

Chez d'autres Acalèphes, notamment chez ceux que j'ai désignés sous le nom de *Lesueuria*, un point oculiforme occupe l'extrémité supérieure de l'axe du corps et y repose sur un ganglion nerveux (1).

Enfin chez quelques INFUSOIRES il existe à la partie antérieure du corps une tache rouge bien délimitée et par analogie on peut, à l'exemple de M. Ehrenberg (2), le considérer comme étant un œil rudimentaire; mais les moyens d'observation dont nous disposons n'ont pas permis jusqu'ici de constater le mode d'organisation de ce point oculiforme et sa nature est encore très-problématique.

Il me paraît inutile d'entrer ici dans plus de détails sur l'histoire anatomique de l'appareil de la vue, et dans la prochaine leçon nous nous occuperons de l'étude physiologique de cette fonction.

opinion a été adoptée par la plupart de ses successeurs, mais il y a encore beaucoup d'incertitude au sujet de la nature de ces parties, malgré les recherches récentes de M. Gegenbauer sur leur structure (*a*).

M. de Quatrefages a trouvé chez les Éleuthéries, à la base de chacun des bras, près du bord de l'ombrelle, un organe oculiforme constitué par un cristallin enchâssé dans du pigment (*b*).

(1) Ce corps sphérique est de couleur rouge et présente sur sa surface des points brillants. Chez les Béroés on aperçoit une disposition analogue (*c*).

(2) Ehrenberg fut le premier à insister sur la nature oculaire des points pigmentés chez un grand nombre d'Animaux inférieurs (*d*). Ce zoologiste éminent est mort le 27 juin 1876.

Chez les Euglènes et les Ophryogènes (*e*) ces points oculiformes sont très-remarquables.

(*a*) Gegenbauer, *Bemerkungen über die Randkörper der Medusen* (Müller's *Archiv f. Anatomie und Physiologie* 1856, p. 231, pl. 9).

(*b*) Quatrefages, *Mémoire sur l'Éleuthérie, nouveau genre de Rayonné voisin des Hydres* (*Ann. des sciences nat.*, 1842, 2me série, t. XVIII, p. 280, pl. 8, fig. 1 et 6).

(*c*) Milne Edwards, *Observ. sur la structure et les fonctions de quelques Zoophytes* (*Ann. des sciences nat.*, 1841, 2me série, t. XVI, p. 205 et 211, pl. 4, fig. 1; pl. 5, fig. 1, et pl. 6, fig. 1 *b*).

(*d*) Ehrenberg, *Beitr. zur Kenntniss der Organisation der Infusorien* (*Abhandl. der Berliner Akad.* 1830). — *Rech. sur l'organisation des Infusoires* (*Ann. des sciences nat.*, 1834, série 2, t. I, p. 207).

(*e*) Ehrenberg, *Infusionsthierchen*, pl. 7 et pl. 40.

CENT DOUZIÈME LEÇON.

De la vision. — Optique physiologique ; marche des rayons lumineux dans l'intérieur de l'œil.

Considérations préliminaires.

§ 1. — Pour avoir des idées justes sur le sens de la vue, il ne suffit pas d'observer la structure des organes à l'aide desquels cette faculté s'exerce ; il faut connaître au moins en partie l'histoire physique de la lumière, étudier attentivement les propriétés optiques et physiologiques de chacune des parties constitutives de l'appareil visuel et chercher à se rendre compte de l'emploi que l'intelligence peut faire des sensations reçues par cette voie. Dans les leçons précédentes nous nous sommes occupés de la constitution matérielle de l'appareil de la vue ; je réserverai pour un autre moment l'examen des questions complexes qui sont relatives à la connaissance du monde extérieur que l'Homme ou les Animaux peuvent obtenir par l'intermédiaire de ce sens ; aujourd'hui je traiterai seulement de ce que l'on pourrait appeler le mécanisme de la vision, c'est-à-dire la vision considérée sous le rapport optique et pour le moment je laisserai de côté tout ce qui est relatif à l'histoire de cette fonction chez les Animaux inférieurs.

La plupart des physiologistes, en abordant ce sujet, croient utile d'exposer brièvement l'état actuel de nos connaissances relatives aux lois qui régissent la production et la propagation de la lumière ; il est en effet nécessaire de tenir grand compte de plusieurs de ces lois, mais il me paraîtrait superflu d'en présenter ici l'ensemble, et je me bornerai à les invoquer à mesure que j'en aurai besoin pour l'explication des phénomènes dont j'aurai à parler. Je rappellerai seulement que la lumière, de même que la chaleur, paraît être due à des mouvements vibratoires (1), que ces vibrations, comparables jusqu'à un certain point aux oscillations dont l'action sur les organes de l'ouïe détermine la sensation du son (2), se propagent sous la forme de rayons avec une vitesse extrême dans tous les corps diaphanes, mais sont arrêtées ou réfléchies par les corps opaques, et que la condition essentielle pour l'exer-

(1) Les philosophes de l'antiquité n'avaient que des idées très-vagues ou même complétement fausses sur la nature de la cause de la visibilité des corps qui nous entourent. Tous admettaient l'existence d'une matière en mouvement entre l'œil et l'objet visible, mais les premiers Pythagoriciens supposaient que cet agent, comparable à une sorte de feu, sortait de l'œil pour aller saisir en quelque sorte l'objet, tandis que d'autres, Apollodore, par exemple, soutenaient que la lumière est un fluide qui va de l'objet à l'œil ; enfin Aristote pensait que la vision dépend, non d'un mouvement de transport, mais d'une agitation interne (ou vibration) d'un fluide interposé entre l'objet et l'œil. La première de ces hypothèses ne peut résister à un examen sérieux, mais les deux autres, plus ou moins modifiées, ont partagé les opinions des physiciens jusque dans ces dernières années, et pendant longtemps la théorie de l'*émission* soutenue par Newton a été presque universellement adoptée, tandis que la théorie des *vibrations* d'un fluide subtil désigné sous le nom d'*éther*, théorie soutenue par Descartes et par Huygens, est aujourd'hui généralement admise, car elle peut seule satisfaire aux faits d'interférence observés par Young, par Fresnel et par quelques autres physiciens du siècle actuel (*a*).

Pour plus de détails historiques au sujet des opinions anciennes sur la nature de la lumière, je renverrai à un mémoire fort étendu et fort approfondi de M. Trouessart, présenté à la Faculté des sciences de Paris en 1854 (*b*), et à l'excellent travail historique et critique sur la théorie des ondulations publié par Verdet dans l'introduction de ses leçons d'optique physique (*c*).

(2) Cette comparaison manquerait de justesse si on la présentait d'une manière absolue, car les vibrations sonores se propagent dans la direction du mouvement oscillatoire exécuté par les molécules de corps élastiques, tandis que les vibrations de l'éther, que ces vibrations soient lumineuses ou calorifiques, se propagent dans une direction normale à celle du mouvement oscillatoire et en décrivant une série d'ondes analogues à celles que l'on observe dans une corde suspendue verticalement, et dont l'extrémité supérieure est animée d'un mouvement de va-et-vient.

(*a*) Th. Young, *Experiments and inquiries respecting sound and light* (*Phil. Trans.* 1800, p. 125).

(*b*) Trouessart, *Rech. sur quelques phénomènes de la vision* (Thèse).

(*c*) Verdet, *Œuvres*, t. V, p. 19 et suiv. (1869).

cice de la vision est l'arrivée des rayons émanés d'un corps lumineux ou refléchis par tout autre corps sur la rétine ou sur une partie quelconque de l'organisme douée de propriétés photesthésiques.

Champ visuel.

§ 2. — L'étendue du champ visuel périscopique (ou, en d'autres mots, l'ensemble des points de l'espace que l'œil embrasse en demeurant immobile) est déterminée, en premier lieu, par la grandeur de la fenêtre cornéenne; en second lieu, par les dimensions de l'ouverture pupillaire, et en troisième lieu, par la grandeur de la surface rétinienne excitable par la lumière incidente. D'ordinaire elle correspond donc à la totalité de la surface rétinienne qui est accessible aux rayons incidents (1). Mais, ainsi que nous le verrons bientôt, toutes les parties de cette surface ne sont pas également sensibles à l'action de la lumière, et la vision distincte ne s'exerce bien que par la portion de la rétine qui correspond à l'axe oculaire et qui constitue la *fovea centralis*, point situé au milieu de la tache jaune (2). En effet toutes les fois que l'on regarde fixement un objet, les yeux se dirigent de façon que l'image de celui-ci occupe cette région centrale. M. Donders a pu s'en assurer directement au moyen d'observations ophthalmoscopiques, et

(1) Pour mesurer l'étendue du champ visuel périscopique de l'œil humain l'on fait souvent usage d'un instrument appelé le *périmètre de Fœrster*, qui consiste en un arc de cercle gradué et tournant autour d'un axe situé dans la prolongation de la ligne visuelle. L'œil fixe invariablement le sommet de l'arc et l'expérimentateur fait glisser le long de l'instrument un objet blanc en notant le point où celui-ci commence à être visible pour le sujet en observation. En supposant éliminés les obstacles créés par les os du nez, etc., l'ouverture angulaire a été trouvée égale à 151° dans le sens vertical et à 160° dans le sens horizontal (*a*). Chez les individus myopes le champ visuel est plus petit que chez les personnes emmétropes, et le contraire s'observe chez les individus qui sont hypermétropes (*b*).

(2) Voy. ci-dessus page 184.

(*a*) Landolt, *Op. cit.* (*Annali d'oftalmologia*, 1872, p. 1).

(*b*) Uschahoff, *Ueber die Grösse des Gesichtsfeldes der Augen* (*Archiv für Anat.* 1870, p. 454).

la raison de cette circonstance est facile à comprendre puisque c'est au milieu de la tache jaune que les éléments sensitifs de la rétine sont les plus nombreux (1). Les rayons lumineux qui vont frapper les parties circonvoisines de la rétine y forment aussi des images, mais les impressions qu'ils y produisent étant moins vives que celles déterminées sur la *fovea centralis* passent plus ou moins inaperçues et l'attention se concentre exclusivement sur ces dernières (2). C'est donc par des changements dans la direction de l'axe visuel que l'œil aperçoit, avec le même degré de netteté, les points situés dans les parties périphériques du champ accessible au regard et dans la portion centrale de cet espace.

Mouvements des yeux.

§ 3. Nous avons vu dans une précédente leçon que chez la plupart des Animaux invertébrés, les yeux sont immobiles ou du moins ne peuvent changer de direction que par suite des mouvements généraux de la région où ils sont situés, tandis qu'au contraire chez beaucoup de Crustacés, chez les Mollusques céphalopodes et chez les Animaux vertébrés ces organes sont susceptibles d'exécuter des mouvements de rotation et de faire varier ainsi la direction des axes visuels. Cette mobilité est une condition importante de perfectionnement pour l'appareil de la vue ; elle donne au champ du regard une grande étendue et, indépendamment de son utilité pour l'appréciation de la position relative des objets, elle contribue à prévenir la fatigue rétinienne et l'apparition fréquente d'images accidentelles qui se produiraient sans cesse

(1) Voyez ci-dessus page 197.

(2) Chez l'enfant nouveau-né le défaut d'excitabilité des parties périphériques de la rétine est beaucoup plus prononcé que chez l'adulte. Des expériences faites récemment par M. Guignet tendent même à établir que dans les premiers jours elles sont tout à fait insensibles à la lumière et que le champ visuel n'atteint pas ses dimensions définitives avant l'âge de cinq mois (*a*).

(*a*) Guignet, *De la vision chez le tout jeune enfant* (*Ann. d'oculistique*, 1871, t. LXVI, p. 117).

si la ligne visuelle restait fixe; le clignotement des paupières et les mouvements continuels du globe oculaire empêchent les rayons lumineux incidents d'agir d'une manière continue sur les mêmes récepteurs rétiniens et procurent à ceux-ci les intervalles de repos nécessaires à la continuité de leur fonctionnement normal.

Lorsque le champ du regard est différent pour les deux yeux, les mouvements de ceux-ci peuvent, sans inconvénient, être complétement indépendants entre eux, mais lorsque ces organes sont dirigés de façon à embrasser un même champ, ainsi que cela a lieu chez l'Homme, il en est autrement et la diplopie ou vision double se produirait si les deux axes visuels ne correspondaient pas à des parties isesthésiques de la rétine; l'harmonie doit donc être parfaite entre les mouvement des deux globes.

Pour les mouvements d'élévation ou d'abaissement cette concordance est facile à expliquer, puisque ce sont les muscles homotypes qui des deux côtés de la tête produisent l'effet voulu, et que ces muscles sont soumis à l'influence des mêmes nerfs excito-moteurs (1). Mais il n'en est pas de même pour les mouvements de rotation latérale; d'ordinaire ceux-ci doivent se faire en sens contraire; il faut que le muscle droit interne de l'œil droit agisse en même temps que le muscle droit externe de l'œil gauche et *vice versa;* or le mode d'obtention de cette action combinée n'a pas été expliqué d'une manière satisfaisante (2).

§ 4. — L'illustre Kepler fut le premier à avoir une idée nette et juste de la marche des rayons lumineux dans l'intérieur de l'œil et des principaux phénomènes physiques dont dépend la vision. Ce fut en étudiant un instrument récemment inventé par un médecin napolitain, J.-B. Porta, Physiologie optique.

(1) Voyez ci-dessus page 123.

(2) J'aurai à revenir sur ce sujet lorsque je traiterai du foyer des actions nerveuses excito-motrices.

et appelé la *chambre obscure*, qu'il fit cette découverte importante (1), et pour exposer ici la théorie optique de la vision, nous ne saurions mieux faire que de suivre une marche analogue à celle adoptée par ce grand astronome.

La chambre obscure du photographe est une boîte à parois opaques dont la face antérieure est munie d'une fenêtre contenant une lentille biconvexe et dont le fond, ou tableau, est occupé successivement par un verre dépoli et par une plaque rendue sensible à l'action de la lumière au moyen d'un enduit chimique de nature particulière. L'instrument étant convenablement disposé en face d'un objet bien éclairé, l'observateur placé derrière la glace dépolie et abrité contre la lumière extérieure à l'aide d'un rideau noir aperçoit sur ce fond transparent l'image réduite de l'objet placé devant la lentille, et lorsqu'ensuite il substitue à la glace une plaque sensible, cette même image s'y fixe pour ainsi dire en altérant l'enduit de celle-ci proportionnellement à l'intensité de la lumière qui en frappe les divers points.

Chez l'Homme et tous les Animaux dont l'œil est constitué d'après le même type essentiel, des images analogues se forment au fond de l'œil et elles reproduisent en miniature sur la rétine le tableau réalisé dans le champ visuel. Pour s'en assurer il suffit d'une expérience très-simple. Si l'on enchâsse, dans un trou pratiqué au milieu d'un grand écran, l'œil d'un Lapin albinos dont la sclérotique est très-mince et dont la

(1) Les recherches de Kepler sur la réfraction de la lumière et la théorie de la vision furent publiées au commencement du XVIIe siècle dans un supplément à l'*Optique* de Vitellion (*a*).

L'invention de la chambre obscure date de 1589, mais Porta avait mal interprété le rôle des parties intérieures de l'œil dans la formation des images (*b*).

(*a*) Kepler, *Ad Vitellionem paralipomena quibus astronomiæ pars optica traditur*, 1604.
(*b*) Porta, *Magia naturalis*, lib. XVII, cap. VI.

choroïde est dépourvue de pigment, ou même un œil ordinaire dont le fond a été préalablement dépouillé de ses tuniques opaques, et si l'on place à une certaine distance au-devant de l'œil ainsi disposé un objet fortement éclairé, tel que la flamme d'une bougie ou une croisée de fenêtre exposée aux rayons du soleil, on voit distinctement l'image de cet objet extérieur peinte sur la rétine en miniature et dans une position renversée (1).

Sur le vivant le même phénomène est parfois observable à travers la sclérotique et lorsque cette tunique est très-mince, que son enduit pigmentaire est peu abondant et que la lumière arrive dans l'intérieur de l'œil assez obliquement pour aller frapper un point de la rétine correspondant à l'ouverture palpébrale (2) ou bien encore lorsqu'on explore l'intérieur

(1) La formation des images des objets extérieurs au fond de l'œil était connue de Léonard de Vinci (*a*) et du médecin Félix Plater (*b*), mais l'expérience de démonstration indiquée ci-dessus paraît avoir été faite pour la première fois à Rome vers 1625 par le Père Scheiner, d'abord sur des yeux de Bœuf et de Mouton, puis sur l'œil humain (*c*). Magendie améliora le procédé opératoire en employant des yeux d'Animaux albinos (*d*), et on peut rendre les images encore plus distinctes, si, après avoir enlevé une portion de la sclérotique et de la choroïde sur l'œil d'un Bœuf, on détache à l'aide d'un pinceau la partie correspondante de la rétine sans entamer la membrane hyaloïde (*e*).

(2) Chez les individus blonds dont les yeux sont d'un bleu clair la transparence de la sclérotique est souvent assez grande pour qu'à travers cette tunique on puisse distinguer nettement l'image de la flamme d'une bougie convenablement située. Le sujet de l'expérience étant placé dans une chambre noire et ayant l'œil très-fortement tourné du côté externe, de façon à amener la portion interne de la sclérotique en face de la fente palpébrale, on approche la bougie de l'angle externe de l'œil,

(*a*) Venturi, *Essai sur les ouvrages de Léonard de Vinci*, p. 23.
(*b*) Platerus, *De partium corporis humani structura et usu*, 1583.
(*c*) Scheiner, *Oculus sive fundamentum opticum*, 1619.
— Haller, *Elementa physiol. corporis humani*, t. V, p. 469.
(*d*) Magendie, *Mémoire sur un moyen très-simple d'apercevoir les images qui se forment au fond de l'œil*. 1813 (*Précis élém. de physiol.*, t. I, p. 70).
(*e*) Gerling, *Ueber die Beobachtungen von Netzhautbildern* (Poggendorff's *Annalen*, t. XXXXVI, p. 243).

de l'œil humain à l'aide de l'un de ces instruments dont les oculistes font aujourd'hui grand usage et que l'on appelle des *ophthalmoscopes* (1) : la flamme d'une bougie placée au-

et si le globe oculaire est suffisamment saillant pour qu'une ligne droite passant par cet objet lumineux et la pupille, rencontre la rétine dans un point correspondant à la portion de la sclérotique rendue visible par suite de cette manœuvre, on y aperçoit l'image en question (*a*).

(1) Les physiologistes, à l'exemple des ophthalmologistes, ont recours à deux procédés pour l'exploration de l'intérieur du globe de l'œil : l'éclairage oblique et l'éclairage ophthalmoscopique. L'une et l'autre de ces opérations se pratiquent dans un lieu obscur, et l'œil est éclairé à l'aide de la flamme d'une bougie ou d'une lampe placée à proximité. Dans l'éclairage oblique, la source lumineuse est située latéralement et l'observateur placé en face du sujet, dirige obliquement sur l'œil de celui-ci un faisceau de lumière concentrée au moyen d'une lentille biconvexe. Les rayons vont frapper telle ou telle partie de l'intérieur du globe oculaire suivant la direction donnée au faisceau et y sont en partie réfléchis au dehors, de façon à arriver à l'œil de l'observateur et à lui faire voir distinctement l'objet qui joue ainsi le rôle de réflecteur, objet qui peut être la rétine, la choroïde située derrière celle-ci ou un corps intermédiaire non translucide. Tantôt l'observateur fait cette exploration à l'œil nu, tantôt en s'aidant d'une loupe ou d'une petite lunette ; mais les résultats obtenus de la sorte laissent toujours beaucoup à désirer, si ce n'est pour l'examen des parties situées dans la portion antérieure du globe oculaire.

L'exploration ophthalmoscopique peut se faire de différentes manières, mais repose toujours sur ce fait que les rayons incidents étant réunis au foyer postérieur du cristallin sur un point déterminé du fond de l'œil et étant réfléchis par ce fond suivront en sens inverse la même marche qu'en pénétrant dans cet appareil, et après être devenus divergents iront se réunir au foyer conjugé de la lentille située à une certaine distance en avant de cet instrument (*b*); ils formeront donc dans ce point extérieur une image correspondante à celle produite sur la rétine, mais dans les circonstances ordinaires, le foyer conjugé se confond avec la source lumineuse extérieure, et par conséquent ne peut pas être aperçue par l'observateur; néanmoins une portion suffisante de la lumière afférente peut parvenir à l'œil de celui-ci, lorsque tout en se plaçant dans la prolongation de l'axe du cône lumineux incident, il dispose les choses de façon à intercepter la presque totalité des rayons lumineux venant directement du corps éclairant. On y est parvenu d'abord en se plaçant directement derrière la flamme de la

(*a*) Volkmann, art. SEHEN (Wagner's *Handwörterbuch der Phynologie*, t. III, p. 286). — Helmholtz, *Optique physiologique*, p. 87.

(*b*) Helmholtz, *op. cit.*, p. 226 et suiv.

devant de l'œil donne naissance à son image qui apparaît au fond de l'œil dans une position renversée.

Théorie de la formation des images au fond de l'œil.

§ 5. — La formation des images réelles au fond de la chambre obscure dont je viens de parler est subordonnée à deux conditions : il faut, non-seulement que les rayons de lumière provenant de l'objet extérieur aillent frapper ce fond, mais aussi que les rayons partis des divers points de cet objet y arrivent isolément et ne s'y mêlent pas entre eux. La première de ces conditions est remplie lorsqu'il n'y a entre l'objet et le tableau ou fond récepteur de l'appareil que des milieux

bougie placée entre l'œil du sujet et l'œil de l'observateur, et en abritant celui-ci au moyen d'un écran qui s'élevait juste au niveau de la pointe de ladite flamme (*a*); mais l'expérience était très-difficile à réaliser de la sorte, et elle n'est devenue pratique que lorsque M. Helmholtz eut imaginé de substituer à l'écran ordinaire un réflecteur oblique disposé de façon à envoyer dans l'œil du sujet un faisceau puissant de lumière provenant d'un point situé sur le côté et susceptible de laisser passer une partie notable des rayons afférents sans les dévier de leur direction initiale. Les divers instruments désignés sous le nom d'*ophthalmoscopes* sont construits de la sorte, et dans ceux dont on fait aujourd'hui le plus communément usage, un miroir concave percé au centre d'un petit trou derrière lequel l'observateur place son œil, est dirigé de façon que les rayons lumineux arrivant obliquement sur sa surface sont réfléchis dans l'œil du sujet dans la direction de la ligne passant par le trou susmentionné, et suivant l'axe de l'œil de l'observateur. Le faisceau efférent composé de ces mêmes rayons réfléchis par le fond de l'œil du sujet suit, en sens inverse, la même direction et forme un cône dont le sommet se trouve sur un point déterminé de l'axe dont je viens de parler. Or les choses sont disposées de façon que le trou central du miroir servant d'écran correspond à peu près à ce foyer conjugé, et par conséquent la majeure partie des faisceaux lumineux traverse cette ouverture et arrive à l'œil de l'observateur placé derrière. De la sorte le fond de l'œil du sujet peut être fortement éclairé, et la lumière réfléchie par ce même fond peut être renvoyée dans l'œil de l'observateur. Il me paraîtrait inutile de décrire ici en détail ces instruments et d'indiquer la manière

(*a*) W. Cumming, *On a luminous appearence in the human eye and its applications to the detection of diseases of the Retina and posterior parts of the eye* (*Med. chir. transact.* 1846, t. XXIX, p. 283).

— Brücke, *Ueber das Leuchten des menschlichen Auges* (Müller's *Archiv für Anat.* 1847, p. 225. — *Nachträge*, p. 479).

transparents ; la seconde condition est obtenue au moyen de l'action que la lentille oculaire exerce sur la marche de la lumière. En effet les rayons lumineux qui partent d'un même point, quelque petit que soit ce point et qui vont frapper la surface antérieure de cette lentille s'écartent entre eux à mesure qu'ils s'avancent et constituent un faisceau conique dont la base s'étend sur toute cette surface. Il en est de même des rayons venant des points circumvoisins et par conséquent chacun des points de cette surface reçoit à la fois des rayons dont les points de départ sont différents ; ces rayons s'y mêlent entre eux et ils ne peuvent y donner naissance à une image de l'objet qui les a envoyés. Mais par l'action de la lentille les rayons divergents de chacun de ces faisceaux coniques sont rendus convergents et constituent derrière cet instrument un cône dont le sommet est dirigé en arrière, et ce sommet situé sur le prolongement de l'axe du faisceau correspond à la surface du tableau récepteur. Dans ce point le faisceau tout entier se comporte à peu de chose près comme s'il était représenté par un seul rayon et les divers faisceaux venant des parties différentes de l'objet extérieur occupent sur le tableau autant de points distincts, circonstance qui leur permet d'y former une image dudit objet.

La théorie de ce phénomène nous est fournie par les lois de l'optique.

La lumière en se propageant dans un milieu transparent

la plus avantageuse de s'en servir ; pour tous ces renseignements je renverrai aux ouvrages spéciaux (*a*). J'ajouterai seulement què les physiologistes ont été conduits à la découverte de ce mode d'exploration par diverses observations faites sur les yeux d'animaux où il existe au fond de cet organe une sorte de miroir choroïdien appelé le *tapis* (*b*).

(*a*) Par exemple le livre publié récemment par M. Perrin sous le titre de *Traité pratique d'ophthalmoscopie et d'optométrie*. Paris, 1872.

(*b*) Voyez pour l'historique de la question : Helmholtz, *op. cit.*, p. 257.

et homogène se meut toujours en ligne droite, mais lorsqu'elle traverse des milieux hétérogènes elle est *réfractée*, c'est-à-dire déviée de sa direction primitive et, toutes choses égales d'ailleurs, cette déviation est d'autant plus forte que le rayon incident forme, avec la normale au plan de séparation des milieux, un angle dont le sinus est plus grand.

La physique nous apprend aussi que d'ordinaire un rayon de lumière en passant d'un milieu moins dense dans un milieu plus dense se rapproche de cette normale et *vice versa* (1).

Or la lentille de la chambre obscure, constituée par du cristal, est un corps beaucoup plus dense que l'air atmosphérique où la lumière se trouve en y arrivant; son pouvoir réfringent (ou *indice de réfraction*, comme disent les physiciens) est beaucoup plus grand et par conséquent en y pénétrant les rayons lumineux doivent se rapprocher de la normale au plan d'incidence. Il est aussi à noter que l'angle de réfraction est toujours situé dans le même plan que l'angle d'incidence et que les sinus de ces deux angles sont, pour un même milieu et pour un même rayon simple dans un rapport constant, en sorte que la déviation des rayons est d'autant plus grande que l'angle d'incidence est plus ouvert. La forme de la surface de séparation entre deux milieux dissemblables exerce par conséquent une influence considérable sur la marche de la lumière réfractée et c'est à raison de ces diverses circonstances que le pinceau de rayons divergents, qui pénètre dans la lentille biconvexe de la chambre obscure, constitue un cône à rayons convergents après avoir tra-

(1) Le pouvoir réfringent, ou l'*indice de réfraction* des divers corps dépend principalement de la densité du milieu, mais il est aussi subordonné à la nature chimique de celui-ci, notamment de sa combustibilité ou de la combustibilité d'une partie de ses molécules constitutives. Newton connaissait cette relation et a pu deviner ainsi que le diamant et l'eau contiennent de la matière combustible.

versé ce corps et va se concentrer sur un point déterminé appelé le foyer de cet instrument d'optique.

Pour faciliter l'intelligence de ce que je viens d'exposer très-brièvement il est utile d'avoir recours à une figure. Supposons que trois rayons divergents *b*, *c*, et *d*, partis du point *a* traversent l'air et viennent frapper une lentille de cristal dont la surface convexe est représentée par la ligne courbe *e*, *e* (fig. 1) ; le rayon *b*, arrivant normalement à cette surface continue sa route sans éprouver de déviation,

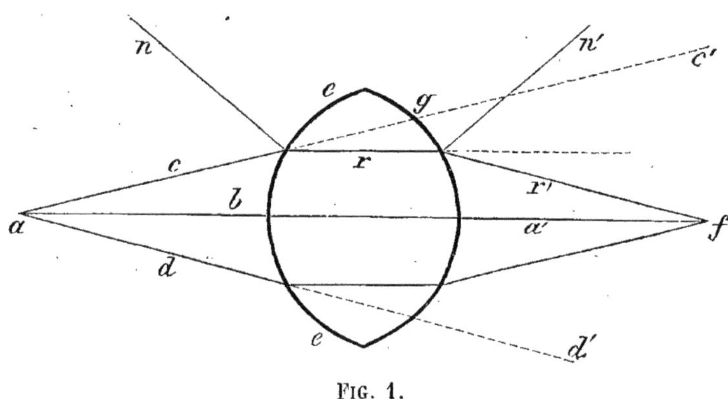

Fig. 1.

mais le rayon *c*, en pénétrant dans la lentille, qui constitue un milieu plus dense que l'air, sera réfracté et au lieu d'aller en ligne droite vers le point *c'* se rapprochera de la perpendiculaire *n* abaissée sur la tangente à la courbe *e e*, au point d'incidence ; le même effet se produit sur le rayon *d*, qui se rapprochera de la normale et, suivant que le pouvoir réfringent de ce second milieu sera plus ou moins grand, les deux rayons *c*, et *d*, deviendront moins divergents ou pourront même converger vers l'axe du faisceau *a f*. Enfin ces mêmes rayons en sortant de la lentille pour pénétrer dans l'air situé derrière ce corps *g*, passeront d'un milieu plus dense dans un milieu moins dense et devront s'éloigner de la normale *n'*. Leur convergence augmentera donc, et en continuant leur route en ligne droite ils se rencontreront sur un certain point de la ligne *a f*. Les autres rayons qui se trouvent compris entre les rayons externes *c*, et *d*, se comporteront sensiblement de la même manière et par conséquent le cône lumineux dont le sommet est en *a*, et la base en *e*, *e*, se transformera en un cône inverse dont la base correspondra à la surface *g*, *g*, et dont le sommet sera en *f*. Dans ce point focal la lumière venant de *a*, se comportera donc comme si elle n'était formée que par un rayon unique dont l'intensité serait (sauf les pertes éprouvées en route) égale à sa puissance éclairante initiale et dont la direction aurait été celle de la droite *a a'*; mais au delà de ce point les rayons du faisceau s'entre-croiseront, puis s'écarteront de nouveau de l'axe du cône lumineux et cesseront ainsi de remplir la condition voulue pour la production d'une image réelle nettement définie. C'est donc au foyer de la lentille que cette image naîtra, et pour qu'elle se dessine sur le tableau récepteur, il faut que celui-ci soit placé exactement à la distance voulue en arrière de cet appareil dioptrique.

Marche de la lumière dans l'intérieur de l'œil.

§ 6. — Dans l'intérieur de l'œil les mêmes phénomènes se produisent, mais d'une manière moins simple, car cet organe ne consiste pas seulement en une lentille biconvexe comme celle de la chambre obscure que nous venons de prendre en considération; l'appareil oculaire est beaucoup plus complexe et la lumière y traverse successivement plusieurs milieux dont la forme et le pouvoir réfringent diffèrent. Pour faire un nouveau pas dans l'étude de la vision, il nous faut donc examiner quelle est la marche de la lumière dans l'intérieur du globe oculaire.

Rôle de la cornée transparente.

Nous avons vu, dans une leçon précédente que la cornée transparente est une lame solide, plus ou moins convexe et d'un tissu dense qui limite en avant la chambre antérieure de l'œil, cavité remplie par l'humeur aqueuse.

A raison de sa puissance réfringente et de sa forme elle doit par conséquent dévier les rayons de lumière qui pénètrent obliquement dans sa substance et les rapprocher de la normale au point d'incidence. En passant ensuite de la cornée dans l'humeur aqueuse, milieu dont la densité est moindre, les rayons doivent être déviés en sens contraire ; mais le pouvoir réfringent de ce liquide est plus grand que le pouvoir réfringent de l'air et par conséquent les rayons y divergent moins qu'ils ne s'étaient rapprochés en passant de l'air dans la cornée, et plus la convexité de la surface antérieure de celle-ci sera grande, plus l'effet produit sera considérable (1).

Mais dans l'eau les choses ne se passent pas de la même manière. L'humeur aqueuse qui se trouve derrière la cornée et qui remplit la chambre antérieure de l'œil n'est guère plus dense que le liquide ambiant, et son pouvoir réfringent est à peu près le même (2); par conséquent les rayons en passant de l'eau extérieure dans la cornée après être concentrés reprendront à peu de chose près leur direction

(1) Dans l'œil humain l'appareil réfracteur constitué ainsi par la cornée transparente et l'humeur aqueuse en agissant sur des rayons venant d'un objet éloigné et par conséquent peu divergents, les réunit en un foyer situé à environ 10 millimètres derrière la rétine (*a*).

(2) Le pouvoir réfringent de l'eau étant représenté par 1,3358 celui de l'humeur aqueuse de l'œil est de 1,3366 (*b*).

En effet ce dernier liquide n'est que de l'eau tenant en dissolution un peu de chlorure de sodium et des traces de quelques autres matières salines associées à environ 2 centièmes de substances animales (*c*).

Lohmeyer assigne à l'humeur aqueuse du veau la composition suivante (*d*) :

Eau	988,3
Albuminate de soude	3,2
Substances extractives	1,5
Chlorure de sodium Chlorure de calcium Sulfate de potasse Phosphates terreux Sels de chaux	7,0

(*a*) Helmholtz, *Optique physiologique*, p. 89.

(*b*) Brewster and Gordon, *Exper. on the structure and refractive Power of the coats and humours of the Eye* (*Edinb. Philosoph. Journ.* 1819, t. I, p. 43).

(*c*) Berzelius, *Traité de chimie*, t. III, p. 716.

(*d*) Lohmeyer, *op. cit.* (*Zeitschr. für rat. Med.*, 1856, nouv. série, t. V, 59).

primitive en arrivant de la cornée dans l'humeur aqueuse, et quel que soit le degré de courbure de la surface de cet appareil, la modification imprimée au faisceau lumineux ne pourra être qu'insignifiante.

Pour les Poissons la convexité de la cornée ne présenterait donc aucun avantage appréciable et cette forme serait même défavorable à l'exercice de la vue. En effet la lumière qui passe d'un milieu dans un autre milieu est en partie réfléchie. Une portion de la lumière qui frappe la cornée est donc renvoyée de la sorte; elle donne à l'œil le brillant que l'on y remarque et elle est perdue pour la vision. Or la portion réfléchie est d'autant plus grande que la direction des rayons incidents est plus oblique par rapport à la surface frappée par ceux-ci; par conséquent, dans les conditions biologiques où les Poissons se trouvent, la convexité de la cornée serait à la fois inutile pour la réfraction et défavorable à l'exercice de la vue. Pour eux l'aplatissement de la cornée est une condition de perfectionnement comme la convexité de cette partie du globe de l'œil est une condition de puissance visuelle pour les Animaux terrestres (1).

Lorsqu'on veut apprécier avec un certain degré d'approximation la puissance réfringente de l'œil des Vertébrés terrestres il faut donc tenir grand compte de la courbure de la surface externe de la cornée transparente. La mesure en a été prise chez l'Homme ainsi que chez divers Animaux par plusieurs observateurs; mais l'opération présente des

(1) M. F. Plateau a fait dernièrement une série d'observations sur le degré de courbure de la cornée transparente chez les Poissons, et il a constaté que même chez les espèces où cette tunique oculaire considérée dans son ensemble est fort saillante, ainsi que cela se voit chez la Lotte (*a*), sa portion centrale est presque plane (*b*).

(*a*) Haller, *Mém. sur l'œil de quelques Poissons* (*Mém. de l'Acad. des scien.*, 1762, p. 94).

(*b*) F. Plateau, *Sur la vision des Poissons et des Amphibies* (*Mém. couronné de l'Acad. de Belgique*, t. XXXIII).

difficultés considérables et il ne me semble pas nécessaire de présenter ici tous les résultats numériques obtenus à ce sujet (1); car ils n'ont été que peu utilisés jusqu'ici, soit par les physiologistes, soit par les physiciens, et pour fixer les idées à ce sujet je me bornerai à renvoyer aux figures dans lesquelles W. Sœmmering a donné, au moyen de coupes horizontales du globe de l'œil la courbe décrite par les différentes parties constitutives de cet organe. On y voit que chez certains Mammifères, tels que le Lynx et le Loup, la cornée est très-bombée, qu'elle l'est moins chez Cheval et l'Éléphant et que de tous les Animaux de la même classe dont cet anatomiste s'est occupé, ce sont les Phoques et les Baleines qui ont la cornée la plus déprimée, faits qui s'accordent parfaitement avec ce que je viens de dire au sujet des yeux des Poissons. Chez les Oiseaux de proie elle est encore plus bombée que chez les Carnassiers dont je viens de parler tandis que

(1) Les premières mesures de ce genre sont dues à Petit et ont été reproduites augmentées de quelques autres, par Cuvier (*a*). Des recherches sur le même sujet ont été faites avec plus de précision par quelques auteurs modernes (*b*).

Il est aussi à noter que d'ordinaire la cornée ne représente pas exactement un segment de sphère et que chez l'Homme le milieu de sa surface externe correspond au sommet d'une ellipse (*c*).

(*a*) Petit, *Différentes manières de connaître la grandeur des chambres de l'humeur aqueuse* (*Mém. de l'Acad. des sciences*, 1728), p. 289.

— Cuvier, *Leçons d'anat. comp.*, t. III, p. 400.

(*b*) Chossat, *Mém. sur la courbure des milieux de l'œil dans différents Animaux* (*Journ. de physique*, 1819, t. LXXXVIII, p. 311).

— Kohlrausch, *Ueber die Messung der Radius des Vorderflache der Hornhaut* (Isis, 1840, p. 881).

— Krause, *Einige Bemerkungen über den Bau und die Dimensionen des menschlichen Auges* (Meckel's *Archiv f. Anat.* 1832, t. VI, p. 86). — *Fortsetzungen* (Poggendorff's *Annalen*, 1836, t. XXXIX, p. 529).

— Helmholtz, *Optique physiologique*, p. 7 et suiv.

— Knapp, *Die Krummung der Hornhaut des mensch. Auges* (*Arch. f. Ophth.*, t. VI).

— Mayerstein, *Beschreibung eines Ophthalmometres nach Helmholtz* (Poggendorff's *Annalen*, t. CXI, p. 415).

— Schelske, *Ueber das Verhältniss des Intro-ocularen Drucks zur Hornhautkrümmung* (*Arch. f. Ophthalm.*, t. X).

— Sappey, *Traité d'Anat. descriptive*, t. III, p. 719.

(*c*) Helmholtz, *Optique physiologique*, p. 15.

chez les Poissons au contraire sa courbure est même beaucoup moins prononcée que chez les Mammifères aquatiques dont il vient d'être fait mention (1).

La lumière qui en arrivant au fond de la chambre antérieure de l'œil, frappe l'iris est refléchie vers l'extérieur ; elle rend ce diaphragme visible au dehors et elle ne sert pas à la vision. Mais les rayons qui arrivent à la pupille traversent cette ouverture et gagnent la surface antérieure du cristallin. Là ils sont en partie réfléchis, soit d'une manière régulière comme sur un miroir de façon à retourner dans l'atmosphère, soit irrégulièrement, ce qui détermine leur dispersion dans des directions variées (2) ; mais la majeure partie de cette lumière incidente pénètre dans cette lentille diaphane et s'y comporte à peu près comme dans la lentille biconvexe en cristal dont nous avons étudié le rôle dans la chambre obscure du photographe (3).

La principale différence dépend de la non-homogénéité de la substance du cristallin. Cette lentille convexe, nous l'avons vu précédemment (4), se compose de couches dont la densité augmente de la surface au centre et par conséquent les rayons n'y cheminent pas en ligne droite comme dans l'intérieur d'une lentille homogène ; ils y éprouvent des déviations successives qui ont pour résultat de rendre les distances focales plus petites que si ce corps présentait partout la même densité que celle de son noyau (5).

(1) On trouve aussi dans l'ouvrage de Sœmmering fils des indications numériques relatives à la longueur des rayons de courbure de la cornée chez divers Mammifères, Oiseaux, Reptiles et Poissons (*a*).

(2) Pour plus de détails à ce sujet je renverrai au *Traité d'optique physiologique* de M. Helmholtz (p. 95 et suivantes).

(3) Voy. ci-dessus page 274.

(4) Voy. ci-dessus, page 170.

(5) Chez les Poissons la densité considérable du noyau du cristallin doit exercer une grande influence sur le pouvoir réfringent de cet organe (*b*).

(*a*) W. Sœmmering, *De oculorum hominis animaliumque sectione horizontali commentatio*. 1818.

(*b*) Voy. ci-dessus, page 170.

La lumière, ainsi réfractée et constituant un faisceau conique, passe ensuite dans l'humeur vitrée, dont la densité est moindre que celle du cristallin, mais plus grande que celle de l'humeur aqueuse. Les rayons y convergent donc moins que ceux dont nous avons suivi la marche dans la chambre obscure, et le foyer de la lentille contituée par le cristallin s'en trouve allongé, ce qui permet au tableau récepteur placé à ce foyer et représenté par la rétine d'offrir une surface plus étendue. L'image des objets placés dans le champ visuel s'y forme donc comme dans la chambre noire, et de même que dans cet appareil ils s'y montrent dans une position renversée par rapport à celle des objets qu'ils représentent (1).

Ainsi dans l'expérience dont il a été question précédemment l'image de la flamme d'une bougie peinte sur la rétine, a sa pointe en bas et sa base en dessus. Or ce phénomène est une conséquence nécessaire de la direction suivie par les rayons lumineux dans l'intérieur de l'œil, comme dans l'intérieur d'une chambre obscure. En effet supposez, comme dans la figure ci-jointe, une flèche ayant sa pointe en dessus et envoyant dans l'œil deux rayons qui partent l'un de cette pointe et l'autre de l'extrémité opposée de cet objet ; l'axe des deux faisceaux lumineux venant de ces points se croiseront dans l'intérieur du globe de l'œil et le rayon *a* ira frapper la rétine en *c*, tandis que le rayon *b*, venant de l'extrémité

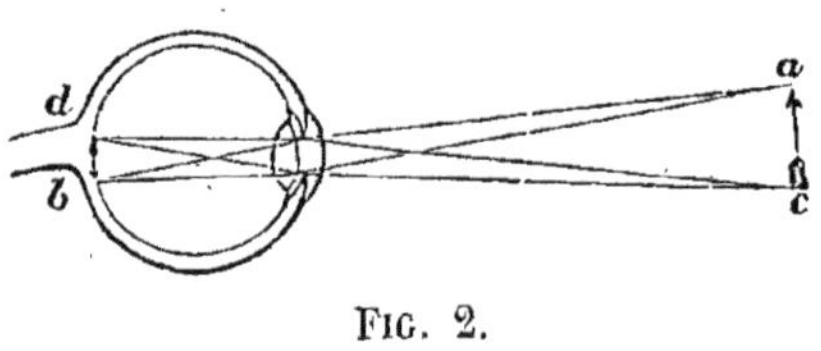

Fig. 2.

(1) Le renversement des images formées sur la rétine fut reconnu par Kepler, et pour en donner facilement une démonstration, Huygens inventa un œil artificiel (*a*).

(*a*) Huygens, *Dioptrica*, p. 112 (*opera posthuma*, 1704).

inférieure de la flèche, rencontrera la rétine plus haut au point *d*.

La théorie nous apprend donc que la formation des images au fond de l'œil dépend principalement de la réfraction des rayons lumineux effectuée par le cristallin et l'expérience confirme cette conclusion. En effet si l'on répète l'expérience dont j'ai déjà fait mention (p. 269), mais en employant au lieu d'un globe oculaire pourvu de toutes les parties intérieures un œil dont on a extrait préalablement le cristallin, on ne verra plus aucune image nette se produire sur la rétine.

Conditions de vision distincte.

§ 7. — D'après ce que j'ai dit précédemment au sujet des conditions nécessaires pour la formation des images réelles, il est évident que dans l'œil, ainsi que dans la chambre obscure, il faut que le tableau récepteur se trouve placé à une distance telle de la surface postérieure de la lentille que le foyer de celle-ci y corresponde avec un grand degré d'approximation. En effet si ce tableau en était plus rapproché les faisceaux lumineux convergents y arriveraient avant d'avoir accompli leur conjonction et si le champ récepteur était placé plus loin ces mêmes rayons, en dépassant leur point de rencontre, s'entre-croiseraient avant d'y parvenir. Or en dépassant le point focal ils deviendront divergents et donneront naissance à une tache lumineuse plus ou moins grande que les physiciens appellent un *cercle de diffusion ;* cette tache cessera d'avoir un contour nettement défini et les images correspondant aux divers points d'émission adjacents, au lieu de rester distinctes entre elles, empiéteront les unes sur les autres et se confondront.

Pour s'assurer de ce fait il suffit d'observer les images qui se forment dans la chambre obscure du photographe. Si la glace dépolie qui fait office de champ récepteur est trop éloignée ou trop rapprochée de la lentille, les images y deviennent comme estompées sur le bord, puis se confondent entre elles et s'évanouissent même si le défaut d'ajustement augmente tandis qu'au contraire elles deviennent parfaitement nettes quand l'instrument est mis exactement *au point*.

Dans notre œil il en est à peu près de même. Il faut que la puissance réfringente de cet appareil d'optique soit en rapport avec la distance à laquelle la surface de la rétine se trouve du cristallin. Pour que les images formées sur la rétine soient nettes il faut que celle-ci corresponde sensiblement au point de concours des rayons rendus convergents par cette lentille. Cependant la mise au point n'a pas besoin d'être mathématiquement exacte (1) ; il suffit d'un certain degré d'approximation et il y a là un espace que l'on pourrait appeler la *zone de tolérance visuelle*, espace entre les limites duquel la surface de la rétine peut se trouver en avant ou en arrière du point focal sans qu'il en résulte aucun effet notable sur le degré de netteté des images (2) ; par conséquent ce sont là des différences que nous pouvons négliger ici.

(1) Depuis fort longtemps l'attention des physiciens et des physiologistes a été appelée sur la différence qui existe entre la vision *parfaitement distincte* et la vision *imparfaitement distincte* que d'ordinaire on confond avec la première parce que dans l'une et dans l'autre les contours des objets ainsi que leurs différentes parties paraissent claires et bien déterminées. La vision parfaite suppose la réunion de tous les rayons d'un pinceau lumineux émanés d'un point visible sur un même point sensitif de la rétine, mais Jurin a montré que cette concentration absolue n'était pas nécessaire pour la production d'images sensiblement distinctes et que, dans certaines limites, les cercles de diffusion qui se produisent au delà du foyer peuvent produire avec un degré d'approximation suffisant pour les besoins physiologiques un résultat analogue. Cet auteur appelle *vision parfaite* la vision parfaitement distincte et *vision distincte* celle qui tout en n'étant pas parfaitement nette satisfait aux besoins ordinaires du sens de la vue (*a*).

(2) Sturm, prenant en considération des faits sur lesquels il n'est pas nécessaire de nous arrêter ici, signala en 1845, l'existence de cet espace qu'il nomma l'*intervalle focal* (*b*).

(*a*) J. Jurin, *Essai sur la vision distincte et indistincte* (Smith, *Cours complet d'optique*, traduit de l'anglais par Pezenas, t. I, p. 236).

(*b*) Sturm, *Sur la théorie de la vision* (*Comptes rendus de l'Acad. des sciences*, 1845, t. XX, p. 557).

Lorsque l'objet qui envoie dans notre œil un faisceau lumineux est très-éloigné, les rayons dont ce faisceau se compose sont sensiblement parallèles entre eux en arrivant à cet organe, et le point où ils se rencontrent derrière le cristallin, point que l'on appelle le *foyer principal* de cette lentille convergente, ne varie pas avec les variations dans les distances, et lorsque l'organe visuel, à l'état de repos, remplit bien ses fonctions, la rétine correspond à ce même foyer. C'est le cas pour les yeux que les ophthalmologistes, à l'exemple d'un savant hollandais, de M. Donders, appellent *emmétropes;* mais il n'en est pas toujours ainsi : tantôt l'appareil dioptrique constitué par le globe oculaire est doué d'une puissance réfringente telle que les rayons parallèles se rencontrent avant d'avoir atteint la rétine, et les yeux ainsi constitués sont dits *brachymétropes;* d'autres fois une disposition inverse se trouve réalisée ; la puissance réfringente de l'œil est insuffisante ; le point où se trouve le foyer principal est situé au delà du champ récepteur constitué par la rétine et il y a *hypermétropie* (1). Le premier de ces défauts détermine la *myopie* c'est-à-dire l'impossibilité de voir nettement, à l'œil nu, les objets éloignés. Il résulte en général d'une convexité trop forte de la cornée transparente ; aussi peut-on y remédier en plaçant devant les yeux des verres biconcaves qui ont la propriété de faire diverger les rayons plus ou moins suivant leur degré de courbure.

En effet l'expérience ainsi que le raisonnement montrent

(1) M. Donders qui a introduit dans le langage scientifique ces expressions nouvelles, appelle d'une manière générale *améthopie* les défauts de l'appareil réfracteur de l'œil, soit qu'il y ait *brachymétropie*, c'est-à-dire position du foyer visuel en avant de la couche externe de la rétine, ou *hypermétropie*, c'est-à-dire position du foyer en arrière de ladite couche sensible (*a*).

(*a*) Donders, *On the anomalies of accommodation and refraction of the Eye*, translated by W. Moore, p. 82 (New Sydenham Society, 1864).

que la position du point de conjonction des rayons convergents réfractés par une lentille doit varier suivant la direction préalable de ceux-ci, et que, si au lieu d'être parallèles entre eux ils sont divergents, leur point de rencontre derrière la lentille, point que l'on appelle le *foyer conjugé* de celle-ci, sera plus éloigné.

Accommodation de l'œil pour la vision distincte.

Il en résulte, que pour la formation d'images nettes il faut, lorsque les objets se rapprochent beaucoup de l'œil que la rétine s'éloigne du cristallin ou que la puissance réfringente de l'appareil dioptrique dont cette lentille fait partie augmente.

Or chacun sait que les personnes dont les yeux sont bien conformés, peuvent voir également bien des objets qui sont placés à 20 ou 25 centimètres de la cornée ou à des distances beaucoup plus considérables, et pour expliquer cette différence dans la longueur de la vue les physiciens ont été naturellement conduits à penser que l'appareil dioptrique constitué par l'œil doit jouir de la faculté de se modifier suivant les circonstances dans lesquelles il fonctionne. En effet cette faculté d'adaptation existe dans certaines limites; l'œil emmétrope est susceptible de s'accommoder pour la vision à courtes distances, et la modification qui s'y opère à cet effet est soumise à notre volonté.

Ce fait physiologique dont l'importance est fort considérable pour l'étude de la vision a été constaté vers le milieu du siècle dernier par un savant écossais nommé Porterfield (1).

(1) Le fondateur de l'optique physiologique, Képler, avait reconnu théoriquement la nécessité d'une accommodation de l'œil pour la vision distincte à des distances différentes(*a*), mais Porterfield fut le premier à démontrer expérimentalement cette faculté. Il constata que si l'on pique sur une règle deux épingles disposées parallèlement et si on les vise, l'œil étant placé dans le même alignement à une distance d'environ 15 centi-

(*a*) Képler, *op. cit.*, p. 200.

Plusieurs auteurs ont révoqué en doute cette faculté d'accommodation possédée par notre œil et ont cherché à expliquer autrement la production d'images parfaitement nettes par des objets placés à des distances très-différentes (1); mais pour prouver que cet organe se modifie pour bien remplir ses fonctions dans ces conditions différentes, il suffit de quelques expériences des plus simples.

Par exemple, si à quelques centimètres au-devant de l'œil on tend un voile léger de tulle et si l'on regarde, à travers les mailles de ce tissu, un livre ouvert, placé à une distance plus grande derrière cet écran transparent, on reconnaît qu'on peut à volonté distinguer parfaitement les

mètres, on peut voir à volonté fort distinctement soit la première épingle, soit la seconde, mais qu'on ne peut les voir distinctement toutes les deux à la fois (*a*).

(1) Quelques physiciens ont soutenu que l'œil humain, pour être apte à former sur la rétine des images nettes d'objets très-rapprochés ou situés plus ou moins loin de cet organe, n'avait besoin de subir aucune modification, et ils ont cherché à expliquer cette propriété optique par certaines particularités dans la disposition des milieux réfringents traversés par la lumière dans l'intérieur de cet organe. De ce nombre sont : De la Hire, Treviranus, Pouillet, Sturm et de Haldat (*b*), mais leur opinion a été refutée victorieusement (*c*), et d'ailleurs le fait de changements s'opérant dans cet appareil dioptrique pour l'approprier à la vision à courte ou à longue portée est aujourd'hui facile à démontrer expérimentalement par l'observation des images qui s'y forment.

(*a*) Porterfield, *On the Eye*, t. , p. 450 (*Edinburgh medical essays*, t. IV, p. 124).

(*b*) La Hire, *Dissertation sur la conformité des yeux* (*Journ. des savants*, 1685, p. 279).

— Treviranus, *Beiträge zur Anat. und Physiol. der Sinneswerkzeuge*, 1828.

— Pouillet, *Sur les foyers du cristallin* (*Nouv. Bull. de la Soc. philomatique de Paris*, 1826, p. 6). — *Éléments de Physique*, t. II, p. 224.

— Sturm, *Mémoire sur la théorie de la vision* (*Comptes rendus de l'Académie des sciences*, 1845, t. XX, p. 534, etc.).

— Haldat, *Recherches expérimentales sur la vision* (*Comptes rendus de l'Acad. des sciences*, 1842, t. XIV, p. 798).

(*c*) Kohlrausch, *Ueber Treviranus's Ansichten von deutlichen Sehen in der Nahe und Ferne*, 1836.

— Crahay, *Note sur une nouvelle théorie de la vision* (Réfutation de Sturm; *Bull. de l'Académie de Belgique*, 1845, t. XII, p. 34).

— Giraud-Teulon (Réfutation de Haldat), art. ACCOMMODATION dans le *Dictionnaire encyclop. des sciences médicales*, t. I, p. 330 (1864).

lettres imprimées sur les pages de ce livre, sans voir nettement les fils du réseau interposé, ou bien voir d'une manière extrêmement nette ces mêmes fils et ne plus distinguer les caractères situés derrière le voile; mais qu'il est impossible de bien voir les deux objets à la fois quoiqu'ils soient placés dans la même ligne visuelle (1).

Mécanisme de l'accommodation.

Je ne passerai pas en revue les nombreuses explications plus ou moins contradictoires que les physiologistes et les physiciens ont cru pouvoir donner de l'adaptation de l'œil à la vision distincte, pour les objets rapprochés et pour les objets éloignés (2), et je me bornerai à citer quelques-uns des faits qui sont les plus propres à nous éclairer sur ce point.

On a d'abord constaté que la pupille se resserre pendant l'accommodation de l'œil pour la vision à courte distance et se dilate lorsque cet organe s'approprie à la vision d'objets éloignés (3).

(1) Les expériences de ce genre peuvent être variées beaucoup, et pour plus de détails à ce sujet je renverrai aux ouvrages spéciaux (*a*).

(2) Les principales opinions émises à ce sujet ont été exposées brièvement et analysées dans l'optique physiologique de M. Helmholtz (p. 163 et suiv.). M. Trouessart en a fait l'historique d'une manière plus détaillée (*b*).

(3) Ces changements dans la grandeur de la pupille ont été observés par Scheiner, et jadis on y attachait une importance qu'ils n'ont pas (*c*). Pour les constater, il suffit de faire regarder alternativement deux objets situés dans une même direction à des distances très-différentes, en ayant soin de ne pas déterminer une contraction continue de la pupille par l'action d'une lumière trop vive.

Diverses expériences faites par E.-H. Weber portèrent cet auteur à penser que les contractions de l'iris dont il est ici question étaient en relation nécessaire avec des mouvements de convergence des axes oculaires. Mais les recherches plus récentes de MM. Cramer, Ruiter et Donders prouvent que lors de l'accommodation de l'œil la contraction de la pupille peut s'effectuer sans

(*a*) Helmholtz, *Op. cit.*, p. 121.
— Donders, *Op. cit.*, p. 9.

(*b*) Trouessart, *Recherches sur quelques phénomènes de la vision* (Thèse Fac. des sc. de Paris, 1854, p. 52 et suiv.).

(*c*) Scheiner, *Oculus, sive fundamentum opticum*, p. 31.
— Olbers, *De oculi mutationibus internis*, p. 13, 1780.

Dans le premier cas le bord pupillaire de l'iris et le milieu de la surface antérieure du cristallin s'avancent un peu (1); mais ces modifications de l'ouverture pupillaire n'ont que peu ou point d'influence sur l'accommodation de notre œil (2), et les observations faites avec toute la précision que la science moderne réclame prouvent que, lors de cette adaptation, la cornée transparente n'éprouve aucune modification (3); mais des changements des plus importants s'effectuent dans la forme du cristallin, dont la convexité augmente quand on regarde de près et diminue quand on regarde de loin. Un

qu'il y ait changement dans le degré de convergence des axes visuels des deux yeux (a).

(1) Ce déplacement peut être aperçu si l'on examine de profil l'œil d'une personne qui, ayant l'autre œil couvert, regarde un objet éloigné, puis fixe attentivement la pointe d'une épingle placée de façon à occulter le sus-dit objet (b).

Déjà, vers le commencement du siècle dernier, Bidloo avait constaté que chez les Oiseaux l'iris se bombe en avant lors de la vision rapprochée (c), et des mouvements analogues ont été observés chez l'Homme par plusieurs auteurs (d).

(2) En effet M. Donders a observé des cas pathologiques dans lesquels l'iris avait perdu toute mobilité sans que la faculté d'accommodation eût été altérée (e)

(3) Beaucoup d'auteurs ont cru avoir constaté que, chez l'Homme, la convexité de la cornée transparente augmente lorsque l'œil s'accommode par la vision à courte distance (f); mais la mesure des images formées par réflexion sur la surface de cette partie de l'appareil visuel prouve que chez l'Homme aucun changement de cet ordre ne se manifeste (g). Je reviendrai bientôt sur ces expériences catoptriques.

(a) Cramer, *Hot accommodatie vermogen der physiologisch toeglicht Oogen*, p. 115 (1853).
— Donders, *Op. cit.*, p. 574.
(b) Helmholtz, *Op. cit.*, p. 142, fig. 53.
(c) Bidloo, *Observ. de Oculis et visu variorum animalium*, 1715.
(d) Hueck, *Bewegung der Krystalleine*, p. 60 (1841).
— Burocd, *Beitr. zur Physiologie*, p. 136.
— Ruette, *Bidrag til Oiets Anatomie*, p. 111 (1850).
(e) Donders, *Op cit.*, p. 26.
(f) Lobe, voy. : Albinus, *Dissert. de oculo humano*, 1742.
— Home (en collaboration avec Ramsden et Englefield), *Op. cit.* (*Phys. Trans.*, 1795).
— Fries, *Ueber den Optischen Mittelpunkt, im menschlichen Auge*, 1839.
— Pappenheim, *Die specielle Gewebelehre des Auges*, 1842.
(g) Valentin, *Lehre der Phynalogie*, t. II, p. 122.
— Sneff, voyez l'art. *Sehen*, dans Wagner's *Handwörterbuch der Physiol.*, t. III, p. 303.

médecin anglais qui était physicien habile ainsi que bon physiologiste et philologue des plus éminents, Thomas Young (1), remarqua ces changements de forme il y a plus d'un demi-siècle ; mais c'est depuis peu d'années seulement qu'au moyen de l'ophthalmoscope on a pu les étudier avec précision et déduire les conséquences qui en découlent (2). Pour constater

(1) Voyez l'éloge de Th. Young par Arago (*Œuvres*, t. I, p. 252).

(2) Descartes fut le premier à penser que l'accommodation de l'œil était due à un changement dans la forme du cristallin (*a*), et Th. Young fournit au commencement du siècle actuel une preuve expérimentale de phénomènes de ce genre. Ayant placé entre l'œil et un point lumineux convenablement disposé une petite grille formée par des fils de fer parallèles, il constata que l'ombre projetée par ces barreaux paraissait parfaitement droite quand l'organe était au repos, c'est-à-dire ajusté pour des visions lointaines, mais paraissait courbe lorsque l'œil s'adaptait pour la vision distincte d'objets très-rapprochés. Young constata aussi que ce phénomène ne pouvait être attribué à une modification dans la forme de la cornée, car il se manifestait quand l'œil était plongé dans l'eau aussi bien que dans l'air, et cette déformation des images ne pouvait être expliquée qu'en admettant un changement dans la forme du cristallin (*b*). Mais cette expérience, très-difficile à faire, ne réussissant pas sur tous les yeux, les physiologistes n'y attachèrent que peu d'importance jusqu'à ce que le rôle du cristallin dans le mécanisme de l'adaptation eût été démontré par d'autres moyens.

Plus récemment Purkinje reconnut la formation d'images catoptriques distinctes sur les deux surfaces du cristallin et on fit d'utiles applications de ce fait au diagnostic de la cataracte (*c*). Mais on n'en tira aucune conclusion relativement à la dioptrique oculaire jusqu'en 1849. A ce moment un habile chirurgien allemand, M. Langenbeck, remarqua que les images lumineuses réfléchies au dehors par la surface antérieure du cristallin changent de dimensions lorsque l'œil s'ajuste pour la vision à courte distance, et il conclut de ses observations que dans ce cas la convexité de cette surface augmente (*d*). Bientôt après deux oculistes hollandais, Cramer et M. Donders, perfectionnèrent le mode d'investigation employé par M. Langenbeck et firent ainsi une étude très-

(*a*) Cartesius (Descartes), *Dioptrica*, 1637.

(*b*) Th. Young, *Bakerian Lecture on the mecanism of the Eye* (*Phil. Trans.*, 1801, p. 68, pl. 6, fig. 42 à 45).

(*c*) Purkinje, *De examine physiologico organi visus*, etc., p. 128, 1823.

— Sanson, *Leçons sur les maladies des yeux*, 1837.

— Meyer, *Ueber den Sansonschen Versuch* (*Zeitschr. für ration. Med.*, 1846, t. 5, p. 262).

(*d*) Langenbeck, *Klinische Beiträge aus dem Gebiete der Thierungie und Ophthalmologie*, 1849.

des changements de ce genre il suffit d'observer l'image de la flamme d'une lampe réfléchie par la surface antérieure du cristallin pendant que le sujet sur lequel on expérimente regarde successivement deux objets bien déterminés qui se trouvent sur une même ligne en avant de l'œil, mais à des distances différentes; lorsque l'œil s'accommode pour la vue à courte distance cette image diminue notablement de grandeur et d'ordinaire se rapproche du centre de la pupille, puis elle éprouve des changements inverses quand la vue s'allonge; or un miroir convexe donne, toutes choses égales d'ailleurs, des images d'autant plus petites que son rayon est plus petit, par conséquent la courbure de la surface antérieure du cristallin, qui dans ce cas fait office de miroir, doit augmenter dans la vision à courte distance et diminuer quand l'œil s'accommode pour la vision distincte des objets éloignés (1).

Une expérience analogue, mais dont les résultats sont plus démonstratifs, peut être faite de la manière suivante : On substitue à l'image de la flamme d'une lampe deux points lumineux fournis par les rayons qui passent par deux trous percés dans un écran et qui se projettent sur la surface antérieure du cristallin ; lorsque l'œil regarde un objet éloi-

approfondie des phénomènes en question (*a*); M. Helmholtz ainsi que plusieurs autres expérimentateurs s'en occupèrent également (*b*), et on arriva ainsi très-promptement à la solution des principales questions en discussion.

(1) La lampe convenablement placée fait apparaître dans l'œil trois images, dont l'une se forme sur la cornée et a beaucoup plus de vivacité que les autres; dont la seconde, plus grande et moins bien définie que la première, est produite à la surface antérieure du cristallin; et dont la troisième, plus petite, plus faible et plus éloignée que les deux précédentes, se forme sur la surface postérieure du cristallin. On en trouve de très-bonnes figures ainsi qu'une description fort détaillée dans l'ouvrage de M. Donders (*op. cit.*, p. 13, fig. 5).

(*a*) Donders, *Accommodatie van den Oog* (*Neederlandsch Lancet*, 1849). — Cramer, *Het Accommodatie vermogen*. Harlem, 1853.

(*b*) Helmholtz, *Ueber die Accommodation des Auges* (Graefe's *Archiv für Ophthalmologie*, 1855, t. II, p. 1).

gné, ces deux points éclairés, qu'il est facile de distinguer des images analogues réfléchies par la cornée et par la face postérieure du cristallin, se rapprochent entre eux lorsque la vision s'exerce sur un objet rapproché et s'écartent de nouveau l'un de l'autre quand l'œil fixe un objet éloigné (1).

Les expériences dont je viens de rendre compte permettent de constater également que pendant l'accommodation de l'œil la surface postérieure du cristallin se modifie un peu, mais les changements qui s'opèrent dans sa courbure sont trop petits pour influer notablement sur la puissance réfringente de l'œil, et par conséquent nous pouvons les négliger ici (2).

En résumé, pour s'accommoder à la vision des objets très-rapprochés le cristallin augmente d'épaisseur et c'est sa surface antérieure qui s'avance sans que la distance entre sa face postérieure et la rétine varie sensiblement.

Il est aussi à noter que ces changements dans la forme du cristallin sont subordonnés à la volonté et que, dans certains cas, on peut, à l'aide de courants électriques intermittents, les déterminer non-seulement chez le vivant (3),

(1) Les points lumineux réfléchis par la surface antérieure du cristallin se trouvent, comme dans l'expérience précédente, entre les images formées sur la cornée transparente et celles refléchies par la surface postérieure du cristallin. Pour tous les détails relatifs à la manière de pratiquer cette expérience, voyez l'ouvrage de M. Helmholtz (p. 144, fig. 56). Ce mode d'investigation fut employé d'abord par Home et par Th. Young pour étudier les changements que l'on supposait survenir dans la courbure de la cornée.

(2) M. Helmholtz a trouvé que la surface postérieure du cristallin ne change pas de position et que les modifications dont la courbure de cette surface est susceptible sont sans importance pour le mouvement de la vision (*op. cit.*, p. 145).

(3) Le déplacement de la surface antérieure du cristallin, sous l'influence d'un courant électrique, a été constaté chez un chien par C. Weber, à l'aide d'un bâtonnet introduit dans le globe de l'œil par un trou pratiqué au centre de la cornée. L'une des extrémités du bâtonnet se trouvait en contact avec le cristallin, et l'autre extrémité était en connexion avec le court bras de levier d'une aiguille montée sur pivot de façon à rendre bien visible tout déplacement du bâtonnet susmentionné. L'animal était plongé

mais aussi dans les yeux d'Animaux récemment morts (1).

La cause qui les détermine paraît donc être des contractions musculaires qui s'effectuent dans l'intérieur du globe oculaire. Enfin il paraît démontré aujourd'hui que dans l'état de repos l'œil bien constitué est disposé pour la vision distincte à longue distance et que l'adaptation de cet organe pour la vue des objets très-rapprochés est une conséquence des actions musculaires dont je viens de parler (2).

Lorsque Th. Young découvrit le rôle du cristallin dans l'accommodation de l'œil, il crut pouvoir expliquer les changements de forme de cette lentille par la contractilité de ses fibres propres qu'il supposa être de nature musculaire (3);

préalablement dans un état d'assoupissement profond par l'action de l'opium (*a*).

(1) Cramer a obtenu ce résultat en opérant sur des yeux de Phoque récemment excisés, ainsi que sur des yeux de Pigeons; mais l'expérience ne réussit pas sur des yeux de Chiens ou de Lapins (*b*).

(2) En effet, lorsque les parties musculaires qui avoisinent le cristallin sont paralysées temporairement par l'action de l'atropine sur l'œil, substance qui n'agit pas sur les muscles extrinsèques, cet organe reste dans l'état d'adaptation pour la vue à longue portée, bien que les muscles oculomoteurs continuent à remplir leurs fonctions ordinaires (*c*). La fève de Calabar (*Physostigma venenosum*) agit non-seulement d'une manière opposée et peut déterminer un état de contraction spasmodique de l'iris, mais produit dans le muscle ciliaire un état analogue dont résulte une myopie temporaire (*d*).

(3) L'hypothèse de la muscularité du cristallin admise par quelques auteurs (*e*) est reconnue fausse.

(*a*) G. Weber, *Bidrag till orets anatomie*, 1850, p. 111.

(*b*) Cramer, *Die Accommodatievermogen*, p. 58 et 86.

(*c*) Wells, *Observations and experiments on vision* (*Phil. Trans.*, 1811, p. 378).
— Ruyter, *De actione atropæ belladonnæ in iridem*. Utrecht, 1856.

(*d*) Argyle Robertson, *On the Calabar Bean as a new agent in ophthalmaloges* (*Edinb. med. chirurg. Soc.*, 1863, t. VIII, p. 815).
— Harley, *On the ordeal Bean of old Calabar* (*Med. times*, 1863, t. I, p. 651).
— S. Wills, *On the effect of the solution of the Calabar Bean on the accommodation of the Eye* (*Med. times*, 1863, t. I, p. 500).
— V. Graefe, *Ueber Calabar-Bohne* (*Archiv für Ophthalmologie*, 1863, t. IX, p. 87).
— Rosenthal, *Anmerkung* (*Archiv für Anat. und Physiol.*, 1863, p. 318).
— Schelske, *Zur Tarbenempfendung* (*Arch. für ophthalmol.*, 1863, t. III, p. 380).
— Donders, *On accommodation*, p. 610.

(*e*) Pemberton, *Diss. de facult. oculi qua ad divers. distantias se accommodat*, 1719.
— Th. Young, *Observ. on vision* (*Phil. Trans.*, 1793, p. 173). — *On the mecanism of the Eye* (*Phil. Trans.*, 1801, p. 72 et suiv.).

mais cette hypothèse, en désaccord avec les résultats fournis par l'anatomie (1), n'était pas admissible. Cramer attribuait le bombement temporaire du cristallin à une compression exercée sur la partie périphérique de la face antérieure de cette lentille par la contraction de l'iris, phénomène qui en effet paraît devoir contribuer à le produire (2). Cependant dans certains cas pathologiques on a pu constater que l'accommodation reste inaltérée après la paralysie de ce diaphragme oculaire (3), et nous avons tout lieu de croire que cette faculté dépend principalement de l'action du muscle ciliaire dont la marge du cristallin est entourée (4). Il existe encore quelque incertitude concernant le mécanisme à l'aide duquel ce muscle détermine les changements que l'on observe dans la convexité de la surface antérieure du cristallin, mais ce sont là des détails sur lesquels

(1) Voyez ci-dessus, page 173.

(2) Cramer, ayant constaté que les changements de convexité du cristallin ne se manifestent plus lorsque cet organe avait été mis à découvert par l'incision de l'iris et de ses annexes, en conclut que ces modifications dépendaient essentiellement de l'action de cette cloison et il n'attribue au muscle ciliaire qu'un rôle secondaire (*a*). Les partisans de cette opinion peuvent arguer aussi des expériences de MM. Helmholtz et Vittich sur les yeux de la Grenouille (*b*). Mais l'accommodation de l'œil ne saurait être attribuée uniquement à l'action de l'iris sur le cristallin, car elle a été observée dans deux cas d'absence congénitale de ce diaphragme contractile (*c*), ainsi que dans des cas où il avait été enlevé accidentellement (*d*) ou était devenu adhérent à la cornée (*e*).

(3) M. Helmholtz cite le cas d'un astronome qui était frappé d'une paralysie complète de l'iris et qui cependant jouissait pleinement de la faculté d'accommodation (*f*).

(4) Voyez ci-dessus, page 161.

(*a*) Cramer, *Het Accommodatie vermogendir Oegen*, 1853.
(*b*) Helmholtz, *Op. cit.*, p. 147.
(*c*) H. Guépin, *L'œil et la vision*, 1856.
— Müller, *Anatom. Beiträge zur Ophthalmologie* (*Archiv für Ophthalm.*, 1857, t. III).
(*d*) Graefe, *Fall von bycurester Anieside, als Beitrage zur Accommodation* (*Arch. für Ophthalm.*, 1861, t. VII, p. 150).
— Follin, *Leçons sur l'exploration de l'œil*, 1865.
(*e*) Donders, *Op. cit.*, p. 26.
(*f*) Helmholtz, *Op. cit.*, p. 151.

je ne crois pas devoir insister ici (1). Quant au retour de l'appareil oculaire à l'état de repos, il paraît être dû princi-

(1) Déjà, vers le milieu du siècle dernier, Peterfield avait des idées assez justes relativement au rôle du muscle ciliaire dans le mécanisme de l'accommodation de l'œil, phénomène qu'il attribuait à des changements dans la position et peut-être aussi dans la courbure de la surface antérieure du cristallin (*a*). De nos jours des opinions analogues ont été soutenues par beaucoup de physiologistes (*b*) ; mais c'est seulement dans ces derniers temps et à la suite des observations anatomiques de M. Rouget et de M. H. Müller sur la structure du muscle ciliaire que les ophthalmologistes ont étudié attentivement le mécanisme de ce phénomène.

M. Rouget, qui fut l'un des premiers à entrer dans cette voie, exposa ses vues à ce sujet dans les termes suivants : « Le muscle ciliaire circulaire se contracte et comprime la couronne des procès ciliaires ; ceux-ci, distendus par le sang et communiquant tous ensemble, peuvent être considérés comme un anneau liquide élastique qui transmet en la régularisant la contraction exercée par le muscle ciliaire aux bords de la lentille cristalline et à la zone ciliaire du corps vitré. L'effet général de cette contraction annulaire qui ne s'excerce que sur la partie antérieure du sphéroïde cristallo-vitré serait un refoulement excentrique en arrière, surtout dans la région choroïdienne, d'une partie de la masse dioptrique, et l'effet serait presque nul par l'augmentation de courbure du cristallin et l'allongement de l'axe de l'appareil ; mais ici intervient l'action du muscle ciliaire radié : la choroïde étant solidement fixée en arrière de la sclérotique, la contraction de ce muscle a pour effet de la tendre circulairement et de s'opposer par là au refoulement excentrique du corps vitré en ce sens. En même temps, cette tension redresse la courbure de la partie antérieure de la choroïde, ce qui étend à une grande surface la compression circulaire des milieux dioptriques ; nécessairement alors la masse de ces milieux incompressibles tend à s'échapper en avant et en arrière, d'où l'allongement de l'axe et la propulsion en avant de la face antérieure de la lentille cristalline dont la courbure est augmentée par la compression circulaire de ses bords. Quant à l'iris, immédiatement appliqué sur le cristallin comme le prouve sa convexité très-prononcée chez la plupart des animaux, il est, dans l'adaptation à la vue de près et à une lumière moyenne, contracté pour accommoder les dimensions du diaphragme à la courbure de la lentille : il peut même jouer un rôle important pour produire cette augmentation de courbure de la face antérieure de la lentille, car les milieux dioptriques comprimés de toutes parts dans le sac irido-choroïdien tendent naturellement à s'échapper, à faire hernie

(*a*) Porterfield, *Treatise on the Eye*, t. I, p. 446.

(*b*) Clay Wallace, *The accommodation of the Eye to distances*. 1850. — Bowman and Todd, *Physiological anatomy*, t. II, p. 47 (1856).

palement à l'élasticité du cristallin et de sa tunique capsulaire. Or dans les yeux emmétropes cet état de repos coïncide avec l'aptitude pour la vision distincte à longue portée (1).

par l'orifice unique de ce sac, la pupille (*a*). »

M. H. Müller, dont les recherches sur le mécanisme de l'accommodation de l'œil datent de la même époque que celles de M. Rouget, explique à peu près de la même manière le phénomène; mais il attribue moins d'importance à la turgescence des vaisseaux sanguins des procès ciliaires (*b*), et effectivement M. Graefe n'a pu reconnaître aucun signe de réplétion dans ces vaisseaux pendant les efforts pour l'accommodation chez une personne qui était en pleine possession de cette faculté et qui, étant dépourvue d'iris, se prêtait très-bien à l'observation de cette partie de l'appareil oculaire (*c*).

M. Helmholtz pense que la contraction du muscle ciliaire fait avancer la partie postérieure de la zonule ou zone de Zinn (*d*), et en diminuant ainsi la traction exercée par celle-ci sur les bords de la capsule du cristallin, diminue la pression de cette tunique élastique sur la lentille incluse et détermine une augmentation dans le diamètre antéro-postérieur de celle-ci. A l'appui de cette explication M. Helmholtz ajoute que sur le cadavre il est facile de produire des changements de formes dans le cristallin en tiraillant la zonule; enfin, que dans les yeux ajustés pour la vision lointaine il n'a jamais trouvé l'épaisseur du cristallin aussi grande que sur le cadavre (*e*).

L'interprétation du mécanisme de l'accommodation donnée par Czermak se rapproche beaucoup de celle adoptée par M. Rouget (*f*). Enfin diverses hypothèses plus ou moins analogues à celles dont il vient d'être question ont été présentées par plusieurs autres physiologistes que je me bornerai à citer ici (*g*).

(1) La plupart des physiologistes

(*a*) Rouget, *Rech. anat. et physiol. sur les appareils érectiles, appareil de l'adaptation de l'œil chez les Oiseaux, les principaux Mammifères et l'Homme* (*Comptes rendus de l'Acad. des sciences*, 1856, t. LII, p. 940).

(*b*) H. Müller, *Ueber den Accommodationsapparat in Augen der Vögel* (*Archiv f. Ophthalmologie*, 1857, t. III, p. 25).

(*c*) Graefe, *loc. cit.*

(*d*) Voyez ci-dessus, p. 168.

(*e*) Helmholtz, *Op. cit.*, p. 151.

(*f*) Czermak, *Ueber das Accommodations vermogen des Auges* (*Journ. trimestr. de Prague*, 1854, t. XLIII, p. 109).

(*g*) Sée, *De l'accommodation de l'œil et du muscle ciliaire*, 1856.

— Mannhardt, *Ueber der accommodations Muskel* (*Arch. f. Ophth.*, 1858, t. IV).

— Liebreich, art. *Accommodation* (*Nouv. dict. de méd. et de chir.*, t. I, 1864).

— Maurizot, *De la vision distincte à des distances variables* (Thèse, 1861, p. 132).

— Vintschgau, *Resultaments di alcune esperienze institute colla feva del Calabar* (*Atti dell' Inst. veneto*, t. IX).

— Plique, *Étude sur le mécanisme des mouvements intra-oculaires et théorie de l'accommodation* (Thèse, 1868, p. 171).

— Pechelin, *Ueber die sogenannten canal von Fontana* (*Archiv f. Ophthalm.*, 1867, t. XIII, p. 423).

Dans certains cas, cependant, un effort intérieur semble être nécessaire pour rendre l'œil apte à bien voir les objets très-éloignés, et quelques physiologistes pensent même que cet organe à l'état passif n'est disposé ni pour la vision à longue portée, ni pour la vision des objets très-rapprochés (1). L'œil serait donc susceptible de deux sortes de modifications que l'on désigne parfois sous les noms d'*accommodation positive* et d'*accommodation négative;* mais nous ne sommes pas encore suffisamment renseignés sur ce point.

L'ensemble de faits que nous venons de passer en revue prouve que l'accommodation de notre œil dépend essentiellement des changements dans le degré de convexité du cristallin déterminés par l'action du muscle ciliaire ; mais d'autres causes peuvent-elles concourir à l'obtention du même résultat? Je suis disposé à le croire.

pensent que l'adaptation de l'œil par les objets éloignés est purement passive (*a*), et il est à noter que chacune des moitiés de la capsule cristalline, lorsqu'elle est séparée des parties adjacentes, s'enroule par les bords dans le sens contraire de sa courbure normale; par conséquent cette tunique doit exercer constamment sur la portion centrale du cristallin une certaine pression tendant à aplatir cette lentille convexe (*b*).

(1) Ainsi M. C. Weber pense que l'œil dans l'état passif se trouve ajusté pour la vue à des distances intermédiaires, et que pour distinguer nettement les objets très-éloignés il se modifie d'une manière particulière (*c*).

M. Huske considère l'accommodation négative comme étant due à la contraction des fibres rectilignes du muscle ciliaire (*d*). Enfin M. Fick attribue l'adaptation négative, non à un aplatissement du cristallin, mais à une pression latérale exercée sur le globe oculaire par les muscles extrinsèques (*e*). Mais, ainsi que Claparède l'a fait remarquer, ce sont là de pures hypothèses (*f*).

(*a*) Volkmann, *Sehen* (Wagner's *Handb. der Physiol.*, t. III, p. 299). — Donders, *Op. cit.*, p. 21.

(*b*) Meissner, *Bericht* (*Zeitschr. für rat. Med.*, 1857, p. 554).

(*c*) C. Weber, *Nonnullæ disquisitiones quæ ad facultatem oculum rebus longinquis et propinquis accommodandi spectant.*

(*d*) Huske, *Der Mechanismus der Accommodation für Nähe und Ferne* (*Archiv für Ophthalmologie*, t. VI, p. 53).

(*e*) Fick, *Ueber die Adaptation des Auges* (Müller's *Archiv*, 1853, p. 449).

(*f*) Claparède, *Analyse des travaux les plus récents relatifs à l'accommodation de l'œil aux distances* (*Bibl. univ. de Genève;* Arch. des Sc. N. S. 1858, t. I, p. 77).

Ainsi, lorsque par suite de l'opération de la cataracte (1) l'œil a été privé de sa lentille cristalline, cet organe perd d'ordinaire toute faculté d'accommodation (2). Mais il paraît ne pas en être toujours ainsi (3), et à moins de supposer que dans le cas d'aphakie présumée (4) où cette faculté a été conservée le cristallin s'était reproduit (5), il faut admettre

(1) On désigne sous le nom de cataracte un état pathologique du cristallin dans lequel cet organe devient opaque et fait par conséquent obstacle au passage de la lumière qui se dirige vers la rétine. Pour remédier à cet accident le chirurgien pratique l'extraction du cristallin et l'abaisse de façon à ce qu'il ne se trouve plus sur la route des rayons lumineux.

(2) Cette perte a été constatée avec beaucoup de rigueur par M. Donders dans deux cas où le cristallin avait été extrait de l'œil (*a*).

(3) Un cas dans lequel la faculté d'accommodation paraît avoir été conservée dans un œil dont le cristallin avait été extrait fut étudié attentivement par Home, Ramsden et Engelfield (*b*). M. Graefe a observé un fait du même ordre (*c*). On peut cependant se demander si dans ces cas il n'y avait pas eu reproduction du cristallin, phénomène qui a été constaté dans plusieurs circonstances.

(4) On désigne ainsi les cas d'absence congénitale ou accidentelle du cristallin.

(5) En effet cette reproduction, rendue très-probable par quelques observations de Vrolik et de Sœmmering (*d*), fut constatée (*e*) expérimen-

(*a*) Donders, *Op. cit.*, p. 120.

(*b*) Home, *On the power of the Eye to adjust itself to different distances when deprived of the cristalline Lens* (*Phil. Trans.*, 1802, p. 3).

(*c*) Graefe, *Ueber accommodation* (*Arch. für Ophthalm.*, t. II, p. 188).

(*d*) Voyez Buchner, *Waarneming van eine entbinding der crystalvoglen* (Amsterdam, 1801).

— V. Sömmering, *Beobachtungen über die organischen Veränderungen im Auge* (*Nach Staaroperationen*, 1828).

(*e*) Cocteau et Leroy (d'Étiolles), *Expér. relatives à la reproduction du cristallin* (*Journ. de Physiol.* de Magendie, 1827, t. VII, p. 30).

— J. Day, *Reproduction of the Lens* (Lancet, 1828, p. 212).

— Midlmore, *Reproduction of the cristalline Lens* (London, *Med. Gazette*, 1832, t. X, p. 344).

— Mayer, *Ueber die Reproduction der Cristallinse* (Graefe et Walker, *Journ. der Chirurg.*, 1832, t. XVII, p. 521).

— Löwenhardt, *Einige Versuche um die Regeneration der Krystallinse* (Froriep, *Neue Notizen*, t. XIX, p. 344, 1841).

— Textor, *Ueber die Wiedererzeugung der Krystallinse* (D.-I. Wurzberg, 1842).

— Valentin, *Mikroscopische Untersuchung zweier wiedererzeugten Krystallinsen des Kaninchens* (*Zeitschr. für rat. Med.*, 1844).

— Philipeaux, *Expér. montrant que le cristallin peut se régénérer* (*Gazette méd.*, 1870, p. 577).

— Milliot, *De la régénération du cristallin chez les mammifères* (Thèse, Paris, 1871).

— Kuschariantes, *De la reprod. du cristallin après l'opération de la cataracte* (*Arch. d'oculistique*, 1873, t. LXIX, p. 285).

que l'ajustement de cet organe pour la vision rapprochée a pu être déterminé, même chez l'Homme, par d'autres moyens (1), tels que des changements dans la courbure de la cornée transparente ou dans la longueur de l'appareil dioptrique. D'après la disposition anatomique des parties il est, en effet, présumable que chez les Oiseaux la convexité de la cornée peut être augmentée soit par suite de la pression exercée par les muscles extrinsèques de l'œil sur la portion du globe oculaire située en arrière du cercle osseux de la sclérotique (2), soit par l'action du muscle de Crampton,

talement, en 1828, par Cocteau et Leroy d'Étiolles, puis par Löwenhardt, J. Day, Midlmore, Mayer, Textor, M. Valentin et par plusieurs autres physiologistes.

(1) M. Fink a constaté que, sous l'influence d'un courant électrique, les procès ciliaires se dégorgent dans les *vasa vorticosa* de la choroïde (*a*). Or le passage du sang dans la partie de l'œil située derrière la cloison formée par la zonule et la capsule du cristallin doit diminuer la pression hydrostatique dans les chambres occupées par l'humeur aqueuse et augmenter la pression dans l'espace clos qui est occupé par l'humeur vitrée; or, ce changement modifierait la forme de la surface la moins résistante du corps hyaloïde, laquelle est sa surface antérieure, et M. Ludwig pense que des changements de cet ordre sont susceptibles d'intervenir dans le mécanisme de l'accommodation de l'œil. Dans les circonstances ordinaires cela ne paraît pas avoir lieu, car les observations ophthalmoscopiques ont permis de constater que la surface postérieure du cristallin ne change pas sensiblement pendant le travail d'accommodation (*b*); mais il me paraît probable que dans les cas d'aphakie la surface antérieure du corps hyaloïde, n'étant plus maintenue en place par le cristallin, pourrait, sous l'influence de la pression hydrostatique susmentionnée, s'avancer et changer notablement de courbure.

(2) Chez les Oiseaux de proie, dont la vue est à la fois extrêmement longue et fort bonne à courtes distances, cette disposition est particulièrement remarquable (*c*) et a été depuis longtemps considérée comme un moyen puissant d'accommodation de l'œil (*d*). Mais je dois ajouter que des expériences faites sur des pigeons ne sont pas favorables à cette hypothèse, car en provoquant la contraction des muscles moteurs de l'œil au moyen de l'électricité, Cramer a vu

(*a*) Fick, *Ueber die Adaptation des Auges* (Müller's *Archiv für Anat. und Physiologie*, 1853, p. 449).

(*b*) Ludwig, *Lehrbuch der Physiologie des Menschen*, t. I, 1852.

(*c*) Voyez ci-dessus, p. 131.

(*d*) Smith, *Observ. on the structure of the Eyes of Birds* (*Phil. trans.*, 1795, p. 263).

modification qui serait favorable pour la vue à courte distance (1). Des raisons du même ordre font penser que chez ces Animaux la rétine peut être rapprochée du cristallin par l'action des fibres musculaires de la choroïde (2). Un mode d'organisation analogue existe chez les Reptiles (3), et fait supposer que ces Animaux possèdent la même faculté. Enfin il est aussi à noter que chez quelques Animaux, notamment chez les Poissons et les Céphalopodes, la rétine semble pouvoir changer de place par suite de l'état de turgescence de la glande choroïdienne qui se trouve emprisonnée entre cette tunique nerveuse et la sclérotique et qui est formée par un lacis de vaisceaux sanguins (4); mais chez l'Homme on n'a pu constater aucun indice de changement ni dans la courbure de la cornée (5), ni dans la forme générale du globe

que les images formées sur la cornée ne changeaient pas lors de l'action de ces organes (*a*), circonstance qui suppose l'invariabilité de la courbure de cette surface.

(1) Les fibres musculaires qui sont répandues dans l'épaisseur de la choroïde, et qui sont lisses chez les mammifères (*b*), paraissent être striées chez les oiseaux (*c*). Le muscle de Crampton fait partie du même système.

(2) Voyez ci-dessus, p. 159 et suivantes.

(3) M. Brücke a constaté l'existence du muscle tenseur de la choroïde chez les Crocodiles, les Tortues et les Caméléons (*d*).

(4) Voyez ci-dessus, p. 168.

(5) En faisant des expériences d'une manière défectueuse, Home, Ramsden et Engelfied crurent avoir constaté des changements de ce genre (*e*); mais leur opinion à ce sujet fut modifiée par l'emploi de méthodes de mensuration plus exactes (*f*) et, ainsi que je l'ai déjà dit, peu de temps après la publication de leur second travail, Thomas Young résolut définitivement la question par l'observation des images catoptriques formées sur la surface externe de la cornée (*g*). Les expériences plus récentes de Burow, de M. Valentin et de Senff sont con-

(*a*) Cramer, *Op. cit.*

(*b*) Voyez ci-dessus, p. 161.

(*c*) Wittich, *Histologische Mittheilungen* (*Zeitschr. f. wissensch. Zool.*, 1853, t. IV, p. 456).

(*d*) N. Brücke, *Op. cit.* (Müller's *Archiv*, 1846, p. 379).

(*e*) Home, *Crooman Lecture on muscular action* (*Phil. trans.*, 1795, p. 13 et suiv.).

(*f*) Home, *Lecture on muscular motion* (*Phil. trans.*, 1796, p. 1).

(*g*) Voy. ci-dessus, p. 162.

oculaire, lorsque cet organe s'adapte pour la vision distincte à des distances différentes (1).

Quelques physiologistes ont attribué un rôle important à la contraction de l'iris dans le mécanisme de l'accommodation

firmatives des résultats obtenus par Th. Young (*a*).

(1) Plusieurs physiologistes ont attribué l'accommodation de l'œil pour la vision rapprochée à des changements dans la forme du globe oculaire qui seraient déterminés par la contraction, soit des muscles droits qui, agissant simultanément, presseraient le fond de cet organe contre le coussinet graisseux logé dans le fond de l'orbite, soit des muscles obliques qui le pousseraient contre la paroi interne de cette loge osseuse (*b*). Un argument à faire valoir en faveur de cette opinion est fourni par la diminution de la myopie observée par beaucoup de chirurgiens à la suite de la section des muscles moteurs de l'œil dans des cas de strabisme. Mais, ainsi que l'a fait remarquer J. Müller, la faculté d'accommodation est détruite temporairement par l'action de la belladone, qui ne porte aucune atteinte au jeu de ces muscles (*c*). J'ajouterai que la faculté d'accommodation peut persister après la paralysie de tous les muscles moteurs du globe oculaire (*d*).

Quoi qu'il en soit, on a pu constater expérimentalement qu'une pression, même légère, exercée sur certaines parties du globe oculaire peut déterminer des changements notables dans la portée de la vision distincte (*e*).

(*a*) Burow, *Beitr. zur Physiol. und Physik des menschl. Auges*, p. 115 (1842).
— Valentin, *Lehrb. der Physiol.*, t. II, p. 122 (1848).
— Senff, voy. Volkmann, *Op. cit.* (Wagner's *Handwörterb.*, t. III, p. 303).
(*b*) Rocant, *Traité de physique et œuvres posthumes*, 1671.
— Sturm, *Dissert. de presbyopia et myopia*, 1697.
— Lemoine, *Quæstio an obliqui musculi retinam a cristallino removeant*, 1743.
— Buffon, *Histoire nat. de l'homme*, t. I (*Œuvres*, édit. de Verdière, in-8, t. XIII, p. 285).
— Baerhom, *Prælectiones Academ.*, t. III, p. 121 (édit. de 1755).
— Olbers, *Dissertatio de oculi mutationibus internis*, § 43 (1780).
— Walther, *Dissert. de certe cristallina*, § 1.
— Arnold, *Untersuch. über das Auge des Menschen*, p. 38 (1832).
— Leichtman, *De mutatione axis oculi secundum diversam distantiam objecti*. Utrecht, 1832.
— Listing, *Mathematische Discussion des ganges der Lichtstrahlen im Auge* (Wagner's *Handwörterbuch der Physiol.*, t. IV, p. 498).
— Clavel, *De la part que prennent les muscles de l'œil aux phénomènes de la vision* (*Comptes rendus de l'Acad. des sciences*, 1851, t. XXXIII, p. 259).
(*c*) J. Müller, *Manuel de physiologie*, t. II, p. 326.
(*d*) Breton de Champ, *Adaptation de la vue aux différentes distances obtenue par une compression mécanique exercée sur le globe oculaire* (*Comptes rendus de l'Acad. des sciences*, 1836, t. XLIII, p. 1161).
— Foltz, *Accommodation artificielle ou mécanique de l'œil à toutes les distances* (*Comptes rendus de l'Acad. des sciences*, 1857, t. XLIV, p. 388).
(*e*) Graefe, *Op. cit.* (*Archiv für Ophthalmologie*, t. II, p. 299).

de l'œil à la vision rapprochée, mais leur opinion ne paraît pas être fondée (1).

Étendue de l'accommodation.

La puissance d'accommodation est toujours limitée, mais elle varie beaucoup suivant les individus et l'âge (2). Dans la

(1) Ainsi que je l'ai déjà dit, la pupille se contracte lorsque l'œil s'accommode pour la vision à courte distance (*a*), et cette contraction doit avoir pour effet d'exclure de la portion postiridienne du globe oculaire les rayons lumineux qui, pour se concentrer sur la rétine, auraient besoin d'être le plus fortement réfractés; mais cette circonstance, à laquelle quelques auteurs ont attribué une grande importance (*b*), ne saurait suffire pour expliquer d'une manière satisfaisante le mécanisme de l'adaptation de cet organe dioptrique. En effet, pour montrer que la petitesse de l'ouverture traversée par la lumière ne suffit pas à l'accommodation de l'œil, on n'a qu'à regarder à travers une piqûre d'épingle pratiquée dans un écran opaque ; la lumière n'arrivera à l'œil qu'à travers une ouverture plus étroite que ne l'est la pupille dans l'état de contraction la plus forte, et cependant il faudra encore un effort d'adaptation pour voir successivement d'une manière distincte un objet éloigné, puis un objet rapproché (*c*). Il est également à noter que la faculté d'accommodation a été constatée dans des cas d'absence congénitale de l'iris (*d*), ainsi que chez des personnes où ce diaphragme oculaire avait été enlevé accidentellement (*e*).

(2) Pour introduire de la précision dans l'examen des questions relatives à l'étendue de la puissance d'accommodation de l'œil, il est nécessaire de déterminer exactement : 1° le point le plus voisin de l'œil pour lequel l'accommodation puisse se faire parfaitement ; 2° le point le plus éloigné qui jouisse de la même propriété ; et les ophthalmologistes appellent le premier de ces points *punctum proximum* (=p) et le second *punctum remotum* (=r). L'étendue ou le parcours d'accommodation représenté par $\frac{1}{a}$ est égale à : $\frac{1}{r} - \frac{1}{p}$.

M. Donders a étudié avec soin les moyens les plus propres à la détermination de ces points et les a calculés chez un grand nombre d'individus (*f*).

L'appréciation exacte des limites de la faculté d'accommodation, et par conséquent de son amplitude, se fait ordinairement à l'aide d'appareils appelés *optomètres*. Un petit objet tel qu'un cheveu est placé à une certaine distance de l'œil, ou le vise à travers un petit écran percé de

(*a*) Voy. ci-dessus page 292.
(*b*) Guépin, *L'œil et la vision*, 1856.
(*c*) Pouillet, *Éléments de physique*, t. II, p. 225.
(*d*) Helmholtz, *Op. cit.*, p. 165.
— H. Müller, *Op. cit.* (*Arch. f. Ophthalmol.*, 1857, t. III).
(*e*) Graefe, *Fall von aquirirter Aniride, als Beiträge zur Accommodationslehre* (*Arch. f. Ophthalm.*, 1861).
(*f*) Wells, *Op. cit.* (*Phil. trans.*, 1811, p. 385).

vieillesse elle diminue plus ou moins rapidement; la vue s'allonge, non parce que sa portée augmente, mais parce qu'elle ne peut donner des images nettes que lorsque la distance entre l'objet devient considérable, et l'on désigne cette infirmité par le nom de *presbytisme* (1).

Les yeux des Poissons et des autres Animaux qui vivent dans l'eau ont une puissance réfringente très-grande, et ils la doivent essentiellement au cristallin qui est à la fois presque sphérique et fort dense (2). Les Batraciens et les autres Vertébrés qui habitent tantôt dans l'eau, tantôt à terre, et qui voient également bien dans ces deux circonstances, semblent devoir posséder une faculté d'accommodation très-étendue; mais les recherches récentes de M. F. Plateau tendent à établir qu'en changeant de milieu ce serait seulement la longueur de la vision qui varierait (3).

deux trous dont l'écartement est moindre que le diamètre de la pupille; puis on rapproche de l'œil l'objet visé jusqu'à ce qu'il paraisse double, et on obtient ainsi la position du *punctum proximum*; on éloigne ensuite l'objet visé, celui-ci donne alors une image simple tant qu'il n'a pas atteint le *punctum remotum*; mais à cette distance il paraîtra double, comme dans la première expérience. Pour plus de détails sur la disposition des optomètres et sur leur emploi je renverrai aux ouvrages spéciaux, tels que le *Traité d'ophthalmoscopie et optométrie*, par M. Perrin (p. 207 et suivantes).

(1) D'ordinaire, les physiologistes, de même que le vulgaire, considéraient le *presbytisme* comme étant le contraire de la *myopie*, parce que dans l'un des deux cas la vision n'est distincte que pour les objets très-rapprochés de l'œil; mais ces deux infirmités sont de nature différente (*a*). Ainsi certains yeux ne peuvent voir nettement ni les objets très-éloignés, ni les objets très-rapprochés parce que ces organes sont à la fois brachyétropes et doués d'une puissance d'accommodation insuffisante. L'analyse de ces phénomènes est très-importante pour l'oculistique et a été étudiée avec beaucoup de soin par M. Donders. (*Op. cit.*, p. 204 et suiv.).

(2) Voy. ci-dessus, p. 169 et suivantes.

(3) Ce naturaliste a publié un mémoire très-étendu et fort intéressant sur la vision chez les Poissons et les Amphibies; il a fait un certain nombre d'expériences sur la distance à laquelle la vision est distincte dans

(*a*) Donders, *On the anomalies of accommodation*, p. 28 et suiv.

Aberrations dioptriques.

§ 6. — Jusqu'ici je n'ai pris en considération que la marche des faisceaux lumineux qui sont *homocentriques*, c'est-à-dire dont les rayons parallèles divergents ou convergents sont distribués régulièrement autour d'un axe central ; mais cette condition n'est pas toujours remplie dans l'intérieur de l'œil, et lorsqu'elle n'est pas réalisée il en résulte des déviations que l'on appelle des *aberrations*, déviations par suite desquelles ces rayons ne peuvent pas se réunir exactement en un même point.

Les principales aberrations peuvent être de trois genres : des *aberrations astigmatiques*, des *aberrations de sphéricité* et des *aberrations chromatiques*.

Aberrations astigmatiques.

L'astigmatisme dépend d'une certaine inégalité du pouvoir réfringent dans les différents méridiens du globe oculaire et elle existe à un faible degré chez la plupart des individus (1), mais à moins d'être considérable on peut en général la négliger, et lorsqu'elle est forte elle est le résultat de vices de conformation individuels de l'appareil de la vue en sorte que son étude est du ressort de la tératologie ou de la

l'air et dans l'eau et il en conclut que la différence est d'autant plus faible que la cornée est plus plate (*a*).

(1) Ainsi d'ordinaire la puissance réfringente de nos yeux est plus grande dans le méridien vertical que dans le méridien horizontal. Pour s'en convaincre, il suffit de déterminer exactement la distance maximum à laquelle l'œil distingue nettement des lignes très-fines placées d'abord horizontalement, puis de disposer ces lignes verticalement ; pour les distinguer avec le même degré de précision, il faudra les éloigner. La même différence se constate lorsque avec le même œil on détermine le point le plus rapproché de la vision distincte.

Une autre expérience encore plus simple met en évidence ce genre d'astigmatisme. Deux fils qui se croisent dans un même plan, et dont l'un est vertical, l'autre horizontal, ne peuvent être vus distinctement en même temps ; si le fil vertical est vu distinctement, il faudra, pour voir également bien le fil horizontal, le rapprocher de l'œil.

Le défaut de symétrie dans le système dioptrique de l'œil a été constaté pour la première fois par

(*a*) F. Plateau, *Op. cit.* (*Extrait du mém. couron. de l'Acad. de Belgique*, t. XXXIII).

pathologie plutôt que de celui de la physiologie générale. Je n'y insisterai donc pas et je me bornerai à ajouter que l'astigmatisme peut produire une déformation plus ou moins grande des images qui se forment sur la rétine.

Ces défauts de symétrie de l'appareil dioptrique constitué par l'œil dépendent principalement de la cornée transparente dont la surface n'est pas une courbe de révolution. Le cristallin peut aussi y contribuer et parfois ces deux espèces de défauts se compensent plus ou moins complétement.

§ 7. — Une autre cause d'imperfection dans les images dioptriques qui se forment derrière une lentille sphérique biconvexe est *l'aberration de sphéricité*. Les rayons qui frappent la surface de ce corps réfringent sont réfractés d'autant plus fortement qu'ils forment avec elle un angle plus aigu, et ceux qui tombent sur la partie périphérique de la lentille sont plus fortement déviés que ceux qui arrivent à sa partie centrale; par conséquent ils ne peuvent se réunir au même point focal. Si la différence entre la position des foyers est très-faible, la délimitation des images n'en sera pas sensiblement altérée, mais si la différence est considérable il en résultera des taches de diffusion qui nuiront beaucoup à leur netteté. Or, plus la convexité de la lentille sera forte, plus la différence entre la distance focale des parties centrales et des parties périphériques de l'instrument deviendra grande et moins l'image sera nette. Il en résulte que, toutes choses égales d'ailleurs, un cristallin à

Aberration de sphéricité.

Th. Young vers la fin du siècle dernier (*a*); plus récemment ce phénomène a été observé par MM. Fick, Helmholtz, Brucke et Donders; ce dernier en a fait une étude spéciale (*b*).

(*a*) Young, *Op. cit.*, (*Ph. trans.*, 1793, p. 169).

(*b*) Fick, *Ueber diffusion* (*Zeitschr. für rat. Med.* N. F, t. VI, p. 83). — Helmholtz *Optique physiologique*, p. 193 et suivantes. — Donders, *L'astigmatisme*, trad. par Dor, 1862. — *Anomalies of accommodation and refraction of the Eye*, 1864, p. 449 et suivantes. — Javal, *Histoire et bibliographie de l'astigmatisme* (*Ann. d'oculist.*, LV, p. 105).

faible convexité, comme l'est celui de l'œil humain, doit être un instrument dioptrique plus parfait qui ne le sera un cristallin presque globulaire comme ceux de quelques Animaux inférieurs (1).

Il peut être remédié en partie aux inconvénients résultant de l'aberration de sphéricité en plaçant au-devant de la lentille un diaphragme percé au centre qui laisse passer les rayons correspondants à la portion centrale de celle-ci et arrête ceux qui se dirigent vers sa portion périphérique ; c'est un moyen dont les opticiens font souvent usage et il est évident que dans l'intérieur de l'œil l'iris peut produire le même effet, mais ce ne sera qu'en perdant beaucoup de la lumière incidente et l'aberration de sphéricité peut être corrigée par d'autres procédés. Ainsi les inconvénients sont beaucoup diminués si la lentille au lieu d'avoir une surface sphérique présente une courbure moindre vers les bords que vers le centre, disposition qui se trouve réalisée jusqu'à un certain point dans les lentilles dites *aplanétiques*.

Dans l'œil les défauts dus à l'aberration de sphéricité sont en général trop faibles pour influer notablement sur la vision (2) et la plupart des physiologistes attribuent cette circonstance soit aux dimensions variables de l'ouverture pupillaire, soit à des corrections dioptriques effectuées par les inégalités de courbure de la surface des couches de densité diverse dont se compose le cristallin (3), ou bien encore à

(1) Voyez ci-dessus, page 170.

(2) Voy. *ibid.*

(3) Les mesures prises par Chossat sur l'œil du Bœuf montrent que la cornée représente une surface engendrée par la révolution d'une ellipse autour de son grand axe parallèle aux rayons incidents, et réalise par conséquent les conditions d'une lentille aplanétique par rapport à ces mêmes rayons; mais que les surfaces du cristallin sont produites par la révolution d'une ellipse sur son petit axe, en sorte que ses parties latérales sont les plus convexes (a). Or Forbes a fait remarquer que

(a) Chossat, *Sur la courbure des milieux réfringents de l'œil chez le Bœuf* (*Ann. de chimie*, 1869, t. X, p. 337)

une disposition stratifiée du corps vitré (1) ; mais on ne connaît avec assez de précision ni les indices de réfraction de ces couches successives ni les courbures de leurs surfaces, pour pouvoir donner une théorie physique du phénomène.

Aberrations chromatiques.

§ 8. — L'*aberration chromatique* résulte de ce que la lumière blanche n'est pas homogène, mais composée de divers rayons colorés et de ce que ces divers rayons, qui diffèrent entre eux par la vitesse de leurs mouvements vibratoires ainsi que par la longueur des ondes produites par ces oscillations transversales (2), ne sont pas affectés au même degré par un milieu réfringent dont l'indice de réfraction est cependant constant. Les rayons colorés, en passant obliquement d'un milieu moins dense dans un milieu plus dense sont, par conséquent, déviés inégalement; en s'avançant dans le second milieu ils divergent de plus en plus entre eux et ils deviennent susceptibles de produire autant d'images distinctes de couleurs différentes. C'est ainsi qu'un faisceau de lumière

dans une lentille ordinaire ce mode de conformation aurait pour effet d'exagérer l'aberration de sphéricité, et il attribue la correction de ce défaut aux compensations établies par les différences de densité entre les parties centrales et les parties périphériques de cet organe (a).

(1) Vallée a fondé une explication des compensations des diverses aberrations de courbure sur l'hypothèse d'une disposition stratifiée du corps vitré dont les couches concentriques augmenteraient de densité d'avant en arrière, mais cette progression dans le pouvoir réfringent de cette partie de l'appareil visuel n'a pu être constatée (b).

(2) On appelle *durée de l'oscillation* le temps qu'une particule de l'éther met à parcourir une fois sa trajectoire et ce temps est corrélatif de la longueur de cette trajectoire ou en d'autres mots de la *longueur de l'onde*, c'est-à-dire de la distance comprise entre deux points correspondants sur deux portions consécutives de la ligne ondulée qui représente le mouvement oscillatoire progressif. A vitesse égale, le nombre des oscillations accomplies en un temps donné est en raison inverse de la longueur des ondes.

(a) Forbes, *Sur l'adaptation de l'œil à la vision des objets situés à des distances différentes* (*Comptes rendus de l'Acad. de sciences*, 1845, t. XX, p. 61).

(b) Vallée, *Théorie de l'œil*, 1840-1846.

blanche, en traversant un prisme de verre, donne naissance au *spectre solaire*, et la physique nous apprend aussi que lorsque ces rayons de diverses couleurs sont réunis de nouveau ils reconstituent de la lumière blanche.

Il résulte de ces lois de la dioptrique que lorsqu'un faisceau de lumière blanche traverse une lentille biconvexe dont la substance est homogène, les rayons de couleurs différentes ne peuvent se réunir tous au même point focal et que l'image se trouve entourée d'une bordure analogue aux taches de diffusion dont il a été question précédemment, mais diversement colorée, circonstance qui nuit à la netteté de ses contours et à ce que l'on pourrait appeler sa véracité. Avec les loupes ordinaires cet inconvénient se produit, mais les opticiens savent y remédier en construisant ces lentilles avec des matières superposées dont les inégalités d'action réfringente se compensent de façon à diriger finalement sur un même point focal tous les rayons diversement colorés et à reconstituer avec eux de la lumière blanche ou de la lumière colorée dont le mode de coloration ne diffère pas de celui des rayons incidents. Ces lentilles compensatrices sont appelées des *lentilles achromatiques* et leur invention constitue un des principaux perfectionnements de nos microscopes modernes. Les images qui se forment au fond de notre œil ne présentent d'ordinaire aucune bordure spectrale sensible et presque toujours cet appareil dioptrique fonctionne à peu près comme s'il était achromatique. Beaucoup de physiologistes pensent qu'il l'est réellement; mais diverses expériences délicates prouvent que son achromatisme n'est jamais parfait et dans certaines circonstances l'aberration chromatique y devient facile à constater. Effectivement des phénomènes visuels dépendants de cette cause ont été signalés au commencement du XVIe siècle par Scheiner; Newton en a fait mention et plus récemment plusieurs physiciens, notamment Arago et Frauenhof, y ont appelé l'attention (1). Enfin la position relative des points de conjonction des rayons de différentes couleurs, a pu être déterminée avec un degré d'approximation fort grand; par exemple on a constaté que le foyer du rayon violet est situé en avant du foyer du rouge (2).

La compensation des aberrations chromatiques qui s'effectuent d'une manière approximative dans l'œil sont générale-

(1) Scheiner constata que dans certaines circonstances les images dont les bords sont parfaitement nets lorsque l'accommodation de l'œil correspond à la distance ou se trouve objet visé, s'entourent de frange colorées quand l'œil s'accommode pour une distance plus courte ou plus grande (*a*). Newton se borna à annoncer le fait (*b*) et l'astronome Maskelyne s'appliqua à établir, contrairement à l'avis d'Euler, que l'œil n'est jamais exempt d'aberration (*c*); Arago était du même avis (*d*); enfin la réfraction inégale des divers rayons colorés dans l'intérieur de l'œil, fut mise en évidence par Frauenhof à l'aide de l'expérience suivante. Ce physicien observa à travers une lunette parfaitement achromatique et placée en face d'un spectre prismatique les fils d'un réticule dont l'instrument était garni; or pour voir distinctement le fil d'araignée dont le réticule était formé il fallait faire varier la position de l'oculaire suivant qu'il visait la partie violette ou la partie rouge du spectre (*e*).

M. Helmholtz a fait des observations analogues (*f*). Voici en peu de mots comment ce physicien institua une de ses expériences.

Il plaça derrière une ouverture étroite pratiquée dans un écran un verre violet qui ne laissait passer que les rayons rouges et violets et il visa à travers cet orifice une lumière placée plus loin. Or suivant la manière dont son œil était accommodé pour la vision distincte, le point lumineux se montrait avec le violet au centre et le rouge sur les bords ou comme une petite tache rouge entourée d'un cercle de diffusion de couleur violette.

(2). Pour plus de détails à ce sujet je renverrai aux travaux de M. Helmholtz, de Matthiessen et de quelques autres expérimentateurs (*g*).

(*a*) Scheiner, *Oculus*, 1619.

(*b*) Newton, *Optice lib.* I, pars XI, prop. VIII.

(*c*) *Maskeline, An attempt to explain a difficulty in the theory of vision depending on the different refrangibility of Light* (*Phil. trans.*, 1789, p. 256).

(*d*) Voy. Longet, *Traité de physiologie*, t. II, p. 883 (1869). Je n'ai pas retrouvé la mention de ce fait dans la grande édition des œuvres d'Arago.

(*e*) Frauenhof. *Beistimmung der Bruchungs und des Farben-Zerstreuungs-Vermögens verschiedener Glasorten in Bezug auf die Vervollkommung akromatischer Fernröhre* (Gilbert's *Annalen*, 1817, t. LVI, p. 304).

(*f*) Helmholtz, *Optique physique*, p. 175.

(*g*) Helmholtz, *Op cit.*, p. 173 et suiv.
— Matthiessen, *Détermination exacte de la dispersion de l'œil humain par des mesures directes* (*Comptes rendus de l'Acad. des sciences*, 1847, t. XXIII, p. 875).

ment attribuées aux différences dans le pouvoir réfringent des divers milieux que les rayons traversent pour arriver jusqu'à la rétine, notamment des diverses couches constitutives du cristallin; mais elle paraît dépendre principalement de ce que les cercles de diffusion produits par les rayons extérieurs du spectre se trouvent à des distances focales assez petites pour agir simultanément sur la rétine quand l'œil est bien ajusté pour la vision distincte et qu'en se superposant elles produisent alors la même sensation que celle déterminée par la lumière blanche. En effet, lorsque l'accommodation cesse d'être parfaite, les images s'entourent de franges colorées plus ou moins prononcées. Avec la lumière blanche l'auréole est, en général, très-faible, mais elle devient facile à apercevoir lorqu'on fait usage de lumière composée exclusivement de deux couleurs dont la réfrangibilité est aussi différente que possible; savoir le rouge et le violet; un point lumineux constitué de la sorte se montre à nous d'une façon différente suivant que l'œil est accommodé pour la vision distincte du rouge ou pour la vision distincte du violet. Dans le premier cas les rayons violets formeront un cercle de diffusion autour d'un point rouge et dans ce second cas ce sera un point rouge qui apparaitra entouré d'une auréole violette (1).

(1) Pour faire cette expérience M. Helmholtz emploie une lame de verre violet placée derrière un écran percé d'un trou et éclairé par la lumière solaire. Le verre violet arrête assez complétement les rayons moyens du spectre et ne laisse passer que les rayons extrêmes : rouges et violets; et le point lumineux paraît monochrome lorsque l'œil est accommodé de façon que : 1° la convergence des rayons violets soit en avant de la rétine et la convergence des rayons rouges en arrière de cette tunique nerveuse; 2° que les deux cercles de diffusion soient égaux. Ces cercles se superposent alors et se confondent mais si l'accommodation n'est pas parfaite l'un d'eux débordera l'autre et formera autour de la tache centrale une auréole colorée.

En pratiquant la même expérience avec de la lumière blanche des phénomènes analogues se produisent, mais dans les circonstances ordinaires on ne s'en aperçoit pas; pour s'en assurer il faut avoir recours à certains artifices et alors on voit

§ 9. — D'après les faits et les considérations que je viens de présenter, on voit que, pour pouvoir se rendre exactement compte de la marche des rayons lumineux dans l'intérieur de l'œil, il est nécessaire de bien connaître le pourvoir réfringent de chacun des milieux que ces rayons traversent et de connaître avec non moins de précision la courbure de chacune des surfaces que ces mêmes rayons rencontrent sur leur route. Des déterminations de ce genre ont été faites soit sur l'œil humain soit sur des yeux de quelques grands Quadrupèdes, tels que les Bœufs, et je crois devoir indiquer les principales sources où l'on peut puiser pour obtenir des données de ce genre (1) ; mais je ne reproduirai pas ici les tableaux numériques dans lesquels les résultats obtenus sont consignés, car on les trouve reproduits dans tous les ouvrages classiques qui traitent de la vision, et ces longues colonnes de chiffres n'auraient pour nous ni intérêt ni utilité.

Vision chez les Invertébrés.

§ 10. — Dans les études auxquelles nous venons de nous livrer nous n'avons pris en considération que l'Homme et les

que le point blanc se montre entouré d'un faible liséré bleu quand il est situé au delà du point d'accommodation et présente une faible lueur jaune rougeâtre quand le point de conjonction est situé en deça du point d'accommodation (a).

(1) Petit et quelques autres physiologistes du siècle dernier se sont occupés de recherches de cet ordre (b) mais ce sont principalement les expériences faites d'abord par Chossat, puis par Krause, qui ont fourni les données employées par les physiciens dans les calculs relatifs à la dioptrique physiologique (c). Il convient néanmoins de citer également ici avec éloges les travaux dus à Brewster et à plusieurs autres expérimentateurs.

(a) Helmholtz, *Op. cit.* p. 175 et suiv.

(b) Petit, *Mémoire sur les yeux gelés dans lesquels on détermine la grandeur des chambres qui renferment l'humeur aqueuse* (*Mém. de l'Acad. des sciences*, 1723, p. 38). — *Différentes manières de connaître la grandeur des chambres de l'humeur aqueuse* (*Op. cit.*, 1728, p. 289). — *Mémoire sur le cristallin* (*Op. cit.*, 1730, p. 4).

(c) Chossat, *Mémoire sur le pouvoir réfringent du milieu de l'œil* (*Ann. de chimie*, 1818, t. VIII, p. 217. — *Mémoire sur la courbure des milieux de l'œil chez le Bœuf* (*Même recueil*, 1819, t. X, p. 337).

— Krause, *Einige Bemerkungen über den Bau und die Dimensionen des menschlichen Auges* (Meckel's *Arch. f. Anat. und Physiologie*, 1832, p 86, pl. 2 et 3).

autres Vertébrés. Ce que nous en avons dit est applicable à ceux des Animaux invertébrés dont les yeux sont constitués à peu près de la même manière (1) ; mais dans l'état actuel de nos connaissances il ne me paraît pas possible d'expliquer comment la vision s'effectue chez les Insectes et les autres Animaux dont les yeux sont essentiellement rétiniens et ne sont pas munis d'un appareil dioptrique susceptible de réfracter les rayons lumineux de façon à produire sur la portion nerveuse de l'appareil visuel des images des objets extérieurs. J. Müller à proposé une théorie optique de la vue chez les Animaux a yeux composés ; mais elle ne me semble pas satisfaisante et par conséquent je ne m'y arrêterai que peu.

Ce physiologiste considère chaque division de l'œil composé comme étant un tube à parois absorbantes destiné à conduire au filet nerveux correspondant les rayons lumineux y qui arrivent parallèlement à son axe et à les isoler de tous les rayons dont la direction serait oblique par rapport à cet axe. Le champ visuel de chacun de ces yeux élémentaires serait extrêmement étroit et ce ne pourrait être qu'à raison de la divergence des tubes oculaires associés dans le même œil composé que l'Animal pourrait apercevoir les objets circonvoisins. Les objets très-éloignés pourraient seuls donner naissance à des images qui, d'ailleurs, seraient fort imparfaites et très-faibles et ce serait à l'aide des stemmates que la vision à courte distance s'exercerait (2).

Cette hypothèse pouvait paraître plausible lorsqu'on

(1) Ainsi M. de Quatrefages a pu constater que les yeux des Annélides auxquels il a donné le nom de *Torrea vitrea* sont des appareils dioptriques dont la lentille, placée très-près de la rétine, réunit les rayons lumineux qui la traversent en un foyer situé à environ un millimètre de sa surface postérieure (a).

(2) Le travail de Müller sur la

(a) Quatrefages, *Mémoire sur les organes des sens des Annélides* (*Ann. des sciences nat.*, 1850, série 3, t. XIII, p. 35).

croyait que l'extrémité terminale de chaque nerf optique élémentaire se trouvait très-loin de la cornéule, au fond d'un entonnoir choroïdien fort long et à fenêtre cornéenne très-étroite ; mais depuis que les histologistes ont reconnu la nature nerveuse des cônes situés à la partie antérieure de de chaque oculite, l'explication physique de Müller a perdu beaucoup de sa valeur, et je dois ajouter que les cônes rétiniens agissent comme autant de petits appareils dioptriques aptes à produire à leur extrémité interne autant de petites images des objets placés devant l'œil (1). Le mécanisme de la vision des Insectes et des Crustacés n'est donc pas aussi simple que le supposait J. Müller et nous avons encore presque tout à apprendre sur cette question d'optique physiologique dont l'étude offre de très-grandes difficultés.

§ 11. — Les phénomènes dont nous venons de nous occuper sont essentiellement du domaine de la physique ; mais il en est autrement de ceux dont nous allons aborder l'examen dans la prochaine leçon : ces derniers dépendent des propriétés vitales de la rétine sur laquelle les images lumineuses se forment et elles appartiennent en propre à la physiologie.

vision des Insectes, etc., fut publié d'abord en allemand (*a*), puis traduit en français sous sa direction et inséré dans les *Annales des sciences naturelles* en 1829 (1re série, t. XIX, p. 73).

(1) La formation d'une image derrière chacune des facettes des yeux composés des Insectes, n'avait pas échappé à Leeuwenhoeck, mais ce fait ne fixa l'attention des physiologistes qu'à la suite des observations de Brants, de Gottsche, de M. Dor et de quelques autres naturalistes (*b*).

(*a*) Müller, *Zur vergleichenden Physiologie des Gesichtsinnes*. 1826.

(*b*) Brants, *Vuer het Gezigtswirktuig der gelede dieren* (*Tijdschrift voor Natuurlijke Geschiedenis en Physiologie*, 1843, t. X, p. 12).

— Gottsche, *Beitrag zur Anatomie und Physiologie des Auges der Krebse und Fliegen* (Müller's *Archiv f. Anatomie*. 1852, p. 483).

— Dor, *De la vision chez les Arthropodes* (*Bibl. univ. de Genève*, 1861, t. XII).

CENT TREIZIÈME LEÇON

SUITE DE L'ÉTUDE DE LA VISION. — Sensations visuelles. — Siége de la propriété photesthésique. — Rôle des bâtonnets et des cônes rétiniens. — Rôle du pigment choroïdien et du tapis. — Images positives et négatives. — Acuité de la vue. — Appréciation de l'intensité lumineuse. — Irradiation. — Grandeur apparente des objets. — Vision monoculaire et binoculaire; stéréoscopes. — Durée des impressions visuelles; phénakisticope.

Modes d'action de la lumière sur la rétine.

§ 1. — Pour acquérir une idée du mécanisme des sensations visuelles déterminées par l'action de la lumière sur la rétine, il me semble utile d'avoir recours encore une fois à la comparaison dont j'ai fait usage dans la dernière leçon et de rappeler brièvement ce qui se passe dans les opérations photographiques, lorsque l'image formée dans la chambre obscure s'imprime en quelque sorte sur la couche sensible placée au foyer de la lentille convergente. Cette image est produite par des clairs et des ombres qui correspondent à des différences dans l'intensité de la lumière qui tombe sur chacun des points infiniment petits dont se compose le champ récepteur. Or, chacun de ces points est occupé par une ou plusieurs particules de quelque substance altérable par la lumière proportionnément à la force de cet agent, par de l'azotate d'argent par exemple, et par conséquent les modifications que ces particules éprouvent correspondent, quant à leur intensité, aux clairs et aux ombres dont je viens de parler ainsi qu'aux teintes intermédiaires. La rétine fonctionne comme si elle était constituée d'une manière analogue et formée d'un nombre extrêmement élevé d'organites nerveux indépendants les uns des autres, qui seraient impressionnables par la lumière et qui seraient reliés au *sensorium commune*, par autant de conducteurs spéciaux. Chacune de ces particules rétiniennes serait, en quelque sorte un récepteur élémentaire dans lequel le mouvement vibratoire de l'éther photogène, développerait pendant un certain temps une action physiologique dont la puissance serait proportionnée à celle des agents excitateurs, et de la diversité des états déterminés de la sorte résulterait la transmutation de l'image optique en un groupe d'impressions nerveuses correspondantes.

Pour faire mieux saisir ma pensée, j'emploierai une comparaison encore plus grossière. Imaginons la rétine représentée par un pavé en mosaïque dont les pièces constitutives d'une petitesse extrême, au lieu d'être colorées d'avance pour fournir à l'artiste les matériaux des images à produire, seraient douées de la propriété de se teinter diversement sous l'influence de rayons lumineux d'intensités différentes. Supposons aussi que la mosaïque impressionnable soit placée comme récepteur au fond d'une chambre obscure; les images des objets extérieurs qui viendront s'y dessiner s'y fixeront et transformeront le champ qui était uniforme, en un riche tableau. Par hypothèse admettons encore que les particules constitutives de cette mosaïque au lieu de se teinter seulement sous l'action de la lumière, puissent être mises en vibration par elle de façon à produire des sons musicaux correspondants, l'image optique donnerait naissance à un concert susceptible d'impressionner notre nerf acoustique comme l'image rétinienne impressionne le nerf optique.

Organites photesthésiques élémentaires.

§ 2. — Ces idées relatives à la nature des phénomènes physiologiques de la vision telle que je la conçois, étant acquises, cherchons si dans la rétine nous pouvons découvrir les individus ou instruments photesthésiques élémentaires comparables aux pièces constitutives de la mosaïque imaginaire dont je viens de parler. Peut-on considérer comme remplissant ce rôle les fibres élémentaires du nerf optique que nous avons vues se répandre à la surface antérieure de la rétine (1), les batonnets qui occupent la partie profonde de cette tunique nerveuse (2), les cônes translucides qui sont en communication avec ces batonnets (3), ou tout autre partie constitutive de l'appareil complexe dont l'ensemble est désigné sous le nom de rétine?

Punctum cæcum. Un fait singulier, découvert vers le milieu du XVIIe siècle par l'illustre physicien Mariotte, nous aidera dans l'examen de cette question. Mariotte constata qu'il existe au fond de notre œil un point insensible à l'action de la lumière, un *point aveugle* (4). Ce point se trouve à une petite distance de la tache jaune (5) du côté interne (6) et correspond à l'espace occupé par les fibres du nerf optique qui, après avoir traversé la lame criblée, vont gagner la surface antérieure de la rétine

(1) Voyez ci-dessus, page 194.

(2) Voyez ci-dessus, page 185.

(3) Voyez ci-dessus, page 186.

(4) Mariotte communiqua la découverte de ce fait à l'Académie des sciences en 1669 (*a*) et fit ensuite connaître avec plus de détails ses expériences à ce sujet dans deux lettres adressées à Pecquet. Voici en quels termes il s'exprime à ce sujet : « Pour faire donc tomber les rayons d'un objet sur le nerf optique de mon œil et éprouver ce qui en arriverait, j'attachai sur un fond obscur, environ à la hauteur de mes yeux, un petit rond de papier blanc pour me servir de point de vue fixe; et cependant j'en fis tenir un autre à côté vers ma droite, à la distance d'environ deux pieds, mais un peu plus bas que le premier, afin qu'il pût donner sur le nerf optique de mon œil droit, pendant que je tiendrais le gauche fermé. Je me plaçai vis-à-vis du premier papier et m'en éloignai peu à peu, tenant toujours mon œil droit fixé dessus, et lorsque je fus à la distance d'environ neuf pieds, le second papier, qui était grand de près de 4 pouces, me disparut complétement (*b*). »

(5) Voyez ci-dessus, page 184.

(6) Dans l'œil humain normal, la distance comprise entre le centre de la papille optique (ou *punctum cæcum*) et la tache jaune est d'environ 4 millièmes de millimètre (*c*); mais elle varie un peu suivant les individus.

(*a*) *Histoire de l'Acad. des sciences*, t. I, p. 102.

(*b*) Mariotte, *Nouvelle decouverte touchant la vue* (*Œuvres*, t. II, p. 496 et suiv., édit. de 1740).

(*c*) Landolt, *La distance directe entre la tache jaune et la pupille optique* (*Ann. d'oculistique*, 1873, t. IX, p. 168).

— Dolbrowalsky, *De la distance entre la fovea centralis et le centre de la tache aveugle* (*Annales d'oculistique*, 1871, t. LXVI, p. 217).

et s'y répandre pour plonger ensuite dans l'épaisseur de cette tunique et se mettre en relation avec les couches profondes occupées par les cônes et les bâtonnets rétiniens (1). On peut s'en assurer au moyen de diverses expériences, dont une des plus démonstratives est celle pratiquée par l'habile physiologiste d'Utrecht, M. Donders. Ainsi que j'ai déjà eu l'occasion de le dire (2), on peut, à l'aide d'un ophthalmoscope convenablement disposé, apercevoir chez une personne vivante l'image formée au fond de l'œil par la flamme d'une bougie placée à distance en avant de cet organe et en variant la position de la bougie on déplace à volonté l'image rétinienne. On peut amener ainsi l'image au centre de la tache jaune; or, jusqu'alors le sujet sur lequel on observe voit la flamme, mais elle devient invisible pour lui dès que l'image formée par elle arrive au centre de la tache sur le point dont je viens de parler, lequel est par conséquent un espace insensible à l'action de la lumière (3). Lorsque l'image de la flamme commence à dépasser les limites de l'espace qui correspond à l'entrée du nerf optique, elle devient en partie visible pour le sujet sur lequel l'expérience est pratiquée et en variant sa position on a pu déterminer le contour de ce *punctum cæcum*, ou plutôt de ce champ aveugle, car il présente une étendue assez considérable (4). Pour arriver à ce résultat il est bon

(1) Voyez ci-dessus page 198.

(2) Voyez ci-dessus page 270.

(3) Donders. *Onderzoekingen gedaam in fur Physiol. labor. der Utreschtsche Hoogeschal*, t. VI, p. 134.

(4) Daniel Bernouilli fut le premier à essayer de tracer la figure du *punctum cæcum*. A cet effet il plaça à terre une pièce de monnaie et suspendit près de son œil gauche (l'autre œil étant fermé), un fil à plomb dont le poids touchait presque à terre; puis regardant le long du fil il chercha sur le plancher les endroits où la pièce de monnaie commençait à devenir invisible et trouva ainsi une figure à peu près elliptique (*a*).

(*a*) Bernouilli, *Experimentum circa nervum opticum* (*Commentarii Acad. scienc. Petropolitanæ*, 1728, t. I, p. 314).

que l'observateur agisse sur lui-même; et à l'aide d'un mode d'investigation inventé par un des émules du professeur Donders, M. Coccius, on y parvient sans grande difficulté (1). On a pu constater ainsi que l'espace aveugle est irrégulièrement ovalaire, qu'il présente sur ses bords quelques protubérances étroites correspondantes à des troncs vasculaires et que son diamètre varie suivant les individus, mais ne s'écarte guère de 1^{mm}6 (2). J'ajouterai que les dimensions de cette tache déterminées de la sorte concordent approximativement avec celles de l'entrée du nerf optique mesurées sur le cadavre et que le champ aveugle est assez grand pour contenir l'image rétinienne d'une figure humaine placée à environ 2 mètres de l'œil, ou l'image de onze pleines lunes qui seraient placées en ligne et se toucheraient par les bords (3).

Positions des cônes et des bâtonnets.

§ 3. — Nous avons vu précédemment (4) que dans le point dont nous venons de constater l'insensibilité à l'action de la lumière, il y a comme dans les parties circumvoisines de la couche antérieure de la rétine des fibres venant du nerf optique, mais que les cônes, les bâtonnets et les autres organites caractéristiques des couches rétiniennes profondes manquent

(1) Cet ophthalmologiste fit usage d'un petit miroir percé au centre, qu'il plaça devant son œil de façon à laisser passer par l'ouverture dont je viens de parler, la lumière d'une bougie placée à distance ; en regardant le bord de ce trou il put voir l'image de la flamme de la bougie formée sur sa rétine, puis [illegible]geant graduellement le rayon visuel en dedans, il parvint à amener l'image sur le punctum cæcum et à constater aussi sur lui-même les faits observés par M. Donders dans l'expérience rapportée ci-dessus (*a*).

(2) Les premiers essais de mensuration du *punctum cæcum* faits par Lecat et par Bernouilli conduisirent à des évaluations beaucoup trop élevées, savoir : 1/7e, 1/5e ou 1/4 de ligne (*b*).

(3) Pour plus de détails à ce sujet je renverrai à l'ouvrage de M. Helmholtz sur l'*Optique physiologique*, p. 287 et 300.

(4) Voy. ci-dessus, page 198.

(*a*) Coccius, *Ueber Glasskom*, p. 40 et 52 (1859).

(*b*) Le Cat, *Traité des sens*, 1710, p. (*Œuvres*, t. 2, p. 387 et suiv.).

ainsi que le pigment choroïdien (1). On peut conclure de ces faits que les fibres nerveuses en question ne sont pas douées de propriétés photesthésiques. Mariotte et quelques autres auteurs anciens avaient supposé que la choroïde était la partie sensible de l'appareil oculaire (2). Aujourd'hui on sait qu'il n'en est pas ainsi et que la sensibilité spéciale dont l'étude nous occupe ici appartient à la rétine; mais cela ne suffit pas, il faut préciser davantage les choses, car la rétine est un organe très-complexe et il faut chercher si l'excitation déterminée par la lumière s'effectue à la surface antérieure de cette tunique nerveuse ou dans ses parties profondes, telles que la couche des bâtonnets et des cônes. Or, une multitude de faits bien constatés tendent à prouver que la propriété photesthésique ou photopsique réside dans ces organites.

Au premier abord on pourrait croire que la position profonde des cônes et des bâtonnets, situés comme nous l'avons vu précédemment (3) derrière la plupart des couches consti-

(1) La translucidité de cette portion terminale du nerf optique est mise en évidence par le fait de la visibilité des sinuosités de vaisseaux sanguins centraux qui sont à une certaine profondeur au milieu de la substance nerveuse.

(2) L'opinion de Mariotte relative à la sensibilité visuelle de la choroïde donna lieu à beaucoup de discussions (*a*). Elle fut adoptée par Méry, Lecat, Michell et même par l'habile physicien écossais Brewster (*b*), tandis qu'elle fut combattue par Pecquet, Perrault, De La Hire, Porterfield, Haller, Zinn, etc., dont le principal argument était tiré des relations anatomiques existant entre la rétine et le nerf optique (*c*).

(3) Voy. ci-dessus, p. 185.

(*a*) Voyez ses lettres, ainsi que celles de Pecquet et de Perraut (*Œuvres de Mariotte*, t. II, p. 496 et suiv.).

(*b*) Méry, *Du mouvement de l'iris et par occasion de la partie principale de l'organe de la vue* (*Mém. de l'Acad. des sciences*, 1704, p. 269).

— Lecat, *Traité des sens*, 1740.

— Michell, voyez Priestly, *History of the present state of discoveries relating to vision, light and colours*, 1792, p. 198.

— Brewster, *Account of a case of vision without Retina* (*British Association*, 1852, p. 8.

(*c*) Pecquet, *Phil. trans.*, 1670, t. XIII, p. 171. — Réponse à la lettre de M. Mariotte (*Œuvres de Mariotte*, t. II, p. 498).

— De La Hire, *Explication de quelques faits d'optique et de la manière dont se fait la vision* (*Mém. de l'Acad. des sciences*, 1709, p. 104).

tutives de la rétine, rendrait ces organites inaccessibles aux rayons lumineux qui arrivent dans l'œil par la cornée et la pupille et que, par conséquent ils ne peuvent pas être propres à recevoir directement les excitations déterminées par cet agent physique. Mais, pendant la vie, la rétine n'est pas opaque comme elle paraît l'être sur le cadavre; l'examen ophthalmoscopique de l'œil a permis de constater qu'elle est d'une transparence complète et que les rayons lumineux, après l'avoir traversée dans toute son épaisseur, ne sont arrêtés et réfléchis vers l'intérieur de l'œil que par la choroïde (1). Effectivement le fond de l'œil, vu à l'ophthalmoscope, se montre d'un rouge intense, apparence que l'on suppose être due aux vaisseaux sanguins de la choroïde, vus à travers la rétine (2).

(1) Lorsque le pigment choroïdien n'est pas très-abondant, une partie de la lumière qui a traversé la rétine arrive même à la sclérotique et peut être réfléchie par cette tunique. M. Nuel s'en est assuré de la manière suivante : ayant enlevé une portion de la sclérotique sur un œil de lapin gris et collé un morceau de papier coloré sur l'espèce de fenêtre ainsi pratiquée, il examina la rétine de la manière ordinaire, au moyen de l'ophthalmoscope, et il y aperçut à travers cette tunique et la choroïde laissée intacte la teinte du papier substitué à la sclérotique. Le même auteur fait remarquer qu'une partie de la lumière incidente doit même traverser la sclérotique et aller se perdre dans l'orbite, car lors de l'existence d'un large épanchement sanguin situé sous la conjonctive oculaire, il arrive souvent que les objets extérieurs dont les images se forment au fond de l'œil semblent voilés de rouge, phénomène qui implique le renvoi de rayons lumineux de la surface de l'épanchement sanguin à travers la sclérotique et la choroïde jusqu'à la rétine (*a*).

(2) La translucidité de la rétine, tout en n'étant pas complète, surtout dans le voisinage immédiat de la papille optique, est assez grande pour que dans certaines circonstances on puisse même apercevoir, à l'aide de l'ophthalmoscope, les pulsations rhythmiques, dont les artérioles situées au fond de l'œil sont le siége. Ces pulsations acquièrent de l'intensité par suite des troubles de la circulation déterminés par l'insuffisance des valvules du cœur, et en conséquence l'ophthalmoscope a pu être utilisé dans le diagnostic des maladies de ce dernier organe (*b*).

(*a*) Nuel, art. RÉTINE du *Dict. encyclop. des sc. méd.*, série 3, t. IV, p. 33.

(*b*) Zuincke, *Berliner klinische Wochenblatt*, 1868, p. 34, et 1870.

— Jæger, *Atlas d'ophth.*, 1869, p. 52.

— Oth. Becker, *Ueber die Sichtbaren Erschungen der Blutawegung in der menschl. Retina* (*Archiv f. Ophthalmologie*, 1872, t. XVIII, p. 206).

Or, quelques-uns de ces vaisseaux déterminent certains phénomènes fort difficiles à observer, mais susceptibles d'être bien constatés et qui ne doivent laisser, ce me semble, aucune incertitude relativement au rôle physiologique commun aux bâtonnets et aux cônes rétiniens.

Effectivement les vaisseaux sanguins qui sont situés dans la couche fibreuse ou antérieure de la rétine sont assez opaques pour arrêter au passage les rayons lumineux et pour projeter aussi des ombres linéaires sur les couches rétiniennes profondes (1). Il en est de même des ramifications vasculaires qui naissent de ces vaisseaux et qui se trouvent dans les couches de cellules nerveuses sous-jacentes. Or, dans certaines circonstances ces ombres sont visibles non-seulement pour l'expérimentateur, mais aussi pour la personne sur laquelle l'expérience est pratiquée et elles se déplacent lorsqu'on change la position de la flamme éclairante. Il faut donc que le champ sensible de la rétine soit situé à une petite distance derrière les vaisseaux sanguins en question et il résulte des mesures prises par M. H. Müller que cette distance est de $0^{mm}17$ à $0^{mm}36$. Or, d'après les observations du même physiologiste, la distance entre les vaisseaux sus-mentionnés et la couche rétinienne où se trouvent les cônes et les bâtonnets est de $0^{m}2$ à $0^{m}3$. Il y a donc là un accord qui tend à faire penser que les organites photopsiques de la rétine doivent être soit les cônes, soit les bâtonnets. Enfin d'autres considérations tendent à établir que cette propriété nerveuse est plus développée dans les cônes que dans les bâton-

(1) Diverses particularités relatives à l'aspect de ces vaisseaux sanguins ont été l'objet d'études spéciales de la part de plusieurs ophthalmologistes soit chez l'homme soit chez des animaux (*a*).

(*a*) Jæger, *Op. cit.*
— Loring, *Archiv für Augen-und Ohrenheilkunde*, 1871, p. 199.
— Krenchel, *Untersuch. über die Folgen der Sehnervendurchschneidung beim Frosch* (*Arch. f. Ophthalm.*, t. XX, p. 130).

nets. Effectivement dans la fosse centrale de la tache jaune de la rétine ou les cônes abondent et où les bâtonnets font défaut (1), la sensibilité visuelle est très-grande tandis que dans les parties périphériques de la rétine elle s'affaiblit graduellement et l'anatomie nous apprend que là, le nombre des cônes intercalés entre les bâtonnets diminue notablement.

En résumé il est donc très-probable que la sensibilité visuelle réside principalement dans les cônes de la rétine, mais que les bâtonnets remplissent des fonctions analogues et que tous ces organites sont autant d'agents ayant leur individualité physiologique et susceptibles de transmettre au *sensorium commune*, par l'intermédiaire des fibres correspondantes du nerf optique, les effets de l'excitation produite en eux par le contact de la lumière. Pour éviter les circonlocutions et pour faciliter l'analyse des phénomènes visuels dont nous avons à nous occuper en ce moment, j'appellerai ces individus photopsiques des *récepteurs élémentaires* et je considérerai la couche sensible de la rétine, comme étant constituée par la réunion de récepteurs élémentaires disposés à côté les uns des autres comme les cubes ou les hexagones d'un pavé en mosaïque (2).

§ 4. — L'indépendance nécessaire des récepteurs élémentaires constitués par les cônes et les bâtonnets, nous explique l'utilité du pigment noirâtre dans lequel l'extrémité externe de chacun de ces organites se trouve enfoncée. Cette

(1) L'absence de bâtonnets dans cette partie de la rétine a été constatée par M. Remak et par M. Kölliker.

(2) Weber, M. Helmholtz et la plupart des physiologistes de l'époque actuelle, interprètent à peu près de la sorte les fonctions de ces parties élémentaires de la rétine, mais je dois ajouter que l'hypothèse de l'indépendance visuelle de ces organistes n'est pas admise par tous les auteurs (*a*).

(*a*) Voy. Duval, *Structure et usages de la rétine*; thèse pour le concours d'agrégation, 1872, p. 93.

matière absorbe la majeure partie de la lumière qui, après avoir traversé la rétine et être parvenue sur la choroïde pourrait être réfléchie obliquement et aller de la sorte exciter au retour les récepteurs circumvoisins, ce qui troublerait les effets produits par les rayons incidents. Une portion de cette lumière doit être réfléchie par la couche vasculaire de la choroïde, puisque, à l'ophthalmoscope, celle-ci est visible à travers la pupille, mais les rayons renvoyés ainsi au dehors suivent en sens inverse la même marche qu'en pénétrant dans le cône ou le bâtonnet correspondant, et on conçoit que leur action sur ceux-ci s'ajoutant à l'effet produit précédemment puisse non-seulement ne pas y nuire mais même en augmenter l'intensité (1). Cette dernière hypothèse fournirait aussi une explication plausible du rôle de la portion brillante de la choroïde qui constitue le tapis et qui s'observe principalement chez les animaux nocturnes (2). En effet chez eux la vue s'exerce très-bien, non pas dans une obscurité profonde, mais dans des circonstances où la lumière envoyée dans l'œil par les objets extérieurs est très-faible, et l'espèce de miroir plan formé par le tapis et placé en contact avec la surface basilaire de chaque cône ou bâtonnet, doit renvoyer dans celui-ci la majeure partie des rayons incidents suivant la ligne qu'ils ont parcourue en arrivant et sans les mêler aux rayons dont l'action s'exerce sur les récepteurs circumvoisins (3).

(1) M. Rouget attribue même à ces rayons récurrents le principal rôle dans l'excitation photopsique des cônes et bâtonnets rétiniens (*a*).

(2) Voyez ci-dessus, page 158.

(3) C'est à raison de cette répercussion des rayons incidents que les yeux de la plupart des animaux nocturnes paraissent brillants dans l'obscurité. Quelques naturalistes ont attribué les éclats lancés par les yeux de ces animaux à une sorte de phos-

(*a*) Rouget, *Des fonctions de la choroïde; théorie nouvelle de la vision* (*Notice sur les travaux du Dr Ch. Rouget*, 1860, p. 23).

— Regail, *Anat. et physiol. de l'appareil irio-choroïdien. Accommodation de l'œil pour la vision à différentes distances* (Thèse Montpellier, 1866, p. 79).

Il est aussi à noter que le pigment choroïdien contribue utilement à préserver les récepteurs rétiniens de l'action de la lumière qui pourrait y arriver directement du dehors à travers la sclérotique et qui est une des principales causes de la faiblesse de la vue chez les Albinos (1).

D'après le rôle présumé des bâtonnets et des cônes rétiniens dans la perception des images, il me paraît fort probable que chez les animaux inférieurs, dont l'œil ne possède qu'un très-petit nombre de ces organites, la vue ne peut fournir aucune donnée relative à la forme des objets.

Images positives et négatives.

§ 5. — Jusqu'ici en étudiant la formation des images au fond de l'œil et leur rôle dans la vision, nous n'avons pris en considération que les résultats produits par les rayons lumineux provenant de l'objet dont ces images sont en quel-

phorescence, mais il est asssez généralement admis aujourd'hui que la lumière lancée par ces organes n'est pas développée dans leur intérieur et provient du dehors (*a*). Ce phénomène serait donc analogue à celui sur lequel repose l'emploi de l'ophthalmoscope et l'étude de ce qui se passe dans les yeux pourvus d'un tapis a même contribué beaucoup à l'invention de ce mode d'investigation (*b*). Le rôle du tapis a été exposé avec détails par M. Bravais (*c*). Desmoulins fut le premier à considérer la lumière réfléchie sur la rétine par le miroir choroïdien comme étant susceptible d'intervenir utilement dans l'excitation nerveuse de l'appareil visuel (*d*).

(1) On sait que chez les Albinos la vue s'exerce très-mal lorsque la lumière est vive, mais s'améliore notablement lorsque les parties du globe oculaire correspondantes à la sclérotique et à l'iris sont recouvertes de façon à empêcher le passage des rayons par toute autre voie que par la pupille (*e*).

(*a*) Prevost, *Considérations sur le brillant des yeux du chat et de quelques autres animaux* (*Biblioth. britannique*, 1810, t. XLV).
— Gruithuisen, *Beiträge zur Physiognosie*, p. 199, 1810.
— Esser, *Ueber das Leuchten der Augen bei Thieren und Menschen* (Kastner's *Archiv für die gesammte Naturlehe*, 1826, t. VIII, p. 399.
— Hassenstius, *De luce ex quorumdam animalium oculis producente et de tapeto lucido*, 1836.

(*b*) Brücke, *Ueber die sogenannten leuchtenden Augen bei den Wirbelthieren* (Müller's *Archiv f. Anat.*, 1843, p. 385).

(*c*) Bravais, *Du rôle de la choroïde dans la vision* (*Gazette des hôpitaux*, 1870, p. 6).

(*d*) Desmoulins, *Mémoire sur l'usage des couleurs de la choroïde dans l'œil des animaux vertébrés* (*Journal de physiologie* de Magendie, 1824, t. IV, p. 165).

(*e*) Nuel, *Op. cit.* (*Dict. encyclopédique des sciences méd.*, série 3, t. IV, p. 34).

que sorte la reproduction, mais indépendamment de ces images que l'on peut appeler *positives*, il peut y avoir aussi des *images négatives* dues à l'absence de la lumière sur des portions de la rétine situées au milieu ou à côté des parties éclairées et les impressions visuelles que nous éprouvons résultent essentiellement des contrastes qui s'établissent ainsi entre l'état physiologique des divers récepteurs élémentaires dont la juxtaposition constitue la couche sensible de la rétine (1). Ainsi, pendant le jour nous voyons le soleil, nous en apprécions la position et nous jugeons de sa forme parce que les rayons lumineux émanés de cet astre viennent mettre en jeu la sensibilité d'une portion déterminée de la rétine, tandis que les parties circumvoisines de cette surface sensitive sont dans un état de repos relatif, et nous ne voyons pas les planètes qui gravitent autour du soleil parce que ces corps célestes ne nous envoient pas assez de lumière pour déterminer sur la rétine des impressions appréciables; mais si l'un d'eux vient à se placer entre le soleil et notre œil il devient aussitôt visible pour nous, non à raison des rayons lumineux qu'il nous enverrait, mais de l'état de repos qu'il détermine dans certains récepteurs rétiniens situés à côté ou au milieu du groupe d'organites élémentaires du même ordre qui continuent à être excités par les rayons solaires. Le soleil produit une image active et nous paraît lumineux; la planète occultante produit une image négative qui est obscure, mais qui n'en est pas moins bien caractérisée. Des circonstances analogues nous empêchent ordinairement de voir en plein jour les étoiles fixes qui sont cependant autant de foyers de lumière : les excitations produites

(1) L'un de nos chimistes les plus éminents, M. Chevreul, a rendu aux physiologistes un service important en appelant fortement leur attention sur les effets du contraste dans divers phénomènes de la vue. J'aurai à parler de ses observations à ce sujet dans une prochaine leçon.

sur des points déterminés de la rétine par les rayons arrivant de ces corps passent inaperçues parce qu'elles se confondent avec celles d'une intensité égale ou supérieure qui résultent de l'action de la lumière solaire diffuse sur la totalité de la surface sensitive constituée par la rétine ; mais, après le coucher du soleil, lorsque cette lumière diffuse agissant sur la totalité de la rétine, s'affaiblit au point d'être inférieure en intensité à la lumière stellaire, nous distinguons ces corps célestes, qui alors se détachent en clair sur un fond obscur, parce que les récepteurs élémentaires, frappés par leurs rayons, éprouvent des impressions plus fortes que celles provoquées dans le reste de la surface sensitive de la rétine par la lumière diffuse devenue extrêmement faible. Dans l'un et l'autre cas l'image perçue ne résulte pas d'un état absolu d'activité ou de repos des organites récepteurs correspondants, mais de l'intensité relative des impressions excitées dans les uns et dans les autres. La sensation des images est donc une conséquence du contraste entre l'état physiologique des différents organites individuels dont se compose la rétine sous l'influence des excitations dont les degrés d'intensité diffèrent.

Cela est vrai non-seulement pour l'ensemble de l'objet qui envoie des rayons lumineux dans l'œil ou qui intercepte une portion des rayons venant de plus loin, mais aussi pour chacun des points de la surface visible de ce même objet. Si un groupe d'organites rétiniens que je désignerai par les lettres *a*, *b*, *c*, etc., est frappé dans toute son étendue par des rayons d'égale intensité, les impressions produites sur tous ces organites sont les mêmes et se confondent; mais si le récepteur élémentaire *a* reçoit plus de lumière que le récepteur *b*, ces deux points photopsiques seront inégalement excités et il en résultera des différences dans les sensations produites par les parties correspondantes de l'image. La vision distincte pour les détails intérieurs de l'image, aussi bien que pour ses limites, suppose donc d'une part l'individualité de l'action réceptrice des divers organites constituants de la rétine, organites que, par hypothèse, nous avons considérés comme devant être les cônes et les bâtonnets de la couche profonde de cette membrane oculaire, et d'autre part de l'état de repos ou d'excitation, à divers degrés d'intensité, de chacun de ces organites sous l'influence des rayons lumineux envoyés dans l'œil par les objets extérieurs. Par conséquent aussi chacun des instruments physiologiques doués de cette individualité sensitive doit être mis en relation avec un point correspondant de l'objet visible par l'intermédiaire d'un rayon lumineux arrivant de celui-ci et ce même instrument sensible doit être soustrait plus ou moins complétement à l'action de rayons venant d'autres points et aptes à y déterminer des impressions similaires; plus l'isolement de ces rayons sera complet, plus, toutes choses égales d'ailleurs, la vision sera nette, et également, plus le nombre des organites rétiniens compris dans l'espace impressionné par les différents rayons venant de l'objet sera grand, plus sera distincte la délimitation de l'image de ses différentes parties.

Conditions dont dépend l'acuité de la vue.

§ 6. — L'acuité de la vue, c'est-à-dire la faculté de bien voir les objets de très-petites dimensions apparentes, ou les détails de la surface de ces objets, dépend en partie du degré d'excitabilité de la rétine et des rapports qui existent entre cette excitabilité et le degré d'intensité de la lumière envoyée au fond de l'œil par l'objet extérieur. Mais, si l'hypothèse que je viens d'exposer est l'expression de la vérité, l'acuité de la vue doit dépendre aussi de la petitesse des récepteurs élémentaires et du nombre de ces individus sensitifs qui se trouvent réunis dans un espace donné du champ rétinien. Je n'ose pas affirmer que cela soit, mais il me sera facile de montrer que, constamment, les choses se passent comme si cela était. Pour s'en convaincre, il suffit de prendre en considération, d'une part les résultats fournis par certaines observations astronomiques, d'autre part quelques expériences d'optique extrêmement simples.

Lorsqu'à l'aide d'une lunette astronomique ordinaire on regarde le ciel, on y aperçoit, comme chacun le sait, une multitude de points brillants qui sont autant d'étoiles situées à des distances incommensurables de la terre, mais qui, à raison de leur éloignement, sont sans dimensions apparentes. Pour la plupart de ces corps célestes, l'image produite de la sorte ne change pas d'aspect, quel que soit le pouvoir amplifiant de la lunette employée; mais pour beaucoup d'entre eux il en est autrement, et, en les observant à l'aide d'instruments d'une grande puissance, on trouve que l'image, qui précédemment paraissait être simple, se résout en un groupe de deux ou de plusieurs points distincts, lesquels correspondent à autant d'étoiles. Or, ce phénomène est facile à expliquer. Lorsqu'à raison de leur proximité réelle ou de leur position proche d'une même ligne visuelle, quel que soit leur éloignement relatif, les rayons lumineux envoyés à nous par chacun de ces corps tombent sur un même récepteur élémentaire, ils ne produisent qu'une seule image, qu'une seule sensation; mais lorsque le pouvoir amplifiant de la lunette traversée par ces rayons est suffisant pour que la lumière émanée de chacune de ces étoiles doubles ou triples aille frapper un récepteur particulier, il en résulte autant d'images rétiniennes séparées et autant de sensations distinctes entre elles (1).

Des phénomènes du même ordre peuvent être produits

(1) Par suite du perfectionnement apporté à la construction des lunettes astronomiques et des télescopes, les observateurs sont parvenus à constater que plus de 3000 des étoiles qui paraissent simples lorsqu'on les voit à l'œil nu ou par l'intermédiaire d'instruments dont la puissance am-

expérimentalement, et leur étude permet d'apprécier d'une manière très-approximative la grandeur des récepteurs élémentaires de la couche rétinienne photopsique de la rétine. Si l'on observe à la distance de la vision distincte une série de fils très-fins disposés parallèlement, ou bien des lignes alternativement blanches et noires, on les voit nettement lorsque la distance qui sépare ces objets entre eux n'est pas trop petite; mais lorsqu'on les éloigne ensuite de l'œil, les images se brouillent de plus en plus et bientôt le tout se confond en une seule tache sans trace de divisions intérieures. La même expérience peut se faire d'une manière un peu différente : si l'on regarde à l'œil nu une échelle micrométrique à divisions très-fines, tracée sur verre, elle ne se montre que sous la forme d'une tache continue; mais si l'on en grandit l'image au moyen d'une loupe ou d'un microscope, les divisions en deviennent apparentes. On peut de la sorte apprécier, avec un grand degré d'approximation, la distance à laquelle les images de deux corps restent distinctes sur la rétine ou se confondent en ne donnant lieu qu'à une sensation unique (1). Il existe à cet égard des diffé-

plifiante n'est pas très-considérable, sont en réalité des groupes de deux, de trois ou même de quatre étoiles plus ou moins éloignées entre elles.

(1) Les premières évaluations de ce genre furent tentées par Hooke au moyen de la mesure de l'angle sous lequel deux étoiles qui à l'œil nu paraissent n'en former qu'une doivent être vues pour devenir distinctes l'une de l'autre (*a*). Vers le milieu du XVIIIe siècle (1738), Smith calcula la grandeur de ce qu'il appella le *point sensible* de la rétine en déterminant la distance à laquelle un cercle blanc d'une grandeur donnée tracé sur un fond noir cesse d'être visible à l'œil nu (*b*). Vers la même époque Tobia Mayer publia de nouvelles expériences sur le même sujet faites à l'aide de lignes blanches parallèles séparées entre elles par des lignes noires (*c*). Enfin, de nos jours, ce sujet a été traité de nouveau d'une

(*a*) Hooke, *Lectures of Light*, p. 97 (*Posthumous works*, 1705).

(*b*) Smith, *Cours complet d'optique*, t. I, p. 42.

(*c*) T. Mayer, *Experimenta circa visus aciem*. (*Comment. Gotting*, t. IV, p. 97. 135, 1754).

rences individuelles et des variations suivant la partie de la rétine où l'image se forme (1), mais là où la vue est bonne et dans la partie de cette tunique où l'acuité de la vision est la plus grande (savoir, sur la tache jaune qui occupe le centre de la rétine), la distance calculée d'après ces données comme étant nécessaire à la délimitation visuelle de deux images contiguës est d'environ 0,00438^{mm} à 0,00526^{mm}; or, le diamètre des cônes rétiniens que nous considérons comme étant les récepteurs élémentaires est, d'après les mesures prises par M. Kölliker, de 0,0045^{mm} à 0,0054^{mm} dans cette même partie de la rétine. Il y a donc un accord remarquable entre ces nombres et les résultats fournis par l'étude de la finesse de la vue, et cet accord vient à l'appui de l'hypothèse d'après laquelle les cônes et les bâtonnets rétiniens seraient les récepteurs élémentaires des excitations visuelles (2).

manière analogue par Volkmann, Weber et plusieurs autres physiciens (*a*).

Pour répondre aux besoins de l'ophthalmologie on évalue le degré d'acuité de la vue par des moyens plus simples et d'un emploi plus facile; par exemple la détermination de la grandeur relative de lettres imprimées en noir sur un fond blanc et disposées arbitrairement. M. Donders et plusieurs de ses élèves ont fait de la sorte des études d'un grand intérêt mais dont je ne pourrais rendre compte ici sans dépasser les limites assignées à ces leçons (*b*).

(1) MM. Aubert et Förster ont constaté ce fait à l'aide d'expériences très-précises (*c*), dont M. Helmholtz a rendu un compte détaillé (*Op. cit.*, p. 297).

(2) L'acuité de la vison diminue, rapidement avec les progrès de l'âge, et il me paraît probable que cet af-

(*a*) Volkmann, art. SEHEN (Wagner's *Handwörterbuch der Physiologie*, 1846, t. III, p. 331).

— Weber, *Verhandl. der sächs. Gesellsch.*, 1852, p. 145.

— Bergmann, *Ueber die Netzhaut des Auges* (*Zeitschr. für ration. Med.*, 1858 série 3, t. II, p. 88).

— Helmholtz, *Optique physiologique*, p. 293.

— Mauthner, *Ueber die optischen Fehler des Auges*, 1872.

(*b*) Donders, *On the anomalies of the accommodation of the Eye*, p. 188 et suivantes.

(c) Aubert et Förster, *Untersuch. über den Raumsinn der Retina* (*Archiv für Ophthalmol.*, 1857, t. III, 2, p. 1.

Intensité des impressions visuelles.

§ 7. — L'intensité de la sensation déterminée par l'action de la lumière sur chacun des récepteurs élémentaires de la rétine varie avec la grandeur de la puissance éclairante, ou, en d'autres mots, avec la quantité de lumière qui frappe ce récepteur (1). Mais la force de la sensation développée n'est pas en proportion directe de la grandeur de la puissance excitante, et là, comme dans tous les phénomènes nerveux, le contraste, soit successif soit simultané, joue un grand rôle; non-seulement l'état antérieur des récepteurs en action, mais l'état actuel des récepteurs circumvoisins influe considérablement sur les effets produits par un rayon lumineux de puissance donnée, et lorsqu'on veut se rendre compte des effets de l'éclairage, il faut avoir égard au développement de l'excitabilité photesthésique due à un certain temps de repos et à l'épuisement de cette excitabilité par toute dépense disproportionnée à la rapidité de son renouvellement, excès qui amène la fatigue de l'organe excitable et son affaiblissement temporaire (2).

faiblissement dépend en partie de quelque modification dans la structure intime de la rétine qui amènerait une augmentation dans l'épaisseur des parties interposées parmi les cônes; mais elle tient aussi à d'autres causes, telles que la diminution dans la transparence des couches antérieures de la rétine, des altérations dans le corps hyaloïde et les autres parties de l'appareil dioptrique, enfin à une diminution de l'excitabilité nerveuse.

(1) Les physiciens considèrent l'intensité de la lumière comme étant proportionnée à la force vive du mouvement de l'éther, et, en se fondant sur le principe de la conservation des forces, ils mesurent celles-ci par la quantité de chaleur développée par la lumière (a); mais l'intensité de la sensation lumineuse n'est pas proportionnée à la force vive des vibrations évaluées de la sorte et dépend aussi de la durée de ces ondulations. Dans l'état actuel de la science, les physiologiste n'ont pas à s'occuper de l'intensité de la force photogénique, mais de la grandeur de la puissance éclairante, et c'est dans cette dernière acception qu'ils emploient ordinairement les expressions d'intensité ou de faiblesse lorsqu'ils parlent de la lumière.

(2) A l'aide de considérations très-ingénieuses, mais à mon avis insuffi-

(a) Helmholtz, *Op. cit.*, p. 420.

Ici, comme dans tout ce qui tient aux fonctions du système nerveux, on ne peut poser aucune règle absolue, et il y a toujours des conditions de limites qui interviennent. Ainsi, l'état de repos fonctionnel n'influe pas toujours de la même manière. J'ai montré précédemment que l'inactivité prolongée de l'organe visuel semble en amener l'atrophie ; mais, dans certaines limites, le repos de la rétine en augmente l'excitabilité; ainsi, chacun sait qu'en sortant d'un lieu obscur on est ébloui par une lumière qui paraîtrait douce dans les circonstances ordinaires, et que par un long séjour dans un endroit à peine éclairé la faculté de voir au moyen d'une lumière très-faible se développe d'une façon remarquable (1), en même temps que l'aptitude à supporter l'action d'une lumière intense diminue. Les faits de cet ordre sont trop vulgaires pour qu'il me paraisse utile d'en citer ici.

On peut constater par diverses expériences d'une exécution facile que l'aptitude à apprécier les différences d'intensité lumineuse diminue avec la grandeur de cette intensité et que, par conséquent, une certaine augmentation de clarté, qui

santes, M. Delbœuf a cherché à mesurer le degré d'épuisement de la faculté de sentir les excitations produites sur la rétine par l'action de la lumière, ou en d'autres mots les effets de la fatigue de cet organe sur la puissance du sens de la vue (*a*).

(1) Je ne prétends pas que la faculté de voir distinctement dans un lieu à peine éclairé s'acquière uniquement par le développement de l'excitabilité photesthésique de la rétine due à la modicité de la dépense physiologique effectuée par cet organe ; de même que pour l'odorat et l'ouïe, l'habitude que l'esprit contracte à fixer l'attention sur des excitations même des plus faibles contribue beaucoup à cette sorte d'éducation du sens de la vue; mais l'augmentation de l'excitabilité de la rétine produite par un repos relatif, est mise en évidence par la sensibilité presque morbide de cet organe chez les personnes qui arrivent au grand jour après avoir été retenues pendant fort longtemps dans une obscurité profonde bien qu'incomplète.

(*a*) Delbœuf, *Recherches théoriques et expérimentales sur la mesure des sensations et spécialement des sensations de la lumière et de la fatigue*, p. 101 et suiv. (Académie de Belgique, *Mémoires couronnés*, collection in-8, t. XXIII, 1873).

est parfaitement sensible quand l'éclairage est faible, peut passer complétement inaperçue lorsque la lumière est forte. Ainsi, lorsqu'on place un objet opaque à une certaine distance de deux bougies A et B suffisamment écartées entre elles et également éclairantes, cet écran projettera deux ombres bien distinctes que j'appellerai A' et B'; mais si, sans rien changer à l'une de ces sources lumineuses, à la bougie A, par exemple, on augmente beaucoup la puissance éclairante de la bougie B en la rapprochant de l'objet faisant office d'écran, ou bien si l'on substitue à cette bougie une bonne lampe, l'ombre A' cessera d'être visible, et cependant la place occupée par elle recevra moins de lumière que la place occupée par B', et la différence absolue n'aura pas changé, mais l'inégalité qui était visible quand l'éclairage était moindre devient insignifiante pour la vue (1).

(1) En procédant de la sorte, Bouguer a trouvé que l'une des ombres disparaît lorsque la bougie correspondante est placée à une distance huit fois plus grande que l'autre bougie, ce qui équivaut à une différence d'éclairage de 1/64e (a). Dans des expériences analogues faites par Fechner et Volkmann, la distance nécessaire à l'obtention du même effet a été de 10, ce qui donne pour la mesure de la différence d'intensité lumineuse appréciable 1/100e (b). Des expériences faites au moyen de disques lumineux ont donné des résultats un peu différents (d), mais elles se compliquent des effets dus à la persistance plus ou moins grande des sensations visuelles.

On trouve dans les traités d'optique (notamment dans le livre de M. Helmholtz) la description de beaucoup d'autres expériences qui sont propres à mettre également en évidence l'influence du degré de clarté sur la faculté de distinguer par la vue les différences dans l'intensité de la lumière envoyée à l'œil par les divers points du champ visuel ou par le même point lorsque l'éclairage varie de puissance.

(a) Bouguer, *Traité d'optique; sur la gradation de la lumière*, p. 81, 1760.

(b) Fechner, *Ueber ein wichtiges psycophysiches Grundgesetz (Abhandl. der sächs. Gesellsch. der Wissensch.*, 1858, t. IV, p. 459).

— Volkmann, *Ueber den Einfluss eines Lichtreises auf dessen Erkennbarkeit (Göttinger Nachrichten*, 1861, p. 170).

(c) Helmholtz, *Optique physiologique*, p. 411 et suiv.

(d) Arago, *Mém. sur la photométrie (Œuvres*, t. X, p. 255).

— Masson, *Études sur la photométrie électrique (Ann. de chimie et de physique*, 1845, t. XIV, p. 150.

La visibilité relative des images rétiniennes superposées met bien en évidence l'influence de différences même très-légères de l'intensité de la lumière incidente sur l'excitabilité de la rétine. Un instrument dont les micrographes font grand usage pour dessiner les petits objets, la chambre claire, permet de s'en assurer. Ainsi que chacun le sait, à l'aide d'un prisme ou d'un petit miroir perforé au centre et convenablement incliné, l'observateur fait coïncider à peu près sur sa rétine l'image de l'objet et l'image de la pointe de son crayon de façon à pouvoir suivre avec celle-ci les contours de la première; en ménageant bien la lumière, il voit à la fois d'une manière très-nette les deux images; mais si le crayon est trop éclairé, il n'aperçoit plus l'image de l'objet qu'il veut représenter, et si celui-ci reçoit trop de lumière, la pointe du crayon cesse d'être visible.

D'autres expériences propres à donner des résultats plus précis ont montré que dans certaines limites la différence de clarté, pour être appréciable à nos yeux, doit être dans une proportion à peu près constante par rapport à la force éclairante en action; ainsi, supposons qu'à une clarté égale à 17 une différence de 1 soit appréciable, l'inégalité absolue, pour être visible quand la puissance éclairante est de 170, devra être égale à 10; mais la fraction ne reste à peu près constante que dans certaines limites et varie aussi suivant le degré de fatigue préalable éprouvée par la rétine. Quelques auteurs ont cru pouvoir formuler comme une loi et exprimer en langage mathématique cette décroissance de la sensation différentielle déterminée par des augmentations constantes de la quantité de lumière à divers degrés de la puissance éclairante; mais en procédant de la sorte on donne une apparence de précision à des conclusions qui, dans l'état actuel de la science, n'en comportent pas, faute de données suffisantes pour en établir les bases, et cela me paraît être plutôt nuisible qu'utile aux progrès de la physiologie (1).

Quoi qu'il en soit à cet égard, la diminution de la faculté d'apprécier les différences d'intensité lumineuse qui se manifeste à mesure que cette intensité augmente nous explique l'utilité de la membrane clignotante ainsi que l'emploi de verres colorés en bleu foncé ou enduits de noir de fumée lorsqu'il s'agit de fixer le soleil ou tout autre corps dont l'éclat est très-considérable.

Cette faculté d'appréciation différentielle n'est pas développée au même degré chez tous les individus (2); mais elle est en général portée très-loin (3), et c'est principalement

(1) Les questions de cet ordre entrevues par Buffon, Bernouilli, Euler et examinées ensuite par Arago ont été l'objet de recherches plus approfondies de la part de Masson, de E.-H. Weber et de M. Fechner. Weber a conclu de ses observations que la même règle s'applique à tous les sens et que tout accroissement constant de la sensation correspond à un accroissement d'excitation constamment proportionnel à cette même excitation. M. Fechner, qui a étudié de nouveau le même sujet, désigne cette proposition sous le nom de *loi de Weber* ou *la psychophysique*; enfin M. Delbœuf l'exprime mathématiquement en disant que pour faire croître la sensation en progression arithmétique l'excitation doit croître en progression géométrique, ou, en d'autres mots, que la *sensation croît comme le logarithme de l'excitation* (a).

(2) Dans les expériences faites par Masson au moyen de disques tournants et inégalement ombrés, les différences d'intensité lumineuse n'étaient visibles pour certains yeux qu'à la condition d'atteindre à peu près 1/50e, tandis que pour des yeux mieux constitués la différence pourrait être réduite à 1/120e sans cesser d'être aperçue (b).

(3) Dans des expériences dues à Arago, des inégalités d'éclairage évaluées à 1/131e furent constatées (c), et dans certains cas M. Helmholtz est parvenu à distinguer des différences d'intensité lumineuse qui n'étaient que de 1/167e (d).

(a) Masson, *Op. cit.* (*Ann. de chimie et de physique*, 1845, t. XIV, p. 150).
— Weber, *Der Tastsinn* (*Handwörterbuch der Physiologie*, t. III, p. 486, 1846)
— Fechner, *Op. cit.* (*Mém. de l'Acad. de Saxe*, 1858, t. 4).
— Delbœuf, *Op. cit.* (*Acad. de Belgique M. C.*, t. XXIII).
(b) Masson, *Op cit.* (*Ann. de chimie et de physique*, série 3, t. XIV, p. 151, 1845).
(c) Arago, *Cinquième mémoire sur la photométrie* (*Œuvres*, t. X, p. 259).
(d) Helmholtz, *Op. cit.*, p. 418.

d'elle que dépend l'aptitude de la vue à juger des inégalités existantes à la surface des corps et du relief des objets.

Grandeur apparente des objets.

§ 8. — La grandeur apparente d'un objet dépend, disons-nous, de l'étendue de l'espace que son image occupe sur la rétine. Il y a cependant un phénomène qui au premier abord semble en désaccord avec cette proposition. Lorsqu'on regarde alternativement un rond blanc placé sur un fond noir et un rond noir de même dimension placé à la même distance de l'œil et se détachant sur un fond blanc, le premier paraît être plus grand que le second (1). Les objets fortement

(1) L'agrandissement apparent des objets fortement éclairés avait été remarqué par quelques philosophes de l'antiquité, notamment par Épicure (*a*), mais ce furent principalement les observations astronomiques de Kepler et de Galilée qui dans les premières années du XVIIe siècle appelérent l'attention sur les faits de cet ordre (*b*). Ainsi Kepler fit remarquer que le contour externe du croissant lumineux de la lune paraît faire partie d'un cercle plus grand que celui qui termine le reste du disque éclairé seulement par la terre, et plus tard Galilée constata que les planètes Mars et Vénus paraissent plus petites lorsqu'au lieu de se détacher en clair sur le fond du ciel, elles passent devant le disque du soleil et s'y montrent comme des taches noires sur un fond lumineux ; il établit aussi que l'irradiation est d'autant plus vive que le contraste entre l'objet éclairé et le fond obscur est plus grand ; enfin que le grossissement apparent déterminé de la sorte est surtout prononcé pour les très-petits objets. De nos jours les phénomènes de cet ordre ont été étudiés par MM. Plateau, Fechner, Welcker et plusieurs autres physiciens (*c*). Pour plus de détails à ce sujet, je renverrai au *Traité d'optique physiologique* de M. Helmholtz (p. 442).

(*a*) Voyez Plateau, qui a donné un historique très-intéressant de cette question (*Mém. sur l'irradiation*, inséré dans les *Nouv. Mém. de l'Acad. de Bruxelles*, t. XI, 1838).

(*b*) Kepler, *Ad Vitellionem Paralipomena, quibus astronomicæ per optica traditur*, p. 217 (1604).

— Galilée, *Discorso delle Comete* (*Opere*, t. II, p. 258, etc.). — *Systema cosmium Dial.*, t. III, p. 248 (1641).

(*c*) Plateau, *Op. cit.*, p. 91 (*Nouv. Mém. de l'Acad. de Bruxelles*, t. XI).

— Hueck, *Die Bewegung der Krystallinse*, 1839.

— Fechner, *Von der sogenannten Irradiation* (Poggendorff's *Ann.*, 1840, t. L, p. 195).

— Wilcker, *Ueber Irradiation*, etc., 1852.

— A.-W. Volkmann, *Ueber Irradiation* (*Bericht der sachs Gesellschaft*, 1857, p. 129). — *Ueber die Irradiation welche auch bei vollständiger Accommodation des Auges statt hat* (*Münchner Bericht*, 1861, p. 75).

éclairés paraissent toujours plus grands qu'ils ne le sont en réalité, tandis que les objets obscurs paraissent d'autant plus petits qu'ils sont moins lumineux (1). Les physiciens désignent sous le nom d'*irradiation* ce phénomène remarquable et quelques auteurs attribuent l'agrandissement apparent des images lumineuses à une influence sympathique exercée par un élément nerveux sur les éléments nerveux circonvoisins lorsqu'il est fortement excité (2); mais le fait peut être expliqué d'une manière plus simple et mieux en accord avec tout ce que nous savons concernant le mécanisme de la vision. L'œil humain n'est jamais susceptible de concentrer sur un même point la totalité des rayons dont se compose un faisceau lumineux; ainsi que nous l'avons vu précédemment, il se forme autour de ce point local des cercles de diffusion qui sont d'autant plus grands que l'accommodation pour la vision distincte est moins parfaite. Or, ces cercles de diffusion qui entourent les bords des images positives empiètent sur les parties adjacentes de la rétine occupées par les images négatives, ou, en d'autres mots, sur l'espace correspondant aux parties du champ visuel qui n'envoient à l'œil aucun rayon lumineux; ils les rétrécissent d'autant et leur action

(1) Les observations de M. Plateau prouvent que la proportionnalité indiquée ici n'est pas rigoureusement exacte (*a*); mais, pour les phénomènes dont nous avons à tenir compte, il suffit de prendre en considération des résultats approximatifs.

(2) Cette hypothèse a été développée avec beaucoup d'habileté par M. Plateau (*b*); mais il est à noter que plusieurs des observations personnelles de ce physicien sont entachées d'une cause d'erreur due à la myopie dont il paraît avoir été affecté. La théorie de l'irradiation proposée par Kepler, au commencement du XVIIe siècle (*c*), est à peu de chose près celle indiquée ci-dessus et admise aujourd'hui par la généralité des physiciens (*d*).

(*a*) Plateau, *Mémoire sur l'irradiation*, p. 46 et suivantes (*Nouv. Mém. de l'Acad. de Belgique*, 1838, t. XI).
(*b*) Helmholtz, *Op. cit.*, p. 443.
(*c*) Kepler, *Op. cit.*, p. 217.
(*d*) Helmholtz, *Op. cit.*, p. 425 et suiv.

excitante sur la rétine se fait sentir de plus en plus loin à mesure que leur intensité augmente. C'est à raison d'un phénomène de ce genre que les étoiles paraissent d'autant plus grosses qu'elles sont plus brillantes; les effets en sont surtout sensibles lorsque les objets que l'on regarde sont très-petits, et ces effets augmentent avec les défauts d'accommodation.

Grandeur du champ de regard.

§ 9. — Lorsque les yeux sont situés sur les côtés de la tête et dirigés en dehors, ainsi que cela a lieu chez les Mammifères inférieurs et la plupart des Oiseaux, des Reptiles et des Poissons, le champ du regard (1) est complétement différent pour chacun de ces organes; mais lorsqu'ils sont dirigés l'un et l'autre en avant, comme chez l'homme, ils embrassent à peu de chose près le même champ visuel, et, bien qu'il se forme sur chaque rétine une image de l'objet contemplé, les deux images ne donnent lieu, dans l'état normal, qu'à une seule sensation; elles se confondent pour ainsi parler, et il en résulte de grands avantages pour l'appréciation du relief des objets (2).

Vision binoculaire.

Pour bien comprendre certaines particularités de la vision binoculaire, il faut en premier lieu tenir compte de la similitude d'action des parties correspondantes des deux rétines. La lumière venant d'un même objet forme au fond de

(1) Afin de donner de la précision au langage employé dans la discussion des questions d'optique physiologique de cet ordre, M. Helmholtz conserve l'expression de *champ de vision* pour l'espace embrassé par les rayons visuels lorsque l'œil reste immobile ou ne change pas notablement de direction, et il appelle *champ de regard monoculaire* l'espace que le rayon visuel peut parcourir lorsque l'œil change de direction dans son orbite, la tête restant immobile (*a*). C'est aussi dans ces acceptions que j'emploie ici ces expressions.

(2) Depuis une quarantaine d'années, l'étude de la vision binoculaire a donné lieu à beaucoup de publications, parmi lesquelles je citerai principalement le livre de M. Helmholtz

(*a*) Helmholtz, *Optique physiologique*, p. 689.

chaque œil une image de cet objet, et lorsque ces deux images tombent sur des parties de la rétine qui se correspondent physiologiquement, elles se confondent de façon à ne produire qu'une sensation unique; mais lorsque, par suite d'une déviation dans la direction des axes visuels, cette concordance n'est pas réalisée, chaque image produit une sensation qui lui est propre, et, ainsi qu'on le dit en langage vulgaire, on « voit double ». Pour constater ce fait il suffit d'observer ce qui se passe lorsqu'en exerçant avec le doigt une légère pression sur un point du globe oculaire on dévie de sa direction normale l'axe de cet organe : si l'autre œil est fermé l'objet visé semble se déplacer, sans subir aucun autre changement ; mais si on le regarde avec les deux yeux, ce déplacement dans l'un de ces organes fait que les deux images ne tombent plus sur des parties correspondantes de la rétine où elles se superposaient pour ainsi dire et qu'alors elles se dédoublent; l'une reste dans sa position primitive sur la rétine de l'œil non dévié, tandis que l'autre se place sur une portion adjacente de la rétine de l'autre œil, et l'excitation des récepteurs élémentaires non concordants détermine la production de deux sensations distinctes entre elles, phénomène qui se produit

et des mémoires spéciaux dus à Alex. Prevost, Volkmann, Hering, J. Müller, Wheatstone, Brewster, Brucke et Donders (*a*).

(*a*) Wheatstone, *Contribution to the Physiology of Vision* (*Phil. trans.*, 1838, p. 371). — Brucke, *Ueber die Stereoscopischen Erscheinungen, und Wheatstone's Angriff über die Lehre von den identischen Stellin der Netzhaut* (Müller's *Archiv*. 1841, p. 459).

— A.-P. Prevost, *Essai sur la théorie de la vision binoculaire*. Thèse in-4°. Genève, 1843 (en extrait dans la *Bibl. univ. de Genève*, t. XLVIII, 1843).

— Volkmann, *Physiologische Untersuchungen im gebiete der Optik*, t. II, 1861.

— Serres (d'Uzès), *Rech. sur la vision binoculaire simple et double*, 1856.

— Rollet, *Sitzungsber. der Wiener Acad.*, 1861, t. XLII et t. XLIII.

— Wund, *Beiträge zur Theorie der Sineswahrnehmung*, 1862.

— Hering, *Beitrage zur Physiologie*, 1863.— *Das Gesitz der identischen Sehrichtungen* (Müller's *Archiv*, 1864, p. 37).

— Donders, *La vision binoculaire et la perception de la troisième dimension* (*Arch. néerland.*, 1866, t. I, p. 377).

toutes les fois que les mouvements des yeux cessent d'être complétement soumis à l'empire de la volonté et que les axes oculaires ne convergent pas au point de mire, notamment dans les cas de strabisme (1).

Les points correspondants ou harmoniques de la rétine, que l'on pourrait appeler les points *isesthésiques*, sont disposés ordinairement autour du pôle visuel de l'œil, c'est-à-dire du point de rencontre de l'axe visuel avec la rétine, et ils sont placés du même côté; par conséquent ceux qui se trouvent au côté externe de l'œil droit se trouvent au côté interne de l'œil gauche (2).

Lorsque l'objet visé par les deux yeux est situé à une très-grande distance, ou lorsque sa surface visible est plane, les images qu'il forme au fond de ces organes sont sensiblement les mêmes (3); mais lorsqu'ils ont trois dimensions et qu'ils

(1) La diplopie ou vision double se manifeste aussi sous l'influence de divers agents toxiques : l'alcool par exemple, et de certaines lésions de l'encéphale qui ont leur siége vers la base du cerveau, principalement dans l'isthme encéphalique, près des corps striés. M. J. Prévost a publié récemment un travail intéressant sur ces accidents pathologiques, qui tiennent intimement à certains troubles dans les mouvements dont il sera question dans une prochaine leçon (*a*).

(2) On donne le nom d'*horoptère* à l'ensemble des points correspondants de la rétine, c'est-à-dire des points qui, étant excités simultanément par la lumière, ne déterminent qu'une sensation unique.

(3) Beaucoup de physiologistes, à commencer par Galien, ont cherché sans succès l'explication de la production de sensations simples dans la vision binoculaire, et je crois inutile d'examiner ici la valeur des hypothèses dites *anatomique*, *empiristique* et *nativistique*, qui tour à tour ont été invoquées dans ce but. On en trouve l'exposé et la critique dans l'excellent ouvrage de M. Helmholtz (page 877 et suivantes), et je me bornerai à ajouter ici les recherches de ce physicien éminent, de M. Volkman et de M. Hereng (*b*) sur la forme de l'horoptère et sur quelques autres questions du même ordre, qui ont contribué puissamment à l'avancement de nos connaissances à ce sujet; je citerai également un mémoire de

(*a*) J.-A. Prévost, *De la déviation conjuguée des yeux et de la rotation de la tête dans certains cas d'hémiplégie*.

(*b*) Voyez les citations à la page 337.

sont suffisamment rapprochés, les aspects changent, les champs visuels embrassés deviennent plus ou moins différents, et la superposition des deux images obtenues sous ces deux perspectives donne naissance à une image unique, mais composée, qui diffère notablement de chacune des images simples et qui nous donne l'idée du relief et de la solidité. On produit le même effet en associant deux images photographiques prises à l'aide de chambres obscures dont les axes forment entre eux un angle semblable à celui formé par la rencontre des axes visuels des deux yeux sur l'objet visé, et c'est la connaissance de ce fait qui a conduit le physicien Wheatstone à l'invention de l'instrument d'optique appelé le *stéréoscope* et devenu aujourd'hui d'un usage vulgaire (1).

La vision binoculaire est également très-utile pour l'appréciation des distances. Le degré de convergence des deux axes visuels varie nécessairement avec l'éloignement plus ou moins considérable de l'objet contemplé avec les deux yeux, et nous avons conscience de ces différences dans la direction des lignes du regard. Mais les notions relatives aux distances absolues que l'on peut acquérir de la sorte sont très-imparfaites (2); elles sont même sujettes à beaucoup d'erreurs et

M. Javal et une publication récente de M. Donders (*a*).

(1) L'étude des images stéréoscopiques est du domaine de l'optique et non de la physiologie; par conséquent je n'y insisterai pas et je me contenterai de renvoyer aux ouvrages de physique, notamment à celui de M. Helmholtz (*Op. cit.*, p. 809 et suiv.).

(2) Lorsque l'objet que l'on regarde est peu éloigné, on en apprécie facilement la distance par la vision binoculaire; mais on se trompe presque toujours lorsqu'on ne le regarde qu'avec un seul œil. J'en ai souvent eu la preuve à l'époque où l'on se servait de chandelles pour l'éclairage domestique et où l'on faisait usage de mouchettes pour remettre en bon

(*a*) Javal, *Du Strabisme dans ses applications à la physiologie de l'œil*, 1867. — Donders, *Essai d'une explication génétique des mouvements oculaires* (*Archives néerlandaises*, t. XI).

c'est surtout dans l'appréciation des distances relatives entre des points rapprochés entre eux et vus simultanément que les variations angulaires des lignes du regard binoculaire jouent un rôle important (1).

Les expériences stéréoscopiques nous permettent de constater dans le degré d'impressionnabilité de la rétine des différences qui d'ordinaire échappent à l'attention. Si l'un des yeux est moins sensible que l'autre on ne voit distinctement que l'image correspondante et les effets stéréoscopiques ne se produisent que très-imparfaitement. Des alternances dans le degré de sensibilité des deux yeux se manifestent même presque constamment lorsqu'on observe au stéréoscope certaines images (2), et des phénomènes analogues deviennent encore plus faciles à constater lorsqu'on impressionne simultanément chacun des deux yeux par des rayons de couleurs différentes pour chacun de ces organes, le bleu et le jaune

état la mèche : un de mes parents (le général Trézel), qui par suite d'une plaie d'arme à feu avait perdu l'un de ses yeux, pouvait viser parfaitement les objets (par exemple engager l'extrémité d'un fil menu dans le chas d'une aiguille), mais il ne pouvait presque jamais parvenir à moucher une chandelle ; il portait d'ordinaire la mouchette à une distance insuffisante.

(1) L'influence du changement de convergence des axes visuels pour l'appréciation des distances dans la vision binoculaire fut signalée d'abord par Wheatstone, Brucke, Tourtual, Brewster et Alex. Prevost (*a*).

(2) Ainsi, lorsqu'on place devant l'un des yeux un verre bleu et devant l'autre œil un verre jaune, puis que l'on regarde pendant un certain temps un papier blanc fortement éclairé, le champ paraît d'abord bleu ou jaune, et ces deux couleurs apparaissent alternativement ; mais à un certain moment elles se confondent et produisent la sensation mixte, qui bientôt est remplacée par les mêmes alternatives qu'au début de l'expérience (*b*).

(*a*) Brücke, *Op. cit.* (*Arch.* de Müller, 1841, p. 461).
— Tourtual, *Die Dimension der Tiefe im freien sehen und im steriocopischen Bilde*, 1842.
— Brewster, *On the knowledge of distance given by Binocular vision. Trans. of the R. Soc. of Edinburgh*, 1844, p 663.
— A. Prevost, *Essai sur la théorie de la vision binoculaire* (*Bibl. univ. de Genève*, 1843).

(*b*) Du Tour, *Discussion d'une question d'optique* (*Mém. de l'Acad. des sc. sav. étr.*, 1760, t. III, p. 544 ; t. V, p. 499).

par exemple; tantôt on ne voit que le bleu, tantôt le jaune est seul visible, tandis que dans d'autres moments les deux couleurs se mêlent (1).

Période d'excitation latente.

§ 10. — La perception de l'excitation déterminée par l'action de la lumière sur la rétine n'est pas instantanée; elle n'a lieu qu'après un certain temps nécessaire soit pour le développement de cette excitation locale, soit pour sa transmission des récepteurs au cerveau, et les ophthalmologistes appellent période de l'excitation latente, l'intervalle qui s'écoule entre la production du premier de ces phénomènes et la manifestation du second. Dans les circonstances ordinaires de la vie, cette différence échappe à l'attention, mais les astronomes qui ont besoin d'apprécier à la fois avec une très-grande précision les mouvements effectués par les corps célestes et le temps que ceux-ci emploient pour parcourir une certaine distance angulaire, ont dû la prendre en considération et en tenir compte, car elle paraît varier suivant les individus et contribuer à produire ainsi dans les résultats de certaines observations des inégalités que l'on désigne sous le nom d'erreurs personnelles. Récemment plusieurs physiciens ont cherché à mesurer la durée de cette période dite latente de l'excitation visuelle (2), et des expériences faites par M. Baxt,

(1) Des résultats analogues ont été obtenus par plusieurs physiciens en pratiquant de diverses manières des expériences du même genre (*a*); mais le phénomène n'est pas constant, car d'autres observateurs ont essayé en vain de combiner de la sorte les images reçues par les deux yeux (*b*).

(2) Les premières expériences précises faites à ce sujet avaient pour objet la détermination du temps qui s'écoule entre l'excitation de la rétine

(*a*) Völckers, voy. Müller's *Archiv*, 1836 (*Bericht*, p. CXLVIII).
— Foucault et Regnault, *Note sur quelques phénomènes de vision binoculaire* (*Comptes rendus de l'Acad. des scienc.*, 1849, t. XXVIII, p. 78).
— Dove, *Die Combination der Eindrücke beider Ohren und beider Augen zu eine Eindruch* (*Berliner Monatsbericht*, 1841, p. 251). — *Ueber Binocularsëhen durch verschieden gefärbte Gläser* (*Berliner Monatsbr.*, 1857, p. 251).
— Panum, *Physiol. Untersuch über das Sehen mit zwei Augen*, 1858.
— Hering, *Beiträge zur Physiologie*, H. 5, 1864.
(*b*) Voy. Helmholtz, *Op. cit.*, p. 976.

sous la direction de M. Helmholtz, tendent à faire penser qu'elle doit être entre 1/50e et 1/30e de seconde; mais les investigations de cet ordre présentent de grandes difficultés et n'ont pas encore conduit à des résultats aussi significatifs qu'on pouvait l'espérer au premier abord (1).

En observant attentivement les effets produits par une lumière dont la durée est la plus courte possible, celle d'une étincelle électrique par exemple, on a pu constater que, après

et l'exécution d'un certain mouvement volontaire, destiné à marquer le moment auquel la sensation visuelle est perçue, par exemple un clignement de la paupière, l'émission d'un son ou la pression du doigt sur la touche d'un appareil enregistreur (*a*). Mais les résultats obtenus de la sorte sont complexes; le temps qui s'écoule entre l'excitation initiale et le mouvement par lequel la sensation se traduit est employé en partie à la transmission de l'impression visuelle de la rétine au cerveau et en partie à la transmission de l'action excito-motrice déterminée par la volonté et envoyée par l'intermédiaire d'un conducteur nerveux de l'encéphale aux muscles à mettre en jeu. Il y a donc là deux fonctions dont nous ne connaissons pas la valeur relative, et de la somme observée nous ne pouvons pas dégager la quantité cherchée. Du reste nous aurons à revenir sur ce sujet lorsque nous étudierons les actions nerveuses réflexes et le mode de transmission des excitations dans le système nerveux.

(1) Pour apprécier la durée de la période latente de l'excitation visuelle M. Exner a cherché à déterminer le temps qui doit s'écouler entre la production d'une excitation faible et le moment où une excitation forte, sans que cette dernière masque en quelque sorte la première, ne produise avec elle qu'une sensation unique (*b*). M. Baxt a employé une méthode expérimentale analogue, et il a trouvé que si l'impression initiale est produite par la vue de lettres imprimées et la seconde par une lumière intense, la première ne détermine aucune sensation si elle ne précède la seconde que de 1/50e de seconde; la distinction commence à être possible lorsque l'intervalle entre les deux effets est réduit à 1/30e de seconde, et elle devient complète lorsque ce laps de temps s'élève à 1/18e de seconde (*c*).

(*a*) Exner, *Experimentelle Untersuchung der einfachsten psychischen Processe* (Pflüger's *Archiv für Physiologie*, 1873, t. VIII, p. 526).

(*b*) Exner, *Ueber die zu einer Gesichtswahrnehmung Nötige Zeit* (*Sitzungsbericht der Wiener Akad.*, 1868, t. LVIII, p. 622).

(*c*) Baxt, *Ueber die Zeit, welche nöthig ist, damit ein Gesichtseindruck zum Bewusstsein kommt und über die Grösse* (Extension) *der bewussten Wahrnehmung bei einen Gesichtseindrucke von gebener Dauer* (Pflüger's *Archiv*, 1871, t. IV, p. 325).

l'expiration de la période latente dont je viens de parler, l'impression augmente d'intensité pendant un certain temps, puis décroît plus ou moins rapidement. Lorsque nous étudierons les phénomènes relatifs aux sensations de couleur, nous reviendrons sur ce sujet, et pour le moment je me bornerai à prendre en considération le fait de la persistance des impressions visuelles et à en chercher la mesure.

Durée des impressions visuelles.

§ 11. — Lorsque deux excitations produites sur le même récepteur rétinien sont séparées entre elles par un laps de temps assez grand pour que la première ait cessé de se faire sentir avant que la seconde n'ait commencé, il en résulte deux sensations distinctes; mais lorsque la seconde impression est produite avant l'extinction de la précédente, les deux sensations se confondent. Un jeu d'enfant qui date probablement des temps les plus reculés peut servir à mettre ces faits en évidence. Lorsqu'on tient à bras tendu un corps en ignition et qu'on y imprime un mouvement circulaire, on le voit occuper successivement les divers points de son trajet tant que sa progression est lente; mais dès que la rotation acquiert un certain degré de rapidité, les images successives se confondent entre elles et produisent la même sensation que celle déterminée par la vue d'un cercle lumineux sans solution de continuité. Un phénomène analogue se produit lorsque les roues d'une voiture tournent avec une certaine vitesse; on en distingue les rayons tant que le mouvement est lent, mais ils se confondent et la roue prend l'aspect d'un disque plein dès que la rotation atteint un certain degré de rapidité. Des expériences analogues peuvent être variées de mille et mille manières (1), et en les disposant convenable-

(1) Le joli instrument inventé à peu près en même temps par M. Plateau, qui le désigne sous le nom de *Phénakistikope*(a), et par M. Stampfer

(a) Plateau, voy. *Correspondance mathémat. et physique* de Quettelet, t. VII, p. 365.

ment les physiciens sont parvenus à mesurer avec beaucoup d'exactitude la durée des impressions visuelles (1). Cette durée est d'ordinaire extrêmement courte, mais elle varie suivant l'état physiologique de la rétine, suivant l'intensité de la lumière employée et même suivant la couleur de celle-ci (2). Jadis on l'évaluait à une seconde (3), mais on sait aujourd'hui qu'en général elle est seulement d'environ 1/10e de seconde (4). Il est d'ailleurs à noter qu'elle n'est pas

qui l'appela un *disque strobascopique* (*a*), repose sur la connaissance des faits de cet ordre.

(1) Dans ce but on fait ordinairement usage de disques tournants dont on peut mesurer la vitesse de rotation et dont la surface est divisée en sections alternativement noires et bleues ou diversement colorées. Lorsque le mouvement devient assez rapide pour que les images se succèdent sur le même point de la rétine avant leur extinction respective, elles cessent d'être distinctes et le disque présente un aspect uniforme. Pour plus de détails sur ces expériences de physique je renvoie à l'excellent ouvrage de M. Helmholtz (pages 445 et suivantes).

(2) Voyez ci-après, page 37?.

(3) Newton l'estimait ainsi (*b*). Segner et d'Arcy montrent qu'elle est moins longue (*c*); enfin Cavallo ne l'estima qu'à 30‴ (*d*), et Parrot trouva qu'elle est plus courte dans une chambre éclairée que dans l'obscurité (*e*).

(4) M. Plateau, qui fut le premier à introduire de la précision dans l'étude des phénomènes de cet ordre, estime à 0,191 seconde la durée de l'impression produite d'ordinaire par la lumière blanche (*f*). D'après les expériences faites par Emsmann, les sensations de cet ordre se confondent lorsqu'elles se succèdent à des intervalles de 0,25 seconde (*g*). Enfin M. Lissajous, en employant un mode d'expérimentation susceptible de donner des résultats encore plus précis, a été conduit à évaluer la durée de la sensation entre 1/15e et 1/20e de seconde, et il a constaté que cette durée est notablement modifiée par l'éclat relatif de la lumière et l'obscurité, plus ou moins grande, du fond sur lequel celui-ci se détache (*h*).

(*a*) Stampfer, *Die Strobaskopischen Scheiben*, 1833.

(*b*) Newton, *Optice. Quæstio XVI*.

(*c*) Segner, *De raritate luminis*. Göttingue, 1740.

— D'Arcy, *Sur la durée de la sensation de la vue* (*Mém. de l'Acad. des sciences*, 1765, p. 439).

(*d*) Cavallo, voy. Helmholtz, *Op. cit.*, p. 468.

(*e*) Parrot, *Entretiens sur la physique*, 1824, t. III, p. 235.

(*f*) Plateau, *Dissert. sur quelques propriétés des impressions produites par la lumière sur l'organe de la vue*, 1829.

(*g*) Emsmann, *Ueber die Dauer des Lichteindrucks Poggend. Annalen*, 1854, t. XCI, p. 611.

(*h*) Lissajous, *Mém. sur l'étude optique des mouvements vibratoires*. (*Ann. de chimie et de physique*, 1857, série 3, t. LI, p. 182).

la même partout et que l'impression produite par les objets lumineux disparaît plus rapidement dans les parties périphériques de la rétine que dans sa partie centrale (1).

J'ajouterai que l'excitabilité visuelle de la rétine peut être mise en jeu par une action lumineuse de très-courte durée, par exemple d'un éclair électrique qui ne dure qu'un huit-millionième de seconde et probablement encore moins (2), et, par suite de la durée de la sensation déterminée de la sorte, l'intensité apparente de la lumière à mesure que le nombre de ces éclairs perçus pendant ce laps de temps augmente (3). Il y a donc là des effets de superposition de mouvements vibratoires comparables à ceux dont résulte le renforcement des sons dans un résonnateur acoustique, instrument dont j'expliquerai le mode de fonctionnement lorsque je traiterai de la production de la voix.

Images consécutives.

§ 12. — La persistance des modifications déterminées dans l'état de la rétine par l'action de la lumière et certaines al-

(1) La fatigue s'y produit aussi plus facilement (*a*).

(2) Ces faits ont été mis en évidence par des expériences d'optique faites, avec une grande précision, par Wheatstone (*b*).

(3) M. W. Shaw a constaté que, toutes choses égales d'ailleurs, l'intensité de l'impression lumineuse croît proportionnellement au nombre des excitations de très-courte durée, jusqu'à ce que celles-ci donnent lieu à une sensation continue, et que pour une lumière constante l'intensité de la sensation produite par chaque étincelle est en raison inverse de sa durée; de sorte que du moment où la sensation est devenue continue son intensité n'augmente pas si les étincelles deviennent plus fréquentes (*c*).

(*a*) Purkinje, *Beitr. zur Physiol. der Sinne*, t. I, 1819.
— Aubert, *Ueber das Verhalten der Nachbilder auf den peripherischen theilen der Netzhaut* (*Moleschott's Unters. zur Naturalehre*, 1858, t. IV, p. 215).
— Helmholtz, *Op. cit.*, p. 483.

(*b*) Wheatstone, *An account of some experiments to measure the velocity of Electricity and the duration of Electric Light* (*Phil. trans.*, 1834 p. 521).

(*c*) W. Schaw, *On the gradual Production of luminous impressions on the Eye and other Phenomena of vision* (*Trans. of the R. soc. of Edinburgh*, 1849, t. XXVI, p. 581).

ternances dans le degré d'excitabilité de cet organe causent d'autres phénomènes visuels, connus sous les noms d'*images consécutives* et d'*images accidentelles*. Ainsi, dans certaines circonstances, particulièrement quand les yeux ont été en repos pendant longtemps, si l'on regarde fixement une fenêtre vivement éclairée et qu'ensuite on plonge ces organes dans l'obscurité en les fermant et en les recouvrant de la main, on continue à voir pendant quelques instants l'image de la croisée telle qu'elle paraissait pendant que les yeux étaient ouverts; mais bientôt elle change d'aspect : les parties qui dans l'image persistante étaient claires deviennent obscures, et celles qui se détachaient en noir sur le fond brillant deviennent lumineuses; il se produit ainsi une image accidentelle dite négative qui est l'inverse de la précédente; cette image négative disparaît à son tour pour être remplacée par une image positive analogue à la première, mais plus faible, et ainsi de suite jusqu'à ce que l'impression s'évanouisse. La première image positive est due à la persistance des impressions produites sur la rétine par la lumière; mais les récepteurs rétiniens qui ont été fortement excités deviennent temporairement insensibles et ne recouvrent leur sensibilité qu'après un certain temps de repos; il en résulte que les parties où se produisent les sensations lumineuses n'éprouvent plus qu'une sensation négative, tandis que dans les parties adjacentes où cette sorte de fatigue nerveuse ne s'est pas fait sentir, l'excitation, quoique faible, persiste et, par un effet de contraste, détermine une sensation de clarté relative jusqu'à ce que le repos du récepteur temporairement paralysé en quelque sorte ait rendu à ces organites leur excitabilité primitive.

Des phénomènes analogues se manifestent par des changements de couleur dans les images consécutives; mais en ce moment nous ne nous en occuperons pas, l'étude de tout ce qui est relatif aux couleurs étant réservée pour la prochaine leçon.

SUPPLÉMENT

Au moment où cette feuille allait être mise sous presse, j'ai reçu communication d'un travail très-important, que l'un des professeurs de l'Université de Rome, M. F. Boll, vient de faire sur les changements physiques que l'action de la lumière détermine dans les bâtonnets de la rétine chez les animaux vivants (1). Je regrette de n'avoir pu en profiter avant l'impression de la première partie de cette leçon, car j'aurais modifié un peu ce que j'ai dit à la page 318 relativement à la coloration de la rétine ; mais à l'exception de ce point de détail, je trouve dans les résultats obtenus par ce physiologiste et par M. Kühne, qui s'est hâté de répéter ses expériences (2), des arguments puissants en faveur de l'hypothèse de l'individualité physiologique des organites de la couche choroïdienne de la rétine et la similitude fonctionnelle de ces parties de l'appareil visuel (3), hypothèse

(1) M. Boll adressa ce travail à l'Académie des sciences de Berlin, le 23 novembre 1876 ; mais le numéro du compte rendu mensuel des séances de cette compagnie savante ne paraît avoir été publié qu'en mars 1877 et n'est arrivé que très-tard à Paris ; en avril, M. Boll a bien voulu m'en envoyer un exemplaire (*a*) ainsi que des épreuves d'un second article, sur le même sujet, communiqué à l'Académie de Berlin, en janvier 1877 (*b*). Lorsque ces notes intéressantes me sont parvenues, toutes les premières feuilles de mes leçons sur la physiologie de la vue étaient tirées.

(2) Voyez la *Revue scientifique* du 3 mars 1877, p. 811.

(3) Voyez ci-dessus, page 320 et suivantes.

(*a*) F. Boll, *Zur Anatomie und Physiologie der Retina* (*Monatsbericht der Akad. der Wissensch. zu Berlin*, 1876, p. 783).

(*b*) Boll, *Zur Physiologie des Sehens und der Farbenempfindung* (*Monatsbericht*, 1877, n° 1, p. 1).

dont j'ai constamment fait usage pour expliquer le rôle de la rétine dans le mécanisme de la vision.

En examinant des yeux de Grenouilles pris au moment même sur des animaux vivants, M. Boll constata que dans l'état normal la rétine est d'un rouge intense et que cette coloration ne dépend pas des vaisseaux sanguins adjacents, comme on le supposait généralement (1), mais a son siége dans la couche constituée par les cônes et les bâtonnets, organites dont elle occupe la portion striée transversalement et d'apparence feuilletée (2); qu'en quelques secondes ces parties exposées à l'action de la lumière se décolorent peu à peu, puis acquièrent un éclat satiné; qu'au bout d'une demi-minute environ elles deviennent complétement transparentes, puis s'obscurcissent progressivement et finissent par devenir opaques. M. Boll a observé la même coloration et les mêmes changements dans la rétine d'une multitude d'autres Animaux; chez des Mollusques céphalopodes aussi bien que chez des Poissons et des Mammifères, ainsi que chez les Oiseaux, où ces phénomènes sont plus difficiles à observer en raison de la coloration propre des membranes de l'œil. Enfin M. Boll a constaté aussi que chez l'animal vivant la couleur propre de la rétine disparaît sous l'influence de la lumière blanche et se rétablit dans l'obscurité. La couche lamellaire des bâtonnets et des cônes renferme donc, comme le papier photographique, une substance qui est sensible à l'action de la lumière, et qui est modifiée dans ses propriétés physiques par l'action de cet agent, mais qui est reproduite ou rétablie dans son état primitif par l'action physiologique de l'organisme, lorsque cette action s'exerce à l'abri de la lumière.

On conçoit donc que dans les points frappés par les rayons

(1) Voyez ci-dessus, page 318.

(2) Voyez ci-dessus, page 188.

lumineux la rétine doit se décolorer et devenir jaunâtre, tandis que dans les points sur lesquels ces rayons n'agissent pas les bâtonnets restent rouges, et que par conséquent l'image des objets extérieurs doit non-seulement s'y former comme dans une chambre obscure, mais s'y dessiner temporairement comme sur le papier sensible du photographe.

En effet, les choses se passèrent de la sorte dans une des expériences rapportées par M. Kühne. Ce physiologiste s'étant assuré que la matière colorante des bâtonnets ou cônes se conserve pendant fort longtemps à l'état rouge lorsqu'elle est protégée contre l'action de la lumière et ne blanchit que sous l'influence de cet agent chez les animaux récemment morts, aussi bien que chez les animaux vivants (1), disposa plusieurs rétines de Grenouilles, convenablement préparées, sous des lames de verre dont la surface était rendue opaque sur certains points par l'application de bandes de papier d'étain, et il les exposa ensuite à l'action de la lumière. Or, dans les points correspondants au papier d'étain et par conséquent abrités de la lumière, la rétine conserva sa belle couleur rouge, tandis que dans les parties auxquelles la lumière avait eu accès les bâtonnets étaient décolorés ; le tout constituait une épreuve photographique positive.

M. Boll ne s'est pas borné à constater l'action décolorante de la lumière blanche sur la matière colorante qu'il appelle le *rouge-visuel* (*Sehroth*) de la rétine ; il a fait aussi beaucoup d'expériences sur l'influence que les différentes sortes de lumières exercent sur cette substance sen-

(1) Dans l'obscurité ou dans un lieu éclairé par la lumière jaune du sodium, le rouge rétinien des yeux de la Grenouille ou du Lapin peut conserver pendant vingt-quatre heures et même davantage sa coloration normale, ainsi que sa sensibilité à l'action de la lumière, malgré la putréfaction commençante des tissus circonvoisins (*a*).

(*a*) Kuhne, *loc cit.*

sible, et dans la prochaine leçon j'aurai à parler de quelques-uns des résultats obtenus de la sorte. Le travail de ce physiologiste n'est encore connu que par les deux extraits fort courts dont j'ai fait mention précédemment; mais il m'écrit que son mémoire doit paraître prochainement *in extenso* dans le recueil de l'*Accademia dei nuovi Lincei* de Rome.

CENT QUATORZIÈME LEÇON

SUITE DE L'ÉTUDE PHYSIOLOGIQUE DE LA VUE. — Chromatopsie. — Daltonisme. — Images subjectives. — Phénomènes de contraste simultané. — Perception des impressions visuelles. — Vision binoculaire. — Résumé.

Composition des rayons solaires.

§ 1. — La lumière que le Soleil nous envoie n'est pas une chose simple, homogène; elle est composée d'une multitude de rayons dont les propriétés sont différentes, et, dans certaines circonstances, ces rayons dissemblables se séparent entre eux; les uns sont lumineux, c'est-à-dire susceptibles d'exciter la sensibilité propre à l'appareil visuel, les autres sont obscurs et manifestent leur présence soit à raison de leurs propriétés thermiques, soit en exerçant de l'influence sur la constitution chimique de certains corps soumis à leur action.

Tous ces rayons diffèrent aussi entre eux par leurs caractères mécaniques. Ils résultent tous de la propagation de mouvements vibratoires développés dans les molécules de l'agent impondérable et universellement répandu dans l'espace que les physiciens appellent l'*éther* (1); mais ces

(1) Pour être intelligible aux physiologistes, je suis obligé d'employer le langage qui aujourd'hui a cours dans les sciences physiques; mais en parlant des mouvements de l'éther comme cause du phénomène de la lumière, je dois faire quelques réserves. Il est évident pour moi que, dans les espaces interstellaires, il doit y avoir quelque chose dont les atomes paraissent être susceptibles de vibrer et de transmettre ce genre de mouvement à ce qui les entoure, et ce quelque chose peut sans inconvénient être personnifié en quelque sorte sous le nom d'*éther*; mais rien ne prouve que des mouvements du même ordre ne puissent être communiqués de l'éther à autre chose, ni qu'il faille admettre l'existence de ce fluide impondérable dans les espaces intermoléculaires de tous les corps transparents; et il ne me paraît pas démontré que ce ne soient pas ces molécules elles-mêmes qui entrent en vibration. La différence entre les corps transparents et les corps opaques consisterait alors en leur degré d'élasticité ou de mobilité moléculaire et non en leur perméabilité ou impéné-

oscillations, qui se propagent avec une égale vitesse dans la direction suivie par ces rayons, ne sont pas également nombreuses dans un temps donné et elles forment des ondes dont la longueur varie (1). Or, leurs propriétés organoleptiques sont en rapport avec ces particularités physiques, et les rayons qui diffèrent entre eux par leur longueur d'onde ne se comportent pas de même lorsqu'ils passent obliquement d'un milieu dans un autre (2). Ils sont tous réfractés, c'est-à-dire déviés dans leur marche (3); mais la déviation qu'ils éprouvent n'est pas la même pour tous : les uns ne s'écartent que peu de leur direction précédente, d'autres s'en écartent beaucoup; or, dans certains cas, par l'effet de ces différences, ils se dispersent de façon à pouvoir arriver isolément sur autant de récepteurs rétiniens différents, et alors, au lieu de déterminer la sensation du *blanc*

trabilité pour l'éther. C'est de la sorte seulement que je pourrais concevoir la transformation des vibrations lumineuses en vibrations nerveuses ou sensitives, sujet dont nous aurons à nous occuper ultérieurement.

(1) Voy. ci-dessus, p. 305.

(2) Descartes s'était approché de ce que nous croyons être la vérité, lorsqu'en cherchant à expliquer le phénomène de l'arc-en-ciel, il supposait que les particules lumineuses étaient animées non-seulement d'un mouvement rectiligne, mais aussi d'un mouvement de rotation autour de leur axe et que ce serait la vitesse de cette rotation qui déterminerait la couleur; de même que, dans la théorie des physiciens actuels, c'est la rapidité des vibrations transversales de l'éther qui cause les différences de ce genre (*a*). Newton démontra l'existence des rayons diversement colorés dans la lumière blanche et posa ainsi la base de sa théorie optique des couleurs (*b*); je ne parle pas ici de l'hypothèse de Goethe sur la cause de ces phénomènes (*c*), hypothèse qui pendant longtemps fut accueillie avec faveur par plusieurs physiologistes allemands, par ce que, même de l'aveu des physiciens d'outre-Rhin, elle n'a, sous le rapport de l'optique, « aucun sens » (*d*).

(3) Voy. ci-dessus, p. 273.

(*a*) Descartes, *Les météores;* discours VIII (*Œuvres*, t. V, p. 271).

(*b*) Newton, *Considérations*, etc. (*Phil. Trans.*, 1675, t. X, p. 500); — *Traité d'optique*, p. 96 et suiv.).

(*c*) Goethe, *Beiträge zur Optik*, 1791; — *Zur Farbenlehre, entopische Farben zur Naturwissenschaft*, 1810.

(*d*) Helmholtz, *Optique physiologique*, p. 353.

comme lors de leur action combinée, ils agissent chacun d'une manière spéciale sur le sens de la vue et produisent respectivement les sensations des diverses couleurs dont l'arc-en-ciel nous offre le spectacle.

D'ordinaire, dans les expériences de physique, on analyse de la sorte la lumière blanche au moyen d'un prisme de cristal, et, en recevant sur un écran convenablement disposé les rayons inégalement réfractés, on obtient une image diversement colorée que l'on appelle le *spectre solaire*. Les différentes couleurs s'y succèdent dans un ordre constant et, par la comparaison de leurs positions respectives avec le point ou aboutit sur l'écran la prolongation de la ligne droite suivie par le faisceau avant son passage dans le prisme, on trouve que les rayons lumineux les moins déviés donnent la sensation du rouge, que les rayons lumineux les plus fortement réfractés donnent la sensation du violet et que le jaune, le bleu et les autres couleurs intermédiaires correspondent à autant de degrés également intermédiaires dans la grandeur de la réfraction.

La physique nous apprend aussi que la réfraction plus ou moins forte des rayons lumineux est en rapport avec la longueur des ondes formées par le mouvement vibratoire dans chacun d'eux et par conséquent aussi avec la fréquence de ces oscillations. Les rayons les plus réfrangibles sont ceux dont les longueurs d'onde sont les moindres ; et lorsqu'on évalue numériquement ces longueurs, on trouve que pour le violet elles peuvent être représentées approximativement par 3929 millionièmes de pouce, tandis que pour le rouge extrême elles le seraient par 7617 unités du même ordre.

Lorsque le spectre objectif que l'on considère est assez court pour que l'on puisse en embrasser simultanément toutes les parties, il ne paraît composé que de quatre bandes colorées, la première en rouge, la seconde en vert, la troisième en bleu et la quatrième en violet, parce qu'à raison de leur éclat ces quatre couleurs font disparaître toutes les autres; mais lorsque l'image de ce spectre occupe sur notre rétine un espace plus grand on y distingue sept couleurs, savoir: le rouge, l'orangé, le jaune, le vert, le bleu, l'indigo et le violet; enfin lorsqu'on a recours à des moyens qui permettent d'isoler davantage les différentes parties du spectre dont l'action s'exerce sur la rétine, on reconnaît que le nombre des couleurs différentes y est beaucoup plus considérable ou plutôt que ces couleurs passent insensiblement les unes aux autres en formant une série continue dont les nuances sont en nombre indéterminé. Effectivement, à moins d'interruptions accidentelles, amenées par des circonstances dont nous n'avons pas à nous occuper ici et produisant des bandes obscures (1), la décroissance des longueurs d'onde et les variations correspondantes dans les propriétés organoleptiques de la lumière ont lieu graduellement; pour les apprécier il faut les examiner isolément. On y parvient en observant le spectre à travers une fente étroite pratiquée dans un écran opaque et en faisant passer successivement cette espèce de fenêtre d'une extrémité de l'image à l'autre. De la sorte on empêche les parties adjacentes du spectre d'influer sur l'image de la bande que l'on observe, et celle-ci produit sur la rétine une impression particulière qui devient parfaitement nette (2).

(1) Ces raies noires ou plutôt ces groupes de raies obscures, aperçus d'abord par Wollaston, puis étudiés plus attentivement par Frauenhofer, sont désignés communément par les lettres A, B, C, D, etc. Ils correspondent à des lacunes dans la série des rayons dont la longueur d'onde croît graduellement, lacunes qui sont dues soit à la non-production de ces rayons, soit à leur absorption par les milieux interposés entre nous et la source lumineuse.

(2) Je reviendrai sur ces phénomènes lorsque je parlerai des effets de contraste.

§ 2. — La sensation du blanc est produite non-seulement par l'action simultanée de tous ces rayons colorés du spectre sur les mêmes organites visuels ou éléments rétiniens, mais aussi par la combinaison de certains de ces rayons deux à deux, en proportion convenable, et on appelle *couleurs complémentaires* celles qui, associées de la sorte, dans un certain rapport, cessent de produire en nous la sensation de la couleur. Ainsi le rouge et le vert bleuâtre sont complémentaires l'un de l'autre, et la lumière blanche prend cette dernière couleur lorsqu'elle est privée de son rayon rouge. L'orangé est complémentaire du bleu cyanique ; le jaune est complémentaire du bleu indigo ; le jaune verdâtre est complémentaire du violet, enfin le vert du spectre est décoloré de la même façon par un certain mélange de rouge et de violet qui constitue la teinte appelée pourpre. Chromatopsie.

Il est également à noter que ces effets résultent non-seulement de la superposition des rayons dont je viens de parler, mais aussi de l'action successive de ces rayons sur une même partie de la rétine lorsque l'impression déterminée par l'un de ceux-ci se produit avant l'extinction de l'excitation causée par l'autre rayon. On peut s'en assurer facilement en observant à travers un orifice étroit un disque tournant dont les secteurs alternatifs sont de deux couleurs complémentaires.

L'action combinée de deux couleurs non complémentaires donne naissance à une sensation différente : celle d'une couleur particulière. Ainsi, le jaune d'or uni au rouge en certaines proportions donne l'orangé, et le rouge associé au bleu donne du violet. Il est également à noter qu'en général l'œil ne distingue dans la couleur ainsi produite ni l'une ni l'autre de ses couleurs constituantes et qu'on peut souvent produire sur la rétine des sensations presque identiques au moyen de plusieurs combinaisons chromatiques différentes (1).

Il y a donc des couleurs simples et des couleurs mixtes ou composées, et le nombre des couleurs élémentaires, à l'aide desquelles toutes les nuances peuvent être produites, est fort minime. Aussi peut-on se rendre assez bien compte de la plupart des sensations de couleur, en supposant que, dans chaque récepteur rétinien, il y a trois ou peut-être quatre corpuscules ou filaments nerveux, dont chacun serait susceptible de vibrer facilement à l'unisson avec un certain rayon déterminé du spectre solaire, apte à donner la sensation d'une couleur fondamentale. Telle est à peu près la théorie de la chromatopsie imaginée vers le commencement du siècle actuel par un médecin illustre de l'Angleterre, Thomas Young, et adoptée avec quelques modifications par la plupart des physiciens de nos jours. Young pensa que si la rétine possédait des récepteurs spéciaux pour le rouge, le vert et le violet, l'excitation de ces trois agents nerveux s'effectuant soit isolément, soit simultanément deux à deux et à divers degrés d'intensité, serait susceptible de produire toutes les sensations dont l'étude nous occupe ici (2);

(1) Il ne faut pas confondre l'action combinée des rayons diversement colorés avec les propriétés chromatiques de certains mélanges de substances colorées de la même façon. Ainsi lorsque le peintre mêle sur sa palette dans certaines proportions le bleu de Prusse et le jaune fourni par la gomme gutte délayée dans de l'eau, il obtient un beau vert, tandis que l'association soit simultanée, soit successive des rayons bleus et des rayons jaunes du spectre, au lieu de produire sur notre rétine la sensation du vert, paraît rosée, ainsi que cela a été constaté par Maxwell (a) et plusieurs autres physiciens.

(2) Dans un premier travail Th. Young avait considéré le rouge, le jaune et le bleu, comme étant les couleurs fondamentales de tout le système chromatique ; mais dans un second mémoire il reconnut que les conditions voulues seraient mieux remplies par l'excitation d'éléments nerveux excitables les uns par le

(a) Maxwell, *Experiments on Colours as perceived by the Eye* (*Transact. of the Royal Soc. of Edinburgh*, 1857, t. XXI, p. 291).

mais, ainsi que j'aurai bientôt l'occasion de le montrer, cette vue de l'esprit paraît être en désaccord avec une partie des faits qu'elle devrait expliquer, et, par conséquent, je ne m'y arrêterai pas ici (1).

Les objets nous paraissent blancs lorsqu'ils nous envoient seulement de la lumière contenant les divers rayons colorés du spectre en proportion telle que ceux-ci se neutralisent en quelque sorte, ou des rayons de deux couleurs complémentaires réunissant les mêmes conditions et constituant, par conséquent, la lumière incolore.

Au contraire, les objets sont colorés à nos yeux lorsqu'ils décomposent la lumière blanche et absorbent ou éteignent certains rayons du spectre, tandis qu'ils nous en envoient d'autres qui ne sont pas complémentaires réciproquement. Lorsqu'ils sont vus par réflexion, leur couleur propre est celle du faisceau lumineux qu'ils nous renvoient de la sorte,

rouge, les autres par le vert ou par le violet (*a*). Récemment, M. Helmholtz a développé cette hypothèse en la modifiant un peu (*b*). Ce physicien suppose que les fibres rétiniennes sont toutes excitables par toutes les couleurs spectrales, mais qu'elles le sont avec des degrés d'intensité différents pour chacune de celles-ci ; par exemple certaines fibres rétiniennes seraient fortement excitées par les rayons rouges et faiblement par les rayons verts, ainsi que par les rayons violets et ainsi de suite pour les fibres particulièrement excitables par le vert ou par le violet.

(1) Effectivement aujourd'hui les physiciens s'accordent à admettre qu'aucun des rayons colorés du spectre n'est susceptible d'être dédoublé, comme Brewster l'avait supposé pour tous les rayons, à l'exception du rouge, du jaune et du bleu (*c*).

Tous les rayons du spectre sont monochromatiques ; par conséquent on ne concevrait pas comment l'un d'eux résultant d'un nombre déterminé de vibrations photogéniques par seconde mettrait en vibration deux récepteurs disposés pour vibrer à l'unisson l'un avec des rayons à ondes plus longues, l'autre avec des rayons à ondes plus courtes.

(*a*) Th. Young, *Bakerian Lecture on the Theory of Light and Colours* (*Phil. Trans.*, 1802, p. 21). — *An account of some cases of the production of Colour* (*Op. cit.*, p. 395). — *Lectures on natural Philosophy*, 1807).

(*b*) Helmholtz, *Optique physiologique*, p. 383.

(*c*) Brewster, *On a new analysis of solar light* (*Transact. of the Royal Soc. of Edinburgh*, 1831, t. XII, p. 433).

et lorsqu'ils sont vus par transparence, leur couleur est celle du faisceau qu'ils laissent passer, tandis qu'ils interceptent les autres rayons du spectre, soit en les réfléchissant, soit en les éteignant.

Enfin, les objets nous paraissent noirs lorsqu'ils éliminent la presque totalité de la lumière qui les frappe (1), et lorsque cette extinction est moindre, ils paraissent gris ou de couleur rabattue, c'est-à-dire assombrie (2).

Il est également à noter que les impressions produites sur la vue par les objets colorés dépendent non-seulement de leur couleur propre, mais de celle des corps adjacents ou des corps dont l'image est encore récente sur la rétine ; car les contrastes successifs des couleurs, aussi bien que les contrastes simultanés, ont une grande influence sur les phénomènes de cet ordre, ainsi que l'a très-bien démontré le doyen des observateurs français, M. Chevreul. Leur étude est du domaine de la physique et, par conséquent, ne peut trouver place dans ces leçons ; mais elle offre pour le physio-

(1) L'extinction de la lumière par les objets noirs n'est jamais complète, et lorsque ces objets sont polis ils agissent sur les rayons incidents à la façon d'un miroir ; mais lorsque leur surface est inégale la quantité de lumière qu'ils réfléchisent irrégulièrement est insignifiante.

M. Chevreul vient d'appeler l'attention des physiologistes et des peintres sur la différence des sensations visuelles produites par une surface réputée noire et par un trou qui donne dans une cavité close dont les parois opaques ne réfléchissent pas en quantité appréciable la lumière vers l'orifice qui y a livré passage ; l'image de ce trou peut être considéré comme correspondant au noir absolu, tandis qu'un corps réputé noir ne l'est jamais complétement (*a*).

(2) On peut facilement se rendre compte de l'influence exercée sur chacune des couleurs du spectre par leur mélanges avec du noir, en diverses proportions, à l'aide des cercles chromatiques publiés, en 1861, par M. Chevreul dans l'atlas d'un ouvrage intitulé : *Exposé d'un moyen de définir et de nommer les couleurs d'après une méthode précise et expérimentale* et destiné à faire partie des *Mémoires de l'Académie des sciences*.

(*a*) Chevreul, *Note sur quelques travaux* (*Comptes rendus de l'Acad. des sciences*, 1876, t, LXXXIII, p. 1266).

logiste un intérêt considérable, et je crois nécessaire de rappeler ici la loi générale formulée à ce sujet par le savant éminent dont je viens de citer le nom.

Lorsque l'œil voit en même temps deux couleurs contiguës, il les voit le plus dissemblables possible quant à leur composition optique et quant à leur hauteur de ton (1).

Rayons calorifiques et chimiques.

§ 3. — Les rayons solaires, ainsi que je l'ai déjà dit, ne sont pas constitués par de la lumière seulement ; ils contiennent aussi des rayons obscurs, dont les uns sont moins réfrangibles que les rayons rouges, tandis que d'autres sont plus réfrangibles que les rayons violets et se trouvent au delà des limites de ceux-ci dans le spectre solaire. Les premiers se manifestent par leur action thermique et ne paraissent jouer aucun rôle important dans la vision ; ils sont en majeure partie absorbés pendant leur passage à travers les divers milieux transparents de l'œil et ils n'arrrivent pas en quantité notable sur la rétine (2).

Les rayons ultra-violets, appelés rayons chimiques à raison

(1) Dans une autre partie de cette leçon, j'aurai à revenir sur les effets de contraste que je me borne à signaler ici en passant.

(2) On savait par les expériences de Melloni que les rayons calorifiques obscurs sont en grande partie absorbés par l'eau, et des expériences faites sur des yeux de bœuf par MM. Brücke et Knoblauth, ainsi que les expériences de M. Cina, de M. Janssen et de M. Franz, montrent que les rayons ultrarouges du spectre solaire ne traversent qu'en petite quantité les milieux transparents de l'œil (*a*). Dans des expériences faites à l'aide d'une lampe modérateur, M. Janssen trouva que plus des 3 cinquièmes de la chaleur reçue par l'œil était réfléchie ou absorbée par la cornée transparente et qu'il n'en arrivait à la rétine qu'environ 8 ou 9 centièmes, évaluation qui s'accorde très-bien avec les résultats obtenus précédemment par Cina.

(*a*) E. Brücke, *Ueber das Verhalten der optischen Medien des Auges gegen Licht und Wärmestrahlen* (Müller's *Archiv für Anat.*, 1845, p. 262).

— Cina, *Sul potere degli umori dell'occhio a trasmettere il calorico raggionante* (*Ann. de Fisica et Chem.*, 1850, t. III, p. 158).

— Janssen, *Sur l'absorption de la chaleur rayonnante observée dans les milieux de l'œil* (*Comptes rendus de l'Acad. des sciences*, 1860, t. LI, p. 128).

— Franz, *Ueber die Diathermansen der Medien des Auges* (Poggendorff's *Annalen*, 1862, t. CXV, p. 266).

de leur influence sur la constitution chimique de divers corps, ne sont pas interceptés de la sorte ; ils accompagnent les rayons lumineux jusqu'au fond de l'œil et ils peuvent, dans certains cas, y déterminer des accidents pathologiques (1) ; mais, dans les circonstances ordinaires, leur action est tellement faible qu'elle passe inaperçue, et je n'en parlerais pas si certains phénomènes optiques, dus à leur présence, ne soulevaient des questions importantes pour la théorie de la vision.

Ces rayons ultra-violets n'échappent pas complétement à la vue ; ils déterminent la sensation d'une couleur gris-bleuâtre très-pâle (appelée *gris-lavande*) et pouvant même tirer sur l'indigo (2). Or, d'après la position qu'ils occupent dans le spectre, conséquence de leur réfrangibilité plus

(1) L'éminent physicien Léon Foucault, en faisant des expériences sur la lumière électrique, a eu à souffrir d'un accident de ce genre, et il a constaté que les effets fâcheux déterminés par l'action de cette lumière sur la rétine dépendent en majeure partie des rayons ultra-violets, car il s'en préserva en plaçant devant ses yeux un verre d'urane (*a*).

(2) La visibilité de certains rayons ultra-violets a été constatée par l'illustre astronome John Herschell (*b*).

L'obscurité presque complète de la portion ultra-violette du spectre obtenue à l'aide d'un prisme de verre dépend en partie de ce que les rayons plus réfrangibles que le violet sont absorbés presque complétement par cette substance; mais le quartz ne les arrête pas de la même façon (*c*), et en faisant usage d'un appareil réfracteur construit avec ce minéral, on parvient à apercevoir très-distinctement à l'œil nu ces rayons grisâtres (*d*).

L'œil n'est pas toujours également indifférent à l'influence des rayons chimiques qui accompagnent les rayons lumineux et se trouvent presque seuls dans la région ultra-violette du spectre; on cite des personnes chez lesquelles la rétine s'est montrée très-excitable par leur ac-

(*a*) L. Foucault, *Recherches sur les appareils d'induction réunis* (*Bull. de la Soc. philomatique*, 1856, p. 37).

(*b*) Herschell, *On the chemical Action of the Rays of the solar spectrum on preparations of silver* (*Phil. Trans.*, 1840, p. 19).

(*c*) Stokes, *On the change of Refrangibility of Light* (*Phil. Trans.*, 1852).

(*d*) Helmholtz, *Ueber die Empfindlichkeit der menschlichen Netzhaut für die brechbarsten Strahlen des Sonnenlichtes* (Poggendorff's *Ann.*, 1856, t. XCIV). — *Ann. de chim. et de phys.*, 3e série, t. XLIV.

— Esselbach, *Eine Wellenmessung im Spectrum jenseits des Violetts* (Poggendorff's *Ann.*, 1856, t. XCVIII). — *Ann. de chim. et de phys.*, 3e série, t. L).

grande, ils doivent avoir une longueur d'onde inférieure à celle des rayons violets, tandis que les rayons indigos et bleus ont des longueurs d'onde plus grandes. Au premier abord, on serait donc porté à supposer que les rayons du spectre sont susceptibles d'éprouver dans l'intérieur de l'œil certaines modifications dans leur mode de vibration ; mais, après plus ample examen, le phénomène en question semble pouvoir dépendre d'une autre cause et être, non un effet direct de l'action des rayons chimiques sur la rétine, mais un effet consécutif dépendant d'un état moléculaire particulier produit dans cette partie du globe oculaire par des rayons obscurs (1).

Effectivement, on sait que beaucoup de substances expo-

tion (*a*) et on peut se demander si la couleur jaune qui s'étend sur la partie la plus sensible de cet organe nerveux ne serait pas une sorte d'écran servant à protéger cette partie contre l'action de ces rayons obscurs tout en laissant passer les rayons lumineux (*b*). L'expérience journalière des photographes nous apprend que le verre coloré en jaune arrête au passage les rayons chimiques sans arrêter la lumière et les recherches récentes de M. Boll montrent que la matière colorante de la rétine n'est pas altérée par la lumière jaune comme elle l'est par la lumière blanche (*c*). Il serait donc intéressant de savoir si, chez les individus dont la rétine est très-impressionnable par ces mêmes rayons, la *macula lutea* ne serait pas affaiblie ou moins étendue que d'ordinaire et si les rayons chimiques dont l'action n'est pas sensible sur la partie de la rétine occupée par cette tache et employée seule dans le travail visuel ordinaire ne produiraient pas des effets appréciables en agissant sur d'autres parties de cette tunique nerveuse.

(1) Les physiciens avaient supposé d'abord que les liquides fluorescents transformaient les rayons ultra-violets en rayons moins réfrangibles et ayant des ondes moins longues; mais les expériences de M. Ed. Becquerel montrent que cette explication du phénomène n'est pas satisfaisante et que très-probablement la lumière émise est une conséquence d'un état moléculaire particulier dans le corps qui devient phosphorescent (*d*).

(*a*) E. Rose, *Die Gesichtstäuschungen im Icterus* (*Arch. für pathol. Anat.* de Virchow, 1864, t. XXX, p. 442).

(*b*) Max Schultze, *Sur la tache jaune* (*Journal* de Robin, 1866, p. 446).

(*c*) Boll, *Op. cit.* (*Monatsbericht der Berliner Akad.*, 1877, p. 2).

(*d*) Ed. Becquerel, *Rech. sur les divers effets lumineux qui résultent de l'action de la lumière sur les corps* (*Ann. de chim. et de phys.*, 1861, s. 3, t. LXII, p. 20 et suiv.);

sées à l'action des rayons ultra-violets deviennent lumineuses et restent dans cet état pendant un temps plus ou moins long (1). On a reconnu aussi que la lumière développée de la sorte par fluorescence est d'un gris de lin ou d'une couleur analogue; enfin, on a constaté expérimentalement que les tissus transparents de l'œil sont susceptibles de devenir ainsi phosphorescents (2), et il est probable que la lumière, aperçue par suite de l'action des rayons chimiques sur la rétine, est due à quelque phénomène de fluorescence.

Différences dans le degré d'excitabilité des éléments rétiniens.

§ 4. — La rétine n'est pas également excitable par tous les rayons lumineux du spectre solaire (3), et les différences que l'on observe à cet égard varient suivant le degré d'éclairage, le degré de saturation des teintes, la partie de l'organe sur laquelle la lumière agit et plusieurs autres circonstan-

(1) Le sulfate acide de quinine, la teinture de curcuma, le verre coloré par l'oxyde d'urane, l'ambre, l'infusion d'écorce de marron d'Inde jouissent de cette propriété à un haut degré (*a*).

(2) L'aptitude des diverses parties transparentes de l'œil à devenir fluorescentes sous l'influence des rayons ultra-violets a été constatée par M. J. Regnauld, et précédemment M. Helmholtz avait observé un phénomène analogue sur la rétine d'un cadavre humain (*b*). On a constaté aussi que les rayons ultra-violets conservent la propriété de rendre fluorescente la lumière, après avoir traversé le cristallin et l'humeur vitrée (*c*), et que le maximum d'effet est produit par les rayons compris entre G et H (*d*).

(3) Purkinje a fait remarquer que, pour être visible, le rouge est de toutes les couleurs celle qui exige la lumière la plus forte, et le bleu celle qui en exige le moins (*e*), mais les effets de contraste influent beaucoup sur ce phénomène.

(*a*) Stokes, *Op. cit.* (*Phil. Trans.*, 1852, p. 471 et suiv.).

(*b*) Helmholtz, *Ueber die Empfindlichkeit der menschlichen Netzhaut für die brechbarsten Strahlen des Sonnenlichtes* (*Annales* de Poggendorff, 1858, t. XCIV, p. 207).

— J. Regnault, *Fluorescence des milieux de l'œil* (*L'Institut*, 1858, p. 410).

— *Essai sur quelques propriétés physiques et en particulier sur la fluorescence des milieux de l'œil* (*Journ. de pharm.*, 1860, série 3, t. XXXVII, p. 104).

— Selschenow, *Ueber die Fluorescenz der durchsichtigen Augenmedien* (*Archiv für Ophthalmologie*, 1859, t. V, p. 205).

(*c*) Donders, *Ueber das Verhalten der unsichtbaren Lichtstrahlen von hoher Brechbarkeit in den Medien des Auges* (Muller's *Archiv*, 1853, p. 459).

(*d*) J.-J. Müller, *Zur Theorie der Farben, über die Abhängigkeit der Fluorescenz der Retina* (*Arch. f. Ophth.*, 1869, t. XV, p. 231).

(*e*) Purkinje, *Physiol. des Sinne*, t. II, p. 109.

ces (1). Il en résulte que l'étude de cette partie de l'optique physiologique présente des difficultés très-grandes; que, dans l'état actuel de nos connaissances, on ne peut poser d'une manière absolue aucune règle générale et qu'il est nécessaire d'examiner chaque cas particulier.

Ainsi, lorsque la lumière est assez intense et que la couleur est suffisamment saturée, c'est-à-dire n'est pas mêlée à de la lumière blanche en proportion trop grande, toutes les parties de la rétine sont impressionnées par toutes les couleurs, et lorsque l'éclairage diminue, il arrive un degré où celles-ci cessent d'être perçues ; mais le degré d'affaiblissement chromatique nécessaire pour la production de ce phénomène varie, d'une part, avec le degré d'éclairage (2),

(1) Les découvertes récentes de M. Boll (*a*) prouvent que l'action inégale des divers rayons du spectre sur la rétine ne se manifeste pas seulement par des différences dans le caractère et l'intensité des sensations déterminées par cette action, mais aussi par les changements physiques dont celle-ci peut être la cause dans l'état moléculaire et les propriétés optiques de la matière sensible contenue dans la portion feuilletée des bâtonnets rétiniens et désignée par ce physiologiste sous le nom de *rouge-visuel*. En effet M. Boll a constaté que cette substance, dont la décoloration est déterminée très-rapidement par la lumière blanche, résiste pendant fort longtemps à l'action de la lumière rouge et de la lumière jaune. M. Kühne en répétant ces expériences avec la lumière jaune du sodium a trouvé même que ces rayons n'ont aucune action appréciable sur la coloration de la substance sensible de la rétine. M. Boll a trouvé aussi que sous l'influence de la lumière verte, la matière rouge-visuelle devient d'un rouge pourpre, puis rose, et que, exposée à une lumière mélangée de bleu et de violet, elle prend une teinte violette et finit par se décolorer comme sous l'influence de la lumière blanche. Enfin il a remarqué aussi que dans l'état ordinaire de la rétine, tous les bâtonnets ne présentent pas le même mode de coloration et que quelques uns de ces organites sont verdâtres (*b*).

(2) Des expériences faites par Dove tendent à prouver qu'en général les rayons les moins réfrangibles paraissent prédominer quand l'éclairage est intense, et que l'inverse a lieu quand l'éclairage est faible.

Ainsi le bleu est reconnaissable à un éclairage beaucoup plus faible

(*a*) Voy. ci-dessus, p. 349.

(*b*) Boll, *Op. cit.* (*Monatsbericht der Akad. der Wissenschaften zu Berlin*, 1877, p. 2).

avec la couleur (1) et avec le degré de saturation de cette couleur (2); d'autre part, avec la portion de la rétine sur laquelle la lumière frappe. La *macula lutea*, par exemple, est moins sensible à la couleur bleue que ne le sont les parties circonvoisines de la rétine, et, dans les parties périphériques de cette tunique nerveuse, non-seulement la chromatopsie diminue progressivement; mais l'extinction de l'excitabilité se produit

que l'éclairage nécessaire pour la visibilité du rouge; mais quand l'éclairage est intense, le rouge paraît plus coloré que le bleu (*a*).

M. Lamansky a observé que la sensibilité rétinienne pour les différentes couleurs augmente d'abord avec le degré d'éclairage, puis reste stationnaire (*b*).

(1) Lorsqu'on diminue progressivement l'éclat du spectre solaire, il arrive un moment où toutes les teintes intermédiaires aux rayons rouges, verts et violets cessent d'être visibles tandis que les trois couleurs que je viens de désigner conservent leur action excitante sur la rétine (*c*). M. Lamansky évalue de la manière suivante les différences minima qui sont appréciables pour :

Le violet	1/109
Le bleu	1/212
Le vert	1/286
Le jaune	1/286
L'orangé	1/78
Le rouge	1/70

Pour le jaune, le vert et le bleu, la sensibilité différentielle est plus grande que pour le blanc (*c*).

(2) Afin de mesurer avec précision la sensibilité relative de la rétine pour les différentes couleurs, M. Berzold a déterminé le degré d'intensité de lumière blanche nécessaire pour rendre chacune de celles-ci invisible. A cet effet, il a fait tomber sur le spectre solaire développé dans le spectroscope une bande étroite de lumière blanche dirigée de façon à couper en deux transversalement la série des bandes colorées. Lorsque la clarté de la bande blanche est suffisante, elle fait disparaître sous elle toutes les couleurs, et lorsqu'on en diminue progressivement l'intensité, celles-ci apparaissent de nouveau avec une netteté croissante; il arrive même un moment où chacune des couleurs n'est plus influencée par le blanc obscurci de la sorte. Or, ce moment varie pour les différents rayons et arrive beaucoup plus tôt pour le rouge et pour le violet que pour le bleu et surtout pour le jaune (*d*).

(*a*) Dove, *Ueber den Einfluss der Helligkeit einer weissen Beleuchtung auf die relative Intensität verschiedener Farben* (*Monatsbericht der Berliner Akad.*, 1852, p. 69).

(*b*) Lamansky. *Ueber die Empfindlichkeit des Auges gegen den Lichtstrahl verschiedener Specialfarben* (*Arch. für Ophthalmologie*, 1872, t. XVIII, p. 74).

(*c*) Voy. Nuel, *Op. cit.* (*Dictionnaire encyclop. des sciences médic.*, série 3, t. IV, p. 65).

(*d*) Bezold, *Ueber das Gesetz der Farbenmischung und physiologischen Grundfarben* (Poggendorff's *Ann.*, t. CL, p. 71 et 221).

à des distances différentes pour chaque couleur (1), et ces distances varient aussi suivant la région de la rétine qui est frappée par le faisceau lumineux. Les points insensibles pour les différentes couleurs constituent une série de zones successives, mais ces zones ne sont pas tout à fait concentriques, et leur foyer ne correspond pas à l'axe visuel ; il se trouve beaucoup plus en dehors (2).

Il est aussi à noter que la vue n'est pas également apte à apercevoir les différences de teintes dans toutes les parties du spectre solaire. C'est pour le jaune que cette faculté est portée le plus loin, tandis qu'elle est le moins développée pour le rouge et le vert (3).

(1) On constata d'abord que le rouge ne produit aucune impression sur la zone la plus périphérique de la rétine (*a*), et des expériences faites récemment par M. Woinow et M. Ruckhard tendent à établir que la même couleur produirait des sensations différentes suivant la région de la rétine sur laquelle elle agirait; ainsi, que la couleur pourpre n'apparaît avec sa véritable couleur que lorsqu'elle agit sur la tache jaune ou sur des parties circonvoisines de la rétine, mais paraîtrait bleue quand elle frappe une zone plus éloignée du point central et ne donnerait naissance qu'à la sensation du gris lorsqu'elle tombe sur la région périphérique de cette tunique nerveuse (*b*).

(2) M. Landolt a fait sur ce sujet une série d'expériences intéressantes à l'aide d'un périmètre à la face interne duquel il faisait mouvoir des objets colorés suivant les différents méridiens de l'œil. Il constata ainsi, en opérant à la lumière du jour sur un fond obscur, qu'en comptant du point de fixation visuelle, l'extinction s'observait du côté temporal à un écartement de :

Pour le violet.........	35°,2
le vert sombre....	42°,8
le vert clair.....	50°
le rouge	57°
l'orangé.........	62°
le jaune..........	67°
le bleu....	74°

L'ordre d'extinction était le même dans tous les méridiens, mais du côté nasal les champs de chromopsie s'étendaient moins loin (*c*).

(3) Des expériences très-délicates ont été faites à ce sujet par M. Mandelstamm et par M. Dobrowolsky. Ces auteurs ont voulu constater quelles sont les différences dans les

(*a*) Schelske, *Zur Farbenempfindung* (*Archiv für Ophthalmologie*, 1863, t. IX, n° 3, p. 41).

(*b*) Voyez Duval, *Structure et usages de la rétine*, p. 120.

(*c*) Landolt, *De la perception des couleurs à la périphérie de la rétine* (*Annales d'oculist*, 1874, t. LXXI, p. 44).

Pseudochromatopsie.

§ 5. — Ces inégalités d'excitabilité de la rétine par les différents rayons lumineux ne sont pas très-considérables dans l'état normal, mais dans certains cas elles deviennent si grandes qu'il en résulte des imperfections graves dans le sens de la vue. Ainsi il y a des personnes qui sont incapables de distinguer le rouge du vert; d'autres qui ne connaissent pas le violet et parfois même on en rencontre dont les yeux ne sont impressionnés d'une manière particulière ni par le rouge ni par l'orangé, ni par le vert ni par le violet, et dans quelques cas, c'est au contraire le jaune et le bleu qui restent inaperçus. Jusque vers la fin du siècle dernier, les infirmités de ce genre avaient échappé presque complétement à l'attention des observateurs (1), et l'illustre chimiste Dalton, qui en était atteint, fut le premier à en donner une bonne des-

longueurs d'ondes qui correspondent au plus petit changement de teinte appréciable à la vue ordinaire, et à cet effet, au moyen de l'ophthalmomètre, ils dédoublèrent un spectre solaire de façon à placer l'une au-dessus de l'autre les deux images; puis ils déplacèrent latéralement une de ces images jusqu'à ce que la différence de teinte entre la raie supérieure et la raie inférieure devînt sensible; ils calculèrent la valeur du déplacement opéré; enfin, par la comparaison de cette quantité avec les nombres correspondants aux raies de Fraunhofer, ils déterminèrent la valeur de l'écart (*a*). Des expériences de ce genre ont conduit M. Dobrowolski à évaluer de la manière suivante la sensibilité visuelle pour les changements de teinte :

En B	1/115
En C	1/166
Entre C et D	1/331
En D	1/772
Entre D et E	1/246
En E	1/340
Entre E et F	1/615
En F	1/740
En G	1/272
Entre G et H	1/146

(1) Un cas d'insensibilité complète pour les couleurs chez une personne dont la vue était d'ailleurs fort bonne fut cependant enregistré, en 1684, par un oculiste anglais nommé Daubeney Tuberville (*b*).

(*a*) Mandelstamm, *Beiträge zur Physiologie der Farben* (*Archiv für Ophthalm.*, t. XIII, p. 399).
— Dobrowolsky, *Beiträge zur physiologischen Optik* (*Archiv für Ophthalm.*, 1872, t. XVIII, p. 74).

(*b*) *Two letters from the great and experience oculist Dr Daubeney Tuberville of Salisbury, containing several remarkable cases in Physik relating chiefly to the Eyes* (*Phil. Trans.*, 1684, n° 164, p. 736).

cription (1), circonstance qui a fait donner le nom de daltonisme à une des variétés de cet état anormal de la vision (2). Les cas de *dyschromatopsie* ou incapacité de bien voir les couleurs (3) sont cependant beaucoup plus communs qu'on ne le suppose généralement (4), et ils paraissent pouvoir dépendre de deux causes différentes : soit de l'insensibilité de la rétine

(1) Dalton ne distinguait pas la couleur rouge; il la confondait avec le noir (*a*).

(2) Plusieurs auteurs ont cherché à classer les diverses anomalies de la vision qui sont réunies sous les noms de daltonisme ou dyschromatopsie, et on a donné aux diverses espèces de défauts visuels de ce genre des noms particuliers, dont la signification est suffisamment indiquée par les racines grecques qui les constituent; par exemple : Achromatopsie, Acyanoblepsie, Anerythroplepsie, Chromatodysopsie, Chromatopseudopsie, etc. (*b*).

(3) De δύς, mal, de χρῶμα, couleur, et d'ὄπτεσθαι, voir. On désigne aussi cette incapacité visuelle sous les noms d'*Achromatopsie* ou d'*Ackrupsie*.

(4) Ainsi, M. Goubert pense que sur 20 ou 25 individus il y a en France 1 daltonien (*c*), et dans une série d'observations faites à ce sujet en Angleterre par M. Wilson, les cas de daltonisme ont été constatés dans la proportion de 1 sur 17 (*d*). Ils paraissent être beaucoup plus fréquents chez les hommes que chez les femmes (*e*). Enfin M. Favre, en examinant 1050 aspirants à des emplois dans le service des chemins de fer, trouva que 98 d'entre eux se trompaient dans la désignation des couleurs qu'on plaçait sous leurs yeux. Les erreurs étaient commises dans la proportion de 7,4 sur 100 pour le violet; de 4,7 sur 100 pour le bleu; de 5 sur 100 pour le vert; de 1,3 sur 100 pour le jaune, et de 0,9 sur 100 pour le rouge (*f*).

(*a*) Dalton, *Extraordinary facts relating to the vision of colours with observations* (*Mem. of the Literary and Philosophy Soc. of Manchester*, 1798, t. V, p. 28).

(*b*) Seebeck, *Ueber den bei Menschen vorkommenden Mangel an Farben-sinn* (Poggendorff's *Ann.*, 1837, t. XLII, p. 177).

— Szokalski, *Essai sur les sensations des couleurs*, 1840.

— Purkinje, *Berliner Encyclopedisches Wörterbuch der Medecin*, t. I, p. 259.

— Wartmann, *Mémoire sur le daltonisme* (*Mém. de la Soc. de phys. de Genève*, 1843, t. X, p. 273).

— Wilson, *Researches on Colour blindness*, 1855.

— Pole, *Op. cit.* (*Phil. Trans.*, 1859, p. 326).

— Warlomont, art. CHROMATO-PSEUDOPSIE du *Dictionnaire encyclopédique des sciences médicales*, 1re série, t. XVII, p. 138.

(*c*) Goubert, *De la perceptivité normale et surtout anormale de l'œil pour les couleurs* (Thèse. Paris, 1866).

(*d*) Wilson, *On railway and ship signals in relation to Colour-blindness* (*Trans. of the Scot. Soc. of Arts*, 1856, t. IV, p. 304). — *Note on the Statistics of Colour-blindness* (*Year Book of Facts*, 1858, p. 138).

(*e*) Wartmann, *Op. cit.* (*Mém. de la Soc. de phys. de Genève*, t. X, p. 299).

(*f*) Favre, *Recherches cliniques sur le daltonisme*, 1874, p. 4.

pour un ou plusieurs rayons colorés, soit d'une certaine incapacité de la vue à distinguer entre elles des couleurs qui, cependant, déterminent toutes les sensations visuelles.

Plusieurs de ces cas d'anomalie de la vue sont d'une grande importance pour l'étude physiologique de ce sens et me semblent incompatibles avec l'hypothèse à l'aide de laquelle Young chercha à rendre compte de la faculté de distinguer les couleurs. En effet, on connaît quelques exemples de personnes dont la rétine était fort sensible à l'action de la lumière blanche, mais qui ne pouvaient distinguer aucune couleur (1). En effet, d'après cette théorie, la perception du blanc suppose la perception d'au moins deux couleurs qui seraient complémentaires et on ne concevrait pas l'obtention d'une résultante dont les facteurs feraient défaut.

Le même raisonnement est applicable aux faits observés dans des cas très-fréquents d'*anérythropsie* (ou daltonisme proprement dit) dans lesquels les rayons rouges et les rayons

(1) Les cas d'*Achromopsie* complète, c'est-à-dire les cas où l'individu voit le noir et le blanc, mais n'a la sensation d'aucune couleur, sont très-rares, mais on en connaît plusieurs. La jeune fille dont parle Daubeney Tuberville présentait ce phénomène (*a*); Huddart observa la même anomalie chez un cordonnier du Cumberland (*b*); Rosier cite un artiste nommé Collardeau qui dessinait bien, mais ne distinguait aucune couleur (*c*); Hombre-Firmas a décrit un cas du même genre chez un homme dont la vue était sous tous les autres rapports fort bonne (*d*). Enfin, M. Galezowski a eu l'occasion d'observer un homme âgé de quarante-cinq ans qui depuis son enfance était privé de toute notion de couleur; tous les objets lui paraissaient blancs, noirs ou gris (*e*).

(*a*) D. Tuberville, *loc. cit.*

(*b*) Huddart, *An Account of Persons who could no distinguish Colours* (*Phil. Trans.*, 1777, t. LVII, part. I, p. 260).

(*c*) Rosier, *Observations sur quelques personnes qui ne peuvent distinguer les couleurs* (*Observ. sur la physiologie et l'histoire naturelle*, 1779, t. XIII, p. 87).

(*d*) Hombre-Firmas, *Observations d'achromatopsie* (*Comptes rendus de l'Acad. des sciences*, 1849, t. XXIX, p. 177).

(*e*) Galezowski, *Du diagnostic des maladies des yeux par la chromatoscopie rétinienne*, p. 145, 1868.

violets du spectre solaire paraissent les uns et les autres incolores ou colorés d'une manière anormale : dans l'hypothèse de la perception soit du blanc, soit des diverses couleurs par le fonctionnement d'éléments rétiniens de trois sortes qui seraient sensibles les premiers au rouge, les seconds au vert et les troisièmes au violet, comme le suppose Thomas Young, les personnes privées de l'usage des premiers et des troisièmes ne devraient voir que le vert et ne pas distinguer le blanc. Or, quelques daltoniens que j'ai eu l'occasion d'observer reconnaissaient parfaitement bien le blanc, le jaune, le bleu, etc., et pour eux les rayons rouges du spectre n'étaient pas remplacés par du noir ou du gris, mais produisaient sur la rétine la même impression que les rayons verts ou les rayons bleus (1). Enfin, des objections du même ordre pourraient être opposées à la variante de cette théorie de la chromopsie dans laquelle les

(1) Il serait facile de varier beaucoup les cas de dyschromatopsie qui sont en désaccord avec le rôle essentiel attribué par Young et les partisans de sa théorie à des éléments rétiniens sensibles les uns au rouge, d'autres au vert et d'autres encore au violet, considérés comme les couleurs fondamentales de la totalité du spectre solaire.

Ainsi, un homme observé par George Harvey ne distinguait dans le spectre solaire que deux nuances, le jaune et le bleu léger; pour lui le vert ainsi que le rouge se confondaient avec le noir, et le violet paraissait bleu (*a*). Une infirmité analogue a été observée chez un jeune homme pour lequel le spectre solaire paraissait être d'une teinte presque uniforme. Cet individu confondait entre eux, d'une part, le rouge, l'orange, le jaune et le blanc grisâtre; d'autre part, le bleu et le vert; toutes les couleurs très-foncées lui donnaient la sensation du noir (*b*).

J. Herschel a constaté qu'un opticien nommé Trougton voyait en clair tous les rayons lumineux du spectre, mais ne leur distinguait que deux teintes, le bleu et le jaune (*c*). Divers daltoniens observés par Wardrop étaient dans le même cas : ils voyaient bien le bleu et le jaune, mais toutes les autres parties du spectre leur paraissaient être des nuances de l'une ou l'autre de ces deux couleurs.

(*a*) G. Harvey, *On an Anomalous case of vision with regard to Colours* (*Edinb. Royal Soc. Transactions*, 1826, t. X, p. 253).

(*b*) Decondé, *Daltonisme dichromatique* (*Ann. d'oculist.*, 1848, t. XX, p. 52).

(*c*) J. Herschel, *Encyclopedia metropolitana*, t. IV, p. 434.

couleurs fondamentales, perceptibles par l'intermédiaire d'autant de récepteurs nerveux spéciaux, seraient non le rouge, le vert et le violet, mais l'orangé, le jaune et le bleu; car l'un des daltoniens dont je viens de parler n'est pas insensible aux excitations visuelles produites sur sa rétine par la lumière rouge monochromatique; seulement la sensation développée de la sorte chez lui ne diffère pas de la sensation déterminée par les rayons verts du spectre; or, dans l'hypothèse que j'examine ici, la lumière reçue par l'œil, ne contenant ni rayons jaunes, ni rayons bleus, ni rayons violets, devrait paraître noire (1).

Un autre fait de dyschromatopsie temporaire, qui m'a été communiqué récemment, est également inexplicable par les hypothèses de Young. M. X..., physicien habile dont l'attention avait été appelée sur les phénomènes de cet ordre par les questions que je lui avais adressées, exerçait quelques-uns de ses élèves à observer le spectre solaire, tandis que les autres étudiants devaient prendre la mesure angulaire du disque du soleil. M. X..., après avoir bien disposé son appareil spectroscopique, fut amené à fixer pendant assez longtemps cet astre à travers un verre qui le lui faisait paraître rouge et il passa à l'observation du spectre; or, à sa grande surprise, il n'y vit plus la bande verte qu'il y avait distinctement aperçue quelques minutes avant; il s'assura que rien n'avait été dérangé dans son appareil et que l'accident dépendait de son inaptitude à voir la couleur verte qui était parfaitement distincte pour d'autres yeux; cette incapacité dura près d'un quart d'heure, et je ne conçois pas comment elle aurait pu être déterminée par la fatigue des éléments rétiniens qui

(1) Le docteur B., dont je parle ici, est un homme de science habitué à l'analyse des faits qu'il observe, et c'est à l'abri de l'action de la lumière blanche que les expériences sur les rayons monochromatiques du spectre solaire ont été faites.

seraient sensibles au rouge seulement. Quoi qu'il en soit à cet égard, si le vert était une des trois couleurs fondamentales, son extinction aurait troublé la sensibilité visuelle pour d'autres parties du spectre, et si la sensation du vert était une conséquence des excitations simultanées des éléments rétiniens doués d'une sensibilité spéciale d'une part pour le jaune, d'autre part pour le bleu, je ne concevrais pas sa disparition temporaire pendant que l'action de ces deux couleurs supposées fondamentales se manifestait de la manière normale.

Dans la plupart des cas de daltonisme, la rétine est impressionnée de la manière ordinaire par les rayons jaunes ainsi que par les rayons bleus, mais est inapte à distinguer entre eux, d'une part, les rayons jaunes, oranges et rouges, et, d'autre part, les rayons plus réfrangibles que le bleu, et ne voit à la place du vert qu'une teinte grise rosâtre (1). En général la rétine est impressionnable par tous les rayons colorés du spectre solaire; tous ces rayons y déterminent la sensation de la clarté (2), et l'infirmité visuelle ne consiste ordi-

(1) Un ingénieur anglais, M. W. Pole, qui était atteint de ce genre de daltonisme, a comparé avec beaucoup de soin les sensations produites sur sa vue par les différentes parties du spectre solaire, et par les divisions des cercles chromatiques de M. Chevreul, méthode qui lui a permis de mettre dans la désignation des couleurs beaucoup plus de précision que ne l'avaient fait ses prédécesseurs (*a*). Les résultats de ses observations ont été ensuite discutés par John Herschel, et ont conduit ce savant à penser que chez ce sujet la vue était *dichromique*, tandis que dans la vision normale la vision serait probablement *tétrachromique*, car le vert et le jaune doivent avoir l'un et l'autre une existence indépendante des sensations produites par les autres rayons colorés du spectre, bien que certains jaunes puissent être produits par l'action combinée des rayons rouges et verts (*b*).

(2) Ainsi, pour un de ces daltoniens examiné attentivement par Wartmann, le spectre paraissait lumineux dans toute son étendue, et les raies noires de Fraunhofer se montraient

(*a*) W. Pole, *On Colour-Blindness* (*Phil. Trans.*, 1859, t. CXLIX, p. 323).

(*b*) J. Herschel, *Remarks on Colour-Blindness* (*Proceedings of the Royal Society* 1859, t. X, p. 72).

nairement que dans l'affaiblissement ou l'absence de la faculté de distinguer entre elles certaines couleurs telles que le rouge et le bleu, ou le bleu et le vert; mais dans d'autres cas, ainsi que je l'ai déjà dit, il y a insensibilité pour certains rayons, et l'espace appartenant à ces rayons dans le spectre solaire est occupé par une bande grise ou noire analogue aux raies obscures de Fraunhofer dont la présence est due à l'extinction des rayons lumineux d'un certain degré de réfrangibilité (1).

Ce phénomène et d'autres faits du même ordre ont conduit quelques physiologistes à penser que la dyschromatopsie pouvait être attribuée à des modifications dans les propriétés optiques des milieux translucides du globe oculaire, qui les rendraient aptes à éteindre certains rayons tout en se laissant traverser par d'autres rayons, comme c'est le cas pour les verres colorés (2). Mais cette explication s'accorde mal avec le caractère des divers états physiologiques dans lesquels des anomalies visuelles de ce genre se manifestent. Ainsi le daltonisme accompagne le début de l'atrophie du nerf optique (3) ; très-souvent il survient passagèrement à la

absolument comme pour les personnes dont la vue est normale (*a*).

(1) Un cas communiqué à la Société Royale de Londres, il y a un siècle, présentait ce caractère; le sujet, de même que Dalton, confondait le rouge avec le noir (*b*).

(2) Ainsi, Dalton attribuait les défauts de sa vision à la coloration en bleu de l'humeur vitrée (*c*), et une opinion analogue a été soutenue par P. Prévost, mais elle est en désaccord avec les observations directes de tous les anatomistes.

(3) M. Leber, qui a publié récemment des observations intéressantes à ce sujet, assure que des altérations de la sensibilité chromatique accompagnent toutes les formes de l'atrophie de la papille du nerf optique, et que c'est la notion du rouge qui s'altère la première; à une période plus avancée de la maladie toutes les couleurs du spectre, à l'exception du

(*a*) Wartmann, *Op. cit.* (*Mém. de la Soc. de phys. de Genève*, 1843, t. X, p. 313).

(*b*) Whisson, *An Account of remarkable imperfection of sight* (*Phil. Trans.*, 1778, t. LXVIII, partie 2, p. 612).

(*c*) Dalton, *loc. cit.*, p. 30.

suite de grandes fatigues et d'émotions morales (1) ; enfin il accompagne certaines espèces d'intoxications, notamment celle déterminée par la santonine (2). Il est également à noter que parfois cette anomalie visuelle est héréditaire (3)

bleu, cessent d'être visibles, et enfin aux approches de la cécité complète tous les objets paraissent grisâtres (*a*).

(1) M. Favre a signalé des cas de ce genre chez les employés de nos chemins de fer qui, à raison du service des signaux, sont soumis à un examen oculistique régulier (*b*).

(2) Le santonate de soude administré à faible dose détermine des nausées, un sentiment de grande lassitude et des troubles remarquables dans la vision. La sensibilité de la rétine pour le violet est d'abord augmentée de façon que tous les objets éclairés par de la lumière blanche revêtent une nuance violette; mais bientôt cette sensibilité spéciale s'éteint temporairement; le bleu peut même devenir invisible; le rouge peut disparaître également, et tous les objets paraissent jaunes ou d'un jaune verdâtre. A haute dose la santonine peut devenir un poison mortel, ainsi qu'on s'en est assuré en expérimentant sur des animaux. Pour plus de détails à ce sujet, je renverrai aux publications indiquées ci-dessous (*c*).

(3) Un exemple très-remarquable de l'hérédité de cette anomalie visuelle a été rapporté par un médecin anglais dont la grand'mère était affectée de daltonisme ainsi que deux de ses frères et comptait dans sa descendance dix-sept personnes atteintes de la même infirmité (*d*). Pour plus de renseignements à ce sujet, je renverrai aux ouvrages cités ci-dessous (*e*) et j'ajouterai que d'après les

(*a*) Leber, *Ueber das Vorkommen von Anomalien der Farbesonnen bei Krankheiten des Auges* (*Arch. für Ophthalm.*, 1865, t. XV, p. 26) ; — *Des anomalies des sensations des couleurs* (*Ann. d'oculistique*, 1869, t. LXIII, pl. LXIV).

(*b*) Favre, *Réforme des employés de chemin de fer affectés de daltonisme* (*Association française pour l'avancement des sciences*, 1873, p. 854).

(*c*) Phipson, *Action de la santonine sur la vue* (*Comptes rendus de l'Académie des sciences*, 1859, t. XLVIII, p. 593).

— Lefèvre, *Action de la santonine* (*Comptes rendus de l'Académie des sciences*, t. XLVIII, p. 448).

— Max Schultze, *Ueber den gelben Flek der Retina, seinen Einfluss auf Normeleir Sehen und auf Farbenblundheit.* — *Sur la tache jaune de la rétine*, etc. (*Journal d'anat. et de physiol.* de Robin, 1866, p. 443).

— Rose, *Ueber der Farbenblindkeit durch der Santonsaure* (*Arch. für Pathol. Anat.*, 1860, t. XX, p. 245).

— De Martini, *Sulla colorazione della vista e dell' Vrina*, 1859.

— Guépin, *Action de la santonine sur la vue* (*Comptes rendus de l'Acad. des sciences*, 1860, t. L, p. 794).

— Woinow, *De l'influence de la santonine sur la rétine* (*Revue médicale russe*, 1874).

(*d*) P. Earle, *On the inabelity to distinguish colours* (*American Journal of Medical science*, 1847, t. IX, p. 346).

(*e*) W. Cooper, art. VISION in *Todd's Cyclop. of Anat. and Physiol.*, t. IV, p. 1453.

— Warlomont, *Op. cit.* (*Dictionn. encyclop. des sciences méd.*, série 1, t. XVII, p. 142).

et que dans aucun cas on n'a pu jusqu'ici la rapporter à un vice organique appréciable.

Je ne pourrais, sans sortir des limites assignées à ces leçons, faire une étude approfondie du daltonisme, sujet qui, depuis quelques années, a été l'objet d'une multitude de recherches (1) ; mais j'ai cru devoir ne pas négliger les anomalies dont je viens de parler, car elles me paraissent de nature à prouver que si la rétine contient des éléments nerveux affectés spécialement à la réception des impressions produites par chacune des couleurs élémentaires, la division du travail physiologique doit y être portée beaucoup plus loin que ne le supposent la plupart des physiciens (2). Aujourd'hui, beaucoup d'ophthalmologistes pensent que les divers récepteurs rétiniens, tout en étant plus aptes à vibrer chacun sous l'influence d'un rayon spectral déterminé, sont susceptibles d'éprouver à un moindre degré des excitations par l'action de tous les autres rayons colorés.

D'autres explications de la faculté de distinguer les couleurs ont été proposées (3), mais elles ne répondent pas

recherches statistiques de Skobalski, le daltonisme serait plus fréquent chez les Allemands, les Anglais, les Belges et les Suisses que chez les Français, les Italiens et les Espagnols (*a*); cet auteur attribue cette différence à des influences de race, mais on peut se demander si elle ne dépendrait pas du régime. On a remarqué en effet que l'abus des liqueurs fermentées et du tabac à fumer peut déterminer cette infirmité (*b*).

(1) On trouve à la suite de l'article CHROMATOPSEUDOPSIE du *Dictionnaire encyclopédique des sciences médicales*, des indications bibliographiques très-nombreuses à ce sujet.

(2) Dans un travail récent sur ce sujet, M. Woinow s'applique à montrer qu'il existe dans la rétine : 1° des éléments nerveux destinés les uns à la perception de la lumière blanche, les autres à la perception des couleurs ; 2° que ces derniers sont de quatre ordres, et sont affectés spécialement à la réception du rouge, du jaune, du vert et du bleu (*c*).

(3) Ainsi, M. Zenker a pensé que la structure feuilletée de la portion

(*a*) Szobalski, *Essai sur les sensations des couleurs* (*Ann. d'oculist.*, t. II et III).

(*b*) Masselon, *De l'amblyopie nicotique* (Thèse. Paris, 1872).

(*c*) Woinow, *Revue médicale russe*, 1874 (cité d'après Warlomont, *Dict. encyclop. des sciences méd.*, série III, t. IV, p. 137).

mieux à l'ensemble des faits observés que n'y satisfont les hypothèses de Young et de physiciens qui ont marché sur ses traces, et, au lieu de donner à ces vues théoriques une expression mathématique qui leur prête en apparence une précision dont elles manquent et n'en affermit pas les bases, il me paraît préférable de dire naïvement la vérité et de convenir que nous ne savons pas comment des différences dans la longueur des ondes décrites par les rayons lumineux déterminent en nous des sensations différentes. Déguiser notre ignorance sous le masque de la science des nombres, ainsi que le font quelques auteurs de l'école allemande, ne

initiale des cônes et des bâtonnets rétiniens a pour effet d'arrêter plus ou moins complétement la propagation de tel ou tel rayon lumineux, suivant l'épaisseur de ses lames minces ou parallèles superposées, et les relations existantes entre ces épaisseurs et les longueurs d'onde des divers rayons (*a*).

M. Galezowski pense que l'on pourrait se rendre compte de la faculté de distinguer entre elles les diverses couleurs, en supposant que les rayons en traversant le cône rétinien seraient réfractés de façon à former sur la portion basilaire de cet organite un spectre annulaire dont chaque cercle correspondrait à un anneau apte à vibrer à l'unisson avec une onde d'une certaine longueur (*b*); mais, ainsi que M. Duval l'a fait remarquer, cette hypothèse n'avancerait guère la question et ne cadrerait pas avec beaucoup de faits connus (*c*).

Les découvertes récentes de M. Boll (*d*) nous apprennent qu'il existe dans la portion feuilletée des bâtonnets une matière facilement altérable par la lumière, mais les expériences de ce physiologiste prouvent aussi que le changement de couleur du rouge visuel ne peut être la cause de sensations déterminées en nous par l'action de cet agent sur la rétine; car la vue s'exerce à la lumière rouge ou à la lumière jaune aussi bien qu'à la lumière blanche, et cependant ni la lumière rouge, ni la lumière jaune ne décolorent la matière dont il est ici question. Si les modifications que la lumière détermine dans son état moléculaire sont en rapport avec l'excitabilité nerveuse de la rétine, ainsi que cela me paraît très-probable, il faut donc que ces modifications ne consistent pas seulement en celles qui se traduisent au dehors par des phénomènes de coloration.

(*a*) Zenker, *Theorie der Farbenperception* (*Archiv für Micr. Anatomie*, t. III, p. 249).

(*b*) Galezowski, *Traité des maladies des yeux*, p. 615, fig. 334.

(*c*) Math. Duval, *Structure et usages de la rétine* (Thèse d'agrégation, 1872, p. 113).

(*d*) Voy. ci-dessus, p. 347.

saurait être réellement utile et peut détourner les investigateurs de la voie des découvertes.

Chromatophie chez les Animaux inférieurs.

§ 6. — J'ajouterai que des Animaux, dont les yeux diffèrent beaucoup des nôtres par leur structure intime, notamment les petits Crustacés d'eau douce désignés par les zoologistes sous le nom de Daphnies puces, voient toutes les couleurs que nous voyons et ne voient pas les rayons spectraux qui sont invisibles pour nous; M. P. Bert s'en est assuré expérimentalement (1).

Quant à la faculté de distinguer entre elles les différentes couleurs, elle existe indubitablement d'une manière plus ou moins complète chez plusieurs Animaux de la classe des Mammifères et de la classe des Oiseaux; il est également fort probable que les Poissons n'en sont pas privés (2), mais

(1) Ces animaux aquatiques se dirigent toujours vers les parties éclairées du vase dans lequel ils sont placés, et pour s'assurer s'ils sont excitables par les différents rayons colorés du spectre comme ils le sont par la lumière blanche, M. Bert en plaça un certain nombre dans un vase de verre dont les parois avaient été parfaitement noircies sauf sur une ligne étroite destinée à servir de fenêtre pour livrer passage successivement à tel ou tel de ces rayons. Au commencement de l'expérience, un écran placé devant cette fenêtre rendait l'obscurité complète dans l'intérieur du vase et les Daphnies se tenaient alors dispersées à peu près également dans toute son étendue; mais ayant enlevé l'écran et ayant fait tomber sur la susdite fenêtre le rayon vert du spectre solaire, M. Bert vit aussitôt ces animalcules s'agiter et se grouper tous dans la direction de la traînée lumineuse; beaucoup d'entre eux vinrent se heurter contre la portion de la paroi du vase qui livrait passage aux rayons colorés, puis y montaient et y descendaient sans relâche jusqu'au moment où l'écran fut de nouveau rétabli; alors les Daphnies se dispersèrent de nouveau. Toutes les portions du spectre visibles produisirent des effets analogues; les Daphnies furent attirées par le rouge, le jaune, le bleu et même le violet, mais elles accouraient beaucoup plus rapidement au jaune ou au vert qu'à toute autre couleur. Elles se montrèrent au contraire indifférentes à l'action des rayons ultra-violets aussi bien qu'à l'action des rayons ultra-rouges du spectre (*a*).

(2) J'en juge par les observations faites par les pêcheurs à la ligne qui font usage de mouches artificielles diversement colorées pour attirer les Poissons.

(*a*) P. Bert, *Sur la question de savoir si tous les animaux voient les mêmes rayons lumineux que nous* (*Archives de physiol.*, 1869, t. II, p. 547).

nous ne savons pas jusqu'à quel point les Animaux inférieurs peuvent en être doués; nous n'avons même que des données très-incomplètes sur son étendue chez les espèces en apparence les mieux douées sous ce rapport et en général elle ne se manifeste à nous que par l'antipathie que certains Mammifères et Oiseaux témoignent pour la couleur rouge (1).

Durée des impressions visuelles.

§ 7. — Les sensations produites par la succession rapide d'impressions déterminées par des couleurs différentes fournissent aussi des arguments contre l'hypothèse de la spécialité des rôles remplis par les divers éléments rétiniens dans la perception des couleurs. En effet, s'il y avait dans l'œil des agents nerveux distincts pour la réception des excitations produites par chacune des couleurs dites fondamentales, on ne concevrait pas comment deux de ces couleurs cesseraient d'être distinctes pour la vue et donneraient lieu à la sensation d'une troisième couleur lorsqu'elles alternent entre elles avec un certain degré de rapidité. Or, l'expérience prouve que, dans ce cas, elles se confondent et donnent naissance à une sensation, qui n'est ni l'une ni l'autre de celles pour la perception desquelles les récepteurs en jeu sont supposés servir. On peut s'en assurer en regardant un disque tournant qui est divisé en secteurs, dont la couleur est alternativement rouge et verte; tant que le mouvement de rotation est assez lent pour que l'impression produite par le rouge se soit éteinte avant que l'impression due au vert ne commence, on voit distinctement l'une et l'autre de ces couleurs; mais, dès que le mouvement s'accélère assez pour que l'excitation déterminée par les rayons verts se fasse sentir avant la cessation de l'excitation due aux rayons rouges,

(1) On sait que les Taureaux, les Dindons et quelques autres Animaux sont parfois fortement excités par la vue d'objets de cette couleur.

les deux couleurs disparaissent et le disque paraît grisâtre (1). Ce phénomène serait facile à expliquer si le même récepteur sensitif était susceptible d'entrer en action sous l'influence des rayons rouges aussi bien que des rayons verts ; mais je ne concevrais pas comment le récepteur spécial du rouge cesserait de fonctionner parce que son voisin, affecté au service de la perception du vert, serait mis en action et réciproquement.

Effets consécutifs.

§ 8. — La durée de l'impression lumineuse sur la rétine n'est pas la même pour toutes les couleurs (2), et les sensa-

(1) C'est à l'aide d'une expérience de ce genre que la première évaluation expérimentale de la durée des impressions visuelles fut obtenue il y a plus d'un siècle. Elle est due à un physicien français, nommé d'Arcy, qui considéra cette durée comme étant de 8 tierces (*a*).

(2) M. Plateau a fait beaucoup d'expériences intéressantes sur ce sujet à l'aide de disques tournants divisés en secteurs alternativement noirs et colorés de diverses manières, lesquels secteurs cessaient de paraître distincts lorsque le mouvement de rotation avait un certain degré de vitesse (*b*). Il opéra à la lumière ordinaire du jour et il nota la vitesse nécessaire pour donner au disque un aspect uniforme ; puis en variant les couleurs il obtint les données nécessaires pour calculer la durée de la sensation produite par chacune de celles-ci. Il évalua de la sorte cette durée à

Pour le blanc....	0,191	secondes.
le jaune....	0,199	—
le rouge....	0,232	—
le bleu (*c*)..	0.295	—

Des expériences analogues ont conduit M. Emsmann (*d*) à estimer la durée du passage des secteurs donnant ainsi une sensation uniforme à :

Pour le blanc.....	0,25	secondes.
le jaune....	0,27	—
le rouge....	0,24	—
le bleu.....	0,22 à 29	—

Les nombres obtenus par M. Helmholtz diffèrent un peu des précédents, mais, ainsi que ce physicien

(*a*) D'Arcy, *Mémoire sur la durée de la sensation de la vue* (*Mém. de l'Acad. des Sciences*, 1765, p. 439).

(*b*) Plateau, *Lettre sur la durée des sensations que les couleurs produisent dans l'œil* (*Correspond. mathémat.* de Quetelet, 1827, t. III, p. 27). — *Résumé d'une série d'expériences relatives à la sensation de la lumière* (*Correspond. mathémat.* de Quetelet, 1829, t. V, p. 220). — *Note sur une nouvelle application curieuse de la persistance des impressions de la rétine* (*Bull. de l'Acad. de Belgique*, 1849, t. XVI, n° 1, p. 424).

(*c*) Plateau, *Dissertations sur quelques propriétés des impressions produites par la lumière sur l'organe de la vue*, 1829.

(*d*) Emsmann, *Ueber die Dauer des Lichteindrucks* (Poggendorff, *Ann.*, t. XCI, p. 611).

tions qui résultent des excitations soit très-intenses, soit très-prolongées, produites par les divers rayons du spectre solaire, varient à certains égards.

Ainsi que je l'ai dit dans la leçon précédente (1), les impressions visuelles consécutives (ou accidentelles) peuvent déterminer la sensation de couleurs différentes de celles offertes soit par l'objet dont l'image se forme au fond de l'œil, soit par l'image positive de cet objet, et, en général, la couleur secondaire qui se manifeste ainsi est la complémentaire de celle qui occupe la même place dans l'image positive (2) ; mais souvent les phénomènes de cet ordre sont plus com-

habile le fait remarquer, ces expériences n'ont pas autant de valeur qu'on le supposait d'abord parce que le degré d'intensité de l'impression exerce beaucoup d'influence sur la durée de cette impression, et que cette intensité comparative n'a pu être mesurée (*a*).

(1) Voyez ci-dessus, page 346.

(2) Buffon fut le premier à décrire sous le nom de *couleurs accidentelles* divers phénomènes de vision dont il est ici question (*b*), Jurine en parla également (*c*), et quelques années après le père Scherefer montra qu'une couleur donnée produit une couleur accidentelle qui est ce qu'on nomme aujourd'hui la complémentaire de celle-ci (*d*). Æpinus, E. Darwin, Rumford, Prieur (de la Côte-d'Or), Fechner, M. Brücke et plusieurs autres expérimentateurs se sont occupés successivement de ces phénomènes (*e*).

(*a*) Helmholtz, *Op. cit.*, p. 454.

(*b*) Buffon, *Sur les couleurs accidentelles* (*Mém. de l'Acad. des sciences*, 1743, p. 217).

(*c*) Jurine, *Op. cit.* (Smith, *Optique*, 1738).

(*d*) Scherefer, *Dissertations sur les couleurs accidentelles* (*Journal de physique* de Rozier, t. XXVI, p. 175, 1785).

(*e*) Æpinus, *De coloribus accidentalibus* (*Mém. de l'Acad. de Saint-Pétersbourg* et *Journal* de Rozier, 1776, t. XXVI, p. 291).

— Darwin, *New experiments on the ocular spectra of Light and Colours* (*Trans. phil.*, 1780, t. LXXVI, p. 313).

— Rumford, *Experiments on Coloured Shadows* (*Philosophical papers*, 1802, t. I, p. 318).

— Prieur, *Considérations sur les couleurs et sur plusieurs de leurs apparences singulières* (*Ann. de Chimie*, 1805, t. LIV, p. 5).

— Gergogne, *Essai théorique sur les couleurs accidentelles* (*Ann. de mathémat.*, t. XXI, p. 291).

— Brewster, *Account of two experiments on accidental Colours* (*Phil. Mag.*, 1834, t. IV, p. 353).

— Plateau, *Essai d'une théorie générale comprenant l'ensemble des apparences visuelles qui succèdent à la contemplation des objets colorés*, etc., 1834.

— Fechner, *Ueber die Subjectiven complementer Farben* (Poggendorff, *Annalen*,

plexes : la sensation consécutive passe par différentes phases, et les couleurs qui apparaissent successivement peuvent varier suivant l'intensité de l'excitation primordiale, l'état physiologique de l'œil et plusieurs autres circonstances (1).

La plupart des physiologistes attribuent ces images consécutives à une certaine insensibilité temporaire des récepteurs rétiniens pour le rayon coloré qui vient de les exciter fortement. Les récepteurs fatigués par l'action des rayons rouges cesseraient momentanément d'être excitables par eux, et la lumière blanche qui les frappe agirait comme si le rouge n'y existait pas, ce qui donnerait le vert ; puis, ces mêmes récepteurs, fatigués par l'image accidentelle verte, cesseraient d'être impressionnés par les rayons verts contenus dans la lumière blanche et celle-ci paraîtrait rouge ; il y aurait ainsi des alternances d'impressionnabilité par telle ou telle couleur. Il est probable que, dans beaucoup de cas, les choses se passent de la sorte et que, dans d'autres cas, des accidents plus ou moins analogues peuvent être causés par un état d'exaltation morbide de la sensibilité visuelle (2), mais ces

(1) On doit à Aubert des expériences intéressantes sur les images subjectives dues à l'action de l'étincelle électrique sur la rétine (*a*).

(2) E. Darwin a distingué avec raison les images accidentelles ordinaires de celles qui dépendent d'un excès de sensibilité (*b*) et M. Plateau attribue même une grande importance aux phénomènes de cet ordre

t XLIV, p. 221). — *Ueber die Subjectiven Nachtbilder* (*Op. cit.*, 1840, t. L, p. 228).

— Seguin, *Sur les couleurs accidentelles* (*Ann. de chimie*, 1850, série 3, t. XLI, p. 415).

— Brücke, *Untersuchungen über subjective Farben* (*Denkschr. der Wiener Akad.*, t. III) ; — *Recherches sur les couleurs subjectives* (*Biblioth. de Genève ; Arch. des sciences phys. et nat.*, 1852, t. XIX, p. 122).

— Melsens, *Recherches sur la persistance des impressions de la rétine* (*Bull. de l'Acad. de Belgique*, 2ᵉ série, t III, 1857).

— Helmholtz, *Optique physiologique*, p. 490 et suiv.

— Toit, *On a singular property of the Retina* (*Proceed. of the Edinburg Royal Society*, 1872, t. VII, p. 605).

(*a*) Aubert, *Ueber die durch den electrischen Funken erzeuglin Nochbilder* (Moleschott, *Untersuch.* 1858, t V, p. 279).

(*b*) E. Darwin, *On the ocular spectra of Light* (*Phil. Trans.*, 1786, p. 313).

hypothèses ne me semblent pas suffire pour fournir une explication satisfaisante de tous les phénomènes de cet ordre dont les yeux peuvent être le siége, et j'incline à penser que, dans certains cas, les effets consécutifs produits sur la vue par l'action de la lumière dépendent de phénomènes de fluorescence déterminés dans la substance constitutive de la rétine et produisant dans les récepteurs visuels circonvoisins des excitations analogues à celles dues à la lumière objective (1). Mais les questions de cet ordre sont trop spéciales, trop complexes et trop difficiles à résoudre pour que nous puissions nous en occuper utilement dans ce cours (2).

§ 9. — J'ajouterai seulement que l'influence de l'état antérieur de la rétine sur les sensations déterminées par les couleurs se manifeste aussi dans une foule d'autres circonstances et détermine, par exemple, les phénomènes que M. Chevreul a appelés les effets de *contraste successif* (3). Ainsi, lorsque, après avoir regardé fixement pendant un certain temps un petit carré bleu placé sur un fond blanc, on porte les yeux sur le fond blanc, on y aperçoit l'image d'un carré orangé, et, lorsqu'après avoir regardé de la même manière

Contraste successif.

dans la formation de toutes ces images (*a*) ; enfin M. Brücke s'est appliqué à montrer la différence qui existe entre les deux sortes d'images subjectives qu'il appelle négatives et positives (*b*).

(1) J'aurai à revenir sur ce sujet en parlant de certains phénomènes de la vision binoculaire.

(2) Je crois devoir laisser aussi de côté diverses questions relatives à la formation des images accidentelles, au sujet desquelles je renverrai aux publications de Fechner, de M. Brücke, de M. Helmholtz et de quelques autres auteurs déjà cités.

(3) M. Chevreul distingue trois sortes de contrastes de couleurs : le *contraste successif*, le *contraste simultané* et le *contraste mixte* (*c*).

(*a*) Plateau, *Essai d'une théorie générale des apparences visuelles*, etc., p. 36 et suivantes.

(*b*) Brücke, *Op. cit.*

(*c*) Chevreul, *De la loi du contraste simultané des couleurs et de ses applications*, 1839.

un carré rouge placé sur un fond jaune, on fixe le champ jaune, on y aperçoit l'image d'un carré vert sur un fond bleu violet. Cela s'explique de la manière suivante. Dans le premier cas, la partie de la rétine qui a reçu la lumière bleue, devenant par l'effet de la fatigue moins apte à être impressionnée par cette couleur, éprouve de la lumière blanche l'action qui, dans l'état normal, résulterait de cette même lumière privée de ses rayons bleus, savoir : le complémentaire du bleu qui est l'orangé, et, dans le second cas, la partie de la rétine, devenue insensible au rouge par l'effet de la fatigue, ne voit que le complémentaire de cette couleur, savoir : le vert; enfin la partie de la rétine qui a été rendue temporairement insensible au jaune par la vue prolongée de cette couleur n'aperçoit que la complémentaire de celle-ci, qui est le bleu-violet.

Contraste simultané.

§ 10. — Les phénomènes de constraste simultané, dont j'ai indiqué précédemment la loi générale (1), sont d'un ordre analogue. Lorsque deux couleurs sont contiguës, elles modifient réciproquement, dans une certaine étendue, les sensations visuelles produites par chacune d'elles (2). Pour

(1) Voy. ci-dessus, p. 359.

(2) Certains effets de contraste simultané n'avaient pas échappé au célèbre peintre italien du XVIe siècle, Léonard de Vinci; car cet excellent observateur posa en principe que, parmi les couleurs d'égale perfection, les plus belles sont celles qui se trouvent à côté des couleurs les plus opposées : le blanc à côté du noir, le bleu à côté du jaune, le rouge à côté du vert (*a*). Vers la fin du siècle dernier, des observations très-intéressantes sur ces effets furent publiées par divers auteurs, notamment par Buffon et par Scherffer (*b*); mais M. Chevreul fut le premier, non-seulement à établir une distinction nette entre les phénomènes de contraste simultané et les phénomènes subjectifs plus ou moins analogues qui sont dus à la production de couleurs

(*a*) Leonardo di Vinci, *Trattato della pittura*, cap. 146, p. 38; cap. 160, etc. (1552).

(*b*) Buffon, *Dissertation sur les couleurs accidentelles* (*Mém. de l'Acad. des sc.*, 1743, p. 147).

— Scherffer, *Dissertation sur les couleurs accidentelles*, trad. par Bernouilli (*Observations sur la physique, sur l'histoire naturelle et sur les arts*, par Rozier, 1785, t. XXVI, p. 175).

s'en assurer, il suffit d'une expérience très-simple, dont M. Chevreul m'a souvent rendu témoin et qui est utile à répéter dans les cours publics. On place successivement sur des champs de couleurs différentes une bande étroite de papier gris et l'on voit que sa teinte apparente change suivant la couleur du fond sur lequel il se détache.

Sur un fond rouge, le gris paraît verdâtre ;

Sur un fond orangé, le gris paraît bleu ;

Sur un fond jaune, le gris paraît violet ;

Sur un fond vert, le gris paraît rouge ;

Sur un fond bleu, le gris paraît orangé ;

Sur un fond violet, le gris paraît jaunâtre.

Dans tous ces cas de contraste, la sensation visuelle déterminée par le gris est donc modifiée comme si la couleur adjacente y communiquait sa complémentaire, et les effets produits par la juxtaposition de couleurs quelconques sont régis par la même loi : chaque couleur semble communi-

accidentelles, mais aussi à formuler la loi générale de ce genre de contraste (*a*). Vers la même époque, M. Plateau étudia très-attentivement le même sujet (*b*), et plus récemment cette partie de l'optique physiologique a fait de nouveaux progrès grâce aux recherches de M. Fechner (*c*), de M. Brücke, de M. Helmholtz et de plusieurs autres physiciens (*d*). M. Helmholtz a donné un exposé très-complet de l'état actuel de nos connaissances relatives à cette partie d'optique physiologique, et il est arrivé à cette conclusion que le contraste simultané dépend non pas d'une altération de la sensation produite par la couleur, mais d'une modification dans l'appréciation de cette sensation (*e*).

(*a*) Chevreul, *Sur l'influence que deux couleurs peuvent avoir l'une sur l'autre quand on les voit simultanément* (*Mém. de l'Acad. des sciences*, 1832, t. XI. p. 447). — *De la loi du contraste*, 1839. — *L'enseignement devant l'étude de la vision* (*Mém. de l'Acad. des sciences*, 1875, t. XXXIX).

(*b*) Plateau, *Sur les couleurs accidentelles*, dans le Supplément au *Traité de la lumière*, par Herschel, t. II, p. 490, 1833.

(*c*) Fuhner, *Ueber des Contrast Empfindung* (*Leipzig. Bericht.*, 1860, t. XII, p. 71).

(*d*) Brücke, *Untersuch. über subjective Farben* (*Denkschr. der Wiener Akad.*, 1851, t. III, p. 95). — *Des couleurs au point de vue physique, physiologique et industriel*, traduit par Schutzemberger, 1860.

(*e*) Helmholtz, *Optique physiologique*, p. 510 et suiv.

quer sa couleur complémentaire à la couleur adjacente (1). Au premier abord, ces faits nous surprennent beaucoup; mais on en trouve, je pense, l'explication physiologique en tenant compte de l'influence émoussante des impressions fortes sur les impressions faibles qui sont de même nature et qui coïncident avec les premières. La vue, étant impressionnée fortement par la couleur intense du fond, devient moins sensible aux rayons faibles du même ordre qui viennent frapper les parties adjacentes à celles excitées par l'image de ce fond; par conséquent, les propriétés organoleptiques de la lumière blanche qui avoisine la lumière rouge sont modifiées comme si cette même lumière avait perdu une partie de ses rayons rouges, perte qui rendrait prédominante la couleur complémentaire du rouge, savoir la couleur verte, et il s'ensuit que l'image de l'objet gris-pâle prend une teinte verdâtre. Ces phénomènes de contraste simultané, qu'il ne faut pas confondre avec les résultats dus à la superposition d'images diversement colorées et que l'on peut varier beaucoup (2), sont donc très-analogues aux effets pro-

(1) M. Brücke, à qui l'on doit beaucoup d'observations intéressantes sur les phénomènes de contraste, appelle *couleur induite* celle que prend une couleur quelconque par le fait du voisinage d'une autre couleur, et il appelle *couleur inductrice* celle qui détermine dans la première sa transformation en une couleur qu'elle n'aurait pas si elle était placée du côté du blanc ou du noir (*a*).

(2) C'est à des effets de contraste ainsi qu'à l'impressionnabilité inégale de la rétine par les diverses couleurs qu'il faut attribuer la facilité plus ou moins grande que l'on éprouve à distinguer nettement des objets éloignés suivant leur mode de coloration. Un auteur digne de confiance assure que dans des expériences de tir le but a été touché dans la proportion de 12, de 7 ou de 5, suivant qu'on employait comme tel un disque rouge, vert sombre ou gris foncé, et il considère avec raison la couleur de l'uniforme des soldats déployés en tirailleurs comme pouvant exercer beaucoup d'influence sur les dangers auxquels le feu de l'ennemi les expose. Il rapporte à ce sujet un cas dans lequel les hommes blessés furent dans la proportion de 2 à 1

(*a*) Brücke, *Op. cit.*

duits par l'opposition du blanc et du noir ou de deux couleurs complémentaires, opposition qui augmente l'intensité apparente de chacune de celles-ci (1).

§ 11. — Certains phénomènes visuels plus ou moins anormaux, mais dont le physiologiste doit tenir compte, résultent des sensations déterminées, non par l'action de la lumière sur la rétine, mais par l'excitation mécanique de cette partie du globe oculaire, du nerf optique qui y fait suite ou même de la partie de l'encéphale à laquelle ce nerf se rend (2). En effet, la sensation de lumière ne dépend pas de la nature spéciale de l'agent qui met en jeu l'appareil nerveux de la vision, mais de l'impression produite sur l'encéphale par l'action propre de cet appareil nerveux, quel que soit l'excitant qui provoque cette action. Ainsi que j'ai eu l'occasion de le dire dans une précédente leçon (3), la piqûre de la rétine détermine non pas de la douleur, comme le fait la piqûre d'un nerf tactile, mais une sensation lumineuse, une sorte d'éclair appelé *phosphène* (4), et le même phénomène peut résulter, soit d'une certaine pression exercée sur

Phosphènes.

suivant que leur uniforme était rouge ou d'un vert sombre. Sous ce rapport l'uniforme gris des troupes Autrichiennes paraît être très-bien choisi (*a*).

(1) L'explication des phénomènes du contraste simultané des couleurs indiquée ci-dessus se rapproche beaucoup de celle donnée par Scherffer, vers la fin du siècle dernier (*b*).

(2) On désigne souvent sous le nom de *lumière subjective* ou de *lumière propre de la rétine* l'ébranlement mécanique ou autre qui détermine dans l'appareil visuel des sensations semblables à celles dues à l'action exercée sur la rétine par la lumière arrivant de l'extérieur ou *lumière objective*.

(3) Voyez tome XI, page 409.

(4) Le mot *phosphène*, employé d'abord par Savigny pour désigner les images lumineuses annulaires produites dans l'œil par des moyens mécaniques (*c*), a aujourd'hui une acception plus étendue et s'applique à tous les phénomènes subjectifs du même ordre.

(*a*) Cooper, art. VISION du *Cyclopedia of Anatomy and Physiology*, t. IV, p. 1443.

(*b*) Scherffer, *Op. cit.* (*Observations sur la physique, sur l'histoire naturelle et sur les arts*, par Rozier, 1785, t. XXVI, p. 175).

(*c*) Savigny, *Remarques sur les phosphènes* (*Comptes rendus de l'Acad. des sc.*, 1838, t. VII, p. 69).

cette partie de l'œil, soit du passage de l'électricité dans cet organe. Chacun de nous a pu constater des faits de ce genre en recevant sur l'œil ou sur une partie adjacente de la tête un choc violent, ou même en exerçant directement sur un point du globe oculaire, avec le bout du doigt, une pression plus ou moins forte. Des excitations analogues portées sur le nerf optique, ou sur certaines parties de l'encéphale, déterminent aussi des sensations lumineuses.

Des expériences intéressantes sur la production des sensations lumineuses par l'électricité furent faites, il y a plus d'un siècle, par un médecin nommé Le Roy, qui espérait rendre ainsi la vue à un jeune aveugle. A l'aide d'une bouteille de Leyde, il fit passer des étincelles électriques de la région oculaire à la région postérieure de la tête, ou à une autre partie plus éloignée de la première, et à chaque décharge l'aveugle voyait l'image de flammes ou d'autres apparences lumineuses (1). Des phénomènes analogues sont provoqués par le passage d'un courant galvanique dans l'appareil de la vision (2). Lorsque le courant est faible, c'est seulement au moment de la clôture ou de la rupture du circuit que l'image lumineuse apparaît, mais quand l'action galvanique a un certain degré de puissance (3), elle peut

(1) Les images subjectives déterminées de la sorte variaient d'aspect avec l'intensité de l'étincelle électrique et rappelaient parfois à la personne sur laquelle Le Roy opérait des formes humaines ou autres. Chaque décharge produisait aussi dans l'oreille un son intense que le sujet comparait au bruit d'un coup de canon (*a*).

(2) Ce mode d'action du galvanisme a été constaté, vers la fin du siècle dernier, par Volta, G. Hunter, Humboldt, Ritter et beaucoup d'autres physiciens ou médecins qui espéraient trouver dans cet agent un moyen curatif de la cécité.

(3) Le degré d'excitabilité des yeux par l'action des courants galvaniques varie beaucoup suivant les individus et pour produire des éclairs il suffit parfois d'une couple d'élé-

(*a*) Leroy, *Mémoire où l'on rend compte de quelques tentatives que l'on a faites pour guérir plusieurs maladies par l'électricité* (*Mém. de l'Acad. des sciences*, 1755, p. 81).

déterminer une sensation lumineuse continue. Les effets varient un peu suivant que le courant traverse le nerf optique de bas en haut ou de haut en bas, et les images lumineuses peuvent offrir des teintes variées (1).

Les phosphènes que détermine une pression légère exercée sur le globe de l'œil par le doigt ou autrement ont été étudiés plus attentivement (2). En général ils sont doubles;

ments .Ainsi lorsqu'on applique sur les paupières préalablement humectées un morceau de zinc d'un côté et de l'autre côté un morceau d'argent, il y a production d'une sensation lumineuse au moment du contact de ces deux métaux et le même phénomène se produit au moment de l'ouverture de la chaîne. L'expérience donne les mêmes résultats lorsqu'on place l'un des électromoteurs sur l'œil et l'autre dans la bouche, disposition qui permet de constater que l'intensité des effets optiques varie avec la direction du courant; car elle est plus grande au moment de la fermeture du circuit, quand l'élément zinc est placé sur l'œil et l'élément argent dans la bouche, que lorsque la position des pôles est inverse et que par conséquent l'électricité positive traverse le nerf optique de haut en bas (*a*). Pour les personnes dont la vue est faible, il faut employer une pile galvanique composée de plusieurs éléments, et les phénomènes chromopsiques provoqués de la sorte varient suivant l'intensité du courant et plusieurs autres circonstances.

(1) Pour plus de détails sur ce sujet, ainsi que pour les indications bibliographiques qui y sont relatives, je renverrai au *Traité d'optique physiologique* de Helmholtz, p. 277 et suivantes.

(2) Newton et la plupart des autres auteurs qui ont parlé de ces taches lumineuses n'ont porté leur attention que sur le grand phosphène (*b*); Brewster fut le premier à signaler l'existence du phosphène accessoire (*c*); enfin Serres (d'Uzès), dans un travail spécial sur ces divers phénomènes visuels, a décrit les uns et les autres avec beaucoup de soin (*d*).

Il convient de citer aussi les obser-

(*a*) Pfaff, *Ueber thiersche Elektricität*, 1795.

— Ritter, *Beweis das ein beständiger Galvanismus der Libensprocess im Thierreiche begleit*, 1798.

— Purkinje, *Beobacht und Versuche zur Physiol. der Sinne*, 1819-1825.

— Müller, *Manuel de physiologie*, t. II, p. 254 et 379.

— H. Aubert, *Ueber die durch den electrischen Funken erzeugten Nachbilde* (Moleschott, *Untersuch. der Naturlehre des Menschen*, 1858, t. V, p. 279).

(*b*) Newton, *Optice, sive de reflexionibus, refractionibus, inflexionibus et coloribus lucis*, Questio, XVI.

(*c*) Brewster, *On the effects of compression and dilatation upon the Retina* (*Phil. Mag.*, 1832, t. I, p. 89).

(*d*) Serres (d'Uzès), *Essai sur les phosphènes ou anneaux lumineux de la rétine* 1853.

l'une des taches lumineuses, petite et très-faible, se montre dans le voisinage du point comprimé, et l'autre, plus intense et plus grande, se trouve en face de ce point, c'est-à-dire sur la partie opposée de la chambre oculaire, occupée par le corps vitré et tapissée par la rétine. Le phosphène principal apparaît lors même que le premier n'est pas visible, et il se meut lorsque la pression extérieure change de place; enfin, sa forme, qui est ordinairement annulaire, varie avec la manière dont la pression s'exerce (1), et ces diverses circonstances fournissent des arguments en faveur de l'hypothèse suggérée par Newton pour expliquer la production des images subjectives. Cet illustre physicien pensait que la pression détermine dans la substance nerveuse de la rétine un mouvement vibratoire analogue aux oscillations dont l'éther est animé quand cet agent devient lumineux, et que la lumière développée ainsi est la cause de la sensation en question; le phosphène serait donc un phénomène analogue à ceux dont j'ai déjà eu l'occasion de parler sous les noms de fluorescence et de phosphorescence (2). Mais dans l'état actuel de la science on ne peut fournir à ce sujet que des suppositions

vations de Purkinje, de J. Müller, de Quetelet, de Savigny, etc. (*a*).

(1) Suivant Brewster les deux images lumineuses occuperaient les deux extrémités de l'axe de compression (*b*), mais Serres a constaté qu'il n'en est pas exactement ainsi, le petit phosphène apparaissant non sur le point comprimé, mais à côté de celui-ci (*c*).

(2) Nous avons vu précédemment que la substance de la rétine, de même que d'autres parties du globe oculaire, est susceptible de devenir fluorescente par l'action de la lumière, et il serait intéressant d'exa-

(*a*) Purkinje, *Beobachtungen und Versuche zur Physiologie der Sinne.*
— J. Müller, *Ueber die phantastichen Gesichtserscheinungen*, 1826. — *Physiologie du système nerveux*, t. II, p. 445.
— Ritter, *Ueber die Augenerscheinung* (*Journ. f. Chirur. und Augen Klinik*, t. XIX).
— Quetelet, Supplément au *Traité de la lumière* de W. Herschel, p. 490.
— Savigny, *Remarques sur les phosphènes* (*Comptes rendus de l'Acad. des sc.*, 1838, t. VII, p. 69).
(*b*) Brewster, *Op. cit.*
(*c*) Serres (d'Uzès), *Op. cit.*, p. 49, 93, etc.

vagues, et il est propable que la question soulevée de la sorte restera longtemps encore sans réponse, car les expériences à l'aide desquelles il serait peut-être possible de la résoudre paraissent devoir être fort difficiles à réaliser ; je les signale néanmoins à l'attention des physiologistes (1).

Toutes les parties de la rétine ne sont pas également excitables sous l'influence de la pression ; d'ordinaire c'est à la partie supérieure du globe oculaire qu'ils sont les plus faciles à provoquer, et par conséquent c'est à la partie inférieure de cet organe qu'ils se montrent avec le plus d'éclat (2). Mais l'état physiologique doit exercer une grande influence sur l'aptitude de l'œil à devenir le siége de phosphènes, et, dans quelques affections nerveuses, ce genre d'excitabilité de la rétine devient tellement considérable que parfois il suffit d'un léger mouvement de l'œil ou des paupières pour en

miner si l'excitation mécanique ou l'excitation galvanique serait susceptible de provoquer un état moléculaire analogue chez un animal vivant. Pour pratiquer l'expérience, il faudrait, ce me semble, faire agir l'excitateur sur un point de la rétine situé près de la papille optique, pendant qu'on observe l'intérieur de l'organe à l'aide d'une loupe, en ayant soin d'opérer au milieu de l'obscurité la plus profonde.

(1) L'explication physique que Newton a donnée du mode de production des images lumineuses subjectives (*a*) a été adoptée par plusieurs auteurs, et étendue à d'autres phénomènes visuels, notamment à l'éclat dont brille le tapis de l'œil de beaucoup d'animaux, quand ceux-ci sont dans une obscurité fort grande.

(2) Pour faciliter la description des images lumineuses qui peuvent se former sur tous les points du contour de la rétine, Serres distingue sous les dénominations de phosphène nasal, phosphène temporal, phosphène frontal et phosphène jugal, les taches déterminées par la pression du doigt sur la partie interne, externe, supérieure ou inférieure du globe oculaire.

Considérés sous le rapport de leur intensité, ces phosphènes se rangent le plus souvent dans l'ordre suivant : 1° le frontal ; 2° le temporal ; 3° le nasal ; 4° le jugal. (*Op. cit.* p. 36).

Lorsque la pression est exercée en même temps sur les deux yeux, il y a en général production simultanée de phosphènes dans chacun de ces organes (*b*).

(*a*) Newton, *Opt, cit.* Questio XVI.
(*b*) Quetelet, *Loc. cit.*

provoquer la manifestation (1). En général, ces taches lumineuses affectent la forme d'un anneau incomplet ou d'un croissant (2), et lorsque leur aspect n'est pas modifié par l'action d'une certaine quantité de lumière objective, elles présentent en général une teinte blanc-verdâtre ou blanc-bleuâtre.

La lueur faible et diffuse que nous apercevons dans l'intérieur de nos yeux, lorsqu'aucune lumière objective appréciable n'arrive à ces organes, est un phénomène du même ordre (3), et paraît dépendre des pressions intermittentes déterminées sur la rétine par le sang en circulation dans la choroïde; car dans certains cas on a pu constater des alternatives d'obscurité et de clarté correspondantes aux mouvements respiratoires (4), lesquels déterminent, comme nous le savons, des variations dans l'état de réplétion des vaisseaux sanguins de la tête (5).

Ce que je viens de dire de l'aptitude de la rétine à produire des sensations lumineuses sous l'influence des excitations

(1) L'éminent zoologiste Savigny a offert un exemple remarquable de cette sensibilité morbide de la rétine. Par suite de douleurs nerveuses dont il souffrait cruellement, il fut obligé de rester, pendant les trente dernières années de sa vie, dans une obscurité profonde et la moindre pression exercée sur les yeux à travers l'épais bandeau noir dont ces organes étaient recouverts provoquait l'apparition d'images lumineuses dont la forme et les teintes variaient (*a*).

Il est aussi à noter que ce genre d'excitabilité de l'appareil nerveux optique est singulièrement augmenté par l'action de diverses substances narcotiques ou stimulantes telles que la digitale (*b*).

(2) Serres (d'Uzès) a étudié et même figuré avec soin la plupart des formes affectées par les phosphènes (*c*).

(3) C'est ce que quelques auteurs appellent le *chaos lumineux* ou la *poussière lumineuse du champ visuel obscur*.

(4) Ces phénomènes ont été observés par J. Müller, ainsi que par beaucoup d'autres physiologistes (*d*).

(5) Voyez tome IV, page 340.

(*a*) Savigny, *Op. cit.* (*Comptes rendus de l'Acad. des sc.*, 1838, t. VII, p. 69).

(*b*) Purkinje, *Op. cit.*, t. II, p. 120.

(*c*) Serres (d'Uzès), *Op. cit.*, p 19 et suiv.; p. 98 et suiv.

(*d*) J. Müller, *Phantastische Gesichtserscheinungen*, p. 16. — Helmholtz, *Op. cit.*, p. 274.

mécaniques ou électriques est également vrai pour le nerf optique ; car on a constaté des phénomènes de cet ordre chez des personnes dont l'œil avait été extirpé ou désorganisé par suite d'un état cancéreux (1).

Fonctions des nerfs optiques.

§ 12. — Les nerfs optiques sont les conducteurs par l'intermédiaire desquels les impressions visuelles reçues par la rétine sont transmises à l'encéphale pour y donner lieu à des sensations. Aussi la section ou la désorganisation de ces nerfs est-elle toujours une cause immédiate de cécité, et l'anatomie nous apprend que chez tous les Animaux vertébrés ces nerfs vont aboutir aux lobes optiques, ou, ce qui revient au même, ont leur origine dans ces lobes (2). Il nous faut donc chercher quel est le rôle des lobes optiques dans la fonction dont l'étude nous occupe ici.

L'action exercée sur l'encéphale par l'état d'activité fonctionnelle du nerf optique peut se manifester de deux manières : par la perception d'une sensation visuelle ou par le développement d'une excitation motrice réflexe qui, à son tour, détermine des mouvements dans l'iris.

Nous avons vu précédemment que ces mouvements sont provoqués par l'action de la lumière sur la rétine, mais ne sont déterminés ainsi que d'une manière indirecte : il faut que l'impression reçue par la rétine soit transmise à l'encéphale par le nerf optique et y suscite une action excito-motrice réflexe qui revient au globe oculaire par l'intermédiaire du ganglion ophthalmique et des nerfs ciliaires (3). Or, d'une part, cette conséquence de l'excitation de la rétine est empê-

(1) Des faits de cet ordre ont été cités par plusieurs auteurs (*a*). Ils se manifestent parfois chez des personnes dont la rétine a été complètement désorganisée par une affection cancéreuse.

(2) Voy. ci-dessus, p. 204.

(3) Voy. ci-dessus, p. 150 et suiv.

(*a*) Müller, *Phantastische Gesichtsersch.*, p. 30. — Tourtual, *Die Sinne des Menschen*, 1827. — Lincke, *De fungo medullari*, 1834.

chée par la destruction des lobes optiques, lors même que les autres parties de l'encéphale demeurent intactes, et, d'autre part, l'excitation directe de ces mêmes lobes par d'autres stimulants provoque l'action excito-motrice dont dépend la contraction de l'iris. Des expériences dues à Longet prouvent aussi que cet enchaînement de phénomènes peut persister après la destruction des parties adjacentes de l'encéphale, les lobes optiques étant respectés (1), et de cet ensemble de faits on peut conclure que le foyer nerveux préposé à la réception des impressions optiques et à leur utilisation comme excitant de l'action excito-motrice réflexe, est constitué par les lobes dont je viens de parler. Il est également à noter que la contraction des fibres circulaires de l'iris paraît être sous la dépendance des couches optiques et que les antagonistes de ceux-ci sont susceptibles d'être mis en jeu par l'action de la portion corticale des hémisphères cérébraux (2).

(1) Magendie avait d'abord révoqué en doute la nécessité de l'action des lobes optiques, appelés tubercules quadrijumeaux chez les Mammifères (*a*); mais les expériences de Flourens mirent ce fait hors de doute (*b*).

(2) Une des conséquences de la section de l'écorce blanche des couches optiques est la paralysie des fibres constricteurs de la pupille, ce qui entraîne le mydriase (ou dilatation permanente de cet orifice) dans l'œil du côté opposé ou même dans les deux yeux (*c*). Lorsque nous étudierons les fonctions des hémisphères cérébraux, nous verrons que dans certaines circonstances on peut provoquer la contraction des fibres radiaires de l'iris et déterminer ainsi la dilatation de la pupille en excitant galvaniquement la surface corticale de cette partie de l'encéphale (*d*).

(*a*) Magendie, *Précis élémentaire de physiologie*, édit. de 1836, t. I, p. 241.

(*b*) Flourens, *Recherches expérimentales sur les propriétés et les fonctions du système nerveux dans les Animaux vertébrés*, 1824, p. 43.

(*c*) Lussana et Lemoigne, *Des centres moteurs encéphaliques* (*Archives de physiologie*, 1877, p. 150).

(*d*) Ferrier, *Experimental researches in cerebral Physiology and Pathology*, p. 10 (*West-Riding Lunatic Asylum medical Reports*, t. III, 1873).

— Bochefontaine, *Étude expérimentale de l'influence exercée par la faradisation de l'écorce grise du cerveau sur les fonctions de la vie organique* (*Archives de physiologie*, 1876, p. 159).

L'intégrité fonctionnelle du lobe optique qui correspond à chaque œil et qui, à raison de l'entre-croisement des nerfs de la seconde paire, se trouve du côté opposé de la tête (1), est également indispensable à l'exercice du sens de la vue. Ainsi Flourens a constaté expérimentalement, chez des Oiseaux, que la destruction du lobe optique droit détermine aussitôt la cécité dans l'œil gauche, sans influer notablement sur la faculté visuelle de l'autre œil; que la destruction du lobe optique gauche entraîne des conséquences semblables, et que l'animal devient complétement aveugle lorsque les deux lobes optiques ont été atteints (2). Mais, pour qu'un Vertébré quelconque ait conscience de l'impression visuelle transmise ainsi aux lobes optiques, l'intervention des hémisphères cérébraux paraît nécessaire.

En effet, des expériences faites sur des Oiseaux par Flourens montrent que la destruction des hémisphères cérébraux rend l'animal indifférent aux excitations visuelles et semble entraîner la cécité. Il est donc probable que, dans l'état normal, l'excitation portée aux lobes optiques par les nerfs du même nom y détermine une action simultanée exercée par ces lobes sur les hémisphères cérébraux, et que, finalement, c'est dans ces parties de l'encéphale, ou dans les parties adjacentes de cet appareil nerveux appelées couches

(1) Voy. ci-dessus, p. 201 et suiv.

(2) Voici en quels termes Flourens s'exprime à ce sujet : « J'ai enlevé le lobe cérébral droit sur un Pigeon; incontinent l'animal n'a plus vu de l'œil opposé à ce lobe; la contractilité persistait néanmoins dans l'iris de cet œil... Mon Pigeon voyait très-bien du côté du lobe enlevé... J'enlevai sur un autre Pigeon les deux lobes cérébraux à la fois. Ce retranchement est d'ordinaire suivi d'une faiblesse générale assez profonde... Chez mon Pigeon cette faiblesse fut peu marquée; aussi survécut-il longtemps au retranchement de ses lobes. Il se tenait très-bien debout; il volait quand on le jetait en l'air, il marchait quand on le poussait; l'iris de ses deux yeux était très-mobile, et pourtant il ne voyait pas, il n'entendait pas et ne se mouvait jamais spontanément, affectant presque toujours les allures d'un animal dormant ou assoupi » (Flourens. *Op. cit.*, p, 29).

optiques (1), que les excitations nerveuses suscitées par l'action de la lumière sur la rétine doivent arriver pour qu'il y ait réellement vision, ou, en d'autres mots, pour que l'Être animé éprouve les sensations spéciales dont l'étude a formé le sujet de cette leçon (2).

Couches optiques.

Les physiologistes sont partagés d'opinion au sujet du rôle des couches optiques dans l'exercice du sens de la vue; mais l'incertitude qui existe à ce sujet dépend en grande partie de ce qu'on confond souvent la sensibilité visuelle avec l'action excito-motrice réflexe du foyer optique sur l'iris. Cette action peut se manifester après la destruction des couches optiques (3), mais la cécité est

(1) Voyez t. X, p. 305.

(2) Longet a montré que la localisation de la perception des impressions visuelles n'est pas aussi complète que le pensait Flourens, et que les couches optiques peuvent prendre part à cette partie du travail visuel.

(3) Un Pigeon, dont les lobes cérébraux avaient été complétement enlevés, mais dont les couches optiques et les lobes optiques, ainsi que les autres parties de l'encéphale, n'avaient subi aucune lésion, survécut 18 jours et fut placé dans l'obscurité. « Or, toutes les fois que j'approchais brusquement une lumière de ses yeux, dit Longet, l'iris se contractait et souvent même le clignement avait lieu; mais, chose remarquable, aussitôt que j'imprimais un mouvement circulaire à la bougie enflammée et à une distance assez grande pour qu'il n'y eût point sensation de chaleur, le Pigeon exécutait un mouvement analogue avec sa tête. Ces observations, renouvelées chaque jour en présence des personnes qui assistaient à mes leçons, ne me laissent aucun doute sur la persistance de l'impressionnabilité à la lumière chez les Oiseaux, après que les hémisphères cérébraux n'existent plus. » Longet ajoute que chez les jeunes Chats, les très-jeunes Chiens et les jeunes Lapins, privés des lobes cérébraux, non-seulement l'iris continua à se mouvoir sous l'influence d'une lumière vive, mais que parfois aussi les paupières se rapprochaient (a). Du reste les découvertes récentes de M. Ferrier relatives à l'influence du cervelet sur les contractions des muscles moteurs du globe de l'œil diminuent beaucoup l'importance de ces expériences en ce qui concerne la localisation de la perception des sensations visuelles (b).

(3) Ainsi Longet argue de la persistance de cette action des incitations optiques sur l'iris chez des Animaux dont les couches optiques avaient été

(a) Longet, *Traité de physiologie*, t. III, p. 428, édit. de 1869.

(b) Ferrier, *Op. cit.*, p. 41 et suiv.

une conséquence de cette lésion. Une expérience due à MM. Lussana et Lemoigne, me paraît décisive à cet égard.

Un Lapin, dont la couche optique avait été divisée transversalement du côté droit, continua à jouir du sens de la vue ; mais il ne voyait qu'avec l'œil droit seulement, car l'occlusion des paupières de ce côté interrompait complétement l'exercice de ce sens. L'action croisée des couches optiques sur la faculté de voir était mise ainsi en évidence ; l'œil droit, qui était resté en relation avec la couche optique gauche demeurée intacte, remplissait comme d'ordinaire ses fonctions visuelles, tandis que l'œil gauche était rendu inapte à l'accomplissement de ces mêmes fonctions par le fait de la section de la couche optique du côté opposé (1).

En étudiant l'anatomie de l'encéphale, nous avons vu que, chez les Mammifères, les couches optiques sont très-développées et reliées aux nerfs du même nom par une bandelette radiculaire, mais que, chez les Oiseaux, elles sont fort réduites ; enfin que, chez les Vertébrés inférieurs, elles cessent d'être distinctes des lobes du même nom et les nerfs optiques tirent tous leurs racines de ces derniers organes (2). Il est donc présumable que les couches optiques, en tant

désorganisées, pour établir que le rôle de cette partie de l'encéphale dans la vision est nul (a).

(1) En parlant de cette expérience, je laisse de côté les effets produits sur les mouvements généraux, sujet dont il sera question dans une autre leçon et je me bornerai à ajouter que, dans un cas, l'animal soumis à cette vivisection fut conservé en parfait état de santé pendant plusieurs semaines. Il voyait très-bien de l'œil droit; mais lorsque les paupières de ce côté furent cousues l'une à l'autre, il se comportait comme un animal aveugle ; l'œil droit, quoique resté ouvert, ne lui servait à rien, et pour lui rendre la vue, il suffisait de couper les points de suture qui s'opposaient à l'ouverture des paupières de l'œil gauche (b).

(2) Voy. t. XI, p. 305.

(a) Longet, *Anatomie et physiologie du système nerveux*, 1842, t. I, p. 500. — *Traité de physiologie*, 1869, t. III, p. 412.

(b) Lussana et Lemoigne, *Op. cit.* (*Arch. de physiol.*, 1877, p. 136).

qu'organes de vision sont des compléments des lobes dont je viens de parler et que leur rôle prépondérant dans le travail relatif à la perception des sensations visuelles chez les Vertébrés les plus élevés en organisation, se lie au perfectionnement des relations de ce centre nerveux avec les instruments physiologiques à l'aide desquels la puissance mentale s'exerce. Dans une des leçons suivantes j'aurai à revenir sur ce sujet et en ce moment je me bornerai à ajouter que dans certains cas pathologiques, chez l'Homme aussi bien que chez divers Animaux, on a constaté que la destruction de l'un des yeux avait été suivie de l'atrophie de la couche optique du côté opposé ainsi que de l'atrophie des tubercules quadrijumeaux et du nerf optique de ce même côté (1).

Résumé. § 13. — En résumé, l'individualité physiologique des organites bacilloïdes de la rétine et la connexion de ces éléments rétiniens avec un conducteur spécial passant par le nerf optique et servant à transmettre à l'encéphale les impressions locales produites sur chacun de ces organites est rendue très-probable par l'ensemble de faits que nous avons passé en revue soit dans cette leçon, soit dans la leçon précédente (2). Mais l'hypothèse imaginée par Thomas Young

(1) Des faits de ce genre ont été observés par Vrolick et par Panizza (*a*). Luys a remarqué que dans les cas de lésions organiques isolées des couches optiques ce sont les impressions visuelles qui sont le plus fréquemment intéressées (*b*).

(2) Nous avons vu précédemment que la plupart des histologistes qui ont fait de la structure intime de la rétine une étude spéciale considèrent les connexions entre chaque bâtonnet ou cône comme étant sinon démontrées du moins très-probables (*c*). Je dois ajouter cependant que depuis la publication de la première partie de ce volume, M. Hannover a fait paraître un ouvrage important dans lequel cet anatomiste s'applique à prouver qu'il y a en réalité discontinuité entre les organites constitutifs de la couche postérieure de la rétine et ceux

(*a*) Vrolick, *Mémoire sur quelques sujets d'anatomie et de physiologie*, 1822. — Panizza, *Osservazioni sul nervo ottico* (*Mem. Inst. Lomb.*, 1856, t. V, p. 375).

(*b*) Luys, *Recherches sur le système nerveux cérébro-spinal*, p. 539.

(*c*) Voy. ci-dessus p. 190 et suiv.

et adoptée à peu de chose près par M. Helmholtz (1) pour expliquer l'*euchromatopsie* ou faculté de bien distinguer les couleurs est à mon avis une supposition à la fois inutile et insuffisante. L'existence de cette espèce de trinité nerveuse dans le pédoncule de chacun des bâtonnets ou cônes rétiniens et dans le conducteur qui fait suite à ce pédoncule n'est corroborée par aucun fait histologique (2), et en l'admettant on ne satisfait pas mieux l'esprit qu'en attribuant à un conducteur unique la faculté de vibrer avec des degrés de rapidité variable suivant le nombre de vibrations accomplies en un temps donné par le rayon lumineux dont l'action met la rétine en jeu, faculté qui dans l'état normal de l'économie s'étendrait jusqu'aux limites extrêmes du

de la couche antérieure ou fibro-nerveuse de cette tunique oculaire (*a*).

(1) Voyez ci-dessus, p. 356. Dans une publication récente, M. Helmholtz s'exprime de la manière la plus positive à cet égard. Après avoir posé en principe que toutes différences de couleur dépendent de combinaisons en proportions différentes des trois couleurs primaires (rouge, vert et violet), il ajoute que la théorie de Young explique de la manière la plus satisfaisante les phénomènes de chromatopsie, et que cette théorie a pour base l'hypothèse de l'existence de trois sortes de fibres nerveuses, dont les unes produisent par leur excitation la sensation du rouge, dont d'autres donnent la sensation du vert et dont celles de la troisième espèce donnent la sensation du violet (*b*).

(2) Je ne prétends pas que l'individualité apparente de chacune des fibres constitutives du nerf optique ou des éléments bacilloïdes de la rétine soit une preuve de la non-existence de trois conducteurs distincts dans chacun de ces cylindres, car on concevrait la possibilité de la constitution de ces conducteurs spéciaux par autant de séries linéaires de molécules nerveuses indépendantes, quoique non distinctes au microscope, mais aucun fait fourni par les observations histologiques ne tend à faire admettre cette complication de structure.

Je dois ajouter que des considérations d'un autre ordre ont depuis longtemps conduit M. Brücke à attribuer à une seule espèce de nerfs une foule d'états d'excitations distincts qui se traduisent chacun en une sensation spéciale (*c*).

(*a*) Hannover, *La rétine de l'Homme et des Vertébrés* (*Mémoire histologique, historico-critique et physiologique*. Paris, 1876).

(*b*) Helmholtz, *Popular lectures on scientific subjects; translated by E. Atkinson*, p. 245 et p. 249 et suiv., 1873.

(*c*) Brücke, *Des couleurs*, 1866, p. 76.

spectre solaire dans toute la portion centrale de la rétine, mais serait restreinte dans la portion périphérique de cette tunique nerveuse et deviendrait également incomplète dans les cas de chromatopseudopsie (1).

Le percepteur central ou encéphalique des impressions visuelles, l'âme, l'esprit, le moi, peu importe le nom sous lequel on désigne l'agent qui nous procure la conscience de ce que nous éprouvons, connaîtrait donc la forme et la grandeur des images rétiniennes par les positions relatives des conducteurs nerveux, qui y apportent ces excitations, et il apprécierait les couleurs de ces mêmes images par la rapidité des vibrations nerveuses arrivant par cha-

(1) Un des physiciens les plus habiles de notre siècle, Melloni, a adopté une hypothèse analogue pour expliquer l'inégalité du pouvoir éclairant des différents rayons du spectre solaire. D'après Melloni, la vision se produirait en vertu de vibrations extrêmement rapides qu'éprouveraient les molécules nerveuses de la rétine sous l'action d'une certaine série d'ondulations éthérées, et les propriétés organoleptiques de ces vibrations ne dépendraient pas de la quantité de mouvement, mais de la faculté plus ou moins grande que les particules de la rétine éprouveraient à suivre telle ou telle espèce de vibration. « Ce serait en terme d'acoustique, ajoute Melloni, une espèce de résonnance de la rétine excitée par l'*accord ou relation harmonique* existant entre la tension, l'élasticité des groupes moléculaires et la période de l'ondulation induite (*a*). »

On pourrait supposer l'existence de relations analogues entre certains groupes moléculaires ou organites du centre nerveux percepteur et certaines ondes vibratoires développées dans la rétine par l'action des rayons lumineux correspondants et transmis à l'encéphale par les nerfs optiques. Le même conducteur serait susceptible de vibrer en accord avec des ondes de toutes les longueurs comprises dans le spectre lumineux, et ce serait dans les lobes optiques ou dans les couches du même nom, que le triage entre les impressions produites par les divers rayons se ferait au moyen de groupes moléculaires distincts comparables à autant de résonnateurs acoustiques ; mais cette hypothèse ne ferait pas disparaître la plupart des difficultés signalées ci-dessus, relativement à l'explication des relations entre l'excitation nerveuse et la sensation perçue.

(*a*) Melloni, *Observations sur la coloration de la rétine et du cristallin* (*Comptes rendus de l'Acad. des sciences*, 1842, t. XIV, p. 823).

cune de ces voies, comme le sens de l'ouïe juge de la tonalité des sons (1).

Cette interprétation du mécanisme des sensations visuelles nous permettrait aussi de mieux concevoir comment l'action simultanée ou presque simultanée de deux ou de plusieurs rayons du spectre sur un même récepteur rétinien peut donner naissance à une sensation différente de celles que ces mêmes rayons produiraient s'ils frappaient des récepteurs distincts. Dans l'hypothèse d'une trinité chromotopsique réalisée dans chacun des organites rétiniens et des conducteurs correspondants constitués par les filaments élémentaires du nerf optique, il faudrait attribuer à un acte intellectuel, à un jugement ou à l'intervention d'un agent intermédiaire entre l'appareil visuel et la puissance mentale, les combinaisons de cet ordre dont résulterait la sensation du blanc

(1) Diverses vues ingénieuses ont été présentées depuis quelques années relativement au mode d'action des rayons lumineux sur la portion lamelleuse ou feuilletée des organites rétiniens, et M. Zenker a touché à la question des phénomènes d'interférence et de renforcement des vibrations lumineuses qui peuvent s'y produire (*a*). M. Bernstein a combattu l'idée de l'ébranlement direct de la substance nerveuse par les vibrations lumineuses (*b*); mais les observations de ces divers auteurs n'ont pas conduit à des résultats assez nets pour qu'il me paraisse utile de les rapporter ici (*c*).

Un des collaborateurs de M. Donders, M. Talma, a pensé que des réactions chimiques déterminées dans la substance des bâtonnets par l'action de la lumière, devaient jouer un grand rôle dans le mécanisme de l'excitation visuelle (*d*), et en effet nous avons vu précédemment, par les expériences récentes de M. Boll, que des phénomènes chimiques de cet ordre y sont produits (*e*). Mais dans l'état actuel de nos connaissances on ne saurait rien préciser à cet égard, puisque la vision peut s'exercer avec des rayons colorés dont plusieurs paraissent être sans action sur la matière sensible de la rétine appelée le *rouge visuel*.

(*a*) Brücke, *Anatomie des Auges*, 1860.
— Zenker, *Theorie der Farben-percept.* (*Arch. für mikrosc. Anat.*, t. III, p. 248).
(*b*) Berstein, *Untersuch. über die Erregungsorgane. im Nerven*, 1871.
(*c*) Voy. Nuel, art. RÉTINE, du *Dictionnaire encyclopédique des sciences médicales*, série 3, t. IV, p. 94 et suiv.
(*d*) Talma, *Over Licht en Kleurperceptie. Dissert. inaug.* Utrecht, 1873.
(*e*) Voy. ci-dessus, p. 347.

ou de toute couleur dite composée. Dans l'hypothèse de l'unité fonctionnelle de chacun de ces conducteurs, ce seraient les vibrations d'inégale rapidité, cheminant dans un même conducteur, qui se modifieraient mutuellement et se mettraient en accord ou donneraient une résultante de nature à impressionner d'une manière spéciale l'agent percepteur (1).

Production de sensations uniques par la vision binoculaire.

§ 14. — Lorsqu'on veut entrer plus avant dans l'étude des relations qui existent entre l'activité fonctionnelle de la rétine et le centre percepteur des impressions visuelles (quel que soit ce foyer), il est utile de prendre en considération divers faits constatés par l'observation des phénomènes de la vision binoculaire.

En parlant des points qui se correspondent physiologiquement dans les deux rétines, j'ai rappelé que dans les circonstances ordinaires les images formées par un même objet sur les récepteurs isopsiques ne donnent naissance qu'à une sensation unique, à la notion d'un seul objet, mais que des images correspondant à des objets différents et occupant, comme dans le cas précédent, des parties similaires de la rétine peuvent donner lieu à la perception de deux images superposées, qui ne constituent en apparence qu'un seul tout (2). Le premier de ces effets se produit à chaque instant

(1) Sous le rapport des relations numériques les vibrations dont dépendent les diverses couleurs du spectre sont comparables à une série de notes de la gamme musicale (*a*), et on peut se demander si la différence entre la sensation du blanc et la sensation des couleurs ne dépendrait pas, comme la différence entre le bruit et les sons musicaux, de la périodicité régulière des vibrations des rayons colorés et d'un défaut d'accord entre les ondes lumineuses dont le mélange donne naissance au blanc.

(2) Voyez ci-dessus, p. 337.

(*a*) Helmholtz, *Optique physiologique*, p. 319.
— Listing, *Ueber die Grangen der Farben im spectrum* (Poggendorf's *Annalen der Physik. und Chemie.*, 1867, t. CXXXI, p. 564).
— Preyer, *Die Verwandschaft der Tone und Farben* (*Jenaische Zeitschr. für Med. und Naturwissenschaft*, 1870, t. V, p. 376).

dans l'exercice ordinaire de la vue; le second est familier à toutes les personnes qui font souvent usage du microscope et qui, voulant apprécier la grandeur apparente de l'objet en observation, le regardent d'un œil, tandis qu'avec l'autre œil elles considèrent les divisions d'une règle placée à côté de l'instrument amplifiant. En ménageant convenablement la lumière et la position des objets, on fait coïncider l'image de celui qui est vu à travers le tube du microscope par l'un des yeux et l'image des divisions de la règle reçue directement par l'autre œil; le tout semble ne former qu'un seul tableau et les deux sensations visuelles de provenance différente et arrivant à l'encéphale par deux routes également différentes, mais se superposant à leur arrivée dans l'encéphale, sont si nettes l'une et l'autre qu'on peut compter les divisions de la règle correspondant au diamètre de l'image du corps placé sous les lentilles du microscope et mesurer ce corps avec beaucoup de précision, en tenant compte du pouvoir amplifiant de l'instrument (1).

Les physiologistes ont cherché à expliquer de diverses manières cette production d'une sensation unique par la perception de deux images formées dans les deux yeux agissant de concert. Buffon, par exemple, attribua cette fusion apparente à un travail intellectuel, à un jugement de l'esprit basé sur la comparaison des résultats fournis par la vision et par le toucher (2); mais divers faits fournis par les

(1) Les effets de superposition d'images dissemblables sont également mis en évidence par des expériences stéréoscopiques dues à M. Wyld (*a*).

(2) Buffon s'appuya principalement sur des considérations psychologiques et sur une observation de Cheselden, qui avait constaté la guérison graduelle d'un cas de diplopie chez un homme atteint de strabisme par suite d'une blessure à la tête (*b*), fait qui en réalité n'avait aucune valeur pour l'investigation de la question en discussion. Plus récemment

(*a*) Wyld, *Op. cit.* (*Proceed. of the Edinburgh Royal Soc.*, 1872, t. VII, p. 356).

(*b*) Buffon, *Histoire naturelle de l'homme*, t. I, p. 230.

observations stéréoscopiques prouvent que l'intervention de ce dernier sens n'est nullement nécessaire pour l'espèce d'éducation visuelle au moyen de laquelle on parvient ordinairement à faire disparaître la diplopie, soit alternante, soit persistante, dont on constate souvent l'existence dans les expériences de ce genre. En opérant à l'aide de couleurs complémentaires obtenues par la polarisation chromatique et employées en proportion convenable pour produire deux images similaires visibles, l'une par l'œil droit, l'autre par la partie correspondante de l'œil gauche, L. Foucault et M. J. Regnault sont parvenus, après beaucoup de tâtonnements, à obtenir la sensation du blanc. Or, ni le toucher, ni le raisonnement ne pouvaient avoir contribué à l'obtention de cette sensation (1).

Alison a cru trouver l'explication de ces prétendues relations entre la vision et le toucher par la disposition anatomique des couches optiques et des tubercules quadrijumeaux; mais l'hypothèse de cet auteur n'avance en rien la solution de la question en litige (*a*).

(1) Ces expériences furent exécutées avec un degré de précision remarquable (*b*), et de même que celles faites par quelques autres physiciens (*c*), elles mettent hors de doute la possibilité de la combinaison sensoriale de deux images différentes formées sur les parties correspondantes des deux yeux. Mais ce résultat est fort difficile à obtenir et n'a jamais été obtenu par plusieurs physiciens, dont l'habileté est cependant incontestable (*d*). Tantôt on voit alternativement les deux images, d'autres fois une seule est perçue et c'est seulement après avoir fait subir aux yeux une sorte d'éducation que l'effet de fusion se produit, circonstance qui paraît dépendre d'une part de la difficulté que l'observateur éprouve d'abord à maîtriser parfaitement les

(*a*) Alison, *On Single and correct vision by Means of double and inverted Images on the Retina* (*Trans. of the Edinburg Royal Soc.*, t. XIII, p. 472).

(*b*) L. Foucault et J. Regnault, *Note sur quelques phénomènes de la vision au moyen des deux yeux* (*Comptes rendus de l'Académie des sciences*, 1849, t. XXVIII, p. 78).

(*c*) Dove, *Ueber die combination der Endrücke buder Ohren und beider Augen zu einer eindruck* (*Monatsbericht der Berlin Akad.*, 1841, p. 251.

— Brücke, *Des couleurs*, p. 78.

— Panum, *Physiologische Untersuchungen über das Sehen mit Zwei Augen*, 1858.

— Hering, *Beiträge zur Physiologie*.

(*d*) Wheatstone, *Contributions to the Physiology of vision* (*Phil. Trans.*, 1838, p. 386).

— Volkmann, *Neue Beiträge zur Physiologie des Gesichts*.

— Helmholtz, *Optique physiologique*, p. 976.

Avant l'invention du stéréoscope beaucoup d'auteurs étaient d'avis que dans la vision binoculaire simple, l'un des yeux seulement fonctionnait de façon à transmettre à l'encéphale les impressions produites par la lumière sur la rétine, et que l'autre œil restait inactif ou du moins n'agissait pas avec assez de force pour fixer l'attention de l'esprit en présence de l'excitation puissante déterminée par le premier de ces organes ; que par conséquent le travail visuel accompli par la rétine faible passait inaperçu et que l'agent percepteur des sensations visuelles n'était mis en mouvement que par les excitations provenant de l'autre œil (1). Il est probable que dans un grand nombre de cas des inégalités dans la puissance visuelle des deux yeux ou dans la précision de l'accommodation de ces organes pour la vision distincte contribuent à diminuer les effets de la superposition des impressions sensitives transmises à l'encéphale ; mais les résultats fournis par l'emploi du stéréoscope prouvent que d'ordinaire cette superposition existe et joue même un rôle considérable dans la production de plus d'un phénomène visuel.

Ainsi la sensation de clarté produite par une lumière donnée est plus grande dans la vision binoculaire que dans la vision simple. Ce fait a été démontré expérimentalement

mouvements de ses yeux et à maintenir les deux images sur des récepteurs rétiniens isopsiques ; d'autre part de la difficulté non moins grande d'ajuster d'une manière continue l'appareil réfracteur de l'un et l'autre œil, de façon à maintenir les récepteurs correspondants des deux rétines exactement à la distance focale voulue pour la vision distincte des rayons complémentaires, dont la réfrangibilité diffère.

(1) Cette hypothèse a été soutenue par Gassendi, Du Tour, Porta, Gall et plusieurs autres auteurs (*a*).

(*a*) Gassendi, *De sensibus speciatim* (*Opera*, t. II, p. 395).
— Porta, *De refractione*, 1593, p. 142.
— Du Tour, *Op. cit.* (*Mém. des Sociétés étrang.*, t. III, p. 334, 315 ; t. IV, p. 429 ; t. V, p. 677).

par M. Wyld (1), et il s'ensuit que dans la vision binoculaire les deux yeux doivent fonctionner simultanément, car s'il en était autrement l'impression produite au fond de l'un de ces organes ne pourrait être renforcée par l'image formée sur l'autre rétine, image qui resterait inaperçue. En effet, il n'y aurait qu'une seule sensation et aucun raisonnement ou jugement mental ne pourrait faire que la puissance de cette sensation se trouvât augmentée par suite de la coexistence d'une impression non sentie, d'une impression dont l'esprit n'aurait pas conscience. Il en faut conclure que si les images fournies simultanément sur les parties correspondantes des deux yeux se confondent, ce n'est pas à raison de l'inactivité sensorielle de l'un de ces organes pendant le fonctionnement de son congénère.

Il a donc fallu chercher si dans la disposition des nerfs optiques ou dans la structure des tubercules quadrijumeaux auxquels ces nerfs se rendent, il y a quelque particularité susceptible de nous rendre compte de la fusion sensitive des impressions visuelles de provenance différente. Plusieurs physiologistes ont cru trouver une explication de ce

(1) L'expérience de M. Wyld consiste à placer dans chacun des compartiments d'un stéréoscope une bande de papier blanc, de façon à obtenir d'abord deux images distinctes ; à rapprocher ensuite progressivement ces deux bandes de manière à faire rencontrer les deux images par leur bord, puis à faire chevaucher une des images sur l'autre dans une portion de son étendue. La partie de l'image renforcée de la sorte paraît beaucoup plus éclairée que les parties situées à droite et à gauche et dans lesquelles les points de la surface rétinienne excitées par la lumière dans l'un et l'autre œil ne sont pas isosthésiques (*a*).

On peut interpréter de la même manière les apparences constatées dans une expérience de Hermann Mayer sur la vision binoculaire. En faisant coïncider sur les parties correspondantes des deux rétines des images circulaires de grandeurs différentes, ce physicien vit une tache claire entourée d'un anneau ombré (*b*).

(*a*) Whyt, *Op. cit.*

(*b*) H. Meyer, *Sur un phénomène de contraste* (*Arch. des sciences phys. et nat. de Genève*, 1852, t. XX, p. 138).

fait dans l'entre-croisement des nerfs optiques à la base du cerveau (1). Mais les observations histologiques nous ont appris que les fibres nerveuses provenant des deux yeux ne s'anastomosent pas dans ce point; elles passent les unes de gauche à droite ou de droite à gauche, tandis que les autres continuent leur route vers le côté du cerveau correspondant à leur point de départ (2). Il n'y a donc là rien qui puisse nous éclairer sur la cause de l'unité d'effet sensorial produit par l'action des deux groupes de conducteurs. Mais il me paraît probable que les fibres transversales postérieures du chiasma qui, disposées en manière d'anse, se portent de ce point à l'encéphale et constituent ainsi une sorte de commissure entre les deux moitiés des lobes optiques, doivent servir à mettre en relation les organites nerveux encéphaliques, auxquels les conducteurs optiques vont aboutir. Ces fibres, de même que les fibres médullaires transversales logées dans l'épaisseur de ces lobes, peuvent donc être considérées comme des voies de communication entre les parties paires et correspondantes de cette portion de l'encéphale et comme les reliant fonctionnellement entre elles; mais quant aux relations psy-

(1) Galien attribuait la vision binoculaire simple à une réunion de fibres des deux nerfs optiques dans le chiasma (*a*). Newton, Rohault, Hartley et même quelques auteurs modernes ont adopté à peu de chose près la même hypothèse (*b*).

(2) Voy. ci-dessus, p. 202.

La semi-décussation des nerfs optiques n'existe que chez les Mammifères; aussi chez les Oiseaux où l'entre-croisement des fibres appartenant aux deux nerfs optiques est complet, la section longitudinale du *chiasma*, pratiquée sur la ligne médiane, détermine-t-elle la cécité des deux yeux. M. Beauregard s'en est assuré récemment (*c*).

(*a*) Galien, *De usu partium*, lib. X, cap. 12.

(*b*) Newton, *Optice*, quest. 15.

— Rohault, *Traité de physique*, 1re partie, chap. XXXI.

— Hartley, *Observ. on Man.*, t. I, p. 207.

— Todd and Bowman, *The Physiolog. Anat. of. Man.*, t. II, p. 60.

(*c*) Beauregard, *Recherches sur le mode d'entre-croisement des nerfs optiques chez les Oiseaux* (*Comptes rendus de la Soc. de biol.*, 1875, p. 344).

chologiques des centres nerveux, ainsi constitués et l'agent de perception sensitif, nous ne pouvons, dans l'état actuel de la science, former aucune conjecture, et ce n'est même qu'en étudiant les fonctions mentales que je pourrai aborder utilement les questions relatives à la manière dont l'intelligence interprète les sensations visuelles, pour en obtenir des notions relatives à la grandeur des objets qui nous entourent, à la distance qui nous en sépare, et en un mot à tout ce qui est appelé communément l'éducation de la vue (1).

Relations sympathiques entre les deux yeux.

§ 15. — Les relations physiologiques qui existent entre les deux yeux et qui dépendent probablement du rôle rempli par les fibres nerveuses transverses ou commissurales, dont je viens de parler, se manifestent aussi par l'influence que l'excitation visuelle de la rétine exerce sur les mouvements de l'iris. Nous avons vu précédemment que dans l'état normal l'action de la lumière sur la rétine provoque constamment la contraction de la pupille; mais cet effet cesse lorsque la rétine est paralysée ou que le nerf optique a été coupé. Cependant lorsque la perte de la vue n'existe que d'un seul côté l'iris continue à se contracter de la manière ordinaire sous l'influence de l'excitation visuelle développée dans l'œil sain (2).

En étudiant la structure intime des nerfs optiques nous

(1) Ainsi les effets de l'habitude sont très-puissants même sur l'établissement des points isopsiques dans les deux rétines. M. Javal a insisté avec raison sur ce fait et nous aurons à y revenir dans une prochaine leçon (*a*).

(2) Longet a constaté cet effet double, résultant de l'excitation d'une seule rétine et dans les cas d'amaurose d'un seul œil on a souvent l'occasion de voir que l'iris correspondant reste inactif lorsque la lumière frappe la rétine paralysée, mais se contracte en même temps que l'iris de l'œil sain quand la rétine de ce dernier organe est impressionnée par la lumière (*b*).

(*a*) Javal, *Du strabisme dans ses applications à la physiologie de la vision*, 1868.
(*b*) Longet, *Traité de physiologie*, t. III, p. 556.

avons constaté que dans le *chiasma* formé par l'entre-croisement de ces conducteurs visuels, il y a indépendamment des fibres longitudinales allant des deux rétines à l'encéphale et des fibres transversales qui relient entre elles les portions radiculaires de ces nerfs, un faisceau de fibres transversales disposées également en forme d'aine, mais en sens contraire et allant se terminer antérieurement dans les deux yeux, de façon à relier entre eux ces organes (1). Ces fibres constituent donc une sorte de commissure rétinienne, et les relations établies de la sorte entre les deux yeux nous permettent de concevoir comment certaines sympathies s'établissent entre ces deux moitiés de l'appareil de la vision, sympathies dont voici des preuves.

Toutes les personnes qui se sont beaucoup servies du microscope ont pu remarquer que la fatigue visuelle déterminée par l'emploi prolongé de cet instrument se fait sentir dans l'œil inactif aussi bien que dans l'œil dont on fait usage, et cette espèce de solidarité entre les deux yeux se manifeste d'une manière plus frappante à la suite de certains accidents causés par l'excitation trop intense de l'un de ces organes. Un phénomène de ce genre observé attentivement par Newton en est un exemple remarquable. Ayant regardé attentivement le soleil avec son œil droit, Newton vit pendant longtemps une tache brillante devant tous les objets qu'il fixait, soit avec ce même œil, soit avec l'œil gauche, l'autre œil étant fermé (2).

Quant à la théorie de ces effets de sympathie inter-réti-

(1) Voyez ci-dessus, p. 202.

(2) Newton ajoute que pour se débarrasser de cette sensation il se renferma pendant trois jours dans une chambre très-obscure, et que là il lui suffisait de penser à l'image du soleil pour avoir immédiatement la sensation de l'image dont je viens de parler. Cet état persista pendant plusieurs mois (*a*).

(*a*) Newton, *Letter to J. Locke*, 1691 (voyez, *The life of J. Locke*, by Lord King, t. 1, p. 405).

nienne, nous ne pouvons former que des conjectures. Mais il me paraît très-probable que les phénomènes de cet ordre dépendent en grande partie des actions nerveuses vaso-motrices qui sont susceptibles de déterminer des modifications considérables dans l'état de la circulation capillaire, dans des points de l'organisme souvent très-éloignés du siége de l'excitation directe, ainsi que nous le verrons dans une prochaine leçon (1).

La plupart des physiologistes attribuent aussi au mode d'entre-croisement des fibres nerveuses dans le *chiasma optique* une anomalie singulière de la vision, dont Wollaston eut à souffrir, et dont l'existence signalée pour la première fois par ce physicien a été constatée plus récemment dans un grand nombre de cas. La personne atteinte de cette infirmité temporaire ou permanente ne voit que la moitié de l'image formée sur sa rétine par la lumière venant d'un objet extérieur (2), et à l'exemple de Wollaston on explique généralement cette *hémiopie* par une altération organique ou fonctionnelle de l'une des moitiés de chacun des nerfs optiques qui, dans le chiasma, se séparent de leurs congénères pour continuer directement leur route vers le côté correspondant de l'encéphale, tandis que les autres fibres se

(1) Dans cette hypothèse, les cellules de la couche ganglionnaire de chaque rétine joueraient le rôle de centres d'action nerveuse réflexe susceptible d'être mis en jeu par les fibres sensitives provenant de l'autre œil et d'agir sur les vaisseaux sanguins de la rétine impressionnée de la sorte, d'une manière indirecte; je reviendrai sur ce sujet en étudiant les actions nerveuses vaso-motrices et en parlant des causes des sensations de fatigue.

(2) Ainsi le chirurgien Abernethy, qui avait fréquemment des accès d'hémiopie, ne voyait dans ces moments, quand il signait son nom, que les deux syllabes (*nethy*), l'autre moitié du mot (*Aber*) lui échappant. On rapporte des faits analogues observés par le docteur Hull (*a*), et à une époque où je souffrais beaucoup de céphalalgie (vers 1840), j'ai éprouvé très-souvent des accidents analogues, quoique moins nettement prononcés.

(*a*) Voy. l'art. VISION, du *Cyclopædia of Anat. and Physiol*, t. IV, p. 1443.

croisent avec celles du nerf venant de l'autre œil et se rendent à la moitié opposée de l'encéphale. Par suite de cette semi-décussation l'une des moitiés de chaque rétine paraît devoir être en relation avec le centre nerveux cérébral auquel vont se rendre les fibres nerveuses venant de la moitié correspondante de la rétine de l'autre œil, et si la portion basilaire de l'un des nerfs optiques (1) est frappée de paralysie temporaire ou permanente, ce ne sera pas la totalité de la rétine du même côté qui deviendra insensible, mais probablement une moitié de cette rétine et une moitié de la rétine du côté opposé. Wollaston interpréta de la sorte l'accident dont il souffrait et les lésions constatées dans son encéphale après sa mort donnèrent à son opinion un grand degré de probabilité (2).

L'étude du sens de la vue chez l'Homme soulève beaucoup d'autres questions dont jusqu'ici la solution n'a pas été obtenue d'une manière satisfaisante, par exemple pourquoi les images des objets se formant sur la rétine dans une position renversée font-elles naître en nous l'idée de leur position vraie (3); mais je ne m'y arrêterai pas ici, car pour nous

(1) C'est-à-dire la portion comprise entre le chiasma et l'encéphale.

(2) Les observations de Wollaston furent publiées du vivant de ce savant éminent (*a*), et lors de son autopsie on constata l'existence d'une tumeur située de façon à comprimer la portion basilaire de l'un de ses nerfs optiques (*b*).

(3) Diverses hypothèses ont été présentées pour expliquer ce redressement des images (*c*). Ainsi le physicien Lamé attribuait ce fait à la conscience que nous avons des mou-

(*a*) Wollaston, *On semi-decussation of the Optic Nerves* (*Phil. Trans.*, 1824, p. 222).

(*b*) Todd et Bowman, *Physiological Anatomy*, t. II, p. 60.

(*c*) Kepler, *Ad Vitellionem Paralipomena*, 1604, p. 169.

— Lecat, *Œuvres philosophiques*, 1767, t. II, p. 417.

— J. Müller, *Zur vergleichenden Physiologie des Gesichtssinnes*, 1826.

— Brewster, *Laws of visible position* (*Trans. of the Edinburgh Roy. Soc.*, 1844, t. XV, p. 349.

— Alison, *Op. cit.* (*Trans. of the Roy. Soc. of Edinburgh*, 1836, t. XIII, p. 472).

— Volkmann, *Neue Beiträge zur Physiologie*, 1836.

— Longet, *Traité de physiologie*, t. II, p. 888.

en occuper utilement il serait nécessaire d'examiner comment s'effectue le travail intellectuel dont la perception fait partie, et cette étude serait prématurée en ce moment.

Rôle de l'action mentale dans la vision.

§ 16. — Je dois cependant faire remarquer qu'en prenant en considération l'ensemble des faits dont l'examen vient de nous occuper, on se trouve conduit à attribuer à l'action mentale beaucoup de choses qui, au premier abord, semblent dépendre uniquement des propriétés physiques de la lumière. Effectivement les propriétés organoleptiques par lesquelles cet agent se manifeste à nous ne nous sont connues que par les sensations qu'il détermine, et ces sensations dépendent de l'état physiologique de l'être qui sent non moins que de la nature de l'excitant extérieur qui met la sensibilité en jeu. Nous en avons eu des preuves par la similitude des effets produits sur le sens de la vue par des agents excitateurs dissimilaires, par exemple d'une part la lumière, d'autre part les stimulants mécaniques ou électriques, quand ces agents exercent leur influence sur la rétine; car la sensation de la clarté est une conséquence non de la nature de l'agent physique désigné sous le nom de lumière, mais de la nature de l'action nerveuse provoquée dans la rétine, dans le nerf optique ou dans la partie de l'encéphale, en relation fonctionnelle avec les organes mis en jeu par les excitants au nombre desquels la lumière se range.

Cela est également vrai pour une multitude d'autres phénomènes visuels, que les physiciens expliquent en disant

vements des yeux qu'il est nécessaire d'exécuter pour regarder successivement les différents objets de haut en bas (a), et M. Rouget pense que le redressement des images résulte de ce que la lumière qui a fourni celle-ci au foyer de la lentille cristalline n'agissait sur la surface sensible de la rétine qu'après avoir traversé de part en part cette tunique et avoir été réfléchie d'arrière en avant par la choroïde (b); mais le fait est que la cause de ce phénomène nous est encore inconnue.

(a) Lamé, *Cours de physique*, t. II, p. 245.

(b) Rouget, *Notice sur les travaux scientifiques*, 1860, p. 23.

qu'ils dépendent des propriétés de la lumière. Prenons comme exemple ce que nous appelons la lumière blanche et la lumière colorée. Nous savons par les belles expériences de Newton et de ses successeurs, que les rayons solaires dont l'action sur l'appareil de la vue détermine la sensation du *blanc*, sont composés d'une multitude de rayons dont l'action isolée sur le même appareil produit d'autres impressions sensorielles, lesquelles varient entre elles avec certaines propriétés de ces rayons dont on se rend compte en leur supposant des mouvements vibratoires de rapidité différente, et donnent naissance aux sensations appelées couleurs; enfin, que l'on peut reconstituer la lumière blanche en réunissant sur un même point de l'appareil visuel, soit la totalité de ces rayons colorés, soit deux d'entre eux lorsqu'on les choisit convenablement. Mais pourquoi en est-il ainsi? Est-ce parce que ces rayons colorés, en réagissant les uns sur les autres, se modifient réciproquement ou se combinent pour constituer un composé comparable aux produits des combinaisons chimiques, ou parce que l'agent sensitif est impressionné d'une manière différente, suivant qu'il est excité à la fois par deux ou plusieurs de ces rayons ou qu'il subit successivement l'influence de chacun d'eux isolément? En d'autres mots, sont-ce les propriétés de l'agent excitateur qui changent dans ce cas ou la diversité des sensations chromopsiques dépend-elle du mode de fonctionnement de l'agent sensitif?

Divers faits fournis par l'étude de la vision binoculaire me semblent résoudre cette question et prouver que la sensation attribuée à la lumière dite blanche dépend non pas d'un état particulier des rayons lumineux qui arrivent à la rétine, ni de la manière dont ce récepteur nerveux est impressionné par ces rayons, mais du mode de fonctionnement physiologique du centre nerveux encéphalique mis en état d'activité par les impressions rétiniennes déterminées de la sorte;

Effectivement on a constaté au moyen du stéréoscope que deux rayons diversement colorés en agissant simultanément sur les parties correspondantes des deux yeux peuvent donner naissance à une sensation distincte de celle résultant de l'action isolée de l'un ou de l'autre de ces mêmes rayons et semblable à la sensation qui serait produite par la superposition des deux images de couleur différente sur une même rétine (1). Or, dans ce cas les deux rayons en jeu ne se sont rencontrés nulle part, ils sont restés complétement indépendants l'un de l'autre ; leur action s'est exercée sur des récepteurs nerveux également isolés et ce ne sont que les impressions arrivant à l'encéphale par deux chemins séparés qui, en agissant sur la partie faisant fonction de percepteur sensorial, aient pu, en s'influençant réciproquement, faire naître la sensation particulière attribuée à la lumière de couleur mixte dont je viens de parler. Par conséquent cette sensation ne correspondrait pas, comme la sensation du rouge ou du vert, à une individualité objective, mais à un certain mode d'action du centre nerveux où vont aboutir les impressions visuelles et où l'agent mental prend connaissance des excitations produites en nous par les agents extérieurs.

Des faits du même ordre prouvent que les effets attribués d'ordinaire à la grandeur de la puissance lumineuse ne dépendent pas seulement de l'amplitude des vibrations de l'éther, comme on le dit généralement, mais aussi de la grandeur des actions (peut-être les vibrations) que l'organe nerveux encéphalique mis en jeu par les excitations rétiniennes est susceptible d'exécuter. S'il en était autrement, je ne concevrais pas comment l'impression produite par une lumière d'intensité donnée déterminerait en nous une

(1) Voyez ci-dessus, p. 355 et 400.

sensation de clarté plus intense lorsqu'elle affecte à la fois les parties correspondantes des deux rétines que lors de son action sur l'un de ces organes seulement, tandis que je m'explique facilement comment les vibrations nerveuses développées dans l'encéphale par l'excitation de la rétine de l'œil droit peuvent, en s'y ajoutant aux vibrations déterminées par l'excitation de la rétine du côté opposé, augmenter l'amplitude de celle-ci et *vice versâ*, de la même manière que les vibrations sonores peuvent être renforcées par l'adjonction d'autres vibrations isochroniques. Ces actions sensorielles réciproques pourraient produire aussi des effets contraires comme dans les phénomènes d'interférence (1), et peut-être trouvera-t-on dans les relations harmoniques ou dans les relations discordantes des ondes vibratoires de cet ordre l'explication de beaucoup d'autres phénomènes d'optique physiologique dont j'ai dû me contenter de signaler l'existence (2).

(1) On doit à Fechner et à quelques autres physiciens plusieurs expériences intéressantes sur des phénomènes de cet ordre (*a*); mais je ne m'y arrêterai pas davantage ici, car pour en apprécier la signification il faudrait examiner un à un chaque cas particulier, et tenir compte des conditions dans lesquelles l'un et l'autre œil fonctionne; or des discussions de ce genre prendraient plus de place que je ne pourrais en consacrer ici.

(2) S'il était permis de pousser plus loin ces conjectures relatives à la théorie mécanique des sensations visuelles, on pourrait se demander si la sensation du *blanc* ne serait pas liée à l'amplitude des mouvements nerveux provoqués de la sorte, amplitude qui varierait à raison de trois conditions : 1° de la grandeur des

(*a*) Fechner, *Ueber einige Verhältnisse des binocularen Sehens* (*Abhandl. der Sächs. Ges. der Wissench.*, 1860, t. VII, p. 416).

— Dove, *Ueber die Ursache des Glanzes und die Irradiation abgelectet aus chromatischen Versuchen mit dem Stereoskop* (*Berliner Monatsbericht*, 1851, p. 252). — *Archives des sciences phys. et nat. de Genève*, 1852, t. XXI, p. 209. — *Ueber das binocularschen prismatischer Farben und eine neue stereoscopische Methode* (*Berliner Monatsber.*, 1850, p. 152).

— Brücke, *Ueber die Wirkung complementar gefärbter Gläser beim binoculären Sehen* (*Wiener Akad. Sitzungber.*, 1850, t. XII, p. 213).

— Panum, *Untersuchungen über die Sehen mit zwei Augen*, 1858.

— Hering, *Beitr. zur Physiologie*, 1864, p. 311.

— Helmholtz, *Optique physiologique*, p. 964 et suiv.

Nyctalopie. § 17. — Il existe chez les Animaux, suivant les espèces, de grandes différences dans le degré d'excitabilité des parties nerveuses de l'appareil de la vue ou des centres nerveux en connexion avec ces parties et cette inégalité influe beaucoup sur les mœurs de ces êtres. Chez certaines espèces il suffit d'une lumière extrêmement faible pour mettre en jeu cette faculté et la vue s'exerce même très-bien dans des conditions d'éclairage qui, pour l'homme à l'état normal, équivaudraient à une obscurité complète. En général cette *nyctalopie* coïncide avec l'incapacité de voir au moyen d'une lumière vive, par conséquent les Animaux chez lesquels elle existe demeurent inactifs pendant le jour et choisissent la nuit ou le crépuscule pour aller à la recherche de leur nourriture. Mais quelques Animaux, tels que les Chats et les Chevaux, voient aussi bien que nous à la lumière du jour, et beaucoup mieux que nous dans l'obscurité.

Cette particularité dépend de deux choses : de l'existence d'une grande sensibilité optique et d'un développement considérable du pouvoir régulateur de l'entrée des rayons lumineux dans l'intérieur de l'œil. Nous savons déjà que la quantité de lumière admise dans cet organe et arrivant à la rétine peut, toutes choses égales d'ailleurs, varier beaucoup par suite de l'espèce de voile semi-transparent, con-

vibrations lumineuses initiales ; 2° de la rapidité avec laquelle les impressions sensitives se succéderaient comparativement à la durée de chacune d'elles ; 3° des rapports harmoniques existant entre les ondes similaires de provenances différentes. On pourrait se demander également si la sensation du *noir* correspond seulement à un état de repos de l'agent visuel, ou si cette sensation ne résulterait pas aussi d'une certaine discordance entre les ondes vibratoires, car à raison des sensations très-différentes qui sont produites par les couleurs rabattues et par les couleurs affaiblies (ou non saturées), il me semble difficile d'admettre que la sensation de noir soit toujours la même chose que la sensation du repos fonctionnel ou de l'absence de sensation ; mais la discussion de questions de cet ordre nécessiterait des développements qui seraient déplacés ici, et par conséquent je crois devoir ne pas l'aborder.

stitué par la membrane clignotante (1) lorsque cette paupière est bien développée, ainsi que cela se voit chez les Oiseaux. Nous savons également que, par suite des mouvements exécutés par l'iris, la fenêtre intérieure représentée par la pupille est en général susceptible de s'agrandir ou de se contracter suivant les besoins de la vue. Nous pouvons donc nous rendre facilement compte des moyens à l'aide desquels l'œil d'un Animal apte à fonctionner sous l'influence d'une lumière très-faible peut être approprié temporairement à l'exercice de la vue en pleine lumière et peut même fixer les objets les plus brillants, le soleil par exemple, sans en être ébloui. Or, j'ai déjà eu l'occasion de signaler de grandes variations dans le degré de développement des agents régulateurs de cet ordre, et des faits nombreux constatés par les naturalistes montrent qu'effectivement les Animaux chez lesquels l'appareil visuel est susceptible de bien remplir ses fonctions, dans des conditions d'éclairage très-différentes, offrent dans l'organisation de leur appareil visuel des dispositions propres à modérer ainsi l'éclat de la lumière sans opposer aucun obstacle au passage de celle-ci lorsqu'elle est faible. Ainsi chez le Chat la pupille est susceptible de se dilater énormément quand la lumière est faible, et alors cette ouverture ménagée au centre de la cloison iridienne livre passage à un large faisceau de rayons lumineux, tandis qu'au grand jour elle se contracte au point de se réduire à une fente linéaire extrêmement étroite et de n'en laisser passer que fort peu (2). On conçoit donc que l'œil de cet animal, tout en ayant une sensibilité optique exquise, puisse continuer à bien remplir ses fonctions lorsque l'agent excitant vient à augmenter en puissance dans des proportions telles que la sensation de l'éblouissement serait produite si le

(1) Voyez ci-dessus, p. 105.

(2) Voyez ci-dessus, p. 147.

faisceau lumineux avait la même grandeur que le faisceau nécessaire pour impressionner utilement la rétine dans une demi-obscurité (1), mais qu'un fort éclairage soit incompatible avec l'exercice de la vue si l'excitabilité nerveuse de l'appareil est portée encore plus loin, ou si la pupille n'est pas susceptible d'une réduction aussi considérable (2). Dans ce dernier cas la vision pourra s'exercer fort bien pendant l'obscurité de la nuit ou du crépuscule et devenir difficile ou même impossible au grand soleil, ainsi que cela a lieu chez les Hiboux et les autres Rapaces nocturnes.

La quantité de lumière qui pénètre dans l'intérieur de l'œil est subordonnée au volume de cet organe et à la grandeur de la cornée, aussi bien qu'au degré de dilatabilité de la pupille; aussi conçoit-on l'utilité de la grosseur remarquable du globe oculaire que nous avons eu l'occasion de constater précédemment chez les Mammifères nocturnes (3) et chez beaucoup de Poissons qui vivent à de grandes profondeurs sous l'eau et qui par conséquent ne peuvent recevoir qu'une lumière extrêmement faible.

(1) Il est aussi à noter que la forme linéaire de la pupille contractée qui se fait remarquer chez les Mammifères plus ou moins nyctalopes, mais aptes à bien voir après le coucher du soleil, a pour conséquence de distribuer le faisceau lumineux en majeure partie sur des régions de la rétine, dont les propriétés photesthésiques sont moins développées que dans la portion centrale de cette tunique nerveuse.

Je rappellerai que les Oiseaux, animaux dont la vue est souvent particulièrement bonne, la pupille est plus contractile que chez les Mammifères, et que les mouvements de l'iris peuvent être provoqués par la volonté, aussi bien que par l'excitation visuelle (*a*). Les contractions volontaires de cet organe sont faciles à observer chez les Perroquets (*b*).

(2) Chez ces Oiseaux, ainsi que chez les Chauves-Souris, les Makis et plusieurs autres Mammifères nocturnes qui ne voient que fort mal le jour, la pupille conserve toujours la forme circulaire.

(3) Voyez ci-dessus, p. 127.

(*a*) Voy. ci-dessus, p. 147. Par suite d'une erreur typographique, la note à laquelle je renvoyais à ce sujet a été omise et remplacée par celle qui aurait dû porter le numéro 2.

(*b*) Dugès, *Traité de physiologie comparée*, t. I, p. 244.

Des relations analogues entre le volume du globe oculaire et la nyctalopie existent chez beaucoup d'autres Animaux (1), et je suis même disposé à croire que la grosseur remarquable des yeux chez la plupart des jeunes Crustacés pélagiens est en rapport avec les conditions d'éclairage dans lesquelles ces Animaux se trouvent (2).

Mais des particularités organiques de cet ordre ne peuvent suffire pour expliquer l'exercice de la vue dans les conditions d'éclairage où beaucoup d'Animaux paraissent user largement de ce sens, et il y a tout lieu de croire que cela dépend de l'existence d'une sensibilité optique plus grande que chez nous (3). Cette excitabilité serait-elle une conséquence du

(1) Les Geckos, qui sont des Reptiles nocturnes, mais qui aiment à se chauffer au Soleil, ont les yeux très-gros et l'iris très-contractile. La pupille, en se resserrant, prend la forme d'une fente verticale et s'efface presque complétement (*a*).

(2) Les Crabes et les autres Décapodes marcheurs ou chasseurs, lorsqu'ils sont adultes, vivent en général à de petites profondeurs dans la mer, et leurs yeux sont presque toujours de médiocre grandeur, tandis que dans le jeune âge ces Animaux sont pélagiens et ils se font alors remarquer par la grosseur de leurs yeux. Cette particularité organique est même permanente chez diverses espèces nageuses, qui habitent en haute mer, et il est à noter que ces Animaux, de même que les larves dont je viens de parler, descendent à des profondeurs considérables quand le temps n'est pas calme; par conséquent ils se placent alors dans des conditions d'éclairage, dont les inconvénients ne peuvent être compensés que par une puissance visuelle considérable. De grands yeux leur sont donc fort utiles, tandis que pour les espèces littorales, la vue s'exerçant dans des conditions plus favorables chez l'adulte, ces organes sont en général très-réduits.

(3) Je suis disposé à croire que si l'habitation dans un milieu obscur paraît être une cause de cécité et d'atrophie de l'appareil de la vue chez certains Animaux, tandis que chez d'autres elle coïncide avec un grand développement des yeux, cela dépend d'une inégalité dans l'excitabilité visuelle. Lorsque cette faculté est trop faible pour s'exercer à l'aide de la petite quantité de lumière qui arrive à l'œil, cet organe restant dans un état d'inactivité permanente s'atrophie (*b*), tandis qu'il n'éprouve pas la même altération lorsque la photesthésie est assez grande pour que la vue puisse s'exercer sous l'influence d'une lumière extrêmement faible.

(*a*) Dugès, *Traité de physiologie comparée*, t. I, p. 250.

(*b*) Voy. ci-dessus, p. 216.

grand développement des lobes optiques qui se fait remarquer chez les Oiseaux dont la vue est des plus puissantes, et chez les Poissons qui doivent être capables de voir avec peu de lumière? Dans l'état actuel de nos connaissances, nous ne pouvons former à ce sujet que des conjectures peu satisfaisantes, et par conséquent je n'insisterai pas davantage sur ce point (1).

Manière dont la vue s'exerce chez quelques invertébrés.

§ 18. — Des observations fort nombreuses dont les Abeilles et quelques autres Insectes ont été l'objet prouvent que ces Animaux voient très-bien à courte distance et que beaucoup d'entre eux ont aussi la vue très-longue. Diverses expériences montrent également que chez ces petits êtres ce sens s'exerce comme chez les Animaux supérieurs au moyen des yeux (2), et il me paraît probable que quelques-uns d'entre eux, dont les yeux fonctionnent très-bien au grand jour, peuvent voir à une lumière tellement faible

(1) Souvent l'anatomie comparée peut fournir aux physiologistes des données précises pour la solution de questions de cet ordre; mais lorsque les causes déterminantes d'une faculté ou d'une particularité biologique quelconque sont multiples, et que nous ne pouvons constater que la résultante de l'action combinée de ces facteurs, il peut arriver que la faiblesse de l'une soit compensée par la puissance d'une autre et qu'ainsi il devienne impossible de saisir une relation constante entre telle ou telle disposition anatomique et le mode de fonctionnement de l'appareil physiologique considéré dans son ensemble. Ainsi de ce que la vue n'est pas très-puissante chez tous les Animaux dont les lobes optiques sont très-volumineux, on ne saurait affirmer que le grand développement de cette portion de l'encéphale soit une des conditions favorables à l'excitabilité du sens de la vision.

J'ajouterai que Desmoulins a cru pouvoir établir que chez les Oiseaux, les Reptiles et les Poissons, il existe une certaine relation entre le volume des lobes optiques et le volume du globe de l'œil, ainsi qu'entre le développement de ces lobes et la structure plus ou moins plissée du nerf optique; mais les faits sur lesquels cet anatomiste fonde son opinion ne sont ni assez nombreux, ni assez précis pour justifier les conclusions qu'il en tire (a).

(2) Plusieurs entomologistes ont fait à ce sujet des expériences décisives, soit en désorganisant les yeux des Mouches ou de quelqu'autre In-

(a) Desmoulins et Magendie, *Anatomie du système nerveux*, t. I, p. 328.

que pour nous l'obscurité serait profonde (1); mais nous sommes dans une ignorance complète au sujet des particularités organiques dont peut dépendre cette étendue de l'excitabilité visuelle (2).

Du reste la division du travail physiologique et la localisation des fonctions nerveuses qui interviennent dans l'exercice du sens de la vue chez les Vertébrés n'est pas admissible chez la plupart des Invertébrés. Toutes les fois que cette faculté a pour organe un œil, celui-ci est relié à un centre nerveux par un conducteur analogue au nerf optique des Vertébrés et devant porter le même nom; mais le centre nerveux auquel ce nerf aboutit ne saurait être assimilé aux lobes optiques. En général, les nerfs optiques se rendent aux ganglions cérébroïdes qui remplissent diverses fonctions auxquelles les lobes optiques du Vertébré sont étrangers, et qui ne présentent, dans leur structure, rien qui soit de nature à les faire considérer comme un assemblage des diverses parties dont se compose l'encéphale des animaux supérieurs. D'autres fois, les nerfs

secte (*a*), soit en recouvrant ces organes d'un enduit opaque et en observant les allures des Animaux traités de la sorte (*b*).

(1) Ainsi les Abeilles voient très-bien au grand soleil et la vue semble aussi les guider dans les courses qu'on les voit exécuter dans l'intérieur de leurs ruches où l'obscurité est cependant très-profonde (*c*).

(2) Certaines actions excito-motrices réflexes sont évidemment produites par la vision même chez des Animaux articulés dont les yeux sont réduits à un état presque rudimentaire, les Cirrhipèdes par exemple. Ainsi M. G. Pouchet a constaté qu'il suffisait de placer un écran devant les points oculiformes des Balanes pour interrompre immédiatement les mouvements alternatifs d'expansion et de rétraction exécutés par le système appendiculaire de ces Crustacés sédentaires lorsqu'ils sont exposés à l'action de la lumière (*d*).

(*a*) Hooke, *Micrographia*.
(*b*) Swammerdam, *Biblia naturæ*, t. II, p. 501.
— Réaumur, *Mém. pour servir a l'histoire des Insectes*, t. V, p. 287 et suiv.
(*c*) Hubert, *Nouvelles observations sur les Abeilles*, t. II, p. 366.
(*d*) Pouchet, *Sur la vision chez les Cirrhipèdes* (*Comptes rendus de la Société de biologie*, 1875, p. 245).

des yeux dépendent de ganglions qui, sous le rapport anatomique, n'ont aucune analogie ni avec les ganglions cérébroïdes des Invertébrés supérieurs ni avec une partie quelconque de l'encéphale des Vertébrés. Les Pecten nous en ont offert un exemple des plus remarquables (1). Néanmoins, il y a lieu de croire que tous ces Animaux ont le sentiment des impressions visuelles déterminées par l'action de la lumière sur leur rétine ; mais où siége ce couronnement essentiel du travail sensitif? Dans l'état actuel de la science, on ne peut former à ce sujet que des conjectures vagues, et c'est seulement dans une autre partie de ce cours que nous pourrons aborder utilement l'examen de cette question ardue, ainsi que l'étude de ce que l'on appelle communément l'éducation du sens de la vue.

(1) Voyez ci-dessus, page 232.

CENT SEIZIÈME LEÇON

Troisième division des fonctions de relation. — Actes expressifs. — Production de sons. — Voix. — Appareil vocal de l'Homme et des autres Mammifères. — Anatomie du larynx.

§ 1. — En abordant l'histoire des fonctions de relation, j'avais l'intention de réserver l'examen de la phonation et des autres actes plus ou moins analogues à l'aide desquels les êtres animés révèlent volontairement au dehors leur existence et ce qui se passe en eux, pour le moment où j'aurais traité des sensations ainsi que des mouvements de locomotion, et je me proposais de passer immédiatement de l'étude des sens à celle des agents excito-moteurs, puis de terminer cette longue série de leçons par des considérations sur les fonctions psychiques, qui ne sauraient être exclues du domaine de la physiologie générale. Mais en réfléchissant davantage aux liens multiples et intimes qui unissent entre eux les phénomènes nerveux dont il me reste à parler, j'ai reconnu qu'il y aurait de graves inconvénients à rompre l'enchaînement des idées relatives à l'action excito-motrice involontaire et volontaire, aux mouvements automatiques, aux instincts, aux effets de l'habitude et aux facultés intellectuelles. Par conséquent j'ai préféré modifier à cet égard mon plan primitif et traiter ici des actes mécaniques à l'aide desquels des relations autres que celles dépendant de la locomotion et des sens peuvent s'établir entre l'Être animé et les Êtres capables de le voir ou de l'entendre. Ces moyens consistent dans la production de sons ou de signes visibles qui correspondent à des pensées, qui traduisent ces pensées au dehors, et qui, de même que

Considérations préliminaires.

les sons, sont des résultats directs ou secondaires de mouvements déterminés par la contraction de certains muscles. Leur étude aurait été mieux placée peut-être à la suite de celle des mouvements de locomotion, mais, ne pouvant revenir sur le passé, j'intercalerai ici un exposé de l'état actuel de nos connaissances relatives aux points les plus importants de l'histoire de cette troisième classe de fonctions de relation; je laisserai de côté le langage visible qui consiste en l'emploi soit de gestes ou de jeux de physionomie, soit de la réalisation d'images graphiques, telles que les figures hiéroglyphiques des anciens Égyptiens, et les lettres de notre alphabet phonétique, et je ne m'occuperai d'abord que de la production des sons, faculté qui a été désignée d'une manière générale sous le nom de *psophose* (1).

§ 2. — Beaucoup d'Animaux ne possèdent aucune faculté de ce genre, ou du moins ne produisent pas de sons appréciables par notre oreille. Ainsi les Zoophytes, les Mollusques, les Crustacés, presque tous les Arachnides, la plupart des Poissons et un grand nombre de Reptiles sont parfaitement silencieux; mais quelques-uns de ces Vertébrés ainsi que beaucoup d'Insectes, les Oiseaux et presque tous les Mammifères font entendre soit des bruits confus, soit des sons musicaux ou des sons articulés. Les phénomènes de cet ordre sont même très-variés, et dans le langage vulgaire, suivant le caractère qu'ils présentent, on les désigne sous les noms de stridulation, bourdonnement, chant, cris et voix.

Vibrations sonores.

§ 3. — En étudiant le sens de l'ouïe, nous avons vu quelle est la cause du son; comment les mouvements oscillatoires très-rapides, ou vibrations, dont ce phénomène dépend, sont engendrés et se propagent au loin dans les corps élas-

(1) Ce mot introduit dans le langage des physiologistes par Dugès, mais peu usité, signifie émission de bruit ou de tout autre son (*a*).

(*a*) Dugès, *Traité de physiologie comparée*, t. II, p. 218 (1838).

tiques (1). J'ai été conduit à appeler aussi l'attention sur les circonstances qui déterminent les différences dans la tonalité, la force et même le timbre des divers sons (2). Il serait donc inutile de revenir ici sur ces faits, mais pour l'intelligence des questions délicates et fort complexes dont nous allons avoir à nous occuper maintenant, il me paraît indispensable d'entrer dans plus de détails à ce sujet et d'examiner même très-longuement quelques points d'acoustique, particulièrement ceux qui touchent à la production des sons, à la formation des harmoniques et aux phénomènes de résonnance.

§ 4. — Je rappellerai d'abord que les vibrations sonores produisent sur nous des effets fort différents, suivant qu'elles se succèdent avec régularité, qu'elles sont périodiques et qu'elles ont entre elles certaines relations numériques simples ou qu'elles n'offrent pas ces caractères. Dans ce dernier cas elles produisent la sensation du *bruit*, tandis que dans le premier cas elles constituent des *sons musicaux*. En effet la différence entre le bruit et le son musical est loin d'être aussi considérable qu'on serait porté à le croire de prime abord; lorsque le même bruit se renouvelle à des intervalles assez rapprochés pour que l'impression produite sur notre oreille ne soit pas encore notablement affaiblie lorsque le second bruit se fera entendre, et que ces bruits se succèdent périodiquement, il en résulte une note musicale, comme l'a démontré Savart à l'aide d'une roue dentée, produisant par rotation une série de coups qui font sur notre oreille l'impression d'autant de bruits lorsqu'ils sont suffisamment espacés entre eux, et se transforment en un son musical susceptible d'être noté, dès que les ébranlements sonores communiqués de la sorte à notre oreille deviennent continus. Lorsque nous étu-

(1) Voyez ci-dessus, p. 2, p. 5 et suivantes.

(2) Voyez ci-dessus pages 64 et suivantes.

dierons le mécanisme de ce que l'on appelle communément le chant des Insectes, nous aurons besoin de la connaissance de ce fait pour expliquer les phénomènes d'acoustique dont ces Animaux nous rendent témoins.

Voix. Le mécanisme à l'aide duquel le son est produit par les êtres animés varie beaucoup. Cependant presque toujours la psophose est pneumatique, ou en d'autres mots les vibrations sonores résultent de mouvements oscillatoires imprimés à l'air, et dans l'immense majorité des cas, c'est la colonne d'air chassée de l'appareil respiratoire qui est ébranlée de la sorte. Les effets acoustiques qui en résultent varient par leurs caractères, ainsi que par leur origine. La production de la voix est le phénomène le plus important de ce genre. Le ronflement, l'éternument et le sifflement labial sont dus à des causes du même ordre; mais ils n'intéressent que peu le physiologiste, et je ne m'arrêterai pas ici à en faire l'étude; la formation de la voix devra, au contraire, nous occuper longuement, et nous aurons également à examiner par quel mécanisme les sons émis de la sorte se transforment en paroles.

La voix humaine peut se faire entendre de deux manières; d'ordinaire elle est puissante et sonore, mais dans d'autres circonstances elle ne consiste qu'en une sorte de murmure, de bruissement faible; dans le premier cas nous parlons à haute voix, dans le second cas nous parlons en chuchotant. On suppose communément que ces différences ne dépendent que d'une inégalité dans le degré d'intensité des sons dont le mode de formation resterait toujours le même, et que l'infirmité en général temporaire, que l'on appelle une extinction de voix, ne consisterait que dans un grand affaiblissement du travail vocal normal; mais, ainsi que je le montrerai bientôt, il en est tout autrement, et le physiologiste qui veut se rendre compte de l'origine des vibrations dont dépend l'émission de ces sons doit tout d'abord ne pas confondre entre eux ces deux phénomènes acoustiques, dont la source n'est pas la même. Pour les distinguer entre eux je désignerai sous le nom de *phonation* la voix sonore qui sert dans la parole aussi bien que dans le chant, et qui a sa source, comme nous le verrons bientôt, dans le larynx et, à l'exemple de plusieurs physiologistes, j'appellerai *voix aphonique* (1) le bruit de souffle ainsi que les autres murmures de même ordre qui sont produits dans la portion vestibulaire de l'appareil vocal, et qui peuvent jusqu'à un certain point tenir lieu de la phonation laryngienne quand les lèvres vocales ne fonctionnent pas. Au premier abord, on pourrait supposer que l'étude de phénomènes si obscurs, et en apparence de si minime importance, n'offrirait que peu d'intérêt, et que nous pourrions sans inconvénients la négliger; mais il en est tout autrement, car pour bien comprendre le mécanisme de la phonation, il est très-utile de connaître le mode de formation et les caractères acoustiques des sons par lesquels la voix aphone se manifeste.

Je réserverai pour un autre moment l'étude de ces phénomènes, et je renverrai aussi à une des leçons suivantes l'examen du rôle que la portion vestibulaire de l'appareil vocal remplit dans la phonation et dans le mécanisme de la parole. En premier lieu je ne m'occuperai que de la voix sonore, et pour nous préparer à l'étude de cette partie de la physique physiologique, je m'appliquerai tout d'abord à faire connaître le mode de constitution des organes affectés à la production des sons vocaux.

(1) Cette expression manquerait de justesse si on employait le mot phonation comme synonyme de voix ainsi que cela se fait souvent; mais si on ne l'applique qu'à la voix sonore ou voix ordinaire, laquelle est non-seulement éteinte, mais nulle dans le cas dont il est ici question, l'objection tirée de l'étymologie du mot aphonie tombe. D'ailleurs l'expression est consacrée par l'usage dans le langage médical.

Appareil vocal.

§ 5. — L'appareil vocal de l'Homme et des autres Mammifères est comparable à un musicien qui donne du cor de chasse. Dans celui-ci on distingue trois choses : 1° un moteur qui met l'instrument en action ; 2° un vibrateur qui est constitué par les lèvres du musicien appliquées contre l'embouchure du cor et formant avec elle une anche sonnante ; 3° un modificateur qui met en œuvre la matière première du son ou mouvement vibratoire, et qui est constitué par le tuyau sonore ou porte-voix métallique.

Les parties correspondantes dans l'appareil vocal sont : 1° la soufflerie, constituée par la cavité thoracique, les poumons et la trachée ou tuyau d'écoulement ; 2° le larynx qui, mis en action par le courant d'air venant des poumons, engendre les mouvements vibratoires ; 3° le porte-voix ou résonnateur qui modifie les sons produits dans le larynx et achève de leur donner les caractères qu'ils possèdent en arrivant dans l'atmosphère.

Dans une autre partie de ce cours j'ai fait connaître la structure et le jeu de la pompe, alternativement aspirante et foulante, qui sert à l'entretien de la respiration pulmonaire et qui constitue la partie motrice de l'appareil vocal (1). Ici je ne reviendrai donc pas sur ce sujet et j'aurai seulement à examiner comment le débit de cette soufflerie est réglé pendant la phonation.

En étudiant l'appareil digestif et l'organe olfactif, nous nous sommes occupés de la constitution des parties vestibulaires de l'appareil vocal, qui se composent du pharynx (2), des fosses nasales (3), de la bouche et des diverses dépendances de cette dernière cavité à parois mobiles (4). Il serait donc également superflu d'en donner de nouveau une des-

(1) Voyez tome II, p. 290 et suiv., et p. 404 et suiv.

(2) Voy. t. VI, p. 266 et suiv.

(3) Voy. t. XI, p. 458 et suiv.

(4) Voy. t. VI, p. 10 et suiv.

cription anatomique ; mais en traitant des voies aériennes, auxquelles l'appareil vocal tout entier est emprunté, je n'ai parlé que très-brièvement du larynx, et comme le rôle de cet organe est fondamental dans le mécanisme de la phonation vocale, il nous faudra en examiner très-attentivement la structure et le jeu.

§ 6. — Le larynx, suspendu à l'os hyoïde et faisant suite à la trachée, est un tuyau sonore, dont la cavité est divisée en deux étages par une paire de replis appelés *lèvres vocales*, qui partent de ses parois latérales et s'avancent vers la ligne médiane, en laissant en eux un orifice en forme de boutonnière, que l'on désigne sous le nom de *glotte* (1). Larynx de l'Homme.

Il est constitué essentiellement par une charpente solide, formée de plusieurs pièces cartilagineuses, reliées entre elles au moyen de ligaments ; il est pourvu de divers muscles et il est tapissé intérieurement par une membrane muqueuse en continuité avec celle de la trachée, ainsi qu'avec celle du pharynx.

La structure du larynx est à peu près la même chez tous les Mammifères ; mais c'est chez l'Homme que cet organe est disposé de la manière la plus favorable à la phonation, et par conséquent c'est dans l'espèce humaine que nous l'étudierons d'abord (2).

Les cartilages laryngiens sont des lames peu épaisses, fort résistantes et très-élastiques (3). Les plus importantes de ces Charpente solide du larynx.

(1) Dans l'origine cette dénomination empruntée au grec (γλωττὶς) ne s'appliquait pas seulement à l'orifice laryngien, elle était employée pour désigner la totalité de l'instrument vocal composé de deux lèvres ou languettes vibrantes comme l'était l'anche de la flûte antique et comme l'est actuellement l'anche de notre hautbois.

(2) Pour saisir facilement les détails anatomiques qui suivent, il est utile d'avoir sous les yeux des figures du larynx humain : par exemple celles données par M. Sappey, dans son excellent *Traité d'anatomie descriptive*, t. IV, fig. 808 à 821.

(3) Ces cartilages, à l'exception de celui de l'épiglotte, n'offrent dans leur structure intime aucune particu-

pièces sont au nombre de cinq, dont trois impaires et médianes, tandis que les deux autres sont disposées symétriquement. On les désigne sous les noms de *cartilage cricoïde*, *cartilage thyroïde*, de *cartilages aryténoïdes* et de *cartilage épiglottique*.

La portion basilaire de la charpente solide du larynx est constituée par le *cartilage cricoïde*, qui est un anneau analogue aux cerceaux de la trachée et qui repose sur l'extrémité supérieure de ce tube, auquel il est uni par une membrane fibro-élastique. Ce segment laryngien inférieur est beaucoup plus élevé à sa partie postérieure qu'à sa partie antérieure, et par son bord supérieur il porte en avant et latéralement *le cartilage thyroïde*, en arrière les *cartilages aryténoïdiens*.

Le cartilage thyroïde, ainsi nommé parce qu'on le comparait à un bouclier, ne forme pas comme le cricoïde un anneau complet, il n'occupe que les parties antérieures et latérales du larynx, et il laisse en arrière, entre ses bords postérieurs, un espace vide. C'est une grande lame beaucoup plus large que haute, qui est ployée en deux sur la ligne médiane, et qui forme à la partie antérieure du cou une saillie plus ou moins considérable désignée dans le langage ordinaire sous le nom de *pomme d'Adam*. Chacun des pans constitués par cette

larité importante à signaler ici (*a*); mais je dois ajouter que d'ordinaire ils s'ossifient partiellement dans la vieillesse, ainsi que le constata un anatomiste du XVIe siècle, Colombus, élève et successeur de l'illustre Vesale (*b*). En général, cette transformation histologique commence chez l'homme entre 40 et 50 ans et ne se manifeste que plus tardivement chez la femme. Chez celle-ci, elle ne commence que rarement avant l'âge de 60 ans. L'ossification est plus commune dans le cartilage thyroïde que dans les autres pièces du larynx, et d'ordinaire elle débute dans la partie marginale de ces lames (*c*).

(*a*) Voy. Kölliker, *Éléments d'histologie*, p. 605.

(*b*) Columbus, *De Re anatom.*, lib. I, ch. XIII.

(*c*) Second, *Mémoire sur l'ossification des cartilages du larynx* (*Arch. génér. de méd.*, série 4, t. XV, p. 364).

— Sappey, *Op. cit.*, t. IV, p. 402.

inflexion du cartilage thyroïde est à peu près quadrilatère et se dirige obliquement en arrière et en dehors, en chevauchant latéralement sur la portion correspondante du cartilage cricoïde qui s'élève beaucoup. Entre la portion antérieure de ce dernier anneau et le thyroïde, il y a un espace assez large occupé par une membrane fibreuse, et ces deux cartilages s'articulent directement entre eux par une paire de prolongements de l'angle postérieur et inférieur de ce dernier, que les anatomistes appellent les *petites cornes thyroïdiennes*. Une seconde paire de cornes beaucoup plus allongées que les précédentes naît des angles postéro-supérieurs du thyroïde, et c'est par l'intermédiaire de ces prolongements que le larynx s'articule avec l'extrémité des grandes cornes de l'os hyoïde (1).

La portion postérieure du cartilage cricoïde, enclavée pour ainsi dire entre les deux pans latéraux du thyroïde, s'élève beaucoup et porte sur son bord supérieur la paire de cartilages aryténoïdes (2). Ceux-ci sont de forme à peu près pyramidale; leur base joue sur le cricoïde, de façon à leur permettre des mouvements de rotation, ou même des mouvements de flexion dans tous les sens (3), et leur sommet légèrement recourbé en dedans porte un petit noyau cartilagineux distinct, auquel on a donné les noms de *cartilage de Santorini* (4) ou de *cartilage corniculé*.

(1) Voy. t. VI, p. 80.

(2) Ainsi nommés à raison de leur forme qui rappelle un peu celle d'un entonnoir en bec d'aiguière appelé par les Grecs ἀρύταινα. Galien croyait que ces deux cartilages ne constituaient qu'une seule pièce (*a*). Béranger de Carpi fut le premier à les distinguer entre eux (*b*).

(3) M. Harless a fait une étude spéciale des mouvements des cartilages aryténoïdes (*c*).

(4) En l'honneur de l'anatomiste italien de ce nom, qui fut le pre-

(*a*) Galien, *Utilité des parties du corps*, liv. VII, chap. XI (trad. de Daremberg, t. I, p. 485).

(*b*) Béranger de Carpi, *Comment. in Mundinum*, p. CCCXCIV.

(*c*) Harless, art. Voix, dans *Wagner's Handwörterbuch der Physiologie*, t. IV, p. 559.

L'épiglotte, dont j'ai déjà eu l'occasion de parler en traitant du mécanisme de la déglutition (1), renferme dans son épaisseur une lame fibro-cartilagineuse en forme de raquette, qui est libre en haut et sur les côtés, tandis qu'inférieurement elle est rattachée à l'os hyoïde ainsi qu'au ligament thyro-hyoïdien par sa face antérieure, et au bord supérieur du cartilage thyroïde par un ligament médian (2).

Toutes les pièces solides du larynx sont unies entre elles par des membranes fibreuses ou par des ligaments, et l'ensemble ainsi constitué est rattaché, d'une part à l'os hyoïde, d'autre part à la trachée par des membranes élastiques de même nature; mais ces cartilages sont mobiles les uns sur les autres et ils sont munis de muscles propres à les faire mouvoir.

Enfin une lame mince de tissu élastique jaune revêt intérieurement la totalité du larynx et constitue la base des ligaments crico-thyroïdiens et thyro-aryténoïdiens, dont les noms sont indicatifs de leurs positions respectives (3).

Tunique muqueuse du larynx.

§ 7. — La membrane muqueuse qui tapisse en dedans le larynx diffère notablement de celle dont le pharynx est revêtu, car, de même que la tunique muqueuse de la trachée, elle présente dans la plus grande partie de son étendue un épithélium vibratile (4). Elle est également pourvue de

mier à signaler l'existence de ces noyaux (*a*). Il est à noter que souvent le cartilage de Santorini est représenté par un groupe de plusieurs petites pièces distinctes.

(1) Voyez tome VI, p. 278.

(2) Cette pièce est constituée par du cartilage jaune réticulé, dans lequel de nombreux faisceaux fibro-élastiques circonscrivent des espaces occupés par les cellules cartilagineuses.

(3) La disposition de cette lame de tissu élastique a été étudiée avec soin par Lauth (*b*).

(4) Les cellules à cils vibratiles qui constituent cet épithélium sont très-allongées et sont superposées à plusieurs couches de cellules ovoïdes ou fusiformes qui, de même que

(*a*) Santorini, *Observ. anat.*, p. 97 (1739).

(*b*) Lauth, *Remarques sur la structure du larynx et de la trachée-artère* (*Mém. de l'Acad. de méd.*, 1838, t. IV, p. 95).

nombreuses glandules (1), et sur divers points elle donne naissance à des replis qui s'avancent plus ou moins dans l'intérieur de la cavité laryngienne. Un de ces replis, courbé en manière d'arc, marque de chaque côté la ligne de séparation entre le larynx et l'arrière-bouche ; il s'étend de la base du bord latéral de l'épiglotte au cartilage de Santorini, du côté correspondant, et il loge dans son épaisseur un fibro-cartilage spécial qui est contigu au bord antérieur des cartilages aryténoïdes, et qui est connu des anatomistes sous le nom de *cartilage cunéiforme*, ou de *cartilage de Wrisberg* (2).

les premières, sont pourvues d'un gros noyau. On compte de 10 à 22 cils sur chaque cellule (*a*), et le mouvement exécuté par ces filaments microscopiques est dirigé de bas en haut. L'épithélium vibratile occupe la face postérieure ou inférieure de l'épiglotte, mais ne s'étend pas sur la face antérieure ou supérieure de cette soupape.

(1) Les glandules sous-muqueuses du larynx sont les unes disséminées, les autres réunies en groupes que l'on distingue d'après leur position sous les dénominations de glandes aryténoïdiennes, glandes ventriculaires, glandes sous-glottiques et glandes épiglottiques. Le produit de leur sécrétion paraît être entièrement liquide, car il n'y a jamais de mucosités sur la surface de la membrane muqueuse du larynx, même lorsque celle-ci est atteinte d'inflammation. Pour plus de détails sur la structure et le mode de distribution des glandules du larynx, je renverrai aux travaux de MM. Luschka, Rheiner et Verson, déjà cités, et à un mémoire de M. Coyne, publié plus récemment sur le même sujet (*b*).

(2) Wrisberg, anatomiste allemand du XVIIIe siècle, ne fut pas le premier à signaler l'existence de ce corpuscule, dont la découverte, ainsi que le fait remarquer M. Sappey, appartient à Morgagni (*c*). Chez l'Homme, il est fibro-cartilagineux et ne se développe que peu (*d*) ; mais il acquiert de l'importance chez plusieurs Mammifères. Quelques auteurs l'ont confondu avec le cartilage de Santorini.

(*a*) Kölliker, *Éléments d'histologie*, p. 607, fig. 328.
— Luschka, *Die Schleimhaut des Cavum laryngis* (*Archiv für mikroscop. Anat.*, 1869, t. V, p. 126, pl. VIII, fig. 3).
— Rheiner, *Die Ausbreitung der Epithel. im Kehlkopfe* (*Würtzburg. Verhandlungen*, 1852, t. III, p. 222).
— Verson, *Beiträge zur Kenntniss des Kehlkopfes und Trachea* (*Sitzungsber. der Akad. d. Wissensch. zur Wien*, 1868, t. LVII, p. 1093). — Article LARYNX du *Manuel d'histologie* de Stucker, t. II.
(*b*) Coyne, *Recherches sur l'anatomie normale de la muqueuse du larynx* (*Arch. de physiol.*, 1874, série 2, t. I, p. 92).
(*c*) Sappey, *Op. cit.*, t. IV, p. 404.
(*d*) Mandl, *Traité des maladies du larynx*, p. 15, fig. 11, 13, 100.

Ces pièces solides déterminent de chaque côté du bord laryngien une petite élévation en forme de tubercule analogue à celles qui correspondent au sommet des cartilages aryténoïdes, et qui sont dues à la présence des cartilages de Santorini.

Postérieurement, l'embouchure du larynx est limitée par un rebord analogue, qui s'élève verticalement dans l'espace compris entre les deux cartilages aryténoïdes, et qui concourt à circonscrire, ainsi que nous le verrons bientôt, l'ouverture glottique. Enfin il existe à la base de l'épiglotte une petite protubérance médiane qui marque également l'entrée de la cavité laryngienne proprement dite.

Un peu au-dessous des prolongements latéraux des bords de l'épiglotte, dont je viens de parler, on rencontre sur les côtés du larynx une paire de replis dirigés d'avant en arrière et désignés communément sous le nom de cordes vocales supérieures ou fausses cordes vocales, mais que je préférerais appeler *lèvres sus-glottiques* (1). Chacune de ces saillies s'étend horizontalement de la portion médiane du bord supérieur du cartilage thyroïde au bord antérieur du cartilage aryténoïde, en s'écartant de son congénère, de façon à laisser libre entre leur bord et le repli inter-aryténoïdien un espace médian en forme de triangle isocèle. Ces replis, dont le bord libre est mousse, contiennent dans leur épaisseur une bande de tissu fibreux (2), et ils ont un peu plus de 2 centimètres de long chez l'Homme, tandis que chez la Femme leur étendue moyenne n'est que de 17 millimètres.

(1) Le détroit ainsi constitué est désigné parfois sous le nom de fausse glotte (*pseudo-glottis*).

(2) Ce ruban fibreux, appelé *ligament thyro-aryténoïdien supérieur* ou *ligament vocal supérieur*, donne aux lèvres sus-glottiques beaucoup d'élasticité. Il s'insère d'une part à la partie la plus élevée de l'angle rentrant du cartilage thyroïde, et d'autre part à la partie moyenne de la face antérieure du cartilage aryténoïde correspondant.

Lèvres vocales.

La glotte se trouve un peu au-dessous des diverses parties dont je viens de faire mention. C'est une espèce de détroit dirigé d'avant en arrière et limité latéralement par les *lèvres vocales*, appelées aussi *cordes vocales inférieures* (1). Ces lèvres, de même que les précédentes, sont constituées chacune par un repli de la membrane muqueuse du larynx, mais elles ont beaucoup plus d'importance et elles jouissent d'une grande mobilité. Par leur extrémité antérieure elles se fixent à l'angle rentrant du cartilage thyroïde, fort près du point d'attache des lèvres sus-glottiques, et par leur extrémité opposée elles s'insèrent à l'angle antérieur des cartilages aryténoïdiens correspondants. Leur tunique muqueuse, au lieu d'être garnie de cils vibratiles comme dans les autres parties du larynx, est revêtue d'un épithélium pavimenteux (2), et leur bord libre est renforcé intérieurement par une paire de rubans de tissus fibreux élastique appelé, à raison de leurs attaches, *ligaments thyro-aryténoïdiens inférieurs* (3).

Il est également à noter que l'espèce de boutonnière représentée par la glotte s'étend en arrière plus loin que les lèvres vocales et se trouve ainsi constituée par deux por-

(1) La dénomination de cordes vocales, employée par Ferrein, était fondée sur le rôle que cet auteur attribuait aux lèvres de la glotte dans la production des sons; il pensait que ces organes étaient mis en vibration par le frottement de l'air, comme les cordes d'une viole sont mises en vibration par le frottement de l'archet (*a*).

(2) L'épithélium pavimenteux et stratifié qui occupe la surface des lèvres vocales s'étend postérieurement en forme de bande étroite sur les cartilages aryténoïdes, jusqu'au pharynx (*b*).

(3) Cette expansion fibreuse s'étend en dehors et en bas jusqu'au bord du cartilage cricoïde. Ses propriétés élastiques, ainsi que celles des autres ligaments du larynx, ont été étudiées avec soin par Harless (*c*).

(*a*) Ferrein, *Op. cit.* (*Mém. de l'Acad. des sciences*, 1741, p. 420).

(*b*) Rheiner, *Beiträge zur Histologie des Kehlkopfes*, 1852 (*loc. cit.*). — Kölliker, *Traité d'histologie*, p. 607.

(*c*) Harless, *Stimme* (*Wagner's Handwörterbuch der Physiologie*, t. IV, p. 517 et suiv.).

tions distinctes, l'une intra-labiale ou intra-ligamenteuse, l'autre intra-aryténoïdienne (1).

Dans l'espace compris entre les lèvres vocales et les lèvres sus-glottiques, la tunique muqueuse du larynx s'enfonce profondément de façon à circonscrire de chaque côté de l'appareil vocal un sinus ou cavité en forme de fosse, appelé *ventricule du larynx* ou *ventricule de Morgagni*. L'entrée de ces sinus est étroite et allongée; leur cavité, dirigée d'abord horizontalement en dehors, se relève latéralement et, de chaque côté, remonte plus ou moins haut contre la face intérieure du cartilage thyroïde ou même beaucoup au delà (2). Cette portion profonde est souvent rétrécie à son entrée et plusieurs anatomistes en parlent comme d'une poche spéciale, sous le nom d'*arrière-cavité ventriculaire*.

La portion sous-glottique de la cavité laryngienne ne présente rien de remarquable.

Muscles du larynx.

§ 8. — Les diverses parties du larynx sont plus ou moins mobiles les unes sur les autres, et cet appareil considéré dans son ensemble est également susceptible de déplacement; aussi est-il pourvu de deux sortes de muscles : savoir, des muscles extrinsèques qui prennent leur point fixe sur des parties circonvoisines de l'organisme et des muscles intrinsèques, qui par leurs deux extrémités s'insèrent sur ses parties constitutives, et qui en se contractant font jouer celles-ci les unes sur les autres.

(1) La distinction entre la portion dite intra-ligamenteuse de la glotte et la portion intra-aryténoïdienne de cet orifice est importante dans l'étude du mécanisme de la phonation et a été indiquée d'abord par Albinus et par Malgaigne (*a*).

(2) M. Sappey a constaté que parfois cette portion montante des ventricules du larynx s'étend jusque sous la tunique muqueuse de la base de la langue (*b*).

(*a*) Albinus, *Op. cit.*, p. 258.
— Malgaigne, *Nouvelle théorie de la voix humaine* (*Arch. génér. de méd.*, 1831, t. XXV, p. 222).
(*b*) Sappey, *Op. cit.*, t. IV, p. 396.

Les muscles extrinsèques du larynx opèrent le déplacement total de cet organe et l'élèvent ou l'abaissent soit en tirant directement sur lui, soit en agissant de la même façon par l'intermédiaire de l'os hyoïde. Ceux qui s'y insèrent directement et le font remonter vers la base de la langue sont les muscles thyro-hyoïdiens, les muscles constricteurs inférieurs du pharynx et les muscles stylo-thyroïdiens. Les abaisseurs propres du larynx sont les muscles sterno-thyroïdiens; ceux qui l'abaissent ou l'élèvent par l'intermédiaire de l'hyoïde sont les muscles sterno-hyoïdiens, les scapulo-hyoïdiens d'une part, les muscles digastriques, stylo-hyoïdiens, mylo-hyoïdiens et constricteur moyen du pharynx, agents moteurs dont j'ai eu l'occasion de parler précédemment en traitant du mécanisme de la déglutition (1).

Les muscles intrinsèques du larynx offrent pour nous plus d'intérêt, car leur rôle dans la phonation est d'une importance capitale (2). A raison de leurs insertions, les anatomistes les désignent sous les noms de muscles crico-thyroïdiens, de muscles crico-aryténoïdiens postérieurs, de muscles crico-aryténoïdiens latéraux, de muscles aryténoïdiens, de muscles thyro-aryténoïdiens et de muscles aryténo-épiglottiques.

(1) Voyez tome VI, p. 273 et suivantes.

(2) Longet a fait une étude très-attentive du mode d'action de chacun des muscles intrinsèques du larynx. Pour s'en rendre bien compte, il a examiné successivement les effets résultant de la paralysie de chacun de ces agents moteurs due à la section de leurs nerfs respectifs, puis les mouvements produits par la contraction isolée de chacun de ces mêmes muscles déterminée successivement par l'excitation galvanique de leurs nerfs. Ce mode d'expérimentation lui a permis de rectifier diverses erreurs commises par ses devanciers et d'arriver à des résultats parfaitement nets. Un autre travail sur le même sujet avait été publié précédemment par M. R. Willis (*a*).

(*a*) Longet, *Recherches expérimentales sur les fonctions des nerfs et des muscles du larynx* (extrait de la *Gaz. méd. de Paris*, 1841).
— R. Willis, *On the Mecanism of the Larynx* (*Trans. of the Cambridge philosophical Soc.*, 1833, t. IV, p. 323, pl. XXI-XXIII).

Muscles crico-thyroïdiens.

Les muscles crico-thyroïdiens, par suite d'un mécanisme assez simple, remplissent indirectement les fonctions de tenseurs des lèvres vocales. Effectivement ils relèvent la partie latérale des cartilages cricoïdes qui se trouve en avant de la charnière formée par l'articulation de cet anneau avec les cornes postéro-inférieures du cartilage thyroïde : car ils s'insèrent d'une part au bord inférieur de celui-ci, d'autre part au milieu du segment antérieur du cricoïde, de sorte qu'en se contractant ils font basculer celui-ci sur les deux points d'appui fournis par ces articulations et par suite rejettent en arrière sa portion montante, qui se trouve ainsi éloignée de la pomme d'Adam (1). Or, les lèvres vocales, comme nous l'avons vu, sont fixées d'une part à cette dernière portion du thyroïde, d'autre part à l'extrémité du levier constitué par la portion montante du cricoïde et les cartilages aryténoïdes dont le segment postérieur de cet anneau est surmonté. La distance comprise entre ces deux points se trouve donc augmentée et par suite les lèvres vocales sont allongées : or cet allongement détermine leur tension.

(1) Ces muscles de forme à peu près triangulaire s'insèrent par leur extrémité antérieure très-près l'un de l'autre sur le milieu du segment antérieur du cartilage cricoïde (*a*). Leurs fibres se dirigent ensuite en haut et en arrière pour aller se fixer sur la majeure partie du bord latéro-inférieur du cartilage thyroïde, en avant de l'articulation de celui-ci avec la partie latérale du cartilage cricoïde. Or, cette pièce solide représente un levier coudé ayant son point d'appui sur cette articulation et dont le bras de la puissance, mis en mouvement par ces muscles, est beaucoup moins long que le bras de levier de la résistance constitué par la portion montante de cette même pièce et par les cartilages aryténoïdes qui en surmontent le bord postéro-supérieur ; par conséquent un petit déplacement de l'extrémité antérieure de la branche horizontale ou bras de levier de la puissance doit produire un déplacement beaucoup plus considérable de l'extrémité de la branche montante qui agit sur la lèvre vocale correspondante et l'allonge.

(*a*) Voy. Sappey, *Traité d'anatomie descriptive*, t. IV, fig. 809.

Les muscles crico-aryténoïdiens postérieurs recouvrent en arrière le segment postérieur du cartilage cricoïde et vont prendre leur point fixe de traction sur la base des cartilages aryténoïdes du côté externe. En se contractant ils impriment à ces pièces un mouvement de rotation par suite duquel les lèvres vocales s'éloignent l'une de l'autre et se rapprochent des lèvres sus-glottiques. Par conséquent ces muscles sont à la fois des dilatateurs de la glotte, des tenseurs des lèvres vocales et des constricteurs des ventricules de Morgagni (1).

Muscles crico-aryténoïdiens

Les muscles crico-aryténoïdiens latéraux, appliqués contre la face interne du cartilage thyroïde, s'étendent obliquement du bord supérieur de la portion latéro-antérieure du cricoïde et du ligament crico-thyroïdien moyen à un tubercule situé au côté externe de la base des cartilages aryténoïdes; ils font incliner ces derniers cartilages l'un vers l'autre, de façon à rapprocher entre elles les deux lèvres vocales tout en laissant béante la portion postérieure ou aryténoïdienne de la glotte (2).

Muscles aryténoïdiens.

Les muscles aryténoïdiens se portent obliquement du bord postérieur de l'un des cartilages aryténoïdiens, à la base de

(1) En inclinant en dehors et en arrière le sommet des cartilages aryténoïdes, les muscles crico-aryténoïdiens postérieurs exercent aussi une petite traction sur les lèvres sus-glottiques (*a*).

M. Merkel distingue sous le nom de *muscle cérato-cricoïdien* un petit faisceau dépendant de ce muscle et dont l'existence n'est pas constante (*b*).

(2) Ainsi que l'a fait remarquer M. Sappey, le mode d'action de ces muscles constricteurs de la portion interligamenteuse de la glotte avait été très-nettement indiqué par un anatomiste de l'Université de Leyde, nommé Albinus, dont l'opinion est en parfait accord avec les résultats obtenus expérimentalement par Longet un siècle plus tard (*c*).

(*a*) Sappey, *Op. cit.*, t. IV, p. 412, fig. 820 et 821.

(*b*) Merkel, *Anat. und Physiologie des menschlichen Stimme und Sprachsorgans*, 1863.

(*c*) Albinus, *Historia musculorum hominis*, p. 258 (1731). — Longet, *Op. cit.*, p. 26 (*Gaz. méd.*, 1841).

l'autre, en se croisant dans l'espace que ces deux pièces laissent entre elles à la partie postérieure du larynx, et en se contractant ils rapprochent celles-ci par leur sommet. Ils sont donc, comme les précédents, des constricteurs de la glotte, mais c'est principalement la portion postérieure ou intra-aryténoïdienne de cette ouverture, dont ils déterminent l'occlusion (1).

Muscles thyro-aryténoïdiens.

Les muscles thyro-aryténoïdiens sont situés, comme les muscles crico-aryténoïdiens latéraux, de chaque côté de la surface interne du larynx ; ils s'étendent de la partie antérieure et inférieure du cartilage thyroïde, ainsi que de la portion adjacente du ligament crico-thyroïdien, à la partie moyenne, antérieure et inférieure des cartilages aryténoïdiens ; ils sont logés en majeure partie dans l'épaisseur des lèvres vocales, et leur contraction rend ces replis plus résistants et plus élastiques, en même temps qu'ils tendent à resserrer l'orifice glottique (2).

Muscles aryténo-épiglottiques.

Enfin les muscles aryténo-épiglottiques s'élèvent du sommet des cartilages aryténoïdiens dans l'épaisseur des bords latéraux de l'épiglotte ; ils remplissent le rôle de constricteurs de l'orifice supérieur du larynx, mais ils sont peu développés.

Nerfs du larynx.

§ 9. — Les nerfs du larynx sont fournis tous par les

(1) Quelques-unes des fibres de ces muscles vont s'insérer aux bords de l'épiglotte et tendent par conséquent à resserrer l'ouverture supérieure du larynx (*a*).

(2) Bataille, qui était à la fois médecin et chanteur habile, a fait une étude très-minutieuse de ces muscles, et y a distingué trois ordres de fibres, les unes horizontales et superposées, les autres obliques et constituant : 1° un faisceau paraboloïde qui est en rapport avec les parois inférieures et externes des ventricules de Morgagni ; 2° un faisceau arciforme ou médian situé entre les deux portions précédentes (*b*) ; mais il est en général difficile de distinguer nettement ces parties les unes des autres.

(*a*) Sappey, *Op. cit.*, t. IV, p. 415, fig. 820.

(*b*) Bataille, *Nouvelles recherches sur la phonation*, p. 6 et suivantes, pl. IV et V (1861).

pneumogastriques, mais ils en naissent très-loin les uns des autres, et à raison de cette circonstance on les désigne sous les noms de nerfs laryngés supérieurs et de nerfs laryngés inférieurs ou nerfs récurrents. Les premiers se séparent des pneumogastriques à la partie supérieure du cou, près du plexus gangliforme, et se composent principalement de fibres sensitives qui se distribuent à la membrane muqueuse du larynx et du pharynx; mais ils fournissent aussi des fibres excito-motrices aux muscles constricteurs inférieurs du pharynx et aux muscles crico-thyroïdiens. Les nerfs récurrents se détachent des pneumogastriques à la partie supérieure du thorax et remontent sur les côtés de la trachée pour aller se distribuer dans les divers muscles intrinsèques du larynx, sauf les muscles crico-thyroïdiens, qui sont placés, ainsi que je viens de le dire, sous le contrôle des nerfs laryngés supérieurs (1).

Il est également à noter que les branches subterminales de ces nerfs paraissent être pourvues de nombreuses cellules ganglionnaires, et que leurs fibres sensitives offrent à leur extrémité des corpuscules pyriformes ou ovalaires (2).

Larynx des autres Mammifères.

§ 10. — Le larynx est constitué sur le même plan général chez les autres Mammifères, tout en présentant suivant les espèces des particularités de structure fort remarquables; mais chez aucun de ces Animaux cet organe ne réalise au même degré les conditions favorables à l'accomplissement de ses fonctions comme instrument de phonation.

Les principales différences que l'on y remarque dans cette grande division du règne animal dépendent de sa forme

(1) Par conséquent les muscles crico-aryténoïdiens postérieurs, crico-aryténoïdiens latéraux, thyro-aryténoïdiens, aryténoïdiens et aryténo-épiglottiques sont tous régis par les nerfs récurrents.

(2) Ces particularités ont été observées par M. Luschka (a).

(a) Luschka, *Die Bandapparate des Santorinischen Knorpels des menschlichen Kehlkopfes* (*Zeitschrift für rat. Med.*, 3e série, t. XI, p. 132, pl. III).

intérieure, du degré de mobilité des lèvres vocales ou même de l'absence de ces replis membraneux, de l'état plus ou moins rudimentaire des lèvres sus-glottiques, de l'adjonction de cavités accessoires en communication avec les voies aérifères, enfin des relations de la glotte avec le pharynx ou avec les fosses nasales.

L'étude de toutes ces variations appartient à l'anatomie zoologique et serait trop étendue pour trouver place dans nos leçons; mais lorsqu'on considère le larynx des divers Mammifères au point de vue de l'anatomie physiologique, on peut rapporter la structure de cet organe à un petit nombre de types principaux, qui tantôt sont réalisés isolément, d'autres fois se mêlent de façon à donner naissance à des dispositions intermédiaires ou complexes, et il me paraît utile de grouper de la sorte les particularités de structure dont nous avons à nous occuper, plutôt que de les distribuer conformément aux divisions naturelles de nos classifications zoologiques, ainsi qu'on le fait d'ordinaire. D'ailleurs je m'efforcerai d'être bref, et, pour tous les détails anatomiques que je passerai sous silence, je renverrai aux ouvrages spéciaux (1).

(1) Indépendamment des traités généraux d'anatomie comparée dans lesquels on peut trouver des renseignements importants sur la forme et la structure du larynx chez divers Mammifères, notamment les ouvrages de Cuvier(*a*), de Meckel et de M. Owen, je citerai ici plusieurs mémoires spéciaux contenant la description et souvent des figures de cet organe chez des Animaux de cette classe, particulièrement des mémoires ou articles monographiques de Wolff, de Brandt et de Mayer (*b*).

(*a*) Cuvier, *Anatomie comparée* (2ᵉ édit.), t. VIII, p. 772 et suiv.

— Meckel, *Traité d'anatomie comparée*, trad. franç., t. X, p. 590 et suiv.

— Stannius et Siebold, *Manuel d'anatomie comparée*, trad. franç., t. II, p. 488 et suiv.

— Owen, *Anatomy of Vertebrates*, t. III, p. 582 et suiv. (1868).

(*b*) Wolff, *Dissertatio anatomica de organo vocis Mammalium*. Berlin, 1812, in-4, avec 4 planches.

— Brandt, *Observationes anatomicæ de instrumento vocis Mammalium*, 1826, avec planches.

— Mayer (C.), *Ueber den Bau des Organs der Stimme bei Menschen, den Säuge-*

Les principaux types sur lesquels j'appellerai ici l'attention sont au nombre de quatre, savoir :

1° Le type aglottique dans lequel la cavité laryngienne n'est pas séparée en deux étages par des lèvres vocales bien caractérisées;

2° Le type glottique simple dans lequel ces lèvres vocales sont bien constituées, mais ne sont surmontées ni de ventricules, ni de replis sus-glottiques;

3° Le type composite (1) dans lequel la portion sus-glottique du larynx est munie d'une paire de replis séparés des lèvres vocales par des cavités ventriculaires et appelés communément des cordes vocales supérieures;

4° Le type caverneux dans lequel la cavité du larynx est en communication avec des sinus circonvoisins ou avec des poches annexes, dont l'embouchure se trouve située dans les ventricules, ou dans d'autres parties de cet organe.

J'ajouterai qu'il y a beaucoup de formes intermédiaires, et que parfois aussi on remarque dans l'intérieur du larynx des dispositions particulières qui ne dépendent d'aucun des modes d'organisation dont je viens de parler, et qui seraient de nature à caractériser des types spéciaux si leur importance physiologique était reconnue suffisante pour motiver des distinctions de cet ordre; mais, dans l'état actuel de la science, cela n'est pas le cas et par conséquent je n'y insisterai que peu.

§ 11. — Comme exemple du premier de ces types dont je viens de parler, savoir le *type aglottique*, je citerai en premier lieu le larynx des Baleines, des Dauphins et des autres

Larynx aglottique.

(1) Ce terme est emprunté au langage des architectes et signifie ici type glottique composé de deux étages.

thieren und einigen grössern Vögeln (*Nova acta Acad. nat. Curios.*, t. XXIII, p. 663, avec 28 planches in-4).

— Bishop, art. VOICE (Todd's *Cyclop. of. Anat. und Physiol.*, t. IV, p. 1486 et suiv., 1852).

Cétacés proprement dits. Chez ces Mammifères pisciformes il n'y a ni lèvres vocales, ni autres replis analogues (1); le larynx ne semble pas être un instrument vocal et n'a guère pour usages que d'assurer la continuité du travail respiratoire pendant l'acte de la déglutition en maintenant libre la com-

(1) Le larynx aglottique des Cétacés présente souvent d'autres caractères de dégradation, bien que son extrémité s'élève beaucoup dans l'intérieur du pharynx de façon à pouvoir être embrassée par le voile du palais et à se trouver ainsi en communication directe avec les fosses nasales. Ce mode de conformation est très-remarquable chez le Marsouin où le cône laryngien est extrêmement élevé, principalement chez le mâle, et se termine en forme de bouton (*a*).

Les cartilages laryngiens ordinaires existent chez les Baleines, mais y présentent des formes très-particulières. Le cartilage cricoïde est très-développé, mais est ouvert à sa partie antérieure (ou inférieure quand l'animal est dans la position horizontale) et porte dans cette partie une grande poche membraneuse. Le cartilage thyroïde est de médiocre grandeur dans sa portion médiane, mais se prolonge latéralement en deux grandes cornes descendantes qui vont s'appuyer sur les parties latérales du cricoïde. La portion pyramidale du larynx qui s'engage dans l'espèce de manchon constitué par le voile du palais est formée par les cartilages aryténoïdes unis à un repli membraneux qui correspond à l'épiglotte (*b*).

Chez le Marsouin, les cartilages ont à peu près la même forme, mais le cricoïde, tout en étant ouvert en avant, ne donne pas passage à un prolongement cœcal de la tunique muqueuse (*c*).

Le type aglottique ne se rencontre pas chez les Mammifères pisciformes qui n'appartiennent pas au groupe naturel des Cétacés ou Souffleurs, et qui forment l'ordre des Siréniens; mais chez ces Animaux les lèvres vocales, plus ou moins rudimentaires, ne sont pas disposées de façon à pouvoir se tendre d'avant en arrière et le larynx présente aussi d'autres caractères de dégradation. Ainsi chez le Dugong les deux moitiés du cartilage thyroïde ne sont unies entre elles que par du tissu fibreux en dessus et par du tissu conjonctif adipeux en dessous. Mais le cricoïde constitue un anneau complet. Il existe à peine quelques vestiges d'une épiglotte et l'orifice glottique présente à peu près la forme de la lettre T (*d*). Chez le Lamantin, les deux moitiés du cartilage thyroïde ne sont pas complétement séparées entre elles (*e*).

(*a*) C. Mayer, *Op. cit.*, pl. LXXXIII et LXXXIV.

(*b*) G. Sandifort, *Bijdragen tot de Ontleedkundege Kennis der Walvischen* (extrait des *Mém. de l'Institut Néerlandais*, 1831, pl. I et II).

(*c*) Bishop, *Op. cit.* (Todd's *Cyclop.*, t. IV, p. 1495, fig. 911).

(*d*) Owen, *On the Anat. of the Dugong* (*Proceed. of the Zool. Soc.*, 1838, t. VI, p. 37).

(*e*) Stannius, *Manuel d'anatomie comparée*, t. II, p. 488.

munication entre la trachée et les fosses nasales, résultat dont le mode d'obtention nous est déjà connu (1).

Un autre exemple du type aglottique nous est fourni par certains Rongeurs, notamment les Porcs-épics, animaux qui sont presque toujours complétement silencieux, et qui ne font entendre qu'exceptionnellement une espèce de grognement (2).

A raison de l'état presque rudimentaire des lèvres vocales chez les Kanguroos, ainsi que chez beaucoup d'autres Marsupiaux, le larynx de ces animaux ressemble aux larynx aglottiques plutôt qu'aux larynx glottiques; mais il est muni antérieurement d'un sinus constitué par un prolongement de sa tunique muqueuse et logé dans un renflement du cartilage thyroïde, disposition qui est caractéristique des larynx caverneux (3).

(1) Voyez tome VI, page 271.

(2) Le larynx du Porc-épic (*a*) présente dans sa conformation plusieurs particularités. Les cartilages aryténoïdes sont très-longs, mais peu élevés, et l'espace compris entre leur sommet et le cartilage thyroïde n'est garni que d'une membrane plissée; il n'y a ni ligaments glottiques ni ventricules. Chez les autres Rongeurs le larynx n'est pas aglottique, chez le Lapin par exemple (*b*). Cuvier a signalé l'absence de lèvres vocales chez un fœtus d'Hippopotame (*c*), mais à l'époque de la naissance cet animal est pourvu de ces replis et il existe même près de leur extrémité thyroïdienne un noyau cartilagineux particulier désigné sous le nom de cartilage de Gratiolet par M. Alix (*d*). Il est probable que chez l'adulte la glotte est constituée à peu près comme chez le Cheval.

(3) Chez les Kanguroos, les lèvres vocales sont à peine marquées et la plus grande partie de la glotte est bordée par une membrane qui ne peut être tendue par le jeu des cartilages aryténoïdes qui s'élèvent beaucoup et laissent entre eux une large ouverture pour le passage de l'air (*e*). Les lèvres vocales sont également rudimentaires chez les Phascolomes (*f*).

(*a*) Mayer, *loc. cit.*, pl. LXIX, fig. 44 et 45.

(*b*) Vicq d'Azyr, *Mémoire sur la voix* (*Mém. de l'Acad. des sciences*, 1779, pl. XI, fig. 18).

(*c*) Cuvier, *Anatomie comparée*, t. VIII, p. 792.

(*d*) Gratiolet, *Recherches sur l'anatomie de l'Hippopotame*, p. 310.

(*e*) Mayer, *Op. cit.*, pl. LXVI, fig. 26, 27 et 28.

(*f*) Cuvier, *Op. cit.*, t. VIII, p. 799.

Larynx glottique simple.

§ 12. — Le second type laryngien, que j'ai appelé le type glottique simple, nous est offert par l'Éléphant, le Mouton, le Bœuf, et plusieurs autres Ruminants. Chez le premier de ces animaux (1) les cartilages aryténoïdes ne se touchent point par leur face interne et les lèvres vocales qui s'étendent de leur base à la partie antérieure du cartilage thyroïde sont fort saillantes, très-obliques, et surmontées à leur point de rencontre par une paire de petits replis verticaux qui vont gagner l'épiglotte. Les lèvres sus-glottiques ne sont représentées que par une légère saillie obtuse et les ventricules ne sont guère constitués que par l'excavation de la face supérieure des lèvres vocales; enfin il existe à la commissure antérieure de ces replis une traverse membraneuse (2). Le larynx de l'Oryctérope appartient aussi à ce type, ainsi que le larynx du Fourmilier (3).

Chez quelques Mammifères le même type est réalisé d'une manière partielle, car les lèvres sus-glottiques manquent

(1) Chez quelques Ruminants, le larynx est modifié de façon à réaliser plus ou moins complétement le type caverneux. Chez le Renne il y a au devant de la gorge un grand sac sous-épiglottique (*a*), et dans la partie correspondante du larynx on aperçoit l'entrée d'un sinus médian analogue chez le Chevreuil (*b*), la Gazelle commune et l'Antilope corine (*c*). Cuvier a constaté l'absence de ce sinus chez le Cerf, le Daim, l'Axis et le Bubale.

(2) On trouve des figures du larynx de l'Éléphant dans le Mémoire de Mayer, pl. 81, fig. 94 et 95.

(3) Chez le grand Fourmilier (*Myrmecophaga jubata*) les bords latéro-postérieurs de l'ouverture supérieure du larynx sont très-développés ainsi que les lobes arrondis qui surmontent les cartilages aryténoïdes, et les lèvres vocales sont grandes; les ventricules sont également bien développés, mais ils ne sont pas limités en dessus par des replis distincts (ou lèvres sus-glottiques). Il existe entre l'épiglotte et la base de la langue un orifice médian donnant dans une grande poche, mais cette cavité est une dépendance de l'appareil digestif et non de l'appareil vocal (*d*).

(*a*) Camper, *Du Renne* (*Œuvres*, t. I, p. 539, pl. V, fig. 12).

(*b*) Mayer, *Op. cit.*, pl. LXXVII, fig. 83.

(*c*) Cuvier, *Op. cit.*, t. VIII, p. 796.

(*d*) Mayer, *Op. cit.*, pl. LXVIII, fig. 36.
— Owen, *On the Anat. of the great Anteater* (*Trans. of the Zool. Soc.*, 1852, t. IV, p. 130, pl. XXXVIII, fig. 2).

ou ne sont représentées que par des replis rudimentaires; mais il y a, au-dessus des lèvres vocales, des cavités ventriculaires. Les Lapins et les Lièvres présentent ce mode d'organisation (1).

§ 13. — Le troisième type, dont le larynx humain nous a déjà offert un exemple, se retrouve sous diverses formes chez la plupart des Mammifères onguiculés, tantôt dans toute sa pureté, tantôt associé au type caverneux.

Larynx glottique composite.

Ici non-seulement les lèvres vocales sont bien développées et leur bord libre, plus ou moins mince, est susceptible de s'avancer jusqu'à se rencontrer avec son congénère sur la ligne médiane, mais il existe, au-dessus de ces demi-cloisons mobiles, une seconde paire de replis analogues, quoique moins bien disposés pour la phonation, et entre ces rubans superposés se trouve une fente donnant accès dans une paire de fosses ventriculaires dont le fond, plus ou moins élargi, est parfois biloculé, mais ne communique pas avec de grandes poches membraneuses, comme cela a lieu chez les animaux dont le larynx est pourvu de cavernes.

Ce mode d'organisation s'observe chez la plupart des Carnassiers; mais le larynx de ces animaux présente, soit dans sa forme générale, soit dans la disposition de quelques-unes de ses parties, des variations considérables. Ainsi par ses caractères secondaires le larynx du Chien diffère beaucoup du larynx du Chat, et sous plusieurs rapports ce dernier organe diffère du larynx du Lion (2). Du reste ce sont

(1) Il est aussi à noter que chez ces Rongeurs les lèvres vocales, dont le bord est libre et tranchant, sont séparées à leur point de rencontre par un sillon longitudinal et surmontées par une paire de tubercules. Les ventricules sont représentés par une paire de sillons qui séparent les lèvres glottiques de l'épiglotte (a).

(2) Chez le Chien, le larynx est très-large; les lèvres vocales sont fort grandes, minces et susceptibles de se renfler beaucoup en dessous lorsque l'air distend les ventricules, qui

(a) Mayer, *Op. cit.*, pl. LXIX, fig. 51.

là des faits de détails dont l'étude ne me paraît pas être indispensable ici (1).

J'ajouterai que le type composite ou type glottique à deux étages se retrouve chez beaucoup d'autres Mammifères, et

sont très-profonds et remontent assez haut à la face interne du thyroïde. Les replis sus-glottiques sont peu saillants. L'épiglotte est grande, triangulaire et terminée en pointe aiguë (*a*).

Chez le Loup, le cartilage thyroïde s'élargit beaucoup moins vers le haut (*b*).

Dans les diverses espèces du genre *Felis*, les replis sus-glottiques (ou ligaments antérieurs de la glotte) sont, au contraire, fort saillants et bien détachés des parois du larynx; ils ne renferment aucune pièce cartilagineuse et vont s'attacher directement aux aryténoïdes; enfin dans leur point de réunion, sous l'épiglotte, ils constituent une sorte de petite voûte. Les lèvres vocales ne sont ni libres, ni à bord tranchant comme chez les Chiens. Chez le Lion, elles sont très-épaisses et peu saillantes; l'épiglotte est courte et arrondie; enfin la partie supérieure du larynx est très-élargie (*c*). Chez le Chat domestique, le larynx est moins large; l'épiglotte est longue, très-souple et terminée en pointe aiguë; les replis sus-glottiques, très-écartés entre eux en avant, sont fort minces au lieu d'être épais comme chez le Lion, et les lèvres vocales se rencontrent à leur extrémité antérieure (*d*). Chez le Tigre, les aryténoïdes s'élèvent beaucoup (*e*).

(1) Le larynx de l'Ours est conformé d'une manière très-particulière (*f*). Le cartilage cricoïde est profondément échancré sur la ligne médio-antérieure (ou inférieure si l'on tient compte de la position horizontale de l'animal) et les cartilages aryténoïdes, très-éloignés l'un de l'autre par leur base, se réunissent entre eux à la face postérieure du larynx au moyen des cartilages de Santorini qui sont styliformes, dirigés horizontalement en dedans et surmontés à leur point de rencontre par un petit cartilage en forme de T. Les deux paires de replis qui constituent les lèvres vocales et les lèvres sus-glottiques sont disposées de façon à s'élever à peu près au même niveau par leurs bords libres et à diriger vers l'épiglotte le sillon qui forme l'entrée des ventricules. L'épiglotte est arrondie.

(*a*) Vicq d'Azyr, *Op. cit.* (*Mém. de l'Acad. des sciences*, 1779, pl. XI, fig. 16).
— Cuvier, *Anatomie comparée*, t. VIII, p. 786.
— Mayer, *Op. cit.*, pl. LXXIII, fig. 65 et 66.
— Colin, *Physiologie comparée des animaux domestiques*, t. I, p. 376.
(*b*) Mayer, *Op. cit.*, pl. LXV, fig. 64.
(*c*) Mayer, *Op. cit.*, pl. LXXIV, fig. 68 et 69.
(*d*) Mayer, *Op. cit.*, pl. LXXIII, fig. 67.
— Bishop, *Op. cit.* (Todd's *Cyclop. of Anat.*, t. IV, p. 1491, fig. 902).
— Colin, *Op. cit.*, t. I, p. 377.
(*e*) Mayer, *Op. cit.*, pl. LXXIV, fig. 70 et 71.
(*f*) Cuvier, *Op. cit.*, t. VIII, p. 787.
— Mayer, *Op. cit.*, p. 688, pl. LXX, fig. 56 et 57; pl. LXXI, fig. 58.

que très-souvent il est associé au type caverneux. Chez les Chameaux et les Lamas ce troisième mode d'organisation existe dans toute sa pureté (1), ainsi que chez quelques Rongeurs, tels que les Agoutis (2). Enfin, on le retrouve à un état moins complet chez la plupart des Chéiroptères et des Insectivores (3), chez plusieurs Marsupiaux (4) et chez les Monotrèmes (5).

(1) Chez le Chameau les lèvres sus-glottiques sont fort grandes et les lèvres vocales sont très-épaisses (*a*); le cartilage thyroïde est très-large (*b*).

(2) Chez l'Agouti les ventricules sont très-profonds et sont disposés à peu près comme chez l'Homme (*c*).

(3) Chez les Cheiroptères, les lèvres vocales sont peu développées et les ventricules fort courts (*d*). Il est aussi à noter que chez ces animaux il existe entre les cartilages aryténoïdes un cartilage accessoire que quelques anatomistes désignent sous le nom de cartilage inter-articulaire.

Un cartilage analogue se trouve chez le Hérisson (*e*), où les ventricules laryngiens se prolongent en manière de poches entre l'épiglotte et l'os hyoïde.

(4) En général, les lèvres vocales des Marsupiaux sont peu développées et parfois elles ne peuvent se tendre. Chez quelques-uns de ces animaux, le thyroïde est très-renflé en avant et y loge une poche laryngienne (*f*). Chez le *Perameles lagotis*, il y a entre l'hyoïde et le thyroïde une poche médiane, mais cet organe débouche entre l'épiglotte et la base de la langue et paraît appartenir à l'appareil digestif plutôt qu'à l'appareil vocal (*g*).

(5) En parlant de ces animaux je ne puis passer sous silence une particularité remarquable. Chez l'Ornithorhynque le thyroïde, qui est ossifié latéralement, présente en arrière, de chaque côté, deux prolongements lamelleux dont l'un se porte en dehors, tandis que l'autre va rejoindre son congénère sur la ligne médiane en arrière du cricoïde (*h*). Les

(*a*) Bishop, *Op. cit.* (Todd's *Cyclop.*, t. IV, p. 1494, fig. 909).

(*b*) Mayer, *Op. cit.*, pl. LXXVIII, fig. 85.

(*c*) Cuvier, *Op. cit.*, t. VIII, p. 789.

(*d*) Par exemple chez les Phyllostomes : voyez Vicq d'Azyr, *Op. cit.* (*Mém. de l'Acad. des sciences*, 1779, pl. XI, fig. 21, 22; pl. XII, fig. 23 et 24).

— Les Ptéropes ou Chauves-souris frugivores : voyez Brandt, *Obs. anat. de instrumento vocis*, fig. 6.

(*e*) Brandt, *Op. cit.*, fig. 9.

— Bishop, *loc. cit.*, p. 1489, fig. 899.

(*f*) Exemple : la Sarigue de Virginie : voy. Mayer, *loc. cit.*, pl. LXVII, fig. 32 et 33.

— Le Phalanger Lemurien : voy. Mayer, *loc. cit.*, pl. LXVII, fig. 31.

(*g*) Owen, *Marsupialia* (Todd's *Cyclop. of Anat. and Physiol.*, t. III, p. 310, 1847).

(*h*) Meckel, *Ornithorhynchi paradoxi descriptio anatomica*, pl. 7, fig. 17-19.

— Owen, *Anat. of the Vertebrate*, t. III, p. 583, fig. 455 et 456.

Larynx caverneux.

§ 14. — Les sacs membraneux et les sinus annexes qui caractérisent le mode d'organisation que j'ai désigné sous le nom de *type caverneux* se rencontrent chez des Mammifères dont le larynx glottique est simple, aussi bien que chez des espèces à larynx composite ; et ces cavités sont de trois sortes : tantôt elles sont des dépendances des ventricules de Morgagni, et elles sont placées latéralement ; d'autres fois elles sont situées à la partie antérieure de l'appareil vocal, et elles naissent soit de la région sus-glottique du larynx, soit de la portion antérieure du pharynx comprise entre l'épiglotte et l'os hyoïde. Chez certains Mammifères il n'y a qu'une seule sorte de ces poches vocales, tandis que chez d'autres espèces il y a à la fois deux ou trois de ces sortes d'annexes. Enfin, d'autres fois encore les réservoirs aériens ne naissent pas du larynx, mais sont des dépendances de la trachée-artère ou de la portion inférieure du pharynx.

L'animal le plus remarquable sous ce rapport est l'Alouatte (*Mycetes*) ou Singe hurleur de l'Amérique méridionale, dont les cris assourdissants se font entendre à des distances très-grandes et dont l'hyoïde énormément développé, en forme de cloche, pour loger une partie des sacs aérifères qui dépendent de l'appareil vocal, présente une disposition fort complexe. D'autres poches analogues fournies par la tunique muqueuse du pharynx s'appliquent contre les côtés du cartilage thyroïde, et il résulte de cet assemblage un vaste système de cavités aérifères (1).

Chez l'Orang-Outang il y a des sacs laryngiens moins bien disposés pour la résonnance, mais de dimensions beaucoup plus considérables. En effet, chez le mâle adulte non-

lèvres vocales sont courtes et faibles, mais il y a aussi une paire de replis sus-glottiques.

(1) La structure de l'appareil vocal de l'Alouatte a été étudiée par plusieurs anatomistes, mais particu-

seulement ces poches recouvrent tout le devant du cou et presque la totalité de la poitrine, mais se prolongent jusque sous les aisselles (1). L'animal peut les gonfler à volonté et ce gonflement a lieu toutes les fois que ce Singe, géné-

lièrement par Vicq d'Azyr, Cuvier, Brandt et Sandifort (*a*). Chez ce Singe, le basihyal ou corps de l'os hyoïde est développé d'une manière énorme et constitue une sorte de caisse arrondie qui forme une saillie considérable à la partie supérieure du cou (*b*). Le cricoïde est grand, remarquablement épais et ossifié latéralement. Le thyroïde est encore plus développé et se renfle en avant pour loger une paire de sacs dont l'entrée se trouve à la partie antérieure des ventricules de Morgagni et dont le fond donne naissance : 1° à une paire de sacs pyramido-ovalaires qui occupent l'espace compris entre l'épiglotte et l'hyoïde ; 2° à un sac infundibuliforme qui se renfle en dessus et se loge dans la bulle hyoïdienne. Les aryténoïdes sont petits, mais leur sommet en forme de crochet supporte une grosse masse de fibro-cartilage représentant les cartilages de Santorini et les cartilages de Wrisberg réunis entre eux. L'épiglotte est extrêmement longue et se recourbe en manière de voûte au-dessus de la glotte. A la partie antérieure de celle-ci se trouve une fente qui s'étend postérieurement et s'y termine en une ouverture ovalaire. Enfin, derrière les cartilages aryténoïdes se trouve l'orifice d'une paire de sacs qui sont constitués par des prolongements de la membrane muqueuse pharyngienne et qui se portent en avant et en haut de chaque côté de l'épiglotte (*c*).

(1) Les sacs laryngiens des Orangs, décrits il y a un siècle par l'anatomiste hollandais P. Camper, existent chez les individus des deux sexes; mais chez les jeunes animaux ainsi que chez les femelles ils sont peu développés, et c'est avec les progrès de l'âge que chez les mâles ils acquièrent les dimensions énormes indiquées ci-dessus et qu'ils se boursouflent de plus en plus (*d*). Ils sont paires, symétriques et éloignés l'un de l'autre chez les premiers, mais chez les vieux mâles non-seulement ils se rencontrent en avant, mais ils s'y confondent entre eux et acquièrent des formes très-irrégulières en se glis-

(*a*) Vicq d'Azyr, *Mémoires sur la voix* (*Mém. de l'Acad. des sciences*, 1779, p. 184, pl. IX, fig. 12 et 13 ; pl. X, fig. 14 et 15.

— Camper, *De l'Orang-Outang et de quelques autres espèces de Singes* (*Œuvres*, t. I, p. 76 et suiv., pl. III, fig. 1 et 2).

— Cuvier, *Anatomie comparée* (1re édit., 1805), t. IV, p. 804.

— Humboldt, *Mém. sur l'os hyoïde et le larynx des Oiseaux, des Singes et des Crocodiles* (*Recueil d'observ. de Zool. et d'Anat. comp.*, t. 1, pl. 4, fig. 3).

— Brandt, *Observ. anat. de instrumento vocis Mammalium*, p. 16, fig. 1 et 2.

— Sandifort, *Beschrijveng van het weerkting tat vorming van het Geluid bij de Simia seniculus* (*Mém. de l'Inst. Néerland.*, 1834, t. V, pl I à III).

(*b*) Buffon, *Hist. nat.*, t. XV, p. 15.

(*c*) Brandt, *Op. cit.*, fig. 2.

(*d*) Camper, *Op. cit.* (*Œuvres*, t. 1, p. 82 et suiv.).

ralement silencieux, pousse les hurlements que parfois il fait entendre.

Plusieurs autres Singes qui se font aussi remarquer par leurs hurlements assourdissants sont pourvus de sacs aérifères plus ou moins semblables à ceux dont je viens de parler. Ainsi, chez le Siamang ou Hylobate Syndactyle, il y a au-devant du larynx un réservoir de ce genre qui communique avec la portion supra-glottique du larynx par une paire d'orifices très-larges, et qui est susceptible d'un grand développement (1).

Des réservoirs aérifères analogues, mais moins vastes, existent chez beaucoup d'autres Singes dont la voix est plus ou moins retentissante (2). Chez quelques espèces du même ordre ils sont cependant tout à fait rudimentaires et parfois

sant de plus en plus loin entre les muscles circonvoisins (*a*). Leur entrée est située dans un compartiment supérieur des ventricules laryngiens, et les deux orifices ainsi placés restent toujours distincts lors même que les deux poches ne forment plus qu'un seul réservoir (*b*).

Chez le Gorille, ces sacs acquièrent aussi des dimensions énormes et descendent jusque sur la poitrine.

Les Chimpanzés, dont le larynx ressemble beaucoup à celui de l'Homme, sont pourvus d'une paire de sacs membraneux qui naissent entre l'hyoïde et le cartilage thyroïde et qui sont des dépendances des ventricules de Morgagni; mais souvent l'un de ces réservoirs seulement se développe (*c*).

(1) Ce sac est de forme globuleuse (*d*). Il est bien développé aussi chez le Mandril (*e*).

(2) Chez la plupart des Singes qui n'appartiennent pas à la division des Anthropomorphes, l'os hyoïde est plus ou moins bombé en forme de bulle et loge dans la cavité ainsi constituée un sac dont l'entrée se trouve au-dessus des cordes vocales, entre la base de l'épiglotte et l'échancrure médiane du bord supérieur du cartilage thyroïde.

Pour plus de détails à ce sujet, je

(*a*) Sandifort, *Ontleedkundige Beschouwing van ein volwassen Orang-Oetan (Simia Satyrus) van het mannelijk geslacht* (Temmink, *Verhandelingen over de Natuurlijke Geschiedents der Nederlandsche overzeusche bezittingen. Zoologie*, p. 29, pl. III, IV, V et VI).

(*b*) Vrolik, *Recherches d'anatomie comparée sur le Chimpanzé*, p. 44 (1841).

(*c*) Vrolik, *Op. cit.*, p. 44, pl. II, fig. 2 et 3; pl. VI, fig. 5.

(*d*) Sandifort, *Op. cit.* (*Zoologie des colonies néerlandaises* de Temminck, pl. VII, fig. 1, 2, 3).

(*e*) Vicq d'Azyr, *loc. cit.*, pl. VII, fig. 1, 2 et 3.

ils font complétement défaut (1) ; mais cela est rare et il est à noter que chez un petit Singe de la famille des Ouistitis, le *Marikina*, il y a, à la région antérieure du cou, un sac aérifère qui, au lieu d'être placé comme d'ordinaire, s'ouvre dans la partie inférieure de cet organe, entre le cartilage cricoïde et le bord inférieur du cartilage thyroïde (2). Chez le *Coaita*, un réservoir analogue, au lieu d'être situé comme d'ordinaire en avant du larynx, se trouve en arrière de cet organe, entre la trachée et l'œsophage (3). Chez un Lémurien, dont les cris diffèrent beaucoup de ceux des autres espèces du même ordre, l'Indris de Madagascar, l'appareil vocal est pourvu d'un sac membraneux analogue, de forme ovoïde, qui communique, non pas directement avec le larynx, mais avec la partie supérieure de la trachée-artère, et qui est situé entre ce tube et l'œsophage (4).

renverrai aux ouvrages désignés ci-dessous (*a*).

(1) Cuvier n'a pu en découvrir aucune trace chez le Babouin hamadryas, ni chez la Guenon mone, ou le Macaque bonnet chinois (*b*).

Chez la Guenon patas, ce sac n'est représenté que par un petit creux qui ne se montre pas au dehors.

(2) Cuvier a constaté ce mode d'organisation chez le *Midas rosalia*, mais il n'en a trouvé aucune trace ni chez l'Ouistiti commun (*S. Jacchus*), ni chez le Tamarin (*c*).

(3) Le *Coaïta* est un Singe américain du genre Atele (*A. paniscus*) chez lequel Cuvier a signalé la présence de ce réservoir aérifère, dont l'existence avait été révoquée en doute par Mayer, mais confirmée par Vrolik (*d*). M. Alph. Milne Edwards a constaté la présence de ce sac post-laryngien chez une autre espèce du même genre, l'*Ateles melanocheir* (*e*).

(4) Cette poche reçoit l'air par un orifice situé sous le cartilage cricoïde et occupant les deux premiers anneaux de la trachée. Ses parois sont complétement indépendantes de cel-

(*a*) Vicq d'Azyr, *Op. cit.* (*Mém. de l'Acad. des sciences*, 1779).
— Cuvier, *Anatomie comparée* (2e édit., 1846), t. VIII, p. 781 et suiv.
— Vrolick, *Op. cit.*, p. 45.

(*b*) Cuvier, *Anatomie comparée*, 1804, t. VIII, p. 781.

(*c*) Cuvier, *Op. cit.*, t. VIII, p. 783.

(*d*) Cuvier, *Op. cit.*, t. VIII, p. 782.
— Mayer, *Op. cit.*, p. 677, pl. LX, fig. 24 et 25.
— Vrolick, *Recherches d'anatomie comparée sur le Chimpanzé*, etc., p. 45.

(*e*) Alph. Milne Edwards, *Observations sur l'appareil vocal de l'*Indris brevicaudatus (*Ann. des sciences nat.*, 1874, série 6, t. I. art. VIII).

Quelques Carnassiers, le Blaireau par exemple (1), ainsi que divers Rongeurs (2), sont également pourvus de sacs membraneux en communication soit avec les ventricules de Morgagni, soit avec la partie antérieure du larynx, entre la glotte et la base de l'épiglotte. Il y a aussi des poches latérales d'assez grande capacité chez le Cochon, dont le larynx est remarquable par l'extrême mobilité de son épiglotte, ainsi que par plusieurs autres caractères anatomiques (3).

les de ce tube ainsi que de l'œsophage et sont garnies extérieurement de fibres musculaires (*a*). Les Propithèques, les Avahis, les Makis et les autres Lémuriens n'offrent rien de semblable. Les Indrisiens présentent aussi dans la conformation des cartilages laryngiens des particularités remarquables (*b*).

(1) Le larynx du Blaireau diffère beaucoup de celui des Ours; les replis glottiques ont la position ordinaire et les ventricules, largement ouverts, donnent dans deux poches dont l'une antérieure s'étend jusque sous la base de la langue où elle rencontre presque son congénère, et dont l'autre se dirige en arrière et se loge entre le thyroïde et le cricoïde (*c*). Chez la Marte, il y a des sinus analogues, mais les poches antérieures s'étendent moins.

(2) Chez la Marmotte, les ventricules laryngiens sont profonds, et par l'intermédiaire d'une large fente, chacun d'eux communique avec une grande poche située en dedans du cartilage thyroïde. Les lèvres susglottiques sont plus tranchantes que les cordes vocales et se continuent l'une avec l'autre en avant de façon à constituer un repli transversal (*d*). Chez le Cochon d'Inde (*e*), ainsi que chez le Paca (*f*), il y a sur le devant du larynx une poche qui s'ouvre audessus de la glotte sous la base de l'épiglotte.

(3) Le cartilage thyroïde est grand, arrondi en avant, fort allongé et très-détaché de l'hyoïde dont le corps est scutiforme et bossué (*g*). Les cartilages aryténoïdes sont disposés de façon à se rencontrer par leur partie supérieure tout en laissant entre eux, à la partie postérieure de la glotte, une ouverture circulaire toujours

(*a*) Alph. Milne Edwards, *Op. cit.* (*Annales des scienc. natur.*, 1874, série 6, t. I, art. VIII, pl. XII, fig. 1 et 2).

(*b*) Alph. Milne Edwards et Grandidier, *Mammifères de Madagascar*, t. I, p. 236 et suiv., pl. XXXIX, 1876.

(*c*) Cuvier, *Op. cit.*, t. VIII, p. 788.

(*d*) Cuvier, *Op. cit.*, t. XIII, p. 789.

— Mayer, *Op. cit.*, pl. LXIX, fig. 48 et 49.

(*e*) Cuvier, *Op. cit.*, p. 789.

(*f*) Cuvier, *Op. cit.*, p. 789.

(*g*) Mayer, *Op. cit.*, pl. LXXX, fig. 91 et 92.

Enfin, des cavités annexes, qui tantôt sont logées dans l'intérieur du larynx et d'autres fois font saillie au dehors, sans avoir autant d'importance que chez les animaux dont je viens de parler, existent aussi chez beaucoup de Marsupiaux (1).

Je rappellerai que des réservoirs plus ou moins analogues existent chez quelques Mammifères à larynx aglottique, notamment chez la Baleine franche et chez les Balénoptères (2).

béante pour le passage de l'air (*a*). Le repli sus-glottique est gros et son bord est arrondi. Les lèvres vocales se portent obliquement vers le bord cricoïdien du cartilage thyroïde et sont séparées des replis supérieurs par une paire de ventricules peu profonds, mais communiquant chacun par sa partie postérieure avec un sinus oblong qui remonte entre la face interne du cartilage thyroïde et la tunique muqueuse de la cavité laryngienne (*b*). Enfin cette dernière tunique forme, lorsque l'épiglotte se déploie, une excavation profonde que quelques auteurs considèrent comme constituant un véritable sac sous-épiglottique (*c*).

Chez le Rhinocéros les replis sus-glottiques se terminent au fond d'une excavation sous-épiglottique, et les ventricules sont peu profonds; mais il existe au devant de chacune des cordes vocales une ouverture presque verticale donnant accès dans un sinus sous-épiglottique (*d*). Il est également à noter que chez cet animal les replis sus-glottiques sont doubles; une portion antérieure qui part de la commissure sous-épiglottique recouvre le tiers antérieur de la glotte et chevauche en arrière sur le bord supérieur des ventricules qui représente les lèvres sus-glottiques ordinaires (*e*).

(1) Ainsi que nous l'avons déjà vu, les Kanguroos présentent à la partie antérieure du larynx un sinus bien caractérisé (*f*), et chez plusieurs autres Marsupiaux le cartilage thyroïde est fort renflé à sa partie antéro-supérieure (*g*).

(2) Chez le *Balenoptera rostrata* cette poche membraneuse naît entre le bord postérieur du cartilage thyroïde et la partie antérieure du cricoïde; elle s'étend en arrière sous la trachée-artère (*h*).

(*a*) Mayer, *Op. cit.*, pl. LXXXI, fig. 93.
(*b*) Bishop, *Voice* (Todd's *Cyclop.*, t. IV, p. 1493, fig. 908).
(*c*) Colin, *Op. cit.*, t. I, p. 375.
(*d*) Cuvier, *Op. cit.*, t. VIII, p. 792.
(*e*) Owen, *On the Anat. of the Indian Rhinoceros* (*Trans. of the Zool. Soc.*, 1850, p. 48, pl. X, fig. 2 et pl. XV, fig. 2).
(*f*) Voy. ci-dessus, p. 443.
(*g*) Exemple : la Sarigue de Virginie; voy. Mayer, *Op. cit.*, pl. LXV, fig. 32.
(*h*) Sandifort, *Walvisschen*, pl. II, fig. 1 et 2.

Formes mixtes.

§ 15. — Chez les Solipèdes le larynx participe aux caractères des trois types dont je viens de parler : les lèvres vocales sont bien constituées, mais il n'existe pas, à proprement parler, de replis sus-glottiques ou replis laryngiens supérieurs ; les ouvertures ventriculaires sont peu développées et les cavités qu'elles mettent en communication avec les voies aérifères ressemblent à des sinus plutôt qu'à des ventricules morgagniens. Chez l'Ane surtout ces orifices sont des pertuis circulaires plutôt que des trous, et il est aussi à noter que chez ces animaux il y a un sinus sous-épiglottique dont la lèvre supérieure, plus ou moins développée, est mince et saillante (1).

Parmi les particularités d'organisation d'une importance secondaire, qui se font remarquer dans certains Mammifères, je citerai l'existence de lobes supra-glottiques qui garnissent en arrière et latéralement l'entrée du larynx, et qui résultent du développement excessif des rebords aryténo-épiglottiques. Ces parties sont constituées principalement

(1) Le repli membraneux ainsi constitué est particulièrement remarquable chez l'Ane où il s'avance en forme de voile au-dessus de la commissure antérieure des lèvres vocales (*a*).

Chez le Cheval, les orifices qui représentent l'entrée des ventricules de Morgagni ont la forme d'une fente élargie postérieurement, et les poches dans lesquelles ils donnent sont très-dilatées en arrière. Le sinus sous-épiglottique est divisé en deux loges superposées par un repli transversal très-mince qui est analogue au repli médian du larynx de l'Ane dont je viens de parler, et comparable aussi aux replis sus-glottiques accessoires du Rhinocéros (*b*). Enfin l'épiglotte est triangulaire ; les bords antéro-postérieurs des ventricules sus-glottiques sont très-épais ; enfin le bord inférieur des cordes vocales surplombe les parois latérales de la portion sous-glottique de la cavité laryngienne (*c*).

(*a*) Hérissant, *Recherches sur les organes de la voix* (*Mém. de l'Acad. des sciences*, 1753, pl. X.
— Bishop, *Op. cit.* (Todd's *Cyclop.*, t. IV, p. 149, fig. 463).
— Owen, *Anat. of Vertebr.*, t. I, p. 592, fig. 463.
(*b*) Voy. ci-dessus, p. 453.
(*c*) Mayer, *Op. cit.*, pl. LXXIX, fig. 87 et 88.
— Bishop, *Op. cit.*, p. 1493, fig. 462.
— Owen, *Op. cit.*, t. I, p. 592, fig. 462.

par du tissu graisseux et par les cartilages de Santorini et les cartilages de Wrisberg, qui au lieu d'être fort réduits, comme chez l'Homme, sont d'une grandeur relative fort considérable. Leur forme ainsi que leurs dimensions varient beaucoup, et chez les Singes siffleurs, tels que le Sajou (*Cebus apella*) et le Sai (*C. capucina*), les coussins arrondis ainsi constitués se rencontrent au-dessus de la glotte, de façon à intercepter la moitié du passage de l'air (1).

Parfois le rebord laryngien qui s'étend des cartilages aryténoïdiens à l'épiglotte s'élève presque aussi haut que le sommet de celle-ci et constitue ainsi au larynx une portion vestibulaire presque tubuliforme (2). Chez d'autres Mammifères les aryténoïdes s'élèvent beaucoup et se recourbent en dehors en forme de cornes (3). Il est également à noter que chez beaucoup d'animaux de cette classe ces deux cartilages sont disposés de façon à ne pouvoir s'affronter complétement et à laisser entre eux, lorsqu'ils se touchent par leur sommet, un espace libre (4).

Souvent on aperçoit entre ces cartilages aryténoïdiens une pièce impaire qui soutient le milieu du bord postérieur du vestibule laryngien, et qui a reçu le nom de cartilage inter-articulaire (5).

(1) Le passage compris entre ces coussins et la concavité de l'épiglotte a la forme d'un tube recourbé en S. Des lobes sus-glottiques plus ou moins analogues se font remarquer chez la Chèvre (*a*).

(2) Cette disposition est très-prononcée chez le Cavia (*b*).

(3) Par exemple chez l'Élan (*c*).

(4) Il en résulte que lors du rapprochement des lèvres vocales la glotte n'est pas fermée et qu'il reste toujours un passage pour l'air derrière la partie membraneuse de ces replis. M. Maudl pense que cette particularité est propre aux espèces qui courent avec rapidité.

(5) J'ai déjà signalé l'existence de ce petit cartilage chez les Chauves-Souris (*d*). Brandt l'a rencontré chez

(*a*) Mayer, *Op. cit.*, pl. LXXI, fig. 83.
(*b*) Mayer, *Op. cit.*, pl. LXVIII, fig. 42.
(*c*) Bishop, *loc. cit.*, fig. 910.
(*d*) Voyez ci-dessus, p. 447.

Je citerai également une disposition particulière des lèvres vocales que présente le Paresseux. Ces replis, au lieu de se relever par leur bord libre, se recourbent en sens contraire et constituent une paire de valvules qui semblent être propres à empêcher la sortie de l'air plutôt qu'à vibrer sous l'influence de ce fluide pendant les mouvements d'expiration (1).

§ 16. — En ce moment je ne pousserai pas plus loin l'examen anatomique de l'appareil de la phonation ; je laisserai de côté les Oiseaux ainsi que les Vertébrés des classes inférieures, et je passerai de suite à l'étude physiologique de cette fonction, considérée non-seulement dans l'espèce humaine, mais aussi chez les autres Mammifères. Chez ces derniers, de même que chez l'Homme, nous aurons à nous occuper du mécanisme de la production des sons et des circonstances qui font varier ceux-ci sous le rapport de la tonalité, du timbre et de l'intensité. Enfin, chez l'Homme, nous aurons, en outre, à étudier les modifications à l'aide desquelles la voix donne naissance aux sons articulés et comment ces sons deviennent susceptibles de se transformer en paroles.

le Chien, le Loup, le Lion, le Tigre, le Lynx, le Hérisson, etc. (*a*).

(1) Cuvier a constaté ce singulier mode d'organisation et il a trouvé aussi que le larynx du Paresseux est dépourvu de ventricules et de replis supra-glottiques (*b*).

(*a*) Brandt, *Obs. anat. de instrumento vocis*, p. 33.
(*b*) Cuvier, *Anatomie comparée*, t. VIII, p. 790.

CENT DIX-SEPTIÈME LEÇON

Physiologie de la voix. — Quelques notions préliminaires d'acoustique. — Circonstances qui influent sur l'intensité du son. — Forme de courbes vibrantes. — Divisions nodales. — Renforcement des vibrations par l'effet de la répétition des impulsions périodiques. — Vibration par influence. — Influence de l'étendue des surfaces vibrantes. — Timbre. — Tables d'harmonie. — Vases renforçants et résonnateurs. — Sons harmoniques. — Instruments à vent et à cordes.

§ 1. — Pour étudier la physiologie de la voix, il nous faudra faire de grands et de fréquents emprunts à la physique, car il serait impossible de comprendre ce qui se passe lors de la production des sons dans l'appareil phonateur et de se rendre compte de l'emploi de ces sons dans l'expression de la pensée, si on n'avait présents à la mémoire non-seulement les lois générales de l'acoustique, mais aussi une multitude de faits d'ordre secondaire qui sont relatifs au développement et aux transformations des mouvements vibratoires, dont le son est une conséquence. Considérations générales.

Avant d'aborder le sujet qui est l'objet principal de nos études actuelles, il me paraît donc nécessaire de présenter quelques considérations sur cette partie délicate et peut-être un peu aride de la physique, en évitant toutefois l'emploi d'un langage mathématique qui n'est pas indispensable ici et qui ne serait pas familier à beaucoup de naturalistes. Pour faire bien saisir ma pensée, je chercherai même à en matérialiser autant que possible la représentation, et dans ce but je ne reculerai pas devant quelques explications, qui parfois ne pourront pas être données brièvement.

Nous aurons à nous occuper de la genèse des vibrations vocales, des causes qui en font varier la puissance, la tonalité et le timbre, enfin de l'emploi des sons dans le mécanisme de la parole; et il nous faudra, autant que possible, analyser par la pensée chacun des phénomènes que nous aurons à prendre en considération, afin d'en apprécier les différents facteurs.

Sources des vibrations sonores.

§ 2. — Dans les circonstances ordinaires, c'est toujours par l'intermédiaire de l'atmosphère que le son arrive à notre oreille; mais les vibrations sonores peuvent être produites de deux manières : par l'ébranlement direct de l'air ou par l'ébranlement d'un corps solide qui communique à ce fluide élastique les mouvements oscillatoires dont il est animé. Ainsi, dans le jeu de la flûte traversière et de la flûte de Pan, c'est l'air qui, lancé contre le bord de l'embouchure de l'instrument, entre directement en vibration et propage le même mouvement aux couches adjacentes de l'atmosphère; ce bord ne remplit qu'un rôle passif; il fait office d'obstacle au courant et détermine ainsi dans les molécules élastiques de cette veine fluide des trépidations dont résulte le son. Lorsqu'on frappe sur une cloche, ou qu'après avoir écarté l'une de l'autre les branches d'un diapason on abandonne brusquement ces tiges élastiques à elles-mêmes, ce sont les molécules solides de la cloche ou du diapason qui exécutent des mouvements de va-et-vient dont naît le son, et qui communiquent à l'air les vibrations dont elles sont la source.

Dans l'un et l'autre cas la grandeur des effets acoustiques produits de la sorte est subordonnée à la grandeur de la puissance motrice déployée, à l'amplitude des mouvements oscillatoires et au nombre de molécules élastiques mises en vibration.

Une même quantité de force motrice peut se dépenser de deux façons : en produisant des déplacements alternatifs considérables qui durent peu, ou en déterminant des oscillations petites, mais qui durent pendant longtemps; plus les molécules du corps sonore sont mobiles, plus, toutes choses égales d'ailleurs, les excursions qu'elles exécutent sont étendues, et plus ces excursions s'éteignent rapidement. L'amplitude des mouvements vibratoires est également en rapport avec le nombre d'impulsions imprimées périodiquement à la même molécule.

Pour se rendre compte de l'influence de la rigidité du corps sonore, tant sur l'amplitude de ses vibrations que sur la forme qu'il prend en vibrant, il est bon de prendre en considération les effets d'une série de petits déplacements ajoutés en quelque sorte bout à bout, ainsi que cela a lieu dans une corde élastique fixée par ses deux extrémités et rendue oscillante par le vent ou par toute autre cause d'impulsion analogue. On la voit se courber en arc, puis revenir sur elle-même et se courber en sens contraire pour recommencer bientôt les mouvements alternatifs, et produire par cela même un son dès que ces oscillations ont acquis un certain degré de rapidité. L'intensité du souffle moteur restant la même, les courbes décrites ainsi sont d'autant plus prononcées que la corde sera plus longue, plus élastique et soumise pendant plus longtemps à l'action du courant, dont je suppose la direction constante. Cela s'explique facilement lorsqu'on considère la corde comme étant composée d'une série de corpuscules susceptibles de se mouvoir les uns sur les autres, et la forme de la courbe réalisée se déduit de l'addition des mouvements partiels effectués de la sorte (1).

(1) Que l'on se représente la corde élastique comme étant constituée par une série de molécules ou de tranches mobiles les unes sur les autres et que je désignerai par les vingt-cinq lettres de l'alphabet. Supposons aussi que le vent presse avec une force égale et dans le même sens sur toutes ces tranches. L'impulsion que j'appellerai *f* déplacera d'une quantité *d* la tranche A et la tranche Z, qui l'une et l'autre sont maintenues

Imaginons maintenant une corde disposée de même, mais dont les deux moitiés seraient poussées en sens contraire :

en place par leur extrémité fixe A′ et Z′ et ne peuvent osciller qu'à la façon d'une verge élastique serrée dans un étau par l'un de ses bouts, c'est-à-dire en décrivant avec l'extrémité opposée A″ des arcs de cercle dont la corde est très-courte. Mais la tranche suivante B, tout en ne se déplaçant que d'une même quantité sur la tranche A, exécutera dans l'espace une oscillation beaucoup plus ample, car elle aura pour point de départ la position prise par A″, laquelle est éloignée de la ligne droite allant de A à Z d'une quantité *d*. Son extrémité B″ se portera donc à distance de cette même ligne droite que je suppose égale à $d + \text{d}$. Il en sera de même pour chacune des tranches de la série AM, ainsi que pour chacune des tranches de la série Z M. Ce déplacement croîtra avec le nombre des tranches de chacune de ces séries, ou, ce qui revient au même, avec la distance qui sépare le point en mouvement de l'extrémité immobile de la corde; le maximum de ce déplacement sera par conséquent en M et l'ensemble de la corde prendra la forme d'une courbe dont les abscisses s'allongeront proportionnellement à la longueur des ordonnées A M et Z M.

Lors de l'inflexion récurrente de la corde élastique, les choses se passeront de la même façon et les deux courbes convergentes à leurs extrémités, qui se succéderont ainsi avec une grande rapidité, produiront une image fusiforme dont la portion renflée appelée *ventre* sera d'autant plus saillante que la corde elle-même sera plus longue, les déplacements partiels de ses différentes tranches restant constants.

Pour avoir une image réelle de la formation des ondes et de leur mode de progression, on peut avoir recours à une expérience très-simple qu'Euler a rapportée et que Savart répétait dans ses leçons publiques au Collége de France. On prend une corde très-longue, suspendue par les deux bouts, et avec une baguette on la frappe d'un coup sec à une certaine distance d'une de ses extrémités. On la voit aussitôt s'infléchir vers le point percuté et l'ébranlement se propager dans toute sa longueur, choquer le mur auquel l'extrémité de la corde est attachée, puis revenir vers le point de départ. Or, un second coup appliqué de la même manière, un dixième de seconde après le premier, fera naître une seconde onde qui courra après la première à une certaine distance d'elle; il en sera de même pour l'onde déterminée par un troisième coup et ainsi de suite; la distance entre les sommets des deux ondes successives sera d'autant plus grande que l'intervalle de temps compris entre les deux coups sera plus long et que la vitesse de propagation sera plus grande; enfin, supposons que la corde ait plus de 337 mètres de long et que les ondes y progressent avec la vitesse connue du son dans l'air atmosphérique, et que les coups de baguette se succèdent régulièrement à un dixième de seconde. La première onde sera parvenue à environ 33 mètres de son point de départ à l'instant où la seles effets de ces impulsions seront plus complexes; ils se détruiront mutuellement au point de rencontre de ces deux moitiés; il en résultera là un lieu de repos que les physiciens appellent un *nœud*, et il y aura entre ce nœud et chacune des extrémités fixes de la corde une courbe partielle, analogue à l'arc total dont je viens de parler, mais dont la corde sera de moitié moins longue (1).

Or, nous savons déjà que la tonalité des sons est en rapport avec la longueur des courbes ou ondes produites par les mouvements de va-et-vient du corps sonore, et que le nombre des vibrations effectuées en un temps donné est doublé lorsque la longueur de l'onde diminue de moitié. Cela peut être rendu visible à l'aide d'un appareil enregistreur, employé par Duhamel (2) il y a une quarantaine d'années, et devenu, après quelques modifications, la partie essentielle des myographes modernes et des autres instruments du même ordre, dont les physiologistes font aujourd'hui un fréquent et fructueux usage. Effectivement, si l'on fixe

conde onde commencera et ainsi de suite pour les ondes suivantes; chacune de ces ondes aura par conséquent en longueur 33 mètres; mais si les coups de baguette se succèdent ensuite avec une vitesse double, les ondes correspondantes n'auront que 16m,50 de long, et si dans le même laps de temps on frappe la corde quatre fois plus souvent que dans le premier cas chacune des nouvelles ondes produites de la sorte n'aura qu'un peu plus de 8 mètres. Par conséquent, dans le premier cas, la corde aura exécuté ces vibrations à raison de 33 par seconde; dans le second cas, à raison de 66 par seconde; et dans le troisième cas, à raison de 132 par seconde : nombres qui correspondront à trois notes à l'octave l'une de l'autre (a).

(1) Il y aura donc alors deux ventres secondaires dont le point de rencontre sera au sommet de la courbe générale.

(2) Le physicien dont je parle ici n'est pas Duhamel-Dumonceau dont j'ai eu l'occasion de citer précédemment diverses observations relatives aux sciences naturelles. Il professait à notre faculté des sciences et il s'occupait principalement d'acoustique mathématique. Son enregistreur a été figuré dans le *Traité de physique élémentaire* de MM. Drion et Fernet, p. 624, fig. 503.

(a) Savart, *Cours de physique expérimentale* (*L'Institut*, 1839, t. VII, p. 202).

dans un étau l'une des extrémités d'une verge élastique dont l'extrémité est armée d'une pointe fine, disposée de façon à frotter très-légèrement sur la surface noircie d'un cylindre tournant et si l'on met cette verge en vibration au moyen d'un archet, la pointe tracera sur cette surface une ligne qui montera et descendra comme le fait l'extrémité oscillante de la verge; mais si l'on raccourcit ensuite celle-ci de moitié, on trouve tout à la fois que le nombre des dentelures inscrites sur le cylindre en un temps donné est deux fois plus grand que dans le cas précédent, et que le son émis a monté d'une octave. Par conséquent, lors de la formation des deux mouvements oscillatoires développés dans une même corde, ainsi que je viens de l'expliquer, il y aura production simultanée des deux sons, l'un grave, appelé le son fondamental, et l'autre plus aigu, à l'octave du premier. Il pourra se former en même temps beaucoup d'autres fractionnements analogues, de longueur moindre et donnant naissance à autant de sons plus élevés dans l'échelle diatonique (1), le nombre des vibrations

(1) Duhamel a démontré mathématiquement et expérimentalement que la corde sonore se partage en un nombre fini de parties telles que tous les points de chacune de ces parties exécutent le même nombre de vibrations dans le même temps; et que ce nombre varie d'une partie à l'autre, en se rapportant aux divers harmoniques. Il considère donc cette corde comme l'ensemble de plusieurs cordes distinctes qui correspondraient chacune à un son particulier (*a*). Ses expériences furent faites sur des plaques métalliques de forme carrée dont le mode de division nodale se traduisait par la disposition des lignes sur lesquelles du sable répandu à leur surface s'accumulait, comme dans les expériences de Savart sur la vibration des membranes (*b*), ou bien au moyen d'un fil élastique dont l'une des extrémités était fixée au point du corps sonore dont on voulait étudier les mouvements et l'autre extrémité était mise en communication avec l'oreille (*c*).

(*a*) Duhamel, *Mémoire sur les sons harmoniques* (*Comptes rendus de l'Acad. des sciences*, 1840, t. X, p. 12).

(*b*) Voy. ci-dessus, p. 39.

(*c*) Duhamel, *Sur la résonnance multiple des corps* (*Comptes rendus de l'Acad. des sciences*, 1848, t. XXVII, p. 461).

étant toujours en raison inverse de la longueur des cordes. Lorsque nous aurons à nous occuper de la formation des sons appelés *notes harmoniques*, nous reviendrons sur ce sujet; mais avant d'en traiter il faut achever l'examen des circonstances dont dépend l'intensité du son.

Je ferai remarquer également une autre conséquence de ce que je viens de dire relativement à la forme des courbes engendrées par les cordes en vibration. Puisque, toutes choses égales d'ailleurs, l'amplitude des mouvements vibratoires croît proportionnellement à la moitié de la longueur de la portion oscillante comprise entre deux points fixes ou entre deux nœuds, nous pouvons prévoir que l'intensité des sons diminuera à mesure que la tonalité de celle-ci montera (1).

Renforcement des vibrations.

§ 3. — Les effets dus à la répétition périodique d'impulsions similaires résultant soit du renouvellement de chocs ou de pressions venant du dehors, soit des changements intérieurs dans l'état d'équilibre des molécules du corps vibrant, qui sont la conséquence de son élasticité, jouent un grand rôle dans le mécanisme de la phonation, et ils sont jusqu'à un certain point comparables aux phénomènes dont je viens de parler.

Lorsque les impulsions qui se succèdent et qui agissent dans le même sens, coïncident avec les mouvements oscillatoires dus à l'élasticité mise en jeu par un déplacement précédent, leurs effets s'ajoutent et l'amplitude de la vibration en est augmentée d'autant; tandis que si elles ne se renouvellent pas d'une manière périodique, ou si, étant régulières, elles s'opèrent en sens contraires, elles s'annulent plus ou moins complétement, ainsi que je viens de le dire en parlant du mode de formation des points de repos

(1) Les notes les plus aiguës deviennent tellement faibles qu'il est alors souvent fort difficile de les entendre.

appelés nœuds acoustiques. Pour se convaincre de ce mode de renforcement ou d'arrêt des mouvements oscillatoires pendulaires, il suffit d'observer ce qui se passe lorsqu'on marche sur le tablier élastique d'un pont suspendu, qu'on fait balancer une escarpolette ou qu'on fait sonner à toute volée une grosse cloche (1).

(1) Les personnes qui ont eu l'occasion de passer sur un pont suspendu au moyen de chaînes ou de câbles en fil de fer tendus d'une rive à l'autre savent que son tablier élastique oscille sous les pas du marcheur, et que les mouvements de va-et-vient déterminés de la sorte sont d'abord très-faibles, mais grandissent de plus en plus à mesure qu'augmentent les impulsions imprimées périodiquement à ce plancher par la pose alternative de l'un et l'autre pied. Lorsque les pas sont bien cadencés, comme le sont ceux des soldats dont la marche est réglée par les battements du tambour ou par le rhythme de toute autre musique militaire et que le défilé de la troupe dure longtemps, le balencement du pont produit de la sorte peut acquérir une telle intensité que les chaînes de suspension se rompent par l'effet des secousses; un accident de ce genre s'est produit à Angers il y a trente ou quarante ans. Or, la théorie de ce phénomène est facile à trouver et nous fournira aussi l'explication du renforcement que des vibrations sont susceptibles d'éprouver dans certaines circonstances. Supposons que le pied du marcheur en posant sur le tablier flexible du pont, et en transmettant ainsi à cette base de sustentation le poids du corps, y imprime une impulsion suffisante pour la faire fléchir d'une quantité quelconque, ne fût-ce que d'un millième de millimètre. Le tablier étant élastique, après avoir cédé à cette pression, reviendra en sens contraire, dépassera sa position d'équilibre et réalisera une seconde courbe dont la convexité, au lieu d'être dirigée vers le bas comme précédemment, sera dirigée vers le haut; puis, l'excursion ascendante étant terminée, une nouvelle inflexion descendante s'effectuera jusqu'à ce que, par l'effet du frottement et d'autres causes dont il n'est pas nécessaire de tenir compte ici, le mouvement de va-et-vient qui est la conséquence d'une seule impulsion donnée par le pied du marcheur se soit éteint. Mais si celui-ci en posant à terre l'autre pied imprime au tablier un second choc semblable au premier et que cette nouvelle impulsion vienne à agir sur le plancher oscillant au moment où celui-ci, en vertu de son élasticité mise en jeu par le choc précédent, exécute son mouvement descendant; l'effet de ce second choc s'ajoutera à l'effet du premier et augmentera d'autant l'amplitude de l'incurvation. Si le troisième choc produit par la pose du pied du marcheur coïncide de la même façon avec une nouvelle inflexion du tablier ainsi mis en oscillation, ce mouvement sera encore augmenté d'une nouvelle quantité et ainsi de suite. Par conséquent, à la condition que les pas se succèdent à

Ce qui a lieu dans les grands mouvements visibles dont je viens de parler a lieu aussi par l'addition d'impulsions périodiques, trop petites pour être distinguées par l'œil et produisant les vibrations sonores. Quelque minime que soit l'amplitude du mouvement oscillatoire communiqué à un corps sonore, les ébranlements qui se succèdent régulièrement et agissent toujours dans le même sens, peuvent faire naître dans ces corps des vibrations dont l'amplitude croît avec la durée de l'action et dont l'impression sur notre oreille peut, dans certaines circonstances, devenir très-forte, bien que le son primitif, le son générateur soit trop faible pour être sensible (1).

C'est ainsi qu'un diapason mis en vibration peut ne donner lui-même aucun son appréciable par l'ouïe et, cependant, à distance, par l'intermédiaire de l'atmosphère, faire parler un autre diapason qui se trouvera placé dans des conditions

des intervalles de temps égaux et que les oscillations descendantes du tablier se répètent de façon à coïncider avec les impulsions produites par ces pas, l'effet déterminé par ceux-ci croîtra proportionnellement à leur nombre jusqu'à ce qu'il ait dépassé la limite d'élasticité du métal. Si ce synchronisme n'existait pas, l'effet du second choc pourrait, au contraire, affaiblir ou annuler les effets du premier, et, les oscillations dues à l'élasticité du tablier étant périodiques, il faut que la marche, pour produire le renforcement en question, soit parfaitement cadencée. C'est pour cette raison qu'afin d'éviter les accidents qui pourraient résulter du développement de grandes oscillations dans les ponts suspendus, les commandants des troupes en marche doivent faire interrompre le tambour et ordonner à leurs hommes de rompre le pas dès qu'ils mettent le pied sur l'un de ces planchers élastiques.

(1) M. Helmholtz formule de la manière suivante cette loi d'acoustique :

Tout corps élastique qui, par son mode de fixation, est en état de continuer à produire un son, quelque temps après avoir été mis en mouvement, peut aussi raisonner par influence si on lui communique une trépidation périodique d'une amplitude relativement très-faible, dont la période correspond à celle de son propre corps (*a*).

(*a*) Helmholtz, *Théorie physiologique de la musique*, p. 52.

plus favorables pour le développement de vibrations sonores d'une certaine intensité dans l'air circonvoisin. J'insiste sur ce fait parce qu'il nous permettra d'expliquer certains phénomènes vocaux qui, au premier abord, sont difficiles à comprendre.

Vibrations par influence.

§ 4. — Ce renforcement des vibrations, communiqué à un corps sonore par l'air en mouvement ou par tout autre agent analogue, suppose un synchronisme complet entre les diverses impulsions développées dans ce corps et y arrivant successivement du dehors; par conséquent on conçoit qu'il doive y avoir des rapports intimes entre l'aptitude d'un son à communiquer ainsi des vibrations à un corps sonore et l'aptitude de celui-ci à exécuter des vibrations, de même durée que celles dont l'action répétée doit le mettre en mouvement, ou, en d'autres mots, a produire une note à l'unisson avec celle produite par le générateur du son.

Pour rendre visible l'influence de la tonalité propre d'un corps sonore sur son excitabilité vibratoire par l'action des vibrations d'une durée déterminée ou, ce qui revient au même, sous l'influence d'un son d'une certaine hauteur, on peut avoir recours à l'expérience suivante. Si, après avoir levé au moyen de la pédale convenable les petits marteaux qui font office d'étouffoirs dans un piano, un chanteur dont la voix est pure et juste file successivement une série de sons à peu de distance de la table d'harmonie à laquelle les cordes de l'instrument sont attachées, on verra certaines de ces cordes se mettre en vibration, et si on a pris soin au préalable de placer à cheval sur chacune de ces cordes un petit morceau de papier fendu en manière de fourche, on verra chacun de ces cavaliers être à son tour projeté au loin dès que le son vocal qui se fait entendre sera exactement à l'unisson avec le son propre de la corde correspondante; mais un écart, même très-faible, dans la hauteur exacte du son excitateur comparée à la hauteur du son rendu par la corde, fait cesser immédiatement les trépidations de celle-ci (1).

Circonstances qui influent sur la transmission des vibrations.

§ 5. — Le degré d'aptitude d'un corps sonore à communiquer ainsi les mouvements vibratoires dont il est animé à l'air ambiant, ainsi que le degré d'aptitude d'un autre corps à vibrer par communication sous l'influence de ces mouvements varie aussi avec le degré d'élasticité de ces corps, avec leur masse et avec l'étendue de la surface par laquelle ils sont en rapport avec l'air.

Les corps vibrants de petites dimensions, dont la surface n'est pas conformée de façon à envoyer au loin des ondes sonores ayant à peu près la même direction ou convergentes d'une certaine manière, ne développent dans le milieu ambiant que de faibles oscillations, ainsi que cela se voit pour les cordes sonores ; tandis que si les vibrateurs sont en rapport avec l'air par une surface très-étendue, ils peuvent ébranler ce fluide bien plus fortement. C'est de cette circonstance que dépend l'utilité des *tables d'harmonie* dans les instruments à cordes, tels que le piano et le violon, et ce qui influe de la sorte sur le pouvoir de transmission agit dans le même sens sur la faculté de vibrer par communication indirecte.

Cette dernière propriété est subordonnée aussi à la masse du corps à mettre en mouvement; lorsque cette masse est considérable par rapport au pouvoir impulsif de l'onde sonore excitatrice, le son est réfléchi en majeure partie et n'ébranle que peu ou point le corps qu'il a frappé; mais lorsque celui-ci réunit les conditions les plus favorables à ce genre d'excitation, savoir une grande élasticité, une très-faible épaisseur et une surface très-large, il vibre

(1) Les effets sont les mêmes lorsque dans ces expériences on substitue à la voix humaine les sons rendus par un instrument de musique quelconque.

très-facilement sous l'influence des vibrations de l'air.

Résonnance § 6. — Les effets de résonnance, dont l'importance est très-grande pour l'intelligence de beaucoup de faits d'acoustique physiologique, dépendent du renforcement des sons par la répétition périodique des impulsions vibratoires qui résulte d'une certaine réflexion des ondes sonores, lesquelles, en revenant sur elles-mêmes dans des conditions favorables, peuvent s'ajouter les unes aux autres comme le feraient des ondes de même tonalité qui exécuteraient synchroniquement des oscillations dirigées dans le même sens (1).

Ce renvoi est effectué de la même manière que dans le phénomène de l'écho ; seulement la distance entre le générateur de son et le réflecteur, au lieu d'être assez grande pour que les vibrations initiales soient éteintes au moment de l'arrivée des vibrations récurrentes, est telle, que les deux ondes s'ajoutent l'une à l'autre et se confondent en augmentant d'autant en intensité. Or, cette coïncidence est subordonnée à la modalité du volume d'air circonscrit par la surface réfléchissante, et par conséquent à la forme de cette surface, à la capacité de la cavité résonnante, etc.

Les *vases renforçants*, dont les anciens faisaient usage sur leurs théâtres pour donner à la voix des acteurs une force et

(1) Pour mettre en évidence les phénomènes de cet ordre, les physiciens font une expérience qui est à la fois très-simple et fort concluante. On met en vibration à l'aide d'un archet un timbre métallique et on l'approche de l'ouverture d'un gros tuyau de longueur convenable et bouché à l'autre bout. Le son du timbre est aussitôt renforcé d'une manière très-remarquable, bien que les parois du tuyau n'exécutent pas de vibrations appréciables. C'est par conséquent la vibration du volume d'air contenu dans ce vase qui produit le phénomène (*a*).

M. Helmholtz a développé mathématiquement les lois de la résonnance dans les tuyaux ouverts (*b*).

(*a*) Voy. Fernet et Drion, *Traité de physique*, p. 648, fig. 516.

(*b*) Helmholtz, *Ueber die Luftschwingungen in Röhren mit offenen Enden* (*Heidelberg. Verhandl. nat. Med. Ver.*, 1857-1859, p. 202).

un éclat artificiels, étaient des instruments construits de façon à remplir ces conditions ; les caisses sonores qui constituent le corps des instruments à cordes, tels que le violon, le piano et la harpe, réunissent à la fois les dispositions propres à l'accomplissement des fonctions de table d'harmonie et de résonnateur. Des tuyaux ouverts aux deux bouts et ajustés au-dessus d'un phonateur quelconque exercent une influence analogue ; pour qu'ils produisent le maximum d'effet, il faut qu'ils aient la longueur convenable pour produire seuls un son de même ton que celui dont ils sont destinés à augmenter l'intensité.

Une multitude de faits démontrables expérimentalement peuvent être invoqués à l'appui des vues que je viens d'exposer. Ainsi une anche d'orgue, qui, vibrant seule, n'émet qu'un son très-faible, pourra donner naissance à un son puissant si elle est surmontée d'un tuyau de longueur convenable pour vibrer à l'unisson avec la note ainsi produite ; mais le résultat ne sera pas le même si le tuyau sonore est approprié à la formation d'un son différent (1).

Dans ces derniers temps, M. Helmholtz a beaucoup perfectionné la construction de petits vases de renforcement auxquels il réserve le nom de *résonnateurs ;* chacun de ces instruments étant disposé pour sonner sous l'influence d'une note déterminée, il a pu, à l'aide d'une série nombreuse de ces vases, analyser les sons complexes émis par plusieurs instruments de musique jouant à la fois ou engendrés par une même vibration (2).

(1) Pour plus de détails à ce sujet je renverrai aux expériences faites par Savart, il y a plus de cinquante ans (*a*).

(2) Les *résonnateurs* dont M. Helmholtz fait usage comme *sélecteurs acoustiques*, sont de petits instruments en verre ayant soit la forme d'une sphère creuse et munie d'une ouverture à chaque pôle, soit d'un

(*a*) Savart, *Recherches sur les vibrations de l'air* (*Ann. de chimie*, 1823, t. XXV, p. 56).

Sons harmoniques.

§ 7. — Jusqu'ici je me suis occupé principalement des vibrations simples ou pendulaires, c'est-à-dire des mouvements de va-et-vient qui sont analogues au balancement du pendule, mais qui, au lieu d'être déterminés par l'action de la pesanteur et d'être réglés par les lois de la chute des corps sont dus aux effets de l'élasticité après que l'équilibre de position des molécules d'un corps solide ou fluide a été dérangé par une impulsion mécanique. Mais, ainsi que je l'ai dit précédemment, les vibrations sonores sont en général accompagnées de mouvements ondulatoires partiels qui les compliquent beaucoup (1). Ces vibrations divisionnaires donnent naissance aux *sons harmoniques*, dont la valeur relative peut varier beaucoup, et le timbre des sons complexes ainsi produits est une conséquence des divers modes de division qui s'établissent de la sorte dans les corps sonores. Les phénomènes de cet ordre jouent un grand rôle dans le mécanisme de la voix humaine, et par conséquent il convient d'en faire un examen spécial.

Les personnes qui voient jouer du violoncelle peuvent constater que la corde en vibrant librement dans toute sa longueur, rend sous l'archet un certain son, appelé son fondamental, et qu'il suffit au joueur d'y appliquer légèrement le doigt sur certains points déterminés de la même corde, pour en tirer des sons élevés et d'un timbre très-différent de celui qu'aurait le son rendu par une longueur

tube cylindrique un peu évasé à l'une de ses extrémités et rétrécie en manière d'entonnoir à l'autre bout. Le petit bout du résonnateur est introduit dans le conduit auditif externe de l'expérimentateur, et y est en quelque sorte luté avec de la cire, de façon que les trépidations de l'air contenu dans l'instrument puissent être transmises directement à l'air contenu dans cette partie de l'appareil auditif, dont le fond est occupé par la membrane du tympan. L'ouverture opposée du résonnateur, c'est-à-dire l'orifice extérieur de cet instrument, est dirigée vers la source sonore (*a*).

(1) Voy. ci-dessus, p. 462.

(*a*) Helmholtz, *Théorie physiologique de la musique*, p. 58, fig. 16.

correspondante de la même corde sonore, si les deux extrémités de ce tronçon étaient rendues fixes. L'obstacle opposé ainsi aux inflexions totales de la corde étouffe le son fondamental, dû aux mouvements d'ensemble et lorsque la corde se trouve divisée de la sorte en deux parties égales, la note produite est une harmonique à l'octave de la première; en raccourcissant encore davantage la longueur de l'onde sonore principale, la même corde donne la tierce ou la quinte supérieure à l'harmonique dont je viens de parler et ainsi de suite. Or, dans les circonstances ordinaires, lorsque la corde vibre librement dans toute son étendue, les mouvements de trépidation dont résulte la note fondamentale, sont accompagnés de tous les mouvements partiels et accessoires que le doigt isole dans le cas dont je viens de parler. Pendant que la corde s'incurve en totalité, chacune de ses moitiés s'incurve en sens opposé, et la longueur de la portion qui vibre de la sorte étant la moitié de la longueur totale de cette corde exécute des vibrations dont la durée est également une moitié de celle des vibrations dont résulte le son fondamental; par conséquent aussi les sons harmoniques engendrés de la sorte sont à l'octave aiguë de ce dernier. D'autres divisions analogues correspondantes au tiers, au cinquième et à une multitude d'autres fractions de la corde totale s'établissent aussi dans celle-ci par suite de son ébranlement et le nombre des oscillations partielles réalisées dans chacune de ces portions du corps sonore s'élève en raison inverse de sa longueur. Dans les lignes d'intersection qui séparent entre elles ces parties oscillantes, lieux que l'on appelle des *nœuds*, la corde est dans un état de repos relatif et les parties comprises entre deux nœuds circonscrivent, en oscillant, un espace fusiforme dont le renflement est désigné sous le nom de ventre. Or, le doigt étant posé légèrement sur un de ces nœuds arrête les ondulations d'un ordre supérieur, mais n'entrave pas les mouvements de la portion du corps comprise entre ce point de repos et l'extrémité fixe de la corde, dont le son continue à se produire et se trouve pour ainsi dire dégagé du son fondamental qui, dans les circonstances ordinaires, en masque plus ou moins complétement les effets. Il y a donc d'ordinaire production simultanée d'une note fondamentale, d'une note à l'octave de la précédente et d'une multitude d'autres notes de plus en plus élevées, qui correspondent à la tierce, à la quinte et à une foule d'autres divisions musicales et qui donnent autant de sons harmoniques dont la force diminue avec leur élévation respective (1).

Quelques musiciens, dont l'ouïe est fine et dont l'oreille est très-exercée, parviennent à distinguer plusieurs de ces sons harmoniques au milieu du son complexe résultant de leur association avec le son fondamental qui, en raison de sa force, domine le tout; mais lors même que les distinctions de ce genre sont impossibles par le seul emploi de l'organe auditif, on peut mettre en évidence chacun de ces éléments acoustiques isolément par l'intervention de résonnateurs qui sont accordés de façon à parler sous l'influence de vibrations d'une durée déterminée ou, en d'autres mots; sous l'influence d'un son d'une hauteur donnée. On peut de la sorte analyser les sons complexes dont la résultante impres-

(1) Les mouvements partiels dont la vibration totale d'une corde est accompagnée peuvent être rendus visibles à l'œil, pourvu qu'ils soient très-lents, mais alors ils ne produisent pas de son. Ainsi, lorsqu'on tend convenablement un fil de laiton (*a*) long de 2 ou 3 mètres et que l'on y imprime près de l'une de ses extrémités des mouvements de va-et-vient de rythme convenable, à peu près comme dans l'expérience d'Euler citée précédemment (*b*), on peut y faire naître des vibrations totales ainsi que des ondulations partielles assez lentes pour être visibles à l'œil et sans influence sur le sens de l'ouïe.

(*a*) Voy. ci-dessus, p. 465.
(*b*) Helmholtz, *Traité physiologique de la musique*, p. 62.

sionne notre oreille et reconnaître que, dans la voix humaine, par exemple, il y a production simultanée d'une multitude d'harmoniques, dont la note fondamentale est accompagnée et que l'intensité relative de ces harmoniques peut varier.

Cette sorte d'analyse acoustique s'opère au moyen de résonnateurs qui renforcent le son propre de tel ou tel harmonique et le mettent en évidence : ces instruments font office de sélecteurs (1).

Mouvements vibratoires complexes.

§ 8. — Dans la plupart des circonstances les phénomènes vibratoires sont même beaucoup plus complexes que dans le cas dont je viens de parler, car je n'ai pris en considération qu'une seule série linéaire de molécules élastiques, et les corps sonores se composent toujours d'une multitude de ces séries, qui ont entre elles des relations plus ou moins intimes. Il en résulte que les mouvements réalisés dans cet ensemble de parties se compliquent souvent d'une manière extrême; des oscillations peuvent s'établir suivant les trois dimensions du corps et celui-ci peut prendre ainsi des formes très-complexes. Les effets produits par les vibrations dont les directions sont diverses, déterminent aussi des variations dans la position et la forme des lignes nodales.

(1) M. Kœnig a construit un appareil de démonstration à l'aide duquel on obtient une image visible des principaux sons harmoniques dont s'accompagne le son fondamental émis par la voix. A cet effet il emploie, comme d'ordinaire, une série de résonnateurs accordés de façon à parler sous l'influence soit du son fondamental, soit des principaux harmoniques, et il met chacun de ces vases de renforcement en communication avec un réservoir aérifère, disposé de façon à transmettre au tube alimentateur d'une lampe à gaz les trépidations qu'il reçoit et à déterminer aussi alternativement dans le débit de ce tube des retards ou des accélérations qui se traduisent par des allongements et des raccourcissements de la flamme dite *manométrique*. Chacune de ces flammes correspond à l'un des résonnateurs, et par conséquent les images qu'elles forment sur une glace noire convenablement placée, donnent une représentation fidèle des mouvements vibratoires exécutés par l'air dont les trépidations produisent le son propre de ce même résonnateur (*a*).

(*a*) Kœnig, *Catalogue des appareils d'acoustique*, 1865, p. 46, fig. 20.

En étudiant les fonctions de l'appareil auditif, nous avons été conduits déjà à porter notre attention sur des faits de cet ordre qui nous ont été offerts par les membranes en vibration, et il ne serait pas inutile d'y revenir en ce moment; mais cela n'est pas indispensable, et, par conséquent, ne voulant sortir que le moins possible du domaine de la physiologie, je n'insisterai pas davantge sur ce sujet, et je passerai de suite à l'examen d'une autre question d'acoustique, dont la connaissance nous est nécessaire (1).

Timbre du son.

§ 9. — Chaque son principal, avons-nous dit, est accompagné d'un cortége de sons harmoniques. Or, ce cortége peut être court ou très-long (2), et les divers sons qui le composent peuvent varier beaucoup en intensité.

C'est de cette circonstance ou du mélange du son musical régulièrement constitué de la sorte avec d'autres sons, n'ayant pas avec eux des relations numériques simples et produisant l'effet d'un bruit plus ou moins fort, que résulte le caractère spécial de chaque son complexe appelé le *timbre*.

Pour se convaincre de l'influence de ces associations acoustiques sur le timbre des sons complexes (et les sons qui arrivent à notre oreille ne sont jamais simples) on ne saurait mieux faire que de prendre en considération les moyens employés parfois par les constructeurs des orgues d'église pour donner à une même note des timbres divers. Dans certains cas ils y arrivent en faisant parler simultanément divers tuyaux qui rendent chacun une note spéciale mais qui confondent leurs produits et en choisissant ces

(1) Pour plus de détails à ce sujet je renverrai à l'ouvrage de M. Helmholtz *Sur la musique*, p. 41 et suivantes.

(2) Dans certains cas on peut, à l'aide de résonnateurs distinguer dans le son complexe rendu par une corde jusqu'à seize sons harmoniques, qui en sont les facteurs, et ce cortége est encore allongé par d'autres harmoniques trop élevés et trop faibles pour être reconnus individuellement.

tuyaux de manière à donner telle ou telle résultante (1).

Pour fixer les idées relativement à la grandeur des différences que des circonstances en apparence peu importantes peuvent déterminer dans le degré d'intensité de chacun des sons accessoires, dont la note fondamentale est accompagnée, j'ajouterai que suivant la manière dont on attaque (2) une corde sonore, dont la tonalité reste constante, on peut faire varier beaucoup le timbre du son produit; si on pince la corde la note n'accuse par les mêmes qualités que si on la frappe avec un marteau, et l'effet produit par ce marteau variera suivant que ce perculeur sera mou ou très-dur, ainsi que suivant qu'il restera appliqué sur la corde pendant une partie plus ou moins considérable de la durée de la vibration et suivant que cette durée sera plus ou moins longue.

Il importe de remarquer aussi que si, d'ordinaire, les sons partiels sont plus faibles que la tonique (3), le contraire a lieu dans certains cas, et que parfois la note fondamentale peut être tellement faible qu'elle échappe à l'oreille, tandis qu'une ou plusieurs des notes partielles plus ou moins hautes sonnent fortement et deviennent prépondérantes dans l'espèce de concert réalisé par l'association acoustique qu'au premier abord toute oreille inexpérimentée prendrait pour un son unique.

Instruments à vent.

§ 10. — L'appareil vocal est comparable sous beaucoup de rapports à un instrument à vent, et, pour être bien préparé à en étudier le jeu, il est fort utile d'avoir quelques notions relatives à la constitution et au mode de fonctionnement de divers instruments de musique de cet ordre, tels que la flûte, les tuyaux à anche et l'appeau ou réclame des chas-

(1) Les registres composés de la sorte sont appelés les *jeux de fourniture*.

(2) C'est-à-dire la manière dont on met la corde en vibration.

(3) Voyez ci-dessus, page 463.

seurs; car les divers phénomènes de phonation physiologique dont nous devons chercher à nous rendre compte sont plus ou moins analogues aux effets produits par ces instruments.

Pour nous familiariser avec les faits dont l'étude va nous occuper, examinons d'abord le jeu d'un petit instrument d'acoustique inventé par Cagniard-Latour et désigné par ce physicien sous le nom de *Sirène*.

Sirène. Cet instrument consiste essentiellement en une caisse cylindrique dans laquelle de l'air est injecté par un bout et s'échappe au dehors à l'autre bout par une série de trous qui sont ouverts ou fermés alternativement par le jeu d'un disque tournant, percé de trous en même nombre et disposés de façon à coïncider avec les orifices précédents ou à se trouver masqués par les parties pleines comprises entre ces derniers orifices. Le disque mobile est également disposé de façon à être mis en rotation par le courant comme les ailes d'un moulin à vent tournant sous l'influence d'un courant atmosphérique. Or, l'écoulement du fluide élastique injecté dans la caisse se trouve arrêté chaque fois que les ouvertures de ce disque cessent de coïncider avec les ouvertures extérieures et il en résulte dans l'air en mouvement autant de chocs ou d'ébranlements qu'il y a d'occlusions; par conséquent ces ébranlements se succèdent périodiquement, et ils se répètent d'autant plus fréquemment que le nombre des trous est plus grand et que la rotation du disque est plus rapide. On peut inscrire le nombre des tours effectués par seconde de temps, à l'aide d'un compteur en relation avec l'axe auquel le disque est fixé, ou bien régler la vitesse de rotation de ce tuyau par un mouvement d'horlogerie, et dans l'un ou l'autre cas on peut déterminer ainsi avec une grande précision la durée de chacun des mouvements oscillatoires provoqués de la sorte. Or, ces mouvements, lorsqu'ils se répètent en nombre suffisant dans un espace de temps donné, produisent un son, et on trouve que ce son monte proportionnellement à la grandeur de ce nombre, de telle sorte que la note s'élève d'une octave quand ce nombre double, et ainsi de suite. La sirène est donc un instrument d'acoustique comparable à la roue dentée de Savart (1), mais qui, au lieu de produire périodiquement des chocs entre des corps solides, produit une série régulière de chocs entre les molécules de la veine fluide en mouvement de la même façon qu'il se produit des chocs entre les wagons d'un train de chemin de fer chaque fois que le mouvement de cette série de machines roulantes se trouve arrêté.

§ 11. — Dans le jeu de la flûte de Pan, de la flûte traversière et des tuyaux d'orgue à bouche, c'est également la colonne d'air en mouvement qui engendre directement les vibrations sonores, mais les oscillations développées dans le sein de ces instruments sont déterminées d'une manière différente; l'ouverture du tuyau reste invariablement béante et ses bords, de même que ceux des orifices de la sirène, ne vibrent pas d'une manière appréciable, mais étant taillé en biseau, ce bord brise le courant d'air, y établit des mouvements comparables sous certains rapports aux mouvements de remous que l'on voit dans une rivière à la rencontre des piles d'un pont, et la portion du fluide élastique, qui, sous la forme d'un ruban mince, s'engage dans le tuyau de l'instrument, y vibre à raison des dilatations et des constrictions, périodiquement alternatives, engendrées de la sorte, et donne naissance à un son dont la tonalité dépend de la longueur de la colonne aérienne contenue dans la portion de l'instrument comprise entre son embouchure et l'orifice d'écoulement constitué soit par son extrémité

Flûte de Pan, etc.

(1) Voy. ci-dessus, p. 423.

terminale, soit par des trous latéraux que le musicien ouvre et ferme à volonté avec le doigt.

Le bruit de frottement que l'air produit souvent en glissant sur une surface rugueuse ou en s'y heurtant sous un certain angle est un phénomène du même ordre, dont nous aurons aussi des exemples en étudiant les divers modes de phonation chez l'Homme et chez les Animaux.

Instruments à anche.

§ 12. — Dans les instruments à anche, tels que le hautbois, la clarinette et certains jeux de l'orgue, le mécanisme de la production des sons se rapproche davantage de ce que nous avons vu chez la sirène, mais en diffère sous un rapport important, car les bords de l'orifice traversé par l'air, au lieu de rester pour ainsi dire passifs dans la genèse des vibrations, exécutent des mouvements oscillatoires, vibrent par eux-mêmes et contribuent ainsi activement à la production du son, en transmettant aux couches d'air adjacentes les ébranlements développés dans leur substance.

L'anche est une lame élastique appelée *languette*, qui, fixe par un bout et libre par le bout opposé, est susceptible de vibrer à la façon des verges dont j'ai fait mention en parlant de l'appareil enregistreur de Duhamel (1), et qui en appliquant son bord libre contre le fond d'une rigole dans laquelle elle est engagée ou contre le bord correspondant d'une seconde languette y faisant face, ouvre et ferme alternativement le passage pratiqué pour l'écoulement de l'air mis en mouvement par la soufflerie. La languette poussée par le courant s'infléchit de façon à élargir ce passage, puis à raison de son élasticité elle revient en sens inverse comme le ferait un ressort d'abord tendu, puis abandonné à lui-même; l'orifice d'écoulement se trouve alors obstrué par cette lame, et la pression exercée en amont augmente jusqu'à ce que cette ouverture s'agrandisse de nouveau par suite d'une

(1) Voy. ci-dessus, p. 461.

seconde inflexion de la languette vers le dehors et ainsi de suite; les mouvements de va-et-vient qui se succèdent périodiquement sont d'autant plus précipités que la lame vibrante est moins longue, mais toutes les fois qu'ils se répètent à des intervalles assez rapprochés et pas trop courts pour être distingués par l'ouïe, ils produisent un son dont la tonalité est déterminée par le nombre des vibrations effectuées en un temps donné.

Cet ébranlement est communiqué aux couches d'air adjacentes et se propage au loin dans ce fluide élastique, mais la surface battante de l'anche étant très-petite, il n'en résulte qu'un son très-faible, à moins que par l'effet de la répétition de ces impulsions, les oscillations produites dans l'air ne soient renforcées. Or, ce phénomène de résonnance, ainsi que nous l'avons vu précédemment (1), ne peut se manifester que si la modalité du volume d'air ébranlé de la sorte est appropriée à la production du son fondamental ou de l'un des harmoniques engendrés par le vibrateur; mais l'augmentation d'intensité peut être très-considérable si cet accord existe. On conçoit donc que l'intensité du son émis par l'anche, tout en étant très-petite quand cet instrument fonctionne seul, puisse devenir très-grande si les vibrations initiales durent un certain temps et agissent sur un volume d'air approprié à la production d'un son de même tonalité ou d'une tonalité qui s'accorde avec cette tonique.

C'est effectivement de la sorte que les choses se passent dans les orgues à anches et dans les autres instruments de musique où le mécanisme de la genèse des vibrations sonores est le même. L'anche qui ne parlera qu'à peine si elle est seule, pourra sonner fortement si elle est ajustée à un tuyau de longueur convenable.

Il y a donc dans le jeu des instruments à anche deux choses

(1) Voy. ci-dessus, p. 463 et suiv.

à considérer : la production des vibrations initiales développées dans la languette qui est mise en mouvement par le courant d'air et oscille à peu près comme le ferait une verge élastique ou une corde tendue, et les vibrations secondaires que les oscillations initiales font naître dans le volume d'air adjacent. Or ces dernières produisent d'ordinaire des effets acoustiques beaucoup plus grands que les premières.

Appeau. § 13. — L'appeau, ou réclame, est un instrument à vent qui consiste en une petite caisse ou tronçon de tuyau, dont les deux bouts sont occupés par une paroi mince percée au centre. L'air poussé dans la caisse par l'un de ces trous s'en échappe par l'orifice opposé et entraîne avec lui une portion de l'air contenu dans les parties latérales de la cavité qu'il traverse, en sorte que bientôt la densité de ce fluide élastique devient insuffisante pour faire équilibre à l'air extérieur, circonstance qui détermine un arrêt dans le débit de l'appeau et l'entrée d'une certaine quantité d'air par l'orifice de sortie. L'écoulement du fluide élastique devient ainsi intermittent et cette intermittence y détermine des vibrations sonores, dont la durée individuelle est d'autant plus courte que le courant est plus rapide (1).

J'ajouterai que des sons musicaux peuvent résulter aussi du passage de l'air par un orifice à minces parois, sans qu'il y ait au-dessous de cette ouverture une cavité faisant office de réservoir (2) ; mais les applications à la physiologie de la voix, que quelques auteurs ont cherché à faire de ce fait, n'ont pas conduit à des résultats assez importants pour qu'il me paraisse utile de nous y arrêter ici.

(1) Pour plus de détails à ce sujet je renverrai aux travaux de Savart, *Mémoire sur la voix; Journal de physiologie* de Magendie, 1825, t. V, p. 232 et suiv.

(2) Voy. à ce sujet les expériences de Masson, sur l'écoulement variable périodiquement d'une colonne d'air par un orifice invariablement ouvert (*a*).

(*a*) Masson, *Nouvelle théorie de la voix* (*Gaz. hebd. de méd.*, 1858, t. V, p. 117.)

§ 14. — Dans une des hypothèses à l'aide desquelles les physiciens ont cherché à expliquer théoriquement la production des sons vocaux, l'organe phonateur de l'Homme et des autres Mammifères a été assimilé à un instrument à cordes. Aujourd'hui cette hypothèse est généralement abandonnée, mais dans la prochaine leçon nous aurons à y revenir, et par conséquent il me paraît utile de rappeler ici quelques-uns des principes fondamentaux sur lesquels repose la construction d'un instrument de cet ordre. Instruments à cordes.

La physique nous apprend que la tonalité des sons rendus par une corde vibrante est régie par quatre lois. En effet, toutes choses égales d'ailleurs, le nombre des vibrations exécutées par des cordes dans des temps égaux varie : 1° en raison inverse des longueurs de ces cordes ; 2° en raison inverse de leur diamètre ; 3° proportionnellement aux racines carrées des poids tenseurs des cordes ; 4° en raison inverse des racines carrées des densités des cordes.

Les vibrations déterminées dans la corde élastique par frottement, par percussion ou par pincement (c'est-à-dire par une traction latérale interrompue brusquement) sont transmises d'une part à l'air circonvoisin, d'autre part aux corps solides qui servent de supports à la corde, au chevalet par exemple. Les vibrations communiquées à l'air ne produisent que peu d'effets acoustiques parce que la surface battante de la corde est très-petite (1) ; mais lorsque les vibrations sont transmises directement à des corps solides en connexion avec la corde, elles deviennent susceptibles d'agir sur le fluide ambiant avec d'autant plus de puissance que ces solides, toutes choses égales d'ailleurs, présenteront une surface libre plus étendue et qu'ils seront plus élastiques. C'est de la sorte que fonctionne la planchette mince qui sert de support au chevalet du violon, ou

(1) Voy. ci-dessus, p. 467.

qui joue un rôle analogue dans le piano et que l'on appelle, ainsi que je l'ai déjà dit, une *table d'harmonie* (1); les oscillations exécutées par cette lame élastique se transmettent à l'air adjacent, et lorsque la forme de la surface vibrante est telle que les ondes sonores réagissent les unes sur les autres de manière à se renforcer et à produire des effets de résonnance (2), l'intensité du son se trouve augmentée proportionnellement à ces effets consécutifs, ainsi que proportionnellement à l'étendue de la surface du solide vibrant par communication, à l'amplitude de ses vibrations et à l'intensité du mouvement initial développé dans la corde sonore.

Les membranes élastiques sont susceptibles de vibrer à la manière des cordes, mais les mouvements qu'elles exécutent sont plus complexes, et il me suffira de dire à ce sujet que la tonalité des sons rendus par ces corps solides est subordonnée à leur tension, à leur épaisseur, à leur dimension en largeur aussi bien qu'en longueur, et à plusieurs autres conditions physiques dont il serait superflu de nous occuper dans cette leçon.

§ 15. — Jusqu'ici nous n'avons pris en considération que les sons résultant de vibrations qui se succèdent périodiquement, c'est-à-dire qui se succèdent à des intervalles égaux; mais, ainsi que je l'ai déjà dit, il y a d'autres phénomènes acoustiques qui n'offrent pas cette régularité, qui produisent sur le sens de l'ouïe des impressions différentes et qui constituent ce que l'on nomme le *bruit*. Ils interviennent également dans la production des sons vocaux et autres émis par des Êtres animés; mais leur étude théorique ne serait pour nous d'aucune utilité et par conséquent je ne l'aborderai pas ici (3).

(1) Voy. ci-dessus, p. 467.

(2) Voy. ci-dessus, p. 468.

(3) La différence entre le bruit et les sons musicaux dépend essen-

Les notions très-élémentaires que je viens d'exposer seraient loin de suffire si nous avions à nous occuper soit de l'ensemble des faits qui sont du domaine de l'acoustique, soit de la théorie de la musique; mais ce n'est pas le cas, et pour répondre aux besoins actuels de la physiologie il ne me paraît pas nécessaire d'approfondir davantage l'étude de cette partie de la physique. Je terminerai donc ici cette leçon préparatoire, qui sera peut-être inutile à la plupart des physiologistes, mais qui me semble pouvoir être profitable à quelques-uns des élèves de nos écoles d'enseignement supérieur.

Dans la prochaine leçon j'aborderai l'étude de la phonation chez l'Homme et les autres Mammifères, plus tard je traiterai de facultés analogues dont les autres animaux sont doués; car si je parlais du chant des Oiseaux ou des bruits produits par les animaux inférieurs, en même temps que de la voix humaine, je serais amené trop souvent à rompre l'enchaînement de faits dont la connexité n'est pas sans importance.

tiellement de ce que le premier résulte de vibrations irrégulières, c'est-à-dire n'ayant pas entre elles de rapports numériques simples, et que les seconds offrent ce caractère soit à raison de leur succession périodique s'effectuant avec assez de rapidité pour produire sur l'ouïe une sensation continue de nature uniforme, soit par l'effet de la réalisation simultanée de vibrations ayant entre elles les relations sus-mentionnées dites harmoniques. Ainsi des bruits qui se succèdent à des temps égaux et qui s'enchaînent peuvent se transformer en sons musicaux, comme l'a montré Savart au moyen du mouvement rotatoire d'une roue percutante comparable à une sorte de crécelle ; et d'autre part un nombre considérable de notes musicales qui se font entendre simultanément produisent la sensation du bruit lorsqu'elles n'ont pas entre elles les relations simples réalisées par les notes harmoniques.

CENT DIX-HUITIÈME LEÇON

De la formation de la voix chez l'Homme en particulier et chez les Mammifères en général. — Phonation laryngienne et voix muette ou vestibulaire. — Voix phonante. — Investigations laryngoscopiques. — Rôle des lèvres vocales. — Théorie acoustique de la voix. — Tonalité. — Hauteur et étendue de la voix. — Causes des différences d'intensité des sons laryngiens.

Origine de la voix.

§ 1. — Chez l'Homme ainsi que chez tous les autres Mammifères et même chez tous les Vertébrés à respiration pulmonaire, la formation de la voix résulte de vibrations sonores développées par le passage de l'air dans certaines parties rétrécies des canaux respiratoires, et ce sont les mouvements de la pompe thoracique qui déterminent le courant nécessaire à la production de ce phénomène d'acoustique.

Il a été démontré, par une multitude de faits, que chez l'Homme ainsi que chez les autres Mammifères le principal organe producteur de la voix est le larynx. Ainsi dans plus d'une occasion les physiologistes ont pu constater que l'existence d'une ouverture accidentelle située dans la trachée, et permettant à l'air expiré de s'échapper au dehors sans passer par le larynx, entraîne l'aphonie, et que chez une personne portant une plaie béante de ce genre, il peut suffire de l'occlusion artificielle de cet orifice pour rétablir les fonctions vocales (1). D'autre part on a vu aussi que chez l'Homme une plaie, quelque large qu'elle soit, permet encore à la voix de se faire entendre lorsque l'ouverture est située entre le larynx et la

(1) Magendie cite l'exemple d'un homme qui pendant nombre d'années portait une ouverture fistuleuse au bas du larynx, et ne pouvait parler que lorsqu'il avait autour du cou une cravate disposée de façon à boucher cet orifice (*a*).

(*a*) Magendie, *Précis élémentaire de physiologie*, t. II, p. 241, 1825.

base de la langue (1). Des expériences pratiquées sur des Animaux prouvent également que la voix proprement dite est produite dans le larynx, car en séparant cet organe de tout le reste de l'appareil phonateur et en y faisant passer un courant d'air de bas en haut, on peut, en prenant certaines précautions, y déterminer la formation de sons sonores plus ou moins analogues à ceux de la voix normale. Ce genre de démonstration a été fourni par Ferrein vers le milieu du siècle dernier et reproduit depuis lors par un grand nombre de physiologistes (2).

Des faits non moins nombreux prouvent que la partie essentielle de cet instrument est constituée par les bords de la glotte appelés lèvres vocales (3) ; mais, ainsi que je l'ai déjà dit (4), il peut y avoir plusieurs sortes de prophose pneumatique, et lorsque le larynx cesse de remplir ses fonctions normales, comme cela a lieu dans les états pathologiques désignés communément sous le nom d'*extinction de voix*, la faculté de produire des sons n'est pas perdue ;

(1) Dans quelques cas où, à la suite d'une tentative de suicide, une large ouverture était restée béante entre le larynx et l'os hyoïde, on a pu observer sur l'homme vivant que la voix est due à un certain rétrécissement de la glotte pendant l'expiration (*a*) ; mais il est inutile d'insister sur les observations recueillies de la sorte depuis que l'emploi du laryngoscope a permis d'étudier directement les mouvements des lèvres vocales dans leur état normal, mode d'exploration dont j'aurai à parler bientôt. Des observations sur le jeu de la glotte pendant la phonation ont été faites également sur un individu dont le larynx était visible par suite de l'ablation du nez (*b*).

(2) Ferrein, professeur d'anatomie au jardin du Roi (aujourd'hui le Muséum d'histoire naturelle) et membre de notre ancienne Académie des sciences, fut le premier à démontrer expérimentalement ces faits, tant sur le larynx d'un cadavre humain que sur divers Mammifères, ses recherches datent de 1741 (*c*).

(3) Voy. ci-dessus, p. 427.

(4) Voy. ci-dessus, p. 422.

(*a*) Mayo, *Outlines of human Physiology*, 1833.
— Noeggerath, *De voce, lingua, respiratione, deglutitione observationes quædam* (*Dissert. inaug.* Bonn, 1841).

(*b*) Rudolphi, *Physiologie*, 1828, t. II, p. 370, pl. I.

(*c*) Ferrein, *De la formation de la voix de l'homme* (*Mém. de l'Acad. des sciences*, 1741, p. 417).

la voix sonore ne se fait plus entendre, mais l'air en passant dans les parties vestibulaires de l'appareil respiratoire est susceptible de produire un bruissement plus ou moins intense, un murmure qui supplée jusqu'à un certain point à la voix ordinaire, qui permet au malade de parler en chuchotant et qui peut être appelé un *bruit de souffle*.

Voix aphonique.

§ 2. — Pour se convaincre de la non-intervention du larynx dans la formation des sons sourds et ordinairement faibles qui se font entendre dans ces circonstances, il suffit d'observer attentivement ce qui se passe en nous, ainsi que l'avait fait Bordenave, il y a plus d'un siècle (1); mais pour démontrer que ce genre particulier de voix se produit dans la portion superlaryngienne de l'appareil respiratoire, je citerai une expérience faite il y a une cinquantaine d'années par un médecin de Paris, nommé Deleau.

Un tube flexible, muni à son extrémité postérieure d'une poche à air susceptible de servir comme souffleur, ayant été introduit jusque dans le pharynx, en passant par les fosses nasales d'une personne qui se prêtait à l'expérience, Deleau établit dans l'intérieur de la bouche, sans le concours des mouvements d'expiration, un courant d'air allant de l'arrière-bouche vers les lèvres et à l'aide de ce courant il parvint à produire des sons articulés fort analogues à ceux de la parole ordinaire, malgré la clôture de la glotte et l'in-

(1) Bordenave s'exprima très-formellement à ce sujet : c'est seulement pour parler à haute voix, disait-il, qu'une action particulière de la glotte est nécessaire ; pour la parole à voix basse, l'air sort avec liberté et n'ébranle pas le larynx ; il suffit qu'il soit articulé dans la bouche (*a*). Mais l'opinion de cet auteur passa inaperçue, et plus de soixante ans après la publication de son livre, un des physiologistes les plus éminents de l'Allemagne, J. Müller, attribua la formation des sons muets au passage de l'air dans la glotte (*b*).

(*a*) Bordenave, *Essai sur la physiologie ou physique du corps humain*, 1778, t. I, p. 226.

(*b*) J. Müller, *Manuel de physiologie*, t. II, p. 239.

terruption de toute action de l'appareil respiratoire (1).

Le passage d'un courant d'air par le pharynx, la bouche et l'orifice labial peut donc, ainsi que le passage de ce fluide

(1) Deleau a complétement prouvé l'aptitude de la cavité pharyngo-buccale à produire ces sons sans l'intervention de la voix laryngienne, ainsi que le rôle de cette cavité dans la formation des consonnes, et il est surprenant que les auteurs étrangers qui plus récemment ont écrit sur le même sujet aient omis de citer cet expérimentateur, ne fût-ce que de nom seulement. Comme l'opuscule dans lequel Deleau a traité cette question paraît être fort peu connu, j'en reproduirai ici quelques lignes. Après avoir décrit l'expérience sus-mentionnée et après avoir dit qu'il obtenait de la sorte la formation de tous les éléments aphoniques, Deleau ajoute : « Craignant de m'abuser sur la faculté d'interrompre l'action de la poitrine pendant que je faisais jouer les organes de la parole, je me mis à parler à haute voix, le courant d'air établi par le nez étant dans toute sa force. A l'instant deux paroles se firent entendre d'une manière si distincte et si pure, que les personnes qui assistaient à l'expérience crurent entendre deux individus qui répétaient les mêmes phrases. Il est donc bien constaté, par cette expérience, que le larynx n'est pour rien dans la formation de la parole aphonique. Ce simple exposé, qui nous fait connaître le siége de la parole à voix basse, va aussi nous servir dans la recherche de ses éléments, soit que le courant d'air vienne des poumons, soit qu'il prenne sa source de dehors, d'un réservoir artificiel. Si le pharynx, l'isthme du gosier et la langue restent dans le repos qui leur est le plus naturel, au moment qu'une colonne d'air s'échappe, soit du larynx sans être mélangée de sons, soit de la sonde de gomme placée comme je l'ai indiqué précédemment, on sent, principalement dans ce dernier cas, sur la face antérieure du voile du palais, un froid très-appréciable, et on entend le bruit que les grammairiens figurent par le signe *a*. Que les lèvres restent rapprochées, ou que les mâchoires et les lèvres s'écartent plus ou moins, ce bruit ne change pas de nature, c'est toujours *a* qui vient frapper l'oreille. » Passant ensuite à l'étude du mode de formation des consonnes, Deleau fait remarquer que, contrairement à l'assertion de la plupart des grammairiens, certains sons représentés par des associations de lettres de cette classe peuvent fort bien se passer de voyelles pour se faire entendre, et il conclut de ses observations que les consonnes résultent de l'action de l'air, tantôt sur des parties ayant certaines positions, tantôt sur des parties en mouvement. Les recherches de Deleau sur ce sujet furent communiquées à l'Académie des sciences en 1828, et exposées ensuite d'une manière plus complète dans une publication spéciale (*a*).

(*a*) Deleau, *Nouvelles recherches physiologiques sur les éléments de la parole*, p. 5 et suiv. Mémoire lu à l'Académie des sciences, 21 juin 1830 et publié en 1838.

élastique par la glotte, causer la formation de sons utilisables pour l'exercice de la parole. Par conséquent l'Homme possède en réalité deux espèces de voix distinctes par leur origine, aussi bien que par leurs qualités acoustiques: l'une qui a sa source dans la portion vestibulaire de l'appareil vocal, qui est toujours faible, sourde et en quelque sorte indécise, qui dans les circonstances ordinaires n'attire pas l'attention, quelle que puisse être son importance dans l'acoustique physiologique, qui a été appelée parfois *voix clandestine*, et qui est désignée par Deleau sous le nom de *voix aphonique* (1) ; l'autre pleine, sonore et susceptible de résonner avec force, qui résulte de l'activité fonctionnelle des lèvres glottiques du larynx, et qui constitue la *voix proprement dite* ou *voix phonante*.

En général les physiciens et même les physiologistes négligent beaucoup trop les effets dus à la voix aphonique, dont l'importance est en réalité très-grande ; nous en aurons des preuves lorsque nous étudierons le mécanisme de la parole, car la production de plusieurs sons désignés sous le nom de consonnes en dépend entièrement, et son rôle dans la formation des voyelles est probablement essentiel. Je crois donc nécessaire d'insister sur le fait de l'existence d'une voix buc-

(1) Bennati, dont les observations sur la voix ne sont pas dépourvues d'intérêt, a attaché beaucoup trop d'importance aux vibrations sonores qui peuvent être engendrées dans le pharynx ou dans la bouche, car il leur attribuait la formation des notes aiguës du registre vocal supérieur, dont se compose la voix dite de tête. De même que Deleau, il admet donc l'existence d'une *voix laryngienne* et d'une *voix sus-laryngienne* ; mais il confond celle-ci avec la voix aphonique et faible obtenue par Deleau par le passage de l'air dans le pharynx et la bouche (*a*). Or, ainsi que nous le verrons bientôt, les notes aiguës de la voix de tête, comme les notes du registre inférieur ou la voix dite de poitrine, sont dues au jeu des lèvres de la glotte, et appartiennent par conséquent à la voix laryngienne de même que ces dernières.

(*a*) Bennati, *Recherches sur le mécanisme de la voix humaine*, 1832.

cale, indépendante de la voix laryngienne, et pour fixer l'attention sur ce point je ne me bornerai pas à citer l'expérience capitale de Deleau, je rapporterai une observation publiée depuis près d'un demi-siècle, mais demeurée presque inaperçue.

A la suite de deux tentatives de suicide, un homme appelé Leblanc portait au bas du larynx une ouverture au moyen de laquelle il respirait assez librement; mais sa glotte était complétement obstruée, et l'air ne pouvant plus passer entre les lèvres vocales, la phonation était devenue impossible. Cependant au bout de quelque temps cet individu acquit la faculté de parler à voix basse, de parler en chuchotant et il y parvenait en imprimant certains mouvements à l'air contenu dans la portion vestibulaire de l'appareil vocal, terminée en cul-de-sac du côté du larynx et sans communication avec la soufflure pulmonaire. C'était donc dans la cavité pharyngo-buccale que ce fluide élastique était mis en vibration, et les sons engendrés de la sorte, quoique faibles et parfois mal caractérisés, lui permettaient de prononcer la plupart des mots dont il avait besoin pour communiquer avec son entourage (1).

Nous voyons donc que les sons produits par un seul et même appareil vocal peuvent provenir de sources très-différentes; ils naissent dans diverses parties de cet appareil et le mécanisme qui détermine leur formation varie. Tous les vibrateurs dont dépend l'émission de ces sons fonctionnent sous l'influence d'un même moteur, qui est l'air mis en

(1) Cet homme, qui était un forçat au bagne de Toulon, a été examiné avec beaucoup de soin par l'un des étudiants en médecine attachés au service de l'hôpital de cette ville, lequel était, je crois, le naturaliste voyageur M. Renault, mais son nom n'a pas été publié (*a*).

(*a*) *Histoire physiologique d'un forçat de Toulon respirant par une large fistule aérienne*, mémoire communiqué à Magendie par Dubreuil (*Journal de physiologie*, 1829, t. IX, p. 119).

mouvement par la soufflure thoracique, et presque toujours c'est l'air chassé avec force du poumon par l'action des muscles expirateurs qui les met en branle (1). Mais il y a une première distinction à faire entre les phénomènes acoustiques produits de la sorte, suivant qu'ils ont leur origine dans le larynx, qui est l'organe essentiel de la phonation, ou dans la portion vestibulaire de l'appareil vocal, dont le rôle est secondaire. Chez quelques Vertébrés inférieurs il en est autrement, la voix est essentiellement pharyngienne, car elle résulte de l'injection violente de l'air dans des cavités à parois extensibles annexées à l'arrière-bouche; mais les sons engendrés de la sorte sont rares et pour le moment je ne les prendrai pas en considération.

C'est l'étude de la voix laryngienne, considérée chez l'Homme, qui fera l'objet de cette leçon, et je réserverai pour un autre moment l'examen des modifications que les sons nés dans la glotte subissent dans le porte-voix constitué par la portion céphalique ou vestibulaire de l'appareil vocal.

(1) Dans les circonstances ordinaires la voix humaine n'est produite que par des mouvements d'expiration, et quelques auteurs ont pensé qu'il en était toujours de même (*a*); mais il n'est pas impossible de produire des sons vocaux et même de parler au moyen du courant d'air dirigé en sens inverse et déterminé par des mouvements d'inspiration. On cite quelques exemples de personnes qui avaient acquis beaucoup d'habileté dans cet art (*b*), et on a constaté que le timbre de l'espèce de voix produite de la sorte diffère notablement de celui de la voix expiratoire. Beaucoup des effets acoustiques produits par la *ventriloquie* sont obtenus ainsi. Pour plus de détails au sujet de la ventriloquie, je renverrai aux ouvrages suivants (*c*).

(*a*) Fabricius ab Aquapendente, *Op. cit.*, p. 11, c. 5.

(*b*) Ammann, *Dissert. da loquita*, p. 117.

— Valain, *Dictionnaire philosophique*.

(*c*) Haller, *Élément. physiol.*, t. III, p. 434.

— Segond, *Mémoire sur la voix inspiratoire* (*Arch. génér. de méd.*, 1848, sér. 2, t. XVII, p. 200).

— La Chapelle, *Le ventriloque*, 1772.

— Lespagnol, *Dissertations sur l'engastrimysme* (Thèse de la Faculté de méd. de Paris, 1811, n° 64).

— Segond, *Op. cit.* (*Arch. génér. de méd.*, 1848, série 2, t. XVII).

— Fournié, *Op. cit.*, p. 505 et suiv.

§ 3. — Les physiciens ont cherché à expliquer la formation de la voix en assimilant tour à tour le larynx à un sifflet, à un instrument à cordes, à un instrument à anche, ou à un appeau, et en vue de corroborer leurs idées théoriques à cet égard, ils ont fait à l'aide de l'appareil vocal de l'Homme ou de quelques autres Mammifères, pris sur le cadavre et mis en jeu par une soufflerie, beaucoup d'expériences fort utiles (1).

Mécanisme de la production de la voix laryngienne.

(1) L'espace me manquerait ici pour exposer d'une manière utile toutes les opinions émises sur le mécanisme de la production des sons vocaux par les différents auteurs qui ont traité de ce sujet, et, pour l'historique de cette question, je renverrai à un ouvrage de M. Fournié, publié en 1866 et intitulé *Physiologie de la voix et de la parole* (p. 179 à 319). Cet auteur divise l'histoire de cette partie de nos connaissances acoustiques et physiologiques en plusieurs périodes.

Pendant la première de ces périodes, antérieure à Galien, on n'avait que des notions très-vagues à ce sujet; Hippocrate et Aristote supposaient que la voix se forme dans le cou, et ce dernier auteur l'attribue au choc de l'air expiré contre la trachée-artère.

La seconde période date de Galien et s'étend jusqu'à Fabricius d'Aquapendente, qui vécut pendant la seconde moitié du XVIe siècle. Galien avait écrit un traité spécial sur la voix, mais ce livre a été perdu et nous ne connaissons ses opinions que par divers passages épars dans ses autres ouvrages; cependant il est évident qu'il connaissait d'une manière générale la structure du larynx et de ses principales parties constituantes; il plaçait dans cet organe le siége de la voix, et il considérait les sons comme étant produits essentiellement par le passage de l'air dans la glotte, instrument qu'il compare aux anches des flûtes (*a*). Fabricius d'Aquapendente fut le premier auteur moderne qui traita spécialement de l'anatomie du larynx et de la physiologie de cet organe; il n'ajouta pas beaucoup aux connaissances que lui avaient transmises les anciens, mais il avait des notions plus justes sur quelques points anatomiques importants (tels que l'existence de deux cartilages aryténoïdiens, pièces que ses prédécesseurs confondaient entre elles) et il savait que la dilatation et l'allongement de l'orifice glottique sont les conditions matérielles pour la production des sons graves, de même que le raccourcissement et l'occlusion partielle de cette ouverture président à la production des sons aigus (*b*).

Une troisième période caractéri-

(*a*) Müller, *Manuel de physiologie*, trad. par Jourdan, t. I, p. 164 et suiv.
— Galien, *De l'utilité des parties*, liv. VII, chap. XIII (trad. de Daremberg, t. I, p. 493 et suiv.).

(*b*) Fabricius ab Aquapendente, *De larynge vocis instrumento*, pars III, cap. VIII (*Opera omnia*, édit. de 1738, p. 298).

Ferrein fut le premier à employer cette méthode expérimentale qui, de nos jours, a été perfectionnée par plusieurs physiologistes, parmi lesquels je citerai en première ligne J. Müller (1). Mais les sons obtenus de la sorte diffèrent

sée par des progrès notables dans l'acoustique et des applications diverses de cette branche de la physique à l'explication du mécanisme par lequel la voix humaine est produite commence lors de la publication des travaux d'un des amis de Descartes, le Père Mersenne, et s'est continuée jusqu'à nos jours, où une quatrième période date des introductions de l'observation directe des mouvements du larynx au moyen du laryngoscope. Pendant ce long laps de temps, l'étude de la phonation a été abordée successivement par Perrault, Dodart, Ferrein, Dutrochet, Magendie, Savart, Malgaigne, Bennati, Cagniard-Latour, J. Müller, Longet, Masson et plusieurs autres physiologistes ou physiciens qui se sont appliqués à expliquer le mécanisme de la voix par des comparaisons avec divers instruments de musique tels que les instruments à cordes, mais plus particulièrement les instruments à anche. Parmi les partisans de la théorie de l'anche, je citerai de préférence Dodart, Cagniard-Latour, J. Müller et Longet. Savart assimila le larynx à un appeau d'oiseleur (*a*).

(1) Pour pratiquer méthodiquement l'expérience de Ferrein, ce physiologiste place un larynx convenablement préparé devant une planchette et fixe à celle-ci d'une part les cartilages aryténoïdes maintenus en contact ou à une distance donnée à l'aide d'une épingle embrochant leur partie supérieure, d'autre part le cartilage cricoïde au moyen d'une sorte de fourche à deux branches, puis il attache à l'extrémité antérieure du cartilage thyroïde un fil qui passe

(*a*) Mersenne, *Traité de l'harmonie universelle*.

— Perrault, *Traité du bruit*, 1680.

— Dodart, *Op. cit.* (*Mém. de l'Acad. des sciences*, 1700, p. 238).

— Ferrein, *De la formation de la voix* (*Mém. de l'Acad. des sciences*, 1741).

— Dutrochet, *Essai sur une nouvelle théorie de la voix* (Thèse de la Faculté de médecine de Paris, 1806).

— Magendie, *Précis élémentaire de physiologie*, t. I, p. 241 (édit. de 1825).

— Savart, *Mémoire sur la voix humaine* (*Journal de physiologie* de Magendie, 1825, t. V, p. 367, et *Ann. de chim. et de phys.*, t. XXX, p. 64).

— Malgaigne, *Nouvelle théorie sur la voix* (*Arch. génér. de méd.*, 1831, p. 250).

— Bennati, *Recherches sur le mécanisme de la voix humaine*, 1832.

— Cagniard-Latour, *Mémoire sur le son que l'on produit en sifflant avec la bouche* (*Journ. de physiol.* de Magendie, 1830, t. X, p. 170). — Un grand nombre de notes sur le même sujet insérées dans le *Bulletin de la Société philomathique* et dans le *Journal l'Institut*, t. IV, 1836, p. 180 et 192; t. V, 1837, p. 13, 45, 253, 394 et 411; t. VI, 1838, p. 17, 32, 80, 162, 178, 232, 260 et 283; t. VII, 1839, p. 105, 152, 302, 317, 402, 421, 435; t. VIII, 1840, p. 42, 143, 177, 201, 248, 307 et 425; t. IX, 1841, p. 82, 100, 171 et 303; t. X, 1842, p. 293 et 311; t. XII, 1845, p. 24; t. XIII, 1846, p. 106 et 107.

— J. Müller, *Manuel de physiologie*, t. II, p. 159 et suiv.

trop des sons de la voix humaine pour pouvoir nous éclairer suffisamment sur la théorie de celle-ci, et faute d'observations directes on en était réduit à des conjectures sur plusieurs des points les plus importants de l'histoire de la phonation. Aujourd'hui il n'en est plus de même. Des procédés d'exploration nouveaux ont permis aux investigateurs de voir à loisir ce qui se passe dans l'intérieur du larynx pendant l'émission des sons (1), et ce progrès, dû à l'invention d'un instrument très-simple, appelé le *laryngoscope*, a exercé sur la marche de cette partie de la physique physiologique une influence considérable (2); jusqu'ici on

Observations laryngoscopiques.

sur une poulie et tient en suspension par son extrémité libre un poids variable suivant la volonté de l'expérimentateur. La traction plus ou moins forte exercée ainsi sur le thyroïde fait basculer ce cartilage en avant et ce mouvement détermine une traction correspondante sur les lèvres vocales par un mécanisme analogue à celui dont j'ai parlé en traitant des mouvements normaux des cartilages du larynx (voy. ci-dessous p. 436); Müller varia de diverses manières les conditions secondaires de l'expérience, et je renverrai à son ouvrage pour l'indication de ces détails (*a*).

(1) Avant l'invention du laryngoscope, Mayo et Rudolphi avaient eu l'occasion d'observer les mouvements du larynx humain sur le vivant chez deux personnes qui, à la suite de tentatives de suicide, portaient à la partie antérieure du cou une large ouverture située entre le cartilage thyroïde et la base de l'épiglotte; mais les études faites dans ces circonstances anormales n'avaient jeté que peu de lumières nouvelles sur le mécanisme de la phonation (*b*).

(2) Les premiers essais de laryngoscopie paraissent avoir été faites par Levret et datent de 1743. Vers 1835 l'opticien Seligue arriva même à un résultat assez bon, quoiqu'en employant un appareil trop compliqué pour être d'un usage commode (*c*). En 1838 (et non en 1827 comme on le répète souvent, en reproduisant sans contrôle une citation où s'était glissée probablement une faute typographique), Caguiard-Latour parvint aussi à voir assez distinctement le jeu de diverses parties du larynx à l'aide d'un petit miroir placé obliquement dans l'arrière-bouche qu'il éclairait fortement; mais il ne donna aucune suite à cette expérience inté-

(*a*) J. Müller, *Manuel de physiologie*, t. II, p. 164 et suiv.

(*b*) Mayo, *Description of the interior of the larynx as seen after attempted suicide* (*London med. Journ.*, 1832, t. LXVII, p. 463).

(*c*) Voy. Krishaber, art. LARYNGOSCOPIE, du *Dictionnaire encyclopédique des sciences médicales*, série 2, t. I, p. 515 et suiv.

n'a pas tiré des faits constatés de la sorte, tout le secours qu'ils auraient été susceptibles de nous fournir pour l'appréciation des diverses hypothèses relatives à la genèse des

ressante (*a*). En 1840, un chirurgien de Londres, Liston annonça que dans quelques cas il avait réussi à voir sur lui-même ainsi que sur d'autres personnes, l'intérieur du larynx à l'aide d'un petit miroir fixé à l'extrémité d'une longue tige et introduite dans l'arrière-bouche (*b*). Quelques autres tentatives analogues furent faites vers la même époque en vue de l'exploration des états pathologiques du larynx; mais la première application de ce mode d'investigation à l'étude physiologique de la voix est due à Manuel Garcia, le fils du célèbre chanteur italien du même nom et le frère de l'admirable cantatrice madame Malibran (*c*). Enfin vers 1858, un médecin de Vienne (en Autriche), M. Türck et un physiologiste hongrois, M. Czermak, rendirent le laryngoscope d'un emploi facile et en vulgarisèrent l'usage dans le diagnostic des maladies du larynx (*d*). Depuis lors cet instrument, modifié de diverses manières, rend journellement de grands services non-seulement aux pathologistes, mais aussi aux physiologistes.

Pour éclairer d'une manière convenable les parties à explorer on peut se servir d'une lampe dont la lumière est réfléchie dans la bouche du sujet au moyen d'un miroir placé sur le front de l'observateur, appareil dont plusieurs auteurs ont donné des descriptions et des figures.

M. Bataille, par suite de l'habitude que sa profession de chanteur lui avait donnée de maîtriser à volonté les mouvements des diverses parties du larynx, est parvenu à voir sur lui-même au moyen d'un laryngoscope fortement éclairé, non-seulement tout l'intérieur de cet organe, mais même dans la trachée jusqu'à l'origine des bronches (*e*).

Pour plus de détails à ce sujet je renverrai à des ouvrages spéciaux tels que ceux de M. Mandl, de M. Fournier, ou de M. Krishaber (*f*), et j'ajouterai qu'à la suite de l'article sur la laryngoscopie inséré dans le *Dictionnaire encyclopédique des sciences médicales* par ce dernier auteur, on trouve de nombreuses indications bibliographiques relatives aux publications dont ce mode d'exploration a été l'objet (série 2, t. I, p. 522).

(*a*) Cagniard-Latour, *Voix humaine* (*L'Institut*, 1838, n° 244, p. 284).

(*b*) Liston, *Practical Surgery*, p. 417.

(*c*) Garcia, *Observations on the human voice* (*Royal Soc. Proceed.*, 1854-1855, p. 399). — *Recherches sur la voix humaine* (*Comptes rendus de l'Acad. des sciences*, 1861, t. LII, p. 654).

(*d*) Türck, *Méthode pratique de laryngoscopie*, 1861.

— Czermak, *Du laryngoscope et de son emploi en physiologie et en médecine*, 1860.

(*e*) Bataille, *Op. cit.*, p. 28.

(*f*) Fournié, *Étude pratique sur le laryngoscope*, 1863.

— Mandl, *Traité des maladies du larynx*, 1872.

— Krishaber, *Loc. cit.*, 1876.

sons vocaux; beaucoup de questions capitales fort obscures ont été plus ou moins élucidées, et les physiciens sont parvenus à donner une théorie de la voix qui, au premier abord, semble irréprochable. Elle est généralement acceptée par les physiologistes, et elle plaît à raison de sa simplicité; mais lorsqu'on la soumet au contrôle des faits constatés par l'observation et qu'on en discute attentivement les conséquences, on ne tarde pas à trouver qu'à plus d'un égard elle n'est pas satisfaisante. Or, dans l'étude des sciences, il est toujours dangereux de considérer comme des vérités démontrées des vues de l'esprit qui, en réalité, ne sont que des hypothèses, et qui en dissimulant ce qui est inconnu, peuvent empêcher les investigateurs d'entreprendre des recherches nouvelles, et retarder ainsi les progrès de la science. Ce reproche est particulièrement applicable aux explications qui nous sont présentées, revêtues de formes mathématiques et entourées de longs calculs propres à leur donner une apparence de rigueur, mais inaptes à nous éclairer sur la valeur des prémisses sur lesquelles ces raisonnements sont basés. Je l'adresserai aux théories acoustiques généralement acceptées pour l'explication des phénomènes vocaux et en examinant ceux-ci je crois devoir discuter plus attentivement qu'on ne le fait d'ordinaire la valeur des interprétations que les physiciens en donnent. Cette appréciation, à mon grand regret, ne conduira à la conception d'aucune théorie générale dont le physiologiste puisse se contenter, mais il me paraît nécessaire de mettre en évidence les lacunes qui existent dans cette partie de la science aussi bien que les résultats acquis. Cela appellera peut-être sur les points obscurs des recherches nouvelles dont la physiologie profitera.

§ 4. — Les premiers essais de laryngoscopie eurent pour objet l'établissement du diagnostic de certaines maladies de l'appareil vocal; mais bientôt les observations faites aussi par Manuel Garcia, par Czermak, par Bataille, qui était à la fois bon anatomiste et un de nos chanteurs les plus habiles, par M. Mandl, par M. Fournié et par plusieurs autres investigateurs auxquels les questions d'acoustique étaient familières, permirent aux physiologistes de considérer les faits suivants comme définitivement acquis à la science.

État de la glotte pendant la production des sons.

Le passage de l'air dans la glotte, quelle que soit la violence du courant, n'est jamais accompagné de l'émission d'un son vocal, tant que cet orifice reste largement ouvert (1), mais ce son est produit dès que le passage de ce courant coïncide avec un certain degré de tension et de rapproche-

(1) Dans cet état la glotte a la forme d'un triangle isocèle dont le sommet, dirigé en avant, est constitué par la commissure antérieure des lèvres vocales et dont la base est constituée par les bords de la portion aryténoïdienne de cet orifice.

Lorsque les mouvements respiratoires s'accomplissent d'une manière normale, tranquillement, les lèvres vocales restent presque immobiles pendant l'inspiration et l'expiration; mais ainsi que nous l'avons vu précédemment (*a*) pour peu que ces mouvements deviennent laborieux la glotte se dilate à chaque inspiration et à chaque expiration cet orifice se resserre d'autant plus que l'effort exercé par les muscles expirateurs est plus considérable. Lorsque cet effort est grand la clôture de la glotte devient complète, ainsi que cela se voit dans les mouvements de défécation forcée (*b*). Pour plus de détails au sujet du mécanisme de la clôture volontaire de la glotte et de l'utilité de cette clôture dans la production des efforts je renverrai à divers travaux spéciaux (*c*).

La petite dilatation de l'orifice glottique dont le mouvement d'inspiration est accompagné au début, est produite par les cartilages aryténoïdes qui en tournant sur eux-mêmes, agissent à la fois sur les lèvres vocales et sur les replis sus-glottiques; ces derniers sont entraînés en dehors et en haut par le déplacement du sommet des aryténoïdes, tandis que le mouvement exécuté par l'apophyse de ces mêmes cartilages, soulève et porte en dehors l'extrémité postérieure des cordes vocales. Ces phénomènes sont plus faciles à observer lorsqu'on fait usage de la respiration diaphragma-

(*a*) Voy. t. II, p. 240.

(*b*) Voy. t. VII, p. 142.

(*c*) Bourdon, *Recherches sur le mécanisme de la respiration*, 1870, p. 15 et suiv. — Czermak, *Du laryngoscope*, 1860.

ment des lèvres vocales. Lorsque le chanteur se prépare à faire entendre un son franc, ou comme disent les musiciens, à attaquer une note, il dispose ses lèvres vocales d'une manière particulière, et il donne ce que M. Mandl appelle le *coup de glotte* (1). A cet effet ces lèvres se rapprochent de façon à fermer l'orifice glottique et elles se tendent; puis pressées de bas en haut par l'air chassé des poumons, elles s'écartent brusquement, se placent à une certaine distance l'une de l'autre, distance qui est en rapport avec la tonalité du son voulu, et leur bord libre, après avoir été soulevé, redescend à raison de son élasticité et continue à exécuter ces mouvements de va-et-vient tant que le courant auquel le larynx livre passage, conserve assez de force pour entretenir les oscillations développées de la sorte. Suivant le mode de fonctionnement de l'appareil vocal ces trépidations s'accomplissent dans toute la longueur des lèvres ou seulement dans une portion de ces voiles élastiques, dont la portion postérieure peut rester immobile par l'effet du rapprochement des cartilages aryténoïdes. Il est également manifeste que la rigidité des lèvres vocales, due en partie à leur tension longitudinale, en partie à la contraction des fibres musculaires obliques qui sont logées dans leur épaisseur, augmente avec l'élévation des sons émis (2).

La grandeur de l'orifice glottique varie beaucoup suivant la tonalité des sons vocaux et sa disposition change notable-

tique que lors de la respiration costale supérieure (*a*) et les mouvements imprimés aux replis sus-glottiques, ne deviennent bien apparents que dans l'inspiration et l'expiration forcées (*b*).

(1) Le coup de glotte (*c*) n'est pas nécessaire pour l'émission d'un son vocal.

(2) Ces fibres, comme nous l'avons vu précédemment font partie des muscles thyro-aryténoïdiens (p. 438).

(*a*) Voy. t. II, p. 420.
(*b*) Bataille, *Nouvelles recherches sur la phonation*, p. 29.
(*c*) Mandl, *Traité des maladies du larynx*, p. 316.

ment lorsque la voix ordinaire, appelée communément *voix de poitrine*, prend le caractère particulier au registre supérieur que les musiciens désignent sous le nom de *voix de tête*. Pour le moment je laisserai de côté ces détails et j'insisterai seulement sur deux faits qui sont de nature à nous éclairer beaucoup sur la théorie de la voix humaine et qui sont relatifs, l'un à l'état des cordes vocales pendant la phonation, l'autre au jeu des lèvres sus-glottiques.

Dans quelques circonstances favorables à l'observation du mécanisme de la phonation au moyen du laryngoscope, on a vu les lèvres vocales se rapprocher et s'écarter entre elles alternativement pendant l'émission du son. Dans certains cas elles s'appliquent momentanément l'une contre l'autre, puis s'écartent à peu près comme elles oscillent dans un larynx de cadavre auquel on fait rendre des sons en y poussant violemment un courant d'air. Les études laryngoscopiques faites par Garcia conduisirent même cet auteur à dire que la voix se forme presque uniquement lorsque la glotte arrête ou livre passage à l'air alternativement ou en d'autres termes « que la voix est due aux ex-» plosions successives et régulières que l'air produit à la » sortie de la glotte dont les replis s'avancent l'un vers » l'autre, au-dessus du cricoïde et ferment le passage », puis s'écartant sous l'influence de la pression exercée par l'air expiré en produisant sur la veine fluide des effets analogues à ceux déterminés par le jeu de la sirène de Cagniard-Latour (1). Bataille, sans se prononcer sur la théorie acou-

(1) Garcia ajoute : « Il n'est pas nécessaire pour obtenir l'explosion que la glotte se ferme hermétiquement chaque fois, après s'être entr'ouverte : il suffit qu'elle oppose à l'air un rétrécissement capable d'en développer l'élasticité ; seulement le bruit de l'air se fait alors sentir, et le son prend un caractère voilé et parfois extrêmement sourd (*a*). »

(*a*) Garcia, *Observations physiologiques sur la voix humaine* (*Op. cit.*, p. 29).

stique de la phonation, décrit avec plus de détails ces grands mouvements des lèvres vocales qu'il a pu voir osciller à la manière des voiles enflées par un vent intermittent (1). Enfin M. Mandl prenant en considération non-seulement la glotte, mais l'ensemble de l'appareil vocal, dit que la production des sons laryngiens est la conséquence d'une sorte de lutte établie entre les agents qui chassent l'air de la poitrine et les agents qui veulent l'y retenir, phénomène que cet auteur appelle la *lutte vocale* (2).

D'après l'ensemble des faits constatés ainsi, soit par les expériences de phonation laryngienne artificielle, soit par les observations laryngoscopiques dont je viens de parler, on

(1) Bataille décrit ces mouvements de la manière suivante. Lors de la formation en voix de poitrine du son fa_2, il vit les aryténoïdes, écartés par l'inspiration, soulever la muqueuse et les ligaments aryténo-épiglottiques et se rapprocher en même temps qu'ils rapprochaient les lèvres de la glotte de façon à laisser entre elles une fente étroite où plongeait son regard. « Les ligaments vocaux, dit-il, se soulevèrent et se tendirent à la fois dans leur région sous-glottique, dans leur région ventriculaire et dans leur bord libre. Parvenus à une très-petite distance l'un de l'autre ces ligaments entrèrent en vibration dans toute leur étendue, seulement les vibrations n'avaient pas partout la même amplitude. Dans la région ventriculaire les excursions de la membrane, moins visibles en dehors devenaient de plus en plus sensibles à mesure que je les examinais plus près du bord libre des ligaments. Le bord libre vibrait en plein ; mais où les vibrations se manifestaient de la manière la plus évidente et la plus saisissable c'était dans la région sous-glottique, immédiatement au-dessous du bord libre. Là, ajoute l'auteur, je vis de chaque côté la membrane vocale se soulever comme la peau sous une ventouse, former un ventre arrondi qui venait à la rencontre du ventre opposé et semblable, s'y accolait, s'effaçait puis se reformait et ainsi de suite. Chaque apparition des ventres correspondait évidemment, dit-il, à une vibration. Plus le courant d'air était énergique plus les ventres étaient volumineux (*a*). »

(2) Je reviendrai bientôt sur les observations de M. Mandl qui, tout en parlant de cette intermittence dans le jeu des agents producteurs du son, ne partage pas l'opinion de Garcia relativement au rôle des explosions laryngiennes dans la phonation normale (*b*).

(*a*) Bataille, *Nouvelles recherches sur la phonation*, p. 32, 1861.
(*b*) Mandl, *Traité pratique des maladies du larynx*, p. 255.

ne saurait hésiter à dire que la voix sonore, telle qu'elle sort de la glotte, est due aux mouvements oscillatoires des lèvres vocales, et on ne peut être que frappé de la ressemblance qui existe entre l'instrument d'acoustique constitué par ces lèvres et l'anche à deux languettes d'un hautbois, ou mieux encore une de ces anches membraneuses que divers physiologistes, à l'exemple d'un physicien autrichien du siècle dernier, nommé Kempelen, ont employées pour tenir lieu de larynx (1). Au premier abord la théorie de la voix proposée pour la première fois par l'un de nos compatriotes, il y a près de deux siècles, par Dodart (2), paraît donc rendre très-bien compte du mécanisme de la phonation et aujourd'hui tous les physiciens s'accordent à considérer notre appareil vocal comme étant un instrument à anche; mais lorsqu'on examine les choses de plus près, on

(1) Les anches membraneuses dont on ne fait aucun usage dans la construction des instruments de musique, mais qui ont été souvent employées pour l'étude du mécanisme de la voix, ne sont pas d'invention aussi récente qu'on le dit communément. La plupart des physiologistes répètent que J. Müller de Berlin fut le premier à en faire usage; mais elles datent au moins de 1791, car Kempelen les employa dans ses nombreuses expériences sur la voix humaine et en publia même une figure (*a*). Elles seraient probablement très-utiles aux expérimentateurs si on perfectionnait leur mode de monture de façon à pouvoir faire varier méthodiquement leur degré de tension dans tous les sens, à régler avec précision le degré d'écartement des deux lèvres et la largeur de leur portion oscillante.

(2) Dodart, physicien de la fin du XVIIe siècle fut le premier à étudier attentivement le mode de formation des sons de la voix humaine. Ses explications sont souvent confuses et parfois erronées, mais ses vues étaient en général justes en ce qu'elles avaient d'essentiel. Il compara le larynx à un instrument à anche et plus particulièrement à ce qu'il appelait un *châssis bruyant*, c'est-à-dire la fente d'une fenêtre mal close dont le bord est garni d'une bande de papier que le vent met en vibration lorsqu'il souffle avec force à travers l'ouverture étroite disposée de la sorte (*b*).

(*a*) Kempelen, *Le mécanisme de la parole, suivi de la description d'une machine parlante*. Vienne, 1791, pl. II, fig. 1 et 2.

(*b*) Dodart, *Mémoire sur les causes de la voix de l'Homme et de ses différents tons* (*Mém. de l'Académie des sciences*, 1700, p. 252).

cesse d'être satisfait de cette assimilation et on trouve que le phénomène est moins simple qu'on ne le suppose généralement.

Pour faciliter la discussion des questions d'acoustique soulevées par les études laryngoscopiques, il me paraît utile de ne pas confondre, comme le font beaucoup d'auteurs, les contractions des lèvres glottiques qui sont visibles pour l'observateur, et les trépidations moléculaires de ces rubans qui, individuellement, échappent à la vue et ne produisent sur notre rétine qu'une image confuse correspondante au bord libre de ces vibrateurs.

Rôle des grands mouvements des lèvres glottiques.

§ 5. — Ainsi que je viens de le montrer les observateurs les plus habiles dans l'emploi du laryngoscope, assurent que pendant l'émission des sons vocaux on a pu voir les lèvres glottiques exécuter des mouvements de va-et-vient, et aujourd'hui les physiciens ainsi que les physiologistes, attribuent à ces oscillations le mouvement vibratoire de l'air qui s'écoule au dehors et qui porte le son vocal dans l'atmosphère. Chacun des battements de ces lèvres, rendues visibles par le laryngoscope, déterminerait dans l'air qui traverse la glotte une vibration correspondante et par conséquent la tonalité du son vocal dépendrait de la rapidité de ces mouvements et le nombre des vibrations développées dans ce fluide élastique serait égal au nombre d'oscillations exécutées par les lèvres vocales. Ainsi la physique nous apprend que le son vocal appelé ut_2 résulte de la réalisation d'environ 250 vibrations périodiques par seconde et que l'ut_5, auquel la voix de la femme atteint souvent, est produit par plus de 2000 vibrations par seconde. Par conséquent, d'après l'hypothèse généralement adoptée, les lèvres glottiques, fonctionnant comme les languettes d'une anche ordinaire, exécuteraient dans l'espace d'une seconde de temps 250 oscillations dans le premier cas, et environ 2000 oscillations dans le second cas, c'est-à-dire se rapprocheraient entre elles 125 fois par seconde pour donner la note ut_2, et environ 1000 fois par seconde pour donner la note ut_5 (1).

Tous les physiciens de l'époque actuelle paraissent admettre que les choses se passent de la sorte dans le larynx humain (2). Mais des doutes se sont élevés dans l'esprit des physiologistes (3), et une pareille hypothèse appliquée aux

(1) D'après le mode de dénombrement adopté par nos physiciens, pour la supputation des vibrations sonores, ces mouvements correspondraient à 250 vibrations d'une part et à 2069 d'autre part, car ils comptent comme constituant une vibration le mouvement accompli entre deux passages sur la ligne de repos. Mais, en physiologie, la méthode allemande est préférable; elle consiste à ne considérer les excursions accomplies d'un côté de la ligne de repos comme ne formant qu'une moitié de vibration; la vibration entière devient donc le mouvement de va-et-vient exécuté successivement des deux côtés de cette position d'équilibre et les nombres qui représentent ces mouvements se trouvent réduits de moitié. Néanmoins j'ai cru devoir me conformer ici au mode de supputation usité en France.

Je rappellerai aussi à ce sujet que toutes ces évaluations numériques des notes musicales sont calculées d'après le diapason adopté au théâtre de l'Opéra de Paris (ou Académie de musique) pour donner le la_3 lequel effectue 870 vibrations simples par seconde.

(2) Ainsi M. Helmholtz s'explique très-nettement à ce sujet : « Si on » examine au laryngoscope les cordes » vocales pendant la production du » son, dit cet auteur, on les voit » exécuter des vibrations très-sen- » sibles, surtout pour les notes gra- » ves de poitrine; l'ouverture de la » glotte se trouve intérieurement » fermée chaque fois que les cordes » vocales se meuvent vers l'intérieur » du corps (*a*. »

(3) M. Mandl a fait remarquer que si le nombre des vibrations développées dans le courant d'air vocal était numériquement égal aux vibrations de l'anche laryngienne, l'influence de la largeur de l'orifice glottique ne s'expliquerait pas et, loin de considérer les relations observées entre l'écartement des lèvres vocales et la hauteur des sons comme accidentelles, ainsi que le fait Rossbach, il leur attribue une grande importance (*b*). M. Mandl s'exprime à ce sujet dans les termes suivants : « Chaque vibration de la lèvre laisse échapper une portion déterminée du courant d'air; si cette portion ne constituait qu'une seule onde sonore, comme on l'admet généralement, la largeur de l'orifice serait sans influence. L'influence de la largeur de l'orifice,

(*a*) Helmholtz, *Théorie physiologique de la musique*, p. 130.
(*b*) Rossbach, *Physiol. und Pathol. der menschl. Stimme*, 1869, t. I, p. 75.

mouvements de clôture et de dilatation de la glotte, doit paraître incompatible avec un des faits dont je viens de parler, comme ayant été constaté *de visu* par plusieurs des observateurs les plus habiles dans l'emploi du laryngoscope : savoir la visibilité de ces mouvements oscillatoires considérés comme générateurs du son laryngien.

Effectivement, en étudiant la vision nous avons eu l'occasion de constater que les images formées sur un même point de la rétine se confondent entre elles et ne produisent en nous qu'une sensation unique lorsqu'elles se succèdent à des intervalles notablement moindres qu'un dixième de seconde. Par conséquent les oscillations visibles des lèvres glottiques, si elles existent, ne peuvent déterminer directement aucun des sons que la voix humaine fait entendre, car des vibrations, au nombre de 20 ou de 30 par seconde, ne produiraient pas sur nous la sensation du son, même le plus grave de la voix de basse. Il en résulte que la théorie de l'anche employée généralement pour l'explication de la formation de la voix laryngienne ne serait pas admissible si on l'appliquait aux mouvements oscillatoires dont je viens de parler.

Avant de discuter les conséquences du fait annoncé par les physiologistes dont je viens de parler, j'ai cherché à en constater la réalité par des observations personnelles. Je n'ai pu y parvenir, si ce n'était dans les moments où le larynx s'ajustait pour produire un son nouveau ; mais cet insuccès

au contraire, devient évidente si nous admettons que cette portion vibre par suite du choc éprouvé contre le biseau de l'anche vocale. Tout le courant d'air, en effet, qui passe par l'orifice glottique peut alors être considéré comme une lame élastique. Or nous savons que le son est d'autant plus aigu que la lame est plus mince ; l'orifice glottique doit par conséquent se rétrécir si l'on monte dans la gamme. Il importe peu que les lèvres se touchent pendant la vibration et ferment complétement l'orifice, ce qui n'est pas exact, ou qu'elles déterminent seulement des pulsations, des subdivisions dans la lame aérienne (*a*). »

(*a*) Mandl, *Op. cit.*, p. 282 et suiv.

peut dépendre de l'imperfection de ma vue, infirmité ordinaire chez les vieillards, et, en présence de l'affirmation d'investigateurs aussi experts que l'était le chanteur Bataille et que l'est aujourd'hui M. Mandl, je ne saurais révoquer en doute l'existence de ces occlusions visibles et par conséquent peu rapides des cordes vocales (1). Il faut donc de deux choses l'une : que ces mouvements soient étrangers à la production des vibrations sonores développées dans le larynx, ou que leur rôle ne soit pas aussi direct dans la genèse des sons vocaux qu'on le suppose généralement.

Pour rendre compte de la production de sons laryngiens dans ces conditions, on pourrait avoir recours à des considérations de l'ordre de celles dont Wheatstone et M. Helmholtz ont fait usage pour fonder la théorie acoustique de la parole et dont les bases sont fournies par les lois qui régissent d'une part la formation des sons harmoniques, d'autre part les phénomènes de résonnance.

Des oscillations périodiques des lèvres vocales, quoique trop lentes pour produire un son, lorsqu'elles sont visibles, doivent produire dans la veine fluide constituée par l'air débité par la glotte des ébranlements analogues à ceux dont résulterait une note basse, si ces mouvements se succédaient avec une rapidité trois ou quatre fois plus grande, et il y a tout lieu de croire que l'onde non sonore engendrée

(1) Bataille dit formellement qu'au moment où il faisait entendre la note ut_1, les lèvres vocales *très-faiblement tendues exécutaient des vibrations molles et amples, parfaitement sensibles dans le bord libre et dans la région ventriculaire* (*Op. cit.*, p. 34).

Or la note en question suppose la réalisation d'environ 125 excursions oscillatoires par seconde. Ce musicien observateur ajoute qu'il a vu les vibrations des lèvres vocales devenir de plus en plus rapides à mesure qu'il produisait des sons de plus en plus élevés et qu'il pouvait encore les distinguer lorsqu'il donnait la note ut_2, son qui correspond à 250 vibrations par seconde. Or, des images qui se succéderaient sur un même point de la rétine se confondraient entre elles avant que d'avoir atteint un dixième de cette rapidité.

de la sorte se conduirait comme le ferait une onde plus courte, apte à donner un son fondamental perceptible. Cette onde se subdiviserait donc en ondes secondaires et en ondes d'ordre supérieur correspondant chacune à l'un des harmoniques de l'onde fondamentale; ces harmoniques passeraient inaperçues si l'appareil vocal était constitué par le larynx seulement; mais, ainsi que nous le verrons quand nous étudierons les fonctions de la portion sus-glottique de cet appareil, des effets de résonnance dus à l'accord d'une ou de plusieurs de ces harmoniques avec les notes que le volume d'air contenu dans les cavités adjacentes engendrerait, pouraient en augmenter la puissance sonore et les mettre pour ainsi dire en évidence.

D'après l'hypothèse que je viens d'exposer et que j'ai professée autrefois, ce seraient donc les vibrations périodiques engendrées dans l'air des voies respiratoires par les battements des lèvres vocales qui, dans ce cas, contribueraient, non pas directement, mais d'une manière indirecte, à la formation de la voix laryngienne. Je ne pense pas que les mouvements clôturants des bords glottiques soient toujours assez lents pour être visibles et pour être par conséquent inaptes à produire un son; mais il me paraît probable que les choses se passeraient d'une manière analogue si ces mouvements se précipitaient au point de devenir sensibles à notre oreille et que dans ce cas la note fondamentale produite directement par les oscillations des lèvres vocales ne serait pas la note dominante, la note caractéristique du son vocal émis au dehors, laquelle serait un harmonique plus élevé d'une ou de plusieurs octaves, ou peut-être une note correspondante à quelque autre division naturelle de la veine fluide rendue vibrante par les trépidations laryngiennes.

Les constructeurs d'orgues savent que des changements de ce genre dans les sons engendrés par des tuyaux à bouche se produisent souvent et sont même très-difficiles à éviter, lorsque dans un des instruments et particulièrement dans les tuyaux courts on accélère beaucoup le passage de l'air dans l'intérieur de ces cavités; alors la note monte fréquemment d'une octave et on a constaté aussi expérimentalement qu'une même anche peut donner naissance à un grand nombre de notes différentes, suivant les dimensions et la conformation du tuyau sonore auquel on l'adapte, variations qui sont dues à la prédisposition du volume d'air contenu dans chacun de ces vases aptes à vibrer avec force de façon à donner une note particulière.

On a objecté à cette hypothèse que dans les expériences de phonation artificielle pratiquées sur le cadavre, les oscillations des bords de la glotte suffisent à elles seules pour produire des sons d'une intensité considérable et qu'en répétant l'expérience de Ferrien avec un larynx séparé de toute la partie supérieure de l'appareil vocal, avec un larynx rasé immédiatement au-dessus des lèvres inférieures, le même résultat est obtenu. Mais, ainsi que je l'ai déjà dit et que l'avait fait remarquer Savart il y a un demi-siècle, le bruit obtenu de la sorte ne ressemble pas aux sons de la voix sonore et moelleuse de l'homme vivant; c'est un cri plus ou moins rauque et, pour le produire, il faut employer un jet d'air violent, tandis que dans la phonation laryngienne normale la pression est extrêmement faible (1).

(1) Cagniard-Latour a cherché à évaluer la pression exercée par l'air au-dessous de la glotte pendant la phonation et à cet effet il a appliqué un appareil manométrique à une petite ouverture située dans la trachée-artère et résultant d'une opération chirurgicale pratiquée sur un jeune homme qui avait conservé néanmoins la faculté de parler en produisant des sons vocaux à peu près comme dans les circonstances ordinaires. La pression mesurée de la sorte pendant la phonation normale correspondait à celle d'une colonne d'eau de 16 centimètres, tandis que pour faire parler l'anche d'une clarinette il fallait développer dans l'air poussé à travers les languettes vibrantes une pression d'environ 30 centimè-

Cette voix artificielle a les caractères acoustiques des bruits explosifs que Cagniard-Latour a étudiés en soufflant avec violence entre ses doigts, dont il tendait fortement la peau en les tirant longitudinalement (1), ou bien encore de l'espèce de ronflement que l'on peut faire entendre en aspirant l'air à travers les fosses nasales, quand les narines ont été convenablement rapprochées. Ce n'est pas un son vocal ordinaire, c'est un bruit comparable plutôt à ceux produits par l'évacuation des gaz intestinaux qui, en passant par l'anus, mettent en vibration les bords de cet orifice.

J'ajouterai que le volume d'air contenu dans le vestibule vocal est apte à vibrer avec une grande facilité, de façon à produire par l'effet d'un simple frottement contre la voûte

tres (*a*). Lorsque le malade parlait à voix très-basse (en chuchotant) et sans faire vibrer son larynx, la pression de l'air dans la trachée ne faisait équilibre qu'à une colonne d'air de 3 centimètres (*b*).

Chez une femme qui se trouvait dans des conditions analogues par suite d'une opération de trachéotomie, la pression exercée par l'air dans la trachée durant la phonation ne faisait équilibre qu'à une colonne d'eau de 13 centimètres, mais augmentait lorsque la voix acquérait plus de force (*c*).

La pression développée par le jeu de la pompe thoracique est réglée d'une part par l'élasticité des poumons et par l'action plus ou moins énergique des muscles expirateurs, d'autre part, par la grandeur de l'orifice d'écoulement constitué par la glotte, et cette dernière condition est à son tour réglée en majeure partie par l'état de la portion intra-cartilagineuse de cet orifice, qui peut fonctionner comme soupape de sûreté ou comme canal évacuateur d'écoulement accessoire pendant que la portion intra-ligamenteuse de la glotte ne débite que la quantité d'air en rapport avec le son à produire.

(1) Cagniard-Latour en s'exerçant à ces manœuvres est parvenu à produire de la sorte toutes les notes de la gamme, avec de grands efforts; par conséquent il déterminait de la sorte des vibrations périodiques aussi bien que des vibrations irrégulières.

(*a*) Cagniard-Latour, *Sur la pression à laquelle l'air contenu dans la trachée-artère se trouve soumise pendant l'acte de la phonation* (*Comptes rendus de l'Acad. des sciences*, 1837, t. IV, p. 201. — *Annales des sciences natur.*, 1837, série 2, t. VII, p. 180).

(*b*) Cagniard-Latour, *Expériences sur la voix humaine* (*Ann. des sciences natur.*, 1837, série 2, t. VIII, p. 319).

(*c*) Cagniard-Latour, *Voix humaine* (*L'Institut*, 1837, t. V, p. 394).

palatine ou contre d'autres parois de la cavité pharyngo-buccale presque toutes les notes de la voix normale; j'en ai donné la preuve dans la première partie de cette leçon. Or, le larynx est complétement étranger à la genèse de ces sons, qui peuvent être formés par l'air inspiré aussi bien que par l'air expulsé des poumons, mais qui sont très-faibles et sourds, tandis que sous l'influence des ébranlements périodiques dus aux oscillations des lèvres laryngiennes ils acquièrent de la force, de la sonorité, de l'éclat.

Dans l'hypothèse que je viens d'exposer, les lèvres de la glotte rempliraient donc le rôle d'impulseur plutôt que de corps sonores; elles n'exécuteraient pas, au moyen des mouvements dont il vient d'être question, le nombre de vibrations nécessaires pour la production de la note qui se fait entendre, mais renforceraient par leurs oscillations périodiques des oscillations, de périodicité analogue, développées dans l'air des étages supérieurs de l'appareil phonateur, et ce serait ce fluide élastique qui serait la production directe de vibration de la voix laryngienne.

Dans l'état actuel de nos connaissances relativement au jeu des lèvres vocales, il me paraîtrait difficile d'affirmer que parfois les choses ne se passent pas comme je viens de le supposer et j'incline encore à croire que, dans certaines circonstances des effets acoustiques développés de la sorte peuvent contribuer à la phonation; mais l'observation directe du larynx en action ne permet pas d'admettre que, d'ordinaire l'occlusion périodique de la glotte soit la cause première des vibrations sonores engendrées par le passage de l'air dans cet orifice, ainsi qu'on le suppose communément.

La glotte ne se ferme pas pendant la production d'un son continu.

§ . — En effet, les observations laryngoscopiques ont permis de constater que pendant l'émission des sons les lèvres vocales peuvent rester écartées entre elles dans toute l'étendue de leur portion fonctionnante, et qu'elles sont animées de mouvements vibratoires rendus manifestes par le déplacement des mucosités répandues à leur surface, mais que ces mouvements d'oscillation, dont l'amplitude est très-faible, n'amènent pas la clôture périodique de la glotte. Ce fait est d'une haute importance pour la théorie acoustique de la voix. On peut voir les bords libres de ces lèvres s'élever et s'abaisser alternativement, ils peuvent se rapprocher beaucoup entre eux lorsque la tonalité s'élève, et ils peuvent se rencontrer dans une étendue plus ou moins considérable dans leur portion postérieure; mais dans leur portion sonnante, c'est-à-dire dans la portion de la glotte qui remplit le rôle de générateur du son, l'orifice glottique reste béant et les différences visibles entre la glotte silencieuse et la glotte phonante consistent principalement en ce que les bords libres des lèvres vocales au repos se dessinent d'une manière très-nette et tranchent sur le fond obscur de l'ouverture intermédiaire; tandis que lors de l'émission des sons laryngiens, la ligne de démarcation entre cet orifice et la portion adjacente de chacun de ces voiles mobiles semble s'effacer et se trouve remplacée par l'image trouble, et comme estompée, d'une bande étroite qui peut rester parfaitement distincte de son congénère, ainsi qu'il est facile de s'en assurer pendant la formation des sons graves et faibles.

Dans la phonation ordinaire, les lèvres vocales ne fonctionnent donc pas à la manière d'un instrument à anche et elles doivent être comparées plutôt aux branches d'un diapason en vibration. En effet, quelle est l'idée que nous devons attacher au mot *anche?* M. Helmholtz, qui aujourd'hui est, avec raison, considéré partout comme faisant autorité en acoustique, définit l'anche un instrument dans lequel l'accès de l'air est successivement ouvert et fermé au courant d'air par les mouvements de plaques élastiques (1). Dans les anches dites *battantes*, telles que l'anche simple de la clarinette et l'anche à deux lèvres du hautbois, la languette, à chaque inflexion, va s'appliquer soit sur le bord de la rigole, dans laquelle cette lamelle élastique est reçue, soit contre le bord terminal de son congénère et dans les *anches libres*, la languette en oscillant recouvre périodiquement l'orifice d'écoulement (2) ; mais nous avons vu que d'ordinaire la glotte reste ouverte pendant l'émission du son, que les lèvres vocales ne se rejoignent que pour préparer l'espèce d'explosion vocale appelée le *coup de glotte*, et que les oscillations de ses bords s'effectuent de haut en bas et non de dehors en dedans. On ne saurait donc considérer les lèvres vocales comme formant une anche proprement dite, qui est un orifice d'écoulement alternativement ouvert ou fermé, et si les mouvements exécutés par ces lèvres sont réellement les générateurs directs du son

(1) M. Helmholtz définit de la manière suivante les instruments à anche : « Le son des instruments de » cette catégorie se produit de même » que sur la sirène ; l'accès du tuyau » est successivement ouvert et fermé » au courant d'air, en sorte que ce » dernier se subdivise lui-même en » une série de secousses isolées, im- » primées au gaz. Dans la sirène, cet » effet se produit au moyen d'un dis- » que tournant percé de trous ; dans » les instruments à anche, ce sont des » plaques élastiques ou des membra- » nes qui, entrant en vibration, *ou-* » *vrent et ferment alternativement* » *l'orifice sur lequel elles sont* » *fixées* (a). » Or, nous avons vu que dans le larynx la glotte peut rester béante pendant l'émission du son vocal et ne se ferme que pour se préparer à sonner ou pour mettre arrêt à l'émission de la voix.

(2) Je ferai remarquer en passant que l'invention des anches libres, que Biot et la plupart des autres physiciens attribuent à un constructeur d'orgues nommé Grenier (b), remonte non-seulement au siècle dernier, époque à laquelle Kratzenstein et Kempelen en firent usage (c), mais beaucoup plus haut, car elles étaient employées par les Chinois, environ 2000 ans avant l'ère chrétienne (d).

(a) Helmholtz, *Théorie physiologique de la musique*, p. 127.

(b) Biot, *Traité de physique*, t. II, p. 171.

(c) Kratzenstein, *Essai sur la naissance et la formation des voyelles* (*Acad. des sciences de Saint-Pétersbourg*, 1779). — *Journ. de phys.*, 1782, t. XXI, p. 358. — Kempelen, *Le mécanisme de la parole*, 1791.

(d) Savart, *Cours de physique* (*L'Institut*, 1839, t. VII, p. 223).

laryngien, comme le pensait Dodart et comme l'admettent aujourd'hui tous les physiciens, il faut considérer les lèvres vocales comme formant, non pas une anche clôturante, qui serait comparable à la sirène de Cagniard-Latour, mais un instrument dont les musiciens ne font aucun usage et que j'appellerai une *anche comprimante*, c'est-à-dire une sorte d'anche dont les languettes, alternativement, se borneraient à presser sur la veine fluide, qui tend à se frayer un passage au dehors, ou céderaient à ce mouvement d'écoulement, hypothèse dont j'examinerai ultérieurement la valeur (1).

Quoi qu'il en soit à cet égard, examinons si la théorie de la voix proposée par Savart répond mieux aux faits fournis par les observations laryngoscopiques.

§ 7. — Savart, frappé des difficultés graves qu'il rencontrait, lorsqu'à l'exemple de Dodart et de la plupart des autres physiciens il cherchait à se rendre compte des particularités de la voix humaine à l'aide de la théorie généralement admise par l'explication du jeu des instruments à anche, eut recours à une autre hypothèse et il assimila le larynx à l'appeau des Oiseleurs (2). Théorie de Savart.

A l'aide de cet instrument on imite à s'y méprendre le chant des Oiseaux, et on parvient à produire divers sons fort semblables à ceux de la voix humaine. Or, en moulant avec du plâtre l'intérieur d'un larynx pris sur le cadavre, Savart avait constaté aussi une grande analogie de forme entre

(1) A. Masson considère les anches libres comme rendant l'écoulement de l'air périodiquement variable, non pas en fermant et en ouvrant alternativement l'orifice qui livre passage au fluide élastique comme le veut M. Helmholtz, mais en rétrécissant et en élargissant successivement cette ouverture (*a*), mode d'action qui serait plus comparable à ce qui est effectué par les lèvres glottiques en vibration, sans cependant en fournir une explication satisfaisante.

(2) Voy. ci-dessus, p. 480.

(*a*) A. Masson, *Nouvelle théorie de la voix* (*Gazette hebdomadaire de médecine*, 1858, t. 5, p. 117).

cette cavité et celle de l'appeau (1). L'orifice glottique pouvant en effet correspondre à l'orifice inférieur de ce petit instrument, l'ouverture opposée de celui-ci paraissait être représentée par le détroit compris entre les deux ligaments supérieurs du larynx, et les ventricules distendus de la sorte rappelaient la cavité sonnante de l'appeau. Mais lorsqu'au lieu de s'en tenir à l'examen cadavérique on observe le larynx en fonction, son aspect change complétement et les ressemblances dont je viens de parler disparaissent. En effet le laryngoscope permet de voir que, pendant la phonation, les ligaments supérieurs du larynx ne s'avancent pas en manière de plafond au-dessus des lèvres vocales, mais qu'elles s'abaissent et s'appliquent sur la portion basilaire des premières, de façon à réduire ou même à effacer presque complétement l'entrée des ventricules laryngiens et à limiter sur une longueur plus ou moins considérable les oscillations effectuées par les lèvres glottiques (2).

Ces faits ont une portée considérable et me paraissent incompatibles avec la théorie proposée par le physicien éminent du Collége de France, théorie qui, au premier abord, pourrait sembler des plus séduisantes. J'ajouterai que l'anatomie comparée fournit aussi des arguments contre la théorie de Savart, puisque chez divers Mammifères, qui ne sont pas privés de voix, les ligaments supérieurs du larynx font complétement défaut (3).

Masson a proposé une autre théorie de la formation de

(1) On peut s'en convaincre par l'inspection des figures dont il avait accompagné son mémoire sur la voix (*a*).

(2) Tous les physiologistes les plus versés dans l'art d'observer au laryngoscope l'intérieur de l'appareil vocal en action s'accordent à dire que les ligaments sus-glottiques ne prennent aucune part à la formation des sons. Segond avait attribué à leur action la formation des sons de la voix de tête ou de fausset (*b*).

(3) Voyez ci-dessus, p. 442.

(*a*) Savart, *Op. cit.* (*Journ. de physiol.* de Magendie, 1825, t. V, fig. 9 à 11).

(*b*) Segond, *Sur la phonation* (*Arch. gén. de méd.*, 1849, t. XX).

la voix qui repose également sur l'hypothèse de ces variations périodiques du débit de l'air par l'orifice glottique résultant des différences dans l'état élastique du fluide en amont de l'obstacle constitué par les bords de l'orifice d'écoulement représenté par la glotte. Mais les sons que ce physicien est parvenu à obtenir ainsi à l'aide de plaques métalliques percées d'un orifice à minces parois ne sont guère comparables aux sons de la voix humaine et ne se produisent pas dans les circonstances où la phonation normale se fait entendre (1).

Insuffisance de ces théories.

Mais, si les oscillations visibles des cordes vocales n'engendrent pas les sons émis par le larynx, si cet organe ne fonctionne pas à la manière d'une anche et si l'hypothèse de l'interruption ou de la diminution périodique de l'écoulement de l'air par l'orifice glottique ne satisfait pas mieux aux données du problème d'acoustique physiologique telles que les observations laryngoscopiques les fournissent, il faudrait chercher la cause première de ces sons vocaux dans des vibrations d'un autre ordre, et alors on est conduit à prendre en considération l'hypothèse proposée par Ferrien pour expliquer le mécanisme de la phonation, mais repoussée par tous les physiciens modernes.

Théorie de Ferrien.

§ 8. — Ferrien pensait que le larynx n'est pas un instrument à anche, mais un instrument à cordes, c'est-à-

(1) A. Masson attribue ces vibrations non à l'interruption périodique de l'écoulement de l'air, mais à une variation périodique dans la vitesse avec laquelle cet écoulement s'effectue, et il a fait voir qu'un courant d'air passant plus ou moins rapidement par un orifice dont les bords ne vibrent pas sensiblement peut entrer directement en vibration et donnent ainsi naissance à des sons dont la tonalité est en rapport avec la vitesse de l'écoulement (*a*). Mais la force d'impulsion nécessaire pour produire des effets de ce genre est de beaucoup supérieure à la pression exercée sur l'air expiré par les muscles thoraciques.

(*a*) A. Masson, *Op. cit.* (*Gaz. hebd. de méd.*, 1858, t. V, p. 117).

dire un instrument dans lequel la source des vibrations sonores n'est pas dans l'air qui traverserait la glotte d'une manière intermittente, mais dans les lèvres vocales qui, mises en vibration par le frottement du courant aérien comme par un archet, seraient les générateurs acoustiques et transmettraient aux couches d'air adjacentes les mouvements oscillatoires exécutés par leurs bords ou par leur surface.

Les faits constatés au moyen du laryngoscope sont très-favorables à cette hypothèse. Effectivement nous avons vu que, si ce n'est au moment où le coup de glotte est donné pour mettre l'appareil phonateur en action, les lèvres vocales restent béantes pendant toute la durée de l'émission sonore et qu'elles sont animées d'un mouvement vibratoire qui échappe à la vue, mais qui est mis en évidence par le déplacement des particules liquides, dont la surface de ces lèvres est couverte, phénomènes semblables en tout aux résultats produits par la projection des grains de sable répandus à la surface d'une membrane ou d'une plaque sonore en vibration. Si les lèvres glottiques étaient en réalité des cordes, c'est-à-dire des cylindres solides, leur action mécanique sur l'air circonvoisin serait très-faible à raison de l'exiguité et de la forme de leur surface ; mais ce sont des voiles dont l'un des bords est libre, dont la surface présente une certaine étendue et dont le pourtour est en relation directe avec une sorte de caisse sonore, constituée par les parois du larynx. On conçoit donc que des oscillations d'une amplitude extrêmement petite, développées dans les bords de ces lèvres, puissent se propager directement dans toute la largeur de ces voiles élastiques, puis aux parties adjacentes des parois de la cavité laryngienne, comme les vibrations d'une corde de violon se propagent d'abord au chevalet, puis à la table sonore de cet instrument, et qu'en agissant alors d'une manière indirecte sur l'air adjacent par une surface très-étendue, ces oscillations puissent communiquer à ce fluide élastique un mouvement vibratoire correspondant, dont l'intensité pourrait être suffisante pour produire des sons appréciables par notre oreille.

Des faits d'un autre ordre acquis récemment à la science par l'emploi des méthodes d'enregistrement graphique de M. Marey, mais dont aucune application n'a été faite jusqu'ici à l'explication théorique du mécanisme de la phonation laryngienne, fournissent à mon avis des arguments puissants en faveur des hypothèses que je viens de présenter.

En appliquant sur la partie du cou correspondante au cartilage thoracique un appareil enregistreur d'une très-grande délicatesse, M. Marey est parvenu à tracer sur le cylindre tournant de son instrument les mouvements de trépidation dont ce cartilage est animé lors de la production des sons laryngiens. Il a constaté ainsi que les parois solides du larynx vibrent à l'unisson avec l'air contenu dans l'intérieur de la cavité vocale (1). Or, nous savons que les vibrations sonores se transmettent très-facilement des corps solides aux fluides élastiques, mais que les vibrations de celles-ci n'ébranlent que difficilement les solides (2). Il est donc présumable que ce ne sont pas les vibrations de l'air contenu dans le larynx qui se communiquent au cartilage thyroïde, mais les vibrations des lèvres glottiques qui se propagent de celles-ci aux parois solides du larynx. M. Marey a constaté aussi que le nombre des vibrations du cartilage

(1) Les expériences de M. Marey à ce sujet n'ont pas été publiées d'une manière complète, mais le résultat que je viens de rappeler est consigné dans le compte rendu annuel des travaux exécutés dans le laboratoire de l'École pratique des hautes études placé au Collége de France sous la direction de ce savant (a).

(2) Voy. ci-dessus, p. 467.

(a) Voy. le Mémoire de M. Rosapelly, *Sur l'inscription des mouvements phonétiques* (*Op. cit.*, 1876, t. II, p. 118).

thyroïde double lorsque le son rendu par la voix s'élève d'un octave et que les parois du thorax vibrent à l'unisson avec les parois du larynx (1). Il me paraît donc probable que toutes ces parois élastiques fonctionnent à la manière de la table d'harmonie d'un violon, d'un piano ou d'une harpe (2) sous l'influence directe des mouvements vibratoires déterminés dans les lèvres vocales par le frottement de l'air, et que c'est principalement par l'action de cette large surface en vibration sur l'air contenu dans les voies respiratoires que ce fluide est mis en trépidation. Les lèvres vocales seraient donc comparables aux branches d'un diapason qui seraient mises en mouvement par l'air chassé des poumons et qui communiqueraient directement leurs vibrations aux parois de la caisse de résonnance constituées non-seulement par le larynx, mais aussi par la trachée, les bronches et la totalité des autres cavités aérifères dont se compose l'appareil respiratoire, parois qui vibrent toutes à l'unisson avec les lèvres glottiques et qui doivent nécessairement réagir sur le volume d'air contenu dans ce vaste système sonore.

Je suis donc disposé à croire que le mécanisme au moyen duquel le son est produit dans le larynx humain est moins simple qu'on ne le suppose généralement, que la voix sonore doit être le résultat de vibrations émanant de plus d'une source; mais que la principale cause première du phénomène est le mouvement oscillatoire invisible développé dans les lèvres vocales par le frottement de l'air, communiqué directement de ces lèvres à la table d'harmonie pariétale dont je viens de parler, et transmise ensuite, par influence, de cette table à l'air contenu dans les voies respiratoires. J'ajouterai que ce mode de fonctionnement de

(1) Ces faits m'ont été communiqués verbalement par M. Marey et s'accordent parfaitement avec les données moins précises que nous fournit l'auscultation du thorax, etc.

(2) Voy. ci-dessus, p. 481.

l'appareil vocal nous permet de concevoir comment les vibrations initiales des lèvres glottiques, quoique d'une très-petite amplitude, peuvent donner à la voix le volume, la sonorité, la puissance qu'elle possède.

Notre appareil vocal ne serait donc comparable à aucun des instruments d'acoustique dont les musiciens font usage, mais participerait aux propriétés de plusieurs de ces machines. Il tiendrait à la fois des instruments à vent dont le vibrateur est une anche et des instruments à cordes, tout en différant des uns et des autres sous divers rapports.

Tonalité de la voix.

§ 9. — Quoi qu'il en soit à cet égard, la cause première de la tonalité de la voix réside dans les mouvements vibratoires des lèvres vocales, et le résultat final produit par ces oscillations est en rapport avec leur durée initiale. Aussi, suivant que le larynx est appelé à émettre tel ou tel son, grave ou aigu, voit-on la glotte prendre une certaine forme et des dimensions appropriées à la production de trépidations plus ou moins rapides. A l'aide du laryngoscope on voit que ces lèvres se tendent de plus en plus à mesure qu'elles se disposent pour l'émission d'un son plus élevé, et à cet égard elles se comportent comme une corde sonore qui, toutes choses égales d'ailleurs, exécute en un temps donné d'autant plus de vibrations que sa rigidité est augmentée par un accroissement de tension (1). Quant au mécanisme à l'aide duquel cette tension est obtenue, nous avons déjà eu l'occasion de voir qu'elle peut être déterminée soit par des mouvements des cartilages aryténoïdes, soit par la contraction des fibres musculaires qui sont logées dans l'épaisseur de ces replis membraneux (2), et il y a lieu de penser que les différences correspondantes dans leur état ne sont pas sans influence sur les qualités de la voix (3).

(1) Voy. ci-dessus, p. 481.

(2) Voy. ci-dessus, p. 436 et suiv.

(3) Dans un travail intéressant publié il y a peu de jours, M. Vacher

Tous les observateurs s'accordent également pour reconnaître que les cordes vocales se disposent de façon à vibrer tantôt dans toute ou presque toute leur longueur, d'autres fois dans une partie plus ou moins restreinte de leur portion antérieure seulement, et que dans ce dernier cas la tonalité des sons s'élève avec le raccourcissement du vibrateur (1); mais les juges les plus compétents en pareille matière sont partagés d'opinion sur plusieurs points d'une importance secondaire, et il me paraît probable qu'il doit y avoir à cet égard des différences individuelles considérables.

M. Mandl, qui a eu l'occasion d'étudier au laryngoscope les mouvements du larynx chez un très-grand nombre de chanteurs des plus habiles, décrit de la manière suivante les changements dont la glotte lui a offert le spectacle pendant la phonation.

Lors de la formation des sons graves la glotte reste ouverte dans toute sa longueur, et ses bords oscillent dans toute leur étendue. Pour produire les notes les plus graves cet orifice prend la forme d'un ellipsoïde très-allongé, qui se termine en pointe, en arrière aussi bien qu'en avant; sa plus grande largeur correspond à peu près au milieu de sa portion dite ligamenteuse, et les sommets des cartilages aryténoïdes ne font pas saillie au-dessus du niveau général des lèvres vocales, en sorte que la séparation entre leur portion intra-cartilagineuse et leur portion ligamenteuse n'est mar-

insiste sur les deux modes de tension des cordes vocales. Il appelle *tension passive* celle produite par la contraction des muscles extrinsèques qui agissent sur les cartilages aryténoïdes ou sur les cartilages thyroïdes (a), et il appelle *tension active* celle produite par la contraction des muscles qui entrent dans la composition de ces lèvres et en font varier l'élasticité.

(1) Voy. ci-dessus, p. 497.

(a) L. Vacher, *De la voix chez l'Homme au point de vue de sa formation, de son étendue et de ses registres*, 1877, p. 25.

quée que par une différence de coloration (1). Pour produire des notes de plus en plus élevées, le chanteur diminue progressivement la courbe décrite par le bord libre des lèvres vocales, et rapproche celles-ci l'une de l'autre, mais en laissant encore la glotte béante dans toute sa longueur. Cet orifice devient donc de plus en plus étroit et linéaire; par conséquent aussi, les lèvres vocales opposent un obstacle de plus en plus grand à l'écoulement de l'air chassé des poumons et augmentent d'autant la pression exercée par ce fluide contre la face inférieure de ces voiles mobiles. Quand la note émise monte beaucoup dans l'échelle diatonique, la glotte se trouve partagée en deux portions par une sorte de détroit résultant d'une saillie formée par le sommet des deux cartilages aryténoïdiens, mais les lèvres restent libres dans toute leur étendue, et par conséquent sont encore susceptibles de vibrer dans toute leur longueur. L'orifice intra-ligamenteux peut même disparaître complétement sans que la portion intra-cartilagineuse ou aryténoïdienne de la glotte se ferme et par conséquent sans que le courant expiratoire soit interrompu; mais lorsque les lèvres vocales se sont rejointes dans leur portion ligamenteuse, la voix cesse de se faire entendre et une limite se trouve ainsi posée à l'accélération des mouvements vibratoires exécutés par ces

(1) M. le docteur Vacher, qui a une voix remarquablement belle et qui a étudié très-attentivement au moyen du laryngoscope les mouvements de son appareil vocal pendant le chant, a constaté que chez lui la portion intra-aryténoïdienne de la glotte reste fermée lors de la production des sons, même les plus graves, tels que le sol_1 ; la saillie mamelonnée de l'extrémité antérieure du cartilage aryténoïde est alors complétement accolée à son congénère, et la clôture de cette portion de la glotte persiste pendant toute la durée de la phonation, quelle que soit la note produite. Lorsque cette portion de la glotte est ouverte, M. Vacher se trouve dans l'impossibilité d'émettre aucun son laryngien et ne peut parler qu'en chuchotant (a).

(a) Vacher, *Op. cit.*, p. 31 et suiv.

voiles élastiques. Le chanteur peut néanmoins produire une série de sons beaucoup plus hauts, à la condition de changer la disposition de ses lèvres vocales; les notes élevées qu'il fait entendre alors ont un autre caractère que les notes ordinaires, même à tonalité égale, et constituent ce que les musiciens appellent la voix *de tête*, tandis que les tons ordinaires dont j'ai parlé précédemment appartiennent à la *voix dite de poitrine*. Ces dénominations peuvent donner lieu à des idées fausses, car les sons laryngiens se forment tous dans la glotte et ne sont produits ni dans la tête, ni dans la poitrine; aussi dans le langage scientifique préfère-t-on en général pour la désignation de ces deux sortes de voix les noms de *registre inférieur* et de *registre supérieur*, expressions empruntées aux organistes qui produisent dans le jeu des grandes orgues des modifications analogues en faisant mouvoir certaines pièces de bois appelées des registres.

Variations dans la forme et la grandeur de l'orifice glottique.

Les études laryngoscopiques de M. Mandl tendent à établir que pour la voix humaine le changement de registre dépend essentiellement de ce que lors de la production de la voix de tête, appelée aussi *voix de fausset*, l'ouverture glottique se trouve raccourcie par la jonction de ses lèvres dans leur portion aryténoïdienne (1). Alors la portion ligamenteuse des lèvres vocales est la seule qui fonctionne

(1) Les opinions ont beaucoup varié relativement aux causes des différences qui se font remarquer entre la voix de poitrine et la voix de tête ou voix de fausset. Je ne crois pas devoir exposer ici les dernières hypothèses qui ont été proposées successivement par Dodart, J. Müller, Bennati, Segond, Longet et plusieurs autres physiologistes; il me suffira de dire qu'elles ont été résumées et discutées avec soin par M. Fournié, à l'ouvrage duquel je renverrai pour plus de détails (*a*).

M. Mandl définit le *registre supérieur* ou *voix de tête :* une série de sons donnée par la glotte lorsqu'elle est ouverte seulement dans sa partie ligamenteuse, l'orifice intra-cartilagineux étant par conséquent parfaitement fermé.

Les faits dont cet observateur m'a rendu témoin me paraissent justifier son opinion, quant à la cause princi-

(*a*) Fournié, *Physiologie de la voix*, p. 445 et suiv.

comme organe producteur du son, et les notes qu'elle produit ne peuvent descendre que peu au-dessous des notes les plus élevées du registre inférieur, mais elles peuvent monter plus ou moins haut, suivant les individus, et à mesure que la tonalité s'élève on voit la portion libre des lèvres se raccourcir de plus en plus par l'effet de leur jonction croissante d'arrière en avant. L'orifice glottique devient de plus en plus petit, non-seulement par suite de cette occlusion partielle, mais aussi parce que les lèvres vocales, en se tendant de plus en plus, se rapprochent l'une de l'autre.

Le rétrécissement progressif de la fente glottique qui coïncide avec l'élévation croissante des tons de la voix n'aurait aucune influence sur cette tonalité, si les vibrations de l'air qui traverse cet orifice étaient numériquement identiques.

pale des différences qui, à tonalité égale, existent entre les deux registres ; mais je dois ajouter que les faits annoncés par Bataille ne sont pas complétement en accord avec les conclusions absolues de M. Mandl. Effectivement, Bataille affirme que dans la voix de poitrine, aussi bien que dans la voix de tête, les lèvres vocales peuvent ne vibrer que dans une partie de leur longueur et que les notes basses de la voix de tête peuvent se faire entendre sans que l'affrontement des aryténoïdes soit complet ; mais que ces sons n'acquièrent de l'éclat qu'après la clôture de la portion intra-cartilagineuse de la glotte (*a*). M. Vacher, ainsi que je l'ai déjà dit, a toujours vu la portion inter-aryténoïdienne de la glotte rester close dans l'émission tant de la voix de poitrine que de la voix de tête, et il pense que le changement de registre dépend de ce que dans le premier cas les lèvres vocales vibrent dans toute la longueur de leur portion ligamenteuse et se tendent de plus en plus pour faire monter le ton, tandis que dans le second cas (c'est-à-dire lors de la production de la voix de tête) ces lèvres s'accolent entre elles dans une longueur plus ou moins considérable, de façon que la portion de leur bord qui reste libre et qui seule est susceptible de vibrer se raccourcit de plus en plus à mesure que le ton s'élève (*b*).

Ces divergences d'opinion sur des questions de faits constatables par la vue me paraissent montrer qu'il doit y avoir dans la manière dont les cordes vocales se disposent pour produire les sons de l'un et l'autre registre des variations individuelles fort considérables.

(*a*) Bataille, *Op. cit.*, p. 40 et suiv.
(*b*) Vacher, *Op. cit.*, p. 33 et suiv.

avec les oscillations des cordes vocales; aussi quelques auteurs n'ont-ils vu là qu'une coïncidence fortuite, mais un accident qui accompagnerait toujours un certain phénomène, et qui serait proportionnel à l'intensité de celui-ci, n'est guère probable, et, ainsi que l'a fait remarquer M. Mandl, il faut chercher ailleurs l'explication des faits constatés par l'observation. M. Mandl, pour se rendre compte de ce que le laryngoscope lui a fait voir, assimile la veine fluide qui s'écoule par la glotte à une corde vibrante qui aurait la forme d'un ruban plus ou moins épais et qui vibrerait plus ou moins rapidement, en faisant entendre des sons plus ou moins hauts (1). Les physiciens n'ont pas trouvé cette hypothèse admissible, mais la difficulté signalée par M. Mandl serait écartée également par la théorie mixte dont je viens de parler, car l'aptitude de la colonne d'air trachéenne à mettre en vibration avec un certain degré de rapidité les lèvres vocales dépend en partie de la force du courant constitué par cette veine fluide, et, ainsi que je l'ai déjà fait remarquer, la pression exercée par celle-ci s'accroît avec l'exiguïté de l'orifice d'écoulement (2).

Quant aux mouvements généraux des lèvres glottiques, leur rôle me semble devoir être peu important; il est cependant probable qu'ils peuvent imprimer à la veine fluide en vibration dans l'intérieur du larynx certaines modifications en rapport avec son mode de division nodale et le développe-

(1) Pour plus de détails à ce sujet, je renverrai aux publications de cet auteur (*a*).

(2) Au sujet de l'influence de la rapidité du courant d'air sur la tonalité des sons engendrés par ce fluide élastique pendant son passage dans une fente ou tout autre ouverture étroite, je citerai les expériences de Savart et de Masson (*b*).

(*a*) Mandl, *Recherches sur la phonation et la formation des registres de la voix* (*Ann. des Scien. nat.*, 1872, série 5, t. XV, art. XVIII). — *Traité des maladies du larynx*. — *Hygiène de la voix*, 1876, p. 37.

(*b*) Savart, *Op. cit.* (*Journ. de physiol.* de Magendie, 1825, t. V, p. 373). — Masson, *Op. cit.* (*Gaz. hebdom. de méd.*, 1858, t. V, p. 117).

ment des sons harmoniques; mais je ne pourrais présenter à ce sujet que des conjectures vagues. A cette occasion je rappellerai néanmoins que les veines fluides en vibration sont extrêmement sensibles à l'influence des vibrations extérieures, et que la longueur des ondes sonores développées directement dans leur substance par le choc contre un plan élastique, ou par tout autre mécanisme, est susceptible de varier beaucoup par l'action de vibrations même très-faibles qui viennent les frapper latéralement. Diverses expériences de Savart ont mis ce fait en pleine évidence (1).

Variations dans la tension des lèvres vocales.

§ 10. — Les modifications que je viens d'indiquer ne sont pas les seuls changements subis par le larynx, lorsque cet organe s'adapte soit à l'émission de sons de tonalités différentes, soit à la production de la voix de poitrine ou de la voix de tête. On voit les lèvres vocales se relâcher pour donner les notes basses, et elles se raidissent de plus en plus à mesure qu'elles se disposent à donner une note de plus en plus haute. Cette tension croissante ne s'opère pas seulement dans le sens longitudinal et par le bord libre de ces voiles membraneux; par la contraction des fibres musculaires obliques qui sont logées dans leur épaisseur, ils se tendent

(1) On sait par les expériences de Savart sur les propriétés acoustiques des filets liquides s'écoulant librement par un petit orifice à parois minces, que les vibrations du milieu ambiant exercent une grande influence sur la longueur des ondes sonores développées dans ces colonnes fluides. L'impressionnabilité de ces producteurs de sons est d'une délicatesse exquise; ainsi en assistant aux expériences que ce physicien a faites au Collége de France, j'ai souvent vu la veine liquide changer subitement de forme sous l'influence d'une musique exécutée dans le jardin du Luxembourg et complétement inappréciable par mon oreille, qui cependant, à cette époque de ma vie, était fort bonne. Il doit en être de même pour les colonnes gazeuses et par conséquent il me paraît présumable que les mouvements généraux des lèvres vocales doivent être susceptibles de modifier d'une manière analogue les longueurs d'onde dans la veine fluide de passage dans le larynx, et vibrant par suite de l'action exercée sur elle par la table d'harmonie pariétale ou caisse de résonnance dont j'ai parlé ci-dessus, p. 516.

aussi transversalement et deviennent ainsi plus aptes à vibrer avec rapidité (1), et les observations de Bataille conduisent à établir que la tension transversale joue le rôle le plus considérable dans la production des sons élevés, tandis que dans la production des sons graves ce sont les variations dans le degré de tension longitudinale qui sont les plus manifestes (2). A mesure que le son monte on voit aussi la portion marginale des lèvres vocales s'épaissir et s'élever par suite de la contraction des faisceaux du muscle thyro-aryténoïdien interne (3).

Enfin les lèvres sus-glottiques, ou ligaments supérieurs du larynx, sans avoir dans la phonation un rôle important comme vibrateurs, ne restent pas inactives dans la production

(1) Pour mettre en évidence l'effet de la tension latérale des lèvres de la glotte sur la tonalité de la voix, M. Fournié pratiqua l'expérience suivante sur un larynx humain pris sur un cadavre, convenablement disséqué, dépouillé de l'épiglotte ainsi que des replis sus-glottiques et ajusté sur la tuyère d'une soufflerie. Au moyen d'une ouverture faite de chaque côté du cartilage thyroïde au niveau des lèvres vocales, il plaça dans l'intérieur du larynx de petits leviers disposés de façon à agir à la manière de pédales sur les muscles thyro-aryténoïdiens ; puis il fit parler l'anche ainsi disposée, d'abord en tendant longitudinalement les lèvres vocales de la manière ordinaire, puis en les tendant aussi transversalement au moyen des leviers sus-mentionnés. Dans le premier cas le son variait entre *ré*$_2$ et *si*$_2$; dans le second cas, il peut faire monter le son à l'*ut*$_2$, puis au *ré*$_2$, et en augmentant progressivement la tension il a pu atteindre au *la*$_2$ (*a*).

(2) Cet auteur dit que dans la voix de poitrine la glotte se rétrécit d'arrière en avant pour faire monter le ton : du *si*$_2$ au *ré*$_3$, chez les basses-tailles ; du *mi*$_3$ au *sol*$_3$, chez les ténors, et du *fa*$_3$ au *la*$_3$ chez les femmes ; mais qu'à partir de ces limites l'élévation du ton paraît être due principalement à des augmentations progressives dans le degré de tension des lèvres vocales (*b*).

(3) Au lieu de rester dans une position à peu près horizontale, les lèvres vocales peuvent s'incliner diversement pendant la production des sons laryngiens, mais les changements de ce genre ne paraissent exercer aucune influence sur la tonalité (*c*).

(*a*) Fournié, *Physiologie de la voix*, p. 407 et suiv.
(*b*) Bataille, *Nouvelles recherches sur la phonation*, p. 136.
(*c*) Mandl, *Traité des maladies du larynx*, p. 269.

des sons élevés (1). A mesure que la voix monte, ces replis membraneux se tendent de plus en plus et recouvrent progressivement de dehors en dedans les lèvres vocales dans une étendue croissante. L'entrée des ventricules de Morgagni se rétrécit proportionnellement à la grandeur de ce mouvement; dans le registre supérieur cette fente peut même s'effacer presque complétement et les ligaments supérieurs s'appuient énergiquement sur la portion sous-jacente des lèvres vocales de façon à rétrécir de plus en plus la portion interne de ces languettes élastiques, qui est la seule à vibrer librement. Dans ce cas les ligaments sus-glottiques agissent à la façon du petit ressort appelé *la rasette*, que les constructeurs d'orgues appliquent contre la portion basilaire de la languette des anches dans une étendue plus ou moins considérable pour en régler les vibrations et accorder ainsi leur instrument (2).

Quant aux cavités ventriculaires dont l'orifice se trouve entre les replis dont je viens de parler et les lèvres vocales, elles ne paraissent avoir dans l'espèce humaine que peu d'influence directe sur les mouvements phonateurs, et je partage l'opinion de M. Fournié, qui les considère comme servant principalement à contenir en réserve le liquide muqueux destiné à lubrifier la membrane constitutive de ces organes dont la dessiccation empêche le fonctionnement (3).

(1) Voy. ci-dessus, p. 512.

(2) Dans des expériences sur la production artificielle de la voix, avec un larynx pris sur le cadavre, M. Fournié a trouvé qu'il suffisait d'écarter les ligaments sus-glottiques pour faire monter d'une note le son produit, et ce résultat s'explique facilement par le jeu de ces espèces de rasettes (*a*).

(3) Nous avons vu précédemment que la tunique muqueuse des ventricules du larynx loge dans son épaisseur de nombreuses glandules (*b*).

(*a*) Fournié, *Op. cit.*, p. 414.

(*b*) Voy. ci-dessus, p. 431.

Ascension du larynx.

§ 11.—On a souvent remarqué que les chanteurs font d'ordinaire monter de plus en plus leur larynx à mesure qu'ils émettent des sons plus élevés. Cependant ni ce mouvement ascensionnel ni le mouvement contraire, qui accompagne presque toujours la production des sons graves, ne sont des conditions essentielles pour les changements à effectuer dans la tonalité de la voix ; il est possible de produire des sons aigus quand le larynx est descendu fort bas et la production de notes graves n'est pas impossible lorsque cet organe s'est placé très-haut dans la région pharyngienne (1); néanmoins c'est à tort que quelques auteurs considèrent ces mouvements extrinsèques de l'organe essentiel de la phonation comme étant complétement indifférents au mécanisme de cette dernière. Les différences qui en résultent dans la longueur du porte-vent constitué par la trachée et les bronches n'exercent, il est vrai, aucune influence notable sur la rapidité des mouvements vibratoires développés dans le larynx (2); mais ces différences doivent faire varier le degré de tension des parties membraneuses intra-annulaires de la trachée et il doit en résulter des variations correspondantes dans l'aptitude des parois de ce tube à vibrer à l'unisson avec les lèvres vocales quand celles-ci

(1) Cette ascension graduelle du larynx, à mesure que les sons émis passent du grave à l'aigu, a été remarquée par Fabricius d'Aquapendente, ainsi que par un grand nombre d'autres physiologistes (*a*), et quelques auteurs ont attribué tant d'importance à ces mouvements, qu'ils se sont appliqués à déterminer au moyen de mesures précises la position de cet organe dans le moment où le chanteur soumis à leurs observations faisait entendre telle ou telle note (*b*) ; mais les recherches de cet ordre n'ont conduit à aucun résultat utile.

(2) Segond a étudié attentivement cette question (*c*).

(*a*) Fabricius ab Aquapendente, *Op. cit.* (*Opera omnia*, p. 298).

(*b*) Harless, Stimme (Wagner's *Handwörtebuch der Physiologie*, t. IV, p. 505, 1847). — Merkel, *Anat. und Physiol. des menschlichen Stimme-und-Sprachorgans*, 1857.

(*c*) Segond, *Note sur les mouvements de totalité du larynx* (*Arch. génér. de méd.*, 4e série, t. XVII, p. 466).

produisent des notes élevées. Le rôle de cette partie de l'appareil respiratoire comme caisse de résonnance pourra donc être favorisé par ces mouvements et il est également à noter que la longueur de la colonne d'air comprise entre les lèvres vocales et l'orifice de la bouche doit avoir une influence considérable sur l'aptitude de cette colonne à vibrer facilement par communication sous l'influence de tel ou tel son initial. Lorsque cette colonne aura une longueur correspondante à l'une des divisions harmoniques de l'onde fondamentale elle s'ébranlera facilement sous l'influence des vibrations exécutées par cette fraction de la veine fluide en mouvement et sonnera à l'unisson avec elle. Il me paraît donc très-probable qu'il y a, pour l'émission de chaque note engendrée par la glotte, un lieu d'élection où le larynx doit se placer pour se trouver dans les conditions les plus favorables à la production de cette note et que cette position est, toutes choses égales d'ailleurs, d'autant plus favorable à la production des sons graves que le vestibule phonateur est plus long (1). Il y aurait donc là quelque chose d'analogue aux effets bien connus de l'allongement ou du raccourcissement du tuyau sonore dans le jeu du trombone.

L'épiglotte n'influe pas sur la phonation.

D'après ce que la physique nous apprend relativement à l'influence de l'occlusion partielle ou complète de l'ouverture des tuyaux sonores sur la tonalité de ces instruments (2), on

(1) A l'exemple de Galien, Fabricius d'Aquapendente attribua l'acuité croissante des sons à l'allongement de la trachée ; mais Dodard a fait voir que la longueur de ce porte-vent n'a aucune influence sur la tonalité de la voix (a).

(2) Un tuyau sonore de forme cylindrique et de longueur constante donne des sons très-différents, suivant qu'il est ouvert aux deux bouts, ou fermé à l'une de ses extrémités ; dans ce dernier cas le son fondamental est d'une octave plus bas que dans le premier cas, phénomène dont la théorie a été donnée par Euler. On sait aussi que le son engendré par de l'air en vibration dans un tuyau

(a) Dodart, *Op. cit.* (*Mém. de l'Acad des sciences*, 1700, p. 241).

serait disposé à attribuer à l'épiglotte un rôle important dans la production des sons graves de la voix humaine. Mais, ni les observations pathologiques ni les expériences de phonation artificielle pratiquées sur le cadavre, ni les observations laryngoscopiques faites sur le vivant ne sont favorables à cette opinion et il est probable que le résultat négatif obtenu de la sorte dépend de la distance à laquelle cette soupape se trouve placée au-dessus de l'orifice glottique (1).

La théorie à l'aide de laquelle j'ai cherché à expliquer la production des sons rend facile à comprendre un fait bien connu des musiciens et dont on ne se rend que difficilement compte lorsqu'on considère les lèvres vocales comme fonctionuant à la façon d'une anche proprement dite; savoir le pouvoir que tout chanteur possède d'enfler

ouvert par un bout seulement, baisse lorsqu'un obstacle est opposé au mouvement du fluide élastique à l'orifice de cet instrument. Enfin l'abaissement du ton est d'autant plus grand que l'occlusion s'étend sur une portion plus considérable de l'ouverture. Les fabricants d'orgues font usage de ce moyen pour accorder leurs tuyaux sonores.

(1) Biot et Magendie ont assigné à l'épiglotte des fonctions analogues à celles de la languette qu'un fabricant d'instruments, nommé Grénié, plaçait dans l'entrée des tuyaux d'orgue, au-dessus de l'anche, pour modérer l'ascension des sons sous l'influence d'un courant d'air de rapidité croissante (*a*). Mais il a été constaté expérimentalement que, dans la production artificielle de la voix laryngienne, la tonalité n'est modifiée de la sorte que lorsque l'épiglotte oblitère plus ou moins l'entrée du larynx et que, dans les circonstances ordinaires, cette soupape est trop éloignée de la glotte pour agir de la sorte. Il a été constaté aussi que son ablation n'apportait aucun changement notable dans l'intonation produite (*b*). Cependant M. Fournié a remarqué que, d'ordinaire, dans la formation de notes de plus en plus basses, l'épiglotte se déjette peu à peu en arrière sur l'orifice laryngien jusqu'au point de le couvrir presque complètement. Du reste, la position de cette valvule pendant la phonation varie beaucoup suivant les individus (*c*).

(*a*) Magendie, *Précis élémentaire de Physiologie*, t. I, p. 253.

(*b*) Longet, *Recherches expérimentales sur les fonctions du larynx* (*Arch. génér. de méd.*, 1841).

— Müller, *Manuel de physiologie*, t. II, p. 182.

(*c*) Fournié, *Op. cit.*, p. 418.

une note sans la faire monter, résultat qu'il obtient en accélérant le courant aérien de passage dans la glotte. En effet, l'influence de la vitesse d'écoulement de la veine fluide sur la tonalité du son engendré dans un instrument à anche devient manifeste lorsqu'on fait parler un tuyau d'orgue comparable au larynx, c'est-à-dire de forme à peu près cubique. On peut alors, en accélérant le courant, produire une série de notes différentes qui s'élèvent de plus en plus et qui atteignent l'octave du son primordial (1). Il est même très-difficile d'empêcher un instrument de ce genre d'octavier lorsqu'on augmente beaucoup la pression développée par la soufflerie. Mais pour les instruments à cordes il en est autrement. Ainsi la rapidité du coup d'archet qui met en vibration une corde de violon et le degré de pression exercée de la sorte sur celle-ci ne fait pas varier sensiblement la tonalité du son obtenu et en augmente seulement la puissance. La force du courant aérien qui met en jeu les lèvres vocales doit avoir une certaine influence sur leur degré de tension et l'accroissement de cette force devrait en accélérer les mouvements oscillatoires; par conséquent élever d'autant la tonalité du son produit; mais les effets déterminés de la sorte ne peuvent être que très-faibles et, pour les contrebalancer, il suffit d'une petite diminution dans la contraction de certains faisceaux musculaires tenseurs de ces voiles valvulaires. Or, tout chanteur habile est complétement maître des mouvements de ces muscles et il peut

(1) Lorsqu'on fait usage d'un tuyau long, la différence de hauteur du son produit par un courant d'air très-lent et le son engendré par le courant le plus rapide est peu considérable à cause de l'influence que les vibrations propres de la colonne fluide contenue dans le tuyau d'émission exercent sur le son fondamental rendu par l'anche ; mais, ainsi que Savart l'a constaté, il en est tout autrement lorsque ce tuyau est fort court et surtout lorsque ses parois sont très élastiques (*a*).

(*a*) Savart, *Op. cit.* (*Journ. de Physiologie de Magendie*, t. V, p. 377 et suiv.)

de la sorte proportionner l'élasticité des lèvres vocales au rôle qu'elles doivent remplir pour engendrer dans la veine fluide qui passe par la glotte un nombre constant de vibrations, malgré la vitesse croissante avec laquelle l'écoulement de l'air expiré s'effectue (1). Il est d'ailleurs à noter que fort souvent l'accélération de l'écoulement de l'air à travers la glotte fait monter un peu la tonalité de la voix lorsque le chanteur exécute sans accompagnement un long morceau (2).

Résumé. § 12. — La voix serait donc en réalité le résultat d'actions fort variées et fort complexes ; mais, en dernière analyse, sa tonalité dépendrait essentiellement de la longueur, de l'épaisseur, de la densité et du degré de tension des lèvres vocales, comme si l'organe phonateur était un

(1) Bataille a remarqué que, dans le cas où le chanteur file un son, la glotte s'ouvre progressivement en arrière et la tension des lèvres vocales diminue à mesure que le courant d'air devient plus intense (a) ; or cette modification de la glotte aurait pour conséquence de donner plus de gravité au son dans le cas où la rapidité du courant demeurerait invariable et, dans le cas présent, elle peut compenser l'élévation que l'augmentation de vitesse de la veine fluide tend à produire.

Les observations laryngoscopiques de M. Mandl et de M. Fournié tendent à établir que dans ces cas les lèvres sus-glottiques, ou replis supérieurs du larynx sont également aptes à faire office de régulateurs en appuyant sur les parties intérieures des lèvres vocales. Dans des expériences de phonation artificielle pratiquées sur le cadavre, M. Fournié a trouvé que le son produit par les vibrations des lèvres vocales baissait d'un ton lorsqu'il écartait les lèvres sus-glottiques (b).

(2) Ce changement de tonalité passe inaperçu dans les circonstances ordinaires, mais devient parfois très-sensible lorsqu'à la fin du chant exécuté sans accompagnement l'orchestre reprend son rôle.

J'ajouterai que souvent les chanteurs éprouvent beaucoup de difficultés à enfler une note filée, sans en élever le diapason, à moins que par l'accompagnement d'un orchestre ils ne soient sans cesse avertis des changements que la rapidité croissante du débit de la pompe thoracique tend à produire dans le son émis.

(a) Bataille, *Op. cit.*, p. 84.
(b) Mandl, *Traité des maladies du larynx*, p. 273.
— Fournié, *Physiologie de la voix*, p. 415.

instrument à cordes, ainsi que le supposait Ferrein, et le degré d'intensité du son serait une conséquence des relations existantes entre l'amplitude des vibrations imprimées à ces lèvres par l'air chassé des poumons et les vibrations correspondantes transmises directement par ces lèvres aux parois élastiques de l'appareil vocal et, secondairement, de ces parois à l'air renfermé dans ce même appareil. Il est présumable que les qualités physiques de ces parois, leur étendue et leur forme exercent aussi de l'influence sur leur aptitude à réagir sur le fluide élastique en mouvement dans l'espace qu'elles circonscrivent. Mais l'examen de ces détails nous ferait sortir du cadre assigné a nos leçons; par conséquent je ne m'en occuperai pas et je me bornerai à montrer comment quelques-unes des dispositions anatomiques du larynx influent sur l'étendue et la hauteur de la voix chez les divers individus de l'espèce humaine.

Influence de la grandeur des lèvres vocales.

§ 13. — Que l'on adopte les vues que je viens de présenter relativement à la genèse des sons vocaux et à leur transmission à l'air par l'intermédiaire de la caisse de résonnance constituée par l'ensemble des parois élastiques de l'appareil respiratoire ou que l'on assimile le larynx à un instrument à anche proprement dit, toujours est-il que la rapidité des vibrations de l'air doit être en rapport avec les vibrations initiales des lèvres vocales. Or, la longueur et la grosseur de ces lèvres exercent une influence prépondérante sur leur mode de vibration, aussi bien que sur l'amplitude de leurs oscillations, amplitude dont dépend l'intensité du son engendré soit directement, soit d'une manière consécutive dans la colonne d'air adjacente. Or, plus une corde, une lame élastique ou une colonne d'air sont longues, plus elles sont disposées à vibrer lentement et à produire des sons graves; plus aussi ces corps sonores sont aptes à produire des effets puissants.

On conçoit donc que la grandeur du larynx et particulièrement la longueur des cordes vocales doivent exercer une influence considérable sur la hauteur et sur l'étendue de la voix, ainsi que sur sa force. Nous savons que le diamètre antéro-postérieur du larynx règle la longueur des lèvres glottiques et par conséquent nous pouvons concevoir qu'il doive y avoir des relations non-seulement entre la grandeur du larynx et la gravité des sons produits par cet organe, mais aussi entre cette tonalité et la saillie plus ou moins considérable que forme sur le devant du cou la pomme d'Adam, c'est-à-dire la portion du cartilage thyroïde où s'insère l'extrémité antérieure des cordes vocales.

Hauteur et étendue de la voix.

Effectivement, chez la Femme et chez les Enfants le larynx est petit et la pomme d'Adam à peine saillante; les lèvres vocales sont par conséquent plus courtes que chez l'Homme adulte, et chacun sait qu'il existe suivant les âges et les sexes des différences correspondantes dans le diapason de la voix. La voix de l'Homme est généralement d'une octave plus basse que celle de la Femme et chez la Femme adulte la voix descend plus bas que chez l'Enfant. Les changements qui s'y opèrent par les progrès de l'âge ont lieu principalement à l'époque de la puberté (1), et il est à noter que chez les Hommes dont l'appareil reproducteur n'est pas apte à remplir ses fonctions normales, la voix conserve son caractère enfantin.

(1) On appelle *mue de la voix* les changements qui, à l'époque de la puberté, s'opèrent dans la hauteur et le timbre de la voix. Ils sont plus considérables chez les garçons que chez les filles. Les sons rauques qui se font souvent remarquer à cette époque dépendent d'un gonflement temporaire des lèvres de la glotte qui d'ordinaire accompagne l'évolution rapide du larynx à ce moment de la vie, et il est à noter qu'à ce moment toute fatigue de l'appareil vocal peut en altérer gravement les qualités pour toujours. Il faut donc bien se garder de permettre des exercices de chant pendant la durée de cette période de transition entre l'enfance et l'âge adulte.

La voix de l'Enfant en bas âge est peu étendue ; elle n'embrasse guère qu'une octave, et c'est chez l'Homme adulte que son échelle diatonique est la plus longue ; parfois elle descend jusqu'à la note fa_1 de la basse, produite par 87 vibrations par seconde, et peut monter jusqu'au la_3 (=870 vibrations) ou même plus haut (1).

Chez la Femme, la voix s'étend communément du mi_2 à l'ut_4 ; mais nous entendions sur nos théâtres, cette année même, des cantatrices qui pouvaient atteindre jusqu'au fa_5, note qui résulte de 2784 vibrations par seconde ; et le grand musicien Mozart, assure avoir entendu une artiste italienne donner l'ut_6 (2). Il est d'ailleurs à noter qu'en général, chez la Femme, le registre inférieur (ou voix de poitrine) est peu étendu et que la majeure partie de la gamme ascendante est rendue par la voix de tête ou voix du registre supérieur (3).

Du reste il existe suivant les individus de nombreuses différences dans la hauteur ainsi que dans l'étendue de la voix humaine, et même dans le langage ordinaire on a l'habitude de désigner sous des noms particuliers chacune des principales variétés qui se rencontrent communément chez les chanteurs. Pour fixer les idées à cet égard sans entrer dans de longs détails, je crois utile de reproduire ici le tableau suivant, que j'emprunte à un ouvrage du docteur Mandl.

(1) M. Vacher monte du sol_1 au sol_5. On assure que le chanteur Dupré parvenait à donner l'ut_6.

(2) J'emprunte ces nombres à l'ouvrage de M. Mandl, sur les maladies du larynx (p. 291).

(3) Ce sont les voix de *contralto* qui descendent le plus bas et qui ont le registre inférieur le plus étendu. La voix de *soprano* ne donne d'ordinaire qu'une octave en sons de poitrine (du fa_2 au fa_3) tandis que les sons du registre supérieur prennent du fa_3 au fa_5, et parfois même beaucoup plus haut (*a*).

(*a*) Vacher, *Op. cit.*, p. 61.

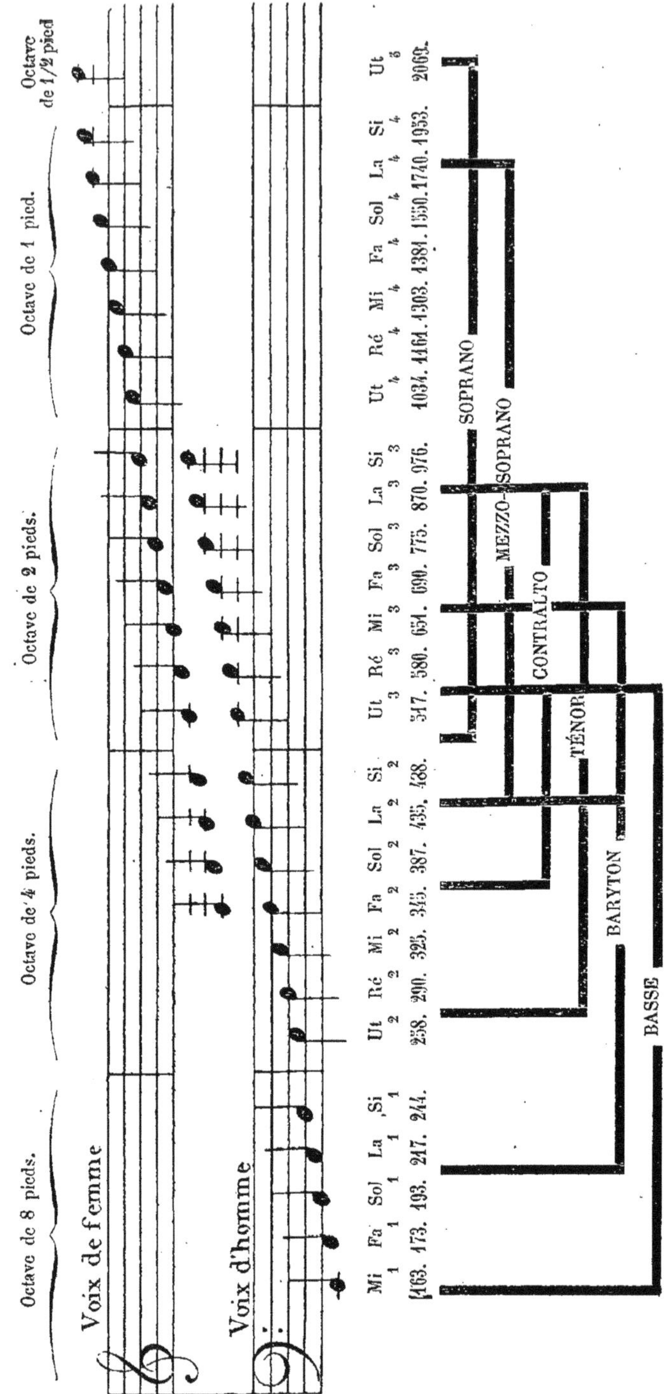
Octave de 8 pieds.
Octave de 4 pieds.
Octave de 2 pieds.
Octave de 1 pied.
Octave de 1/2 pied
Voix de femme
Voix d'homme
Mi 1 Fa 1 Sol 1 La 1 Si 1 Ut 2 Ré 2 Mi 2 Fa 2 Sol 2 La 2 Si 2 Ut 3 Ré 3 Mi 3 Fa 3 Sol 3 La 3 Si 3 Ut 4 Ré 4 Mi 4 Fa 4 Sol 4 La 4 Si 4 Ut 5
163. 173. 193. 217. 244. 258. 290. 325. 345. 387. 435. 488. 517. 580. 651. 690. 775. 870. 976. 1034. 1161. 1303. 1381. 1550. 1740. 1953. 2069.
SOPRANO
MEZZO-SOPRANO
CONTRALTO
TÉNOR
BARYTON
BASSE

Les propriétés physiques des parois du larynx et du tuyau sonore dont cet organe est surmonté doivent exercer aussi une influence considérable sur la tonalité de la voix. Si ces parois étaient rigides comme celles des tuyaux métalliques ou ligneux de l'orgue et de la flûte, cette influence serait négligeable, mais diverses expériences faites par Savart montrent qu'il en est autrement quand les parois du porte-voix sont membraneuses. Suivant leur épaisseur, leur degré de tension et leur état de sécheresse ou d'humidité, le nombre des vibrations de la colonne d'air contenus dans le porte-voix varie et, toutes choses égales d'ailleurs, le son s'abaisse de plus en plus à mesure que la résistance des parois devient moindre (1).

Le timbre de la voix dépend principalement de l'élasticité et des autres propriétés physiques des cordes vocales, car il suffit d'un état morbide quelconque de ces organes pour changer le caractère des sons engendrés par leur jeu ; mais, ainsi que nous le verrons dans la prochaine leçon, les qualités de ces sons peuvent être profondément modifiées par l'action des cavités vestibulaires de l'appareil respiratoire sur la veine fluide en vibration.

§ 14. — En résumé donc, le moteur primordial de l'appareil de phonation est le courant d'air chassé des poumons par le jeu de la pompe foulante constituée par le thorax, les poumons et la trachée. Ce moteur met en vibra- Résumé.

(1) Les physiciens admettent généralement, depuis Euler, que les parois des tuyaux n'ont aucune influence sur le nombre des vibrations des colonnes d'air qu'elles limitent et cela est vrai quand ces parois ne sont pas susceptibles de vibrer par influence ; mais il en est autrement quand elles sont susceptibles d'entrer ainsi en vibration, et Savart a fait voir que des variations dans le degré de résistance de ces parois peuvent déterminer des abaissements de ton qui parfois dépassent une octave et qui sont proportionnels aux différences susmentionnées. (*a*)

(*a*) Savart, *Mémoire sur la voix des Oiseaux*, 2e partie (*Ann. de chim. et de phys.*, 1826, t. XXXII, p. 113 et suiv.).

tion les lèvres vocales, et en traversant l'orifice glottique il doit éprouver à son tour des modifications dans l'état d'équilibre de ses molécules, de façon à engendrer directement dans son sein des vibrations analogues, mais très-faibles.

Les mouvements de trépidation imprimés ainsi aux lèvres glottiques paraissent être de deux sortes, savoir : 1° des oscillations assez lentes pour être visibles à l'œil de l'observateur, aidé du laryngoscope, et pas assez rapides pour engendrer directement un son sensible, mais aptes à mettre en vibration la veine fluide qui les a provoqués et à y développer des mouvements vibratoires partiels dont résultent des harmoniques susceptibles d'être renforcés par la colonne d'air superposée et contenue dans le porte-voix ; 2° des vibrations rapides et directement sonores, mais de très-faible amplitude qui sont communiquées directement aux parois élastiques d'une vaste caisse de résonnance constituée principalement par les cartilages du larynx, de la trachée et des bronches dont les trépidations, isochrones avec celles des lèvres sus-mentionnées, provoquent à leur tour dans l'air en contact avec leur surface des vibrations correspondantes.

L'intensité des sons vocaux dépend en partie de l'amplitude des vibrations initiales développées dans les lèvres vocales par l'air expiré, en partie de l'aptitude de la caisse de résonnance à vibrer par transmission sous l'influence des mouvements engendrés de la sorte, et de l'étendue de la surface oscillante au moyen de laquelle cette caisse agit sur l'air inclus dans son intérieur.

Enfin la hauteur du son engendré de la sorte dépend principalement du nombre des vibrations exécutées par les les cordes vocales, en un temps donné, nombre qui est réglé essentiellement par l'étendue, la tension, l'épaisseur et l'élasticité de la portion libre des lèvres vocales.

Mais le son émanant du larynx n'est pas celui qui arrive dans l'atmosphère et qui va frapper notre oreille. Le premier est modifié de diverses manières pendant son passage dans le porte-voix, portion de l'appareil vocal dont l'étude fera l'objet de la prochaine leçon.

CENT DIX-NEUVIÈME LEÇON

SUITE DE L'ÉTUDE DE LA VOIX. — Fonctions de la portion vestibulaire de l'appareil vocal. — Timbre de la voix. — Formation des voyelles. — Théorie acoustique de ce phénomène donnée par Wheatstone. — Expériences de MM. Donders, Helmholtz et autres. — Fonctions de la bouche comme vibrateur et comme interrupteur. — Formation des consonnes. — Articulation.

Fonctions vocales de la bouche, etc.

§ 1. — La portion vestibulaire de l'appareil vocal influe beaucoup sur les qualités de la voix et remplit un grand rôle dans l'exercice de la parole (1). Ce tuyau sonore ou porte-voix n'est par seulement un canal ouvert pour le passage des sons au dehors de l'organisme; il remplit en outre trois fonctions différentes : il agit comme résonnateur, comme vibrateur et comme interrupteur des vibrations engendrées soit dans son intérieur, soit dans le larynx. Dans le premier cas il renforce certains facteurs du son complexe engendré par les lèvres glottiques et il donne ainsi à la voix la variété de timbre dont dépend en partie son utilité; en fonctionnant comme vibrateur, il devient la source de certains sons qui ont aussi leur emploi dans la formation des mots; enfin comme

(1) Bordenave, dont j'ai déjà eu l'occasion de citer les vues judicieuses relativement à la voix aphonique (*a*), avait aussi des idées très-vraies au sujet des fonctions de la portion vestibulaire de l'appareil vocal. « La parole, disait-il, est un son articulé dépendant principalement des organes de la bouche. Le larynx y contribue peu et les sons, produits par la glotte modifiés et réfléchis d'une infinité de façons en rencontrant le gosier, la langue, les lèvres, les joues, le palais, la cloison, (ou voile du palais), la luette, réunis sous certains sons uniformes, convenus parmi les hommes, et articulés d'une certaine façon, produisent cet effet de la voix que l'on appelle la parole (*b*). Je cite textuellement ce passage parce qu'on retrouve les mêmes idées dans divers écrits assez récents où elles sont présentées comme choses nouvelles.

(*a*) Voyez ci-dessus, p. 486.

(*b*) Bordenave, *Essai sur la physiologie du corps humain*, édit. de 1778, t. I, p. 224.

obstructeur, il imprime à la voix des modifications dont l'importance est des plus grandes dans le mécanisme de la parole. C'est donc à ce triple point de vue qu'il nous faudra étudier la portion complémentaire du travail vocal qui s'accomplit dans cette partie céphalique de l'appareil vocal.

Nous avons vu dans la dernière leçon que l'air en traversant la bouche avec une certaine force se met en vibration de façon à donner naissance à des sons faibles, il est vrai, mais très-appréciables (1). Or, le même phénomène acoustique doit se produire, que l'air chassé du larynx soit ou ne soit pas en vibration au moment de son arrivée dans cette portion vestibulaire de l'appareil vocal, et par conséquent, la voix telle qu'elle arrive dans l'atmosphère doit être un composé de sons buccaux ou aphoniques et de sons laryngiens. En général les premiers ne fixent pas l'attention et la plupart des physiologistes n'en tiennent pas compte, mais leur importance est en réalité fort considérable.

L'air, en sortant de la glotte, arrive dans le pharynx et trouve là deux routes qui conduisent au dehors; le courant efférent peut traverser l'isthme du gosier, puis la cavité de la bouche et l'orifice labial; ou bien s'engager dans les arrière-narines, puis dans les fosses nasales et s'échapper finalement au dehors par les narines proprement dites. Or, chacune de ces cavités peut agir sur la voix laryngienne comme instrument de renforcement et exercer ainsi une influence plus ou moins grande sur le timbre des sons qu'elle fait entendre; mais, sous ce rapport, le rôle de la bouche est beaucoup plus important que celui du nez, non-seulement parce que d'ordinaire c'est elle qui livre passage à la presque totalité de l'air en vibration, mais parce que sa modalité (c'est-à-dire sa forme et sa capacité) peut éprouver des

(1) Voy. ci-dessus, p. 486.

changements très-nombreux et très-considérables par suite des mouvements volontaires exécutés par son appareil musculaire et que les effets de résonnance produits dans son intérieur varient avec le volume de l'air contenu dans sa cavité, avec la disposition de ses parois qui réfléchissent les ondes sonores et avec la grandeur de l'orifice labial par lequel la voix se répand au dehors (1).

Il est d'abord à noter que le timbre de la voix varie considérablement, suivant la proportion de l'air en vibration qui est expulsé par l'une ou l'autre de ces deux routes et suivant la facilité plus ou moins grande avec laquelle l'écoulement de la veine fluide s'effectue par la bouche.

Ainsi la voix devient sourde, discordante et rude lorsqu'elle passe en proportion trop forte par les fosses nasales, ou lorsque, s'étant engagée partiellement dans ces cavités, elle les

(1) Parmi les auteurs fort nombreux qui ont fait une étude spéciale du mécanisme à l'aide duquel le vestibule vocal s'adapte à l'émission des divers sons dont se compose la parole, je citerai principalement les observateurs (a) dont les noms sont indiqués ci-dessous; mais je dois ajouter que le travail le plus important, publié sur ce sujet pendant le dernier quart de siècle, est dû à M. E. Brücke, de Vienne.

(a) Bordenave, *Essai sur la physiologie ou la physique du corps humain*, 3e édit. de 1778, t. I, p. 226.
— Kempelen, *Op. cit.*, p. 205 et suiv.
— Gerdy, *Physiologie médicale*, p. 778 et suiv.
— J. Müller, *Manuel de physiologie*, t. II, p. 239 et suiv.
— Segond, *Mémoire sur la parole* (*Arch. génér. de méd.*, 1847, série 4, t. XIV, p. 348).
— E. Brücke, *Grundzüge der Physiologie und Systematik der Sprächläute für Linguisten* 1855. — *Nachricht* (*Sitzungsberichte der Wiener Akad.*, 1856, t. XXVIII, p. 63).
— Kudelka, *Analyse der Laute der menschlichen Stimme von physicalisch-physiologischen Standpunkte*, 1856 — *Vorträge über H. D. Brücke's Lautsystem* (*Sitzungsber. der Wiener Akad.*, 18 , t. XXVIII, p. 23).
— Merkel, *Anatomie und Physiologie des menschlichen Stimme-und-Sprach-organs*, 1857, t. II, p. 777.
— Max Müller, *Lectures on the science of language*, 1864, 2e série, t. II, p. 117 et suivantes.
— Fournié, *Physiologie de la voix et de la parole*, 1866, p. 766 et suiv.
— Longet, *Traité de physiologie*, 3e édit., t, II, p. 763.
— Oakley-Coles, *On the production of articulate sound.* (*Trans. of the Odontological Society*, 1872, n. s., t. IV, p. 110).
— Beaunis, *Nouveaux éléments de Physiologie humaine*, 1876, p. 602 et suiv.

trouve transformées en culs-de-sac par la clôture des narines; elle est alors *nasillarde*, et cet effet résulte principalement du mélange des sons musicaux de la phonation laryngienne avec des bruits ou sons à vibrations irrégulières formées dans cette portion de l'appareil vocal et du mode de réflexion des ondes sonores par la paroi supérieure de ces fosses (1).

La voix acquiert un autre timbre et devient *gutturale* lorsque l'espèce de détroit qui sépare le pharynx de la bouche et qui a reçu le nom d'isthme du gosier n'est pas suffisamment libre (2). Elle devient *claire* quand ce détroit ainsi que l'orifice labial s'élargissent et que les cavités buccales diminuent de capacité (3). Elle devient sonore au plus haut degré lorsque toutes les diverses parties du tuyau vocal s'agran-

(1) La voix devient nasillarde lorsque le voile du palais et la base de la langue se rapprochent trop l'un de l'autre de façon à diriger une grande partie de l'air en vibration vers les arrière-narines et par l'intermédiaire de ces orifices dans les fosses nasales (*a*).

Un effet analogue est produit par un abaissement considérable de l'épiglotte qui, en s'inclinant au-dessus de la partie antérieure du larynx, réfléchit en grande partie les sons sonores vers le fond du pharynx, et de là dans les arrière-narines (*b*).

Pour se rendre compte des cas dans lesquels les sons laryngiens passent par les fosses nasales ou peut, à l'exemple de Czermak, faire usage d'un miroir métallique qui, étant placé devant les narines, reste brillant lorsque l'air en vibration passe en totalité par la bouche tandis qu'il se couvre d'humidité lorsque le son sort par le nez (*c*).

(2) Ce défaut est parfois congénital, mais il peut résulter de divers états pathologiques de l'isthme du gosier; par exemple d'un gonflement considérable des amygdales. Pour plus de détails à ce sujet, je renverrai aux ouvrages sur les maladies du larynx (*d*).

(3) Dans le timbre clair, l'isthme

(*a*) Malgaigne, *Nouvelle théorie de la voix humaine* (*Arch. génér. de méd.*, 1831, série 1, t. XXV).

— Valleix, *Du rôle des fosses nasales dans l'acte de la phonation* (*Arch. génér. de méd.*, série 2, t. VIII, p. 454).

— Segond, *Mémoire sur les modifications du timbre de la voix humaine* (*Arch. génér. de méd.*, 1848, série 4, t. XVI, p. 355 et suiv.).

— Fournié, *Physiologie de la voix*, p. 479.

(*b*) Segond, *Recherches expérimentales sur la phonation* (extrait des *Arch. génér. de méd.*, 1849, t. XX, p. 36).

(*c*) Czermak, *Ueber Reine und nasalirte Vocale* (*Sitzungsberichte der Wiener Akad.*, 1858, t. XXVIII, p. 575).

(*d*) Mandl, *Traité pratique des maladies du larynx et du pharynx*, 1872.

dissent et communiquent très-facilement entre elles ainsi qu'avec l'extérieur. Enfin elle prend un caractère particulier que les chanteurs appellent le *timbre sombre* quand l'orifice labial, ainsi que l'isthme du gosier, se resserre pendant que la cavité bucco-pharyngienne se dilate (1).

La disposition des diverses parties constitutives de la portion vestibulaire de l'appareil vocal n'est pas sans influence sur la facilité avec laquelle les différences de tonalité peuvent être obtenues (2) ; mais c'est surtout dans le mécanisme de la parole que son rôle est important. L'articulation des sons vocaux en dépend et les caractères distinctifs

du gosier et l'orifice oral se dilatent l'un et l'autre, tandis que le canal buccal se rétrécit (*a*).

(1) On appelle *voix sombrée* une variété particulière de la voix laryngienne qui a moins d'éclat, mais plus de force que la voix ordinaire. Elle a été attribuée d'abord à une certaine immobilité du larynx (*b*), mais l'explication donnée par M. Fournié et résumée ci-dessus paraît être l'expression de la vérité (*c*).

(2) Gerdy a observé que lors de la production des sons aigus, le voile du palais s'élève, se tend et se courbe en voûte par l'action continue de ses différents muscles, la luette se raccourcit par la contraction de son muscle élévateur ; l'entrée du gosier se resserre et la base de la langue s'élève par la contraction des muscles glosso-staphylins et stylo-hyoïdiens (*d*).

Bennati a vu aussi que, lors de la production des sons aigus, la langue se contracte sur sa base et s'élargit, surtout chez les chanteurs qui ont la faculté de dépasser les limites ordinaires du registre supérieur du *soprano* et qui sont désignés par les Italiens sous le nom de *soprani-sfogati ;* chez ces chanteurs, les bords de la langue se relèvent en même temps de façon à donner à cet organe une forme semi-conique. Chez les *soprani parfaits* dont la voix appartient presque uniquement au registre inférieur, la langue, au lieu de se relever sur les bords latéraux, se hausse seulement, s'étend et devient convexe en dessus. Lors de la production des sons graves, Bennati n'a remarqué aucun changement notable dans la forme de la langue ; il n'y a aperçu qu'une legère ondulation (*e*).

(*a*) Fournié, *Op. cit.*, p. 489.

(*b*) Diday et Pétrequin, *Mémoire sur une nouvelle espèce de voix chantée* (*Gaz. méd. de Paris*, 1840, série 2, t. VIII, p. 305).

(*c*) Fournié, *Op. cit.*, p. 485.

(*d*) Gerdy, *Note sur la voix* (*Bullet. des Soc. méd. de Ferrussac*, 1830, t. VII, p. 318). — *Physiologie médicale*, t. II, p. 762.

(*e*) Bennati, *Recherches sur le mécanisme de la voix humaine*, p. 23 et suiv.

des divers sons dont se composent les mots d'une langue quelconque sont la conséquence de son mode de fonctionnement.

§ 2. — Ainsi c'est par le jeu des diverses parties de la portion vestibulaire de l'appareil de phonation, faisant fonction de résonnateurs, que le timbre de la voix subit certaines modifications qui y donnent les caractères propres aux différents sons désignés sous le nom de *voyelles simples*, et de diphthongues ou *voyelles conjuguées* (1). Formation des voyelles.

Personne n'ignore que les divers sons représentés dans notre alphabet par les lettres *A*, *E*, *I*, *O*, *U*, se distinguent entre eux, non par leur tonalité, mais par leur timbre, que

(1) La distinction entre les voyelles et les autres sons vocaux est fort ancienne. Platon appelait les premières des phonantes (φωνήεντα) et les secondes des muettes ou aphones (ἄφωνα).

Cette classification est naturelle et bien motivée, mais elle a été singulièrement défigurée par les rédacteurs du *Dictionnaire de l'Académie française* quand ceux-ci ont dit : « *La voyelle est une lettre qui a un son par elle-même et sans être ajoutée à une autre;* les consonnes sont *les lettres de l'alphabet qui n'ont pas de son par elles-mêmes et qui ne peuvent être prononcées qu'étant jointes à des voyelles.* »

Il est d'abord à remarquer que, dans ces définitions, on prend le signe pour la chose. Les lettres de notre alphabet sont des représentations de sons et par conséquent, d'après le *Dictionnaire de l'Académie*, la consonne serait *un son qui n'a pas de son*. La faute dépend de la substitution du mot *son* au mot *voix* (φωνή) qui signifie, non pas un son quelconque, mais un son d'un certain caractère : le son éclatant et plein que la voix humaine est apte à produire et non le bruissement faible et indécis que nous faisons entendre quand notre voix est éteinte et que nous parlons en chuchotant : la *voix clandestine* ou *voix aphonique*, qui est un son muet. Le président de Brosses donna une idée moins fausse de la voyelle en disant qu'elle est une voix et que cette voix donne naissance aux consonnes lorsque, affectée par l'action de telle ou telle partie du tuyau sonore, elle prend une forme particulière (*a*).

Cependant aujourd'hui le physiologiste ne peut se contenter ni de cette définition, ni de celle donnée par le *Dictionnaire de l'Académie*, et je reviendrai sur ce sujet lorsque j'aurai montré comment ces deux sons se forment et quel est le caractère essentiel de chacun d'eux.

(*a*) C. de Brosses, *Traité de la formation mécanique des langues et principes physiques de l'étymologie*, 1765, t. I, p. 108 et suiv.

tous peuvent être émis à haute voix sans être joints à aucun autre son, que tous peuvent être prolongés tant que le souffle vocal possède la force nécessaire pour déterminer dans l'air des vibrations appréciables par l'ouïe, et que chacun d'eux peut résulter de certaines qualités communiquées à une même note, laquelle acquiert ainsi un caractère spécial, une valeur phonétique qui lui est propre. On peut comparer ces modifications d'un son vocal aux modifications que des variations de couleur déterminent dans l'apparence d'un objet dont la forme ne change pas (1) et on peut facilement constater ces transformations d'une même note musicale dans l'exercice ordinaire de la parole, mais elles deviennent encore plus manifestes dans le chant, et le chanteur dont la voix est pure peut faire entendre sur la même note chacune de ces voyelles ou sons *phonants*, comme les appelait Platon, sans y mêler aucun bruit, tandis que pour d'autres sons, appelés des *consonnes*, il n'en est pas de même. Pour l'émission du son correspondant aux lettres *b*, ou *d*, par exemple l'adjonction d'un autre son est indispensable et ce son qui sert à donner pour ainsi dire corps au précédent, est nécessairement une voyelle.

Ces différences dans le son des voyelles dépendent de dispositions particulières que prend pour la formation de chacune d'elles le porte-voix constitué par la portion céphalique ou vestibulaire de l'appareil vocal (2). Lorsque cet appareil doit produire une voyelle déterminée, il prend une

(1) Aussi le mot *timbre* se traduit-il en allemand par des expressions qui signifient *couleur du ton* (*Klangfarbe*, ou *Tonfarbe*).

(2) Ammann fut parmi nous un des premiers à étudier sous le rapport de la physiologie mécanique le mode de formation des divers sons représentés par les lettres de l'alphabet (*a*) ; mais chez les Hindous cette étude, appliquée au sanscrit, date de l'antiquité la plus reculée. En effet, les Brahmanes attachaient une grande importance à la prononciation cor-

(*a*) C. Ammann, *Surdus loquens, sive dissertatio de loquela*, 1727.

certaine forme, l'orifice buccal s'ouvre d'une certaine manière et aussitôt que le larynx donne de la voix, cette voyelle se fait entendre; elle peut être prolongée tant que le souffle conserve assez de puissance pour engendrer le son, et pendant qu'elle dure les organes vocaux conservent la même disposition; s'ils en prennent une autre, le son vocal change, et pour la formation de chaque voyelle ils affectent une position particulière. Ainsi, pour donner le son *OU*, l'ouverture labiale se resserre et prend une forme circulaire tandis que la portion moyenne de la cavité buccale s'agrandit le plus possible, par l'écartement des mâchoires, par l'abaissement de la pointe de la langue et par la retraite de cet organe; pour donner le son *A*, la bouche s'ouvre largement, elle s'évase en forme d'entonnoir et les obstacles opposés à la sortie de la voix par le vestibule vocal se trouvent réduits au minimum; enfin, pour s'approprier à la production du son vocal représenté par la lettre *I*, l'orifice oral se rétrécit et s'allonge transversalement par la rétraction des commissures labiales en même temps que la cavité bucco-pharyngienne se rétrécit par l'élévation du dos de la langue et se raccourcit par l'élévation du larynx, ou, en d'autres mots, il y a étranglement et allongement du cornet d'émission.

La coïncidence entre certaines dispositions de la bouche et la production de sons vocaux correspondants avait été observée par beaucoup de physiologistes (1) et on avait

recte des mots employés dans leurs livres sacrés appelés Védas et ils en faisaient l'objet d'un enseignement spécial, très-approfondi (*a*).

(1) Bordenave était allé jusqu'à classer les voyelles d'après les parties du vestibule vocal dont l'action lui paraissait imprimer à chacun de ces sons un caractère particulier. Il les divisa d'abord en *voyelles orales* et en *voyelles nasales;* puis il subdivisa chacun de ces groupes en trois sections: les *gutturales*, les *palatines* et les *labiales* (*b*).

(*a*) Ad. Régnier, *Etudes sur la grammaire védique. Praticakhya du Rey-Véda* (*Journal asiatique*, 1856, série 5, t. VII, p. 176).

(*b*) Bordenave, *Op. cit.*, t. I, p. 225.

reconnu aussi que le caractère propre de chacun de ces sons dépend du timbre de la voix émise dans ces circonstances (1), mais on devait se demander pourquoi des changements dans la disposition de la portion vestibulaire de l'appareil vocal modifiaient de la sorte les effets acoustiques produits.

Jusqu'à une époque fort récente aucune réponse n'avait été faite à cette question, mais aujourd'hui la plupart des physiciens les plus autorisés la considèrent comme résolue. Effectivement, en 1838, Wheatstone expliqua d'une manière fort plausible la formation des voyelles, et ses vues théoriques à ce sujet, développées avec beaucoup de talent par

(1) Kempelen attribue les différences qui existent entre les voyelles à des variations dans la grandeur : 1° de l'orifice oral ; 2° du canal buccal compris entre le palais et la langue. Il a été même jusqu'à évaluer numériquement la série de ces grandeurs relatives ; mais le tableau qu'il a dressé ainsi et qui a été reproduit en partie par J. Müller est très-arbitraire (*a*).

Jusque dans ces derniers temps les physiologistes qui voulurent se rendre compte des mouvements exécutés par les diverses parties de l'appareil buccal lors de l'articulation des sons représentés par la série des lettres de l'alphabet se bornaient à les observer en se plaçant devant une glace ou en les étudiant au moyen de la vue sur une autre personne ; mais récemment un médecin anglais, M. Ockley Coles, a eu recours à un mode d'exploration qui me paraîtrait susceptible de donner des résultats plus précis. Il place dans sa bouche un palais artificiel analogue à ceux dont les dentistes se servent pour fixer dans cette cavité un ratelier dentaire complet et il enduit préalablement cet appareil d'une couche mince de matière colorante facile à enlever. Puis il prononce une lettre et aussitôt après il retire l'appareil et il marque sur une gravure représentant l'intérieur de la bouche les parties correspondantes à celles où l'enduit coloré a été enlevé. Cela lui indique les points où la langue s'est appliquée contre le palais, etc., et en comparant entre elles les figures obtenues ainsi lors de l'articulation des divers sons vocaux, il constate les changements correspondants dans la position soit de la langue, soit du voile du palais, etc. (*b*). Mais je dois ajouter que les résultats obtenus par cet auteur ne me paraissent pas avoir été suffisamment analysés et qu'ils n'ont pas toute la portée qu'au premier abord on serait disposé à leur attribuer.

(*a*) Kempelen, *Le mécanisme de la parole*, p. 220. — Müller, *Manuel de physiologie*, t. II, p. 239.

(*b*) Oakley Coles, *Op. cit.* (*Transactions of the Odontological Society of Great Britain*, new series, t. IV, p. 110, pl. A, pl. Z).

M. Helmholtz et corroborées par de nombreux faits établis expérimentalement, sont généralement admis, et lors même qu'elles auraient à subir quelques modifications pour satisfaire à toutes les conditions du problème, elles n'en jetteraient pas moins beaucoup de lumière sur ce sujet d'une étude des plus difficiles. Wheatstone ne fut pas le premier à étudier sous le rapport de l'acoustique le mode de formation de ces sons vocaux, et parmi ses précurseurs, il convient de citer principalement Kempelen et Robert Willis ; mais il fut le premier à donner de ces phénomènes une théorie scientifique (1).

Machines parlantes.

§ 3. — A diverses reprises quelques mécaniciens avaient réussi à construire des machines acoustiques dans l'intérieur desquelles des sons engendrés par le passage d'un courant d'air dans une anche ou par tout autre moyen analogue étaient modifiés de manière à simuler plus ou moins bien la voix humaine, à faire entendre les différentes voyelles et même à prononcer certains mots (2). En 1779, l'Académie

(1) Dans une note, M. Helmholtz reconnaît formellement que la théorie acoustique de la production des voyelles appartient à Wheatstone; mais cette note extrêmement courte et imprimée en fort petits caractères, au bas d'une des pages de son livre (a), aura sans doute échappé à l'attention de presque tous ses lecteurs, car dans la plupart des nombreux écrits publiés sur ce sujet par ses élèves et les autres admirateurs de ce physicien habile, le nom de Wheatstone n'est pas même cité, tandis que l'on vante très-haut le mérite de la prétendue découverte de M. Helmholtz.

Les observations de Wheatstone sur ce sujet furent publiées dans un article sur les expériences de Willis, inséré dans le 38e volume d'un recueil très-répandu et intitulé : *The London and Westminster Review*, 1837, p. 35.

(2) Je ne parle pas ici des fraudes employées parfois par les anciens pour faire sortir d'une bouche inanimée des paroles venant probablement de loin et transmises au moyen d'un tube acoustique comparable à ceux placés aujourd'hui dans nos maisons d'habitation pour tenir lieu de sonnettes, mais d'automates acoustiques munis d'un vibrateur et d'organes propres à modifier de diverses manières les sons produits par celui-ci et à proférer, en conséquence de ces modifications, certains mots plus ou moins semblables à ceux prononcés par l'homme. On assure

(a) Helmholtz, *Traité physiologique de musique*, p. 137.

des sciences de Saint-Pétersbourg appela l'attention des physiciens sur ces machines parlantes, et à cette occasion elle accorda même un prix à Krantzenstein qui parvint à construire un automate de ce genre et qui avait cherché à résoudre par la voie expérimentale les problèmes soulevés par la formation des voyelles (1). Les essais de cet auteur ne servirent que peu la science ; mais bientôt après un de ses émules, Kempelen (de Vienne, en Autriche), fit faire un pas important à la question, car cet investigateur mit en évidence une des circonstances dont dépend le caractère particulier des

qu'une tête parlante fut construite en bronze par Gerbert qui, en 999, monta sur le trône pontifical sous le nom de Sylvestre II. Albert le Grand, dit-on, avait construit en terre une machine analogue, que son disciple saint Thomas d'Aquin aurait brisée comme étant une œuvre du démon. Le père Kircher paraît avoir possédé une machine analogue (*a*). Enfin, vers 1780, l'abbé Mical inventa un appareil analogue qui excita pendant longtemps l'intérêt du public, mais qui, n'ayant pas procuré à son auteur les récompenses qu'il ambitionnait, fut détruit par celui-ci dans un accès de dépit (*b*). Du reste, ces automates parlants n'étaient que des objets de curiosité et la science n'en tira aucun profit.

Il est probable que la célèbre statue de Memnon, dont la bouche, au dire des anciens, rendait des sons mélodieux sous l'influence des premiers rayons du soleil levant (*c*), renfermait des cavités résonnantes disposées de façon à renforcer les bruissements dus à des courants d'air circulant dans son intérieur et mis en mouvement par les inégalités de température résultant de l'action de ces rayons.

(1) Le sujet de prix proposé par l'Académie de Saint-Pétersbourg était : 1° Quelle est la nature du son des voyelles et quels en sont les caractères ? 2° Peut-on construire un instrument analogue aux tuyaux d'orgue dits de voix humaine et apte à imiter exactement le son des voyelles ? Krantzenstein, dont le mémoire fut couronné par cette compagnie savante, fit une machine qui émettait d'une manière satisfaisante les sons A, E, I, O, U, mais qui, à raison d'une multitude de complications inutiles, ne pouvait jeter aucune lumière sur la cause des phénomènes acoustiques dont on cherchait à rendre compte (*d*).

(*a*) Schott, *Technia curiosa, seu mirabilia artis*.

(*b*) Rivarol, *De l'universalité de la langue française* (*Œuvres*, édit. de 1818, t. I, p. 92).

(*c*) Borgnis, *Traité de mécanique, machines imitatives*, t. VIII, p. 161.

(*d*) Krantzenstein, *Sur la formation et l'imitation artificielle de la voix humaine* (*Acta Acad. Scien. Petropol.*, 1780, pars post., p. 13). — *Essai sur la nature et la formation des voyelles* (*Journ. de physique*, 1782, t. XXI, p. 358).

sons correspondants à certaines lettres de notre alphabet (1). Ainsi Kempelen constata qu'en plaçant au-dessus d'une anche mise en vibration par une soufflerie, comme dans les orgues, une espèce de porte-voix dont l'ouverture, de forme évasée, pouvait être élargie ou rétrécie à volonté, il obtenait d'une même note le son de la voyelle *A*, de la voyelle *O*, de la diphthongue *OU* et même de la voyelle *E* suivant qu'il laissait la bouche de cet instrument grande ouverte ou qu'il la fermait de plus en plus sans cependant la clore complétement (2). Kempelen montre aussi qu'en variant le mode d'émission de ces sons vocaux il pouvait faire articuler par son automate

(1) Kempelen est très-diffus et par conséquent fatigant à lire, mais il avait sur plusieurs points des idées fort justes et il expérimentait beaucoup, de façon qu'il est parvenu à constater un nombre considérable de faits importants.

En parlant des voyelles il s'exprime de la manière suivante : « La glotte sonne pour l'une comme pour l'autre, le nez étant fermé. La voix en sortant du gosier est conduite en droiture par la langue, comme par un canal, aux lèvres. A mesure que la langue s'élève dans cette fonction, surtout avec sa moitié postérieure, ou qu'elle s'abaisse, ce canal se rétrécit ou s'élargit. Plus il est large et étroit, plus le son est différent. L'ouverture plus ou moins grande de la bouche achève enfin la formation du son et lui donne sa netteté. Une voyelle est donc un son de la voix qui est conduit par la langue aux lèvres qui la laissent sortir par leur ouverture. *La différence d'une voyelle à une autre n'est produite que par le passage plus ou moins large que la langue ou les lèvres, ou bien ces deux parties ensemble, accordent à la voix* » (*a*).

(2) Kempelen ne parvint pas à obtenir le son de la voyelle I. Pour plus de détails sur la conformation de l'espèce de résonnateur constitué par les porte-voix placés au-dessus de l'anche et tenant lieu des tuyaux sonores des orgues, je renverrai aux figures dont il accompagna la description de sa machine parlante (*op. cit.*).

Kempelen assure que sa machine acoustique faisait entendre non-seulement les voyelles indiquées précédemment et diverses consonnes de façon à prononcer très-nettement les syllabes *ma*, *pa*, *la*, *mo*, *mu*, etc., mais des phrases telles que : *Leopoldus Secundus, Romanorum imperator; vous êtes mon ami; je vous aime de tout mon cœur*. Il imitait beaucoup mieux les sons des langues d'origine latine, telles que l'italien et le français, que les sons des langues germaniques (*op. cit.*, p. 463).

(*a*) Kempelen, *Le mécanisme de la parole*, 1791, p. 194 et suiv.

acoustique diverses syllabes et même quelques phrases, mais il ne donne de ces phénomènes aucune explication scientifique.

Vers 1828, un physicien anglais, Robert Willis alla beaucoup plus loin (1). En employant comme vibrateur une anche libre, et comme organe de renforcement une caisse plus courte que celle dont Kempelen avait fait usage, il parvint à produire le son *I* que cet auteur n'avait pu obtenir, et il compléta ainsi la série des voyelles; puis il exécuta avec le degré de précision que la science réclamait beaucoup d'expériences très-importantes sur les modifications du son déterminées par des variations dans la longueur d'un tuyau sonore faisant fonction de porte-voix et assimilable à la portion vestibulaire de notre appareil vocal. Pour cela il fit usage d'une anche mise en communication avec une soufflerie par un long porte-vent et engagé dans un tuyau de façon à pouvoir y glisser et à permettre à l'expérimentateur d'allonger ou de raccourcir à volonté la portion de ce tuyau située au-dessus du vibrateur et faisant fonction de porte-voix ou tuyau sonore. Or, l'anche étant mise en vibration et le porte-voix allongé progressivement, la note formée par l'instrument donna successivement les sons *I*, *E*, *A*, *O*, *U*; lorsque ce porte-voix extensible approcha du point où la colonne d'air contenue dans son intérieur vibrait à l'unisson avec l'anche, le son cessa de présenter le timbre particulier à une voyelle quelconque, mais lorsque ce point fut dépassé, un nouvel allongement graduel ramena la série des voyelles; seulement cette série s'établissait en sens inverse de la série précédente, savoir *U*, *O*, *A*, *E*, *I*; enfin lorsque le tube sonore ou porte-voix, allongé encore davantage, eût

(1) Le travail de cet auteur, intitulé : *On vocal sounds and Reed Organ-pipes*, fut publié en 1830 dans le troisième volume des *Transactions of the Cambridge Philosophical Society*.

dépassé le point correspondant à deux fois la distance comprise entre l'anche et l'extrémité de la colonne d'air vibrant à l'unisson avec la note fondamentale, une troisième série de voyelles commença à se faire entendre dans le même ordre que la première série, c'est-à-dire en procédant de *I* à *U*. Willis reconnut aussi que la longueur absolue du tuyau sonore nécessaire pour la production d'une voyelle déterminée varie avec la tonalité du son émis par l'anche, mais que les proportions entre la longueur de ce tuyau vibrant à l'unisson avec cette note et la longueur correspondante à l'émission de tel ou de tel son vocal restait invariable. Pour représenter graphiquement ces résultats l'auteur figure par une ligne horizontale *a d* la longueur totale que le tuyau sonore est susceptible d'acquérir et par *a b* la longueur qu'il doit avoir pour parler à l'unisson avec l'anche placée en *a*; puis il marque en *c* le double de cette longueur et il place *d* à une distance de *a* égale à trois fois la longueur *a b*. Enfin, du côté opposé de la ligne horizontale ainsi divisée, il place les voyelles à des places correspondantes aux longueurs que le porte-voix doit réaliser pour faire entendre chacun de ces sons comme dans la première figure ci-jointe.

FIG. 1.

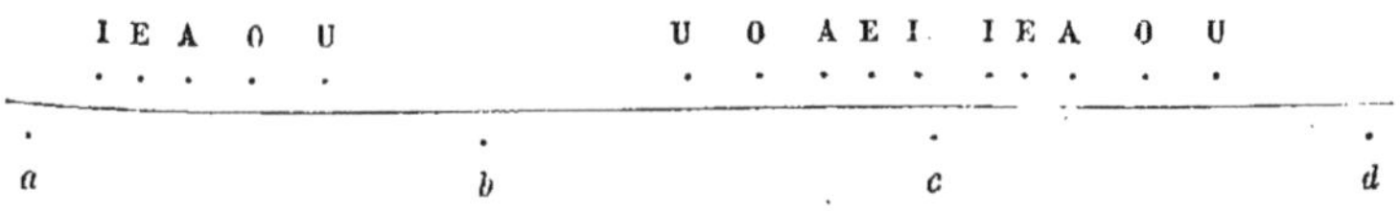

I E A O U U O A E I I E A O U

a *b* *c* *d*

En représentant de la même manière les résultats obtenus par l'emploi d'une anche dont le son était moins grave, Willis obtint la seconde figure ci-jointe; mais lorsqu'il élevait le ton fondamental au delà d'un certain point, la série des sons vocaux cessait d'être complète et n'arrivait pas à la voyelle U, ainsi que cela est représenté dans la troisième figure ci-jointe.

Fig. 2.

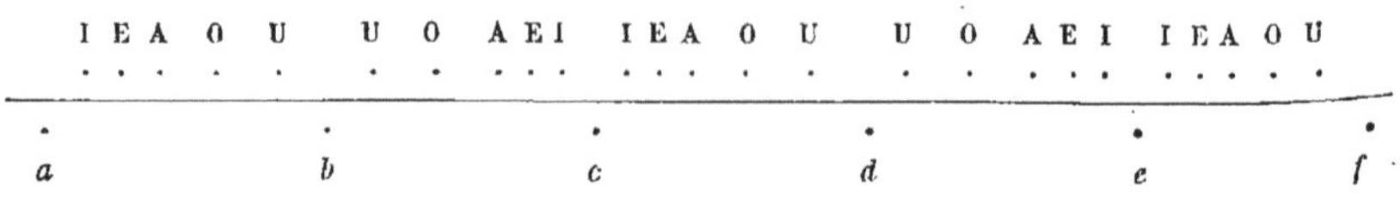

I E A O U U O A E I I E A O U U O A E I I E A O U

a b c d e f

Fig. 3.

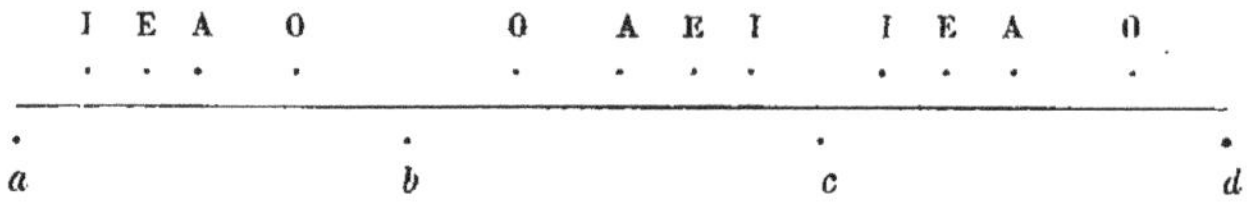

I E A O O A E I I E A O

a b c d

Les résultats de ces expériences furent les mêmes lorsque les tubes sonores avaient la même longueur, quel que fût leur diamètre ou leur forme, et Willis constata aussi par des procédés analogues plusieurs autres faits importants, mais il n'en saisit pas bien la portée, et ce fut Wheatstone qui en donna pour la première fois la théorie physique.

Théorie du timbre.

§ 4. — Effectivement, Wheatstone expliqua d'une manière satisfaisante tous ces phénomènes en y appliquant les lois des résonnances multiples. Il fit voir que les tubes sonores de la machine vocalisante de Willis sont capables de renforcer chacun, soit une note fondamentale, soit l'une des harmoniques de cette note, à la seule condition que le volume d'air contenu dans son intérieur ait la longueur voulue pour vibrer à l'unisson avec l'un quelconque de ces sons. En variant de longueur ces résonnateurs deviennent par conséquent aptes à renforcer tel ou tel harmonique et à donner au son complexe, dont cet harmonique fait partie, le timbre propre à une voyelle déterminée. Ce n'est pas en produisant par eux-mêmes un son suffisamment intense pour modifier le caractère du son fondamental qu'ils donnent à celui-ci le timbre particulier de telle ou telle voyelle, ainsi que le supposait Willis, mais en renforçant dans ce son complexe un certain harmonique en accord avec la tonalité propre du porte-voix. Enfin Wheatstone s'appliqua à établir que les choses se passent de la même manière dans la bouche humaine ; car en approchant de l'ouverture labiale soit un diapason, soit la verge vibrante d'une guimbarde, il produisit le son de telle ou telle voyelle suivant la disposition donnée à cette portion vestibulaire de l'appareil vocal.

Ni les physiciens, ni les physiologistes ne donnèrent aux expériences de Willis et aux remarques de Wheatstone l'attention qu'elles méritaient ; elles passèrent presque inaperçues jusqu'à ce que, une vingtaine d'années plus tard, M. Donders et M. Helmholtz eurent publié sur le même sujet de nouvelles recherches qui excitèrent, à juste titre, beaucoup d'intérêt.

M. Donders, l'éminent physiologiste hollandais dont j'ai souvent cité les travaux relatifs à la vision, étudia la psophose vestibulaire, c'est-à-dire celle des sons engendrés par les mouvements de l'air dans la portion céphalique de l'appareil vocal, lorsque le larynx n'est pas en jeu ou, en d'autres mots, des sons émis lorsqu'on parle en chuchotant et dont se compose la voix aphonique (1). Il chercha à déterminer la tonalité propre de chacun de ces sons buccaux, suivant que la bouche s'adapte à la production de telle ou telle voyelle, et à cet effet il compara ces sons aux différentes notes d'un instrument de musique. Cela le conduisit à évaluer à la note si_2♭ le son émis quand il faisait entendre la voyelle A telle qu'on la prononce dans la langue néerlandaise (2). La voyelle U lui parut correspondre à la note la_3 ; le son propre à la diphthongue OU lui sembla

(1) Voy. ci-dessus, p. 485.

(2) Les voyelles représentées par les lettres A, E, I, O, U, n'ont pas la même valeur phonétique dans toutes les langues, et il en résulte qu'à moins de citer des exemples, il est souvent difficile de s'entendre à cet égard ; ainsi en anglais la voyelle A correspond à quatre sons vocaux plus ou moins différents entre eux.

correspondre à la note fa_2, et ainsi de suite, chaque son vocal étant assimilable à un son déterminé de l'échelle musicale (1).

Les résultats obtenus de la sorte n'offraient pas le degré de précision réclamé par la physique, et M. Helmholtz fit faire à cette partie de l'acoustique physiologique un nouveau progrès en employant pour l'évaluation des sons vocaux des méthodes plus rigoureuses (2). Il ne se borna pas à faire usage de diapasons, comme l'avait fait Wheatstone; il eut recours aux résonnateurs dont j'ai parlé dans une leçon précédente (3). Par la première de ces méthodes il reconnut que la cavité buccale, disposée de façon à produire successivement différentes voyelles devient apte à remplir les fonctions de vase renforçant pour une série déterminée de sons, dont la hauteur varie et dont la tonalité est mesurable (4); par le second procédé il constata mieux qu'on

(1) Les recherches expérimentales de M. Donders datent de 1858 (*a*). Quelques années plus tard, il publia de nouvelles observations sur le timbre des sons vocaux (*b*).

(2) La première publication de M. Helmholtz sur la théorie de la formation des voyelles date, je crois, de 1858 (*c*); mais c'est dans le grand ouvrage de ce physicien éminent sur la *Théorie physiologique de la musique*, dont M. Guéroult a donné en 1874 une traduction française, qu'on trouve l'exposé le plus complet des résultats auxquels il est parvenu.

(3) Voy. ci-dessus, p. 409.

(4) Ainsi que nous l'avons vu précédemment, on peut, sans produire aucun son, ni par la voix laryngienne, ni par le passage de l'air expiré à travers la portion vestibulaire de l'appareil phonateur, faire vibrer l'air contenu dans la bouche en présentant à l'entrée de cette cavité un diapason en action, et on constate alors que le son très-faible produit par cet instrument est renforcé au plus haut degré lorsqu'il y a accord parfait entre la note produite directement par l'ébranlement de ses branches élastiques et la note que le susdit volume d'air est apte à engendrer. Or, M. Helmholtz, en approchant successivement de l'ouverture de la branche des diapasons réglés de façon à donner des notes de plus en plus

(*a*) Donders, *Ueber die Natur der Vocale* (*Archiv für die Hollandischen Beiträge der Natur-und-Heilkunde*, t. I, p. 157).

(*b*) Donders, *Zur Klangfarbe der Vocale* (*Op. cit.*, 1864, t. III, p. 446).

(*c*) Helmholtz, *Ueber der Vocale* (*Archiv für die Holländischen Beïtrage der Nat.-u.-Heilk.*, 1858, t. I, p. 354).

n'avait pu le faire jusqu'alors la hauteur du son accessoire ou accompagnateur, dont le renforcement ou l'adjonction donne à la voix le timbre caractéristique d'une voyelle déterminée.

§ 5. — Pour devenir apte à produire ainsi le son propre à la voyelle A, la cavité buccale s'ouvre largement en forme d'entonnoir, et dans ces conditions elle donne une note que M. Helmholtz rapporte au $si_3\flat$. Résonnance buccale.

Pour passer de la voyelle A à la voyelle O, puis à la voyelle U, telle que les Italiens la prononcent (c'est-à-dire la diphthongue *ou* dans la prononciation française), la forme de ce résonnateur change, l'ouverture labiale se rétrécit de plus en plus, tandis que la portion moyenne de la cavité buccale s'agrandit progressivement par suite de la retraite de la langue. Quand la bouche s'adapte à la production de la voyelle O, sa résonnance descend d'une octave, suivant M. Helmholtz, et pour faire entendre le son OU, lequel correspond au maximum de capacité intérieure de cette cavité vestibulaire, et au minimum de son orifice labial, sa résonnance s'abaisse encore davantage, et, d'après l'auteur que je viens de citer, correspondrait à la note fa_1.

Pour donner naissance à la série ascendante des sons vocaux représentés par les lettres AI, E et I, les lèvres sont tirées de côté, de façon à diminuer de moins en moins la section du courant d'air, qui se trouve au contraire resserré entre les parties antérieures de la langue et la voûte du palais, tandis que la portion postérieure de la cavité buccale s'agrandit et se met en communication de plus en plus facile avec le larynx, par suite de la contraction de la base

aiguës, est parvenu à déterminer pour chaque position des parois de la cavité buccale la tonalité du son développé dans l'air dont cette cavité est remplie (*a*).

(*a*) Helmholtz, *Théorie physiologique de la musique*, p. 138.

de la langue. Or, dans ces conditions sa résonnance change encore et produit simultanément deux sons de plus en plus distants entre eux et dont le plus élevé serait, d'après M. Helmholtz, *sol*$_3$, puis *si*$_3$, enfin *ré*$_4$. Enfin lors de la production de la diphthongue EU et de la voyelle U, il y aurait aussi simultanément deux notes de résonnance et la série totale des sons vocaux pourrait être représentée par les notes indiquées dans la figure ci-jointe.

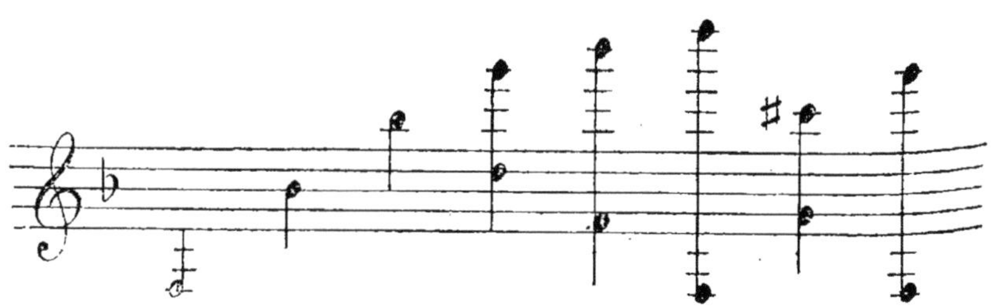

Mais il ne faut pas attacher une valeur absolue à ces évaluations numériques; l'intonation varie un peu suivant la manière dont chacun prononce telle ou telle voyelle et par conséquent la détermination de la note caractéristique de chaque voyelle (c'est-à-dire de la note de plus forte résonnance comprise dans le son complexe dont l'émission produit cette voyelle) varie un peu suivant les individus, sans cependant s'écarter beaucoup des intonations dont je viens de faire mention (1). Par conséquent les différences entre les diverses voyelles ne sont pas toujours dans les rapports indiqués par M. Helmholtz, et d'après les expériences récentes de M. Kœnig elles auraient entre elles des relations fort simples, car ayant construit une série de diapasons beaucoup plus complète que ceux employés par ses devanciers, ce physicien a pu apprécier les sons vocaux avec

(1) Pour plus de détails à ce sujet je renverrai à l'ouvrage de M. Helmholtz, *Sur la théorie physiologique de la musique*, p. 143 et suiv.

plus de précision, et d'après lui les notes correspondantes seraient pour :

O U........................	Si^{b}_{2}
O...........................	Si^{b}_{3}
A...........................	Si^{b}_{4}
E...........................	Si^{b}_{5}
I............................	Si^{b}_{6}

Le nombre des vibrations doublerait donc de la voyelle OU à la voyelle O, de la voyelle O à la voyelle A et ainsi de suite jusqu'à la voyelle I, dont l'harmonique caractéristique serait de cinq octaves plus haut que l'harmonique caractéristique de la dipthongue OU (1).

D'après ce que je viens de dire on voit que l'ordre alphabétique employé d'ordinaire pour le rangement des voyelles n'est pas un ordre naturel ; si l'on prend pour point de départ l'A, elles forment à raison de leurs affinités deux séries, l'une descendante et composée de l'O, de l'U et de l'OU; l'autre, ascendante et comprenant l'E muet, l'É accentué et l'I; mais il serait plus conforme à la nature des choses de n'en former qu'une seule série commençant par l'OU et s'étendant jusqu'à l'I. Les deux termes extrêmes de cette série sont d'une part la voyelle dont l'harmonique caractéristique est le plus grave, d'autre part la voyelle dont l'harmonique prédominant est le plus haut, et entre

(1) M. Kœnig pense que c'est à raison de la simplicité de ces rapports que les cinq voyelles se rencontrent à peu près de même, bien que la voix humaine puisse produire en nombre indéfini des intonations intermédiaires (*a*).

J'ajouterai qu'au moyen de l'appareil à flammes manométriques dont j'ai parlé précédemment (*b*), M. Kœnig a obtenu des images des sons complexes, dont résulte le timbre particulier à chaque voyelle.

(*a*) Kœnig, *Sur les notes fixes caractéristiques des diverses voyelles* (*Comptes rendus de l'Acad. des sciences*, 1870, t. LXX, p. 931).

(*b*) Voy. ci-dessus, p. 473.

les termes représentés par O, A et E se placeraient divers sons vocaux intermédiaires; car, en réalité, ces sons offrent des nuances très-variées, dont il faudrait tenir compte si l'on voulait pousser plus loin l'analyse acoustique de ces voyelles (1).

Théorie acoustique de ces effets vocaux.

§ 6. — Pour donner la théorie acoustique de la formation des voyelles, M. Helmholtz, à l'exemple de Wheatstone, invoque l'influence que la bouche, agissant comme résonnateur, peut exercer sur l'intensité relative de l'un des sons harmoniques, dont le son fondamental produit dans le larynx est accompagné (2). Un certain renforcement de l'un

(1) Les sons vocaux, voyelles ou *phonantes* sont en réalité beaucoup plus variés que ne sembleraient l'impliquer les cinq lettres au moyen desquelles on les représente dans notre alphabet et, dans certaines langues, au lieu d'indiquer les nuances à l'aide de dipthongues, on affecte à chacune d'elles un signe particulier. Ainsi dans la langue sanscrite les lettres correspondantes aux différentes voyelles sont au nombre de 12 (*a*). Gerdy distingue également 12 voyelles et les répartit en deux groupes, suivant qu'elles sont distinctes ou confuses; les premières sont *a, e, — e, i — o, ou, eu, u;* les secondes *in, an, un, on* (*b*). Enfin M. Vaisse porte ce nombre à 15 et subdivise ces voyelles en deux groupes, savoir : les orales pures et les oro-nasales ; puis il subdivise chacun de ces groupes en sections, savoir : les gutturales (*a, o, — an*), les quatre labio-gutturales (*o, ô, ou — on*) *é, e, i, — in*) et les labio-palatales (*e, eu, — un*) (*c*). M. Fournié rejette avec raison de la classe des voyelles les oro-nasales sus-mentionnées, car elles sont composées d'une voyelle associée à une consonne, et il classe les véritables voyelles de la manière suivante (*d*) :

Gutturales.......	*a*	*o*	*ou*	*i*
Linguo-palatines .	*ê*	*è*	*é*	*i*
Labio-linguo-palatines........	*eù*	*eu*	*û*	*u*

(2) En 1838, Wheatstone, en discutant les faits constatés par R. Willis et les résultats fournis par ses propres observations, arriva à cette conclusion : les qualités propres aux voyelles et les résonnances multiples sont des formes différentes du même phénomène (*e*).

Plus récemment M. Helmholtz, en

(*a*) Ad. Régnier, *Études sur la grammaire Védique. Praticakhya du Rig-Véda* (*Journal asiatique*, 1856, série 5, t. VII, p. 174).

(*b*) Gerdy, *Physiologie médicale*, t. I, p. 777 et suiv.

(*c*) Vaisse, article PAROLE du *Complément de l'Encyclopédie moderne*, 1862, t. XI, p. 462.

(*d*) Fournié, *Op. cit.*, p. 722.

(*e*) Wheatstone, *Op. cit.* (*The London and Westminster Review*, janvier 1838, t. XXVIII, p. 37).

de ces harmoniques doit, en effet, s'effectuer toutes les fois que le volume d'air contenu dans le vestibule vocal sera apte à vibrer facilement à l'unisson avec cet harmonique, ou même lorsque le son propre rendu par ce volume d'air sera en accord musical avec cet harmonique, et l'on sait que dans la voix humaine chaque son fondamental produit dans le larynx est accompagné d'un long cortége de sons secondaires ou harmoniques.

Cela a été souvent constaté, d'abord par le célèbre compositeur Rameau, puis par beaucoup d'autres musiciens, et M. Helmholtz, en faisant l'analyse acoustique de la voix au moyen de ses résonnateurs, a mis ce fait en pleine évidence. On conçoit donc facilement que la bouche, en se disposant de façon à constituer un résonnateur propre à sonner sous l'influence d'une certaine note, puisse choisir pour ainsi dire dans le concert glottique l'harmonique correspondant, le renforcer de la sorte, le rendre *prédominant*; puis en changeant de forme et de capacité, remplir le même rôle relativement à un autre harmonique et, en faisant varier ainsi de diverses manières le timbre du son complexe engendré dans le larynx, faire entendre toute la série des voyelles ou sons vocaux.

Cette théorie semble au premier abord des plus séduisantes, et elle a été accueillie avec grande faveur par les physiologistes, aussi bien que par les physiciens. Effectivement elle expliquerait bien le timbre particulier de chaque voyelle, si la voix laryngienne produisait toujours une même

parlant des voyelles de la voix humaine, s'exprima dans les termes suivants : « Ces dernières sont des sons produits par des anches membraneuses, les cordes vocales, et dont la caisse résonnante peut prendre une largeur, une longueur et un ton variables, de manière à renforcer tantôt l'un, tantôt l'autre des sons partiels (a) », c'est-à-dire des harmoniques.

(a) Helmholtz, *Théorie physiologique de la musique*, 1874, p. 136.

note fondamentale, qui s'accorderait avec le son propre, développable dans la cavité buccale et caractéristique de la voyelle correspondante, lequel son harmonique ou accompagnateur, nous affirme-t-on, ne varie pas (1). Mais en soumettant ces vues au contrôle des faits qui nous sont fournis par l'étude de la musique vocale, je rencontre des difficultés qui me font douter de l'exactitude de cette théorie et qui me portent à adopter pour l'explication des effets acoustiques dont nous cherchons la cause une autre hypothèse.

Chacun sait que le chant peut être exécuté de deux manières : par la voix articulée, comme la parole ordinaire ou par vocalisation, c'est-à-dire sans formation d'aucun mot, ni même d'aucune consonne, et que dans ce dernier cas toute la série des sons de l'échelle diatonique peut être produite sans que la voix change de timbre et sans que le porte-voix change notablement de forme ; c'est d'ordinaire la voyelle A qui se fait entendre avec des tonalités diffé-

(1) Dans l'exposé que Verdet a fait de la théorie de la formation des voyelles adoptée par M. Helmholtz, il n'est pas question de la fixité de la note harmonique qui caractérisent chacune des voyelles, mais du rapport de cette note harmonique avec la note fondamentale, ce qui supposerait que la première varierait avec cette dernière (*a*) ; mais dans l'ouvrage récent de M. Helmholtz sur la théorie physiologique de la musique les choses ne sont pas présentées de la sorte (*b*), et dans le mémoire de M. Kœnig *Sur les notes fixes caractéristiques des diverses voyelles*, présenté à l'Académie des sciences par M. Regnault, en 1870, il est dit formellement : « D'après les recherches de MM. Donders et Helmholtz, » la bouche disposée pour l'émission » d'une voyelle, a une note de plus » forte résonnance, qui *est fixe pour* » *chaque voyelle, quelle que soit la* » *note fondamentale sur laquelle on* » *la donne.* » Puis, ainsi que je l'ai déjà indiqué, cet auteur ajoute que cette note constante est toujours en *si* bémol plus ou moins élevé dans l'échelle diatonique (*c*).

(*a*) Verdet, *Extrait d'un mémoire sur le timbre des voyelles*, par M. Helmholtz (*Ann. de chim. et de phys.*, 1860, série 3, t. LVIII, p. 249).

(*b*) Helmholtz, *Théorie physiologique de la musique*, p. 142 et suiv.

(*c*) Kœnig, *Op. cit.* (*Comptes rendus de l'Acad. des sciences*, 1870, t. LXX, p. 931 et suiv.

rentes; par exemple, en réalisant successivement les notes *ut*, *ré*, *mi*, *fa*, *sol*, *la*, *si*. Or, chaque note a son cortége d'harmoniques qui ont avec le nombre de vibrations dont cette note est formée des relations fixes et plus ou moins simples. Ainsi que Pythagore l'a démontré mathématiquement, la corde vibrante, ou ce qui revient au même, la veine fluide qui oscille de manière à donner naissance à une onde sonore d'une certaine longueur et à produire ainsi un certain son, exécute en même temps des oscillations partielles, dont les unes s'effectuent dans chacune des moitiés de cette même longueur, d'autres dans chacun des tiers de cette longueur, d'autres encore dans chacun des cinquièmes, et ainsi de suite (1). Ces subdivisions donnent naissance à autant de notes accompagnatrices ou sons harmoniques qui peuvent être extrêmement nombreux, mais qui s'affaiblissent de plus en plus à mesure que leur tonalité s'élève. Or, les différences dans le timbre d'une même note produite par des instruments divers dépendent de la prédominance non pas d'un même harmonique absolu, c'est-à-dire résultant d'un nombre constant de vibrations par seconde, mais d'un harmonique qui se trouve dans un rapport constant avec le son fondamental qui varie avec la tonalité. Il en résulte qu'un résonnateur accordé de façon à parler sous l'influence d'une note déterminée, fonctionnera énergiquement quand le son fondamental qui vient le frapper, ou un des premiers harmoniques de ce son sera à l'unisson avec sa tonalité propre, mais ne répondra que peu ou point à une note voisine dont les premiers harmoniques ne seront pas en accord avec cette tonalité invariable (2). Or, d'après les expé-

(1) Voy. ci-dessus, p. 460 et suiv.

(2) La tonalité fixe de la cavité buccale pendant l'émission d'un même son vocal (ou voyelle), dont la note fondamentale varie, est une conséquence de la fixité de la forme de cette cavité pendant toute la durée de cette émission ; et, lorsque cette

riences de M. Donders, de M. Helmholtz et de M. Kœnig, nous avons vu que lors de la production d'une voyelle déterminée, de l'A, par exemple, le résonnateur buccal est accordé de manière à avoir un son propre qui ne varie pas; et, par conséquent, lorsqu'en vocalisant sur cette voyelle on produit successivement toutes les notes de la gamme, ce résonnateur devrait parler tantôt avec force, tantôt faiblement, d'où il résulterait que le son accessoire caractéristique de la voyelle ressortirait dans telle ou telle note de cette gamme et manquerait plus ou moins complétement dans la note suivante. Or, lorsqu'on chante en vocalisant sur la voyelle A, qui convient le mieux à ce genre d'exercice musical, des inégalités de ce genre ne se produisent pas, et j'en conclus que le son accompagnateur caractéristique soit de la voyelle A, soit de toute autre voyelle, par cela seul qu'il est fixe pour une même voyelle quelle que soit la tonalité de celle-ci, n'est probablement pas un harmonique de la note fondamentale qui varie, mais un son accessoire engendré d'une autre manière et assez faible pour ne pas masquer ou troubler notablement le son laryngien, tout en étant apte à en modifier le timbre et à y imprimer le caractère de la voyelle correspondante. Or, nous avons vu par les expériences de Deleau sur la voix aphonique que le frottement de l'air en mouvement dans la cavité buccale suffit pour produire, sans l'intervention d'aucune vibration glottique, toute la série des sons vocaux ou voyelles (1), et nous savons par les expériences de M. Donders (2) que le son musical qui est engendré de la sorte dans la bouche, lorsque cette cavité s'adapte à la production de l'une quelconque de ces voyelles, s'accorde de façon

forme change, le timbre caractéristique du son vocal change d'une manière correspondante. Tous les physiologistes qui ont fait une étude attentive des mouvements de la bouche dans ces circonstances sont d'accord à cet égard.

(1) Voy. ci-dessus, p. 487.

(2) Voy. ci-dessus, p. 553.

à donner précisément la note caractéristique de cette même voyelle (1).

Il me paraît donc très-probable que le timbre particulier imprimé à la voix phonante ou voix laryngienne, lors de la production de chacune des voyelles, ne dépend pas tant de l'action de la cavité buccale comme résonnateur, que du fonctionnement de cette partie vestibulaire de l'appareil vocal, comme vibrateur, c'est-à-dire comme producteur de sons qui lui sont propres.

La voix humaine, telle que nous l'entendons, quand elle produit une voyelle, serait donc un son complexe composé non-seulement du son laryngien fondamental et de son cortége d'harmoniques, mais aussi de la voix aphonique qui a son origine dans la cavité pharyngo-buccale, et qui serait comparable à l'espèce de bourdon ou de basse continue dont les joueurs de vielle ou de cornemuse accompagnent parfois la phrase musicale exécutée par d'autres cordes ou d'autres pipeaux du même instrument. A une époque où l'on ne connaissait pas encore les propriétés acoustiques de la cavité buccale, si bien étudiées par M. Donders et par M. Helmholtz, cette explication de la formation de sons vocaux de cet ordre par l'association des sons phoniques d'origine laryngienne aux sons aphoniques d'origine buccale avait été proposée par Deleau ; mais les idées un peu confuses de cet auteur ne fixèrent l'attention ni des physiologistes ni

(1) La direction des courants expiratoires dans l'intérieur du vestibule vocal et la manière dont ils sont réfléchis par les diverses parties des parois de cette cavité varient beaucoup suivant la position de l'épiglotte, du voile du palais, de la langue, etc. M. Merkel a fait une étude spéciale de ces phénomènes et, pour aider à l'intelligence des descriptions qu'il en donne, cet auteur a représenté au moyen d'une série de figures théoriques ses vues à ce sujet (a).

(a) Merkel, *Anat. und Physiol. des menschlichen Stimme-und-Sprachorgans*, t. II, p. 784, fig. 174 à 180.

des physiciens, bien que très-probablement elles approchassent beaucoup de la vérité (1).

Les objections que je viens de faire à la théorie de la formation des vocales par le renforcement de certains harmoniques ne seraient pas applicables au même degré à la production des voyelles autres que l'A, si l'harmonique réputé caractéristique de chacune d'elles, au lieu d'être invariable comme l'affirme M. Kœnig et comme semble l'admettre M. Helmholtz, changeait avec la note fondamentale engendrée par les lèvres glottiques, en conservant toujours avec celle-ci les mêmes relations numériques ; car on peut facilement constater que le son aphonique ou son propre de la cavité buccale, correspondant aux lettres *ou*, par exemple, n'est pas invariable comme l'est à peu de chose près le son aphonique *a*, et qu'en faisant varier la rapidité du courant dirigé contre la voûte palatine, on peut y faire rendre successivement les différentes notes de la gamme chromatique ; par conséquent le résonnateur constitué par la bouche serait susceptible de s'accorder avec une harmonique déterminée, dont chacune des notes fondamentales de la voix laryngienne serait accompagnée. Mais j'incline à croire qu'il en est autrement, et que le timbre caractéristique de chaque vocale dépend de la note aphonique accompagnatrice, note dont la puissance relative est beaucoup plus grande pour le son *ou* que pour les sons *u*, *o*, *e* et *i*, et s'affaiblit au plus haut degré lors de l'émission du son *a*. Le son aphonique serait presque

(1) Deleau s'exprime à ce sujet dans les termes suivants :

« Pour entendre la parole phonique il suffit, en prononçant les bruits que je viens d'examiner (savoir les sons de la voix aphonique), de faire entrer le larynx en fonction, de lui faire rendre un son sur un ton quelconque. La parole à voix haute est donc le résultat de l'union des sons laryngés aux bruits formés dans les diverses parties de la bouche et qui constituent les éléments de la voix aphonique (*a*). »

(*a*) Deleau, *Nouvelles recherches physiologiques sur les éléments de la parole*, 1830.

nul dans la vocalisation sur la vocale *a*, tandis qu'il jouerait un rôle considérable dans la production des sons *ou* et *i*, et diminuerait d'autant la pureté de la note fondamentale engendrée dans la glotte toutes les fois qu'il n'y aurait pas accord entre ces deux sons (1). Cela expliquerait pourquoi la voyelle *a* est plus favorable au chant vocalisé que toute autre, et pourquoi les langues dans lesquelles cette voyelle est d'un emploi très-fréquent (l'italien par exemple) sont favorables à la pureté musicale de la voix humaine. Mais je n'insiste sur ces points que pour montrer que nous sommes encore loin d'être fixés sur la valeur de l'explication des phénomènes physiologiques de la vocalisation au moyen de la théorie acoustique du timbre admise aujourd'hui par la plupart des physiciens et pour engager les expérimentateurs à faire sur ces phénomènes de nouvelles recherches; car, dans les sciences, il est toujours fâcheux de croire comprendre ce qu'en réalité on ne sait pas.

Quoi qu'il en soit à cet égard, nous voyons que les sons représentés par les lettres *a*, *e*, *i*, *o*, *u*, etc., peuvent être produits de deux manières : sans le concours du larynx et par le passage de l'air dans le porte-voix seulement, ou par le jeu des lèvres vocales, et qu'ils acquièrent ainsi des caractères très-différents; que, dans le premier cas, ils sont muets comme l'*e* non accentué, et dans le second cas ils sont sonores ou *phonants*. Ces derniers sont les vocales proprement dites; les sons aphoniques correspondants pourraient être appelés des *phonantoïdes*.

(1) En écoutant attentivement les meilleurs chanteurs, il m'a toujours paru que les notes musicales de leur voix avaient plus de pureté lorsqu'ils prenaient la forme de la voyelle *a* que lorsqu'ils donnaient tout *autre son*, et particulièrement le son *ou*, avec une tonalité élevée. J'ajouterai que l'émission des notes les plus hautes paraît n'être compatible qu'avec la production du son *i* ou du son *e* (*a*).

(*a*) Brücke, *Op. cit.*, p. 13.

Mode de production des consonnes.

§ 7. — Le rôle de la voix aphonique ou voix buccale est plus manifeste dans la production des sons appelés *consonnes* (1); mais dans la formation de la plupart de ces sons,

(1) Platon et les grammairiens de l'école d'Alexandrie paraissent avoir eu à ce sujet des idées plus justes que celles de la plupart des lexicographes modernes Ils ne disaient pas comme ces derniers, que les *symphona* (ou *consonnantes* des latins), sont des lettres qui n'ont pas de son par elles-mêmes et qui ne peuvent se prononcer que jointes à des voyelles (*a*). Pour eux, la phonation ou voix sonore, la voix proprement dite (c'est-à-dire la voix laryngienne), ne devait pas être confondue avec le son vocal considéré d'une manière générale; ils savaient que lorsqu'on parle à demi voix, à voix basse, en chuchotant, on produit des sons, mais que ces sons n'ont pas la sonorité de ceux de la voix ordinaire, de ce que l'on pourrait appeler la voix complète, et que la distinction entre les voyelles ou *phonantes* et les consonnes ou *symphonantes* ne reposait pas sur l'absence de tout son propre chez ces dernières (comme le disent nos grammairiens), mais du manque de sonorité, d'éclat, de voix complète. Aussi parmi les sons de cette dernière catégorie ils distinguaient des *hémiphones* ou demi-voyelles qui ont un son, mais pas de voix sonore ou voix proprement dite, et des *aphones* ou muettes qui par elles-mêmes n'ont pas de son. Or, nous allons voir qu'effectivement les *hémiphones* des Grecs, ou semi-voyelles, ne doivent pas être confondues avec les consonnes muettes, et que c'est à ces dernières seulement que peut s'appliquer la définition donnée d'une manière générale de tous les sons vocaux dénués de sonorité et produits par la voix buccale ou voix aphonique.

Magendie a cru devoir repousser toutes ces distinctions et ranger les divers sons représentés par la série des lettres de notre alphabet en deux groupes, suivant qu'ils sont, suivant lui, de véritables modifications de la voix, ou qu'ils se forment indépendamment de la voix. Il range dans la première catégorie les sons correspondants aux lettres *a*, *â*, *e* (muet), *è*, *é*, *i*, *o*, *eu*, *u*, *oie* (qui sont les voyelles des grammairiens), et *b*, *p*, *d*, *t*, *l*, *g*, *k*, *m*, *n*; mais cette classification n'est ni naturelle, ni utile (*b*).

Quant à la définition des voyelles et des consonnes, j'ajouterai que M. Guillaume les caractérise d'une manière plus acceptable, en disant que les premières sont: 1° principalement vocales, ou d'origine laryngienne; 2° *distinctes* ou susceptibles de former à elles seules autant de syllabes; 3° *toujours stables* ou susceptibles d'être prolongées aussi longtemps qu'il y a un courant d'air pour les alimenter; les secondes (savoir les consonnes) sont: 1° *articulés* (ou produits principalement par le jeu des organes sus-laryngiens; 2° *confuses* (ou ne pouvant constituer une syllabe qu'à la condition d'être associées

(*a*) Voy. Raumer, *Sprachwissenschaftliche Schriften*, p. 100. — Max. Müller, *Lectures on the Science of Language*, 1864, 2e série. p. 96.

(*b*) Magendie, *Précis élementaire de Physiologie*, 1823, t. I, p. 259.

le vestibule vocal ne reste pas immobile pendant l'émission de chacun d'eux et en même temps qu'il agit comme agent vibrateur ou producteur d'ébranlements auditibles et comme réflecteur des ondes sonores ou résonnateur, il fait office d'interrupteur du courant vocal et il accomplit de la sorte un rôle important dans le mécanisme de la parole.

Au commencement de la leçon précédente (1), j'ai fourni d'une manière surabondante les preuves de la formation de sons par le mouvement de l'air dans la cavité buccale, mais je n'ai rien dit du mécanisme au moyen duquel ce fluide élastique y est mis en vibration ; par conséquent avant d'examiner le mode d'emploi de la voix aphonique dans la production des consonnes, je crois devoir dire quelques mots de son mode d'origine et de l'influence que les obstacles placés sur le trajet de l'air, lancé dans le vestibule vocal peut exercer sur les effets acoustiques résultant de ce mouvement. Les bruits de souffle, de même que le soufflement oral, sont dus, comme les sons de la flûte, aux vibrations développées directement dans l'air en mouvement par le choc de ce fluide élastique contre un obstacle, tel que le bord d'une lame solide taillée en biseau ou contre tout autre corps solide qui brise le courant d'une manière analogue (2). Les sons musicaux éclatants, très-variés et plus ou moins mélodieux que l'homme produit en soufflant avec force ou en attirant brusquement l'air dans l'intérieur de l'appareil respiratoire par l'orifice buccal convenablement rétréci, ne jouent aucun rôle dans la phonation

à une voyelle avec laquelle elles sonnent; 3° tantôt *stables* (ou prolongeables à volonté, *m*, *n*, *l*, *s*, *ou*, *ç*, *x*, *g*, *j*, *ch*, *r*), tantôt *demi-stables*, ou *demi-explosives* (*b*, *d*, *g*), et d'autres *instables* ou *explosives*, (*p*, *t*, *k*) (*a*).

(1) Voy. ci-dessus, p. 486 et suivantes.

(2) Voy. ci-dessus page 477 et suiv.

(*a*) Guillaume, article BÉGAIEMENT du *Dictionnaire encyclopédique des sciences médicales*, t. VIII, p. 743 et suiv.).

et n'ont pas assez d'importance pour donner ici l'objet d'une étude spéciale (1); mais les sons muets qui naissent d'une

(1) Dans le sifflet humain, le son est produit par le passage de l'air dans l'orifice labial convenablement rétréci, et il est renforcé par la vibration secondaire de l'air contenu dans le tuyau sonore constitué par la portion de la cavité buccale comprise entre les lèvres et la langue, dont la pointe va se placer contre les dents incisives de la machoire inférieure ; l'ouverture postérieure de ce résonnateur est représentée par la portion canaliforme de la même cavité comprise entre la langue et le palais, ou l'arcade dentaire supérieure. Le son est émis avec la même facilité par l'air qui entre dans la bouche ou qui en sort et les bords de l'orifice labial, toujours écartés entre eux, conservent invariablement leur position pendant l'émission d'une même note. Enfin la tonalité dépend essentiellement de la pression plus ou moins forte de l'air dans le passage ainsi constitué. La grandeur des orifices, la capacité du tuyau vocal, la tension de ses parois et la pression de l'air sont autant de circonstances qui influent sur cette tonalité et en général le siffleur, en réglant à volonté ces conditions, peut produire tous les tons possibles dans l'étendue de deux octaves, au moins.

La théorie acoustique de ce genre particulier de psophose n'a pas encore été donnée d'une manière complétement satisfaisante. Dodart compara le jeu des lèvres du siffleur, à l'action de la glotte laryngienne dans la phonation (*a*), mais, ainsi que l'a fait remarquer Masson, l'ouverture orale restant ouverte ne peut pas être assimilée à une anche et des expériences faites par ce physicien, ainsi que d'autres expériences plus anciennes et dues à Cagniard-Latour, prouvent que les frémissements des bords de cet orifice d'écoulement qui paraissent se produire parfois ne jouent aucun rôle essentiel dans la genèse des sons de ce genre. Ces sons peuvent être imités fort bien lorsque le siffleur substitue à l'orifice labial un tuyau très-court, fait en perçant un trou circulaire d'une certaine grandeur dans une rondelle de liége ou dans une pièce d'ivoire dont l'épaisseur est d'environ quatre millimètres (*b*). C'est uniquement de l'écoulement périodique de l'air par l'un ou l'autre de ces orifices que dépend le mouvement vibratoire, et sur ce point la plupart des physiologistes sont d'accord avec Cagniard-Latour (*c*). M. Fournié considère l'ébranlement imprimé au fluide élastique comme étant dû à la projection de l'air contre le bord de la lèvre (*d*) qui agirait à la façon de l'espèce de brise-vent constitué par

(*a*) Dodart, *Supplément au Mém. sur la voix* (*Mém. de l'Acad. des sciences*, 1707, p. 66.

(*b*) Cagniard-Latour, *Mémoire sur le bruit que l'on produit en sifflant avec la bouche* (*Journal de Physiologie* de Magendie, 1830, t. X, p. 170).

— Masson, *Nouvelle théorie de la voix* (*Gaz. hebd. de méd.*, 1858).

(*c*) J. Müller, *Manuel de Physiologie*, t. II, p. 222.

— Longet, *Traité de Physiologie*, 1869, t. II, p. 753.

(*d*) Fournié, *Physiologie de la voix*, p. 318.

manière analogue, par l'effet du frottement de l'air contre diverses parties du porte-voix et qui sont des bruits plutôt que le résultat de vibrations harmonieuses, constituent la voix aphonique et prennent une grande part dans la formation des consonnes, lorsqu'ils sont renforcés par des effets de résonnance dus à la conformation de la cavité dans laquelle ils prennent naissance. Pour constater que telle est en réalité l'origine de sons de ce genre, il suffit d'une expérience des plus simples. En exécutant un mouvement d'expiration prolongé on peut expulser l'air avec force, sans produire aucun son efficace ; mais si on place à peu de distance de l'orifice labial un corps solide contre lequel le fluide en mouvement va frapper, un son appelé *bruit de souffle* se fait aussitôt entendre et change de caractère suivant que la surface faisant obstacle au courant est placée obliquement ou normalement par rapport à la direction du courant. Le son développé de la sorte sera, il est vrai, très-faible, si l'obstacle est une surface plane ; mais il acquiert de l'intensité si cette surface est concave et se prolonge de façon à circonscrire un certain volume d'air et à constituer ainsi un vase de renforcement ou résonnateur.

le bord en biseau des tuyaux à bouche dans l'orgue (*a*) : mais l'explication mécanique du phénomène donné par Masson me paraît préférable ; elle est applicable à la production des sons par l'appeau des oiseleurs et diffère de celle adoptée précédemment par Savart (*b*). D'après Masson, les variations périodiques dans la force du courant efférent imprimeraient ainsi à l'air extérieur des pulsations alternativement plus grandes et plus petites, lesquelles suffiraient pour engendrer des ondes sonores.

Quoi qu'il en soit à cet égard, les sons produits de la sorte seraient faibles si les vibrations déterminées par le passage de l'air dans l'orifice labial n'étaient renforcées par l'action du résonnateur en relation avec cette ouverture et constitué par la portion adjacente de la cavité buccale dont la modalité s'approprie à l'émission de divers sons.

(*a*) Voy. l'art. ORGUE, par M. Lissajous, dans le *Dictionnaire des arts et manufactures* de Laboulaye, t. II.

(*b*) Voy. ci-dessus, p. 480

Lorsque le son aphonique engendré de la sorte a sa source dans la portion postérieure ou moyenne de la bouche et qu'il s'harmonise avec l'un des sons facilement développables dans le volume d'air contenu dans cette cavité, il y a production d'une voyelle émise à voix basse, et cette voyelle prend tel ou tel caractère suivant la modalité de la susdite cavité et de son orifice extérieur, de la même manière que dans la formation des voyelles sonores produites par la voix laryngienne (1) ; mais lorsque le son engendré d'une façon analogue traverse une sorte de couloir étroit constitué par la langue, la voûte du palais et les lèvres placées dans certaines positions, il en résulte des sons différents que les grammairiens rangent dans la classe des consonnes bien qu'en réalité ils ne présentent pas tous les caractères assignés à celles-ci, car il en est que l'on peut faire entendre sans y associer aucune voyelle. Les sons représentés par les lettres *ç*, *ch* et *tc* (2) se forment ainsi et ne différeraient en rien des voyelles proprement dites si nous pouvions leur donner de la sonorité ; mais ils ne sont pas susceptibles de prendre la forme d'une note musicale ; ils consistent essentiellement en un bruit vocal et l'on peut leur appliquer le nom de *consonnes spirantes*. D'autres sons, dont le mode de formation est analogue peuvent naître, soit de vibrations engendrées de la même manière dans la bouche, soit de vibrations laryngiennes et, dans ce dernier cas, ils ne se distinguent des voyelles proprement dites que, parce que leur émission est moins facile, parce que leur timbre est moins

(1) J. Müller qui paraît ne pas avoir connu les recherches expérimentales de Deleau, sur la voix aphonique, a étudié très-attentivement les circonstances dans lesquelles l'émission à voix basse de chacune des voyelles s'opère (*a*).

(2) Le son *tc*, qui ressemble beaucoup au son initial de l'éternument, est d'un usage fréquent dans plusieurs langues de l'Europe, où il n'est représenté cependant que par la lettre *c;* par exemple en italien comme dans les mots *città*, *cervello*, etc. et en anglais dans *child*. En français il n'est pas employé.

(*a*) J. Müller, *Manuel de Physiologie*, t. II, p. 239.

musical et parce que leur association à un de ces sons vocaux est difficile à empêcher. Le son correspondant à la lettre *z* est dans ce cas (1), et il en est encore de même pour le son *v*, pendant l'émission prolongée duquel les vibrations laryngiennes ne sont pas interrompues (2).

Par suite des positions très-variées que prend la langue, la forme de la cavité buccale est susceptible de changer beaucoup (3), et l'air en vibration se trouve ainsi dirigé

(1) Il est également à noter que, par l'effet de certaines variations dans la position de la langue, le son *z* est susceptible d'éprouver diverses modifications par suite desquelles il devient assimilable à une consonne complexe, telle que celle représentée par les lettres *tz*. Ainsi dans le dialecte auvergnat, qui est essentiellement du français prononcé d'une manière particulière par la substitution du son *ou* au son *o*, du son *eu* au son *u*, et d'autres changements analogues, le son *ch* des mots français se trouve remplacé par le son *tz*; c'est de la sorte que le mot *changer* devient *tzandzaz*.

(2) Cette continuité de la phonation pendant la formation du son représenté par la lettre *v* est facile à constater par l'audition; mais elle peut être rendue encore plus évidente par l'enregistrement simultané des vibrations laryngiennes et des mouvements labiaux. Ainsi lorsqu'on compare les graphiques obtenus de la sorte par M. Rosapelly lors de l'émission des sons *apa* et *ava* on voit que le tracé représentant les vibrations laryngiennes est complétement interrompu dans sa portion moyenne qui correspond à *p* tandis qu'il est contenu pendant toute la durée de l'émission du son *ava* qui peut être prolonger à volonté sur le *v* (*a*).

(3) M. E. Brücke (de Vienne) a étudié très-attentivement la position de la langue et la forme que cet organe prend lors de l'émission des divers sons correspondants à la plupart des lettres de l'alphabet, et il les a représentées dans une série de figures que l'on trouve reproduites dans l'ouvrage de M. Max Müller sur la science du langage, ainsi que dans une publication récente due à M. Baunis (*b*).

Ainsi que je l'ai déjà dit, de nouvelles recherches ont été faites au moyen d'une autre méthode d'investigation par M. Oakley Coles et elles fournissent des données très-utiles pour l'étude du mécanisme de la prononciation ; mais cet auteur s'est borné à donner des figures représentant les points de contact de la langue avec les parties circonvoisines des

(*a*) Rosapelly, *Op. cit.* Marey, *Travaux du laboratoire de l'École pratique des Hautes-Études* (2e année, p. 122).

(*b*) Brücke, *Grundzüge der Physiologie und Systematik der Sprachlaute für Linguisten*, 1856, avec planches.
— Max. Müller, *The Science of Language*, 2e sér., p. 119, fig. 6 à 28.
— Beaunis, *Nouveaux éléments de physiologie humaine*, 1876, p. 604 et suiv.

tantôt vers les lèvres ou contre l'arcade dentaire, tantôt vers la partie antérieure, la partie moyenne ou la partie postérieure de la voûte palatine et il en résulte autant de particularités dans le mode de réflexion des ondes sonores qui vont frapper les parois de ce résonnateur et dans l'influence que ces ondes exercent les unes sur les autres. De là, une multitude de variations dans le timbre et dans les autres caractères des sons vocaux que l'on désigne communément sous les noms de consonnes labiales, de consonnes dentales, de consonnes linguales, de consonnes palatales, etc. (1).

Ainsi, lorsqu'en s'élargissant et en s'appliquant contre le bord de l'arcade dentaire supérieure la langue ne laisse pour le passage de l'air qu'une fente tellement étroite que ce fluide élastique y frotte fortement en s'écoulant au dehors, il y a formation d'un son qui n'a pas d'usage dans la langue française, mais qui en anglais est d'un emploi fréquent et correspond aux lettres *th*. La consonne linguale par excellence *l* est produit d'une manière analogue par l'élévation de la portion antérieure de la langue contre les parties antérieures et latérales de la voûte du palais (2).

Le son ronflant de la lettre *r* est dû à un mouvement de frôlement ou de vibration irrégulière encore plus intense,

parois de la cavité bucco-pharyngienne lors de l'émission du son correspondant à chacune des lettres de l'alphabet et il n'a fait de ces particularités aucune application au mécanisme de la parole (*a*).

(1) Plusieurs de ces distinctions sont très-anciennes, d'autres ont été établies vers la fin du siècle dernier (*b*).

(2) On voit par les figures dont le travail de M. Oakley Coles est accompagné que lors de la prononciation de la lettre *l* la portion antéro-médiane et les parties latérales de la portion moyenne de cet organe s'appliquent contre les parties correspondantes de la voûte palatine dans toute l'étendue de l'arcade dentaire (*c*).

(*a*) Oakley Coles, *On the production of articulate sound* (*Transactions of the Odontological Society of G. Britain*, 1872, série 2, t. IV, p. 110).

(*b*) Bordenave, *Essai sur la physiologie ou la physique du corps humain*, t. I, p. 226.

(*c*) Oakley Coles, *Loc. cit.*, pl. L.

engendré par le passage intermittent du courant vocal entre la partie molle de la voûte palatine et le bout de la langue fortement relevé (1). Dans ce cas, l'écoulement de l'air en vibration s'effectue d'une manière intermittente et la bouche fonctionne à la fois comme vibrateur et comme modificateur des sons laryngiens (2).

Le son représenté par la lettre *j* est aussi une sorte de sifflement linguo-palatal qui peut être produit d'une manière continue, soit par la voix aphonique, soit par la voix sonore dont l'origine est dans le larynx; il résulte de l'écoulement rapide de l'air en vibration par un espace étroit ménagé entre le voile du palais et la partie moyenne de la langue et il se transforme en une voyelle dès que ce passage devient libre par suite de l'abaissement de ce dernier organe.

Les sons *r* et *j*, quoique très-différents entre eux, tiennent donc beaucoup des voyelles et on peut leur appliquer la désignation de demi-voyelles, ou de *hémiphones* employée jadis dans une acception plus étendue.

(1) L'action du voile du palais sur la partie basilaire de la langue lors de la phonation de la lettre *r* est rendue évidente par les figures données par M. Oakley Coles; mais on voit par ces figures que dans cette circonstance la langue frotte aussi plus ou moins fortement contre la partie antérieure de la voûte palatine près de l'arcade dentaire et latéralement contre les gencives correspondantes aux dernières grosses molaires, tandis que les lèvres restent écartées entre elles (*a*).

(2) Les sons vocaux de cette catégorie sont appelés des *trilles* par quelques auteurs (*b*); mais il ne faut pas les confondre avec le phénomène acoustique que les musiciens désignent sous le même nom et qui consiste en l'émission alternative et fort rapide de deux notes très-voisines l'une de l'autre.

L'expression de *consonnes frémissantes*, dont William Edwards a fait usage pour désigner ces sons et quelques autres bruits vocaux d'un caractère analogue, me paraît meilleure (*c*), mais j'accorde la préférence au nom de *consonnes trémulantes* employé par M. Joret à l'exemple de M. Brücke (*d*).

(*a*) Oakley Coles, *Loc. cit.*, pl. R.
(*b*) Max. Müller, *Op. cit.*, p. 136.
(*c*) W. Edwards, *Recherches sur les langues celtiques*, 1844, p. 2.
(*d*) Joret, *Du C dans les langues romanes* (*Bibliothèque de l'Ecole des Hautes Etudes*, sect. des sciences philolog. et histor., fascicule 6, 1874).

Ainsi que je l'ai déjà dit, le son *z* ressemble sous ce rapport au son *j*, mais c'est une hémiphone dentale, tandis que ce dernier est une hémiphone alvéolaire, c'est-à-dire produite par l'application de la langue contre l'arcade alvéolaire et non contre le bord des dents incisives de la mâchoire supérieure.

Nous voyons donc que la voix orale, bien qu'aphonique, joue un grand rôle dans l'exercice de la parole par suite de son association avec les sons plus retentissants que fournit la voix laryngienne. Les vibrations périodiques produites par l'action de la glotte se joignent ainsi à des bruits très-divers qui prennent naissance dans le vestibule vocal, principalement dans la bouche ; mais, ainsi que je l'ai déjà dit, cette dernière cavité ne fonctionne pas seulement comme vibrateur et comme résonnateur ; elle produit dans la voix d'autres modifications d'une haute importance en arrêtant d'une manière permanente ou intermittente l'écoulement du courant vocal.

Modifications des consonnes dues à la pression.

§ 8. — J'ai négligé jusqu'ici de prendre en considération les modifications qui peuvent être déterminées dans les qualités de la voix par le mode de fonctionnement de la soufflerie thoracique ; mais il est nécessaire d'y avoir égard lorsqu'on cherche à se rendre compte de la cause des différences qui existent entre certains sons d'origine similaire. Effectivement, suivant les relations qui existent entre la puissance déployée par la pompe foulante qui alimente le courant sonore et la grandeur de l'orifice d'écoulement constitué par la glotte, le souffle (ou *esprit*, comme disent les grammairiens) peut être doux ou rude, c'est-à-dire brusque et violent ; or, il en résulte, dans le caractère des sons complexes proférés par la bouche, des différences correspondantes qui parfois se marquent beaucoup et dont une oreille fine tient toujours grand compte, lors même qu'elles sont légères.

Pour bien saisir le caractère du souffle rude, il suffit d'écouter attentivement le bruit qui se produit dans la bouche lorsque la colonne d'air chassée des poumons avec impétuosité est dirigée par la base de la langue contre la portion moyenne de la voûte palatine. Le son produit est celui représenté par la lettre *h* tel que nous la prononçons dans les mots *harpe* et *hareng*. Un son buccal analogue peut être produit par un mouvement d'inspiration si l'on dirige le courant de la même manière contre le palais; mais c'est à tort que beaucoup de grammairiens considèrent le souffle comme étant synonyme d'une aspiration (1), car dans les circonstances ordinaires le flux vocal n'est jamais interrompu par un mouvement d'inspiration au moment où le son de *h* dit aspiré se fait entendre.

Les qualités du souffle vocal, suivant que celui-ci est doux ou plus ou moins rude, exercent une influence considérable sur le caractère de beaucoup de sons vocaux. Ainsi les sons représentés par les lettres *b* et *p* résultent comme nous allons le voir d'un même mécanisme vocal, mais sont engendrés le premier par un souffle doux, le second par un souffle rude. Les sons *d* et *t* ainsi que les sons *f*, *ph* et *v* résultent du souffle doux ou du souffle plus ou moins rude employé à mettre en jeu un même mécanisme vocal (2).

(1) Les rédacteurs du dictionnaire de l'Académie française, par exemple (voy. le mot *Aspiration*, considéré comme terme de grammaire, t. I, p. 113).

(2) A. Laurent, dans un opuscule intéressant sur l'enseignement méthodique de l'articulation de la voix, a insisté avec raison sur l'analogie originelle de certains sons articulés et sur les transformation que l'intensité du souffle détermine dans les sons appartenant à un même groupe naturel; par exemple aux groupes :

— P, B;
— T, D;
— F, Ph, V;
— Ç, S, Z;
— Ch, J;
— C, Q, K, G (*a*);

Wheatstone a tenu également compte de cette circonstance dans

(*a*) Alph. Laurent (de Blois), *La parole rendue aux sourds-muets*, 1831.

Consonnes explosives.

§ 9. — Les divers sons dont je viens de parler sont presque tous prolongeables tant que la soufflerie pulmonaire fonctionne avec un degré d'intensité suffisante et sous ce rapport ils ressemblent aux voyelles. D'autres bruits vocaux au contraire sont nécessairement de courte durée et ne servent guère dans le mécanisme de la parole que comme accompagnement d'un son continu qu'ils les précèdent en s'y unissant, ou qu'ils les arrêtent, comme le ferait un frein appliqué à une roue en mouvement (1).

Les bruits vocaux, qu'à l'exemple de Haller et de quelques-uns des prédécesseurs de ce physiologiste érudit on appelle des *consonnes explosives*, appartiennent à cette dernière catégorie et résultent de la présence d'obstacles qui se trouvent sur la route suivie par l'air en vibration pour sortir de la bouche et qui sont forcés par le courant sonore. Ces obstacles sont de différentes sortes et suivant leur nature ainsi que

sa classification des consonnes (*a*).

Enfin je citerai encore à ce sujet le tableau suivant des termes correspondants constitués par les sons explosifs et les sons continus (ou plutôt prolongeables) dans chacune des classes de consonnes linguales, dentales ou gutturales dressé par M. Baudry :

	Explosives.	Continues.
Labiales....	*p*, *b* ;	*f*, *v* ;
Dentales. ..	*t*, *d* ;	*s*, *z* ;
Gutturales..	*k*, *g*.	*ch*, *j* (*b*).

(1) On trouve dans l'ouvrage de M. Max Müller sur la science du langage des remarques fort judicieuses sur le mode de fonctionnement des espèces de *freins vocaux* qu'il appelle en anglais des *checks* et qu'il considère comme étant constitués par tous les sons muets ou *aphones* des Grecs (*c*) ; mais, c'est dans un sens moins large que j'emploie ici cette expression.

J'ajouterai que, dans un excellent travail sur la phonation considérée au point de vue de la linguistique (*d*), M. Baudry a pris pour base d'une classification naturelle des consonnes, d'une part, le caractère continu ou explosif du son, d'autre part les organes vocaux dont sa production dépend, et que, de la sorte, cet auteur les classe de la manière suivante:

	Explosives.	Continues.
Labiales. .	*p*, *b* ;	*f*, *v* ;
Dentales . .	*t*, *d* ;	*s*, *z* (et *th* anglais) ;
Gutturales.	*k*, *g*.	*ch*, *j* (français).

(*a*) Wheatstone, *Op. cit.* (*London and Westminster Review*, 1837).
(*b*) Baudry, *Grammaire comparée des langues classiques*, 1868, t. I, p. 76.
(*c*) Max. Müller, *Lectures on the Science of Language*, 2ᵉ série, p. 138 et suiv.
(*d*) F. Baudry, *Op. cit.* p. 76.

suivant la position qu'ils occupent dans le vestibule bucco-pharyngien les effets acoustiques qu'ils produisent varient.

Ainsi des consonnes explosives sont produites lorsque les bords des lèvres rapprochés entre eux sont écartés brusquement l'un de l'autre par la poussée de l'air en vibration contre la face interne de ces valvules. Les sons représentés par les lettres *p* et *b* se font alors entendre et c'est à raison de leur origine qu'on les appelle des *consonnes labiales*. Le premier ainsi que je l'ai déjà dit est produit par un souffle doux, le second par un souffle rude; mais pour les deux, la clôture des lèvres est complète, et les mêmes sons peuvent être produits par l'interruption d'un son prolongeable; du son *a* par exemple (1).

Les consonnes explosives, dites *dentales*, naissent d'une manière analogue, mais l'obstacle que l'air en vibration doit forcer pour sortir de la bouche est situé moins en avant et résulte de l'application de la pointe de la langue contre les dents incisives de la mâchoire supérieure ou contre la partie correspondante du bord gingival. Tels sont les sons

(1) Des expériences faites récemment dans le laboratoire de M. Marey par M. Rosapelly, à l'aide d'un appareil enregistreur des mouvements labiaux, mettent bien en évidence les différences dans le mécanisme au moyen duquel les consonnes labiales explosives *b* et *p*, d'une part, les consonnes labiales continues *f* et *v* d'autre part se produisent; pour les premières, la clôture de l'orifice labial est complète, tandis que pour les secondes les lèvres se rapprochent seulement et laissent toujours un passage ouvert pour l'écoulement de l'air (*a*).

Mais je ne puis partager l'opinion de M. Rosapelly au sujet de la continuité des vibrations laryngiennes lors de la production du son *b*. Ce son, de même que le son *p*, peut être engendré par la voix aphonique et lorsqu'il n'est pas associé à une voyelle il n'est pas prolongeable. Je pense donc que, dans l'expérience représentée par le graphique correspondant à la prononciation des lettres *ab....ba* (n° 2, p. 125), ce physiologiste, sans s'en rendre compte, associait le son *e* au son *b*.

(*a*) Rosapelly, *Inscription des mouvements phonétiques* (*École pratique des Hautes Études. Physiologie expérimentale. Travaux du laboratoire* de M. Marey. 2e année, 1876, p. 121, publié en 1877).

représentés dans notre alphabet par les lettres *d* et *t*, lesquels se distinguent entre eux par la douceur ou la rudesse du souffle dont ils dépendent.

Une autre consonne explosive représentée par la lettre *k* est produite d'une manière analogue lorsque l'occlusion préparatoire du porte-voix résulte de l'application de la portion postérieure de la langue contre la voûte palatine (1).

Consonnes gutturales, etc.

Le voile du palais en s'abaissant sur la base de la langue pendant que celle-ci s'élève plus ou moins, produit dans l'émission de la voix des effets analogues, mais détermine dans les sons d'autres modifications résultant d'une direction différente imprimée au courant d'air en vibration; celui-ci s'engage alors dans les fosses nasales et des sons tels que ceux représentés par les lettres *m* et *n* se font entendre. Pour se convaincre de la projection de la veine fluide dans les fosses nasales au moment de la production de l'une ou de l'autre de ces voyelles, il suffit de la prononcer en se pressant le nez, car alors on sent fort distinctement l'ébranlement de l'air dans l'intérieur de ces cavités (2).

(1) Les expériences de M. Oakley Coles tendraient à faire supposer que dans l'émission du son *k* les bords latéraux de la langue s'appliqueraient fortement de chaque côté de la bouche contre la portion maxillaire de l'arcade alvéolaire supérieure (*a*); mais ce son peut être produit sans que la langue entre en contact avec aucune partie de cette arcade où de la portion osseuse de la voûte palatine.

(2) Czermak a observé que dans des cas pathologiques où le voile du palais ne pouvait se placer ainsi, la production des sons nasaux purs était impossible (*b*). Il a prouvé aussi expérimentalement, que lors de l'émission des consonnes *m* et *n*, le passage entre les fosses nasales et le larynx est libre par suite de l'application du voile du palais contre la base de la langue, car il a constaté que, dans ces circonstances, de l'eau injectée par le nez tombe immédiatement dans la trachée (*c*).

(*a*) Oakley Coles, *Loc. cit.*, pl. K.

(*b*) Czermak, *Einige Beobachtungen über die Sprache bei vollständiger Verwachsung Gaumensegels mit der hinteren Schlundwand* (*Sitzungsbericht der Wiener Akad.*, 1858, t. XXIX, p. 173).

(*c*) Czermak, *Ueber das Verhalten des weichen Gaumens beim Hervorfungen der reinen Vocale* (*Op. cit.*, 1857, t. XXIV, p. 9).

Le son guttural représenté par la lettre *g* prend aussi naissance dans l'arrière-bouche et se fait entendre quand l'air en vibration force le passage entre le bord inférieur du voile du palais et la base de la langue, mais ses qualités spéciales paraissent dépendre aussi d'une disposition prise par la base de la langue et par le pharynx et parfois même de mouvements vibratoires des bords du larynx (1).

Une multitude d'autres modifications peuvent être imprimées à la voix humaine par les mouvements variés et par les positions diverses des différentes parties de la portion vestibulaire de l'appareil vocal, les consonnes en particulier acquièrent ainsi des caractères forts variées (2) et pour mettre en évidence les analogies ainsi que les différences résultant soit de la qualité de ces sons, soit de leur mode de production, on a proposé tour à tour un grand nombre de

(1) Les sons gutturaux les mieux caractérisés, qui sont sans emploi dans la langue française, mais qui jouent un rôle très-considérable en arabe et qui peuvent être représentés approximativement par les lettres *kha* et *guh*, doivent principalement leurs caractères à des bruits produits dans la portion profonde du pharynx. Le mécanisme au moyen duquel ils sont produits a été étudié au laryngoscope par Czermak et a donné lieu à beaucoup de discussions parmi les linguistes (*a*).

(2) Ainsi pour l'application des faits de cet ordre à l'étude de la linguistique, il est parfois utile de pousser les distinctions plus loin. Pour les CONSONNES DENTALES, par exemple, M. Brücke et M. Joret établissent d'abord 4 subdivisions sous les dénominations d'*alvéolaires*, de *cérébrales*, de *dorsales* et de *dentales proprement dites ;* puis, dans chacun des groupes ainsi établis ils partagent chacune de ces subdivisions en *explosives* sourdes et sonores, en *aspirées* explosives (= les diverses variétés du son *th* et du son *dh*), en *spirantes* (= les 4 variétés de *s* et de *z*), en *liquides* (l_1, l_2, lh_3 et l_4,) et en *résonnantes* (4 variétés de *n*).

Les GUTTURALES sont divisées d'une manière analogue en *gutturales vraies* (*'h h'*), en *vélaires*, qui à leur tour se subdivisent en explosives fortes (*k*) et en explosives douces (*g*), en aspirées (*kh*, *gh*), en spirantes (*yl*, *y*) et en résonnantes (*ng*), etc. (*b*).

(*a*) Czermak, *Physiologische Untersuchungen mit Garcia's Kehlkopfspiegel* (*Sitzungsbericht der Wiener Akad.*, 1857, t. XXIX, p. 577).
— Brücke, *Op. cit.*
— Max. Müller, *Op. cit.*, p. 136.
(*b*) Joret, *Op. cit.*, p. 16.

classifications qui sont plus ou moins utiles dans l'étude des langues, mais qui n'offrent que peu d'intérêt au point de vue physiologique et dont, par conséquent, je m'abstiendrai de traiter ici.

Influence de l'agilité des organes articulateurs.

§ 10. — La langue est le principal instrument dont le jeu détermine ces changements ; aussi l'ablation de cet organe ou son inaptitude à obéir rapidement et bien aux influences de la volonté entraîne-t-elle sinon la perte complète de la parole, tout au moins l'impossibilité de bien produire la plupart des sons qui, d'ordinaire, sont émis avec une facilité et une rapidité merveilleuses (1). Mais, ainsi que je viens de le montrer, il n'est aucune des parties de la bouche ou de l'arrière-bouche qui ne prenne part au travail complexe accompli par l'appareil vocal et le mécanisme au moyen duquel chacun des sons vocaux est produit est loin d'être aussi simple qu'on pourrait le supposer par les indications sommaires que je viens de donner à ce sujet. Je

(1) L'ablation de la langue, qui est parfois pratiquée comme opération chirurgicale et qui était jadis infligée comme punition légale, occasionne toujours une grande imperfection de la parole et rend impossible la formation de certaines consonnes, mais ne détruit pas complétement la faculté de parler, et on cite même plusieurs exemples de personnes qui, à la suite d'un état pathologique de cet organe, en ont été complétement privées et ont retrouvé cependant, après un temps assez long, la faculté d'articuler les mots presque de la manière ordinaire (*a*).

A l'occasion de ces indications relatives aux fonctions de la langue dans l'exercice de la parole, j'ajouterai que, suivant Bennati, il y aurait une coïncidence remarquable entre le développement de cet organe et certaines qualités musicales de la voix. Cet auteur a examiné l'appareil vocal d'un grand nombre de personnes et il assure que chez les chanteurs les plus remarquables pour la sonorité de leur voix de poitrine il a trouvé cet organe plus grand que d'ordinaire ; parfois la différence était de plus d'un tiers ; mais il ne dit pas si, dans les cas de ce genre, la capacité de la cavité buccale n'était pas également plus grande proportionnellement et son opinion ne me paraît pas bien fondée (*b*).

(*a*) Louis, *Mémoire physiologique et pathologique sur la langue* (*Mém. de l'Acad. de chirurgie*, 1774, t. V, p. 486).

(*b*) Bennati, *Recherches sur le mécanisme de la voix humaine*, p. 26

me suis borné à signaler la circonstance principale dont dépend le caractère particulier de chaque voyelle et de chaque consonne ; mais lorsque l'appareil articulateur s'approprie à l'émission de l'un quelconque de ces sons, toutes ses parties prêtent leur concours à l'organe principal et contribuent plus ou moins à l'obtention du résultat voulu. L'art de parler, de même que l'art de chanter, ne s'acquiert que par l'exercice, que par une sorte de gymnastique qui nous rend maître absolu des contractions de toutes les fibres musculaires dont dépendent les mouvements de la soufflerie thoracique, du vibrateur laryngien et du porte-voix faisant fonction de vibrateur accessoire, de résonnateur et de régulateur du courant efférent constitué par l'air en vibration ; cette éducation est comparable à celle que le joueur de violon est obligé de donner aux doigts de sa main gauche pour parvenir à placer avec une précision mathématique et une rapidité prodigieuse chacun de ces organes sur la corde sonore au point convenable pour que celle-ci rende le son voulu, et l'instrument ainsi mis en jeu ne se prête pas toujours également bien à l'obtention du résultat cherché. Ainsi on rencontre beaucoup de personnes qui, tout en pouvant parler avec volubilité sont incapables de produire certains sons vocaux ou ne parviennent à les émettre qu'avec difficulté (1). Souvent des imperfections de

(1) Il y aura bientôt cinquante ans que mon frère William Edwards insista particulièrement sur la persistauce des dispositions physiologiques qui déterminent les variations dans la prononciations chez les divers peuples (*a*), et depuis cette époque l'étude des relations qui existent entre le mécanisme de la parole et les transformations subies successivement par les mots, soit dans une même langue, soit en passant chez des peuples différents, a fait de grands progrès ; elle constitue aujourd'hui une partie importante de la *phonétique*, science dont les linguistes s'occupent attentivement et dont les anthropologistes tireront indubitablement grand parti.

(*a*) W. Edwards, *Des caractères physiologiques des races humaines*, 1829, p. 200 et suiv.

ce genre, acquises ou naturelles, sont héréditaires, et cette circonstance est une de celles qui contribuent à donner à la langue des diverses nations des caractères acoustiques différents (1). Ainsi chez les Hurons et plusieurs autres peuplades aborigènes de l'Amérique septentrionale, les lèvres étant peu mobiles et demeurant habituellement ouvertes, les sons vocaux correspondants à nos lettres *b*, *p*, *m* et *f* font complétement défaut (2). Le son *f* manque également dans les langues parlées par les Finnois, les Lithuaniens, les Tsiganes, les Mongols et beaucoup d'autres peuples Tartares, ainsi que dans celle parlée par les Cafres (3). Les Chinois de race pure ne peuvent prononcer

(1) Les substitutions d'une consonne à une autre, soit dans la prononciation soit dans l'orthographe, dépendent souvent d'un certain défaut de délicatesse de l'ouïe. Ainsi j'ai connu beaucoup d'Allemands auxquels il était impossible de faire saisir la différence entre les sons qu'en français on représente par les dentales *t* et *d*, et je présume que c'est par suite d'une circonstance analogue que nos voisins d'outre-Rhin emploient presque indifférement les lettres *c* et *k* en écrivant le mot académie. Mais je pense que c'est plutôt à cause de certaines différences dans l'aptitude de la bouche à s'adapter convenablement pour l'émission de sons doux que le même mot se prononce *sen* en danois et *son* en anglais et qu'ailleurs le mot *vascon* a été remplacé par *gascon*, etc. Un vice de prononciation analogue qui est commun chez les jeunes enfants et qui persiste parfois chez les adultes consiste à substituer le son *z* au son *j* et de dire *ze* au lieu de *je*. Un certain défaut d'agilité de la langue est aussi très-probablement la cause de la substitution du son *s* au son *t* qui s'observe souvent chez les nègres. Par exemple lorsqu'ils transforment le mot anglais *master* en *massa* et qu'ils disent *misses* au lieu de *mistress*.

J'incline à penser que la prédisposition des lèvres à s'avancer (comme lorsqu'on fait la moue) est la principale cause de la substitution du son *u* du français au son *ou* de l'italien.

(2) Cette remarque faite d'abord par le président de Brosses a été confirmée et étendue par plusieurs autres linguistes (*a*). Dans la langue galloise les sons représentés en français par les consonnes labiales *z*, *ch* et *j* manquent (*b*).

(3) La consonne *f* paraît avoir fait également défaut dans le sanscrit, comme elle manque dans l'alphabet

(*a*) C. de Brosses, *Formation mécanique des langues*, t. I, p. 220. — Bindseil, *Abhandlungen zur allgemeinen vergleichenden Sprache*, p. 368. — Max Müller, *Lectures on the science of Language*, série 2, p. 163.

(*b*) W. Edwards, *Recherches sur les langues celtiques*, 1844, p. 5.

notre *r* (1) et les Polynésiens ne font entendre aucune consonne gutturale. Il y a évidemment de race à race aussi bien que d'individu à individu, de grandes inégalités dans l'aptitude de l'appareil buccal à exécuter tel ou tel mouvement (2) et les délicatesses de la prononciation sont en rapport avec l'agilité de cette partie de l'organisme (3). Les linguistes qui s'appliquent à découvrir les transformations

grec où elle est remplacée par le *ph* qui est un souffle doux (*a*). Elle manque aussi dans les langues d'origine slave (*b*).

(1) En général ils substituent le son *l* au son *r*; ainsi ils prononcent *Eulope* notre mot *Europe*.

Pour plus de détails à ce sujet je renverrai au savant ouvrage de M. Max Müller sur la science des langues (2me partie, p. 160 et suiv.)

On peut apprécier d'une manière approximative l'agilité de l'appareil prononciateur chez les différents peuples par le nombre de consonnes employées dans leurs langues respectives. Or les différences sont très grandes; ainsi on en compte 8 dans quelques dialectes australasiens (*c*); et au plus 10 dans les langues de la Polynésie ; 17 dans le latin et le grec; 20 en anglais ; 23 en hébreu ; 28 en arabe ; 31 en persan ; 37 en sanscrit et 48 dans l'hindoustani (*d*).

C'est aussi à des différences dans l'agilité des organes de prononciation que paraissent dépendre certaines variations dans la manière de prononcer le même mot par divers peuples. Ainsi les mots qui commencent par *sp* ou *st* sont faciles à bien prononcer par un Italien, mais le sont moins pour les Français qui, presque toujours, font précéder ces sons d'une voyelle et disent *esprit* pour *spirito*, *estampe* pour *stampa*, etc ; les gascons diront même *estatue* au lieu de *statue*. Cette disposition à la simplification en se combinant à la tendance à l'économie, nous explique comment d'autres mots en passant les Alpes ont subi d'autres transformations ; par exemple comment le mot *stella* est devenu *étoile* en passant par la vieille prononciation *estoile*.

(3) Il me paraît probable que des causes physiologiques de cet ordre ont amené quelques unes des particularités de prononciation caractéristiques de certains dialectes locaux. Ainsi les auvergnats n'émettent que le son *eu* dans les circonstances ou la plupart des autres Français nuancent leur voix de façon à faire entendre tantôt le son *u*, tantôt le son *ou*, d'autrefois le son *et*; ainsi l'auvergnat dira *eun* pour *un*; *veu* pour *vous*; *gobleu* pour *goblet*.

(*a*) Max. Müller, *Op. cit.*, p. 165.

(*b*) Brücke, *Grundzüge der Physiolgie and Systematik der Sprachlaute*, p. 34.

(*c*) Notamment dans le Neozélandais; tandis qu'on n'en distingue que 8 dans les dialectes des îles Mangareva et Rawlonga (Hale, *Ethnography and Philology. United States exploring Expedition, under the command of Wilkis*, p. 232).

(*d*) Max Müller, *Op. cit.*, p. 166.

successives que les mêmes mots ont pu subir en passant de peuple à peuple ne sauraient donner trop d'attention à l'étude des tendances physiologiques par suite desquelles tel son se substitue plus ou moins facilement à tel autre (1). Ces savants commencent à entrevoir quelques unes des lois de ces évolutions et un de nos jeunes érudits vient de montrer que dans beaucoup de circonstances elles sont une conséquence de cette tendance à l'économie dont les effets sont manifestes dans les petites choses aussi bien que dans les grandes productions de la Nature organisatrice (2).

Classification des consonnes. Les physiologistes ainsi que les grammairiens et les linguistes ont souvent cherché à classer les consonnes d'une manière à la fois simple et naturelle, et la plupart des systèmes proposés dans ce but reposent sur la part attribuée à telle ou à telle partie du vestibule vocal dans leur production de ces sons (3). A peu d'exceptions près, chacun de

(1) Comme exemple de ces applications utiles de la connaissance du mécanisme de la parole aux études de linguistique, je citerai un travail récent de M. Joret sur le *c dans les langues romanes*. (*Bibl. des Hautes Études*, sect. des sc. philolog., 1874).

(2) Dans un écrit qui date de plus d'un quart de siècle j'ai appelé l'attention des zoologistes sur la tendance de la Nature à obtenir partout, sans dépense de forces superflue, les résultats réalisés dans le vaste ensemble constitué par le règne animal et la loi d'économie trouve ici une nouvelle application, car M. Baudry a montré que le langage, comme tout autre acte humain « tend à » s'exercer avec la moindre action, » ou ce qui revient au même avec » l'action la plus commode possible. » En se perfectionnant, la prononciation se simplifie et dans chacune des grandes familles humaines les mots se modifient graduellement de façon à devenir articulables avec moins d'effort ; mais suivant les particularités de structure de l'appareil phonateur dans des races différentes, l'aptitude de cet instrument à produire tel ou tel son varie, et, par conséquent, une même racine se modifie diversement en passant de peuple à peuple ou de génération à génération.

(3) Haller adopta la division des consonnes en quatre groupes, savoir :

(a) Milne Edwards, *Introduction à la Zoologie générale ou considérations sur les tendances de la nature*, 1851, p. 9 et suiv.

(b) Baudry, *Grammaire comparée des langues classiques. Phonétiques*, 1868, p. 85.

ces modes de groupement correspond à des faits dont il est utile de tenir compte, et par conséquent, à certains égards ils ne sont pas dénués de mérite, mais ils laissent beaucoup à désirer sous d'autres rapports, et après ce que je viens de dire relativement au mécanisme de la produc-

1° les *consonnes muettes* (*s*, *v*, *f*, *v*, *ch* des Grecs, *j* des Espagnols et *th* des Anglais); 2° les *consonnes explosives*, (*b*, *p*, *d*, *t*, *k*, *g*;) 3° les *consonnes nasales*, (*m*, *n*, *am* des Hébreux, et *gn* des Allemands; 4° les *consonnes liquides* (*l*, *r*, qu'Ammann appelait des semi-voyelles (*a*).

Une autre classification de ces divers sons, qui date de la même époque et qui est due à Bordenave, est plus physiologique sans être complétement satisfaisante (*b*). On peut la résumer de la manière suivante :

1° SEMI VOYELLES

NON-TREMBLANTES. — *Nasales* : linguo-dentales, *n*; — labio-labiales, *m*; — orale, *l*.

TREMBLANTE. — *Nasale* : *r*.

2° CONSONNES PROPRES

EXPLOSIVES.— *Linguo-palat.* : muette, *k*; — murmurante, *g*.

Linguo-dentales : muette, *t*; — murmurante, *d*.

Labio-labiales : murmurante, *b*.

SIFFLANTES.— *Labio-dentales* : muette, *f*; — murmurante, *v*.

Linguo-palatales : muette, *ch*; — murmurante, *j*.

Linguo-dentales : muette, *s*;— murmurantes, *z*, *x*..

Kempelen rangea les consonnes en quatre groupes savoir :

1° Les consonnes muettes : *k*, *p*, *t*.

2° Les consonnes soufflantes : *f*, *h*, *s*, *sch*.

3° Les consonnes vocales simples : *l*, *m*, *n*, *r*; composées : *b*, *d*, *g*.

4° Les consonnes soufflées et vocales : *r*, *j*, *w*, *v*, *z* (*c*).

J. Müller préféra diviser les consonnes émises à voix basse en CONSONNES SOUTENUES : 1° *Orales*, (dont l'émission exige que le canal oral soit entièrement ouvert) : *h* aspiré ; 2° *Nasales* (canal nasal entièrement ouvert) : *m*, *n*, *ng* ; 3° *Orales valvulaires* (dont l'émission exige que certaines parties de la bouche se mettent en opposition à d'autres) : *f* (lèvres), *sch*, *s*, (dents) ; *ch*, *r*, *l*, (langue et palais).

MUETTES EXPLOSIVES. — *Simples* : *b*, *d*, *g*; *aspirées* : *p*, *t*, *k*.

Il ajoute que dans la parole à haute voix quelques consonnes restent muettes parce qu'elles ne sont pas susceptibles de s'allier à la consonnance de la voix ; telles sont : les explosives : *b*, *d*, *g*, et leurs modifications *p*, *t*, *k*, *z* ; le son *h* parmi les consonnes soutenues. D'autres, au contraire, sont susceptibles d'un double mode de prononciation à voix basse et à haute voix; ce sont : *f*, *ch*, *sch*, *s*, *l*, *r*, *m*, *n*, *ng*, (*d*).

Plusieurs autres classifications ont été adoptées par Gerdy, par Wheat-

(*a*) Haller, *Éléments de physiologie*, t. III, p. 466 et suiv.
(*b*) Bordenave, *Op. cit.*, t. I, p. 226.
(*c*) Kempelen, *Le mécanisme de la parole*, p. 235.
(*d*) J. Müller, *Manuel de physiologie*, t. II, p. 241 et suiv

tion des sons de cet ordre, il me paraîtrait inutile de discuter ici la valeur de ces systèmes.

Classification générale des sons vocaux.

§ 11. — En résumé, les principaux sons de la voix humaine, considérés indépendamment de leur tonalité et sous le rapport de la mécanique physiologique seulement (c'est-à-dire sous le rapport du mode d'action des diverses parties de l'appareil vocal, qui concourent à la production de chacun d'eux), doivent être distribués en classes, en genres, en espèces et en variétés, comme dans le tableau suivant :

Ire Classe. — VOYELLES ou PHONANTES
(Sons laryngiens continus).

1er Genre. — Voyelle pure
(Son laryngien peu ou point modifié par le porte voix)..... A

2e Genre. — Voyelles mixtes
(Sons laryngiens profondément modifiés par le porte-voix)

1re Espèce. — *Voyelle mixte médiane, nasonnante*........ AN
2e Espèce. — *Voyelles mixtes inférieures* (dont la note accompagnante ou caractéristique est grave)
1re var. : Résonnante.............................. OU
2e var. : Sifflante.............................. U
3e Espèce. — *Voyelles mixtes supérieures* (dont la note accompagnante est plus ou mois aiguë).
1re var. : coulante ou liquide.................... É
2e var : Sifflante ou étranglée.................... I

IIe Classe. — SEMI-VOYELLES ou HÉMIPHONANTES
(Sons laryngiens prolongeables mais intermittents ou hémiphonants trémulants, dus à l'action du porte-voix).

1re Espèce. — Linguale.............................. R
2e Espèce. — Gutturale.............................. J

stone, par M. Brücke, par M. Joret(a), ou par d'autres (b); mais les exemples que je viens de citer suffiront pour donner une idée générale de ces modes de groupement des divers sons vocaux.

(a) Gerdy, *Physiologie médicale*, p, 000.
— Wheatstone, *Op. cit.* (*The London and Westminster Review*, 1838, t. XXVIII, p. 37).
— Brücke, *Grundzüge der Physiologie der Sprachlaute für Linguisten*, 1836.
— Joret, *Op. cit.* (*Biblioth. de l'École des hautes études* [sc. philologiques; fascicule 16, 1874),
(b) Segond, *Mémoire sur la parole* (*Arch. génér. de méd.*, 1847).
— Vaisse, *Op. cit.* (*Complément de l'encyclodédie moderne*,
— Fournié, *Physiologie de la voix et de la parole*, p. 731.

IIIe CLASSE. — APHONIQUES OU SONS MUETS

(Ne pouvant être émis à haute voix sans le concours d'une voyelle laryngienne et caractérisés par le son engendré dans le porte-voix)

Ier ORDRE. — PHONANTOIDES

Sons muets correspondants à chacune des voyelles proprement dites (*e* muet, etc.)

IIe ORDRE. — CONSONNES PROPREMENT DITES

1er Genre. — ASPIRÉES

1re Espèce. — *Aspirées labiales.*
- 1re var. : Douce .... *Ph*
- 2e var. : Rude .... *Bh*

2e Espèce. — *Aspirées dentales.*
- 1re var. : Douce .... *Th*
- 2e var. : Rude .... *Dh*

3e Espèce. — *Aspirées gutturales.*
- 1re var. : *Palatales* .... H
- 2e var. : *Vélaires.*
  - Douce .... K
  - Rude .... G
- 3e var. : Profondes .... *guh*

2e Genre. — CONSONNES CONTINUES

1re Espèce. — *Spirantes.*
- 1re var. : *Labiales.*
  - Rude .... F
  - Douce V
- 2e var. : *Labio-buccale* .... W
- 3e var. : *Dentales.*
  - Rude .... Z
  - Douce .... S
- 4e var. : *Linguo-palatales.*
  - Douce .... Ç
  - Sifflante.. { Alvéolaire .... *ch*
  - Sifflante.. { Dentale .... *ts*
  - Gutturale .... *dj*

2e Espèce. — *Coulantes* ou *liquides.*
- 1re var. : *Linguo-palatale* L
- 2e var. : *Dentale* .... *th*

3e Espèce. — *Résonnantes.*
- 1re var. : Labiale .... *m*
- 2e var. : Dentale .... *n*
- 3e var. : Gutturale .... *ng*

Formation des mots.

§ 12. — D'après ce que nous savons maintenant sur le mécanisme de la voix, on peut prévoir que le passage d'une voyelle à une autre voyelle puisse, à moins d'un temps d'arrêt, engendrer un des sons accessoires que nous avons vus naître de certains mouvements s'opérant dans diverses parties du porte-voix, mais plus particulièrement dans la bouche. On conçoit aussi que dans certains cas la voyelle soit la suite naturelle et souvent nécessaire d'une consonne; qu'elle fasse pour ainsi dire corps avec celle-ci; que les sons associés de la sorte d'une manière intime puissent avoir une sorte d'individualité, rester plusou moins séparés des sons qui les précèdent, aussi bien que des sons qui les suivent et constituer ainsi, comme le feraitune voyelle seule, une *syllabe* (1); enfin

(1) Comme physiologiste, je ne suis que rarement satisfait des définitions que les littérateurs nous donnent des divers effets acoustiques de la voix humaine. Ainsi, je lis dans le dictionnaire de l'Académie française que *la syllabe est une voyelle ou seule ou jointe à d'autres lettres qui se prononcent par une seule émission de voix ;* et je trouve dans l'excellent dictionnaire de M. Littré (où, soit dit en passant, le signe n'est plus confondu avec la chose,) que la syllabe est le SON *produit par une seule émission de voix et qui se compose soit d'une voyelle seule, soit de voyelles et de consonnes.* Or, il n'y a pas toujours interruption dans l'émission de la voix entre la formation de deux syllabes consécutives ; cette lacune dans la série des sons existe lorsque la syllabe se termine par une consonne explosive, mais ne se produit pas nécessairement lorsque la syllabe se termine par une voyelle ou par une consonne prolongeable et que la syllabe suivante commence par une consonne susceptible de se lier facilement avec la susdite voyelle ou par une voyelle apte à s'unir d'une manière semblable à la consonne initiale de la syllabe suivante. Ainsi le mot *azote* peut être prononcé sans interruption dans l'émission des sons, car le son *a* se lie au son *z*, non moins bien que le son *z* se lie au son *o*, et si ce n'était à raison de l'étymologie du mot (*a* privatif) on pourrait le prononcer indifféremment *az ote* ou *a zote*, car il serait également facile de diviser le mot en deux parties avant ou après la consonne prolongeable *z* ; mais en pratique on n'interrompt l'émission vocale ni entre l'*a* et le *z*, ni entre ce dernier son et l'*o*. La séparation est donc arbitraire et n'est pas une conséquence du mode d'action de la machine vocale, comme dans le mot consonne ou le premier groupe acoustique se termine par un son non prolongeable et inapte à se lier à la consonne suivante.

que les sons par lesquels ces associations syllabiques commencent et finissent doivent exercer une grande influence sur la facilité avec laquelle l'appareil vocal s'adapte à la production d'un autre son simple ou complexe, de sorte que tantôt les syllabes se lient entre elles, tandis que d'autres fois elles sont nécessairement disjointes. Toutes ces particularités sont des conséquences des différences dans le mécanisme au moyen duquel l'appareil vocal produit les divers sons, et l'art d'articuler ces sons consiste non-seulement à les faire bien entendre, mais à les séparer entre eux ou à les grouper de façon à produire les effets acoustiques qui ont, en chaque langue, des valeurs conventionnelles déterminées. Enfin ces interruptions, de même que la genèse de chaque son phonant ou symphonant, sont chacune la conséquence d'une certaine position ou d'un certain mouvement d'une partie déterminée de l'appareil vocal. Or, les relations entre la forme et les mouvements de ces différentes parties sont tellement fixes, tellement invariables, que par la vue de cet appareil en action il est possible de distinguer entre eux les sons émis sans les entendre (1). C'est de la sorte que les individus atteints accidentellement d'une surdité complète peuvent souvent lire sur le visage de la personne qui leur parle les paroles prononcées par celle-ci, et que Jacob Pereire, à l'exemple de Juan Publo Bonet, dont les travaux sont fort anciens, est parvenu à donner la parole à des sourds-muets de naissance (2).

Les résultats obtenus par ce genre d'éducation sont fort

(1) M. Blanchard, qui est aussi bien écrivain habile que naturaliste éminent et qui possède à un haut degré l'art de traiter d'une manière attrayante les sujets scientifiques ardus et en apparence arides, a publié récemment un article fort intéressant sur ce sujet (*a*).

(2) Pour plus de détails relatifs à l'enseignement de l'art de la parole

(*a*) Blanchard, *La voix chez l'Homme et les Animaux* (*Revue des Deux Mondes*, 1876, t. XV, p. 78).

remarquables et peuvent être d'une grande utilité, mais ils laissent toujours beaucoup à désirer sous le rapport du timbre et des modulations de la voix, car le sourd qui parle sans entendre les sons qu'il émet est comparable à un chanteur qui, ayant l'oreille fausse, c'est-à-dire inapte à saisir les petites différences de tonalité, est incapable de bien régler les mouvements de ses organes vocaux en conséquence des qualités de chacun des sons qu'il veut imiter. L'art de gouverner tous ces mouvements et de régler le débit de la soufflerie thoracique constitue la base de l'art du chanteur, de l'art de bien lire et de la partie physique de l'art de l'orateur. Par des exercices bien dirigés cet art s'acquiert en général plus ou moins promptement, pourvu que l'on s'accoutume à parler sans précipitation (1) ; mais parfois la volonté est impuissante à déterminer, avec la suite et avec le degré d'intensité relative nécessaires, le jeu des divers muscles moteurs de l'appareil vocal, et il en résulte l'infirmité désignée sous le nom de *bégaiement* ou de *psellisme* (2).

Résumé. § 13. — En résumé, nous voyons donc :

1° Que la voix humaine est un concert, ou association

aux sourds-muets, je renverrai aux ouvrages cités ci-dessous (*a*) et j'ajouterai que depuis quelques années de grands progrès ont été accomplis dans cette voie, en France, aussi bien qu'en Suisse ; j'ai pu m'en assurer en examinant les élèves de l'institution dirigée par M. Magnat.

(1) C'est dans les parties de la France où l'on parle le plus vite qu'il y a le plus de bègues (*b*).

(2) Cette infirmité n'a été étudiée d'une manière attentive que depuis une soixantaine d'années, d'abord par Itard, qui l'attribue à une faiblesse de certaines puissances motrices de la langue ou du larynx (*c*) ; ensuite par une dame américaine, Mme Leigh

(*a*) De Gérando, *De l'éducation des sourds-muets de naissance*, 1827, t. I, p. 262 et suiv.

— A. Laurent (de Blois), *La parole rendue aux sourds-muets, avec essai sur l'enseignement méthodique de l'articulation de la voix*, 1831.

— Thausing, *Das natürliche Lautsystem der menschlichen Sprache*, 1868.

(*b*) Chervin (aîné), *Statistique décennale du bégaiement en France*, 1866.

(*c*) Itard, *Mémoire sur le bégaiement* (*Journ. univ. des sciences méd.*, 1817, t. VII, p. 129).

de sons d'origines diverses et qu'elle se compose de deux sortes de sons : de *sons musicaux* engendrés par les vibrations périodiques des lèvres glottiques et de *bruits* produits par le souffle, soit dans le larynx, soit dans le porte-voix et formés principalement ou uniquement par des vibrations irrégulières; les premiers constituant la voix sonore ou voix phonique, les seconds la *voix aphonique* ou *muette*.

et son collaborateur Malbouche (*a*), et plus récemment par Mac-Cornac, Serres (d'Uzès), Arnault, Colombat (de l'Isère), J. Müller, A. Becquerel et plusieurs autres physiologistes (*b*).

Il ressort de l'ensemble des observations recueillies par ces auteurs, que le bégaiement dépend de plusieurs causes dont les principales sont l'inaptitude à bien régler : 1° le jeu de la soufflerie vocale; 2° les mouvements soit des lèvres, soit de la langue. C'est à raison du rôle de ce dernier organe que plusieurs chirurgiens, à l'exemple de Dieffenbach (de Berlin), ont cru pouvoir traiter efficacement cette infirmité en pratiquant la section de certains muscles moteurs de la langue, ou en coupant le frein qui relie celle-ci au plancher de la cavité buccale (*c*) ; mais ces opérations, parfois dangereuses, n'ont pas donné les résultats qu'on en espérait, et actuellement, de même qu'autrefois, c'est par une sorte de gymnastique vocale qu'on parvient à faire cesser le bégaiement. J'ajouterai qu'en ayant recours à un traitement méthodique de ce genre, on obtient en général une guérison rapide, mais que cette guérison est souvent temporaire seulement si on ne persévère pas dans l'observance des règles dont l'expérience a démontré l'efficacité.

(*a*) Magendie, *Rapport sur une nouvelle méthode de traitement du bégaiement* (*Arch. génér. de méd.*, 1828, t. XVI, p. 169). — Art. BÉGAIEMENT du *Dictionnaire de méd. et de chir. prat.*, 1830, t. IV, p. 63.

— Malbouche, *Précis sur les causes du bégaiement et les moyens de le guérir*, 1841.

(*b*) Mac-Cornac, *A treatise on the cause and cure of hesitation of speech or stammering*, 1828.

— Serres (d'Uzès), *Mémoire sur le bégaiement* (*Mémorial des hôpitaux du Midi*, 1829, p. 371). — *Arch. génér. de méd.*, 1838, série 3, t. II, p. 369. — *Études sur le bégaiement* (*Comptes rendus de l'Acad. des sciences*, 1846, t. XXII, p. 207).

— Arnault, *Éléments de philosophie naturelle*, 1830, t. II, p. 243.

— Colombat, *Du bégaiement et des autres vices de la parole*, 1830, 3e édit., 1840.

— J. Müller, *Manuel de physiologie*, t. II, p. 226.

— A. Becquerel, *Traité du begaiement*, 1841.

— Hunt, *Stammering and Stuttering, their nature and treatment* (6e édit., 1865).

— Guillaume, art. BÉGAIEMENT du *Dict. encyclop. des sciences méd.*, 1868, t. VIII.

(*c*) Dieffenbach, *Sur la guérison du bégaiement au moyen d'une nouvelle opération* (*Gaz. méd. de Paris*, 1841, p. 167).

— Bonnet, *Mémoire sur le bégaiement et sur la section du muscle génio-glosse* (*Gaz. méd.*, 1841, p. 770).

2° Que les lèvres vocales, mises en vibration par le courant d'air qui traverse la glotte, communiquent ces trépidations aux parois élastiques du larynx, de la trachée et des bronches dont la surface libre, faisant fonction de table d'harmonic, transmet ces mêmes vibrations à l'air contenu dans le porte-vent.

3° Que les sons réguliers ou musicaux engendrés par les mouvements oscillatoires des lèvres vocales du larynx sont prolongeables tant que la soufflerie thoracique fonctionne avec une intensité suffisante et varient quant à leur tonalité et à leur timbre suivant deux circonstances, savoir : d'une part la durée des vibrations glottiques dont dépend le *ton*, et d'autre part le mode de résonnance du tuyau sonore ou porte-voix constitué par la portion céphalique ou vestibulaire de l'appareil vocal.

4° Que le nombre des vibrations exécutées en un temps donné par les lèvres vocales dépend principalement du degré de tension et de la longueur de la portion vibrante de ces lèvres.

5° Que le timbre des sons laryngiens ainsi que le timbre des sons aphoniques engendrés sans le concours de vibrations glottiques est réglé par l'aptitude du volume d'air contenu dans le porte-voix à produire, par l'effet d'un ébranlement direct ou communiqué, des ondes sonores de telle ou de telle longueur, et du renforcement déterminé ainsi dans certains harmoniques ou sons accompagnateurs du son fondamental émis par l'organe vibrateur.

6° Que ces différences dans le mode d'action du résonnateur constitué par le porte-voix dépendent de la grandeur et de la disposition de l'orifice labial, de la grandeur et de la forme de la cavité bucco-pharyngienne et de diverses autres conditions analogues, déterminées par la position des parties pariétales de cette cavité, notamment des lèvres, de la langue, du voile du palais, etc.

7° Que la *voyelle* est un son foncièrement musical, formé par la voix, soit laryngienne, soit aphonique, et modifié par des effets de résonnance sus-mentionnés.

8° Que le caractère particulier de chaque voyelle est déterminé par les effets de résonnance produits de la sorte et renforçant certains harmoniques, ou par un son accompagnateur d'origine suslaryngienne.

9° Que les *consonnes* sont des bruits vocaux produits, soit par des vibrations périodiques de l'air en mouvement dans l'appareil respiratoire, soit par des phénomènes d'interférence dans la marche des ondes sonores qui traversent le porte-voix; interférences dont résultent un anéantissement partiel des vibrations réalisées par ces ondes et des désaccords entre les sons partiels engendrés par ces oscillations.

10° Que certaines de ces consonnes sont prolongeables comme les voyelles, tandis que d'autres, à raison du mécanisme de leur émission, sont nécessairement brèves.

11° Que le caractère spécial de chaque consonne, ou genre de consonnes, dépend de la partie du porte-voix dont les mouvements l'engendrent, et que de la sorte il y a des consonnes labiales, dentales, palatines et gutturales.

12° Que des consonnes appartenant à un même groupe ou genre peuvent constituer deux ou plusieurs espèces de sons vocaux distincts, suivant que le souffle qui les engendre est doux ou rude.

13° Que certains sons, tels l'*e* muet et l'*h* aspiré, peuvent naître isolément du souffle doux ou du souffle rude.

14° Que les effets acoustiques de la voix peuvent être modifiés par une multitude d'autres circonstances dépendantes des mouvements accomplis par telle ou telle partie de l'appareil vocal, et qu'en dernière analyse les mille et mille nuances observables dans le chant, la voix ordinaire et la voix articulée ont chacune leur raison d'être, leur source dans la disposition matérielle, dans le mode de fonctionnement d'une ou de plusieurs des parties constitutives de l'appareil vocal.

Chacune de ces parties est un instrument physiologique dont l'action est soumise à l'empire de la volonté et dépend de la puissance excito-motrice développée dans le système nerveux.

L'étude de cette puissance fera l'objet de l'une des prochaines leçons; mais avant d'aborder ce sujet et avant d'examiner comment la faculté de produire des sons peut être utilisée dans des fonctions de relation d'un autre ordre, il nous faut examiner le mode de production de la voix et des autres phénomènes de psophose dans les divers groupes du Règne animal, sujet qui fera l'objet de la prochaine leçon.

CENT VINGTIÈME LEÇON

De la Psophose chez les divers Animaux. — Voix des Mammifères. — Particularités anatomiques du larynx chez plusieurs de ces Animaux. — Voix des Oiseaux. — Structure du larynx inférieur. — Oiseaux chanteurs, etc. — Mode de production des sons chez les Reptiles et les Poissons, chez les Insectes et chez d'autres Animaux Invertébrés.

§ 1. — L'étude que nous venons de faire de la voix humaine me permettra de passer rapidement sur la production des sons chez les autres Animaux; au sujet des Mammifères je n'aurai même que peu de choses à ajouter, si ce n'est pour rendre compte de quelques particularités remarquables dans la conformation du larynx. En effet, chez tous ces Animaux, la voix est produite à peu de chose près comme chez l'Homme, seulement d'une manière moins parfaite; elle est toujours plus ou moins monotone et elle se compose de bruits plus que de sons musicaux; mais parfois elle acquiert une puissance très-grande et un éclat strident qui dépendent de l'action de résonnateurs dont nous n'avons pas eu à tenir compte jusqu'ici. Par contre, la phonation proprement dite fait défaut chez certaines espèces où la voix ne consiste qu'en un bruit de souffle faible et sourd.

Voix des Animaux.

Nous avons vu dans une précédente leçon que le larynx des Cétacés et de quelques autres Mammifères inférieurs est moins bien organisé que celui de la plupart des représentants du même grand type zoologique; car les lèvres vocales qui constituent la partie essentielle de l'organe de phonation chez l'Homme n'y existent pas (1). Aussi, avant la constatation du mode de formation de la voix aphonique par Deleau (2), pouvait-on supposer que les Marsouins, les

Mammifères dont la voix est aphonique.

(1) Voy. ci-dessus page 441.

(2) Voy. ci-dessus page 487.

Dauphins, les Baleines et les autres Mammifères pisciformes étaient incapables de pousser des cris quelconques, et les physiologistes furent-ils surpris d'apprendre que parfois, sinon toujours, il en est autrement. Le Marsouin, par exemple, n'est certainement pas privé de voix; probablement il en est de même pour les Baleines; mais les sons émis par ces Animaux sont en général trop faibles pour être entendus au loin et nous n'avons que rarement l'occasion de les écouter de près (1). Du reste, il y a tout lieu de croire que la production de ces bruits est due, non pas au jeu du larynx, mais au frottement de l'air contre des parties saillantes du vestibule vocal, comme dans l'émission de la voix aphonique chez l'Homme.

Mammifères ordinaires.

D'autres Mammifères, dont le larynx est également dépourvu de lèvres glottiques (2), sont d'ordinaire silencieux; mais quelques-uns d'entre eux, le Porc-Épic par exemple, font entendre une sorte de grognement qui paraît résulter de mouvements vibratoires imprimés à l'air pen-

(1) La plupart des naturalistes n'ont jamais eu l'occasion d'étudier de près ces Animaux marins à l'état vivant, et on les considère généralement comme étant privés de voix (*a*); mais M. Thomas Bell nous apprend que deux Marsouins égarés dans une des petites rivières d'Angleterre et retenus prisonniers par un barrage firent entendre pendant toute une nuit des cris tellement plaintifs, que le jour suivant les pêcheurs se hâtèrent de tuer ces animaux afin de faire cesser leurs gémissements (*b*).

Scoresby, qui observa avec beaucoup de soin les mœurs de la Baleine franche, est d'avis que ces grands Cétacés sont privés de voix (*c*); mais d'après divers récits de pêcheurs recueillis par M. T. Bell, ils auraient la faculté de beugler comme les Taureaux (*d*), et on assure que le Rorqual Boops pousse souvent des rugissements (*e*).

(2) Voy. ci-dessus page 443.

(*a*) Hunter, *Structure et économie des Baleines* (*Œuvres*, t. IV, p. 469). — Longet, *Traité de physiologie*, t. II, p. 785.

(*b*) Th. Bell, *History of British Quadrupedes including Cetacea*, 1838, p. 475.

(*c*) Scoresby, *An account of the arctic Regions, with a history of the Northern-Walesfishery*, t. 1, p. 465.

(*d*) Th. Bell, *Op. cit.*, p. 460.

(*e*) Brehm, *La vie des Animaux Mammifères*, t. II, p. 888.

dant son passage entre les bords de l'orifice laryngien et des effets de résonnance produits dans le pharynx (1).

Chez les Mammifères dont l'appareil phonateur est constitué d'après le type du larynx glottique simple ou du larynx glottique composite (2), mais n'est pas pourvu d'organes résonnateurs spéciaux ou n'en présente que des vestiges, la force et la tonalité de la voix sont généralement en rapport avec la taille de l'Animal, circonstance qui, à son tour, règle jusqu'à un certain point la grandeur des lèvres vocales, l'étendue des parois résonnantes et la puissance de la soufflerie thoracique. Ainsi, toutes choses égales d'ailleurs, la voix est ordinairement plus forte et plus grave chez les grandes espèces que chez les espèces de petite taille, chez le mâle que chez la femelle et chez l'adulte que les jeunes individus. Comme exemples de ces relations entre la taille des Mammifères et les qualités de leur voix, je citerai d'une part les Chauves-Souris qui sont au nombre des plus petits animaux de cette classe et qui ont le cri d'une acuité extrême, mais très-faible ; d'autre part l'Éléphant, dont le beuglement est à la fois très-grave et très-puissant.

L'influence du sexe sur la phonation est souvent tellement grande que chez beaucoup de Mammifères la femelle est toujours ou presque toujours silencieuse. Ainsi l'étalon hennit très-souvent et sa voix est d'une sonorité remarquable, tandis que la jument est d'ordinaire silencieuse et son hennissement, lorsqu'elle le fait entendre, est plus aigu, moins éclatant et moins prolongé que celui du mâle pourvu que celui-ci n'ait pas été châtré, car dans ce cas sa voix ressemble à celle de la jument (3). La Vache fait exception à cette règle.

(1) Cette particularité ne s'observe que chez les mâles.

(2) Voy. ci-dessus page 444 et s.

(3) Chez l'Anesse la voix est plus

On remarque aussi que chez les Mammifères dont le larynx est d'une structure peu perfectionnée, la production de la voix nécessite un effort musculaire considérable; dans les circonstances ordinaires ces animaux restent complétement silencieux et ce n'est guère que sous l'impression d'une douleur vive qu'ils poussent des cris.

Chez la plupart des Mammifères qui ne vivent pas en société, la phonation est, pour ainsi parler, une faculté dormante excepté à l'époque du rut. Cela est surtout vrai pour les Animaux paisibles qui ne chassent pas. Ainsi les Cerfs sont silencieux pendant la plus grande partie de l'année et ne *brament* guère que pendant la saison des amours, quand les désirs vénériens les poussent à appeler les femelles auprès d'eux (1).

Dans l'état actuel de nos connaissances relatives à l'acoustique physiologique on ne peut expliquer le mécanisme au moyen duquel les particularités vocales qui existent chez les divers Mammifères sont produites; mais on peut facilement constater que les différences de cet ordre coïncident toujours avec des différences dans la structure des organes phonateurs ou dans la manière dont ces organes fonctionnaient.

Ainsi lorsque les lèvres sus-glottiques ou cordes supérieures du larynx manquent ou ne sont que très-imparfaitement développées, comme c'est le cas chez les Ruminants et la plupart des autres Mammifères ongulés, la voix est monotone; en général une ou deux notes seulement se font

claire et plus perçante que chez l'Ane (a) et, contrairement à ce qui s'observe dans l'espèce humaine ainsi que chez les Chevaux, elle est plus basse chez les individus qui ont été châtrés que chez l'étalon.

(a) Buffon, *Histoire naturelle*, t. IV, p. 394.

(1) Le nom de ce cri est une onomatopée que l'on retrouve dans beaucoup de langues, et en italien il est devenu la racine du verbe désirer : *bramare*.

entendre distinctement et les modulations du son résultant du jeu de la portion vestibulaire de l'appareil vocal déterminent des effets acoustiques analogues à ceux produits chez l'Homme par l'association d'une voyelle avec une certaine consonne initiale ; par exemple le son *e* précédé de la consonne explosive labiale *b* comme chez le Mouton.

Le mugissement du Bœuf résulte de modifications successives de la voix laryngienne qui sont attribuables à des changements de position dans diverses parties de la bouche et fort analogues à certains sons de la voix humaine (1).

En général les sons émis par le même individu ne varient que peu chez les Mammifères (2) ; mais en écoutant attentivement la voix de quelques-uns de ces Aninaux, on y reconnaît des variations de tonalité et de timbre qui ne sont pas sans analogues avec les différences qui existent entre les deux registres de la voix humaine. Ainsi chez le Chien l'aboiement est un son explosif, généralement grave, tantôt éclatant, tantôt guttural, rappelant soit les vocales *wou*, soit les voyelles *ou*, et assimilable aux sons de la voix de poitrine, tandis que les cris de cet Animal semblent être produits par la voix de tête et deviennent un gémissement plaintif ou un signe de douleur, suivant qu'ils sont faibles et assourdis par la clôture de la bouche, comme lorsqu'on a prolongé le son représenté par les lettres *e m*, ou qu'ils sont émis avec violence dans des conditions analogues à

1) Ainsi que Kempelen l'a fait remarquer, le mugissement de ce Ruminant ressemble beaucoup aux sons représentés par les trois syllabes *mou-óu-ou* dont les deux premières seraient brèves et la dernière très-prolongée (*a*).

(2) Humboldt a constaté que le Pinche et quelques autres petits Quadrumanes de la famille des Ouistitis font exception à cette règle et imitent très-bien la voix des Oiseaux. Leur larynx est garni d'une paire de poches membraneuses (*b*).

(*a*) Kempelen, *Le mécanisme de la parole*, p. 15.

(*b*) Humboldt, *Mémoire sur l'hyoïde et le larynx des Oiseaux*, etc. (*Recueil d'observ. de zool. et d'anat. comp.*, t. I, p. 8, pl. III, n° 8, fig. 2).

celles dont nous avons vu dépendre le timbre des voyelles *a* ou *i* dans la voix humaine (1).

Certaines modifications qui se produisent successivement dans la disposition de la cavité buccale déterminent dans la voix de quelques autres Mammifères des changements également comparables à ceux dont dépend le mécanisme de la parole chez l'Homme. Le Chat par exemple articule même assez distinctement les sons *mi-a-ou*, mais cet animal produit comme signe de contentement un son ronflant dont la théorie acoustique ne m'est pas connue (2).

D'autres particularités de la voix de certains Mammifères dépendent principalement de ce que le courant inspiratoire, qui n'intervient que fort rarement dans la phonation chez l'Homme, joue un rôle considérable dans la production des sons. Cela est facile à constater chez l'Ane dont le cri, appelé *braiment*, se compose de deux temps bien distincts ; pendant le premier temps le son est aigu et résulte d'une forte aspiration, tandis que dans le second temps le son est grave et engendré par l'air expulsé des poumons; dans l'inspiration, devenue laborieuse par suite d'un resserrement de la glotte, l'air paraît frapper d'abord le voile du palais préalablement tendu, puis se brise contre les bords des lèvres vocales; dans l'expiration, le mécanisme de la phonation est plus compliqué, quoique plus facile à mettre en jeu;

(1) Ainsi que le savent tous les chasseurs, la voix du Chien est susceptible de revêtir une multitude de caractères divers. Kempelen est entré dans beaucoup de détails à ce sujet (*a*); mais nous ne connaissons pas les conditions physiologiques de l'appareil vocal dont ces différences dépendent.

(2) Dugès attribue le *rouet* ou *ronron* du Chat à des vibrations des cordes laryngiennes supérieures et le grondement de colère de cet animal à des mouvements analogues, mais violents, au lieu d'être doux. Du reste ce physiologiste ne cite pas les faits sur lesquels son opinion est fondée (*b*).

(*a*) Kempelen, *Le mécanisme de la parole*, p. 4 et suiv.

(*b*) Dugès, *Physiologie comparée*, t. II, p. 264.

l'air s'engouffre en partie dans la cavité prélaryngienne désignée par Hérissant sous le nom de tambour (1), et met en vibration non-seulement les cordes vocales, mais aussi, et même principalement, le repli membraneux que nous avons vu exister au-dessus de la commissure antérieure de ces lèvres (2).

Le hennissement du Cheval est aussi un cri à deux temps, mais ayant un caractère plus musical et dans lequel le son aigu émis pendant la période d'inspiration acquiert beaucoup d'éclat et se prolonge beaucoup, tandis que le son grave produit pendant l'expiration est faible et de courte durée. M. Colin a pu faire noter la tonalité de cette espèce de chant rendu frémissant par des interruptions périodiques et fréquentes ; pendant la première période, une série de sons aigus précipités, mais bien détachés entre eux (*staccato*, comme disent les musiciens) et généralement très-purs, se succèdent en commençant par une note fort élevée et en s'abaissant graduellement par demi-tons sans descendre très-bas ; pendant la seconde période, on entend un petit

(1) Voy. ci-dessus page 454.

(2) Hérissant s'est assuré de ces faits en répétant avec un larynx d'Ane les expériences de Ferrein sur la phonation artificielle. Il a constaté ainsi qu'on peut imiter parfaitement le son éclatant du braiment en dirigeant un courant d'air de bas en haut et d'arrière en avant, de façon à frapper la paroi antérieure du larynx un peu au-dessous de l'orifice du tambour, bien que l'on ait pratiqué préalablement la section presque totale des lèvres glottiques près des cartilages aryténoïdes, opération qui rend la tension de ces replis presque impossible. Il en conclut que les cordes vocales ne contribuent presque en rien à la production du son grave (*a*). Je dois ajouter que Hérissant n'a pas tenu compte des différences qui existent entre le mode de fonctionnement de la soufflerie vocale pendant les deux temps du braiment, circonstance importante que M. Colin a bien mise en évidence. Ce dernier auteur évalue à une octave la différence entre les sons aigus et les sons graves (*b*). Il n'admet pas la théorie donnée par Hérissant, mais les objections qu'il y fait ne me paraissent pas décisives.

(*a*) Hérissant, *Recherches sur les organes de la voix des Quadrupèdes*, etc. (*Mém. de l'Acad. des sciences*, 1753, p. 287).

(*b*) Colin, *Traité de physiologie comparée des Animaux domestiques*, t. I, p. 374.

nombre de notes graves dont la tonalité ne varie que peu et dont l'importance est minime. Quant au mécanisme à l'aide duquel ces effets acoustiques sont produits, on n'est pas encore suffisamment éclairé pour qu'il me paraisse utile d'y insister ici (1). J'ajouterai que le timbre du hennissement varie notablement suivant les circonstances dans lesquelles le Cheval le fait entendre et les sentiments dont il est animé; mais nous ne connaissons pas les causes physiques de ces variations (2).

(1) Hérissant expliquait le hennissement du Cheval à peu près comme il expliquait le braiment de l'Ane, en attribuant la production des sons aigus et des sons graves à des parties différentes de l'appareil vocal. Il pensait que les sons graves résultaient du trémoussement des lèvres vocales et que les sons aigus résultaient de l'action du courant aérien sur le petit repli membraneux situé au-dessus de la commissure antérieure des lèvres vocales dont je viens de parler. Il se fondait sur ce que, dans les expériences de phonation artificielle, des sons aigus très-analogues à ceux du hennissement normal pouvaient être obtenus après la section transversale des lèvres glottiques près de leur insertion aux cartilages aryténoïdes (a). Cette hypothèse a été combattue par M. Colin, mais ne me semble pas avoir été refutée d'une manière complète (b), et pour être fixé sur ce point il faudrait demander à l'expérimentation de nouveaux faits.

J'ajouterai que pendant le hennissement on voit que les poches subterminales des trompes d'Eustache (c) sont distendues par la poussée de l'air expiré; mais ce phénomène ne paraît exercer aucune influence appréciable sur les qualités de la voix du Cheval, car celle-ci ne change pas sensiblement lorsqu'on ouvre les réservoirs en question (d).

Pendant le hennissement on remarque aussi que les sinus vestibulaires des fosses nasales, appelés *fausses narines*, se dilatent, et quelques auteurs ont pensé que cette disposition était essentielle pour la production des sons caractéristiques de ce genre de phonation; dans quelques pays on fend même les narines des chevaux pour les empêcher de hennir; mais cette opération paraît n'avoir aucune efficacité ; et M. Colin assure que les incisions pratiquées soit à la paroi interne, soit à la paroi externe de ces cavités, n'amènent aucun changement ni dans le timbre ni dans l'intensité ou dans la fréquence du phénomène (e).

(2) Buffon, à l'exemple de Cardan,

(a) Hérissant, *Op. cit.*
(b) Colin, *Op. cit.*, t. I, p. 372.
(c) Voy. ci-dessus, p. 20.
(d) Colin, *Op. cit.*, t. I, p. 373.
(e) Colin, *Op. cit.*, t. I, p. 373.

La diversité des sons émis par le même Animal est très-remarquable chez le Cochon ; le grognement qu'il fait entendre d'ordinaire ne ressemble en rien aux cris aigus qu'il pousse lorsqu'il est excité par la douleur, la peur ou même le mécontentement, et d'après quelques expériences de Hérissant ces bruits n'auraient pas la même origine : le grognement résulterait du jeu simple des lèvres vocales, tandis que les cris dépendraient principalement de l'entrée de l'air dans les poches membraneuses qui sont annexées au larynx (1) et qui se gonflent lorsque la sortie de l'air expiré est gênée par les contractions de la glotte. Mais les observations de M. Colin ne sont pas favorables à cette hypothèse acoustique, et j'incline à croire que ces phénomènes dépendent d'une disposition des lèvres glottiques analogue à celle que ces organes affectent lors de l'émission de la voix de tête dans l'espèce humaine, et que les sacs laryngiens ne contribuent qu'à renforcer le son.

Les Mammifères les plus remarquables pour la puissance et l'éclat de leur voix sont les Singes, dont le larynx est en communication avec de grandes poches, dans lesquelles l'air pénètre lorsque l'animal fait effort pour pousser un cri. Les Gibbons, par exemple, hurlent de la manière la plus assourdissante ; ils font entendre d'abord quelques sons graves seulement, puis, alternativement avec ceux-ci, une série de notes qui s'élèvent progressivement par demi-tons jusqu'à

distingue cinq sortes de hennissements différents : le hennissement d'allégresse, dans lequel le son se prolonge et monte ; le hennissement de désir et d'attachement, qui se prolonge encore davantage et se termine par des notes graves ; le hennissement de colère, qui est court et aigu ; le hennissement de la crainte, qui est grave et rauque ; enfin une sorte de hennissement grave qui tient du gémissement et qui est un signe de douleur (*a*).

(1) Voy. ci-dessus page 452.

(*a*) Buffon, *Histoire naturelle des Animaux domestiques*, t. I, p. 261 (Éd. de Verdière).

l'octave de la note initiale, pour redescendre ensuite d'une manière analogue (1). Les Alouates de l'Amérique méridionale, que les voyageurs appellent les Singes hurleurs, sont encore mieux doués sous ce rapport, et leur appareil vocal, ainsi que nous l'avons vu précédemment, est pourvu d'un résonnateur hyoïdien, dont la disposition est singulièrement favorable à la production d'effets de résonnance (2). On assure que ces Singes se font entendre à plus d'un kilomètre de distance (3).

Voix des Oiseaux.

§ 2. — La voix des Oiseaux présente, suivant les espèces, des variations presque innombrables, et il existe aussi des

(1) Un zoologiste anglais très-distingué, M. Waterhouse, a noté cette gamme chromatique qui commence par une succession de plusieurs notes basses et prolongées (mi-blanches) ; on entend ensuite une série de portées de voix allant chacune d'une note brève (ou croche) de même tonalité, à une blanche de plus en plus élevée; puis, après un petit intervalle, le son octavie deux ou trois fois, la note élevée étant brève, et la note basse longue ; enfin une gamme chromatique est produite par des croches qui coïncident avec une sorte de basse continue formée par la répétition de la note initiale (*a*).

J'ai eu fréquemment l'occasion d'entendre les clameurs assourdissantes poussées par deux Singes de ce genre qui vivaient dans la ménagerie du Muséum, il y a quelques années, et de vérifier l'exactitude des caractères généraux de leurs cris indiqués par M. Waterhouse. Il me paraît que les notes qui constituent en quelque sorte une basse continue résultent de l'entrée de l'air dans la partie accessoire du larynx, tandis que les autres sont produites par les lèvres vocales, car lors de la gamme descendante on entend les deux sons à la fois, ce qui fait supposer qu'ils sont d'origine différente.

(2) Voy. ci-dessus.

(3) Margrave parle de ces hurlements et Azara assure que le bruit rauque et assourdissant de ces Singes, désignés dans ce pays sous le nom de *Caraya* (ou maître des Bois), s'entend à un demi-mille de distance (*b*). L'illustre voyageur Alexandre de Humboldt confirme cette estimation (*c*), et d'après le prince Maximilien de Wied, leur voix aurait une portée encore plus grande. J'aurai l'occasion de revenir sur les singuliers concerts exécutés par les troupes de Hurleurs, lorsque, dans la dernière partie de ce cours, je traiterai des facultés mentales des Animaux qui vivent en société.

(*a*) Voyez : L. Martin, *A general introduction to the natural history of Mammiferous Animals*, 1841, p. 431 et suiv.

(*b*) Azara, *Essai sur les Quadrupèdes du Paraguay*, t. II, p. 210.

(*c*) Humboldt, *Recueil d'obs. de zoolog. et d'anat. comp.*, t. I, p. 330.

différences très-grandes dans les caractères de ce phénomène acoustique. Beaucoup de ces Animaux ne font entendre qu'un sifflement monotone, tantôt faible et doux, d'autres fois aigu et d'une grande sonorité; quelques uns poussent des cris perçants ou des clameurs comparables aux fanfares d'un clairon, mais dont la tonalité ne varie que peu; d'autres ont au contraire une voix très-étendue et chantent avec un art accompli (1); il en est aussi qui peuvent varier leurs intonations ainsi que le timbre des sons qu'ils produisent et articuler ces sons de façon à imiter la parole humaine; enfin on en connaît dont la voix ne consiste qu'en un bruit sourd, qui est tantôt prolongé et trémulent, tantôt explosif et comparable à une sorte de grognement étouffé.

Sous le rapport de la phonation on peut donc distinguer dans cette classe les Oiseaux chanteurs, tels que le Rossignol, la Fauvette et beaucoup d'autres petits Passereaux; les Oiseaux jaseurs ou moqueurs, tels que les Pies et les Perroquets; les Oiseaux siffleurs, tels que les Chevaliers; les Oiseaux criards, tels que le Coq, et mieux encore le Cariama ou les Martins chasseurs; les Oiseaux trompetteurs, tels que le Cygne buccinateur; les Oiseaux roucoulants, tels que la Colombe, et les Oiseaux tambourineurs, tels que le Casoar de l'Australie et l'Agami. On pourrait multiplier davantage les distinctions de cet ordre, et dans beaucoup de cas non-seulement la voix diffère suivant les sexes, mais est susceptible de changer de caractère chez le même individu, suivant les circonstances dans lesquelles celui-ci s'en sert (2).

(1) Comme exemples des différences qui peuvent exister dans l'étendue de la voix des Oiseaux, je citerai d'une part le Rossignol qui peut faire entendre dix-neuf notes, et d'autre part le Bruant des roseaux, qui n'en a que deux (*a*).

(2) Dans le très-jeune âge, la voix des Oiseaux est toujours fort monotone.

(*a*) Barrington, *Experiments and observations on the Singing of Birds* (*Phil. Trans.*, 1773, t. LXIII, p. 282).

Presque toujours chez le mâle la voix est la plus puissante et la plus étendue; souvent même les femelles sont habituellement silencieuses ou complétement muettes, et c'est seulement dans la grande division des Passereaux qu'on rencontre des espèces qui méritent réellement l'appellation d'Oiseaux chanteurs (1); mais il n'y a aucune relation constante entre les groupes ornithologiques naturels et les qualités de la voix, en sorte que pour la zoologie méthodique les caractères tirés de la phonation n'ont que peu de valeur.

Organes producteurs de la voix des Oiseaux.

§ 3. — Dans cette classe la voix et les organes producteurs de la voix diffèrent beaucoup de tout ce que nous avons vu, soit chez l'Homme, soit chez les autres Mammifères. Il y a bien à l'extrémité supérieure de la trachée un organe comparable au larynx; mais ce n'est pas en passant dans son intérieur que l'air est mis en vibration, et c'est à l'extrémité opposée de ce tuyau, c'est-à-dire immédiatement au-dessus du confluent des bronches, dans un *larynx inférieur*, que le son est engendré. Cuvier s'en est assuré expérimentalement.

Ayant coupé en travers, sur une Pie vivante, la trachée vers le milieu du cou, Cuvier constata que l'Animal, au lieu de devenir muet, comme cela serait arrivé pour un Mammifère, continua de crier comme avant l'opération; sa voix n'était ni moins forte, ni moins aiguë, et ne changea en rien lorsque le tronçon supérieur de la trachée fut écarté, et son orifice complétement bouché. La section de la trachée-artère et même la section complète du cou n'entraîne pas le mutisme chez les Canards; enfin un Merle vivant, dont la trachée avait été divisée de la même manière, continua de crier. Il en résulte que l'organe phonateur doit se trouver à la partie

(1) Dans le langage ordinaire on dit souvent que le Coq chante, mais le cri de cet oiseau n'a pas les qualités musicales nécessaires pour justifier cette expression, et il n'y a même aucun Gallinacé qui puisse être rangé parmi les Oiseaux chanteurs.

inférieure du cou, et, ainsi que je l'ai déjà dit, il y a effectivement au bas de la trachée-artère un instrument vocal spécial, dont on n'aperçoit aucune trace chez les Mammifères, et dont la structure est en rapport avec la fonction que je viens de lui attribuer (1). On le désigne sous le nom de *larynx inférieur* ou de *syrynx* (2).

Savart a complété les expériences de Cuvier, en déterminant artificiellement la phonation par l'insufflation de l'air dans le larynx inférieur d'un Merle ou de tout autre Oiseau chanteur, séparé du cadavre (3).

Larynx supérieur des Oiseaux.

§ 4. — Dans la première partie de ce cours j'ai eu l'occasion de faire connaître la disposition générale et la structure de la trachée des Oiseaux (4). L'extrémité supérieure de ce tube est suspendue à la base de la langue, entre les cornes de l'os hyoïde (5); elle est constituée comme d'ordinaire par un larynx (6); mais cet organe est rudimentaire, il n'est

(1) Les expériences de Cuvier ne laissent aucun doute sur l'aptitude du larynx inférieur à produire la voix (*a*), mais ne prouvent pas que le larynx supérieur ne puisse intervenir dans la formation de certains cris, et d'après quelques observations de Segond il paraîtrait que chez le Coq et chez la Perdrix les bords de la glotte entreraient en jeu lors de la phonation (*b*).

(2) M. Huxley a proposé l'introduction de ce nom qui, en effet, est commode (*c*).

(3) Savart a pratiqué cette expérience sur divers Oiseaux chanteurs, tels que des Chardonnerets, des Linottes et des Alouettes, mais pour qu'elle réussisse bien il faut opérer immédiatement après la mort de l'animal (*d*).

(4) Voy. t. II, p. 284 et suiv.

(5) Voy. t. VI, p. 65.

(6) L'absence de l'épiglotte chez les Oiseaux avait été signalée par Vicq d'Azyr (*e*) et est généralement considérée comme étant complète ; mais cette languette est souvent re-

(*a*) Cuvier, *Mém. sur les instruments de la voix des Oiseaux* (*Journal de Physique*, 1800, t. L, p. 428). — *Leçons d'anatomie comparée*, 1re édit., 1805, t. IV, p. 453 et s.

(*b*) Segond, *Note sur les fonctions du larynx supérieur chez les Oiseaux* (*Comptes rendus de l'Acad. des sciences*, 1851, t. XXXII, p. 253).

(*c*) Huxley, *Éléments d'anatomie comparée*, p. 108.

(*d*) Savart, *Mémoire sur la voix des Oiseaux* (*Ann. de chim. et de phys.*, 1826, t. XXXII, p. 122).

(*e*) Vicq d'Azyr, *Op. cit.* (*Mém. de l'Académie des sciences*, 1779, p. 195, pl. XII, fig. 33, etc.).

pourvu ni de lèvres vocales, ni d'épiglotte mobile, et bien que sa charpente solide soit composée de pièces homologues des cartilages laryngiens des Mammifères, sa conformation générale en est très-différente. Le thyroïde y est représenté par une pièce médiane et antérieure, qui est très-développée, qui se soude souvent à un demi-anneau correspondant au cricoïde et formé de trois pièces, une médiane et supérieure, les autres paires latérales; ces dernières sont très-étroites (1).

Les aryténoïdes sont en général très-développés et de structure osseuse (2) ; mais au lieu d'être en grande partie libres et de s'élever vers le pharynx, ils sont couchés en manière d'opercules sur l'embouchure du larynx et limitent latéralement cet orifice, qui a la forme d'une fente longitudinale; ils sont mis en mouvement par des muscles spéciaux,

présentée par une lame cartilagineuse ou osseuse qui est unie au bord antérieur du thyroïde, bien que cette pièce ne soit ni mobile, ni susceptible de se replier sur la glotte (*a*).

(1) Les anatomistes ne s'accordent pas sur la détermination homologique de ces pièces. Duvernoy considère le cricoïde comme n'étant représenté que par la pièce médiane plus ou moins rudimentaire, et les pièces latérales comme appartenant au thyroïde qui formerait ainsi un anneau complet et porterait les aryténoïdiens (*b*); mais cette interprétation ne me paraît pas acceptable, et celle adoptée ci-dessus est admise par les juges les plus compétents (*c*). Pour plus de détails sur la structure du larynx supérieur des Oiseaux, je renverrai à un travail spécial de M. Boccius qui a fait de cet organe une étude anatomique comparative et très-approfondie (*d*).

(2) Cuvier considérait les aryténoïdes comme faisant défaut chez les Oiseaux (*e*); mais l'analogie de ces pièces avec les lames operculaires de la glotte a été reconnue par Yarrell et est aujourd'hui généralement admise (*f*).

(*a*) Duvernoy, voy. la 2e édit. de l'*Anatomie comparée* de Cuvier, t. VIII, p. 770.
(*b*) Duvernoy, *Loc. cit.*, p. 270.
(*c*) Yarrell, *On the Organs of voice in Birds* (*Trans. of the Linnean Society*, 1829, t. XVI, p. 306, pl. XVII, fig. 2).
— Owen, *The Anatomy of Vertebrates*, vol. II, p. 218.
(*d*) Boccius, *Ueber den obern Kehlkopf der Vögel* (Müller's *Archiv für Anatomie*, 1858, p. 614, pl. XXIV).
(*e*) Cuvier, *Anatomie comparée*, 1805, t. IV, p. 7.
(*f*) Yarrell, *Op. cit.* (*Trans. Linn. Soc.*, t. XVI, p. 307, pl. XVII, fig. 2).

dont les uns dilatent la glotte et les autres la ferment (1). Enfin une crête cartilagineuse, située sur la ligne médiane, s'élève souvent de la face interne du thyroïde et se porte vers la glotte (2). Il est aussi à noter que cet orifice, au lieu d'être situé dans le prolongement de l'axe de la trachée, comme chez les Mammifères, est dirigé en dessus vers la paroi dorsale du pharynx. Chez un Gallinacé de la famille des Pénélopes (l'*Ortalida Gallina*), il y a de chaque côté de cet organe une poche membraneuse (3).

Larynx inférieur ou syrynx.

§ 5.— Le larynx inférieur ne fait presque jamais défaut (4); il est constitué par la portion terminale des bronches et la portion adjacente de la trachée dont la structure présente dans cette région claviculaire des particularités remarqua-

(1) En général il existe à chaque extrémité de l'ouverture laryngienne un petit muscle impair qui se porte d'un aryténoïde à l'autre, en les embrassant par derrière, et qui rapproche ces valvules entre elles, mais quelquefois le constricteur antérieur de la glotte manque : chez le Canard, par exemple.

Les muscles antagonistes des précédents (ou dilatateurs de la glotte) sont pairs et s'étendent du bord supérieur des pièces thyroïdiennes latérales à une crête occupant la partie extérieure de l'aryténoïdien correspondant (*a*).

(2) Duvernoy a trouvé cette crête plus ou moins développée chez les Canards, les Plongeons, les Cigognes, la Pintade, le Coucou, l'Engoulevent, etc.

Chez l'Albatros, elle est précédée d'un gros tubercule tricuspide.

Elle manque chez les Rapaces et les Struthioniens.

(3) Humboldt a signalé l'existence de ces réservoirs qui se remplissent d'air lorsqu'on souffle dans la trachée par les bronches (*b*).

(4) Cuvier a constaté que chez le Vautour Papa de l'Amérique centrale, il n'existe ni à la partie inférieure de la trachée ni dans la partie adjacente des bronches, aucune particularité de structure qui soit assimilable à celles qui caractérisent le larynx inférieur des autres Oiseaux (*c*). Yarrell a constaté le même mode d'organisation chez le Condor (*d*); mais le Vautour fauve est au contraire pourvu d'un larynx inférieur.

(*a*) Yarrell, *Loc. cit.*, p. 305, pl. XVII, fig. 3 et 4.
— Owen, *Anat. of Vertebrates*, t. II, p. 218, fig. 99 et 100.

(*b*) Humboldt, *Op. cit.* (*Observ. de zoologie et d'anat. comp.*, t. I, p. 7, pl. I, n° 3, fig. 3).

(*c*) Cuvier, *Mémoire sur les organes de la voix des Oiseaux* (*Mag. encyclop.*, 1798, t. II, p. 165). — *Leçons d'anatomie comparée*, 1re édit., t. IV, p. 464.

(*d*) Yarrell, *Op. cit.* (*Trans. Linn. Soc.*, t. XVI, p. 308, pl. XVII).

bles. Le tube aérifère se dilate dans ce point; ses anneaux osseux diffèrent par leur forme et leurs relations de ceux du reste de l'appareil; il se garnit extérieurement de muscles plus ou moins complexes et il présente intérieurement des dispositions spéciales de nature à en faire un vibrateur; mais sa conformation ainsi que sa constitution varient beaucoup suivant les espèces (1), et c'est chez les Oiseaux chanteurs que cet instrument phonateur atteint le plus haut degré de perfection. Les Oiseaux qui, sans être aussi bons musiciens que les précédents, modulent leur voix de façon à pouvoir imiter la parole humaine, présentent sous ce rapport le même mode d'organisation, tandis que chez les espèces criardes le larynx inférieur se simplifie dans ses parties essentielles tout en se compliquant parfois beaucoup par le développement d'instruments accessoires propres à renforcer les sons engendrés dans son intérieur. Ce sera donc chez les Oiseaux chanteurs ou jaseurs que nous l'étudierons d'abord.

Chez ces Oiseaux, ainsi que chez les autres Animaux de la même classe, ce larynx se compose de deux étages, l'un supérieur, trachéen et simple ou incomplétement divisé par une cloison verticale médiane; l'autre bronchique et constitué par une paire de tubes renflés au milieu ou vers le bas et communiquant chacun avec l'étage dont je viens de parler par un détroit plus ou moins resserré dont les rebords font saillie dans le passage ainsi établi (2). C'est un appareil

(1) Parfois le larynx inférieur n'est pas constitué de la sorte et appartient tout entier à ce dernier tube, dont la partie subterminale, au lieu d'être pourvue comme d'ordinaire d'une série d'anneaux osseux, est presque entièrement membraneuse et n'est renforcée que par un ligament longitudinal et une série de demi-anneaux très-distincts faisant fonctions de vibrateurs. Ce mode d'organisation a été constaté chez les *Thamnophilus*, les *Myiotheres* et les *Opithorhynchus*, Passereaux de l'Amérique (*a*).

(2) D'ordinaire les deux jambages

(*a*) J. Müller, *Ueber die bisher unbekannten typischen Verschiedenheiten der Stimmorgane der Passeriner*, pl. II, fig. 1-10 (*Mém. de l'Académie de Berlin*, 1845).

très-compliqué, et pour comprendre facilement ce qu'il y a de plus important dans sa structure il est utile d'examiner successivement sa charpente solide, ses organes vibrateurs qui sont des parties très-élastiques désignées sous les noms de membranes tympaniformes, de membrane semi-lunaire et de lèvre ; enfin ses tenseurs qui sont d'une part des leviers intérieurs, d'autre part des muscles extérieurs.

Chez la Corneille, que je choisirai comme exemple des Oiseaux polymyodaires, parce que Savart a donné une série de très-bonnes figures représentant ses diverses parties constitutives et leurs relations mutuelles (1), la charpente solide du larynx inférieur est formée en premier lieu par la partie terminale de la trachée dont les trois derniers anneaux, libres dans le jeune âge, ne tendent pas à se souder entre eux et à former ainsi une sorte de petite cheminée conique désignée sous le nom de *tambour*, dont la partie médiane descend en manière de pointe jusqu'à l'enfourchure des bronches et dont les bords latéraux sont reliés à la première paire de demi-anneaux de ces tubes ou *osselets laryngo-bronchiques*. Ces dernières pièces se rencontrent entre elles par leurs extrémités en avant aussi bien qu'en arrière, mais à partir de leur point de jonction les deux moitiés du syrynx

bronchiques du larynx inférieur divergent beaucoup de façon que la forme générale de l'organe est comparable à celle de la lettre Y renversée (⅄), et ils sont reliés entre eux par une expansion membraneuse assez large (*a*), ou par une bande fibreuse d'une certaine longueur (*b*), mais parfois ils sont fort rapprochés dans toute leur longueur et les deux membranes tympaniformes sont presque en contact entre elles, ainsi que cela se voit chez l'Alouette (*c*).

(1) Ces figures, représentant la conformation intérieure de cet appareil vocal aussi bien que sa forme générale, sont suffisamment grossies pour rendre bien distinctes toutes les parties essentielles à connaître et elles sont particulièrement instructives (*d*).

(*a*) Par exemple chez le Fou de Bassan ; voy. Yarrell, *Loc. cit.*, pl. XVIII, fig. 4.
(*b*) Par exemple chez le Goëland ; voy. Yarrell, *Loc. cit.*, pl. XVIII, fig. 1.
(*c*) Savart, *Mémoire sur la voix des Oiseaux* (*Ann. de chim. et de phys.*, 1826, t. XXXII, p. 17).
(*d*) Savart, *Loc. cit.*, pl I, fig. 1-6.

deviennent complétement indépendantes l'une de l'autre et s'écartent entre elles. Chacune d'elles s'élargit progressivement dans sa portion supérieure qui est cloisonnée en avant et en arrière aussi bien qu'en dehors par le second et le troisième demi-anneau ou osselet laryngo-bronchique, mais reste membraneuse à sa face interne. Il est aussi à noter que l'osselet moyen (ou deuxième osselet laryngo-bronchique) descend obliquement sur le bord de l'osselet suivant de façon à s'y appuyer par son extrémité postérieure (1) et à laisser sur le devant un grand espace occupé par les tuniques membraneuses du canal. Le troisième osselet est le plus grand de tous et les anneaux suivants se resserrent progressivement de manière à diminuer de plus en plus le calibre de la bronche; et à rétrécir en même temps la portion membraneuse qui en constitue la partie interne. Ces bandes osseuses, qui sont très-élastiques, restent divisées dans toute la longueur de la bronche, mais les deux bouts de chacune d'elles ne tardent pas à se rencontrer, et c'est alors que se termine la région laryngienne du tube respirateur, bien qu'il n'y ait entre cette partie de l'appareil et le porte-vent non vibrateur situé au-dessous aucune ligne de démarcation nettement tracée, et c'est peu à peu que la bronche dilatée dans le voisinage du tambour prend sa forme ordinaire.

La portion membraneuse de chacun des larynx bronchiques ainsi constitué occupe par conséquent la partie interne de cet organe et se trouve adossée à son congénère. Elle constitue ce que l'on appelle la *membrane tympaniforme du larynx* et, à son point de rencontre avec son congénère, elle est fixée à une traverse osseuse qui est située sur la ligne médiane et dirigée d'avant en arrière normalement à la

(1) Ou extrémité supérieure de cet osselet, si on suppose le tube aérifère placé horizontalement.

direction de l'axe de la trachée, et fixée par ses deux extrémités aux parties correspondantes du tambour. Cette traverse sépare donc entre elles la portion trachéenne du syrynx et les portions inférieures ou bronchiques de cet organe ; mais la tunique muqueuse qui la recouvre ne se borne pas à l'embrasser, elle se prolonge plus loin et donne ainsi naissance à une cloison membraneuse qui s'avance plus ou moins loin entre les deux moitiés de la cavité du tambour, et qui, à raison de la forme de son bord libre, a été désignée sous le nom de *membrane semi-lunaire*.

Cette cloison médiane est donc une prolongation des deux membranes tympaniformes qui, au lieu d'être écartées entre elles comme dans la portion bronchique du syrynx, sont acolées l'une à l'autre, et de même que ces dernières membranes pariétales, elle peut être tendue ou relâchée par suite de mouvements exécutés par un cartilage qui, en partant de l'extrémité antérieure du deuxième osselet bronchique, longe en dessous la traverse dans une étendue plus ou moins considérable et qui est disposé de manière à pouvoir, en pivotant sur son bord, presser sur ces membranes : circonstance à raison de laquelle je donnerai à l'espèce de cerceau ainsi constitué le nom de *cartilage tenseur* (1).

Près de l'embouchure de chacun de ces tubes laryngo-bronchiques dans le tambour ou portion trachéenne du syrynx, la tunique muqueuse présente aussi deux replis transversaux, qui font saillie dans l'intérieur du canal aérifère, en manière de lèvres, et qui sont situés l'un du côté externe,

(1) Cette pièce, dont le rôle est très-important dans le mécanisme de la phonation, a été appelée par Vicq d'Azyr et par Savart *cartilage aryténoïde*, à raison de sa ressemblance avec la pièce de ce nom dans le larynx supérieur; mais la désignation de deux choses différentes sous un même nom peut être une cause de confusion, et par conséquent je n'ai pas adopté le nom employé par ces auteurs.

l'autre du côté interne. Le premier de ces bourrelets longe en dessous le bord du troisième osselet laryngo-bronchique; il est renforcé par un cordon cylindrique d'apparence cristalline et il est susceptible d'exécuter des mouvements fort remarquables. L'autre lèvre, qui fait face à la précédente et dépend de la partie supérieure de la membrane tympaniforme, est renforcée par un petit filet cartilagineux et se trouve fixée à un angle saillant de l'extrémité postérieure du premier osselet laryngo-bronchique.

La disposition de ces diverses parties de l'appareil vocal est à peu près la même chez les autres Oiseaux chanteurs et les Oiseaux jaseurs, tels que les Pies, les Geais, les Étourneaux, les Grives et les Merles. La membrane semi-lunaire est très-étendue chez le Rossignol, les Fauvettes, le Chardonneret, le Serin, l'Alouette et beaucoup d'autres Passereaux remarquables par la mélodie de leur voix ou leur gazouillement; elle l'est beaucoup moins chez la Lavandière, la plupart des Mésanges, le Bouvreuil, etc.; enfin elle fait défaut chez beaucoup d'espèces plus ou moins voisines de celles dont je viens de parler, mais dont la voix n'offre pas les mêmes qualités musicales, par exemple le Moineau, le Gros-Bec, le Roitelet, l'Hirondelle de fenêtre et les autres Passereaux qui ne chantent pas ou ne font entendre que des sons peu variés (1).

La membrane tympaniforme est très-grande non-seulement chez la Corneille, mais aussi chez la Pie, le Freux, l'Étourneau et même le Bouvreuil; elle est plus étroite chez le Merle; enfin chez les Oiseaux chanteurs, tels que le Rossignol, les Fauvettes, la Lavandière et l'Alouette des champs, tout en étant fort longue elle ne descend guère au-dessous du 4e ou du 5e cartilage bronchique.

La traverse qui donne attache au bord supérieur des deux

(1) Pour plus de détails à ce sujet, je renverrai au mémoire de Savart cité ci-dessus (*Annales de chimie et de physique*, t. XXXII).

membranes tympaniformes, et qui sert de base à la membrane semi-lunaire, est en général complétement osseuse, mais chez les Alouettes elle est remplacée par un ligament et chez les Perroquets elle manque complétement, de sorte que cette dernière membrane, quoique bien développée, se confond avec les précédentes (1).

On rencontre aussi parmi ces Oiseaux quelques variations dans la conformation des lèvres syryngiennes. Celle qui est située du côté externe est ordinairement droite, libre et flottante, mais dans quelques espèces elle n'est pas continue et n'est représentée que par une série de petits grains arrondis (2). La lèvre interne, au lieu d'être constituée, comme la lèvre externe, par un bourrelet cristallin, est parfois représentée par une petite bande tendineuse, par exemple chez les Grives, les Merles, les Gros-Becs, le Pinson des Ardennes, la Lavandière, etc.

Le larynx inférieur ou syrynx de tous les Oiseaux chanteurs ou jaseurs est pourvu de plusieurs muscles qui y appartiennent en propre et qui sont disposés de façon à imprimer aux différentes pièces solides dont je viens de parler certains mouvements propres à déterminer des variations dans le degré de tension des parties membraneuses en relation avec elles. Ces organes moteurs ont une grande importance dans le mécanisme de la phonation, et ils varient considérablement sous le rapport de leur nombre et de leur disposition. Cuvier fut le premier à en faire une étude attentive (3), et à les distinguer des muscles extrinsèques de la trachée qui prennent leur point d'attache sur

(1) Il est aussi à noter que chez ces Oiseaux l'embouchure supérieure du syrynx est étranglée par suite de l'étroitesse du tambour (*a*).

(2) Cette disposition existe chez la Mésange charbonnière et la Mésange à tête bleue.

(3) Vicq d'Azyr avait remarqué que chez le Rossignol, le Serin, le Linot, le Verdier, le Chardonneret et l'A-

(*a*) Par exemple chez les Aras ; voy. Yarrell, *Loc. cit.*, pl. XVIII, fig. 6.

diverses parties adjacentes du squelette, abaissent ou élèvent le larynx supérieur et déterminent ainsi l'allongement ou le raccourcissement de ce porte-voix sans agir directement sur le jeu des parties constitutives de l'organe phonateur placé au bas du cou (1). Ces muscles propres sont toujours nombreux et variés chez les Oiseaux chanteurs, gazouilleurs ou jaseurs, et parfois ils présentent à peu près la même disposition chez les espèces criardes ou dont la tonalité de la voix ne varie que peu; la non-production de sons musicaux agréables à l'oreille dépend alors d'autres

louette, le larynx inférieur est entièrement recouvert par des muscles, tandis que chez les grands oiseaux, tels que le Dindon, la Poule, l'Oie, l'Outarde, le Butor, etc., cet organe est complétement dépourvu de muscles propres (*a*). Les recherches plus approfondies de Cuvier sur l'appareil musculaire du larynx inférieur datent de la fin du siècle dernier (*b*). Savart s'est occupé du même sujet (*c*), et Müller étudia sous ce rapport beaucoup d'espèces exotiques dont ses prédécesseurs ne s'étaient pas occupés (*d*). Enfin M. Garrod vient de publier de nouvelles observations sur les muscles du larynx inférieur chez divers Passereaux, notamment chez les Pitta (*e*).

(1) Les muscles abaisseurs de la trachée, dont l'existence a été signalée par Vicq d'Azyr, sont ordinairement au nombre de deux paires, et ont été décrits par Cuvier sous les noms de *muscles sterno-trachéens* et de muscles *ypsilo-trachéens* Les premiers, fixés à la face interne du sternum, près des angles externes de cet os, vont s'attacher à la trachée plus ou moins près du larynx supérieur. Les seconds s'étendent de la clavicule coracoïdienne aux côtés de la trachée comme les précédents; mais ils manquent souvent (*f*).

Les muscles antagonistes des précédents n'appartiennent pas en propre à la trachée; l'élévation du larynx est déterminée par les muscles mylo-hyoïdiens et dépend des mouvements exécutés par l'appareil lingual auquel ce tube est suspendu.

(*a*) Vicq d'Azyr, *Op. cit.* (*Mém. de l'Acad. des sciences*, 1779, p. 194).

(*b*) Cuvier, *Mémoire sur le larynx inférieur des Oiseaux* (*Magasin encyclopédique*, 1795, t. I, p. 330). — *Extrait d'un mémoire sur la voix des Oiseaux* (*Magasin encycloped.*, 1798, t. II, p. 162). — *Mém. sur les instruments des Oiseaux* (*Journ. de physique*, 1800, t. L, p. 426).

(*c*) Savart, *Op. cit.* (*Ann. de chim. et de phys.*, 1826, t. XXXII).

(*d*) J. Müller, *Ueber die bisher unbekannten typischen Verschiedenheiten der Stimmorgane der Passerenen* (*Mém. de l'Acad. de Berlin*, 1847).

(*e*) Garrod, *On some anatomical caracters which bear upon the major divisions of the Passerine Birds* (*Proceed. Zool. Soc.*, 1876, p. 506, pl. LII et LIII).

(*f*) Cuvier, *Leçons d'anatomie comparée*, 1re édit., t. IV, p. 468).

causes, mais dans la grande majorité des cas cette particularité acoustique coïncide avec une grande simplification de l'appareil moteur ainsi constitué, et au lieu d'avoir cinq, six ou même sept paires de muscles intrinsèques comme chez les Oiseaux chanteurs, le larynx inférieur n'en possède plus qu'une paire.

La Corneille, la Pie, le Geai et quelques autres Passereaux sont pourvus de six paires de muscles laryngiens inférieurs: trois antérieurs et trois postérieurs (1). Les premiers partent de la partie inférieure de la trachée ou du tambour pour se rendre aux trois osselets propres du larynx inférieur, et en tirant sur la partie antérieure de chacun de ces arceaux ils augmentent la capacité de cet organe; en faisant jouer le cartilage tenseur, ainsi que la lèvre glottique interne, ils rétrécissent l'ouverture laryngo-trachéenne; enfin ils tendent plus ou moins fortement cette lame saillante, ainsi que la membrane semi-lunaire et la membrane tympaniforme correspondante (2). Les muscles postérieurs descendent d'une manière analogue de la portion inférieure de la trachée, à chacun des trois osselets laryngo-bronchiques, et en tirant sur l'extrémité postérieure de ces arceaux ils déterminent, comme les précédents, des variations dans le degré de tension des parties membraneuses de l'organe phonateur.

Chez l'Étourneau la disposition de ces muscles est un peu différente : le muscle releveur antérieur du troisième osselet est représenté par deux faisceaux indépendants l'un de

(1) Yarrell n'a distingué que quatre paires de muscles propres du larynx inférieur chez le Corbeau (a).

(2) Pour plus de détails sur la disposition de chacun de ces muscles, sur les mouvements de torsion qu'ils impriment au cartilage tenseur (ou *aryténoïde inférieur*, Vicq-d'Azyr), je renverrai au mémoire de Savart cité ci-dessus (*Ann. de chim. et de phys.* 1826,, t. XXII).

(a) Yarrell, *Op. cit* (*Trans. Linn. Soc.*, t. XVI, pl. XVIII, fig. 10, 11 et 12).

l'autre, de sorte que le nombre total de ces organes moteurs est de sept paires, et que les modifications de l'appareil phonateur déterminées par leur contraction sont plus variées.

Chez les Merles, les Grives et les Gros-Becs, il n'y a que deux muscles antérieurs dont l'un appartient en propre au troisième osselet et l'autre est commun aux deux osselets situés entre cette dernière pièce et le tambour. Il en est de même chez l'Alouette, mais les muscles antérieurs sont moins développés et ne s'élèvent pas au delà du bord supérieur du tambour. Enfin on compte également cinq paires de ces muscles laryngiens chez le Rossignol, les Fauvettes, les Serins, les Linottes, les Chardonnerets et la plupart de nos petits Oiseaux chanteurs par excellence ou gazouilleurs (1).

Chez les Perroquets l'appareil musculaire du larynx inférieur est moins complexe; il ne se compose que de trois paires de muscles, dont deux agissent comme constricteurs de l'orifice glottique et comme tenseurs de la membrane tympaniforme, tandis que le troisième est un agent dilatateur (2).

Les Oiseaux qui n'ont pas la voix musicale et variée comme les chanteurs par excellence, qui ne font entendre qu'une ou deux notes analogues à celles d'un sifflet, qui ne peuvent pousser que des cris discordants ou sonner comme le fait une trompette, ont le larynx inférieur moins bien organisé; souvent leur appareil vocal présente des dispositions propres à donner aux sons qu'ils émettent une grande puissance, mais sa modalité n'est pas susceptible de varier comme chez les espèces dont je viens de parler, et une des causes de la

(1) Pour plus de détails à ce sujet, je renverrai aux observations de Duvernoy consignées dans la seconde édition des *Leçons sur l'Anatomie comparée* de Cuvier (t. VIII, p. 758 et suiv., 1846).

(2) Yarrell a donné des figures de ces muscles chez les Aras (*a*).

(*a*) Yarrell, *Op. cit.* (*Linn. Trans.*, t. XVI, pl. XVIII, fig. 6, 7 et 8).

monotonie est la simplification du système musculaire servant à mouvoir les diverses parties de sa charpente solide et à tendre plus ou moins fortement les membranes élastiques en connexion avec ces pièces. Chez beaucoup d'espèces le larynx inférieur n'est pourvu que d'une seule paire de muscles propres, et chez d'autres ces organes moteurs spéciaux manquent complétement de façon que la modalité de l'instrument vibrateur ne peut varier que par suite des mouvements généraux du tube aérifère.

Ces muscles font complétement défaut chez la plupart des Palmipèdes ainsi que chez les Gallinacés. Il en existe une paire chez presque tous les Oiseaux de proie et chez les Échassiers, ainsi que chez beaucoup de Passereaux. Parfois ils sont très-développés et disposés de façon à agir fort énergiquement sur la membrane tympaniforme. Leurs points d'attache varient (1), et tantôt ils ne se portent que de la partie inférieure de la trachée au premier ou au second osselet laryngo-bronchique, tandis que d'autres fois ils s'étendent non-seulement au troisième osselet, mais même beaucoup plus loin; ainsi chez le Héron, le Butor, le Coucou

(1) Le larynx inférieur des Passereaux américains du genre *Chasmorhynchus* présente plusieurs particularités de structure fort remarquables, notamment la disposition de la paire unique de muscles qui enveloppe cet organe comme le ferait un manteau et se recourbe entre les bronches pour aller s'attacher directement sur la membrane tympaniforme, mais ne peut être subdivisée en faisceaux distincts (*a*). La voix de ces Oiseaux est d'ailleurs peu modulée et a été comparée à une série de coups de cloche isolés.

Chez le Goura, Pigeon de très-grande taille, qui habite les Moluques, il y a de chaque côté de la partie inférieure de la trachée un faisceau musculaire qui se confond supérieurement avec le muscle sterno-trachélien et va s'attacher à la portion membraneuse des parois du syrynx comprise entre le tambour et le premier osselet broncho-laryngien (*b*). Chez les Pigeons ordinaires on distingue quelques vestiges de fibres charnues disposées de la même manière.

(*a*) J. Müller, *Op. cit.*, p. 25, pl. I, fig. 1-13 (*Mém. de l'Acad. de Berlin*, 1845).

(*b*) Yarrell, *On the voice of Birds* (*Trans. Linn. Soc.*, t. XVI, p. 310, pl. XVIII, fig. 3).

et le Grand-Duc, ils s'attachent au cinquième demi-anneau des bronches, et chez la Chouette, de même que chez la Hulotte, ils descendent jusqu'au septième demi-anneau.

J'ajouterai que les Oiseaux du Nouveau-Monde ne sont pas doués d'une voix aussi belle que nos Oiseaux chanteurs, qu'ils sont généralement plus silencieux, et que l'appareil musculaire de leur larynx est moins parfait; souvent il manque même complétement chez des espèces dont les représentants en Europe ou en Afrique sont des chanteurs remarquables et possèdent un syrynx multi-musculaire (1).

Caisses accessoires.

§ 6. — L'appareil phonateur de certains Oiseaux présente d'autres particularités de structure qui ne sont pas en relation avec la faculté de varier la tonalité de la voix, mais qui doivent influer sur son degré de sonorité. Telles sont des *caisses accessoires* ou bulles à parois plus ou moins osseuses qui naissent sur les côtés du larynx inférieur chez beaucoup de Palmipèdes lamellirostres et qui atteignent souvent des dimensions très-considérables. Ce sont des vases de renforcement ou résonnateurs, dont la cavité communique avec l'intérieur du larynx; leur forme est généralement très-irrégulière; ils ne sont pas symétriques; souvent ils n'existent que d'un côté et on ne les rencontre que chez les mâles (2). Enfin leur structure est parfois assez complexe

(1) La plupart des Passereaux américains n'ont qu'une seule paire de muscles laryngiens. Plusieurs de ces Oiseaux présentent dans la conformation du larynx des particularités remarquables, mais dont l'importance n'est pas assez grande pour que j'en fasse mention ici, et pour plus de détails à ce sujet je renverrai au mémoire de J. Müller, cité précédemment (*Recueil de l'Académie de Berlin* pour 1846).

(2) Ces dilatations capsulaires ou ampoules laryngiennes, dont j'ai eu l'occasion de parler en traitant des organes de la respiration (*a*), ont été remarquées par plusieurs naturalistes du siècle dernier, mais Bloch, puis Latham et Ramsey, furent les premiers à en faire une étude comparative (*b*).

(*a*) Voy. t. II, p. 286.

(*b*) Bloch, *Ornithol. Rapsodien* (*loc. cit.*).

— J. Latham and Ramsey, *An essay on the Trachea or Windpipes of various kirnds of Birds* (*Trans. of the Linn. Soc.*, 1795, t. IV, p. 90, pl. XIII à XVI).

par suite d'un très-grand développement de l'osselet transversal et de l'existence de plusieurs lacunes dans leurs parois osseuses, lacunes dont résultent autant de fenêtres fermées par une membrane tendue et très-élastique (1).

Chez le Cygne buccinateur de l'Amérique boréale, dont la voix stridente et d'une force remarquable rappelle les fanfares du clairon, les deux portions bronchiques de la trachée sont dilatées de façon à constituer une paire de grandes cavités analogues à ces ampoules (2), qui sont très-développées chez le Cygne sauvage, mais manquent chez notre Cygne domestique, et ainsi que l'a fait remarquer Buffon, cette différence organique coïncide avec la puissance vocale du premier et le mutisme relatif du second (3).

(1) Cette disposition est fort remarquable chez les Harles, dont la caisse accessoire du larynx inférieur est divisée en deux chambres par une cloison due à un développement énorme de l'osselet transversal et s'élevant de façon à ne laisser à sa partie supérieure qu'un pertuis fort étroit pour le passage de l'air. Les fenêtres tympaniformes sont grandes et nombreuses (*a*).

(2) Le Cygne trompetteur (*Cygnus Buccinator*) ressemble beaucoup à notre Cygne domestique, si ce n'est qu'il a le bec noir (*b*). Il présente aussi dans la disposition de la trachée et la conformation de la cavité dont le sternum est creusé pour loger les anses formées par ce tube plusieurs particularités remarquables qui influent indubitablement sur les qualités de sa voix et qui ont été très-bien représentées par Yarrell. Il est aussi à noter que les gros résonnateurs ainsi constitués sont séparés du tambour par un détroit fort resserré (*c*).

(3) Les Cygnes produisent des sons de deux sortes; lorsqu'ils sont animés par la colère, leur voix est aphone et ne consiste qu'en un bruit de souffle assez semblable à celui que les chats émettent dans des circonstances analogues et déterminé par la propulsion de l'air expiré contre la voûte palatine. Le cri de ces Oiseaux est au contraire un son musical très-sonore et dont la tonalité est facile à apprécier, ainsi que s'en est assuré un des correspondants de Buffon, l'abbé Arnaud (*d*). Plusieurs

(*a*) Bishop, art. VOICE, Todd's *Cyclop. of Anat. and Physiol.*, t. IV, p. 1498, fig. 915 et 916).
— Owen, *Anat. of Vertebrates*, t. II, p. 225, fig. 106 et 107.
(*b*) Swinson and Richardson, *Fauna Boreali-Americana*, t. II, p. 464.
(*c*) Yarrell, *Description of the Organ of voice in a new Species of wild Swan* (*Trans. Linn. Soc.*, 1832, t. XVII, p. 1, pl. I).
— Murie, *On Cygnus buccinator* (*Proceed. Zool. Soc.*, 1867, p. 8).
(*d*) Buffon, *Histoire naturelle*, t. II, p. 25.

Chez d'autres Oiseaux on trouve des dilatations analogues dans la trachée, plus ou moins loin au-dessus du larynx inférieur, et il est à présumer que ces élargissements du porte-voix exercent aussi une influence considérable sur les sons produits par l'organe essentiel de la phonation (1).

écrivains de l'antiquité ont parlé de la phonation du Cygne comme étant un chant mélodieux et plaintif que ces oiseaux faisaient entendre à l'approche de la mort (*a*); cette opinion, considérée généralement comme une fable (*b*), paraît ne pas être complétement dénuée de fondement, car un habile naturaliste russe (Pallas) assure que chez le Cygne sauvage les derniers mouvements respiratoires produisent des sons de ce genre (*c*). On attribue généralement à l'influence de la domestication le mutisme presque complet de notre Cygne commun (*Cygnus olor*), mais plusieurs ornithologistes pensent qu'il appartient à une espèce distincte du Cygne chanteur (*C. musicus*) dont il se distingue par le mode de coloration du bec et par quelques autres caractères de minime importance. Quoi qu'il en soit à cet égard, la voix de notre Cygne sauvage est beaucoup moins puissante que celle du Cygne buccinateur, et sous ce rapport le Cygne noir de l'Australie se rapproche davantage du premier. On trouve dans le livre de M. Brehm plusieurs indications intéressantes relativement au prétendu chant du Cygne ; j'ajouterai que si l'érudit du XVIIIe siècle dont j'ai cité le nom ci-dessus (*d*) avait possédé les connaissances zoologiques devenues vulgaires aujourd'hui, il n'aurait probablement pas rejeté avec autant de dédain ce qu'un naturaliste célèbre de l'antiquité (Elien) rapporte au sujet des Cygnes d'une région hyperboréenne qui, disait-on, mêlaient leur voix à celle des prêtres d'Apollon dans certaines cérémonies religieuses (*e*).

(5) La trachée de la double macreuse (*Anus fusca*) est très-remarquable sous ce rapport, car le résonnateur ainsi constitué est circulaire, sphérique et très-nettement séparé des parties adjacentes du conduit aérifère et complétement ossifié (*f*).

Chez d'autres Ansériens, une dilatation analogue mais plus ou moins fusiforme est constituée par l'élargissement d'anneaux trachéens qui ne se soudent pas entre eux et qui coexistent avec une caisse accessoire énorme du larynx inférieur : par exemple chez le Garrot ou *Anas Clangula* (*g*), et chez le Harle huppé ou *Mergus serrator* (*h*). Deux renflements du

(*a*) Aristote, *Histoire naturelle des Animaux*, trad. de Camus, t. I, p. 565.

(*b*) Morin, *Pourquoi les Cygnes qui chantaient autrefois si bien, chantent-ils aujourd'hui si mal* (*Mém. de l'Acad. des inscript.*, 1718 à 1725, t. V, p. 207).

(*c*) Pallas, *Zoographia Russo-Asiatica*, 1811, t. II, p. 214.

(*d*) Brehm, *La vie des Animaux*, t. IV, p. 723 et suiv.

(*e*) Morin, *Loc. cit.*,

(*e*) Ælianus, *De Natura Animalium*, lib. XI, cap. I, trad. de Gellius, 1565, p. 317.

(*f*) Latham et Ramsey, *Op. cit.*, pl. XV. fig. 3.

(*g*) Latham et Ramsey, *Op. cit.*, pl. XV, fig. 1 et 2.

(*h*) Latham et Ramsey, *Op. cit.*, pl. XVI, fig. 1 et 2.

Il y a également lieu de penser que la longueur considérable de la trachée et les courbures décrites par ce tube chez divers Oiseaux (1) contribuent au renforcement des sons chez beaucoup d'espèces dont la voix est remarquablement forte et stridente. La disposition de ces anses doit être particulièrement favorable à leur action comme tuyaux vibrants, lorsqu'elles se logent dans des cavités aérifères creusées dans le sternum, ainsi que cela se voit chez les Cigognes et beaucoup d'Échassiers.

Physiologie de la voix des Oiseaux.

§ 7. — Jusqu'ici la théorie de la phonation des Oiseaux n'a pas été établie d'une manière satisfaisante; sur beaucoup de points il existe de grandes inexactitudes relativement à la manière dont les vibrations sonores sont engendrées, et il est probable que les actions mécaniques dont ces mouvements dépendent, sont plus variées et plus complexes qu'on ne le suppose généralement. La voix, telle que nous l'entendons est une résultante due à un concours de phénomènes divers; l'appareil qui la produit ne ressemble à aucun des instruments à vent dont les musiciens font usage ou dont les physiciens ont étudié le jeu; et pour nous rendre compte de ce qui s'y passe il est nécessaire d'analyser attentivement les fonctions de ses diverses parties constitutives.

Il est d'abord à noter que la voix de certains Oiseaux, comme celle de l'Homme, est parfois aphonique, mais le plus ordinairement sonore ou phonante.

même genre, séparés par un rétrécissement allongé, se montrent chez le *Mergus-Mergas*, etc. (a).

Le Kamichi (*Palamedea bispinosa*) dont la voix est très-éclatante est également pourvu d'une grande dilatation de la trachée (b).

(1) Voy. t. II, page 284 et suiv.

(a) Yarrell, *Observ. on the Trachea of Birds* (*Trans. Linn Soc.*, 1827, t. XV, pl. XV, fig. 4).

(b) Humboldt, *Op. cit.* (*Observ. de zool. et d'anat. comp.*, t. I, p. 5, pl. II, n° 4, fig. 4).

Comme exemple des sons aphoniques produits par ces animaux, je citerai le bruit de souffle que les Cygnes font entendre lorsqu'ils sont excités par la colère. Il ressemble beaucoup à celui que, dans le langage familier, on appelle parfois le jurement du chat et il paraît résulter du frottement de l'air qui, lancé avec force par la soufflerie pulmonaire, ne traverse que difficilement l'ouverture du larynx supérieur à cause de la contraction des muscles constricteurs de cet organe et qui va frapper ensuite contre la voûte palatine. Le larynx inférieur me paraît ne prendre aucune part active dans l'émission de ce son qui est susceptible cependant d'acquérir une certaine intensité, mais n'a aucun caractère musical.

Les lèvres rigides, mais mobiles du larynx supérieur fonctionnent souvent comme interrupteurs, ou freins, dans la phonation proprement dite ; en obstruant plus ou moins l'embouchure du tuyau sonore constitué par la trachée, elles peuvent exercer aussi une influence notable sur la tonalité de la voix et sur le timbre de certains sons ; mais, ainsi que nous l'avons vu précédemment, c'est principalement, sinon uniquement dans le larynx inférieur, que naissent les vibrations périodiques qui sont la cause première de ces sons.

Diverses expériences faites par Savart jettent beaucoup d'utiles lumières sur le mode de production de ce phénomène chez les Oiseaux chanteurs. Ainsi on ne peut être que frappé de la perfection avec laquelle les oiseleurs imitent la voix d'un grand nombre de ces animaux en soufflant à travers un appeau, instrument dont Savart a fait connaître le mode d'action (1) ; et au premier abord on pourrait supposer que le mécanisme de la phonation devait

(1) Voy. ci-dessus page 480.

être le même dans cette espèce de sifflet et dans le larynx de l'Oiseau; mais Savart a fait voir que, dans l'appeau, les parois de la caisse phonatrice ne vibrent pas et que les mouvements sonores sont développés directement dans la colonne d'air de passage dans cette cavité, tandis que chez les Oiseaux les parois du larynx inférieur et du tuyau sonore constitué par la trachée vibrent fortement sous l'influence du courant aérien et que les trépidations développées ainsi dans les parties membraneuses de ces conduits jouent un grand rôle dans la production du son. Il compare donc le larynx de l'oiseau non pas à un appeau ordinaire dont les parois sont d'ivoire ou de métal, mais à un petit tube à parois flexibles dont il est facile de tirer des sons variés, si, pendant qu'on le presse entre les lèvres de façon à y produire un étranglement, on y fait passer, en y soufflant, un courant d'air plus ou moins rapide (1).

(1) Savart rappelle d'abord que l'extrémité supérieure de chaque bronche présente un rétrécissement produit en dedans par le cartilage tenseur (qu'il appelle l'aryténoïde) et les bourrelets de la lèvre interne, en dehors par le cordon vocal externe et le mouvement de rotation du troisième osselet qui porte ce cordon en dedans, circonstances d'où résultent dans les membranes du tuyau laryngien des tensions d'autant plus grandes que le passage traversé par l'air devient plus étroit; puis il ajoute : « On conçoit que par cette disposition les membranes excessivement minces qui entourent le larynx doivent entrer en vibration bien plus facilement que ne le peuvent faire les parois cylindriques ou même planes d'un tuyau ordinaire. On peut se faire une idée de ce mode d'embouchure par l'expérience suivante qui est plus connue des enfants que des physiciens. Si on prend une tige creuse de quelque plante, qu'on la saisisse entre les lèvres en la comprimant légèrement, qu'ensuite on y fasse passer un courant d'air, il se produit des sons qui ont une gravité extraordinaire eu égard à la longueur et au diamètre de la colonne d'air. Il est évident que les parois du tube entrent très-fortement en vibration, car on les sent frémir sous les lèvres et entre les doigts qui les touchent; un petit tuyau d'un très-petit diamètre, et d'environ deux pouces de longueur, peut donner des sons aussi graves que ceux de la voix humaine. Par de simples variations apportées dans la vitesse du courant d'air, l'on peut ainsi produire quatre ou même cinq sons autour de celui qui sort le plus facilement. Il semble que la produc-

Mais chez les Oiseaux chanteurs, les détroits trachéo-bronchiques ou glottes du larynx inférieur ne sont pas les seules parties qui vibrent sous l'influence du courant d'air lancé dans cet organe; la membrane semi-lunaire qui surmonte la ligne de jonction de ces deux orifices et qui s'élève plus ou moins haut dans le tambour, agit d'une manière

tion même du son dans cette circonstance puisse s'expliquer de la manière suivante : la partie du tube qui est dans la bouche conserve d'abord sa cylindricité; elle s'aplatit ensuite légèrement entre les lèvres. Or, comme le tube est élastique, cette portion aplatie tend à revenir à sa forme première, en même temps que l'air poussé avec force, conspire à produire un effet semblable ; cet effet a donc lieu, en partie, parce que les lèvres, comme corps élastiques, cèdent à la pression, mais ensuite elles réagissent ; puis le tube est de nouveau dilaté et ainsi de suite. En même temps que les lèvres rétrécissent le tuyau par leur réaction, l'air se comprime dans la partie du tube que la bouche contient, et il se dilate au contraire quand les lèvres cèdent à la tendance des parois pour revenir à leur position naturelle; il résulte de cette double action que la colonne d'air et les parois du tube sont ébranlées en même temps avec beaucoup de force, et qu'en conséquence le son acquiert beaucoup d'intensité. Chez les Oiseaux, le rétrécissement du canal étant produit par des cordons élastiques réunis aux parois minces du tuyau, cette disposition est sans doute beaucoup plus favorable à la production de l'effet que nous venons d'indiquer. On a voulu comparer l'embouchure du tuyau vocal des Oiseaux à une anche libre; mais il évident, d'après ce que nous venons de dire, que cette comparaison n'est pas exacte. D'ailleurs si elle l'était, les Oiseaux ne pourraient faire entendre qu'un seul son, à l'occasion d'une ouverture déterminée, mais l'expérience montre qu'il n'en est pas ainsi. En effet, si on enlève avec promptitude la trachée-artère et les bronches d'un Oiseau chanteur qu'on vient de faire périr à l'instant même, qu'on souffle de l'air dans cet organe, on entend aussitôt un son qui est ordinairement le même que celui que la frayeur arrachait à l'animal peu d'instants avant sa mort ; et ensuite si on varie la vitesse du courant d'air l'on peut ainsi produire tous les sons possibles compris dans un intervalle d'environ une octave et demie. Cette expérience que j'ai faite sur des Merles, des Étourneaux, des Linottes, des Chardonnerets, des Alouettes, etc., montre que plusieurs sons très-éloignés les uns des autres peuvent être donnés par le larynx inférieur des Oiseaux sans que l'état de cet organe subisse aucun changement important. On sait que les anches ne donnent, au contraire, qu'un seul son, qui n'est que très-légèrement modifié par la vitesse plus ou moins grande du courant d'air (*a*). »

(*a*) Savart, *Op. cit.* (*Ann. de chim. et de phys.*, 1826, t. XXXII, p. 120).

analogue et contribue aussi à la production du son. Il est même fort probable que chez les Oiseaux où cette cloison flexible est très-développée, elle doit, en oscillant, fonctionner à la façon d'une anche comprimante, et contribuer ainsi à produire certains sons d'un caractère particulier (1). Pour mettre en évidence le rôle de cette membrane qui manque chez les Oiseaux dont la voix n'est pas susceptible de se moduler pour le chant ou pour l'imitation de la parole humaine, Savart construisit une sorte de larynx artificiel, en disposant sur l'orifice d'un petit tube cylindrique un ruban étroit et mince, (une lanière de baudruche, par exemple), de façon à simuler la membrane semi-lunaire; il fit passer ensuite dans cet instrument un courant d'air et il en obtint des sons assez intenses dont la tonalité variait avec la tension de la cloison membraneuse et avec la vitesse du courant; l'échelle diatonique parcourue de la sorte pouvait avoir plus d'une octave d'étendue. Or, chez les Oiseaux chanteurs, où les deux lames de la membrane semi-lunaire ne sont que des prolongements des parois internes des membranes tympaniformes, toute tension de la lèvre interne de la glotte trachéo-bronchique entraîne nécessairement une tension correspondante de cette cloison, en sorte que toutes les parties de ce système vibratoire sont solidaires.

On conçoit donc que la multiplicité des muscles propres du larynx inférieur, aussi bien que l'étendue des mem-

(1) Savart attribue à cette origine les sons plus ou moins criards qui se mêlent souvent aux sons moelleux et ronds des meilleurs Oiseaux chanteurs. Ce physicien pense qu'il faut rapporter aux oscillations de la membrane semi-lunaire les sons que les Oiseaux chanteurs peuvent produire après la paralysie des muscles laryngiens résultant de la section des nerfs correspondants, opération qui détermine un grand affaiblissement de la voix sans en diminuer notablement l'étendue (*a*).

(*a*) Savart, *Loc. cit.*, p. 129.

branes élastiques dont cet organe est pourvu, soient des conditions de perfectionnement de l'appareil vocal des Oiseaux et que l'absence de ces agents modificateurs de la modalité de la portion trachéo-bronchique de cet appareil soit incompatible avec l'émission des sons de tonalité variée qui caractérisent le chant (1). Les Oiseaux dont le larynx inférieur n'est pas pourvu de muscles propres, les Gallinacés par exemple, et dont le détroit phonateur, constitué soit par l'embouchure laryngienne soit par la partie subterminale des bronches, conserve toujours à peu près les mêmes dimensions ainsi que le même degré de tension, ne pourront donc faire varier la tonalité de leur voix que dans des limites très-étroites, car alors les variations de ce genre ne dépendent guère que de la vitesse du courant et de l'influence exercée sur la tension des parties membraneuses dont je viens de parler, par des mouvements généraux d'élévation ou d'abaissement de la trachée. Chez ces Oiseaux les sons seront d'autant plus graves que la trachée sera plus longue, que son diamètre sera plus considérable et que ses parois seront plus minces.

(1) Nous avons vu précédemment qu'en général le système musculaire du larynx inférieur est moins développé chez les Oiseaux d'Amérique que chez ceux, qui en Europe, sont les représentants zoologiques des premiers, et il est aussi à noter que ceux-ci sont meilleurs chanteurs. Il y a cependant dans l'Amérique septentrionale quelques espèces de la famille des Merles qui possèdent au plus haut degré la faculté de varier les intonations de leur voix et d'imiter soit le chant des autres Oiseaux, soit des bruits divers, et qui à raison de cette circonstance, sont désignés sous le nom de *Moqueurs* (a). Il serait donc intéressant de connaître l'anatomie de leur larynx ; mais je n'ai trouvé dans les écrits des Ornithologistes des États-Unis, aucun renseignement à ce sujet. Un magnifique Oiseau de l'Australie, le Ménure lyre, imite aussi avec une rare perfection les sons les plus variés (b), mais je ne connais pas la structure de son appareil vocal.

(a) Wilson, *American ornithology*, t. II, p. 98 et suiv.

(b) Verreaux, *Sur les mœurs du Menura superba* (*Revue de zoologie de* Guérin, 1849, série 2, t. I, p. 114).

Cuvier, guidé par quelques expériences instituées pour l'éclairer sur le mécanisme de la phonation et par la connaissance des effets de l'oblitération de l'une des extrémités d'un tuyau sonore sur la hauteur du ton produit par cet instrument, avait attribué au jeu de l'espèce d'opercule bilabié dont l'orifice du larynx supérieur est garni les changements de tonalité qui se produisent dans la voix des Oiseaux chanteurs (1). La grandeur de cet orifice d'écoulement par rapport au tuyau sonore doit exercer, en effet, de l'influence sur le mode de vibration de la colonne d'air contenue dans ce tube ; mais il résulte des expériences de Savart que les effets produits de la sorte sont fort limités et ne dépassent guère la valeur d'une note de l'échelle diatonique ou d'une tierce mineure. Néanmoins, c'est une action modificatrice dont les Oiseaux chanteurs font fréquemment usage, notamment pour la production des cadences et dont les Oiseaux criards se servent pour produire les interruptions temporaires que les musiciens représentent par le signe connu sous le nom de *soupir*. C'est en grande partie à des interruptions de ce genre que le cri de certains Oiseaux doit son caractère particulier : le cri du Coq par exemple.

Dans l'appareil vocal des Oiseaux, de même que dans la flûte, le trombone, ou les orgues à bouche, la longueur du tuyau sonore ou porte-voix exerce indubitablement une grande influence sur l'aptitude de ces divers instruments à produire des sons plus ou moins graves, car la longueur de la colonne d'air contenue dans ce tube détermine l'aptitude de ce fluide élastique à vibrer avec plus ou moins de rapidité et nous savons que le nombre des oscillations réalisées en un temps donné, est toujours en rapport avec la lon-

(1) Cuvier a exposé avec détail ses vues à ce sujet dans la première édition des *Leçons d'anatomie comparée*, t. IV, p. 459.

gueur de l'onde sonore. Cela nous explique pourquoi les petits Oiseaux ont généralement la voix haute, et pourquoi les Oiseaux à long cou, et surtout les Oiseaux dont la trachée forme une ou plusieurs anses, ont en général la voix remarquablement grave et forte, car chez eux la résonnance de l'air dans le tuyau sonore contribue à la puissance du son plus que ne le font les vibrations initiales de l'air dans le larynx inférieur.

Je dois ajouter que chez tous les Oiseaux la double embouchure des tubes bronchiques dans le tambour syryngien est une disposition très-favorable à l'intensité des sons et à leurs qualités musicales. Effectivement Savart a démontré expérimentalement que les ondulations provenant de chaque embouchure se superposent parfaitement dans toute l'étendue du système acoustique, circonstance qui augmente l'amplitude des oscillations des particules de l'air et donne aux sons ce que les musiciens appellent de la rondeur (1).

D'après cet ensemble de faits, il paraît bien probable que dans la classe des Oiseaux les sons de la voix ne sont pas toujours engendrés de la même manière, non-seulement chez les Animaux d'espèces différentes, mais aussi chez le même individu. Savart qui a, plus que tout autre physicien ou naturaliste, étudié attentivement le chant d'un

(1) Il résulte aussi des expériences de Savart que l'on ne saurait produire en même temps des sons différents par les deux embouchures trachéo-bronchiques ; le son le plus grave étouffe toujours le son le plus aigu qui se met de suite à l'unisson avec le premier.

Ce physicien fait remarquer également que le renforcement du son obtenu de la sorte chez les Oiseaux est d'autant plus nécessaire que le tuyau vocal de ces animaux a un diamètre très-petit relativement à sa longueur et l'on sait que dans les instruments à vent les tubes dont la longueur est au diamètre comme 30 ou 40 est à 1 ne parlent que difficilement, surtout lorsqu'on veut leur faire rendre leur son fondamental (*a*).

(*a*) Savart, *Op. cit.*, (*Ann. de Chimie*, 1826, t. XXXII, p. 124).

grand nombre de Passereaux, en a jugé ainsi; cet auteur pense que dans le chant du Serin il y a des sons de flûte, des sons d'anche et des sons assez semblables à ceux de la voix humaine et explicables par la vibration de l'air lors du passage de ce fluide élastique par un orifice étroit comme dans l'appeau ou réclame des chasseurs.

Chez quelques Oiseaux, cette diversité d'origines est indubitable. Ainsi le Casoar de la Nouvelle-Hollande fait souvent entendre un son sourd, mais d'une certaine intensité, qui ne provient pas du larynx inférieur et qui résulte des injections de l'air dans une poche membraneuse en communication avec la portion moyenne de la trachée (1).

Dans l'état actuel de nos connaissances, il serait difficile, sinon impossible de rendre compte des causes dont dépendent les nombreuses variétés qui se font remarquer dans la voix des Oiseaux quant à l'étendue, au timbre et au mode d'émission (2). Chez beaucoup d'espèces elle éprouve, pendant son passage au dehors, des modifications analogues à celles dont résulte chez l'homme l'émission de

(1) Ainsi que nous l'avons vu précédemment (*a*), la trachée présente vers le milieu du cou, dans les deux sexes, une ouverture longitudinale qui communique avec une grande poche aérifère. Cet orifice est peu développé chez les jeunes, mais chez les individus adultes il devient très-grand (*b*). Chaque fois que l'animal en se rengorgeant gonfle cette poche, il fait entendre un son comparable à un roulement de tambour étouffé et si l'on place la main sur la tumeur temporaire formée de la sorte on sent facilement les frémissements produits par l'entrée de l'air dans son intérieur.

(2) Chez quelques Oiseaux on a cependant constaté des particularités de structure qui paraissent devoir être en rapport avec les qualités spéciales de leur voix. Ainsi chez le Pigeon ordinaire, la Tourterelle et toutes les autres espèces de la même famille dont Savart a pu disséquer le larynx, les deux derniers anneaux de la trachée sont articulés ensemble antérieurement et postérieurement, mais laissent entre eux, de chaque côté, un espace fort large qui

(*a*) Voy. t. II, p. 287.

(*b*) Murie, *On the Tracheal Pouch of the Emu* (*Proceed. Zool. Soc.*, 1867, p. 405).

divers sons représentés, non-seulement par des voyelles, mais aussi par quelques consonnes ; dans le gloussement de la Poule par exemple, on entend fort distinctement le son *glou* répété plusieurs fois à de courts intervalles, et le sifflement de plusieurs petits Échassiers, tels que les Chevaliers, produit le son *piou*, *piou*, d'abord bref, puis prolongé ; mais c'est surtout chez quelques Oiseaux chanteurs et chez les Perroquets que la faculté d'imiter la voix humaine est portée au plus haut degré, et là, cette aptitude à parler dépend en grande partie de la structure de la langue qui, au lieu d'être sèche, est charnue, très-mobile et capable de changer de forme. Cet organe me paraît jouer le principal rôle dans la formation des mots prononcés par ces Oiseaux (1) ; mais la loquacité d'autres espèces ne saurait être attribuée à la même cause, notamment celle du Geai.

Production de sons chez les Reptiles.

§ 8. — Dans la CLASSE DES REPTILES la faculté de produire des sons est toujours fort réduite ; d'ordinaire elle man-

est rempli par une membrane tendue à la face externe de laquelle s'attache l'extrémité inférieure du muscle propre du larynx, et il existe à la face interne de cette même membrane une couche de tissu analogue à celui dont est formée la lèvre vocale externe chez les Oiseaux chanteurs (*a*).

(1) La langue des Perroquets est pourvue de muscles plus forts et plus nombreux que ceux d'aucun autre Oiseau connu, et par l'action de ces agents moteurs, sa forme ainsi que sa position sont susceptibles de varier beaucoup et très-rapidement. Pour plus de détails à ce sujet je renverrai à un mémoire de Duvernoy, mais je ne saurais partager l'opinion de cet anatomiste qui considère cet organe comme n'ayant aucune influence sur l'articulation des sons (*b*).

Humboldt qui a étudié aussi la structure de l'appareil vocal du *Psittacus Ararauna*, attribue à une conformation particulière de l'os hyoïde, l'aptitude de cet Oiseau à imiter les sons de la voix humaine (*c*) ; mais cette explication ne repose sur aucune observation directe et elle n'est pas satisfaisante.

(*a*) Savart, *Loc. cit.*, p. 126.

(*b*) Duvernoy, *Sur quelques particularités des organes de la déglutition des Oiseaux et des Reptiles* (*Mém. de la Soc. d'hist nat. de Strasbourg*, t. II, pl. II, fig. 1 à 8).

(*c*) Humboldt, *Mémoire sur l'os hyoïde et le larynx des Oiseaux, etc.* (*Recueil d'obs. de zool. et d'anat. comp.*, t. I, p. 7, pl. 3, n° 6).

que plus ou moins complétement et ceux de ces Animaux qui ne sont pas privés de voix sont d'habitude silencieux. Parfois les jeunes Alligators poussent des cris que les voyageurs comparent au miaulement du chat (1) et les Serpents produisent une sorte de sifflement faible dû à l'expulsion rapide de l'air du poumon par l'orifice rétréci du larynx. Quelques Tortues font parfois entendre un bruit analogue (2); mais ces sons n'offrent rien d'intéressant à étudier et l'appareil vocal des Reptiles est toujours d'une grande simplicité. Il n'y a aucune trace de larynx bronchique et le larynx pharyngien situé à l'extrémité supérieure de la trachée est d'une structure fort simple.

Quant au bruit de crécelle produit par les Serpents à sonnette, il n'a rien de commun avec la voix et résulte du frémissement de l'extrémité de la queue où se trouvent engagées les unes au bout des autres un nombre variable de grelots, constitués comme nous l'avons vu précédemment, par des portions de la dépouille épidermique qui se détache à chaque mue (3).

Production des sons chez les Batraciens.

§ 9. — Chez les Batraciens le larynx est toujours plus ou moins rudimentaire (4), et ne prend en général que peu au point de part à la production des sons. Dans l'ordre des

(1) Humboldt a constaté qu'aussitôt après leur sortie de l'œuf les jeunes Alligators poussent des cris perçants, et les Indiens lui dirent que parfois ces Reptiles mugissent comme un Bœuf, fait qui a été vérifié récemment à la Ménagerie du Muséum, et il est à noter que les lèvres vocales de ces Reptiles sont très-développées (*a*).

(2) Aristote parle de la voix des Tortues comme d'un sifflement entrecoupé (*b*) et d'autres naturalistes la comparent à des soupirs profonds (*c*). Quelques auteurs attribuent à la grande Tortue marine appelée le Spargis luth la faculté de pousser des cris bruyants (*d*), mais on ne sait en réalité que peu de choses à cet égard.

(3) Voy. t. II, p. 61.

(4) Voy. t. II, p. 275.

(*a*) Humboldt, *Op. cit.* (*Obs. de zool. et d'anat. comp.*, t. I, p. 11, pl. IV, n° 9).

(*b*) Aristote, *Histoire des Animaux*, trad. de Camus, t. I, p. 223.

(*c*) Ray, *Synopsis Quadruped.*, p. 255.

(*d*) Duméril et Bibron, *Erpétologie générale*, t. I, p. 410.

Urodèles les individus des deux sexes sont silencieux et chez les Anoures il en est à peu près de même pour toutes les femelles ; mais les mâles, malgré leur petite taille, sont en général fort bruyants et les sons qu'ils font entendre, sont assez variés pour que la voix de ces Animaux ait été comparée tantôt au mugissement du Taureau, d'autres fois au tintement d'une cloche, ou bien encore au son d'une flûte. Divers noms spécifiques donnés à des Batraciens de cette division n'ont pas d'autre origine (1) et la racine *coax*, dont Aristophane a fait souvent usage et dont dérive le mot français : *coassement*, est une onomatopée qui rend très-bien le caractère des sons émis par plusieurs de ces Animaux, notamment par la Grenouille commune.

Ce bruit est produit, comme chez les autres Vertébrés à respiration aérienne, par l'air expulsé des poumons, mais il ne naît pas dans le canal respiratoire, et de même que chez le Casoar de la Nouvelle-Hollande dont j'ai parlé précédemment (2), il est produit par l'entrée de ce fluide élastique dans des poches particulières qui, au lieu d'être en communication avec la trachée comme chez l'Oiseau que je viens de citer, sont des annexes du pharynx.

Chez divers Batraciens ces poches vocales ne se montrent pas à l'extérieur ; mais chez d'autres Animaux de la même classe elles se déploient au dehors sous la forme d'une paire de vessies situées dans la région tympanique ou d'un sac médian placé à la partie antérieure du cou sous la mâchoire inférieure.

(1) Par exemple les noms de *Bull Frog* (ou Grenouille taureau) donné en Amérique à la *Rana mugiens*, de *Rana clamitans* et de *Rana clamans* que porte une autre espèce du même pays ; de *Rana gruniens* appliqué à une Grenouille de Java, de *Rana pipiens* sous lequel Gmelin désigna la Grenouille de Virginie ; de *Sonneur* qu'a reçu notre Crapaud à ventre jaune dont Merrem a formé le genre *Bombinator* ; de *Bufo musicus*, de *Hyla boans*, etc.

(2) Voy. ci-dessus, p. 631.

La Grenouille verte (*Rana esculenta*), si commune aux bords de nos étangs, présente le premier de ces modes d'organisation. Le mâle porte de chaque côté de la base de la tête une grande vessie rétractile qui communique avec l'arrière-bouche par un petit orifice circulaire et qui, en se gonflant d'air, produit un son éclatant (1). Il nous est facile d'imiter ce bruit discordant en faisant passer avec effort de l'air entre le dos de la langue et le bord inférieur de la portion latérale du voile du palais pendant qu'on prononce successivement les deux syllabes *coo, ac;* le frottement de l'air contre l'obstacle élastique constitué par le bord de cette cloison membraneuse produit les vibrations sonores, et le timbre particulier du son est donné par le résonnateur constitué par la cavité buccale, d'abord presque fermée, puis ouverte par la rétraction des commissures labiales. Chez la Grenouille le mécanisme du coassement est à peu près le même : l'embouchure de chaque vessie fait office de vibrateur et la vessie agit à la façon d'un résonnateur ou vase de renforcement.

Des poches vocales du même genre existent chez presque

(1) Ces vessies vocales, dont Roesel a donné une très-bonne figure (*a*), sont analogues aux abajoues de certains Mammifères tels que les Hamsters (*b*); mais au lieu d'être des dépendances de la joue, elles naissent du plancher de la partie postérieure de la bouche et, pour se déployer au dehors, elles passent sous le bord de la mâchoire inférieure de façon à se placer dans le voisinage de l'oreille. La peau qui les recouvre est très-mince et garnie en dedans d'une couche de tissu musculaire servant à en déterminer la rétraction. L'air injecté dans leur intérieur par les mouvements d'expiration revient dans le pharynx lors de leur contraction.

Chez notre Grenouille rousse (*Rana temporaria*) ces poches vocales sont moins développées (*c*), mais l'air y est poussé avec assez de force pour qu'elles puissent fonctionner pendant que l'animal est sous l'eau; particularité qui n'a pas échappé à l'attention des anciens (*d*).

(*a*) Roesel, *Historia naturalis Ranarum nostratum*, pl. XIII, fig. 2.
(*b*) Voy. t. VI. p. 15.
(*c*) Roesel, *Op. cit.*, pl. IV, fig. 1 *a*.
(*d*) Ovide, *Métamorphoses*, liv. VI, v. 376.

tous les Batraciens de la famille des Raniformes (1), mais elles ne sont pas toujours visibles à l'extérieur (2).

Comme exemple de Batraciens ayant une poche vocale impaire, je citerai les Rainettes, chez lesquelles cet organe placé immédiatement sous la mâchoire inférieure est susceptible de prendre un grand développement (3). Un sac analogue existe chez beaucoup de Crapauds (4), ainsi que chez diverses espèces de la famille des Grenouilles, telles que le Pyxicéphale (5) et le Pseudis (6), cet organe vocal reçoit l'air dans son intérieur par une paire de fentes pratiquées dans le plancher de la bouche sur les côtés de la langue. Toutes ces poches paraissent avoir les mêmes fonctions que

(1) Les poches vocales font complétement défaut chez les Discoglosses (*a*).

(2) Chez les Batraciens raniformes dont les Erpétologistes ont formé les genres Cystignathe et Calyptocéphale il y a aussi une paire de vessies vocales, mais elles ne se montrent pas au dehors et chacune d'elles communique avec la bouche par une fente placée sous la partie postérieure de la branche sous-maxillaire (*b*).

(3) Chez la Rainette verte (*Hyla arborea*) cette poche gutturale est susceptible de se gonfler énormément (*c*) et sa réplétion alterne avec celle des poumons (*d*). Le coassement de ce Batracien consiste en un petit roulement produit par la répétition d'un son analogue à celui résultant des deux syllabes : *Krac-krac*.

(4) Cette poche vocale est en général peu apparente au dehors et elle paraît ne pas exister chez toutes les espèces du genre Bufo. Le Crapaud commun fait souvent entendre le soir un bruit doux qui est comparable à un son de flûte et qui ressemble beaucoup au chant du petit Hibou appelé le Scops.

(5) La vessie vocale de ces Batraciens communique avec la bouche par deux trous arrondis comme chez les Grenouilles et non par une paire de grandes fentes comme chez les Rainettes. Ces orifices sont situés sur les côtés de la langue (*e*).

(6) Le *Pseudis* ou *Jackie* est une Grenouille de l'Amérique méridionale dont les membres antérieurs se terminent par une sorte de main. Le mâle porte sous la gorge une poche vocale (*f*).

(*a*) Duméril et Bibron, *Erpéthologie*, t. VIII, p. 424.
(*b*) Duméril et Bibron, *Op. cit.*, t. VIII, p. 398 et 448.
(*c*) Roesel, *Op. cit.*, pl. IX, fig. 3.
(*d*) Dugès, *Traité de physiologie comparée*, t. II, p. 240.
(*e*) Duméril et Bibron, *Op. cit.*, t. VIII, p. 443.
(*f*) Duméril et Bibron, *Op. cit.*, t. VIII, p. 328.

les vessies subtympaniques des Grenouilles; cependant quelques naturalistes, Dugès par exemple, pensent que le bruit produit par les Rainettes a pour source la glotte et que ces organes ne servent qu'à augmenter l'intensité du son par résonnance; je ne connais aucun fait qui soit de nature à trancher la question, mais si les observations de Duméril et Bibron relativement à l'absence de vessies vocales, chez le Pelobate et le Bombinator sont exactes(1), l'opinion de Dugès me paraîtrait fondée, car les Batraciens que je viens de citer sont loin d'être silencieux : ce dernier est même très-remarquable par les sons qu'il émet et qui lui ont valu le nom vulgaire de Sonneur (2).

Production de bruits par les Poissons.

§ 10. — La faculté d'émettre des sons plus ou moins intenses existe chez quelques POISSONS. Elle a été signalée par Aristote et elle a été constatée chez plus de cinquante espèces (3); plusieurs de ces Animaux doivent à cette particularité les noms qu'ils ont reçus des pêcheurs : par

(1) Ces auteurs assurent avoir constaté l'absence de vessies vocales chez les Pelobates ainsi que chez les Bombinator (*a*).

(2) Le coassement du Sonneur ressemble un peu au son du cor venant de loin; on en peut donner une idée par les deux syllabes *hou-hou* (*b*).

Les Pelobates ou Crapauds bruns mâles coassent à peu près à la manière des Grenouilles, et les individus des deux sexes font entendre un petit grognement comparable au miaulement d'un jeune chat (*c*).

(3) J. Müller a réuni un grand nombre d'observations sur ce qu'il appelle les *Pisces vocales* et en a dressé une liste méthodique (*d*). M. Dufossé en a augmenté notablement le nombre et compte 52 espèces de Poissons chez lesquels la faculté de produire des sons a été constatée. Le principal travail de cet auteur sur l'ichthyophonie a paru en 1875 (*e*), mais dès 1858 il avait adressé à l'Académie des notes sur le même sujet (*f*).

(*a*) Duméril et Bibron, *Op. cit.*, t. VIII, p. 476 et p. 487.

(*b*) Fascio, *Faune des Vertébrés de la Suisse*, t. III, p. 241.

(*c*) Duméril et Bibron, *Op. cit.*, t. VIII, p. 478.

(*d*) Müller, *Ueber die Fische welche Töne von sich geben und die Entstehung dieser Töne* (*Archiv für Anat. und Physiol.*, 1857, p. 249).

(*e*) Dufossé, *Recherches sur les bruits et les sons expressifs que font entendre les Poissons d'Europe* (*Ann. des sciences nat.*, 1873, 5° série, t. XX, art. 3, p. 105).

(*f*) Voy. Duméril, *Rapport* sur un mémoire de M. Dufossé relatif à la *Voix des Poissons* (*Comptes rendus de l'Acad. des sciences*, 1858, t. XLVI, p. 610).

exemple les Trigles appelés Grondins, et cependant jusqu'en ces derniers temps les zoologistes n'avaient fait que peu d'observations sur les moyens à l'aide desquels ces bruits sont produits; mais un de nos anciens médecins de la marine, M. Dufossé, vient de publier sur ce sujet un travail fort étendu et il a très-bien mis en évidence, le mécanisme du phénomène chez quelques espèces qui habitent les mers d'Europe. Or, ce mécanisme diffère essentiellement de tout ce que nous avons vu chez les Vertébrés pulmonés, car les instruments vocaux ne sont jamais empruntés à l'appareil respiratoire (1).

En général les Poissons ne font entendre qu'un bruit plus ou moins obscur et comparable, soit à des grincements (2),

(1) Aristote insiste sur la distinction qu'il convient d'établir entre ces bruits et la voix proprement dite. Il cite l'espèce de grognement de la Lyre (qui est une Trigle), et il ajoute que les divers sons produits par ces animaux sont dus tantôt à des frottements, tantôt à l'agitation de l'air renfermé dans certaines parties intérieures voisines de l'estomac (*a*).

(2) Chez quelques Poissons, par exemple le Sauret (*Scomber brachyurus*), le bruit qui se fait entendre est dû à une sorte de stridulation intérieure que l'animal produit à volonté en frottant les dents pharyngiennes inférieures contre les dents dont le plafond de l'arrière-bouche est garni (*b*).

Le Poisson-lune (*Orthagoriscus mola*) produit un grincement analogue mais d'un caractère un peu différent, en frottant les dents de la mâchoire inférieure contre les dents intermaxillaires de la mâchoire supérieure (*c*).

Un poisson du Nil, connu en Egypte sous le nom de *Schal A'rabi* et appelé *Synodontes arabi* par Cuvier et Valenciennes, produit plusieurs sons dont le plus remarquable est dû, ainsi que l'avait remarqué Geoffroy Saint-Hilaire, à certains mouvements d'une grosse épine dont le dessus de la tête est armé (*d*). Cuvier et Valenciennes attribuent ce bruit à des mouvements de l'air dans la vessie natatoire (*e*), mais J. Müller a constaté qu'on peut le reproduire sur l'animal mort en faisant jouer l'épine dont je viens de parler (*f*), et M. Dufossé a fait voir que le grincement dé-

(*a*) Aristote, *Histoire des Animaux*, trad. de Camus, t. I, p. 221.
(*b*) Dufossé, *Op. cit.* (*Ann. des sciences nat.*, série 5, t. XIX, art. 5, p 41 et suiv.).
(*c*) Dufossé, *Loc cit.*, p 16.
(*d*) Geoffroy Saint-Hilaire, *Poissons du Nil*, édit. in-8, p. 319.
(*e*) Cuvier et Valenciennes, *Histoire des Poissons*, t. XV, p. 261.
(*f*) J. Müller, *Op. cit.* (*Archiv für Anat. und Physiol.*, 1857, p. 268 et suiv.).

soit à des éructations ou à des borborygmes (1), mais parfois ils produisent des vibrations régulières et des sons musicaux. Ainsi le Trigle-lyre et le Malarmet ou Trigle cuirassé émettent un bruissement assez fort qui dure pendant un nombre considérable de secondes, se renouvelle souvent (2) et peut être assimilé, assure-t-on, à des notes d'un instrument à anche comprises entre si_3 et $ré_4$. Or, diverses expériences faites par M. Dufossé ont conduit aussi cet auteur à penser que ces vibrations seraient dues principalement à des contractions de certains muscles intercostaux et renforcées par la résonnance de la vessie natatoire, dont ces derniers organes sont voisins, ou à des mouvements de même ordre, exécutés par les muscles propres de cette vessie (3).

pend non des mouvements de flexion ou d'élévation comme le supposait Geoffroy Saint-Hilaire, mais de petits mouvements de va-et-vient rotatoires s'effectuant dans l'état d'extension (*a*). Ce poisson dont Geoffroy Saint-Hilaire a donné une figure sous le nom de *Pimelodes scheclon* (*b*) est probablement le même que celui appelé χοῖρος (*Porus*) par Strabon (*c*).

(1) Des bruits de ce genre se font entendre chez les Carpes et beaucoup d'autres Cyprins qui viennent à la surface de l'eau prendre des gorgées d'air.

Ces bruits se produisent aussi chez les Anguilles et ils acquièrent plus d'intensité chez la Loche des étangs (*Cobitis fossitis*) dont l'intestin reçoit, comme nous l'avons vu précédemment, beaucoup d'air (*d*).

(2) Rondelet compare le bruit des Trigles au grognement du Porc (*e*). Cuvier et Valenciennes attribuent la même faculté à toutes les espèces de ce genre (*f*).

(3) M. Dufossé assure avoir constaté expérimentalement :

1° Que pendant l'émission du son il y a dans la vessie natatoire des vibrations appréciables par le doigt ; 2° que le bruit cesse lorsque la vessie natatoire a été vidée d'air ou extirpée ; mais que les frémissements continuent dans les faisceaux charnus des muscles intercostaux adjacents, tandis que tous les autres organes sont dans un état de repos complet ; 3° que l'émission du son peut recommencer si l'on remplace la vessie natatoire de l'animal par un réservoir aérien analogue mais inerte ;

(*a*) Dufossé, *Op. cit.* (*Ann. des sciences nat.*, série 5, t. XX, art. 3, p. 121 et suiv.).

(*b*) Geoffroy Saint-Hilaire, *Op. cit.* (grand ouvrage sur l'Égypte. *Histoire naturelle des Poissons*, pl. XIII, fig. 3 et 4).

(*c*) Strabon, liv. XVII, p. 824 (ou édit. de Woltens. Amsterdam, 1807, p. 1180, A).

(*d*) Voyez t. II, p. 383.

(*e*) Rondelet, *Histoire des Poissons*, t. I, p. 235.

(*f*) Cuvier et Valenciennes, *Histoire des Poissons*, t. IV, p. 22.

Les Trigles ne sont pas les seuls Poissons dont la vessie natatoire mise en trépidation par les contractions des fibres musculaires logées dans l'épaisseur de ses parois ou dans les parties adjacentes des parois abdominales peut devenir un organe producteur de vibrations sonores. M. Dufossé a constaté que ce réservoir aérien joue le même rôle chez le *Zeus faber*, le *Dactylopterus volitans*, et quelques autres espèces; mais je dois ajouter qu'à mon avis il règne encore beaucoup d'incertitude au sujet de la théorie physique de ces phénomènes, et j'incline à croire que dans la plupart des cas la source des vibrations sonores n'est pas dans le tissu des muscles, comme le pense M. Dufossé, mais dans les mouvements de l'air contenu dans la vessie natatoire et déplacé par l'action des muscles circonvoisins. N'ayant eu l'occasion ni d'étudier expérimentalement ces bruits intérieurs, ni même de les entendre, je n'oserais me prononcer sur leur nature; mais d'après les descriptions que divers auteurs en ont données, je serais disposé à les assimiler aux borborygmes et à l'espèce de coassement que l'Homme peut produire en poussant de petites quantités d'air à travers l'isthme du gosier pendant que le voile du palais est abaissé jusque sur la base de la langue et non à des murmures musculaires (1).

4° que les sons cessent lorsqu'on paralyse les muscles intercostaux des deux côtés par la section des nerfs latéraux (*a*). C'est aussi à cet observateur que nous devons l'évaluation musicale des sons indiqués ci-dessus.

(1) A ce sujet, je rappellerai que Broussonnet et Delaroche ont fait connaître chez les Donzelles ou *Ophidium barbatum* une disposition particulière de la vessie natatoire qui n'existe que chez certains individus, et qui est propre à comprimer et à refouler d'avant en arrière les gaz contenus dans ce réservoir pneumatique (*b*). Delaroche se demande si ce mode d'organisation n'aurait pas

(*a*) Broussonnet. *An account of the Ophidium barbatum* (*Trans. phil.*, 1781, t. LXXI, p. 437).

(*b*) Delaroche, *Observations sur la vessie aérienne des Poissons* (*Ann. du Muséum*, 1809, t. XIV, p. 275 et suiv.).

J'ajouterai que chez les Trigles, ainsi que chez quelques autres Poissons phonogènes, la vessie natatoire est divisée intérieurement par une sorte de diaphragme perforé au centre et renfermant des fibres musculaires, dont les unes sont disposées radiairement, les autres en manière de sphincter (1).

Quoi qu'il en soit à cet égard, il est à noter que les Maigres sont particulièrement remarquables par l'intensité des sons qu'ils produisent et par les effets acoustiques qui en résultent au sein de la mer, lorsque ces Poissons sont réunis en grand nombre, ainsi que cela se voit souvent dans la Méditerranée à l'époque du frai (2). Ils font alors entendre plusieurs notes dont les unes ont été comparées au son de bourdon rendu par la grosse corde d'une contre-basse, d'autres aux notes d'un hautbois, d'un harmonica ou d'un accordéon, et il en résulte une sorte de concert sous-marin,

pour usage la production de sons. Or, M. Dufossé a constaté que ce sont les individus mâles seulement qui offrent cette particularité de structure (*a*), et on sait d'ailleurs que d'ordinaire chez les Poissons les femelles ne possèdent pas la faculté de produire des sons.

(1) M. A. Moreau a constaté l'existence de cet appareil musculaire dans le diaphragme intérieur de la vessie natatoire chez le Trigle hirundo, ainsi que chez le Zeus faber, et il a vu que l'excitation galvanique des nerfs qui se rendent aux parois de ce réservoir aérien détermine dans la cloison perforée dont je viens de parler des contractions analogues à celles de l'iris. M. Moreau s'est assuré aussi que par la galvanisation des mêmes nerfs pratiquée chez un Trigle vivant, dont la moelle épinière a été divisée au-devant de la région dorsale, on peut déterminer la production de sons analogues à ceux que l'animal émet volontairement dans l'état normal (*b*).

(2) Les pêcheurs assurent que les sons rendus par les Maigres d'Europe (*Sciena aquila*) sont assez forts pour être entendus lorsque ces Poissons sont à une vingtaine de brasses sous l'eau et qu'on peut les attirer en sifflant (*c*).

(*a*) Dufossé, *De différents phénomènes physiologiques nommés voix des Poissons* (*Comptes rendus de l'Acad. des sciences*, 1858, t. XLVI, p. 353).

(*b*) Moreau, *Sur la voix des Poissons* (*Comptes rendus de l'Acad. des sciences*, 1864, t. LIX, p. 436).

(*c*) Cuvier et Valenciennes, *Histoire des Poissons*, t. V, p. 42.

dont plusieurs navigateurs ont fait mention. D'après les résultats fournis par quelques expériences analogues à celles faites sur les Trigles, M. Dufossé attribue également ces sons à la trépidation des muscles, dont les vibrations sonores seraient renforcées par l'espèce de table de résonnance constituée par la vessie natatoire, organe dont la structure présente diverses particularités en apparence très-favorables à ce mode d'action (1). Cet auteur est arrivé à des résultats analogues par ses études sur les Umbrines, qui produisent des sons plus sourds et moins variés que les Maigres (2), et par analogie il explique de la même manière les bruits sous-marins plus ou moins musicaux, dont les navigateurs ont été frappés en parcourant d'autres parties du globe (3); mais, ainsi que je viens de le dire, cette

(1) La vessie natatoire de ces Poissons (*a*) occupe la plus grande partie de la cavité abdominale et présente de chaque côté une série d'appendices tubuleux et ramifiés en manière d'arbrisseaux qui vont s'appliquer contre les grands muscles latéraux du tronc, et parfois pénètrent même entre les faisceaux charnus de ces organes (*b*). Ce réservoir pneumatique n'a aucune communication avec l'extérieur; à l'intérieur on y voit non-seulement des corps rouges, mais aussi une cloison membraneuse que M. Dufossé a décrite sous le nom de diaphragme.

(2) La vessie natatoire de ces Poissons ne présente pas d'appendices latéraux comme ceux des Muges (*c*). M. Dufossé a constaté chez l'Hippocampe la production de frémissements musculaires qui, dans les circonstances ordinaires, ne donnent naissance à aucun son appréciable par notre oreille, mais qui deviennent sensibles lorsqu'on ausculte l'Animal au moyen d'un stéthoscope dont le pavillon est garni d'une lame mince en baudruche (*d*).

(3) Un voyageur américain, J. White, fut témoin d'un phénomène de ce genre à l'embouchure du Cambodge, et son interprète lui dit que ce concert était produit par des poissons de forme ovale. Cuvier et Valenciennes pensent que ce devait être des *Pogonias* (*e*). Antoine de Jussieu attribue la production de ces sons au

(*a*) Voy. t. II, p. 375.
(*b*) Dufossé, *Op cit.* (*Ann. des sciences nat.*, 5e série, t. XX, art. 3, p. 5, pl. XVII, fig. 11).
(*c*) Dufossé, *Op. cit.* (*Ann. des sciences nat.*, 5e série, t. XX, art. 3, p. 22 et suiv.).
(*d*) Dufossé, *Loc. cit.*, p. 32.
(*e*) Cuvier et Valenciennes, *Op. cit.*, t. V, p. 198.

théorie acoustique ne me paraît pas satisfaisante (1), et à l'exemple de plusieurs naturalistes, notamment de Cuvier, j'attribuerai plutôt ces phénomènes à des mouvements de l'air de la vessie natatoire dans des parties rétrécies de ce réservoir clos; par exemple en traversant le pertuis central du diaphragme musculaire des Trigles et des Poissons de saint Pierre, ou des constrictions non permanentes des parois contractiles de cette poche pneumatique, analogues à celles dont dépendent parfois les borborygmes dans l'intestin de l'Homme (2).

Pour être fixé sur la source des vibrations sonores dont dépendent les bruits viscéraux produits par la plupart des

jeu des dents pharyngiennes qui sont d'une grosseur extraordinaire (*a*). Les Poissons-tambours qui fréquentent les côtes atlantiques des États-Unis de l'Amérique, et que Mitchell désigna sous le nom de *Labrus guenicus* (*b*), tandis que Schœpf les appelle *Labrus Chromis* (*c*), appartiennent au même genre.

(1) Je dois ajouter que M. Robin, dans un rapport sur le travail de M. Dufossé, présenté à l'Académie des sciences, a fait très-judicieusement des réserves au sujet du rôle de la myophonie dans la production des bruits et autres sons émis par les Poissons, mais sans attribuer la cause de ces phénomènes aux mouvements de l'air inclus dans la vessie natatoire (*d*).

(2) Parmi les expériences dont M. Dufossé argue à l'appui de sa théorie de la production de ces divers sons par myophonie, je n'en aperçois qu'une seule qui soit, en réalité, favorable à cette hypothèse : c'est celle dans laquelle le bruit se faisait entendre chez un Trigle dont la vessie natatoire avait été remplacée par une poche aérifère inerte (voy. ci-dessus p. 369, note 3); mais les renseignements relatifs à la nature des réservoirs employés de la sorte ne sont pas, à mon avis, suffisants pour bien établir que les phénomènes observés étaient indépendants de toute contraction dans les parois de cette vessie natatoire étrangère au Poisson mis en expérience et de tout mouvement gazeux provoqué dans la susdite vessie par la contraction de ses parois ou par des pressions exercées sur sa surface.

(*a*) Ant. de Jussieu, *De l'origine des pierres appelées yeux de serpents* (*Mém. de l'Acad. des sciences*, 1723, p. 207, pl. XLI, fig. 1).

(*b*) Mitchell, *The Fishes of New-York* (*Trans. of the New-York litter. and philos. Soc.*, 1815, t. I, p. 411).

(*c*) Schœpf, *Einige nordamerikanische Fische* (*Geselsch. der Naturforschende Freunde zu Berlin*, t. VIII, p. 138).

(*d*) Robin, *Rapport* sur un mémoire de M. Dufossé (*Comptes rendus de l'Acad. des sciences*, 1872, t. LXXV, p. 1074).

Poissons dont je viens de parler, de nouvelles investigations me paraîtraient donc nécessaires, et je signalerai ce *desideratum* à l'attention des naturalistes qui se trouvent sur les bords de la mer.

Production de sons chez les Invertébrés.

§ 11. — Les Animaux invertébrés qui, de même que les Poissons, vivent dans l'eau, n'ont pas de voix, et ni les Mollusques, ni les Crustacés, ni les Vers, ni les Zoophytes ne produisent même aucune espèce de son qui soit de nature à fixer ici notre attention.

Les Arachnides sont également presque tous silencieux (1); mais il en est tout autrement des Insectes, qui parfois sont même très-bruyants.

Les sons produits par ces petits Animaux peuvent être classés en quatre catégories principales, savoir les bruits de percussion, la stridulation, le bourdonnement et le bruit strident, que l'on appelle d'ordinaire le chant, quand on parle de la prétendue musique des Cigales (2).

Insectes percutants.

§ 12. — Comme exemple d'Insectes percutants je citerai en première ligne les Vrillettes ou les *Anobium* que, dans le langage populaire, on appelle les *horloges de la mort*, parce que jadis on supposait que le bruit produit par ces petits Coléoptères était un présage de mort prochaine pour l'un des habitants de la maison où ils ont établi leur demeure. Les individus de sexe différent s'appellent entre eux en pro-

(1) Quelques espèces du genre Teridion font exception à cette règle. Le mâle produit un petit bruit stridulent en frottant contre la partie postérieure du thorax un rebord dentelé situé à la base de l'abdomen. La femelle ne possède ni cet organe, ni cette faculté (*a*).

(2) Les sons produits par les Insectes sont en général très-monotones et peu harmonieux ; on peut cependant en noter la tonalité dans beaucoup de cas (*b*).

(*a*) Westring, *Underretning om det af ham opdagede Stridulationsorgan hos en Arachnide : Asagena serratipes* (Kroyer's *Nataurhostorik Tidskrift*, 1842, t. IV, p. 349). — *On Insekternes Stridulations organe* (*Op. cit.*, 2e série, t. II, p. 334, 1847).

(*b*) Landois, *Die Ton und Stimmapparate der Insecten in anatomisch-physiologischer Beziehung* (*Zeitschr. fur wissensch. Zool.*, 1867, t. XVII, p. 173).

duisant un bruit analogue au cliquetis d'une montre et résultant de séries de sept ou huit coups frappés rapidement avec les mandibules contre le bois où ils se logent, et séparées entre elles par quelques minutes de repos (1).

§ 13. — La stridulation est le phénomène de psophose, le plus ordinaire chez les Insectes, et, ainsi que je l'ai déjà dit, elle résulte du frottement de certaines parties du squelette tégumentaire les unes contre les autres. Tantôt c'est l'abdomen qui produit le son en raclant contre le thorax ou contre les élytres (2); d'autres fois le bruit résulte du frottement des cuisses ou des jambes postérieures contre les bords latéraux des élytres, et à cet effet la face interne de ces pattes est garnie d'une série de petites stries saillantes,

Stridulation des Insectes.

(1) C'est principalement au printemps, lorsque le temps est chaud, que les Vrillettes de l'un et l'autre sexe produisent ce bruit ; lorsque le bois sur lequel ces petits Insectes frappent de la sorte est tendre, ils y produisent des denticulations (*a*).

La femelle d'une autre espèce de Coléoptères qui habite le sud de l'Afrique, la Pimélie striée (*Moluris striata*), fait entendre, dans le même but, un appel analogue produit par le frottement d'une protubérance granuleuse de la face inférieure du second segment de l'abdomen contre le corps étranger sur lequel l'Insecte est posé (*b*).

(2) Les Mégalopes, Coléoptères chrysoméliens du Brésil, produisent un bruit aigu par le frottement du corselet contre le pédicule de l'abdomen (*c*).

Les Pédinites, qui sont communes aux environs de Buénos-Ayres et qui appartiennent à la famille des Lamellicornes, produisent un bruit assez fort en frottant leur abdomen contre leurs élytres (*d*). La stridulation des Géotrupes et des Copris d'Europe est due au même mécanisme (*e*), ainsi que le bruit produit par les Cerambyx (*f*).

(*a*) Kirby et Spence, *An introduction to Entomology*, 1817, t. I, p. 387.
— Dale, *On the ticking of Anobium* (*Mag. of Nat. Hirt.*, 1834, t. VII, p. 472).
— Edmonds, *The Death-watch.* (*Mag. of Nat. histo.*, t. VII, p. 468).
— Westwood, *Note about the Ticking of Anobium* (*Mag. of Nat. Hist.*, t. VII, p. 470).
— Landois, *Op. cit.* (*Zeitschr. für wissensch. Zool.*, t. XVII, p. 131).

(*b*) Olivier, *Entomologie*, 1789, t. I, p. IX.

(*c*) Lacordaire, *Mémoire sur les habitudes des Insectes coléoptères de l'Amérique Méridionale* (*Ann. des sciences nat.*, 1830, 1re série, t. XXI, p. 187).

(*d*) Burmeister, *Handbuch der Entomol.*, t. I, § 269.

(*e*) Lacordaire, *Op. cit.* (*Ann. des sciences nat.*, 1830, série 1, t. XX, p. 267).

(*f*) Solier, *Observations sur quelques particularités de la stridulation des Insectes* (*Ann. de la Soc. entomol.*, 1837, t. VI, p. 217).

disposées transversalement. Cette particularité se rencontre chez beaucoup de Coléoptères (1) et se fait remarquer également chez les Criquets, Orthoptères qui ressemblent beaucoup aux Sauterelles, mais n'ont pas comme celles-ci les antennes filiformes et très-longues. Chez ces Insectes la face interne des cuisses est fortement striée en travers et fait l'office d'archet en frottant contre les élytres dont la surface externe présente une ou plusieurs grosses nervures également striées, et susceptibles d'être ainsi mises en vibration comme l'est une corde de violon dans des circonstances analogues (2).

(1) La plupart des Longicornes produisent un son grave et assez fort lorsqu'étant au repos on les saisit, et ce bruit résulte du frottement du pédoncule finement strié du mésothorax contre la partie correspondante du prothorax dans lequel il est reçu. Sur l'insecte mort on peut produire le même effet en faisant frotter ces parties l'une contre l'autre (*a*).

Il y a aussi des Insectes chez lesquels la production du bruit est due au frottement de la tête contre le prothorax : par exemple la Réduve subalpestre (*b*) et quelques autres espèces du même groupe.

(2) Goureau, à qui on doit un travail spécial et fort étendu sur les organes producteurs des sons chez les Insectes, a décrit en détail la conformation de ces instruments et les manœuvres exécutées par les Criquets pour les mettre en jeu. Il fait remarquer aussi que la membrane sèche et élastique des élytres, comprise entre la grosse nervure striée et les nervures circonvoisines, doit vibrer facilement et faire office de table de résonnance (*c*).

Plus récemment M. Landois a publié des observations intéressantes sur la structure de cet appareil stridulent (*d*), et M. Yersin a constaté que le son produit par les Insectes de ce groupe varie suivant les espèces et aussi suivant la rapidité du mouvement de friction exécuté par les pattes faisant les fonctions d'archet (*e*).

Le caractère musical des notes produites de la sorte a été étudié par M. Scudder chez divers orthoptères de l'Amérique (*f*).

(*a*) De Geer, *Mémoire pour servir à l'histoire des Insectes*, t. III.

(*b*) Goureau, *Op. cit.* (*Ann. de la Soc. entomolog.*, 1837, t. VI, p. 65).

(*c*) Goureau, *Essai sur la stridulation des Insectes* (*Ann. de la Soc. entomol.*, 1837, t. VI, p. 50 et suiv., pl. IV, fig. 10-12).

(*d*) Landois, *Die Ton und Stimmapparat der Insecten* (*Zeitschr. für wissensch. Zool.*, 1841, t. XVII, p. 111 et suiv., pl. X, fig. 1 et 2).

(*e*) Yersin, *Sur la stridulation des Orthoptères* (*Bull. de la Soc. Vaudoise des sc. nat.*, t. III, 1847).

(*f*) S. Scudder, *Notes on the stridulation of some New-England Orthoptera* (*Proceed. of the Boston Nat. hist. Soc.*, t. XI, 1868).

D'autres fois l'appareil de stridulation est beaucoup plus parfait, car il peut se composer d'une sorte d'archet disposé de façon à jouer sur une tigelle élastique, faisant fonction de chanterelle et en connexion avec une table de résonnance comparable à un tambour de basque. Le tout est formé par les élytres qui frottent l'un contre l'autre et dont les nervures constituent d'une part le cadre du tambour et la chanterelle, d'autre part l'archet et une sorte de brosse disposée de façon à pouvoir mettre, comme ce dernier instrument, la chanterelle en vibration, lorsque les élytres s'entre-croisent et frottent l'un sur l'autre. Les Grillons mâles, lorsqu'ils sont arrivés à l'état adulte, possèdent cet instrument de phonation et s'en servent pour attirer l'attention des femelles et probablement aussi pour exciter en elles des désirs vénériens (1). Celles-ci sont muettes et leurs

(1) Chez le Grillon champêtre, où l'appareil de stridulation est mieux organisé que chez quelques autres espèces du même genre, chacun des élytres de la première paire, de consistance semi-cornée, se compose de deux portions, dont l'une interne et placée horizontalement au-dessus de l'abdomen est désignée sous le nom de couvre-dos, et dont l'autre dite couvre-flancs descend verticalement sur le flanc de l'animal, et l'arête formée par la jonction de ces deux parties est renforcée par un faisceau de quatre nervures droites, longitudinales, parallèles et comparables à des cordes qui font saillie à la surface supérieure de l'élytre et constituent la chanterelle. Le tambour est représenté par une portion mince et transparente de l'aile située dans le couvre-dos et circonscrite en dedans et en bas par des nervures courbes. L'archet est formé par une grosse nervure transversale placée en avant du tambour et présentant le long de son bord supérieur une série de petites lignes transversales comparables aux stries d'une lime ; enfin il y a aussi près de la base de l'archet et vers le milieu de la portion marginale interne du couvre-dos un faisceau de poils rigides appelés la brosse. Pour mettre cet instrument en jeu, le Grillon se campe sur ses pattes étendues, la poitrine contre terre et le bout de l'abdomen un peu relevé; il soulève ensuite ses élytres et les croise l'un sur l'autre de façon à ce que la surface inférieure de l'un de ces organes frotte rapidement sur la surface supérieure de son congénère, et il produit de la sorte deux sons fort différents : l'un est une stridulation vive et bruyante dont l'insecte fait usage pour attirer l'attention de la femelle et dont la production est due au passage de l'archet sur la

élytres ne présentent dans leur mode d'organisation rien qui soit de nature à en faire des organes de phonation. Pour reconnaître que les élytres du mâle sont bien les instruments producteurs des sons émis par ces Insectes, il suffit d'en observer le jeu ; mais pour donner une démonstration complète de ce fait, on peut pratiquer très-facilement deux expériences décisives. Si on fait l'ablation des élytres sur un Grillon vivant, celui-ci perd aussitôt la faculté de produire des sons ; et si sur un individu mort on fait frotter l'un de ces appendices sur l'autre, on peut lui faire rendre des sons analogues à ceux produits par l'Animal vivant.

La stridulation des Sauterelles est produite aussi par le frottement des élytres l'un au-dessus de l'autre (1), et chez quelques-uns de ces Insectes désignés par les entomologistes

chanterelle ; l'autre est une sorte de bruissement doux, produit par le passage de la brosse sur la chanterelle ; il se fait entendre lorsque la femelle s'est approchée du mâle et que les préludes de l'accouplement ont lieu. Goureau a étudié très-attentivement toutes ces parties et il a trouvé le même mode d'organisation chez le Grillon domestique (*a*) ; mais le bruit produit par le Grillon des bois est uniforme et la brosse fait défaut. Il est aussi à noter que les deux élytres, au lieu d'être similaires et de pouvoir fonctionner, soit que celui de droite passe au-dessus de celui du côté gauche, soit que l'entre-croisement se fasse en sens contraire, sont dissimilaires, et c'est toujours celui de droite qui joue le rôle d'archet et celui du côté gauche dont le bord extérieur fait office de chanterelle. M. Landois qui paraît ne pas avoir connu le travail de Goureau, a étudié d'une manière plus approfondie la structure de l'appareil de stridulation chez ces divers Orthoptères (*b*). Chez la Courtilière l'appareil de stridulation alaire est simplifié davantage (*c*), mais est remplacé physiologiquement par un appareil qui a de l'analogie avec l'organe musical de la Cigale dont il sera question plus loin (*d*).

(1) De Geer a fait connaître le mode de stridulation de ces Insectes il y a plus d'un siècle (*e*).

(*a*) De Geer, *Op. cit.*, t. III, p. 512, pl. XXIV, fig. 10.

(*b*) Landois, *Op. cit.* (*Zeitschr. für wissensch. Zool.*, t. II, p. 117 et suiv., pl. X).

(*c*) Goureau, *Op. cit.* (*Ann. de la Soc. entomolog.*, 1837, t. VI, p. 35 et suiv., pl. III, fig. 3, fig. 1-7).

(*d*) Landois, *Ueber ein den sogennnanten Tonapparat der Cikaden analogues Organ bei den hiesigen Gryllen* (*Zeitschr. für wissensch. Zool.*, 1872, t. XXII, p. 348, pl. XXVIII).

(*e*) De Geer, *Mémoire pour servir à l'histoire des Insectes*, t. III, p. 422, pl. XXI, fig. 16, etc., 1772.

sous le nom d'Éphipigères, la faculté de produire ainsi des sons existe chez la femelle aussi bien que chez le mâle (1).

Cri du Sphinx atropos.

Les Lépidoptères sont presque tous complétement silencieux; mais il est un gros Papillon crépusculaire, le Sphinx tête de mort ou *Sphinx alsopos*, qui fait exception à la règle ordinaire, et qui, en marchant, fait souvent entendre un son plaintif et fort, que Réaumur compare au cri d'une Souris. Les entomologistes ont beaucoup varié d'opinion, quant au siége et au mécanisme de ce phénomène acoustique; mais on sait aujourd'hui à ne pouvoir en douter, que le son naît dans la partie antérieure de la tête, que son émission est liée au jeu des muscles situés à la base de la

(1) Chez les Sauterelles les deux élytres ne sont pas symétriques et ne remplissent pas alternativement le même rôle dans la stridulation comme chez la plupart des Grillons. C'est l'élytre gauche qui se meut sur l'élytre droit et qui est pourvu de la grosse nervure striée à laquelle on a appliqué le nom d'archet. L'élytre droit, beaucoup plus mince et plus sec, présente, sur le bord d'une grande aréole comparable à un tambour de basque, une petite nervure analogue à la chanterelle des Grillons. Tous ces instruments sont placés dans la portion basilaire des élytres. Chez les Éphipigères, l'appareil stridulent est beaucoup plus développé que chez les autres Sauterelles, surtout chez le mâle, et présente aussi quelques particularités de structure (*a*).

Latreille pensait que les caisses situées à la partie postérieure du thorax chez ces insectes, et dont il a été question dans la leçon consacrée à l'étude de l'ouïe (*b*), appartenaient aussi à l'appareil stridulent et y remplissaient le rôle de résonnateurs (*c*); mais son opinion ne repose sur aucune expérience ou observation physiologique, et il est à noter que ces cavités existent chez les femelles aussi bien que chez les mâles et que les femelles sont muettes. Récemment la structure intime des nervures stridulentes des ailes des Locustaires a été étudiée attentivement par M. Gruber (*d*).

(*a*) Goureau, *Op. cit. (Ann. de la Soc. entomol.*, t. VI, p. 44, pl. III, fig. 8-16).

(*b*) Goureau, *Loc. cit.*, p. 44, pl. IV, fig. 1-5.

(*c*) Voy. ci-dessus, p. 89. Je profiterai de l'occasion qui se présente ici pour corriger une faute de copiste qui s'est glissée dans la note 1 de la page que je viens de citer; il y est dit que les cavités en question se trouvent à la partie postérieure de l'abdomen; lisez à la partie postérieure du thorax.

— Latreille, *De l'organe musical des Criquets et des Truxales* (*Ann. du Muséum d'hist. nat.*, t. VIII, p. 122).

(*d*) Gruber, *Anhang zu der Abhandlung über die Tonapparate der Locustiden* (*Zeitschr. für wissensch. Zool.*, 1872, t. XXII, p. 120).

trompe, et que l'intégrité de cet organe n'est pas nécessaire à sa production ; il y a même lieu de penser que le bruit résulte du frottement des deux moitiés de la portion basilaire de la trompe l'une contre l'autre, et que par conséquent ce serait une sorte de stridulation (1).

(1) Le cri du Sphinx tête-de-mort a été attribué successivement au frottement de la base de la trompe contre la tête (*a*) ou des palpes contre cet organe (*b*), au frottement de diverses parties du thorax (*c*), à la sortie de l'air par les stigmates situés près la base de l'abdomen (*d*) ou à l'entrée de ce fluide élastique dans des cavités de la tête en communication avec le canal médian de la trompe (*e*), à un appareil particulier situé à l'extrémité du corps (*f*), enfin au frottement des deux moitiés de la portion basilaire de la trompe l'une contre l'autre (*g*), hypothèse qui me paraît préférable à toute autre, mais dont l'exactitude n'est pas encore démontrée expérimentalement. Réaumur avait constaté que l'insecte peut crier comme d'ordinaire malgré l'immobilité forcée de son thorax et de son abdomen, et Passerini a vu que l'ablation totale de l'abdomen n'empêche pas le bruit de continuer; la section de la trompe ne produit pas plus d'effet sur ce phénomène ; et il en est de même de l'écartement forcé des palpes (*h*); mais lorsqu'on désorganise les muscles buccaux placés à la base de la trompe on fait cesser le chant immédiatement ; enfin Passerini en ouvrant la cavité crânienne a pu voir que les muscles moteurs de la trompe sont toujours en action lorsque le bruit se fait entendre. Enfin Dugès s'est assuré que les palpes peuvent être écartés de la trompe sans que le bruit cesse de se faire entendre, mais qu'il s'arrête lorsqu'on sépare l'une de l'autre les deux moitiés de la trompe. Dugès a constaté aussi que la rainure dans laquelle l'une des moitiés de la trompe reçoit le bord de l'autre moitié de cet organe est finement crénelée en travers (*i*). Cet auteur pense que le son ainsi produit peut être renforcé

(*a*) Schœter, *Ueber die Todtenkopfsraupe*. (*Naturforschen*, t. XXI, p. 77).

(*b*) Réaumur, *Op. cit.*, t. II, p. 290.

(*c*) Roesel, *Insecten Bibistigung*, t. III, p. 26.

— Goureau, *Note sur la stridulation du Sphinx atropos* (*Ann. de la Soc. entomol.*, 1840, t. IX, p. 125).

(*d*) Leroy, voy. Duponchel, *Lettre relative aux observations de Passerini sur le cri des Sphinx tête-de-mort* (*Ann. des sciences nat.*, 1828, t. XIII, p. 332).

(*e*) Rossi, *Mantissa insectorum*, t. II, p. 13.

— Passerini, *Osservazioni sopra la Sphinx Atropos*. Pisa, 1828 (*Ann. des sciences nat.*, 1828. t. XIII, p. 333). — *Sulla Farfalla a testa di morto* (*Opuscoli scelti*, t. V, p. 173).

— Landois, *Op. cit.* (*Zeitschr. für wissensch. Zool.*, t. XVII, p. 159).

(*f*) Nordmann, *Sur le cri du Papillon à tête de mort* (*L'Institut*, 1838, t. VI, p. 351).

(*g*) Dugès, *Traité de physiologie comparée*, t. II, p. 225 et suiv.

(*h*) Duponchel, *Expériences à l'effet de découvrir l'organe du cri dans le Sphinx tête-de-mort* (*Ann. de la Soc. entomol.*, 1839, t. VIII, p. 59).

(*i*) Lacordaire, *Introduction à l'entomologie*, t. II, p. 278.

Bourdonnement des Insectes.

§ 14. — Le bourdonnement que beaucoup d'Insectes font entendre lorsqu'ils volent dépend d'un mécanisme différent : il est causé par les vibrations de l'air qui, en s'échappant de l'appareil respiratoire, frotte contre les bords élastiques des stigmates situées à la base des ailes. Ces derniers organes influent beaucoup sur l'intensité du son engendré de la sorte, et ce sont les contractions de leurs muscles moteurs qui déterminent la sortie brusque de l'air par les orifices dont je viens de parler, mais c'est à tort que De Geer considérait ces appendices comme étant les instruments producteurs du bourdonnement (1). En effet, il a été constaté expérimentalement que ce bruit peut encore se faire entendre après l'ablation des ailes, mais cesse dès que les stigmates dont je viens de parler ont été fermés artificiellement, tandis qu'il recommence dès que l'oblitération de ces orifices n'existe plus (2). Il est aussi à noter que chez

par la cavité prébasilaire et par les autres cavités aérifères de la tête. J'ajouterai que suivant Passerini le bruit en question serait dû à un courant d'air venant du jabot et passant par le canal médian de la trompe; mais Lacordaire a montré combien cette explication était peu satisfaisante. On voit, il est vrai, des bulles d'air s'échapper de la trompe lorsque cet organe a été coupé en travers, mais, ainsi que Dugès l'a fait remarquer, ces bulles ne viennent pas du canal médian qui est en communication avec le tube digestif, mais des troncs trachéens logés dans chacune des moitiés de la trompe.

(1) De Geer attribuait le bourdonnement de la Mouche domestique au frottement de la partie basilaire des ailes ou de leurs annexes, les ailerons et les balanciers, contre les parois de la cavité articulaire dans laquelle ces organes jouent lors des mouvements du vol. Il fondait son opinion sur ce qu'on peut empêcher le son de se produire lorsqu'en serrant le corselet entre les doigts on l'empêche de se mouvoir et que le bruit continue après l'ablation parfaite des ailes, opération qui n'entrave pas les mouvements de va-et-vient de persister dans la partie basilaire de ces appendices, mais le bourdonnement cesse complétement si l'on arrache ces tronçons (*a*).

(2) Chabrier, en poursuivant les études sur le vol des insectes dont j'ai déjà eu l'occasion de parler, reconnut que les organes du bourdonnement sont les stigmates thoraciques par lesquels l'air s'échappe avec force

(*a*) De Geer, *Mémoire pour servir a l'histoire des Insectes*, 1776, t. VI, p. 11.

presque tous les Insectes à vol bruyant il y a dans le voisinage des stigmates thoraciques postérieurs un réservoir aérien de très-grande dimension, dont la compression peut produire un courant expiratoire très-fort (1), et il est présumable que ce courant vibre en se brisant contre le bord postérieur de l'orifice respiratoire qui ferait fonction d'anche et serait comparable à la lame élastique qui fait parler un tuyau d'orgue (2). Il est également fort probable que les

lorsque les parties adjacentes de l'appareil trachéen sont comprimées par l'action des muscles constricteurs du thorax et de l'abdomen, et il désigne ces orifices sous le nom de bouches vocales. Il argue des expériences suivantes faites sur une grosse Mouche bleue (*Musca carnaria*) : 1° il colla ensemble les deux ailes et il constata que malgré l'immobilité forcée de ces organes le bourdonnement continua ; 2° en enlevant avec précaution les parties écailleuses qui garnissent les bords des stigmates placés à la base des ailes, il empêcha le bourdonnement de se produire bien que l'insecte continuât à voler (*a*). Burmeister compléta cette démonstration en montrant que chez l'*Eristalis tenax* (ou *Helophilus tenax* de Meigen), espèce de Mouche particulièrement bruyante, le bourdonnement cesse lorsqu'on bouche avec de la gomme ou toute autre substance analogue ces stigmates et reprend lorsque l'obstacle opposé de la sorte à l'écoulement de l'air est enlevé (*b*). J'ajouterai que l'ablation des ailes détermine l'affaiblissement du son, mais n'arrête ni son émission, ni les mouvements de trépidation du moignon basilaire de ces organes.

(1) Léon Dufour désigne sous le nom de ballons ces grandes vessies trachéennes et il les considère comme étant les organes producteurs du bourdonnement ; ainsi sur 43 espèces de Diptères bruyants, il a constaté l'existence de ces vastes réservoirs, tandis que dans des espèces silencieuses qui appartiennent à la même famille que certaines Mouches dont le bourdonnement est des plus bruyants, l'appareil respiratoire n'offre aucune particularité de ce genre; par exemple chez les *Sargues*, les *Chrysomyia* et les *Vappa*. Mais il est à noter que l'existence de ces réservoirs abdominaux n'est pas nécessaire au bourdonnement, car L. Dufour en a constaté l'absence complète chez sept espèces de Bombiliens qui volent sans cesse et produisent en volant un bourdonnement aigu des plus remarquables (*c*).

(2) M. Burmeister a constaté chez l'*Ergasilis tenax* une disposition anatomique qui doit être particulièrement favorable à la production des sons de ce genre. La lèvre postérieure

(*a*) Chabrier, *Essai sur le vol des Insectes*, 1822, p. 45.

(*b*) Burmeister, *Handbuch der Entomologie*, t. I, § 270.

(*c*) L. Dufour, *Recherches anatomiques et physiologiques sur les Diptères* (*Mém. de l'Acad. des sciences, Sav. étrang.*, t. II, p. 190).

bourdonnements des Abeilles (1) et des autres Hyménoptères, ainsi que le bruissement du Hanneton, sont des phénomènes du même ordre, mais je ne connais aucun fait propre à en donner la preuve.

§ 15. — La Cigale, très-commune dans tout le midi de l'Europe (2), est un Animal beaucoup plus bruyant que ceux dont je viens de parler. Comme d'ordinaire, chez les Insectes, c'est le mâle seulement qui possède la faculté de produire des sons; son chant, monotone et peu musical, était fort goûté des anciens (3), mais à mon avis est loin

Chant de la Cigale.

du stigmate métathoracique se prolonge du côté de la trachée correspondante en une lame mince semi-lunaire qui porte 9 lamelles parallèles de consistance cornée dont le bord libre se recourbe légèrement de façon à chevaucher un peu sur les lamelles suivantes. M. Burmeister ajoute que rien de semblable n'existe sur les bords des autres stigmates thoraciques (*a*).

Pour plus de détails sur le bourdonnement de ces Insectes et de quelques autres Diptères, je renverrai au mémoire de M. Landois qui contient beaucoup de bonnes observations anatomiques et physiologiques (*b*).

(1) Hunter a fait quelques expériences sur le bourdonnement des Abeilles; ainsi il a constaté que ce bruit, tout en étant modifié lorsque les ailes sont rendues immobiles, n'en continue pas moins dans ces conditions; il se faisait même entendre après l'ablation de ces organes (*c*). Il est aussi à noter que ces Insectes sont pourvus d'une paire d'énormes poches pneumatiques susceptibles de faire fonction de soufflerie (*d*).

(2) La Cigale (*e*) est un insecte de l'ordre des Hémiptères, qui ne ressemble en rien aux Sauterelles et aux Criquets; cependant, dans le nord de la France, le vulgaire la confond avec ceux-ci, et par une singulière erreur des artistes, c'est d'ordinaire une Sauterelle ou un Criquet qui est représenté comme étant une Cigale dans les éditions illustrées des *Fables* de La Fontaine.

(3) La Cigale a été célébrée par Anacréon et plusieurs autres poëtes de la Grèce; elle était particulièrement aimée des Athéniens et elle devait probablement la faveur dont elle jouissait à l'idée que l'on attachait à la continuité de son chant plutôt qu'aux charmes de sa musique. En effet, le chant chez l'homme est d'ordinaire un indice de contentement ou même de joie et de là, sans

(*a*) Burmeister, *Loc. cit.*

(*b*) Landois, *Op. cit.* (*Zeitschr. für wissensch. Zool.*, 1867, t. XVII, p. 134 et suiv.).

(*c*) J. Hunter, *Observations sur les Abeilles* (*Trans. phil.*, 1792). — *Œuvres*, trad. par Richelot, t. IV, p. 566.

(*d*) Voy. t. II, p. 179.

(*e*) Voy. l'*Atlas du règne animal* de Cuvier, INSECTES, pl. XCV, fig. 1 et 2.

de mériter son antique réputation : c'est une sorte de sifflement trémulant qui ressemble assez au son aphonique de la voix humaine représentée par les lettres *z*, *z*, *z*, *z*. L'appareil qui le produit diffère considérablement de tout ce que nous avons vu jusqu'ici ; il est double, symétrique et logé dans la partie postérieure du thorax et la partie adjacente de l'abdomen. Sa structure est fort compliquée. Réaumur fut le premier à en étudier l'organisation, et des descriptions anatomiques en ont été données par plusieurs autres entomologistes (1), mais jusqu'en ces derniers temps il

doute, vint la pensée d'attribuer un bonheur perpétuel à ces chanteurs infatigables que l'on appelait les Rossignols des Nymphes, les favoris des muses, les bien-aimés de Phœbus. On les divinisait presque, et je suppose également que c'était par suite d'idées allégoriques basées sur ce chant, plutôt qu'à raison de la beauté attribuée à ces Insectes lourds et disgracieux, que les Athéniennes choisissaient parfois la forme d'une Cigale pour les bijoux d'or dont elles ornaient leurs cheveux.

Quelques Insectes américains appartenant au même groupe naturel sont encore plus bruyants que ne le sont nos Cigales d'Europe, et un voyageur digne de confiance assure qu'ils peuvent se faire entendre à la distance d'un kilomètre (*a*).

(1) Aristote connaissait la position de l'organe stridulent des Cigales (*b*) et un naturaliste italien du commencement du XVIIIe siècle, Laurenti, constata expérimentalement que la production des sons est due à l'action de la membrane qui occupe le fond de la cavité située de chaque côté du corps à l'arrière du thorax (*c*) ; mais Réaumur fut le premier à étudier attentivement la structure de cet appareil (*d*), et les successeurs de ce grand naturaliste n'ont constaté à ce sujet que peu de faits nouveaux (*e*).

(*a*) Kirby et Spence, *Op. cit.*, t. II, p. 404.

(*b*) Aristote, *Histoire des Animaux*, liv. IV, chap. IX, trad. de Camus, t. I, p. 221.

(*c*) Putti, *Sur les grandes Cigales* (*Collection académique*, t. X, partie étrangère, p. 191, 1723).

(*d*) Réaumur, *Mémoire pour servir à l'histoire des Insectes*, 1740, t. V, p. 159 et suivantes, pl. XVI, fig. 5 et pl. XVII, fig. 1-13.

(*e*) Carus, *Ueber die Stimmwerkzeuge der italiänischen Cicaden* (*Annaleen zur Naturwissenschaft, und Heilkunde*, 1829, p. 151).

— Burmeister, *Handbuch der Entomologie*, t. I, § 271.

— Goureau, *Op. cit.* (*Ann. de la Soc. entomol.*, t. VI, p. 60).

— Solier, *Observations sur quelques particularités de la stridulation des Insectes et en particulier sur le chant de la Cigale* (*Ann. de la Soc. entomol.*, 1837, t. VI, p. 199).

— Dugès, *Traité de physiologie comparée*, 1838, t. II, p. 228.

— Doyere, *Atlas du règne animal* de Cuvier, INSECTES, pl. XCV, fig. 2c', 2f et 2g.

— Landois, *Op. cit.* (*Zeitschr. für wissensch. Zool.*, 1867, t. XVII, p. 152).

restait beaucoup d'obscurité sur le jeu de ses principales parties constitutives, et je me félicite de pouvoir profiter ici d'un travail dont il vient d'être l'objet de la part de M. Carlet, professeur de zoologie à la Faculté des sciences de Grenoble (1). Chacun des appareils stridulents de la Cigale se compose des parties suivantes :

1° Une grande plaque située à la face inférieure du corps et appelée le *volet* ou l'*opercule*, laquelle est constituée par un prolongement de la pièce épimérienne du métathorax et s'étend plus ou moins loin en arrière en laissant entre son bord postérieur et la partie correspondante de l'abdomen une ouverture transversale (2).

2° Un *vestibule* ou *cavité sous-operculaire*, qui, sur la ligne médiane du corps, n'est séparé de son congénère que par une pièce du squelette tégumentaire appelée l'*entogastre* (3) et qui communique librement au dehors.

3° Une première membrane tympaniforme extrêmement mince, diaphane, sèche et élastique, qui est appelée le *miroir* et qui concourt à la constitution du plafond de la cavité vestibulaire. Elle est logée dans la partie ventrale du premier anneau abdominal et elle est en connexion avec un prolongement marginal de cet anneau que l'on désigne sous le nom de *tétraèdre* à raison de sa forme.

(1) Ce travail, dont un court extrait a été inséré dans le *Compte rendu des séances de l'Académie des sciences*, 1875, vient de paraître dans les *Annales des sciences naturelles*, 1877, série 6, t. V.

(2) L'opercule, que Réaumur croyait être mobile comme un volet, mais qui ne l'est pas, ainsi que s'en est assuré M. Carlet. Cette pièce est très-développée chez la Cigale commune où elle s'étend presque au second anneau de l'abdomen et se termine par un bord semi-circulaire (*a*). Chez la Cigale hœmatode et la Cigale maculée, l'opercule a la forme d'une languette et n'atteint même pas le premier anneau de l'abdomen. Chez la Cigale femelle cette pièce épimérienne est rudimentaire comme aux autres anneaux thoraciques.

(3) Pièce analogue à l'ento-thorax; voy. t. X, p. 239.

Réaumur appelle cette pièce le *triangle écailleux*.

4° Une seconde membrane tympaniforme qui a été désignée quelquefois sous le nom de *tympan*, mais qui est plus ordinairement appelée la *tymbale ;* elle est enchâssée dans un cadre corné qui dépend du premier anneau de l'abdomen et logée dans la *caverne*, cavité spéciale située au-dessus du vestibule et ayant son entrée cachée sous l'opercule. Cette membrane est sèche et élastique comme le miroir, mais elle est bombée et sa face externe, très-convexe, est garnie d'une série de petits arcs chitineux.

5° Une membrane molle, opaque et plissée, fixée d'une part au bord supérieur de l'anneau ventral du métathorax, d'autre part à un prolongement (ou aile) de l'entogastre et attachée par son bord externe à un prolongement chitineux (et par conséquent élastique), du bord inférieur de l'anneau métathoracique au-dessus du péritrème (1) et désignée sous le nom d'*apophyse de la membrane plissée*.

6° Une grande *cavité thoraco-abdominale*, ou *caisse*, constituée par la portion vide du métathorax et des cinq ou six premiers anneaux de l'abdomen, limitée de chaque côté par la tymbale, ayant pour plancher les membranes plissées, l'entogastre et les miroirs et en communication avec l'extérieur par l'intermédiaire des stigmates métathoraciques.

7° Un appareil moteur constitué de chaque côté du corps par trois muscles, savoir :

Un *muscle tenseur de la tymbale*, très-vigoureux, étendu entre l'entogastre et la face interne de la tymbale à laquelle il s'insère par une sorte de tendon chitineux élargi en forme de disque et appelé le pédoncule ou manche.

Un *muscle tenseur de la membrane plissée* qui prend son point fixe sur le bord supérieur du cadre de la tymbale et

(1) Ou cadre du stigmate métathoracique.

son point d'attache mobile sur la pointe de l'apophyse de la membrane sus-mentionnée dont il détermine le froncement.

Enfin un *muscle sterno-entogastrique* qui, par l'intermédiaire de l'entogastre, agit aussi sur cette dernière membrane.

Pour mettre en jeu cet appareil musical fort complexe, la Cigale remue rapidement l'abdomen en l'élevant et l'abaissant tour à tour de façon à rapprocher ou à écarter alternativement les volets ou opercules du vestibule, puis à l'aide d'une série de petites contractions des muscles tenseurs des tymbales, elle fait osciller la membrane dont chacune de ces cloches est formée, car à raison de son élasticité cette membrane, après avoir été tirée en dehors par ces mouvements, revient sur elle-même dans les intervalles compris entre ces déplacements réitérés. Réaumur s'assura de ce fait en tiraillant ce muscle sur un insecte mort, car il produisit de la sorte une crépitation analogue au son rendu par l'animal vivant, et M. Carlet a constaté récemment que si l'on enlève les tymbales sur une Cigale qui chante, le chant cesse aussitôt, tandis que la perte des autres parties de son appareil musical ne la rend pas muette. Le miroir et la membrane plissée vibrent par influence; elles ne produisent pas le son, mais le renforcent, en fonctionnant à la façon de tables d'harmonie ou de caisses résonnantes. Le miroir, à raison de sa minceur, de sa sécheresse et de son interposition entre deux cavités remplies d'air, est particulièrement bien disposé pour agir de la sorte (1), et la membrane plissée, lorsqu'elle est tendue par la contraction de son muscle propre, est également susceptible de vibrer par influence, aussi sa destruction détermine-t-elle immédiatement une

(1) M. Carlet, en répandant une mince couche de poussière légère sur les miroirs, a pu mettre en évidence les vibrations que ces membranes exécutent dès que le chant commence.

diminution notable dans l'intensité des sons émis par l'Animal. Il est aussi à noter que chez la Cigale femelle, qui est muette, cette membrane est rudimentaire et son muscle tenseur fait défaut. J'ajouterai que chez la femelle le miroir est également rudimentaire, et la timbale est remplacée par une écaille chitineuse (1).

La Courtilière ou Taupe-Grillon porte de chaque côté, près la base de l'abdomen, un petit appareil musical qui n'est pas sans analogie avec celui de la Cigale, mais qui est d'une structure plus simple (2).

Un Papillon nocturne du midi de la France appelé l'Ecaille pudique produit en volant un petit bruit qui a été attribué à un organe analogue à l'appareil vocal des Cigales, mais cette stridulation paraît être due plutôt au frottement des cuisses contre une vésicule située à la partie latérale du thorax (3).

Résumé.

§ 16. — En résumé, nous voyons que la faculté de produire des sons existe chez un grand nombre d'animaux et qu'il peut y avoir des différences considérables dans les actions mécaniques dont dépend la production des vibrations sonores; mais que dans l'immense majorité des cas ce phénomène

(1) On trouve dans le mémoire de M. Carlet beaucoup d'autres détails sur la structure et les fonctions des diverses parties de l'organe vocal des Cigales et sur les différences qui existent sous ce rapport entre la *Cicada plebeia* et la *Cicada hœmatodes* (*a*).

(2) Ainsi que je l'ai déjà dit, la structure de cet organe a été décrite par M. Landoïs; on y distingue une membrane vibrante tympaniforme, analogue à la tymbale des Cigales, un muscle tenseur de ce disque vibratoire et plusieurs autres pièces (*b*).

(3) La production de ce bruit a été constatée par M. de Villiers; mais l'explication que cet auteur en donne a été réfutée par M. Solier qui l'attribue au frottement des hanches postérieures contre des brosses en relation avec la vésicule sus-mentionnée (*c*).

(*a*) Carlet, *Mémoire sur l'appareil musical de la Cigale* (*Ann. des sciences nat.*, 1877, série 6, t. V, art. n° 5).

(*b*) Landois, *Op. cit.* (*Zeitschr. für wissensch. Zool.*, t. XXII, p. 348, pl. XXVIII, fig. 1, 2 et 3).

(*c*) De Villiers, *Observations sur l'Ecaille pudique* (*Ann. de la Soc. entomol.*, 1832, t. I, p. 203).

— Solier, *Op. cit.* (*Ann. de la Soc. entomol.*, 1837, t. VI, p. 215).

résulte des mouvements imprimés à l'air par la soufflerie respiratoire et que la voix ne devient puissante et variée que chez les Vertébrés pulmonés dont une portion de la trachée est disposée de façon à ébranler l'air expiré et à constituer soit un larynx sous-hyoïdien, comme chez les Mammifères, soit un larynx bronchique comme chez les Oiseaux.

Dans la série de leçons sur la voix que je termine ici, j'ai omis à dessein de parler soit de l'influence de la volonté ou d'autres actions nerveuses sur le jeu des organes phonateurs, soit de l'emploi que les Animaux peuvent faire de la phonation pour communiquer avec leurs semblables, car cette partie de l'histoire des fonctions de relation se lie intimement à l'étude de facultés d'un autre ordre dont nous aurons à nous occuper dans la dernière partie de ce cours et dont il me paraîtrait prématuré de parler avant d'avoir traité des actions nerveuses excito-motrices, sujet que j'aborderai dans la prochaine leçon.

FIN DU TOME XII

TABLE SOMMAIRE DES MATIÈRES

DU TOME DOUZIÈME

CENT NEUVIÈME LEÇON

CENT DIXIÈME LEÇON

CENT ONZIÈME LEÇON

CENT DOUZIÈME LEÇON

CENT TREIZIÈME LEÇON

CENT QUATORZIÈME LEÇON

CENT SEIZIÈME LEÇON

CENT DIX-SEPTIÈME LEÇON

CENT DIX-HUITIÈME LEÇON

CENT DIX-NEUVIÈME LEÇON

CENT VINGTIÈME LEÇON

FIN DE LA TABLE DES MATIÈRES

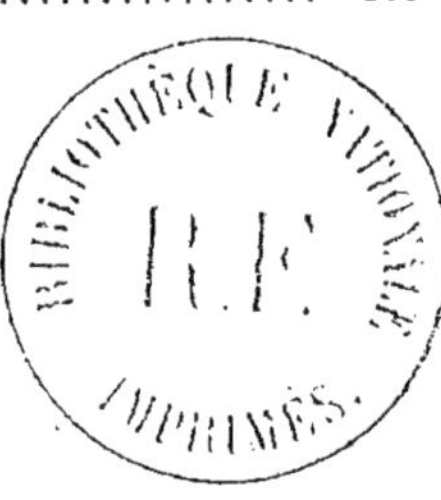

ERRATUM

Par suite d'un *lapsus calami*, les leçons CXV à CXX ont été numérotées CXVI à CXXI. Le numéro CXV n'a donc pas été employé, erreur qui est sans importance.

PARIS. — IMPRIMERIE DE E. MARTINET, RUE MIGNON, 2.

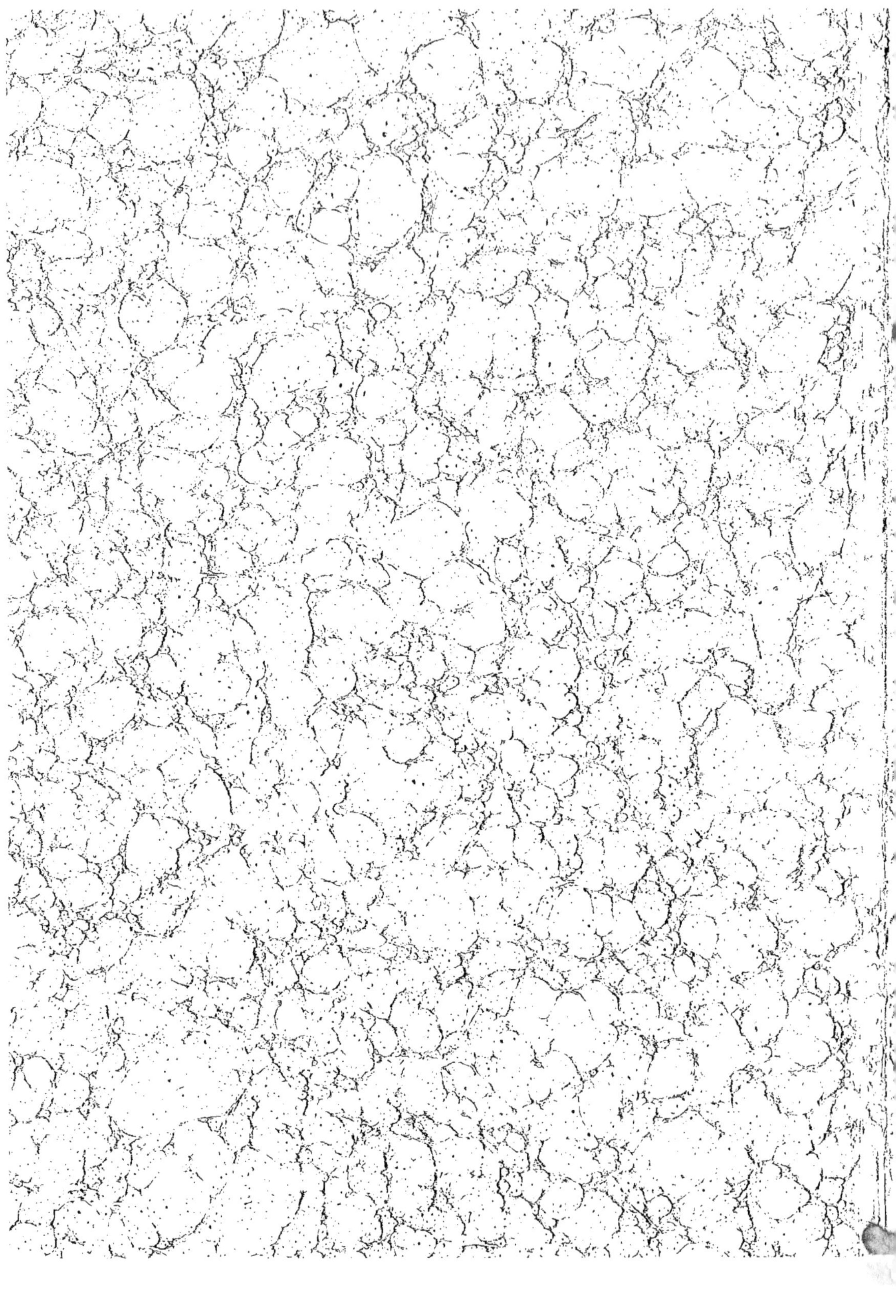

www.ingramcontent.com/pod-product-compliance
Ingram Content Group UK Ltd.
Pitfield, Milton Keynes, MK11 3LW, UK
UKHW022317190726
13856UKWH00001B/61